# Farbatlanten der Medizin

The Ciba Collection of Medical Illustrations

Band 2:

# Niere und Harnwege

Konzept und Illustrationen:

Frank H. Netter

Redigiert von Robert K. Shapter
Übersetzt von Gertrud Gollmann
Herausgegeben von Eckehard Renner

238 farbige Tafeln

Georg Thieme Verlag Stuttgart 1976

Dr. med. Gertrud Gollmann, Facharzt für Innere Medizin, Linz

Prof. Dr. Eckehard Renner, Chefarzt der Medizinischen Klinik I, Köln-Merheim

**CIP-Kurztitelaufnahme der Deutschen Bibliothek**

**Farbatlanten der Medizin :** the Ciba coll. of med. ill. / Konzept u. Ill.: Frank H. Netter. – Stuttgart : Thieme.
Orig.-Ausg. u.d.T.: The Ciba collection of medical illustrations.

NE: Netter , Frank H. [Bearb.]; Ciba Geigy Corporation 〈Ardsley, NY〉

Bd. 2. Niere und Harnwege / hrsg. von Eckehard Renner. – 1976.
ISBN 3-13-524101-7

NE: Renner , Eckehard [Hrsg.]

The CIBA Collection of Medical Illustrations, »Kidneys, Ureters and Urinary Bladder«



Satz: Stauffer + Cie., Basel. Druck: Mayr Miesbach, Druckerei und Verlag GmbH

ISBN 3135241017

# Vorwort

Als die amerikanische Tochtergesellschaft der CIBA Basel einen schmalen Bildband herausbrachte, war an eine einmalige Manifestation gedacht. Das Werk war konzipiert und illustriert von Frank H. Netter, Arzt und Illustrator von hohen Graden. Die amerikanischen Ärzte nahmen es jedoch so begeistert auf, daß es CIBA leichtfiel, die Zusammenarbeit mit Dr. Netter zu intensivieren und auf eine breitere Basis zu stellen.

Frucht dieser weiteren glücklichen Zusammenarbeit ist eine Reihe von Bildbänden auf verschiedenen medizinischen Fachgebieten. Schon die ersten Exemplare, die ihren Weg nach Deutschland fanden, weckten den Wunsch nach einer Übersetzung.

Die deutsche Ausgabe begann unter dem Titel »Farbatlanten der Medizin« mit dem Band »Herz«. Der über Erwarten große Erfolg dieses ersten Bandes bestätigt das Konzept und den didaktischen Wert der Werke von Frank H. Netter.

In der nachstehenden Einleitung Frank H. Netters klingt an, wie schwierig und langwierig die Erarbeitung von »Kidney, Ureters, and Urinary Bladder« war. Die Probleme, die sich Übersetzer und Herausgeber dieser Fassung stellten, waren kaum weniger komplex. Zum einen mußte aus urheberrechtlichen Gründen so nahe wie möglich beim englischen Original geblieben werden, zum anderen waren Interpretation und Übersetzung der amerikanischen Formulierungen nicht immer einfach. Wo kein deutscher Terminus technicus zur Verfügung steht und wo die deutsche Lehrmeinung wesentlich von der amerikanischen Auffassung abweicht, wurden entsprechende Hinweise gegeben.

Die »Farbatlanten der Medizin« sind keine Lehrbücher im üblichen Sinne, vielmehr ideale Ergänzung der etablierten Lehrwerke. Von Spezialisten der verschiedenen Disziplinen verfaßt, fügen sich die einzelnen Beiträge zu einem modernen Ganzen. Da das Bild gegenüber dem Wort dominiert, ist das Werk für jeden Arzt, für Studenten der klinischen wie der vorklinischen Semester verständlich. Es kann aber auch dem Spezialisten besonders da eine Hilfe sein, wo die räumliche Vorstellungskraft stark beansprucht wird. Für diese Aufgabe erscheinen die farbigen Zeichnungen besser geeignet als Fotografien oder Schemata, so daß dieses Buch in seiner einmaligen Art als besondere Bereicherung der gegenwärtigen Literatur angesehen werden kann.

Eckehard Renner

# Zur Einleitung

Anatomie, Embryologie, Physiologie, Pathologie und Pathophysiologie der einzelnen Körpersysteme darzustellen und auch bildlich in Bezug zur klinischen Symptomatik einschlägiger Erkrankungen zu setzen, das ist Grundkonzept von »The CIBA Collection of Medical Illustrations«.

Seit gut 25 Jahren arbeite ich an diesem Werk; abgeschlossen soll es den ganzen menschlichen Organismus zeigen. Das Thema »Niere und Harntrakt« habe ich aber immer wieder hinausgeschoben, weil die Erforschung dieser Organe und ihrer Krankheiten ständig fortschritt. Ich hoffte, eines Tages würden die widersprüchlichen Theorien geklärt, die divergierenden Meinungen und Interpretationen bereinigt und so echtes Wissen gesichert sein. Weitgehend ist dies dank beharrlicher Anstrengungen brillanter Forscher, Kliniker und Techniker in aller Welt auch geschehen. Aber als ich mit der Arbeit dann tatsächlich begann, mußte ich feststellen, daß der Fortschritt meine Aufgabe nicht leichter, sondern schwieriger und komplizierter gemacht hatte: Jede neue Entdeckung war mit neuen Erklärungsperspektiven verbunden, und jede neue Erklärung hatte neue Forschungswege eröffnet. So machten z.B. die Fortschritte der klinischen Nephrologie eine neue Bewertung ehemals gesicherter Vorstellungen nötig. Selbst die Anatomie der Niere war von Grund auf überprüft worden und lieferte nun jenen Einblick in die Struktur, Organisation und Blutversorgung der Nephrone, der zum Verständnis der normalen wie der gestörten Nierenfunktion nötig ist.

Neue Techniken standen nun zur Verfügung. Die Elektronenmikroskopie z.B. erweiterte nicht nur unsere Kenntnis der Nierenstruktur und ihrer pathologischen Veränderungen, sondern vermittelte auch ein besseres Bild jener pathophysiologischen Prozesse, die vielen Nierenkrankheiten zugrundeliegen. Die lebensrettende Dialyse war für viele möglich, die Nierentransplantation zur praktischen Realität geworden. Neue Nierenfunktionstests und Harnuntersuchungsmethoden waren erarbeitet worden. Mit der modernen Röntgentechnik und der Isotopenuntersuchung standen neue wertvolle diagnostische Werkzeuge bereit.

Diese vielfältigen Fortschritte galt es nun ebenso wie die klinischen Aspekte der Nieren- und Harnwegerkrankungen im Bild zu veranschaulichen. Um die Niere in ihrer ganzen Komplexität zu zeigen, durfte man sich nicht darauf beschränken, die Niere oder die Nephrologie isoliert zu behandeln, weil die Funktion der Niere speziell mit der anderer Organsysteme verknüpft ist und sie beeinflußt. Besonders eng sind die Wechselbeziehungen zu den Systemen von Kreislauf, Hormondrüsen und Stoffwechsel; Fortschritte auf diesen Gebieten bedeuten deshalb immer auch Fortschritte in der Nephrologie. Man findet in »Niere und Harnwege« einige Flußdiagramme, die den typischen klinischen Verlauf bestimmter Nierenkrankheiten, etwa der Glomerulonephritis, veranschaulichen. Anderswo werden Nierenfunktion und Nierenkrankheiten zu anderen pathophysiologischen Prozessen wie Hypertonie und Stoffwechselanomalien oder zu biochemischen Substanzen wie Renin, Angiotensin, Aldosteron usw. und immunologischen Faktoren in Beziehung gesetzt. Ebenso ist dargestellt, wie Wasser- und Elektrolythaushalt mit der Nierenfunktion zusammenhängen.

Ohne die liebenswürdige und aufopfernde Hilfe vieler hervorragender Mitarbeiter und Berater hätte sich die Aufgabe nicht lösen lassen. Ihnen allen bin ich zu aufrichtigem Dank verpflichtet. Besonderen Dank aber schulde ich Dr. E. LOVELL BECKER und Dr. JACOB CHURG, die mich mit nie erlahmendem Einsatz durch »Niere und Harnwege« begleiteten und führten.

FRANK H. NETTER, M.D.

---

An »Niere und Harnwege« haben viele mitgearbeitet, weit mehr, als im nachstehenden Verzeichnis der Mitarbeiter und Berater aufgeführt sind. Einigen schulden wir besonderen Dank: Dr. MARSHALL z.B. hat die auf Seite 240 illustrierte Technik und Dr. LAPIDES das auf Seite 81 beschriebene Verfahren erklärt. Dr. MCCLUSKEY verdanken wir die Immunfluoreszenz-, Dr. WILLIAMS und Dr. BERLYNE die mikroskopischen Präparate, Dr. ROBIN WATSON das Arteriogramm und Dr. MOSTOFI die Mikroaufnahme (siehe Seiten 136, 140, 156 und 181).

Für die Diagramme auf den Seiten 41 und 42 durften wir PITTS[1] modifizieren; bei der oberen Abbildung auf Seite 63 konnten wir uns auf RECTOR[2] stützen; die Seite 158 ist nach GOLDBLATT modifiziert; die 1. Tafel der Seite 171 beruht auf BECKER[3], und die 2. Tafel ist nach SCHREINER[4] modifiziert.

Bei Terminologie und Nomenklatur hielten wir uns, wenn immer möglich, an die Nomina anatomica.

[1] PITTS, R. F.: Physiology of the Kidney and Body Fluids, 2. Aufl. Year Book Medical Publishers, Chicago 1968 (mit Erlaubnis des Copyrightbesitzers)

[2] RECTOR, F.C.: Role of the kidney in the homeostatic control of hydrogen ion concentration in body fluids. In: Proceedings of the XXIIIrd International Congress of Physiological Science, hrsg. von D. NOBLE. Excerpta Medica Foundation, Amsterdam 1965

[3] BECKER, E.L.: Structural Basis of Renal Disease. Harper & Row, New York 1968

[4] SCHREINER, G.E.: Toxic nephropathy. Adverse renal effects caused by drugs and chemicals. J. Amer. med. Ass. 191 (1965) 145

# Mitarbeiter und Berater

E. LOVELL BECKER, M.D.

Professor of Medicine, Cornell University Medical College, New York, N.Y.

LOUIS L. BERGMANN, M.D.

Professor of Anatomy, New York Medical College, Valhalla N.Y.

G. M. BERLYNE, M.D., F.R.C.P.

Director, Department of Nephrology, Central Negev Hospital; Professor, Faculty of Natural Sciences, University of Negev, Beersheva, Israel

D. A. K. BLACK, M.D., F.R.C.P.

Professor of Medicine, University of Manchester; Physician, Manchester Royal Infirmary, Manchester, England

CLAUS BRUN, M.D.

Director, Department of Clinical Chemistry and Nephropathology, Kommunehospitalet, Copenhagen, Denmark

RICHARD E. BUENGER, M.D.

Professor and Chairman, Department of Diagnostic Radiology, Rush-Presbyterian-St. Luke's Medical Center, Chicago, Ill.

PAUL J. CANNON, M.D.

Associate Professor of Medicine, Columbia University College of Physicians and Surgeons; Associate Attending Physician, Columbia Presbyterian Medical Center, New York, N.Y.

JACOB CHURG, M.D.

Professor of Pathology and Chief, Division of Renal Pathology, Mount Sinai School of Medicine of The City University of New York, New York, N.Y.

FREDRIC L. COE, M.D.

Director, Renal Division, Michael Reese Hospital and Medical Center; Assistant Professor, Department of Medicine, The University of Chicago, The Pritzker School of Medicine, Chicago, Ill.

ALAN S. COHEN, M.D.

Conrad Wesselhoeft Professor of Medicine, Boston University School of Medicine; Director, Boston University Medical Services, Boston City Hospital; Head, Arthritis and Connective Tissue Disease Section, Boston University Medical Center, Boston, Mass.

GUSTAVE J. DAMMIN, M.D.

Elsie T. Friedman Professor of Pathology, Harvard Medical School; Pathologist-in-Chief, Peter Bent Brigham Hospital, Boston, Mass.

MICHAEL E. DEBAKEY, M.D.

President and Chairman, Department of Surgery, Baylor College of Medicine; Director, Cardiovascular Research and Training Center, The Methodist Hospital, Houston, Texas

THOMAS DOXIADIS, M.D.

Consulting Internist, Evangelismos Hospital, Athens, Greece; Visiting Professor, University of California, Los Angeles, Calif.

JOHN L. DUFFY, M.D.

Associate Chairman, Department of Pathology and Laboratories, Nassau County Medical Center, East Meadow, N.Y; Associate Professor of Pathology, Health Sciences Center, State University of New York, Stony Brook, N.Y.

DAVID P. EARLE, M.D.

Professor and Chairman, Department of Medicine, Northwestern University Medical School, Chicago, Ill.

EDWIN R. FISHER, M.D.

Director of Laboratories, Shadyside Hospital; Professor of Pathology, University of Pittsburgh, Pittsburgh, Pa.

GERHARD GIEBISCH, M.D.

Chairman, Department of Physiology, Yale University School of Medicine, New Haven, Conn.

MARVIN GOLDSTEIN, M.D.

Associate Professor of Medicine, Mount Sinai School of Medicine of The City University of New York, New York, N.Y.

ALBERT S. GORDON, PH.D.

Professor of Biology and Director, Laboratory of Experimental Hematology, Department of Biology, Graduate School of Arts and Sciences, New York University, New York, N.Y.

CARL W. GOTTSCHALK, M.D.

Kenan Professor of Medicine and Physiology and Career Investigator, American Heart Association, Department of Medicine, University of North Carolina School of Medicine, Chapel Hill, N.C.

EDITH GRISHMAN, M.D.

Assistant Professor of Pathology, Mount Sinai School of Medicine of The City University of New York, New York, N.Y.; Associate Attending Pathologist, The Mount Sinai Hospital Services, City Hospital Center, Elmhurst, N.Y.

H. O. HEINEMANN, M.D.

Associate Professor of Medicine, Cornell University Medical College, New York, N.Y.

ROBERT M. KARK, M.D., F.R.C.P.

Professor of Medicine, Rush Medical College; Attending Physician, Rush-Presbyterian-St. Luke's Medical Center, Chicago, Ill.

PAUL KIMMELSTIEL, M.D. (Deceased)

Distinguished Professor of Pathology, University of Oklahoma Medical Center, Oklahoma City, Okla.

J. STAUFFER LEHMANN, Jr., M.D., M.P.H.

Assistant Professor of Tropical Public Health, Department of Tropical Public Health, Harvard School of Public Health, Boston, Mass.

HERMANN MATTENHEIMER, M.D.

Professor of Biochemistry, Rush Medical College, Rush-Presbyterian-St. Luke's Medical Center, Chicago, Ill.

WILLY MAUTNER, M.D.

Associate Professor of Pathology, Mount Sinai School of Medicine of The City University of New York, New York, N.Y.

ROBERT T. McCLUSKEY, M.D.

S. Burt Wolbach Professor of Pathology, Harvard Medical School; Pathologist-in-Chief, Children's Hospital Medical Center, Boston, Mass.

JOHN P. MERRILL, M.D.

Professor of Medicine, Harvard Medical School; Director, Cardiorenal Section, Peter Bent Brigham Hospital, Boston, Mass.

G. A. G. MITCHELL, O.B.E., T.D., M.B., CH.M., D.SC., F.R.C.S.

Hon. Alumnus, The University, Louvain, Belgium; Chevalier (1st Cl.) Order of the Dannebrog; Professor of Anatomy and Director of Anatomical Laboratories, The University, Manchester, England

F. K. MOSTOFI, M.D.

Chief, Genitourinary Pathology Branch and Chief, General and Special Pathology, Division D, Armed Forces Institute of Pathology; Clinical Professor of Pathology, Georgetown University School of Medicine, Washington, D.C.; Assistant Professor of Pathology, Johns Hopkins University School of Medicine, Baltimore, Md.

STEEN OLSEN, M.D.

Professor of Pathology, University of Århus; Director, University Institute of Pathology, Kommunehospitalet, Århus, Denmark

SOLOMON PAPPER, M.D.

Chairman of Medicine, General Rose Memorial Hospital; Professor of Medicine, University of Colorado Medical Center, Denver, Colo.

SURESH K. PATEL, M.D.

Director, Section of Urologic Radiology, Department of Diagnostic Radiology, Rush-Presbyterian-St. Luke's Hospital, Chicago, Ill.

CONRAD L. PIRANI, M.D.

Professor of Pathology and Director of the Renal Pathology Laboratory, Columbia University College of Physicians and Surgeons, New York, N.Y.; formerly Chairman, Department of Pathology, Michael Reese Hospital and Medical Center; formerly Professor of Pathology, The University of Chicago, The Pritzker School of Medicine, Chicago, Ill.

THEODORE N. PULLMAN, M.D.

Professor of Medicine, Department of Medicine, The University of Chicago, The Pritzker School of Medicine, Chicago, Ill.

JOHANNES A. G. RHODIN, M.D., PH.D.

Professor and Chairman, Department of Anatomy, New York Medical College, Valhalla, N.Y.

J. U. SCHLEGEL, M.D.

Professor and Chairman, Section of Urology, Department of Surgery, Tulane University School of Medicine, New Orleans, La.

GEORGE E. SCHREINER, M.D.

Professor of Medicine and Director, Nephrology Division, Department of Medicine, Georgetown University School of Medicine, Washington, D.C.; Chairman, Medical Advisory Board, National Kidney Foundation; Past President, American Society of Nephrology

GERALD S. SPEAR, M.D.

Associate Professor of Pathology, Johns Hopkins University School of Medicine, Baltimore, Md.

MAURICE B. STRAUSS, M.D.

Professor of Medicine and Associate Dean, Tufts University School of Medicine, Boston, Mass.

YASUNOSUKE SUZUKI, M.D.

Research Associate Professor, Division of Renal Pathology, Department of Pathology, Mount Sinai School of Medicine of The City University of New York, New York, N.Y.

CARLOS A. VAAMONDE, M.D.

Associate Professor of Medicine, University of Miami School of Medicine; Chief, Nephrology Section, Miami Veterans Administration Hospital, Miami, Fla.

VICTOR VERTES, M.D.

Director, Division of Medicine, Mount Sinai Hospital of Cleveland; Professor of Medicine, Case Western Reserve University School of Medicine, Cleveland, Ohio

HOWARD G. WORTHEN, M.D., PH.D.

Professor of Pediatrics, The University of Texas Southwestern Medical School, Dallas, Texas.

# Inhaltsverzeichnis

SEKTION IV

## Krankheiten der Niere



SEKTION V

## Die Niere bei Systemkrankheiten



SEKTION VI

## Krankheiten der ableitenden Harnwege

SEKTION VII

## Angeborene und erbliche Krankheiten



SEKTION VIII

## Behandlungsverfahren

Sektion I

# Anatomie, Histologie und Embryologie

von

Frank H. Netter, M. D.

unter Mitarbeit von

Louis L. Bergmann, M. D. und Johannes A. G. Rhodin, M. D., PH. D. Tafel 1–24

G. A. G. Mitchell, O. B. E., T. D., M. B., CH. M., D. SC., F. R. C. S. Tafel 25–27

J. U. Schlegel, M. D. Tafel 33

Yasunosuke Suzuki, M. D. Tafel 28–32

# Anatomische Beziehungen der Niere

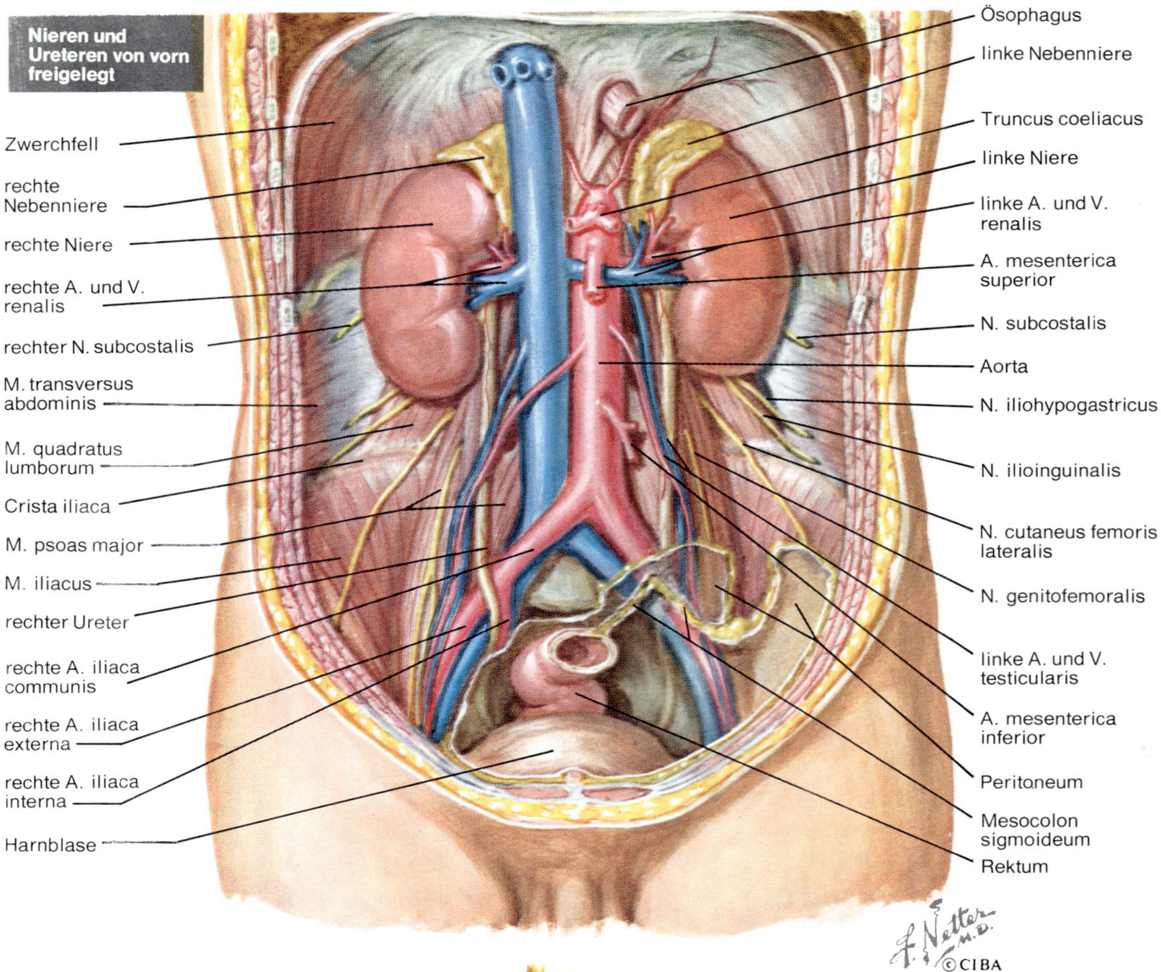


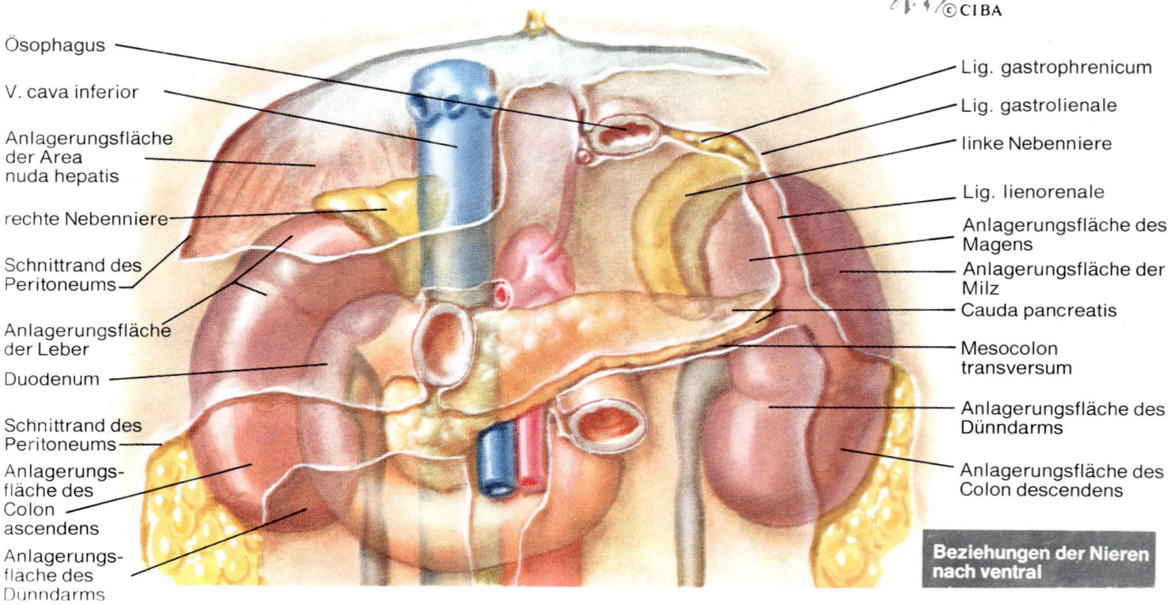


Die Nieren sind paarig angelegte spezialisierte Organe, die retroperitoneal in der Lumbalregion liegen. In frischem Zustand hat die Niere eine rötlich-braune Farbe. Ihre Form ist charakteristisch. Der laterale Nierenrand ist konvex, der mediale dagegen konkav mit einer deutlichen Vertiefung oder Einbuchtung, dem sogenannten Hilus. Die Niere des Erwachsenen ist etwa 11 cm lang, 2,5 cm dick, 5 cm breit und wiegt zwischen 120 und 170 g.

## Lage und Beweglichkeit

Gewöhnlich steht die linke Niere etwa 1,5 cm höher als die rechte. Bei Rückenlage befindet sich der obere Pol der linken Niere in Höhe des 12. Brustwirbels und der untere Pol in Höhe des 3. Lendenwirbels bzw. 2,5–5 cm oberhalb des Darmbeinkamms. Bei tiefer Einatmung oder im Stehen können beide Nieren bis oder fast bis zum Darmbeinkamm und gelegentlich noch tiefer hinuntersinken. Bei kopfabwärts geneigter Lagerung können die Nieren etwas aufsteigen, die linke bis hinauf zum 10., die rechte bis zum 11. Interkostalraum.

Weil die Nieren in enger anatomischer Beziehung zu den Muskeln der hinteren Bauchwand stehen, bedingt der schräge Verlauf des M. psoas eine leichte Lateralverlagerung des unteren Pols beider Nieren. Folglich wird die linke Niere, wenn sie höher als die rechte liegt, der Mittellinie näher sein.

Die vor der Wirbelsäule verlaufende *Aorta* ist etwa 2,5 cm von der linken Niere entfernt. Die *V. cava inferior* ist rechts und etwas vor der Aorta gelegen und berührt so beinahe die rechte Niere. Der *Plexus coeliacus* und die *Ganglien des autonomen Nervensystems* liegen zwischen den beiden Nieren, in enger anatomischer Beziehung zur Aorta. Die Nierengefäße überlagern vorne das Nierenbecken und ziehen vom Hilus gegen die Mitte und nach vorne zu. Beide Nieren sind ja so rotiert, daß ihre mediale Fläche leicht ventralwärts und die laterale Fläche etwas dorsalwärts schaut.

Jeder Niere sitzt oben und medial eine von einer bindegewebigen Kapsel umhüllte *Nebenniere* mit ihren Blutgefäßen auf. Da jede Nebenniere ihre eigene Faszienbefestigung hat, steigt sie nicht zusammen mit der Niere ab.

## Beziehungen nach ventral

Am wichtigsten an der Nierenvorderseite ist die Beziehung zum Peritoneum und zu jenen Organen, die während der Embryonalentwicklung unmittelbar an der hinteren Bauchwand zu liegen gekommen und somit retroperitoneal sind. Rechts sind die *Flexura coli dextra* und das *Duodenum* und links die *Cauda pancreatis* und die *Flexura coli sinistra* den gleichseitigen Nieren adhärent geworden und haben hier ihre Serosa verloren. Den Nierenflächen, die in direktem Kontakt mit diesen Organen stehen, fehlt also ein Peritonealüberzug.

Die Vorderfläche der linken Niere ist lateral oben von Peritoneum bedeckt. Dieses Feld ist an der Bildung des *perilienalen Peritonealraumes* beziehungsweise der *linken Fossa renalis* beteiligt. Einen Peritonealüberzug trägt auch die mediale obere Fläche der linken Niere als Teil des Magenbettes. Sie bildet die Hinterwand des *Recessus lienalis der Bursa omentalis.* Die obere mediale und die obere laterale Fläche der linken Niere sind durch einen schmalen serosafreien Streifen, die Haftlinie des *Lig. lienorenale,* voneinander getrennt. Die Vorderseite der linken Niere hat auch in ihrem unteren medialen Abschnitt, auf dem die Schlingen des Jejunums ruhen, einen Peritonealüberzug.

Die rechte Niere reicht nach oben bis zum Umschlag des Peritoneum parietale (als *Lig. coronarium hepatis*) auf die Leber. Unterhalb davon ist die Vorderfläche der rechten Niere von Peritoneum überzogen, das die Hinterwand des *Recessus hepatorenalis* bildet. Wie bereits erwähnt, liegt das untere Drittel der rechten Niere der Flexura coli dextra unmittelbar, ohne dazwischenliegende Serosa, an. Vom unteren Pol der rechten Niere ist nur ein kleiner Teil von Serosa bedeckt, auf

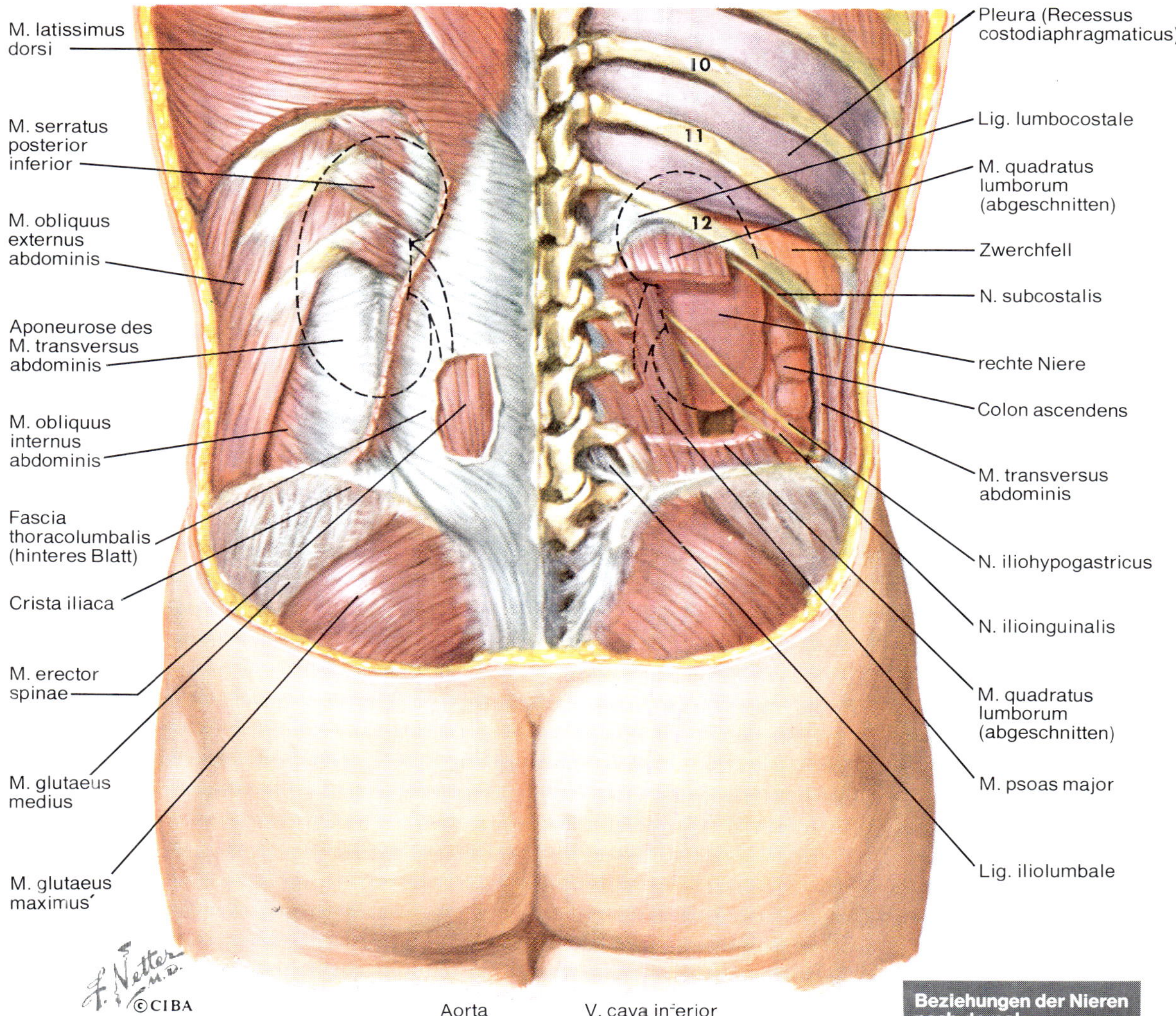


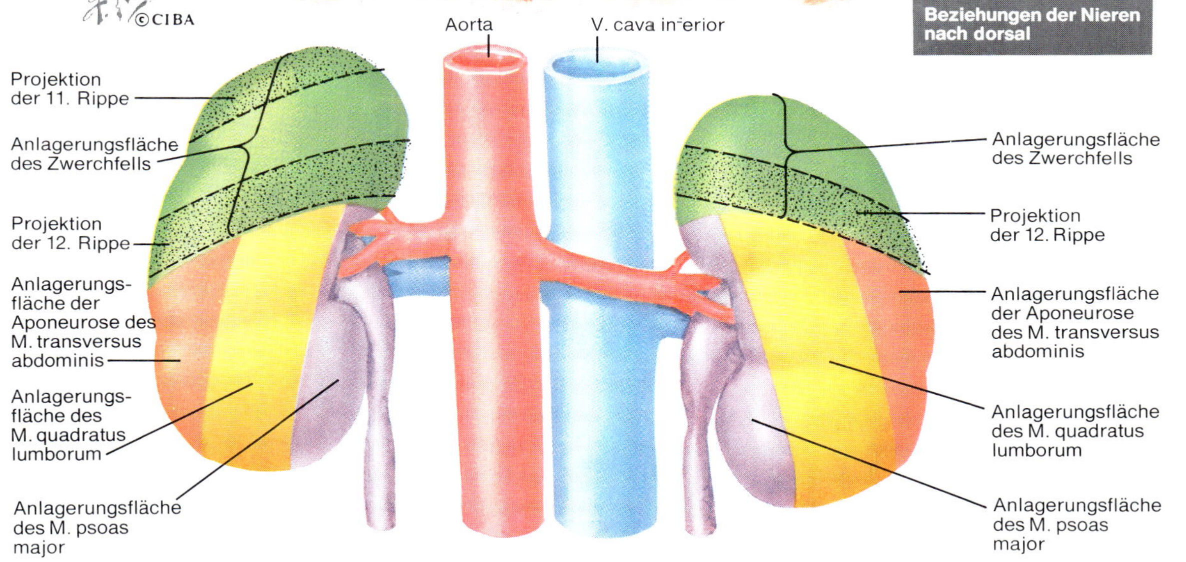


**Beziehungen der Nieren nach dorsal**

der die Dünndarmschlingen aufliegen.

## Beziehungen nach dorsal

Hinten ruhen ungefähr die beiden unteren Drittel der Niere hauptsächlich auf dem *M. quadratus lumborum.* Medial bilden der ***M. psoas*** und lateral die *Aponeurose* des *M. transversus abdominis* den Rest des Nierenbettes. Die Querfortsätze des 1. und 2. Lendenwirbels kommen am lateralen Psoasrand der Niere nahe. Die rechte Niere wird von der 12. Rippe und die linke von der 11. und 12. Rippe gekreuzt.

Von hinten betrachtet kommen 3 unterhalb des Psoas verlaufende Nerven an seinem lateralen Rand zum Vorschein und steigen schräg zur Inguinalregion ab. In kraniokaudaler Reihenfolge sind dies der *N. subcostalis* (der 12. *Interkostalnerv*), der nahe dem Unterrande der 12. Rippe verläuft, und die *beiden oberen Segmentnerven* des *Plexus lumbalis* – der *N. iliohypogastricus* und der *N. ilioinguinalis.*

Das obere Drittel der linken Niere und ein etwas kleinerer Teil der rechten liegen der abdominalen *Zwerchfellfläche,* den *Ligg. arcuata,* an. Die Zwerchfellmuskulatur hat zwischen der Pars costalis und Pars lumbalis häufig eine Dehiszenz, so daß der obere Nierenpol nur durch Faszie und die Pleura des Recessus costodiaphragmaticus vom Brustkorb getrennt ist, ohne Muskulatur dazwischen.

## Extraperitonealer chirurgischer Zugang

Die Beziehungen der Niere zu den mehr oberflächlich gelegenen Strukturen des Rückens haben für den extraperitonealen Zugang Bedeutung; sie werden daher so beschrieben, wie man sie beim Vorgehen von außen nach innen antrifft. Die Vorgangsweise im einzelnen richtet sich nach den klinischen Gegebenheiten. Unter der dicken Haut der Lendengegend nimmt das *hintere Blatt der Fascia thoracolumbalis* einen paramedianen, etwa 8 cm breiten Streifen ein. In diesem Bereich wird die Faszie durch den darunterliegenden *M. erector spinae* deutlich vorgewölbt. Lateral gehen von der Fascia thoracolumbalis die *mittleren Fasern des M. latissimus dorsi* ab. Die unteren und ganz lateralen Fasern dieses Muskels entspringen vom Darmbeinkamm. Der laterale Rand des Latissimus dorsi verläuft von dieser Ursprungslinie nach lateral oben und begrenzt zusammen mit dem fast vertikalen hinteren freien Rand des *M. obliquus externus abdominis* und dem Darmbeinkamm ein dreieckiges Feld von variabler Größe, das sogenannte *Trigonum lumbale.* Den Unterboden dieses Dreiecks bildet der *M. obliquus internus abdominis,* dessen Fasern nach vorne oben, im rechten Winkel zu denen des M. obliquus externus abdominis, ziehen.

Wenn man den M. latissimus dorsi durchtrennt und den Rand des M. obliquus externus abdominis nach vorn zieht, sieht man, daß der M. obliquus internus abdominis vom *lateralen Rand einer Aponeurosenplatte* entspringt, die auch den sehnigen Ursprung des *M. transversus abdominis* bildet. Diese Sehnenplatte entsteht ja durch die Verschmelzung aller drei Blätter der Fascia thoracolumbalis. Sie wird in einem Feld sichtbar, das medial vom faszienüberzogenen M. erector spinae, lateral von den aufsteigenden Fasern des M. obliquus internus abdominis und kranial von der 12. Rippe begrenzt wird. Dieses Feld liegt über der Niere. Man bezeichnet es als *chirurgisches Trigonum lumbale;* seine Dreiecksform wird allerdings von den an der 12. Rippe ansetzenden Fasern des M. serratus posterior inferior beeinträchtigt.

Die Aponeurose im chirurgischen Trigonum lumbale muß gespalten werden. Damit werden der laterale Rand des *M. quadratus lumborum* und die vom 12. Thorakal- und 1. Lumbalsegment stammenden Nerven freigelegt. Da der untere Rand des Recessus costodiaphragmaticus ungefähr in der Linea scapularis die 12. Rippe kreuzt, muß man auf diese wichtige Beziehung achten, auch wenn die Rippe nicht reseziert wird. Lateral vom Rande des M. quadratus lumborum ist nun die Fascia renalis, abgesehen von einer dünnen Decke pararenalen Fettes, freigelegt.

# Fascia renalis

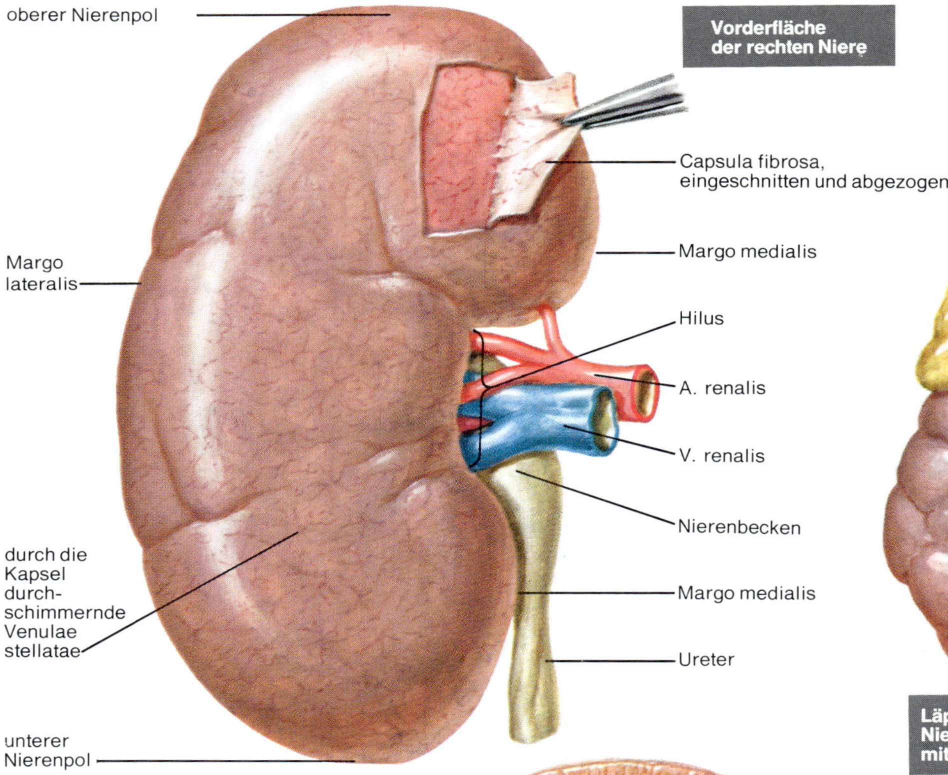


**Vorderfläche der rechten Niere**

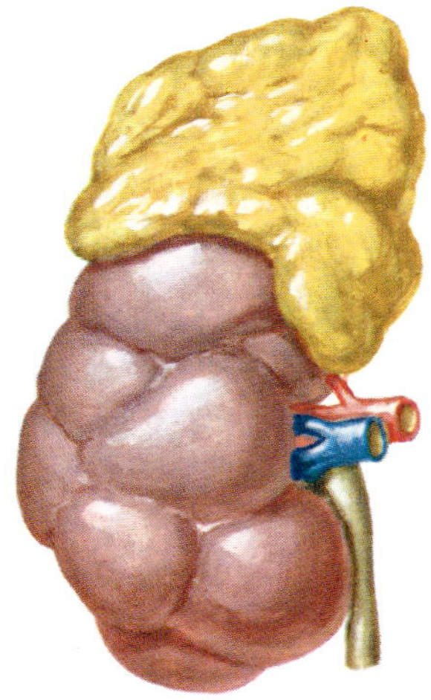

**Läppchenbildung bei der Niere eines Säuglings, mit Nebenniere**

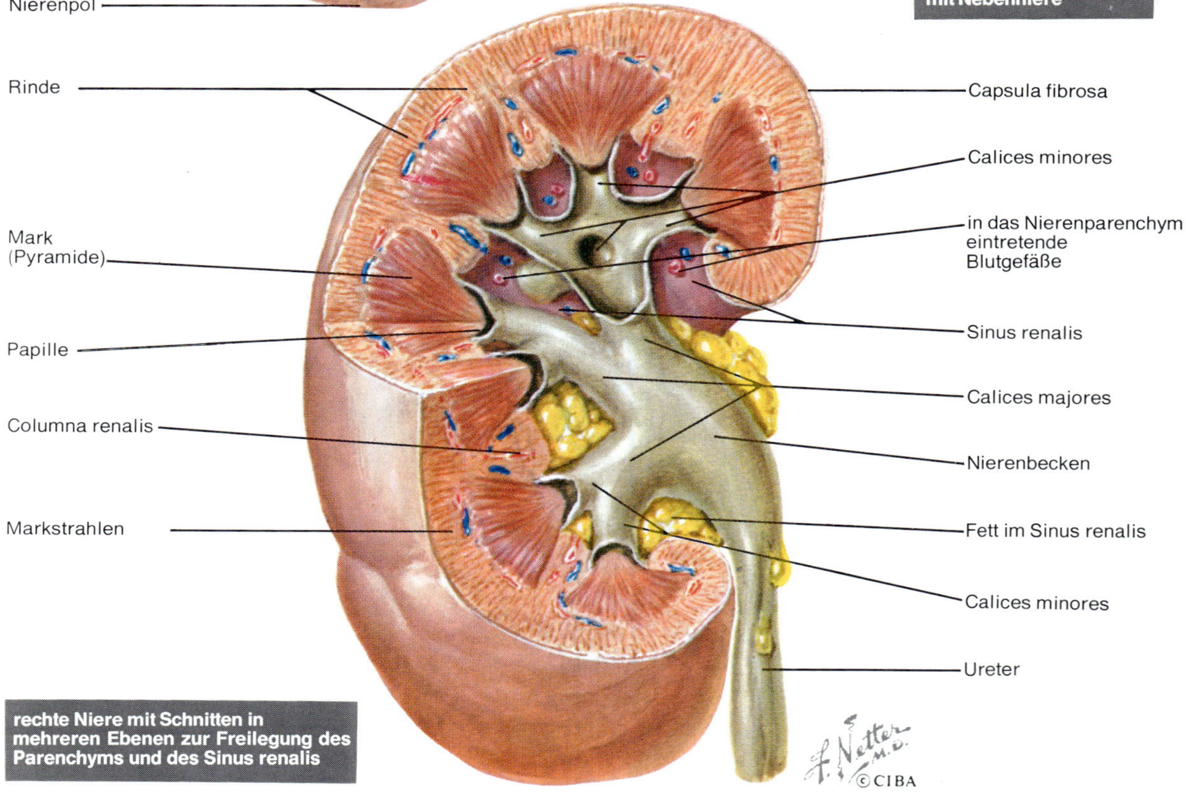


**rechte Niere mit Schnitten in mehreren Ebenen zur Freilegung des Parenchyms und des Sinus renalis**

Das Nierenparenchym wird von einer dünnen, glänzenden Bindegewebsmembran, der *Capsula fibrosa,* umhüllt, die eine *echte Kapsel* darstellt. Sie läßt sich vom normalen Parenchym leicht und glatt abziehen. Diese echte Kapsel wird außen von einer *Fettkapsel,* dem sogenannten *perirenalen Fett,* umgeben. Die Dicke der Fettschicht, die von einzelnen Bindegewebssträngen durchzogen wird, variiert. Die *Fascia renalis* umschließt dieses perirenale Fett und trennt es vom übrigen extraperitonealen Fettgewebe der Nierenregion, das als *pararenales Fett* bezeichnet wird.

Die bindegewebige Fascia renalis besteht aus einem kräftigen hinteren (Fascia retrorenalis) und einem zarteren vorderen Blatt (Fascia praerenalis). Diese beiden Blätter vereinigen sich lateral von der Niere und gehen noch weiter lateral in das retroperitoneale Gewebe über. Nach Tobin (1944) ist die *Fascia transversalis* in dieser Gegend als separate Struktur anzusehen, die mit den Parietalstrukturen des Abdomens eng verwandt ist, nicht aber mit den periviszeralen und retroperitonealen Geweben.

Ventral von der Niere ist die Fascia praerenalis dünn. Gegen die Mittellinie zu verliert sie sich sogar noch mehr und verschmilzt mit den Scheiden des Nierenbeckens und der Nierengefäße sowie mit den Hüllen der Aorta und der V. cava inferior.

Kranial umgibt die Fascia renalis die Niere als ziemlich geschlossener Sack, doch gibt es über diesen Punkt geteilte Meinungen. Einig ist man sich allerdings darüber, daß sich die Faszie nach kranial hinter der Nebenniere fortsetzt. Vor dieser Drüse ist sie hingegen dünn und geht beiderseits in das Bindegewebe der *Zwerchfellfaszie* über, rechts auch noch in das der Area nuda der Leber.

Oberhalb der Nebenniere scheinen das hintere und das vordere Blatt zusammenzuhängen; ein zusätzliches dünnes Faszienblatt trennt die Nebenniere von der Niere.

Unterhalb der Nieren ist der renale Fasziensack geschlossen, außer medial, wo die Ureterenscheiden als kaudale Ausläufer des renalen Faszienapparates abwärts ziehen. Im Widerspruch zu dieser Beschreibung steht eigentlich die Tatsache, daß der Radiologe ein Pneumoretroperitoneum anlegen kann, indem er von der Mittellinie aus Luft in das *präsakrale Bindegewebe* einbringt; offensichtlich kann die Luft von hier aus frei zwischen den beiden Blättern der Fascia renalis aufsteigen (s. S. 99).

Die Ergebnisse der Untersuchungen über die Fascia renalis sprechen gegen die Auffassung, daß es eine einzige »korrekte« Version von ihrer Anatomie gibt. Die Faszie selbst ist dünn und schwer zu verfolgen, außer seitlich hinten, und hat wenig Ähnlichkeit mit den gut abgrenzbaren Faszien der Skelettmuskeln.

Darüber hinaus sollte man sich hinsichtlich der anatomischen Definitionen vor Augen halten, daß die Bindegewebssysteme der Nieren- oder der Beckenfaszien in Gebieten liegen, in denen sehr häufig chirurgische Eingriffe vorgenommen werden. Man kann die sorgfältige, im Laboratorium in Muße vorgenommene Sektion von fixiertem Leichenmaterial daher nicht mit Sicherheit mit den Befunden an lebenden Geweben nach relativ grober Freilegung auf dem Operationstisch oder mit der anatomischen Architektur vergleichen, die Gefrierschnitte zeigen. Außerdem können auch noch Probleme der Terminologie, spezielle Methoden oder Gesichtspunkte, die beharrlich immer wieder aufgegriffen werden, sowie altersbedingte Varianten oder Veränderungen zu Meinungsverschiedenheiten und sogar zur völligen Verwirrung beitragen. Tobins Studien über die Fascia renalis (1944) haben breite Zustimmung gefunden; die vorangehende Beschreibung stützt sich weitgehend auf seine Arbeiten.

# Makroskopie der Niere

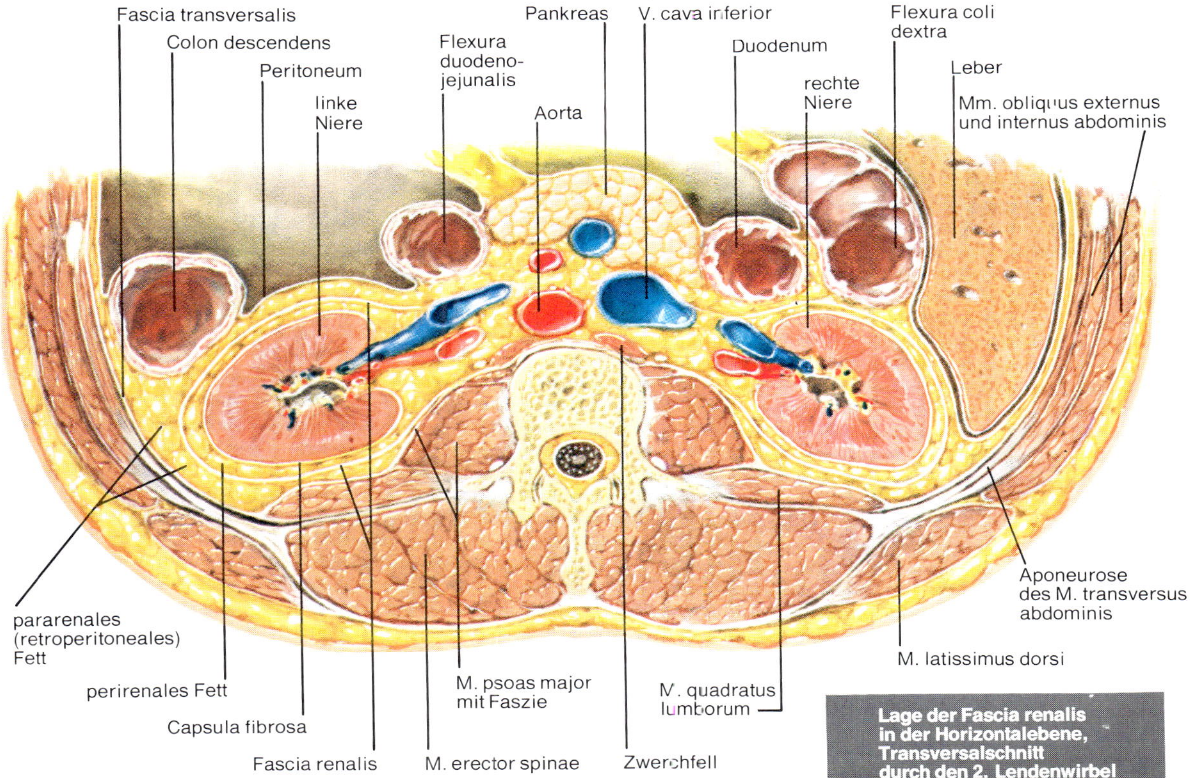


**Lage der Fascia renalis in der Horizontalebene, Transversalschnitt durch den 2. Lendenwirbel**

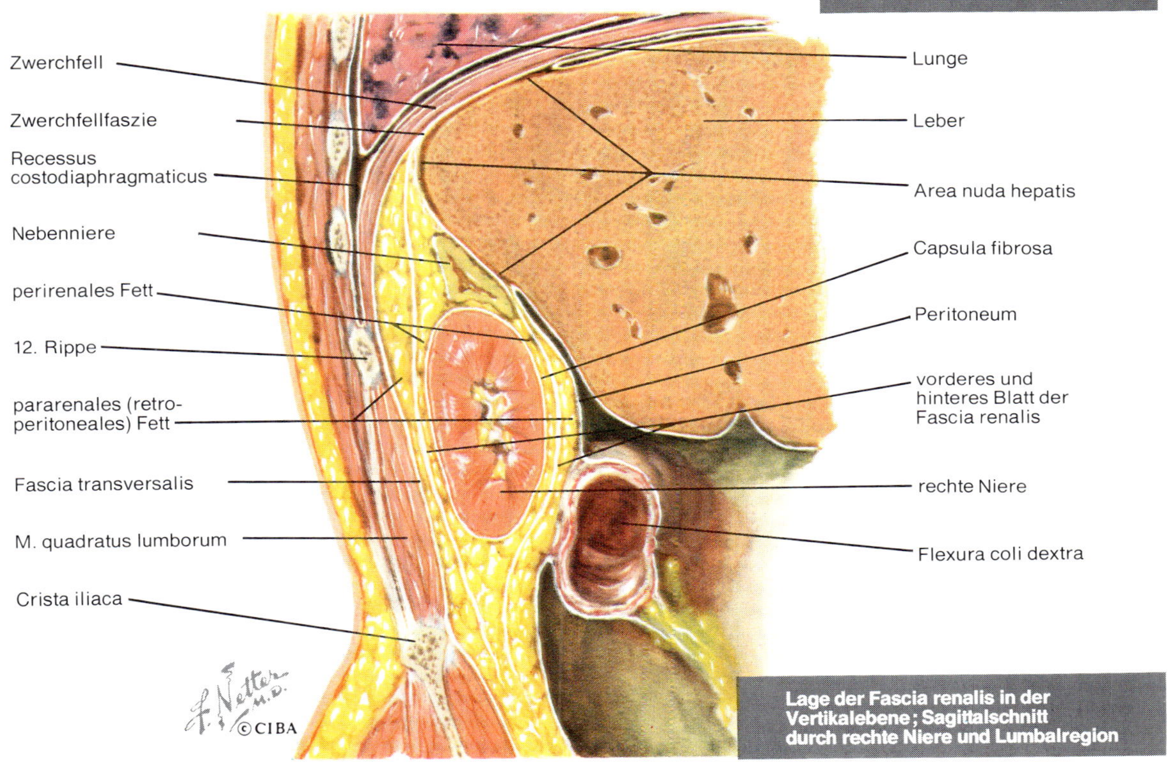


**Lage der Fascia renalis in der Vertikalebene; Sagittalschnitt durch rechte Niere und Lumbalregion**

Sowohl die Vorder- als auch die Hinterfläche der Niere sind konvex, hinten kann jedoch eine leichte Abplattung zu beobachten sein. Die Pole sind abgerundet, der konvexe laterale Rand ist stumpf, in den konkaven medialen Rand kerbt sich tief der *Hilus* ein, der seinerseits in eine geräumige Höhlung, den sogenannten *Sinus renalis,* führt. Der Sinus renalis ist vom Nierenparenchym umgeben; er enthält die Hauptäste der A. renalis, die Hauptzubringer der V. renalis und das Nierenbeckenkelchsystem. Der Hilus ist von einer bindegewebigen Membran ausgekleidet, die kontinuierlich einerseits in die Capsula fibrosa, andererseits in die bindegewebigen Hüllen der Nierengefäße und der ableitenden Harnwege übergeht. Der verbleibende Raum des Sinus renalis wird von Fettgewebe ausgefüllt.

Das Nierenparenchym besteht aus einer bräunlich-rosa *Rinde (Kortex)* und einer Reihe parenchymatöser Keile von dunklerer Farbe, die kollektiv als *Mark (Medulla)* bezeichnet werden. Die Basis jeder *Markpyramide* ist der Peripherie zugewandt; die Spitze endet als *Papilla renalis* am Sinus renalis.

Das Nierenparenchym, das von einer Papille versorgt wird, wird als ein Nierenlappen *(Renculus)* bezeichnet, der sich beim Fetus und Säugling durch eine deutliche Furche an der Oberfläche abzeichnet. Eine derartige Lappung der Niere persistiert bei einigen Säugetierarten während des ganzen Lebens (*Ren lobatus* von Rind und Bär) und kann gelegentlich auch beim erwachsenen Menschen vorhanden sein, wenn auch in schwächerem Grad. Manche Arten, wie Maus und Ratte, besitzen dagegen Nieren, die nur aus einem einzigen Lappen bestehen.

Die Rindensubstanz trennt die Pyramiden von der Oberfläche und bildet zwischen den einzelnen Pyramiden die sogenannten *Columnae renales (»Bertini-Säulen«).**

Die Pyramidenränder, die an die Columnae renales stoßen, sind scharf abgegrenzt, während die Pyramidenbasis lange, zarte Ausläufer, die *Markstrahlen,* in die Rinde entsendet. Jeder Markstrahl repräsentiert einen *Lobulus;* eine Niere enthält etwa 20 000 derartiger Lobuli.

Die radiäre Streifung, die in den Pyramiden sichtbar und in Papillennähe besonders deutlich ist, entspricht den *Sammelrohren.* Diese münden als *Ductus papillares* an der Papillenoberfläche durch 20 oder mehr kleine Poren, die die sogenannte *Siebplatte (Area cribrosa)* bilden. Durch diese Poren quillt der Harn in die Calices minores.

Eine Papille kann mit zwei und vielleicht auch mehr Pyramiden in Verbindung stehen, so daß es mehr Pyramiden als Papillen gibt; die Zahl der Papillen in einer Niere beträgt 8–18.

Nachdem der Harn aus der Papille tritt, wird er durch eine Reihe aufeinanderfolgender fibromuskulärer, schleimhautausgekleideter Schläuche abgeleitet. Eine, zwei oder drei Papillen ragen in einen *kleinen Kelch (Calix minor)* hinein. Der Epithelbelag des kleinen Kelchs bildet die Fortsetzung des Schleimhautepithels der Papille, und die äußere fibröse Hülle geht in die Capsula fibrosa, die den Sinus auskleidet, über. 2–4 Calices minores laufen zu einem *großen Kelch (Calix major)* zusammen. Die dadurch entstehenden 2 oder 3 großen Kelche münden in das trichterförmige *Nierenbecken,* das bald nach dem Verlassen des Hilus zum *Harnleiter* (Ureter) wird.

Die Muskulatur in der Wand der Kelche ist in Spiralen angeordnet, die offenbar den Harn aus den Papillen »herausmelken« helfen. Der Verzweigungsmodus der großen und kleinen Kelche variiert; er ist jedoch von großem klinischem Interesse.

Am Hilus liegt das Nierenbecken dorsal von den Nierengefäßen. Es kann relativ gefahrlos von hinten angegangen werden, weil die dorsalen Gefäßäste erst tiefer innen im Sinus renalis die Hinterwand des Beckens und der Kelche erreichen.

* Der Ausdruck Columna leitet sich vom Aussehen dieser Rindenbalken an der Schnittfläche ab. Als dreidimensionale Strukturen könnten sie mit dem Verpackungsmaterial in einem Eierkarton verglichen werden. Den Eiern würden die Markpyramiden entsprechen, deren Spitzen aus dem umgebenden Füllmaterial in den Sinus renalis hinausragen.

# Nephron

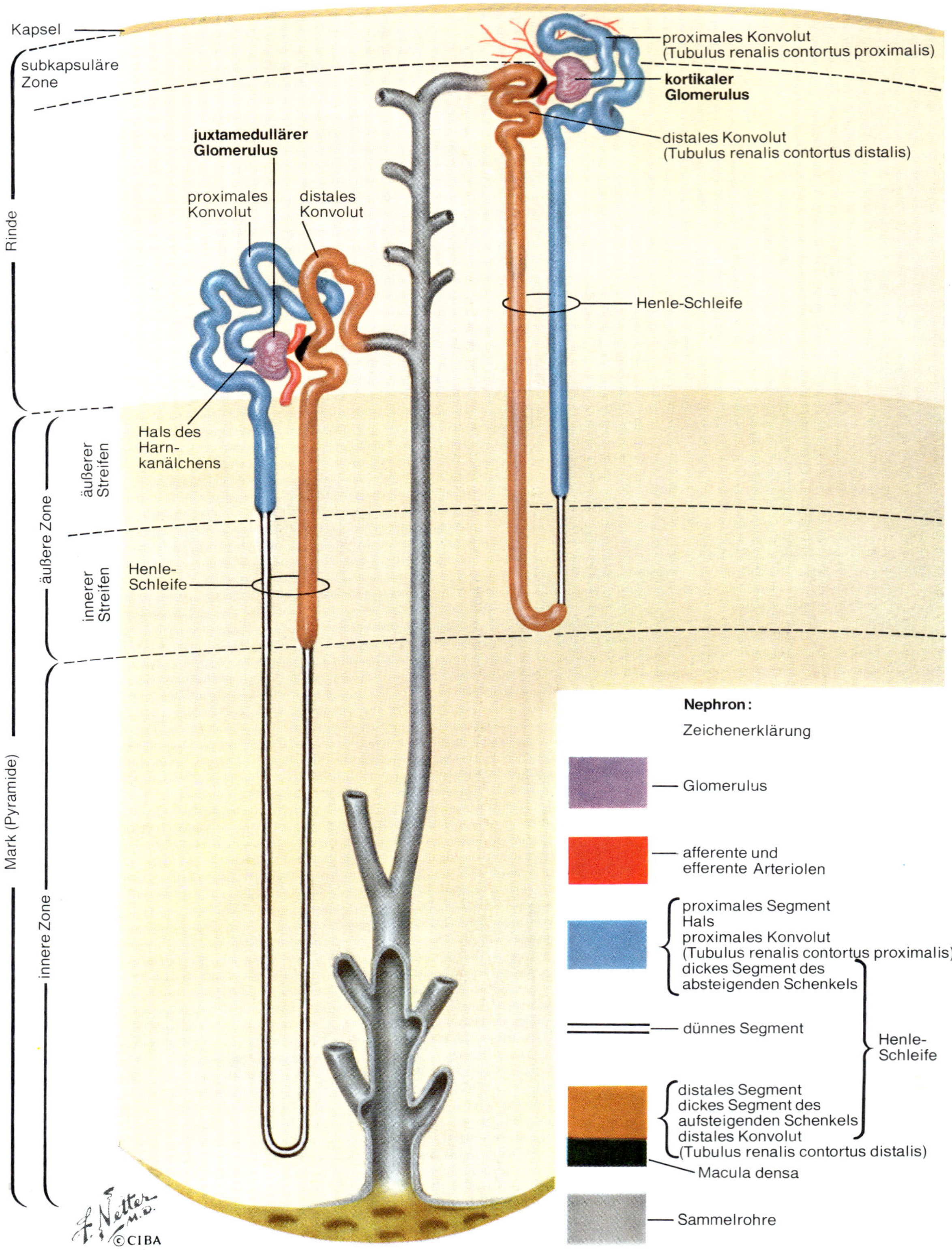


Die Niere setzt sich aus 1–3 Millionen tubulärer Strukturen, die man *Nephrone* nennt, zusammen. Die Beziehung des einzelnen Nephrons zum Gefäßnetz der Niere ist charakteristisch und bezeichnend für die Funktion der Niere, die darin besteht, die Zusammensetzung der Körperflüssigkeiten zu regulieren.

Das Nephron beginnt mit einem *Nierenkörperchen* (*Corpusculum renis* oder Malpighi-Körperchen), einem kugeligen Gebilde von etwa 0,2 mm Durchmesser. Seine Hauptmasse bildet der Glomerulus, ein Knäuel kleinster Gefäße, die die Rotfärbung bedingen, welche das Körperchen für das freie Auge sichtbar macht. Der Glomerulus ist in die *Bowman-Kapsel (Capsula glomeruli)* eingestülpt, einen Sack aus einschichtigem Epithel. Dieser Sack nimmt die Flüssigkeit auf, die durch die Glomerulusgefäße aus dem Blut abfiltriert wird.

Wo die *afferente Arteriole* in den Glomerulus ein- und die *efferente Arteriole* austritt, ist der *Gefäßpol* zu erkennen. Diametral gegenüber liegt der *Harnpol* an der Stelle, an der sich die Kapsel zu einem *Tubulus,* dem *Nierenkanälchen,* verengt, das einen charakteristischen Verlauf hat. Das Epithel bleibt einschichtig, aber feinere histologische Veränderungen treten mit großer Regelmäßigkeit im Streckenverlauf aller Nephrone auf. Komplexe Wechselwirkungen zwischen Gefäßsystem und Tubulusepithel sind für die endgültige Zusammensetzung des Harns verantwortlich, welche sich grundlegend vom ursprünglichen Glomerulusfiltrat unterscheidet (s. S. 51–59).

Der Teil des Tubulus, der an das Nierenkörperchen anschließt, wird als *Tubulus renalis contortus proximalis* oder *proximales Konvolut* bezeichnet, weil es einen sehr gewundenen Verlauf nimmt, ohne sich sehr weit von seinem Ausgangspunkt zu entfernen. Danach zieht der Tubulus gestreckt markwärts und bildet die *Henle-Schleife,* indem er direkt papillenwärts läuft und nach einer haarnadelförmigen Kurve wieder in gerader Linie zum Gefäßpol seines Nierenkörperchens zurückkehrt. Dann knäuelt er sich zum ***distalen Konvolut (Tubulus renalis contortus distalis)*** auf, das in ein bogenförmiges initiales Sammelrohr übergeht. Die Nephrone bilden gemeinsam *gerade Sammelrohre,* die in den Markstrahlen der Rinde liegen. Im Inneren des Marks laufen sie zu größeren Gängen zusammen, die sich abermals zu immer weitlumigeren Rohren vereinigen, bis nach etwa sieben derartigen Zusammenschlüssen die großen *Ductus papillares* entstehen, die an der Papillenoberfläche münden.

Die Nephrone sind zwar im Prinzip gleich gebaut, aber unterschiedlich lang. Bei den kürzeren Nephronen liegen die Nierenkörperchen in den oberflächlichen Rindenzonen, und die Henle-Schleifen reichen nur in die äußeren Markzonen hinunter. Die längeren Nephrone beginnen in Marknähe als *juxtamedulläre Glomeruli;* ihre Schleifen erstrecken sich tief ins Mark hinein, unter Umständen fast bis zur Papille.

Glomeruli, Kapillarnetze und die Massen der unregelmäßig gewundenen Tubuli verleihen der Rinde ihre feingranulierte Struktur. Die Markstrahlen sind makroskopisch sichtbar, weil sie aus parallel angeordneten Sammelrohren und Henle-Schleifen bestehen. (Die Strahlen sind durch Rindengewebe voneinander getrennt.) In ihrer Gesamtheit bilden die Nephrone eines Markstrahls ein Nierenläppchen.

Der gestreifte Sektor, der im Schnitt in der Nähe der Pyramidenspitze sichtbar ist, heißt *innere* oder *papilläre* Markzone. Die Streifung entsteht durch gerade Sammelrohre und Gefäße, die die Pyramide radial durchziehen, und durch lange, dünnwandige Henle-Schleifen. Für die *äußere* Markzone ist charakteristisch, daß sie dicke Abschnitte von Henle-Schleifen enthält und daß sehr große Sammelrohre fehlen. Bei der Ratte und bei einer Reihe weiterer Arten ist diese Zone noch weiter in einen inneren und äußeren Streifen unterteilt, aber diese Demarkationen sind beim Menschen undeutlich.

Die Anlage und Verteilung der Nephrone ist schon mit verschiedenen Methoden untersucht worden, abgesehen von der gewöhnlichen Mikroskopie. Dreidimensionale Rekonstruktionen von Einzelnephronen sowie Mikromanipulationsmethoden haben eine Beobachtung von Einzelnephronen in toto ermöglicht. Mikrochirurgische Experimente an Nephronenabschnitten und die Elektronenmikroskopie haben neue Einblicke in die Feinstruktur und in die Funktionen der Nephrone eröffnet (s. S. 8–13).

# Histologie des Glomerulus

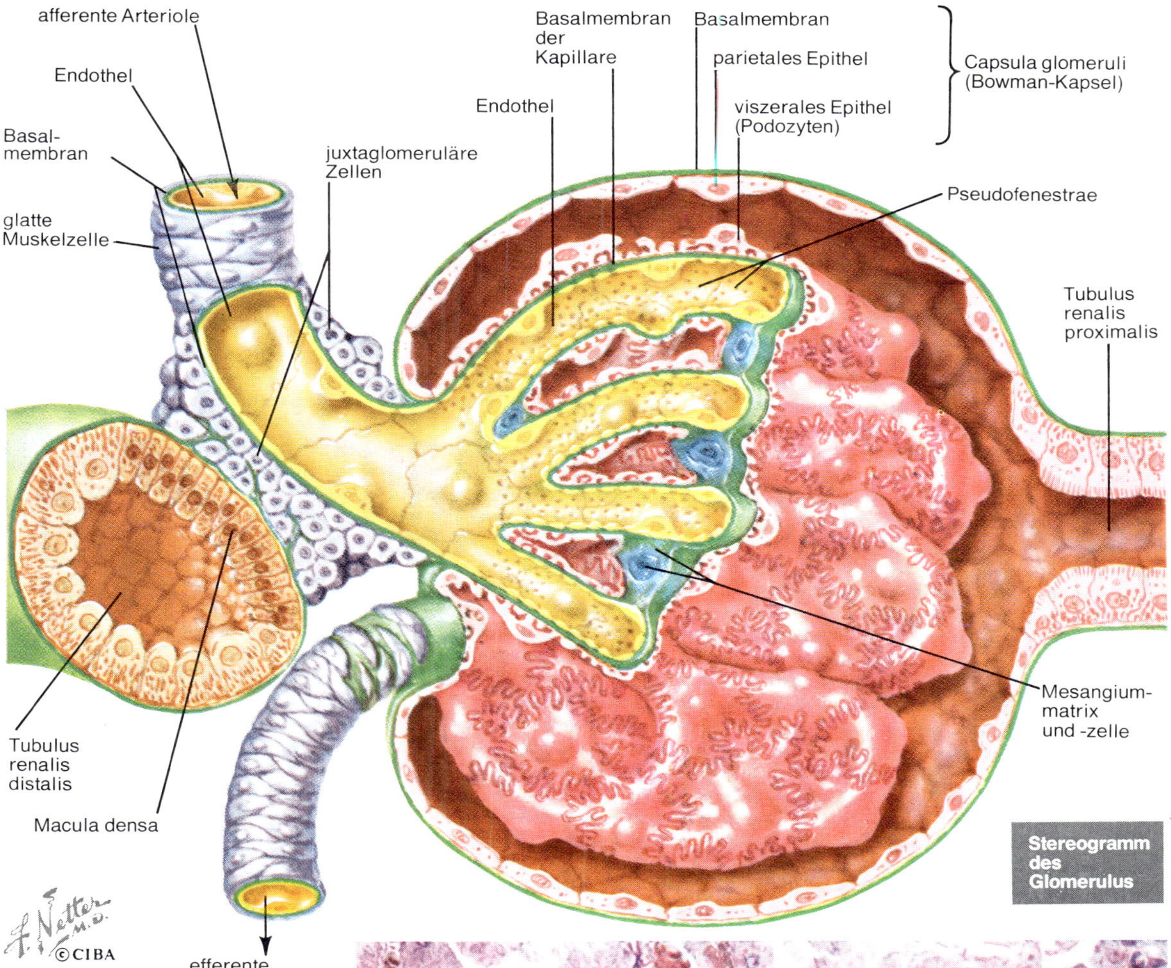


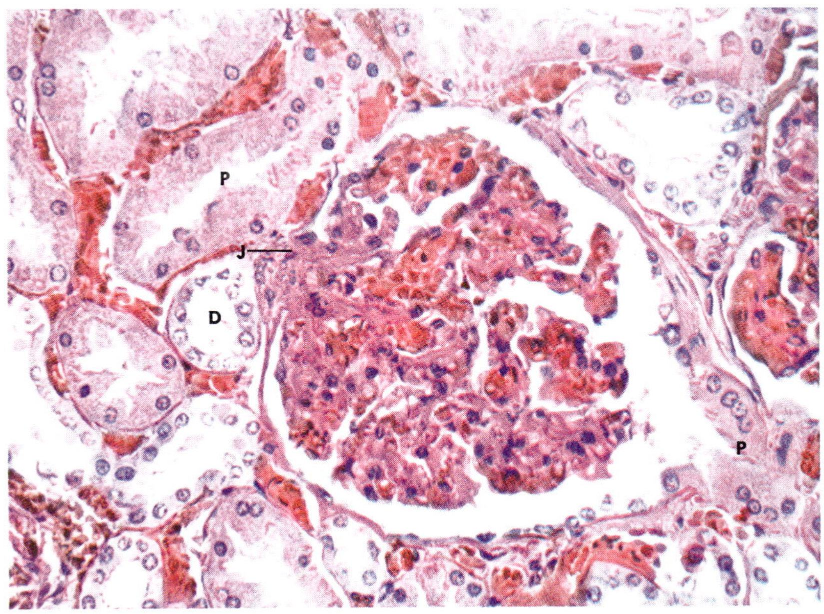


Glomerulus (menschlich); HE-Färbung, 350fach
P = proximaler Tubulus
D = distaler Tubulus
J = juxtaglomeruläre Zellen

Die Nierenkörperchen sind mit freiem Auge im gefärbten Routine-Histologieschnitt leicht zu identifizieren. In autoptisch gewonnenen Präparaten erscheinen die kollektiv als Glomerulus bezeichneten Kapillaren teilweise mit roten Blutkörperchen gefüllt, während der Raum der Bowman-Kapsel (Capsula glomeruli) gewöhnlich kollabiert und schwer auszumachen ist. In einem normalen Glomerulus sind die einzelnen Zellen oder Zelltypen nicht leicht zu unterscheiden, ebensowenig kann man die Bindegewebskomponenten wie Basalmembranen und Kollagen ohne weiteres sehen. Wenn jedoch ein Glomerulus auch nur leicht krankhaft verändert ist, zeigt sich, daß die eine oder andere Komponente nach Volumen und Anzahl über die Norm hinaus vermehrt ist.

Die Topographie der einzelnen Komponenten des Nierenkörperchens ist erst in jüngster Zeit geklärt und kartographisch erfaßt worden, als Ergebnis der erfolgreichen Analyse ganzer Körperchen in Serienschnitten mit elektronenmikroskopischer Untersuchung bei schwacher Vergrößerung. Bevor aber die Details des Nierenkörperchens besprochen werden, ist es notwendig, die Beziehungen seiner Komponenten untereinander zu erklären.

Die *afferente Arteriole* besitzt eine *Tunica media* aus glatten Muskelzellen, die in etwa zwei Schichten angeordnet sind. In Nähe des Nierenkörperchens enthalten einige der glatten Muskelzellen Granula. Diese Granula, die eine innere kristalline Struktur aufweisen, sind wahrscheinlich Vorläufer eines Sekretionsproduktes, von dem im allgemeinen angenommen wird, daß es Angiotensin wie auch Erythropoetin darstellt. Unmittelbar bevor die afferente Arteriole im Nierenkörperchen verschwindet, sind alle glatten Muskelzellen in sekretorische Zellen umgewandelt.

Die Anzahl derartiger granulierter glatter Muskelzellen kann stark variieren, und die Anzahl der Granula ist vielleicht von der Natriumkonzentration im Blutplasma abhängig. Man hat allerdings entdeckt, daß in der Niere mancher Nager (Ratte) keine sekretorischen Granula in den *juxtaglomerulären Zellen* der *juxtamedullären Nephrone* vorhanden sind, weiß aber nicht, welche funktionelle Bedeutung das hat.

Die juxtaglomerulären Zellen der afferenten Arteriole sind auf der einen Seite mit dem Arteriolenendothel und auf der anderen Seite mit den Zellen der *Macula densa* in direktem Kontakt. Letztere ist die Berührungsstelle des Tubulus contortus distalis mit seinem eigenen Nierenkörperchen (s. S. 6). Diese Beziehung wird heute von Nierenphysiologen als funktionell sehr bedeutsam interpretiert (s. S. 49).

Sobald die afferente Arteriole in das Nierenkörperchen eingetreten ist, verliert sie ihre juxtaglomerulären Zellen. Aus ihr gehen dann 3–6 Kapilläräste hervor, die sich ihrerseits weiter in kleinere Kapillaren teilen, den *Glomerulus* oder das Wundernetz, *Rete mirabile*, des Nierenkörperchens. Mikrodissektionen haben gezeigt, daß der menschliche Glomerulus *Kapillarenläppchen* enthält, und zwar in gleicher Anzahl wie die ursprünglichen großen Kapilläräste. Schließlich vereinigen sich die Kapillaren zur *efferenten Arteriole*, die nur eine Schicht glatter Muskelzellen, ohne sekretorische Granula, besitzt.

Die Glomeruluskapillaren anastomosieren frei untereinander. Die Anastomosen sind gewöhnlich sehr enge kapillare Kanäle, was ursprünglich manche Untersucher zu dem Schluß führte, daß sie zu klein zum Durchgang von Erythrozyten wären und nur dem Plasma ein »Überlaufen« ermöglichten. In ihrem Verlauf durch das Nierenkörperchen sind die Kapillaren auf mindestens drei Seiten von den *Epithelzellen des viszeralen Blatts der Bowman-Kapsel (Capsula glomeruli)*, den sogenannten *Podozyten* oder *Deckzellen*, bedeckt. Infolge eines speziellen Arrangements, das außerordentlich schwer vorstellbar ist, schaut die vierte Seite der *Kapillarenhauptäste* zumeist zur Zentralregion des Glomerulus (stalk region). Hier sind die *Mesangiumzellen* lokalisiert. Die kleinen Kapillarästchen, besonders jene in der Peripherie jedes Kapillarenläppchens, sind an allen Seiten von den Podozyten umgeben, wie es auch bei einigen Kapillaren zu sehen sein kann.

Damit man die feinen Einzelheiten, die manchen Funktionen der Glomeruluskapillaren zugrundeliegen, versteht, ist es notwendig, die Elektronenmikroskopie des Glomerulus gründlicher zu besprechen.

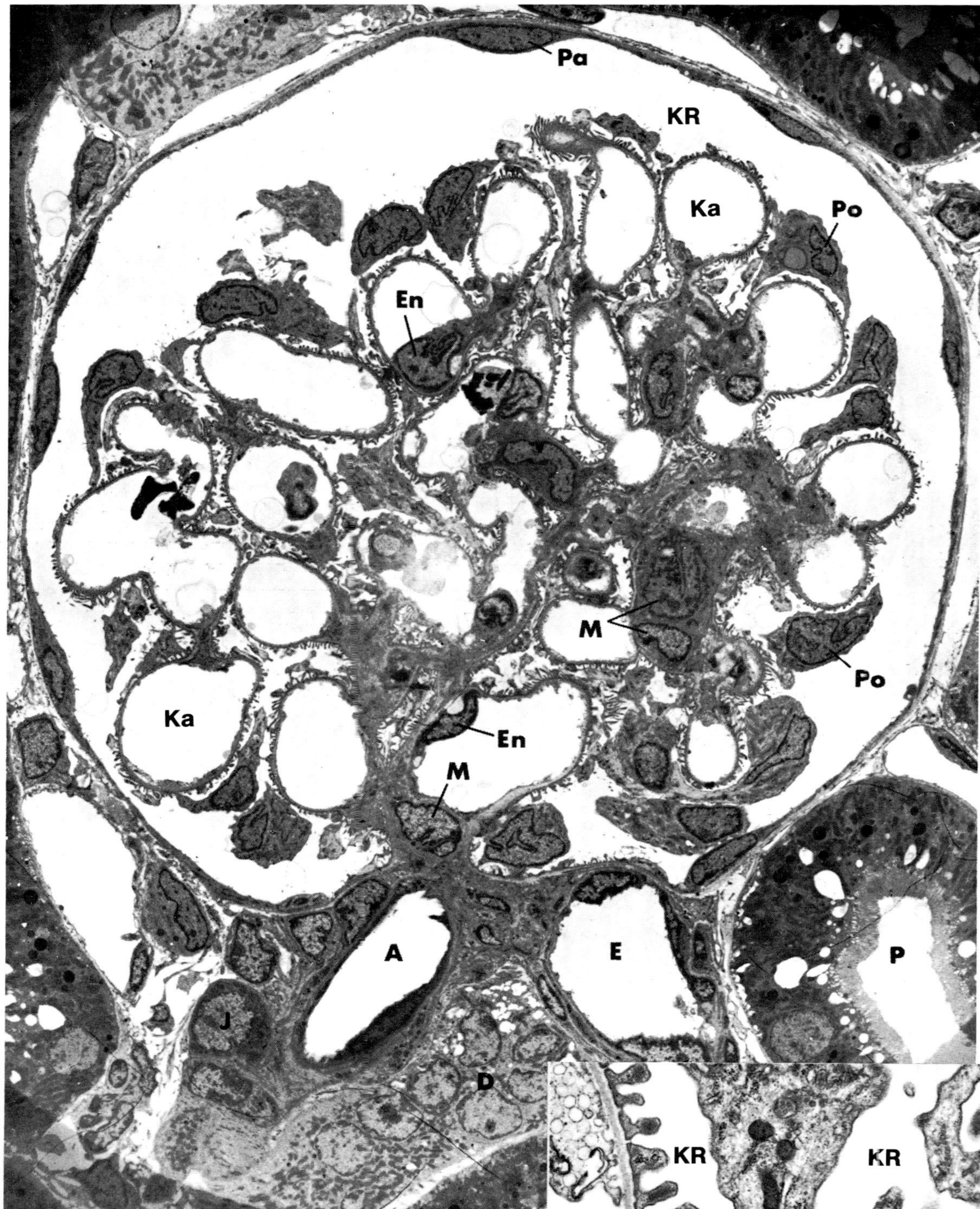


Nierenkörperchen, elektronenmikroskopisches Bild, 1100fach
Pa = parietale Epithelzelle, Nukleus
KR = Bowman-Kapselraum
Ka = Kapillare
Po = Podozyt (viszerale Epithelzelle), Nukleus
En = Endothelzelle, Nukleus
M = Mesangiumzelle, Nukleus
A = afferente Arteriole
E = efferente Arteriole
J = juxtaglomeruläre Zelle
D = Macula densa des Tubulus renalis distalis (tangential geschnitten)
P = Tubulus renalis proximalis



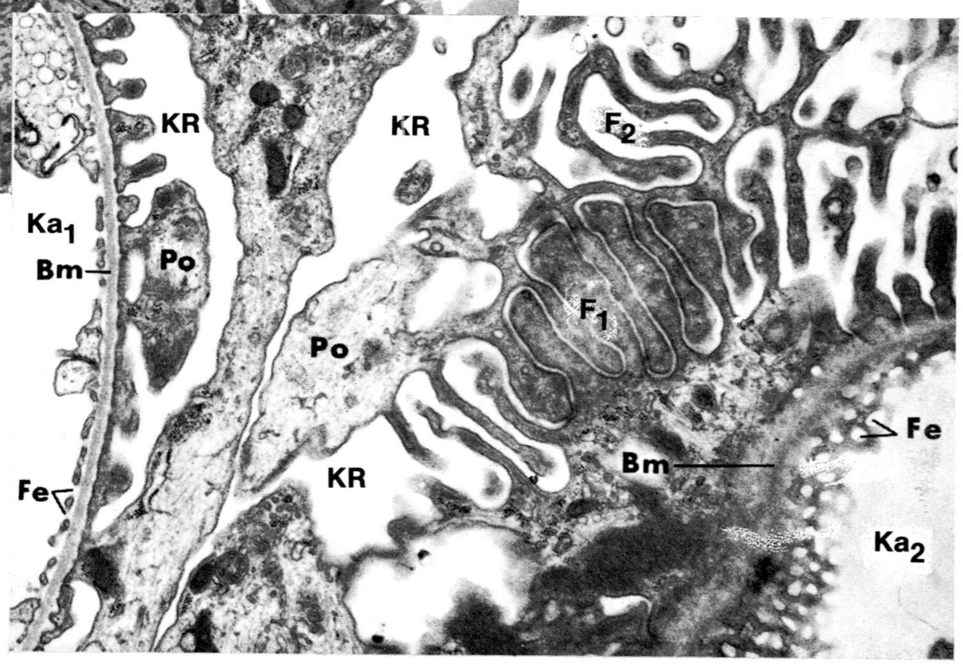


Details der glomerulären Filtrationsmembranen, elektronenmikroskopisches Bild, 15 000fach
$Ka_1$ = Kapillare, quer geschnitten
$Ka_2$ = Kapillare, tangential geschnitten
Bm = Basalmembran
Fe = gefenstertes Endothel
Po = Podozyt
KR = Bowman-Kapselraum
$F_1$ = Fußfortsätze nahe der Basalmembran
$F_2$ = Fußfortsätze, weiter von der Basalmembran entfernt geschnitten

# Feinstruktur des Glomerulus

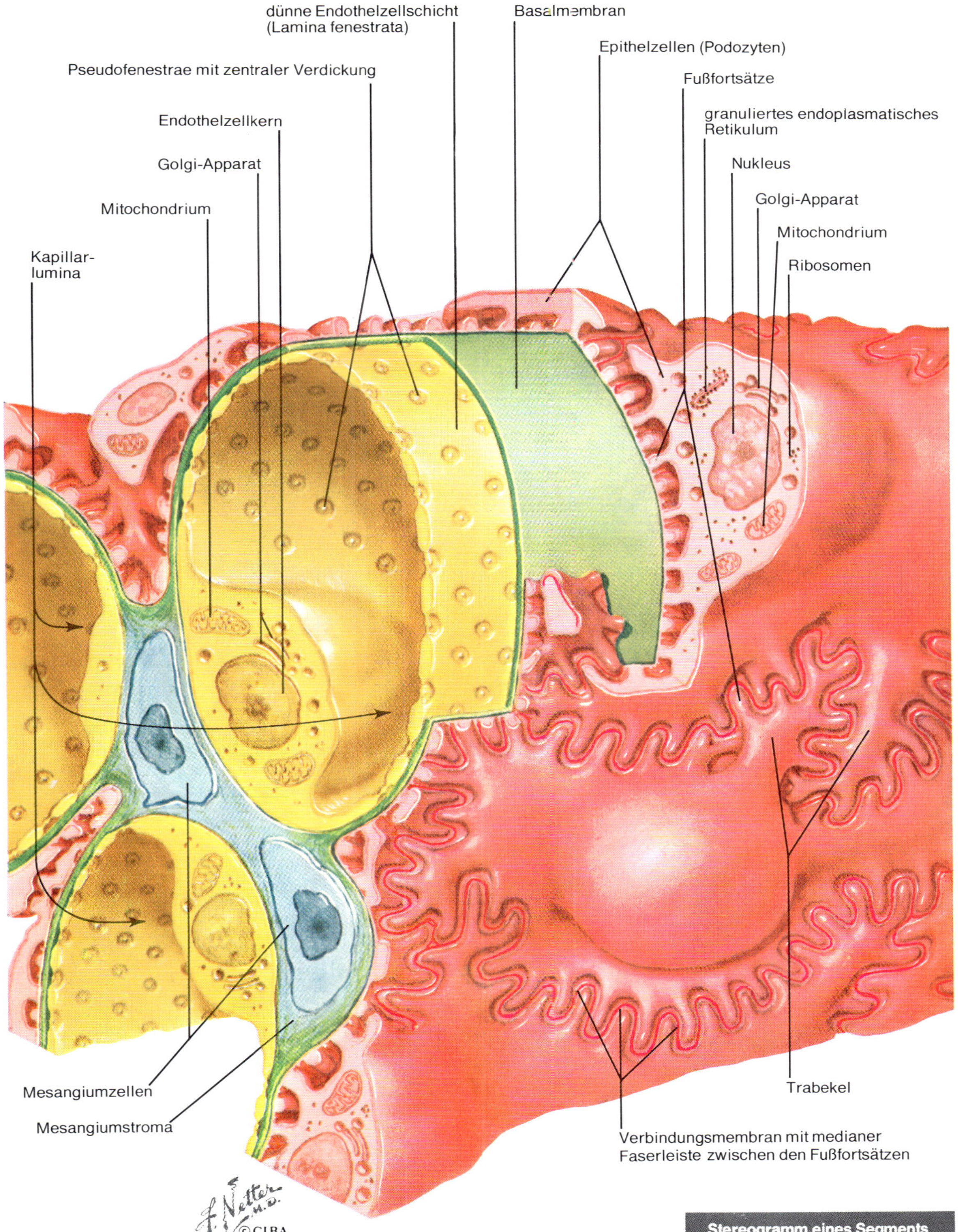


**Stereogramm eines Segments von Glomeruluskapillaren**

Die Glomeruluskapillaren sind von einem *dünnen Endothel* ausgekleidet, das in regelmäßigen Abständen *Fenestrae* oder *Poren* mit einem durchschnittlichen Durchmesser von 70–100 nm enthält. Die meisten Poren sind offen, aber zahlreiche andere, sogenannte *Pseudofenestrae,* sind von einem dünnen Diaphragma mit einer zentralen Verdickung verschlossen. Der Kern der Endothelzelle liegt gewöhnlich in jenem Teil der Kapillarwand, der zur Zentralregion des Glomerulus gewandt ist.

Diese dünne *Endothelzellschicht* stellt die erste Komponente der Kapillarwand dar. Als zweite Komponente liegt in der *Mitte* eine kontinuierliche *Basalmembran,* die wahrscheinlich von Endothel- und Epithelzellen (Podozyten) sowie von Mesangiumzellen gebildet wird. Die *Podozyten,* die die Kapillare außen bedekken, sind die dritte Komponente.

Die Podozyten sind hochspezialisierte Zellen. Ihr Zytoplasma ist in komplizierter Weise zu *Fußfortsätzen* ausgezogen, die der Oberfläche der Basalmembran anliegen und sich zugleich mit ebensolchen Fußfortsätzen anderer Podozyten verzahnen. Die Verzahnung ist in der Nähe der Basalmembran, wo die Fußfortsätze an der Basis etwas flacher und breiter werden, sehr eng ($F_1$, siehe gegenüberliegende Seite). Das steht im Gegensatz zu Schnittebenen, die von der Basalmembran etwas weiter weg sind ($F_2$, siehe gegenüberliegende Seite). Zwischen den einzelnen Fußfortsätzen liegt eine dünne Membran (slit membrane) mit einer *medianen Verstärkungsleiste* aus einem *Fasernetz.*

Das mikroskopische Bild des ganzen Glomerulus zeigt, wie der Podozyt als schützender »Schirm« über den unter seiner Hauptzellmasse hervorkommenden Fußfortsätzen und dem Rest der Kapillarwand sitzt.

Die *Zentralregion* des Glomerulus ist Sitz von *Mesangiumzellen,* die unmittelbare Beziehungen zu den abzweigenden Kapillaren haben. Die Mesangiumzelle liegt meistens in der Nähe jenes Kapillarteils, der zur Mitte des Glomerulus gewandt ist, und grenzt direkt an die Endothelzelle. Nur selten schiebt sich eine Basalmembran zwischen die beiden. Allerdings ist die Mesangiumzelle oft von Anhäufungen *basalmembranartigen Materials* umgeben, das als *Mesangiumstroma* oder *-matrix* bezeichnet wird.

Die *Funktion* der Kapillarwand oder, wie sie oft genannt wird, der *glomerulären Filtrationsmembran* besteht darin, eine Ultrafiltration des Blutes zu ermöglichen. Sie trennt die geformten Elemente des Blutes und die großen Eiweißmoleküle vom Rest des Plasmas und läßt das Plasmafiltrat als *Primärharn* in den Bowman-Kapselraum übertreten. Der Mechanismus dieses Filtrationsprozesses ist nicht vollständig geklärt, da nicht bekannt ist, in welchem Ausmaß die verschiedenen Komponenten der Filtrationsmembran aktiv an dem Prozeß beteiligt sind.

Die geformten Elemente des Blutes werden offensichtlich von der gesamten Filtrationsmembran zurückgehalten, während die meisten großen Eiweißmoleküle durch die Endothelporen durchgehen können, aber von der Basalmembran fast vollständig aufgehalten werden. Mittelgroße Eiweißmoleküle passieren zwar die Basalmembran, aber nur schwer die dünne Membran zwischen den Fußfortsätzen oder den winzigen Spalt zwischen diesen (oft Schlitzpore genannt). Kleine Eiweißmoleküle (Molekulargewicht 70000 und darunter) gehen leichter durch die Filtrationsmembran und benützen möglicherweise den Weg zwischen den Fußfortsätzen zum Durchtritt. Die außerordentlich lange Schlitzpore stellt also die Endbarriere für die meisten Moleküle mit einem Molekulargewicht über 70000 dar und erzwingt durch ihre Existenz, daß die Filtration durch sie stattfindet. Indirekt wird diese Theorie durch die Tatsache gestützt, daß beim Verschwinden der Schlitzporen, wie es bei bestimmten glomerulären Krankheiten vorkommt, sogar mittelgroße und große Eiweißmoleküle im Harn erscheinen, die wahrscheinlich den Weg direkt durch die geschädigte Plasmamembran der Podozyten nehmen.

Die Mesangiumzelle, die dem *Perizyten* anderer Kapillaren verwandt ist, bildet und unterhält ihre eigene Basalmembran oder Mesangiummatrix. Darüber hinaus behält sie die Fähigkeit, Kollagen zu bilden, was oft im erkrankten Glomerulus in Erscheinung tritt. Die Basalmembran des Glomerulus wird wahrscheinlich sowohl von den epithelialen als auch von den endothelialen und den Mesangiumzellen gebildet, während ihr Abbau vermutlich allein das Werk der Mesangiumzelle ist.

**Stereogramm des proximalen Tubulussegments**

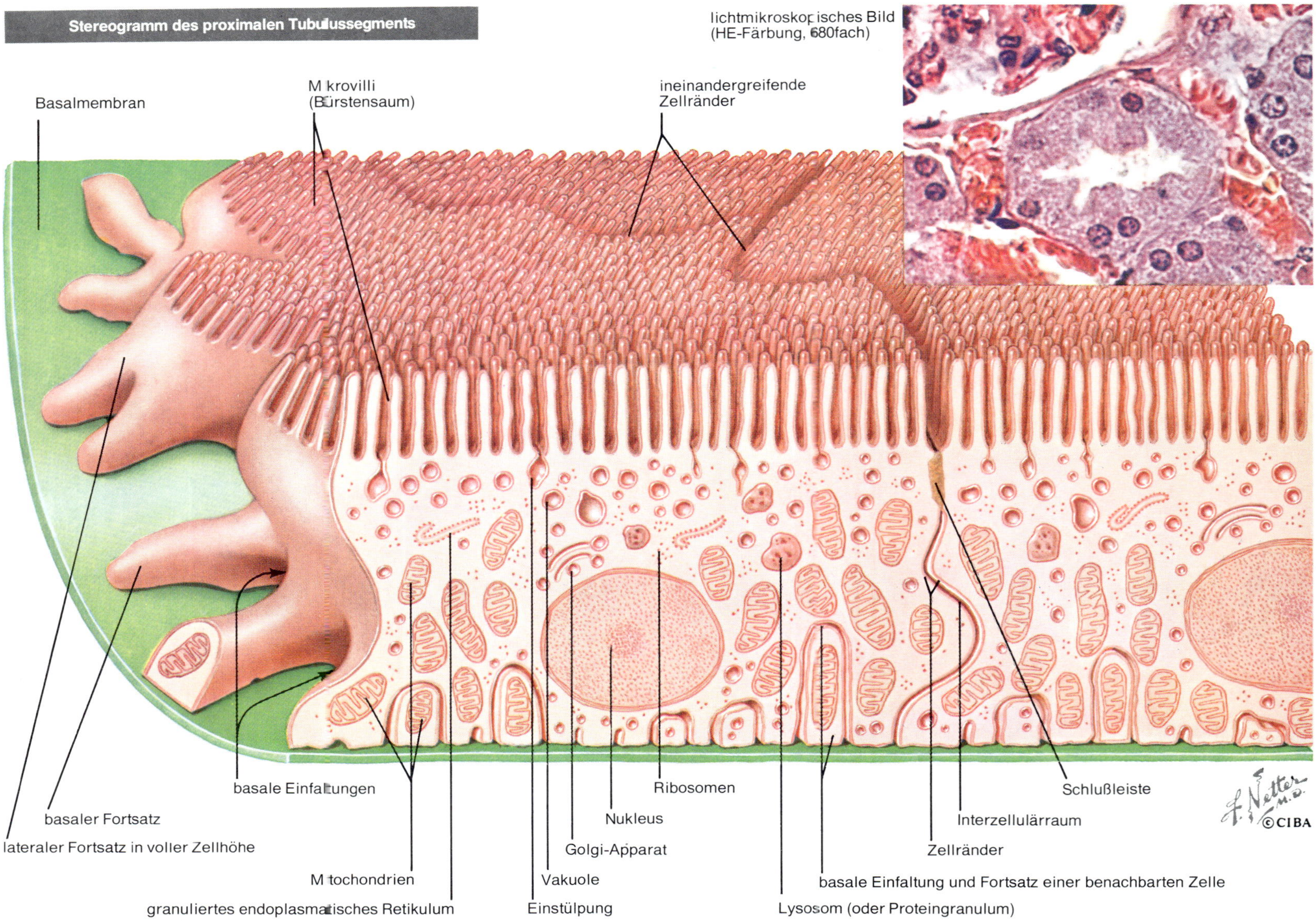


# Proximales Tubulussegment

Das proximale Segment eines Nierentubulus ist in seinem kortikalen Abschnitt stark gewunden, wird aber gerade, sobald es markwärts zieht. Dieser gerade Teil wird als dickes Segment des absteigenden Henle-Schenkels bezeichnet (s. S. 6). Der gewundene und der gerade Teil haben die gleiche Struktur, und Größe und Form der Zellen variieren nur leicht. Der gewundene Abschnitt wird allerdings von zahlreichen peritubulären Kapillaren umsponnen.

Bei der lichtmikroskopischen Untersuchung zeigt sich das proximale Segment im Querschnitt rund oder oval. Das unregelmäßig geformte Lumen in der Mitte wird von einer einfachen Zellschicht umgeben. Die Wandzellen des Tubulus haben ein granuliertes Zytoplasma, das in der HE-Färbung wegen der zahlreichen Mitochondrien stark eosinophil erscheint. Die zum Lumen gerichteten Zellränder haben einen unregelmäßigen, pelzartigen Bürstensaum. In einem Schnitt kann man oft mehrere Zellkerne sehen (4–6); die lateralen (interzellulären) Zellgrenzen sind jedoch undeutlich. Dieses scheinbare Fehlen lateraler Zellgrenzen ergibt sich aus der verwirrenden Anordnung der *lateralen Verzahnungen,* die so typisch für die Zellen des proximalen und des distalen Nephronsegments sind. Primär ist es eine Verzahnung der ungleichmäßigen *lateralen Zellfortsätze,* die durch verschiedenartig geformte *basale Zellfortsätze* noch verwickelter wird (basales Labyrinth). Diese von der lateralen und basalen Zellfläche abgehenden Fortsätze bilden auf diese Weise mit den entsprechenden Fortsätzen einer Nachbarzelle ein eng verflochtenes Gewirr. Die lateralen und basalen Verzahnungen sind im geraden Abschnitt des proximalen Tubulus spärlicher, aber im Prinzip gleich angeordnet wie im gewundenen.

Die Zellen werden von einem *Schlußleistenkomplex* zusammengehalten, welcher die Zellabschnitte am Lumen in engem Kontakt hält. Eine Komponente dieses Komplexes, die *Zonula occludens,* verhindert, daß Stoffe aus dem Tubuslumen zwischen die Tubuluszellen entweichen.

Die dem *Lumen zugewandte Zelloberfläche* wird durch die zahlreichen *Mikrovilli,* die in ihrer Gesamtheit Bürstensaum genannt werden, bedeutend vergrößert. Die Mikrovilli sind im ganzen proximalen Segment annähernd gleich lang; im geraden Abschnitt können sie allerdings eine Spur länger werden. Außerdem nimmt hier die Zellhöhe etwas ab. Die Länge der Mikrovilli im Verhältnis zur Höhe der restlichen Zelle variiert infolgedessen. Im gewundenen Abschnitt des proximalen Segments macht sie etwa ein Drittel aus, im geraden Abschnitt dagegen beinahe die Hälfte.

Das proximale Segment wird von einer *Basalmembran* umschlossen, die kontinuierlich in die Basalmembran der Bowman-Kapsel (Capsula glomeruli) übergeht. Da das Interstitium der Nierenrinde wenig Fibroblasten enthält, wird die Basalmembran wahrscheinlich von Epithelzellen gebildet. Ihre Dicke beträgt beim Erwachsenen etwa 100 nm, nimmt aber mit dem Alter und als Folge von verschiedenen Krankheiten zu.

In vivo sind die Tubuli des proximalen Segments breit aufgetrieben und haben daher ein weit offenes, rundes Lumen. Die geringste Abnahme des glomerulären Filtrationsdrucks bewirkt aber bereits eine Reduktion des Tubulusdurchmessers, und wenn die Filtration eingestellt wird, kollabiert das Lumen vollständig. Das erklärt das unregelmäßige Lumen in histologischen Präparaten und das Fehlen eines Lumens bei manchen Präparaten in der Frühzeit der Elektronenmikroskopie.

Die *Funktion* der Zellen im proximalen Segment besteht hauptsächlich in der *Resorption* von Flüssigkeit und filtrierten Stoffen aus dem *Primärharn.* Die resorbierten Substanzen werden zu den interstitiellen Räumen und peritubulären Kapillaren weitergeleitet. In geringerem Ausmaß werden bestimmte Substanzen, beispielsweise Medikamente oder körperfremdes Material, durch die Epithelzellen in der umgekehrten Richtung transportiert.

Die durch die zahlreichen Mikrovilli stark vergrößerte *Zelloberfläche am Lumen* erleichtert die Resorption von Flüssigkeit und niedermolekularen

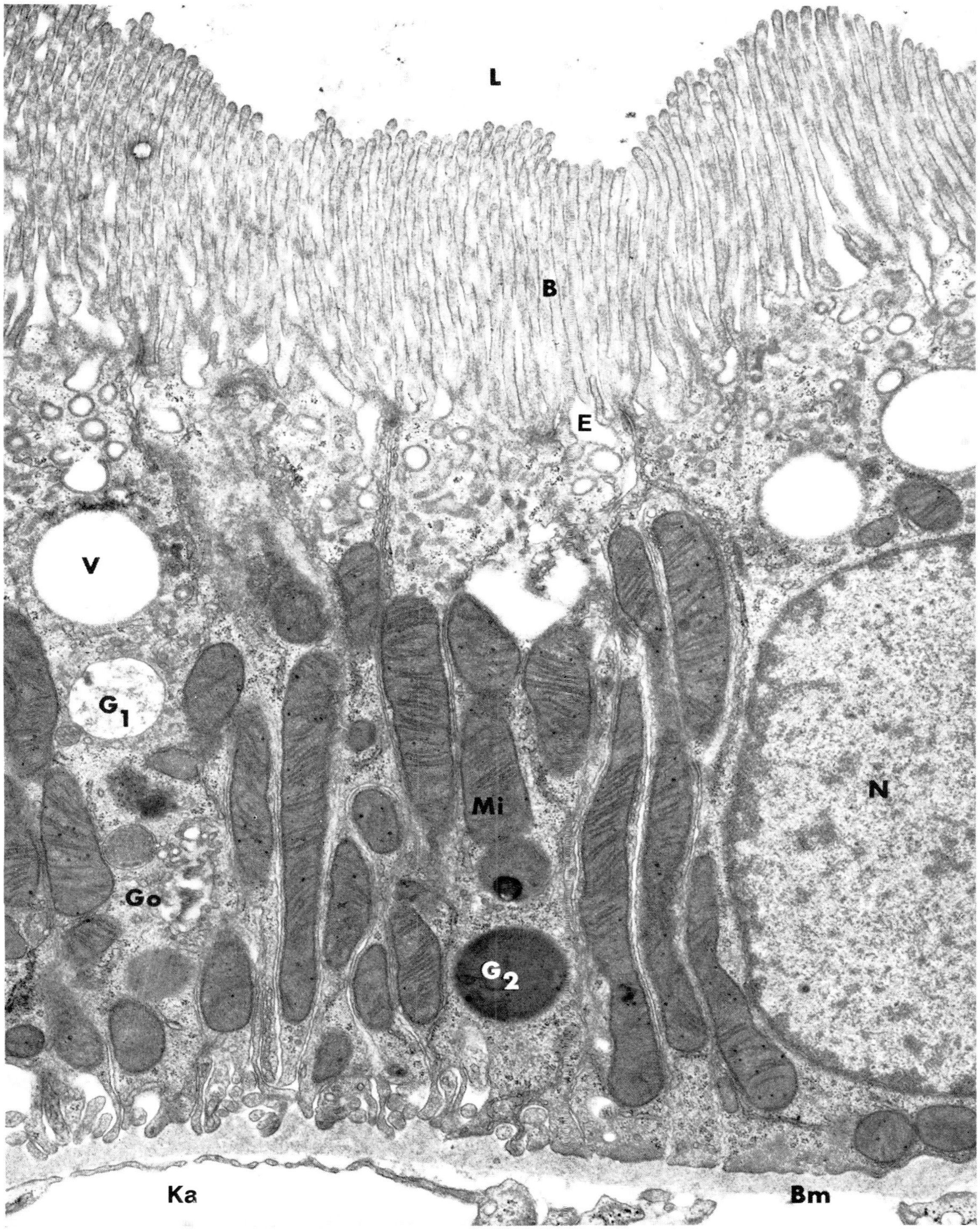


proximaler Tubulus, elektronenmikroskopisches Bild, 14000fach

| | |
|---|---|
| L = Lumen | Mi = Mitochondrium |
| B = Bürstensaum (Mikrovilli) | Go = Golgi-Apparat |
| E = Einstülpung | N = Nukleus |
| V = Vakuole | Bm = Basalmembran |
| $G_1, G_2$ = Granula verschiedener Dichte | Ka = Kapillarlumen |



Substanzen. Die *lateralen* und *basalen Zellfortsätze* (Verzahnungen) vergrößern ihrerseits die *basale Zelloberfläche* bedeutend. Sie bieten damit eine große Oberfläche, auf oder in der enzymatische Reaktionen stattfinden können und die auch einen Austausch zwischen der Zelle und ihrer extratubulären Umgebung begünstigt.

Die *Mikrovilli* sind von der *Plasmamembran* bedeckt, einer *Lipoproteinlamellenschicht* mit einer oberflächlichen Kohlenhydrathülle. Der Transport bestimmter Substanzen durch diese Plasmamembran erfordert enzymatische Aktivität, für die zum größten Teil wahrscheinlich Enzyme sorgen, die in der Membran selbst gebildet werden. Größere Moleküle, die die Plasmamembran nicht passieren können, werden am Fuß der Mikrovilli von kleinen *tubulären Einstülpungen* der Oberflächen-Plasmamembran (Membranvesikulationen) aufgenommen. Dieses Phänomen, das man *Mikropinozytose* nennt, findet sich nicht nur in den Zellen des proximalen Nephronensegments, sondern auch in vielen anderen Zelltypen, die allerorts im Säugerorganismus vorkommen.

Nachdem die Substanz durch Einstülpung der Membran aufgenommen wurde, wird die gesamte Struktur von der Zelloberfläche abgelöst und ins Zellinnere transportiert. Was sich nun der Reihe nach abspielt, ist nicht vollständig geklärt; die folgende Beschreibung beruht hauptsächlich auf Vermutungen, die davon ausgehen, wie man die beobachteten Strukturen möglichst logisch interpretieren kann.

Die winzigen, nun abgelösten ursprünglichen Einstülpungen vergrößern sich zu *Vakuolen*, die innen leer zu sein scheinen, aber vielleicht Flüssigkeit enthalten. In der Folge verdichtet sich der Inhalt solcher Vakuolen ($G_1$) und wirkt schließlich solid ($G_2$). In dieser Form werden die Granula entweder in der Zelle gespeichert oder in das Tubuluslumen ausgestoßen. Für eine Ausstoßung an der Zellbasis gibt es keine Anzeichen. Manche der dichten Graula können auch *Lysosomen* darstellen; das sind Körperchen, die lytische Enzyme als Teil des zellulären Abwehrmechanismus gegen Fremdsubstanzen enthalten. Analog den Vorgängen in einem Makrozyten oder Leukozyten, wo Lysosomen in Massen vorhanden sind, könnten sich die renalen Lysosomen mit der abgelösten pinozytotischen Vakuole zu einer Einheit zusammenschließen, die die intrazelluläre Verdauung der resorbierten Substanz übernimmt.

Alle Aktivitäten dieser Zellen brauchen Energie. Diese wird von den zahlreichen, meist langen und schlanken Mitochondrien der Zellen geliefert. Die Nähe der Mitochondrien zu den basalen und lateralen ineinandergreifenden Zellfortsätzen mit ihrer Plasmamembranhülle wird als starke Stütze für die Hypothese angesehen, daß der Transport von Flüssigkeit und Substanzen durch die basale Plasmamembran Energie erfordert.

Der *Golgi-Apparat* wird im allgemeinen mit den Sekretionsprozessen einer Zelle in Zusammenhang gebracht. Im proximalen Segment ist der Golgi-Apparat klein. Wahrscheinlich dient er nur Sekretionsprozessen für die Erzeugung von Substanzen, welche die Zelle zum Leben braucht.

*Granuliertes endoplasmatisches Retikulum* gibt es wenig, aber die Zahl der *freien Ribosomen* ist groß, ein Zeichen dafür, daß diese für die Eiweißsynthese in der Zelle gebraucht werden.

Es ist wenig darüber bekannt, welche Strukturen am Durchtritt von Substanzen aus den Kapillaren über das Tubulusepithel in das Tubuluslumen beteiligt sind. Es besteht jedoch Grund genug für die Annahme, daß kleine Moleküle die Plasmamembran in der umgekehrten Richtung überschreiten können und daß die vielen Vakuolen der Zelle vielleicht etwas mit der Förderung der Passage durch die Zelle zum Lumen zu tun haben.

# Dünnes Tubulussegment

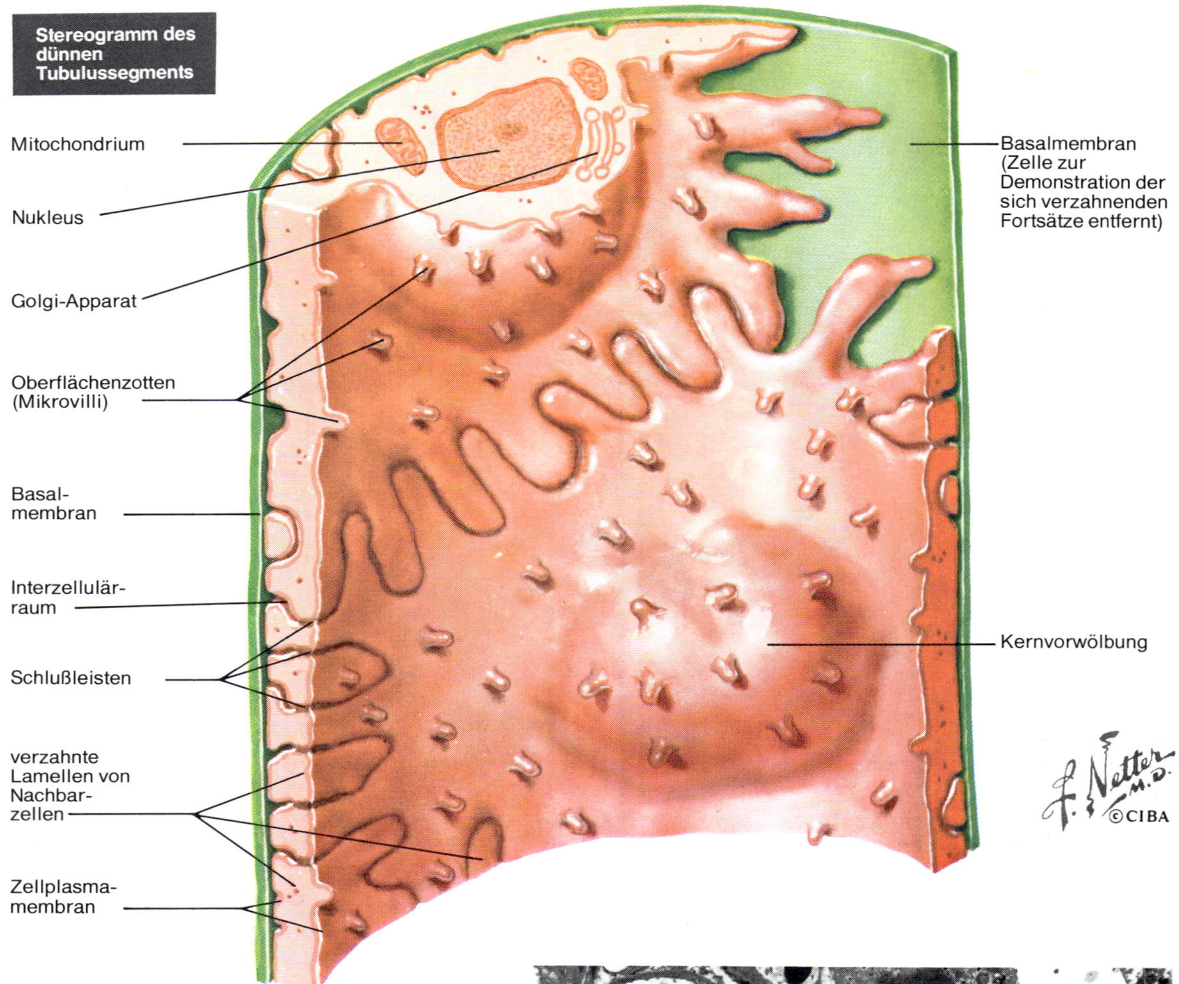


Das dünne Segment ist eine direkte Fortsetzung des geraden Abschnitts des proximalen Segments. Es wurde bereits darauf hingewiesen (s. S. 6), daß die kortikalen Nephrone sehr kurze dünne Segmente besitzen, die juxtamedullären Nephrone dagegen lange. Wahrscheinlich gibt es funktionelle Unterschiede zwischen diesen beiden Segmenttypen; die Analyse möglicher struktureller Differenzen ist aber bisher auf Schwierigkeiten gestoßen, weil das Auffinden der Segmente in elektronenmikroskopischen Präparaten problematisch ist. (Den Autoren dieses Kapitels ist es vor kurzem gelungen, verschiedene Typen des dünnen Segments bei der Ratte zu analysieren. Bei dieser Spezies bestehen ultrastrukturell klare Unterschiede.)

Die Zellen des *kurzen dünnen Segments eines kortikalen Nephrons* sind typische Plattenepithelzellen. Sie bilden einen ziemlich abrupten Übergang von den kubischen Zellen des geraden Abschnitts des proximalen Segments. Der Bürstensaum wird von wenigen, sehr kurzen Mikrovilli ersetzt. Die Mitochondrien, die in den Zellen des proximalen Segments so zahlreich sind, finden sich in den Zellen des dünnen Segments nur in begrenzter, geringer Zahl. Die Zellen haften mit Schlußleisten aneinander, zeigen aber im allgemeinen keine komplizierten lateralen Verzahnungen.

Das *lange dünne Segment eines juxtamedullären Nephrons* besitzt zwei ganz verschiedene Schenkel; der erste Schenkel steigt in Richtung Papille ab, und der zweite Schenkel steigt zur Rinden-Mark-Grenze auf. Zellen des langen absteigenden dünnen Segments haben eine ebensolche ultrastrukturelle Architektur, wie sie auch für die oben beschriebenen Zellen des kurzen dünnen Segments charakteristisch ist. Bei den Zellen des langen aufsteigenden dünnen Segments bestehen dagegen die im Bild dargestellten interzellulären Beziehungen. In Analogie zu dem komplizierten Gewirr zellulärer Verzahnungen bei den Zellen des Tubulus renalis contortus proximalis zeigen die Zellen des dünnen aufsteigenden langen Segments eine ähnliche Topographie. Nur sind hier die Zellen abgeflacht, so daß ein noch ausgeprägteres interzelluläres zytoplasmatisches Ineinandergreifen möglich ist. Schlußleisten mit geschlossenen Zonula-occludens-Kontakten in Lumennähe sichern das ganze System.

Um die funktionellen Unterschiede der verschiedenen Abschnitte des dünnen Segments mit der Ultrastruktur in Einklang zu bringen, muß man andere tubuläre Strukturen, die das dünne Segment begleiten, mitberücksichtigen. Für das kurze dünne Segment ist kein derartiges besonders Arrangement bekannt, aber das lange dünne Segment wird von geraden Gefäßkanälen begleitet, und der gesamte tubuläre Komplex bildet das strukturelle Substrat für das Gegenstrommultiplikationssystem, das im Detail später besprochen wird (s. S. 52–55).

Die Gefäßkanäle, die das dünne Segment begleiten, stammen von den efferenten Arteriolen der juxtamedullären Nephrone ab. Diese Kanäle bestehen aus den *Arteriolae rectae,* die den Blutstrom papillenwärts leiten, und aus den *Venulae rectae,* die das Blut in die juxtamedulläre Region zurückführen (s. S. 19).

Das Elektronenmikrophoto illustriert die generelle Topographie der anatomischen Komponenten des Gegenstrommultiplikationssystems in einem Querschnitt. Die arteriellen Gefäße besitzen ein kontinuierliches, ungefenstertes Endothel, die venösen Gefäße dagegen ein dünnes und gefenstertes. Das dünne Segment im Bild ist ein absteigender Schenkel, da es nur in beschränktem Maß Verzahnungen aufweist. Ein sehr wichtiges Glied des Gegenstromsystems ist der dicke aufsteigende Schenkel des distalen Segments, den das Bild ebenfalls zeigt. Seine Struktur wird später besprochen.

Man hat vermutet, daß die Zellen des dünnen Segments frei permeabel für Wasser sind. Man sollte jedoch zuerst bedenken, wie groß die Zahl der zellulären Verzahnungen, Zellkontakte und Zellmembranen in dem einen Typ des dünnen Segments sind und wie arm an diesen ultrastrukturellen Merkmalen im Verhältnis dazu dagegen der andere Typ ist. Man kann demnach wohl annehmen, daß die Permeabilität in dünnen Segmenten mit zahlreichen Zellverbindungen besser ist als in jenen dünnen Segmenten, die wenig Verzahnungen und wenig Zellkontakte besitzen.

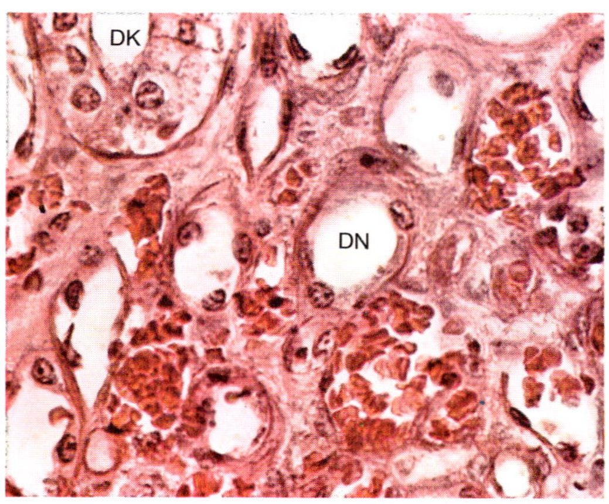


Lichtmikroskopisches Bild: Schnitt durch das Nierenmark. HE-Färbung, 680fach
DN = dünnes Segment der Henle-Schleife;
DK = dickes Segment der Henle-Schleife

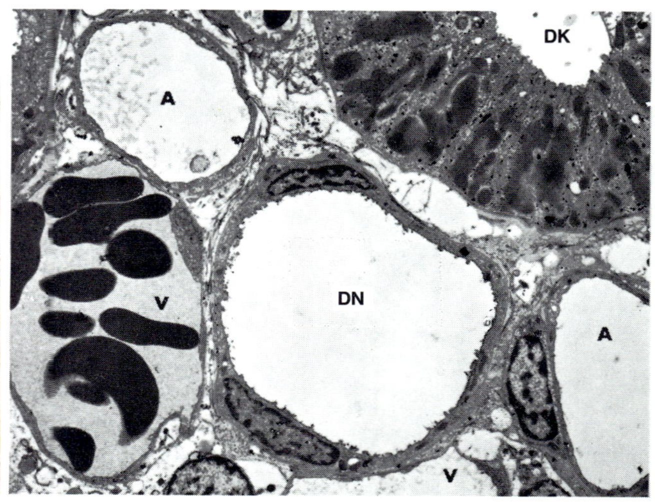


Elektronenmikroskopisches Bild: Schnitt durch das Nierenmark (4000fach); DN = dünnes Segment der Henle-Schleife;
DK = dickes Segment der Henle-Schleife;
A = Arteriola recta; V = Venula recta

# Distales Tubulussegment

Das distale Segment des Nephrons wird im allgemeinen in zwei Abschnitte unterteilt. Der erste Abschnitt wird als *dicker aufsteigender Schenkel* der Henle-Schleife und der zweite Abschnitt als *Tubulus renalis contortus distalis (distales Konvolut)* bezeichnet. Die *Macula densa* ist ein Teil des distalen Konvolutes. In gewöhnlichen HE-Schnitten läßt sich das distale vom proximalen Segment unterscheiden. Im Querschnitt weist das distale Segment mehr Kerne auf. Das Lumen des distalen Segments ist weiter, und der deutliche Bürstensaum des proximalen Segments fehlt. Oft kann man außerdem in den Zellen des distalen Segments eine Basalstreifung wahrnehmen, die von den langen, dicht gepackten Mitochondrien herrührt.

Wie erwähnt (s. S. 12), ist der aufsteigende dicke Schenkel des distalen Segments funktionell ein wichtiges Glied des Gegenstrommultiplikationssystems (s. S. 52–55); dazu muß unbedingt die morphologische Basis für diese Theorie erläutert werden. Die Zellen des dicken aufsteigenden Schenkels sind im allgemeinen so gebaut, wie es das Stereogramm auf dieser Seite zeigt. Die Zelloberfläche am Lumen trägt ein paar kleine, kurze Mikrovilli. Der apikale Teil der Zelle enthält zahlreiche kleine Bläschen oder kurze, stäbchenförmige Formationen, aber eine Verbindung dieser Strukturen mit der *Oberflächenplasmamembran* ist, wenn überhaupt, nur selten zu beobachten.

Die basale Zellfäche hat tiefe Einfaltungen, und lateral erreicht die Verzahnung benachbarter Zellen ein noch größeres Ausmaß als bei den Zellen des proximalen Segments. Die langen, stäbchenförmigen Mitochondrien füllen die basalen Zellräume. Die äußere Grenzmembran der einzelnen Mitochondrien steht mit der eingefalteten Plasmamembran in sehr engem Kontakt. Im Gegensatz dazu sind im apikalen Zellteil die nicht sehr reichlichen Mitochondrien rund oder oval.

Bei dieser Anlage der Ultrastruktur hängt die Funktion der Zelle höchstwahrscheinlich mit besonders energiefordernden Prozessen zusammen. Der aktive Abtransport von Natriumionen aus der Lumenflüssigkeit und Reaktionen, die mit der Ammoniakbildung und Säuerung des Harns in Beziehung stehen, sind Funktionen, für deren Erfüllung ein Energieaufwand und große Oberflächen erforderlich sind.

Wenn das distale Segment das Mark verläßt, werden die Zellen niedriger, und Form sowie Menge der Mitochondrien ändern sich. Aufgrund dieser Unterschiede ist es möglich, diesen Abschnitt nun als Tubulus renalis contortus (distales Konvolut) einzustufen. Natürlich ist dieses Segment, im Gegensatz zum vorangehenden geraden aufsteigenden dicken Schenkel, außerdem aufgeknäuelt. Ultrastrukturell ist für die Zellen des distalen Konvoluts charakteristisch, daß die zahlreichen langen, stäbchenförmigen Mitochondrien durch ein paar runde oder oval geformte Mitochondrien ersetzt wurden. Die mitochondrale Basalstreifung des aufsteigenden dicken Schenkels sieht man hier nicht, hauptsächlich, weil die Einfaltungen der basalen Plasmamembran weniger tief sind. Im distalen Konvolut weisen die basalen Zellflächen oft sogar keine Einfaltungen der Plasmamembran auf. Auch laterale Zellverzahnungen sind im distalen Konvolut selten. Dadurch werden die Zellränder ziemlich gerade und sind gelegentlich sogar in histologischen Routinepräparaten sichtbar. Sporadisch kommen im apikalen Zytoplasma kleine Bläschen vor, und die Zellfläche am Lumen trägt vereinzelte Mikrovilli.

Das Zytoplasma ist in diesen Zellen dank der zahlreichen freien Ribosomen in seiner Gesamtheit besonders dicht. Was manche dieser ultrastrukturellen Eigenheiten in funktioneller Hinsicht implizieren, ist nicht klar.

Wenn das distale Segment zum Glomerulus, von dem es abstammt, zurückkehrt, nachdem es seine Henle-Schleife im Mark gebildet hat, berührt es kurz tangential die afferente Arteriole, gerade bevor sie in die Bowman-Kapsel (Capsula glomeruli) eintritt. An dieser Stelle werden die Zellen des distalen Segments schmal und eng zusammengedrängt, was man als *Macula densa* bezeichnet (s. S. 7). Die Mitochondrien sind in diesen Zellen spärlich und klein, und die Basalfläche zeigt oft seichte Einstülpungen der Plasmamembran. Welche physiologische Bedeutung die Beziehung der Macula-densa-Zellen zu den sekretorischen Granula der efferenten Arteriole hat, wird an anderer Stelle in diesem Band besprochen (s. S. 49).

**Stereogramm von Zellen des distalen Tubulussegments**

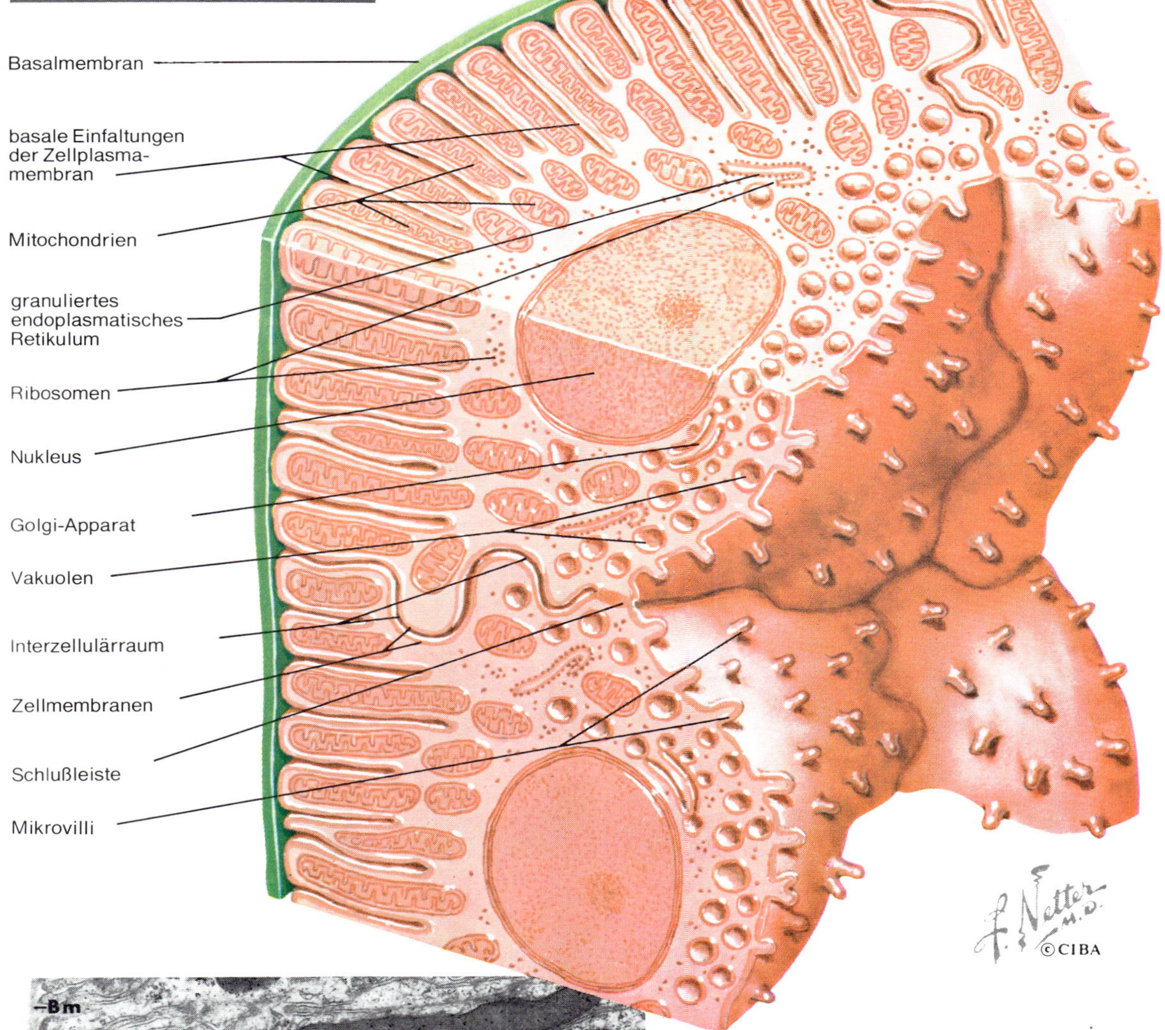


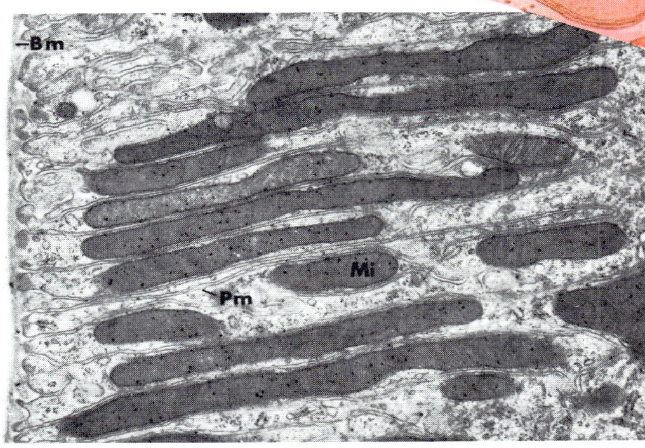

Basalteil einer Zelle des distalen Segments, elektronenmikroskopisches Bild, 20000fach. Bm = Basalmembran, Pm = Plasmamembran (basal und Einfaltung), Mi = Mitochondrium

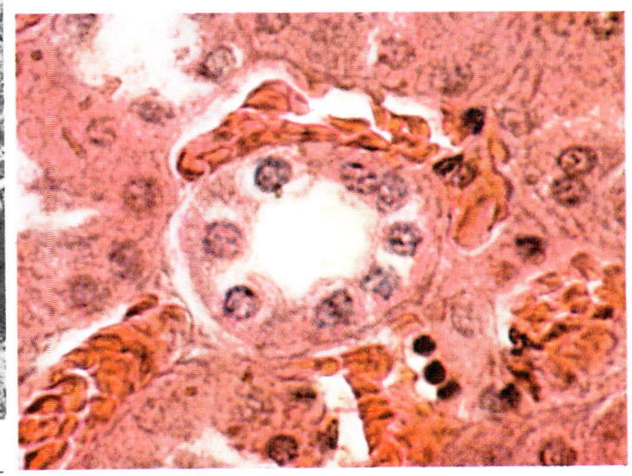
Lichtmikroskopisches Bild, HE-Färbung, 680fach

# Sammelrohr

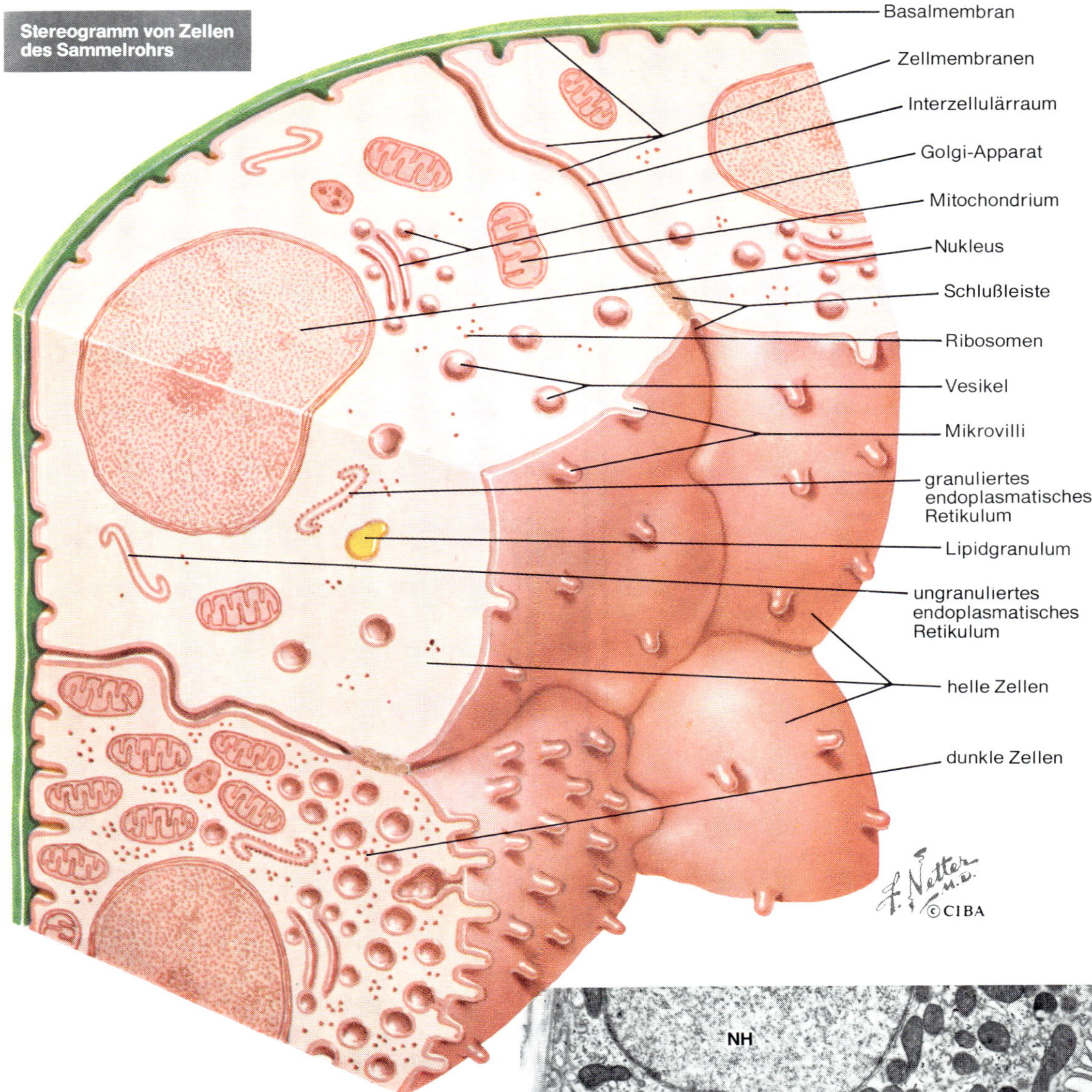


Embryologisch gesehen entwickeln sich die Sammelrohre aus der *Ureterknospe* und gelten daher nicht als Teil des eigentlichen Nephrons. Sie haben jedoch mehrere wichtige Funktionen in Hinblick auf die Zusammensetzung des Harns und dienen daher nicht bloß als Ableitungskanäle. Die Sammelrohre sind histologisch leicht auffindbar, da ihre Zellen deutliche und ziemlich gerade Zellgrenzen, einen runden, zentralen Kern und ein helles Zytoplasma besitzen. In Querschnitten von Tubuli tritt das Sammelrohr mit seinem weiten Lumen gegenüber dem engen Lumen des proximalen Segments und dem mittelweiten des distalen Segments besonders hervor.

Es gibt auch Unterschiede zwischen den kortikalen Sammelrohren, den medullären Sammelrohren und den großen Papillargängen. Die Differenzen in der Feinstruktur sind subtil; im groben ist das Unterscheidungsmerkmal jedoch die Höhe der Zellen, die in der Rinde nieder kubisch, im Mark kubisch und gegen die Papillenspitze zu zylindrisch sind.

In den kortikalen Sammelrohren finden sich oft zwei Zelltypen, wie die Illustration zeigt. Den einen Typ bezeichnet man als helle und den anderen als dunkle Zellen.

Die *dunkle Zelle* ist in ihrer Ultrastruktur den Zellen, die den Tubulus renalis contortus distalis auskleiden, ganz ähnlich. Sie hat eine Reihe runder oder ovaler Mitochondrien, sehr wenige und seichte basale Einfaltungen der Plasmamembran und kurze Mikrovilli. Die Zahl der freien Ribosomen ist im Vergleich zu den hellen Sammelrohrzellen groß. Apikale Bläschen sind verhältnismäßig reichlich vertreten. Man nimmt allgemein an, daß die dunkle Zelle vom eigentlichen Nephron abstammt.

In der *hellen Zelle* sind sowohl Mitochondrien wie auch Ribosomen nur spärlich vorhanden. Lipidgranula kommen vor. Oft ist der Golgi-Komplex sehr ausgeprägt, und Formationen von granuliertem und ungranuliertem endoplasmatischem Retikulum finden sich in Massen. Die Mikrovilli am Zellrand zum Lumen sind klein; in bestimmten Segmenten der medullären Sammelrohre tragen die Zellen jedoch eher schmale Leisten als Zotten. In einem normalen Schnitt machen die Leisten allerdings den Eindruck von Mikrovilli. Lediglich in tangential zur Zelloberfläche geführten Schnitten kann man die schmalen Leisten, die ein kompliziertes Muster auf der Zelloberfläche bilden, sehen. Die Basalfläche der hellen Zellen wirft sich in kleine Einfaltungen. Die laterale Zellfläche zeigt, besonders bei den kubischen Zellen der Papillargänge, kleine Vorsprünge, die wie Mikrovilli geformt sind.

Am Lumen werden die Sammelrohrzellen alle durch *Schlußleistenkomplexe* am oberen Rand zusammengehalten. Die Zylinderzellen der Papillargänge können jedoch ab und zu *Desmosomen* als zusätzliches Haftelement aufweisen. Häufig sind die Interzellularräume der Papillargänge bei Nieren, die durch intravasale Perfusion konserviert wurden, etwas aufgetrieben, außer dort, wo sich die Haftstellen befinden. Vom funktionellen Gesichtspunkt her sind die interzellulären Hafteinrichtungen möglicherweise bedeutungsvoll, da man weiß, daß das antidiuretische Hypophysenhormon sie beeinflussen und interzelluläre Kanäle zum Abtransport der Lumenflüssigkeit öffnen kann.

Schließlich muß man daran denken, daß Mark und Papille eine verhältnismäßig große Anzahl extrazellulärer Elemente enthalten, besonders im Vergleich zur Rinde. Erstens verläuft die Basalmembran kontinuierlich durch das ganze Nephron und das Sammelrohr und verschmilzt schließlich mit der Basalmembran der Epithelzellen des Nierenbeckens. Zweitens nimmt die Zahl der Kollagenfasern mark- und papillenwärts zu; wahrscheinlich werden sie von den Zellen des Interstitiums gebildet, aber die Funktion dieser Zellen ist nicht klar. Zusätzlich zu ihrer Aufgabe als Kollagenerzeuger haben sie vielleicht Anteil an der Harnkonzentrierung in der Papille, an der Phagozytose von Substanzen und an einer eventuell existierenden Kontraktilität der Tubuli oder der Gefäße.

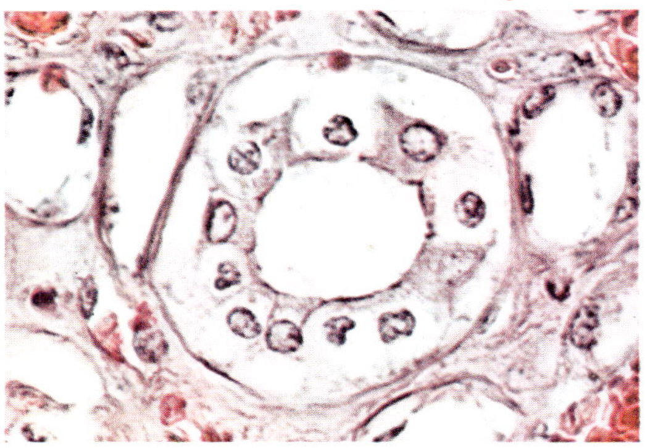

Proximaler Abschnitt des Sammelrohrs, lichtmikroskopisches Bild (HE-Färbung, 680fach)

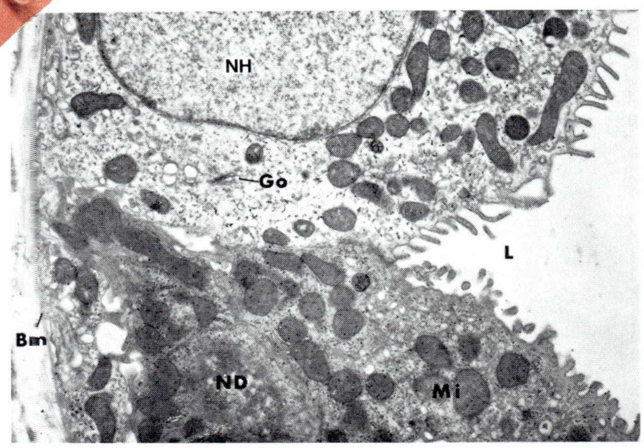


Proximaler Abschnitt des Sammelrohrs, elektronenmikroskopisches Bild (10000fach). NH = Nukleus von heller Zelle, Go = Golgi-Apparat, L = Lumen, Bm = Basalmembran, ND = Nukleus von dunkler Zelle, Mi = Mitochondrien

# Gefäßsystem der Niere

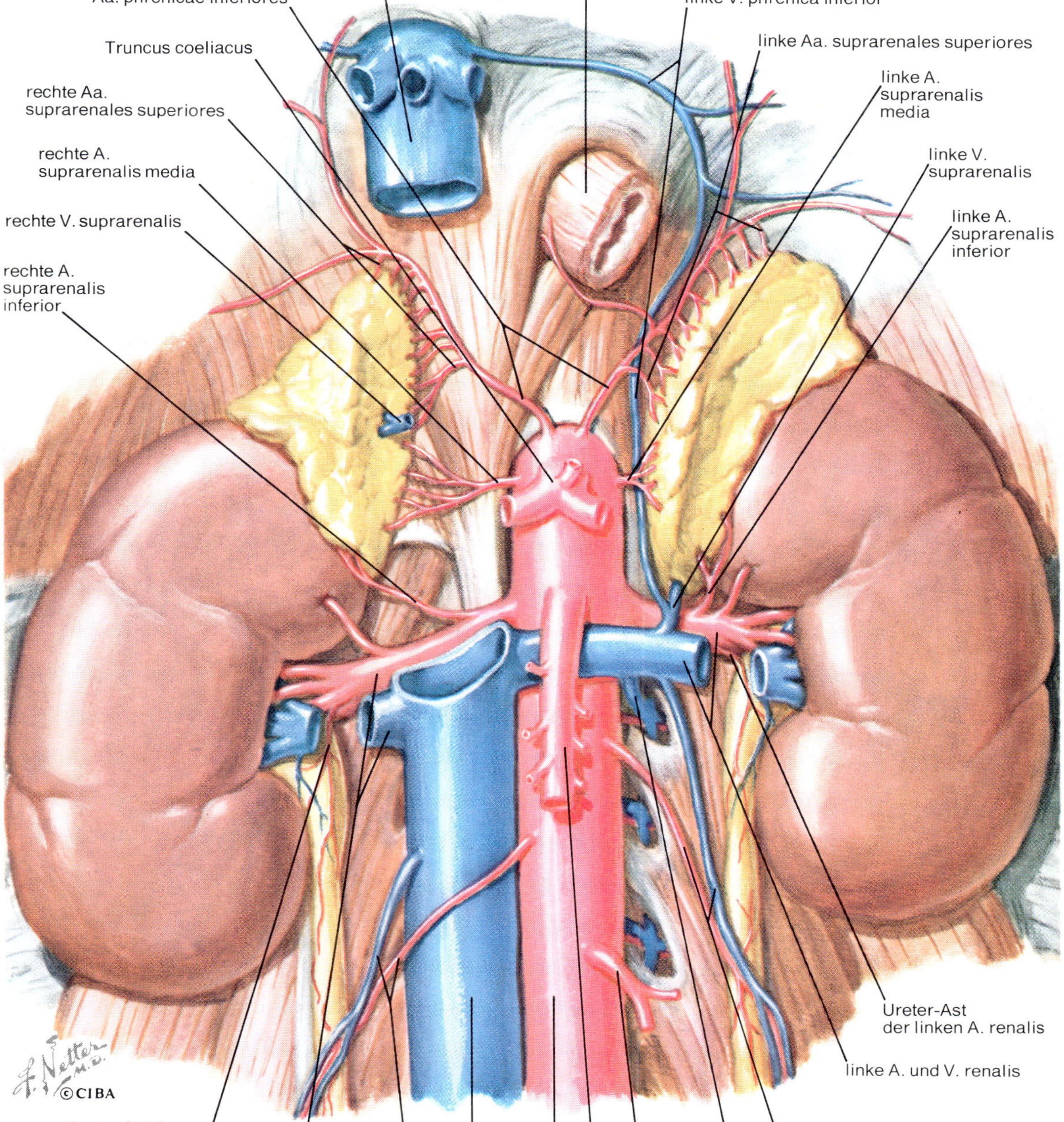


## Nierenarterien

Die Nierenarterien (Aa. renales) gehen von der Bauchaorta ungefähr in Höhe des oberen Rands des zweiten Lendenwirbels ab, 1 cm unterhalb vom Ursprung der A. mesenterica superior. Da die Aorta etwas links von der Mittellinie liegt, ist die linke A. renalis kürzer als die rechte und nimmt einen ziemlich horizontalen Verlauf. Die rechte A. renalis entspringt entweder ein wenig tiefer als die linke, oder sie steigt schräg zur Niere ab, was häufiger vorkommt; sie zieht zunächst unter der V. cava inferior durch und verläuft hinter der rechten Nierenvene (V. renalis), wenn auch etwas mehr kranial. Die linke A. renalis wird während ihres kurzen Verlaufs von der linken V. suprarenalis überkreuzt. Beide Aa. renales werden von einem dichten Plexus autonomer und afferenter Nerven umsponnen und begleitet, welche über die Ganglia coeliaca, mesenterica superiora und aorticorenalia die Gefäße erreichen.

**Beziehungen nach dorsal.** Links liegen der Zwerchfellschenkel, der M. psoas und der Truncus sympathicus hinter der A. renalis. Außerdem verläuft die V. lumbalis ascendens, eine Wurzel der V. hemiazygos, unmittelbar hinter der linken A. renalis. Auf der rechten Seite liegen die V. azygos, der rechte Truncus lymphaticus lumbalis und der rechte Zwerchfellschenkel hinter dem proximalen Abschnitt und der M. psoas hinter dem Mittelteil der Arterie. Der rechte Truncus sympathicus zieht durch den Zwerchfellschenkel oder an ihm entlang und liegt zwischen diesem und dem M. psoas.

**Beziehungen nach ventral.** Links liegt der Pankreaskörper (Corpus pancreatis) auf oder etwas oberhalb der linken A. renalis, zwischen beiden verläuft die V. lienalis. Duodenum und Pankreaskopf (Caput pancreatis) liegen der Vorderfläche der rechten A. renalis unmittelbar an. Die V. mesenterica inferior kann, je nachdem ob sie weiter links oder an der Mittellinie in die V. lienalis einmündet, in enger Beziehung zu den Nierengefäßen stehen.

**Äste.** Jede der beiden Aa. renales ist an der Blutversorgung der gleichseitigen Nebenniere beteiligt, indem sie eine oder mehrere zarte Aa. suprarenales inferiores an diese abgibt. (Eine weitere reiche Blutzufuhr erhält die Drüse durch die Aa. suprarenales mediae und superiores, die variabel, klein und zahlreich sind. Diese Arterien entspringen aus der Aorta bzw. den Aa. phrenicae inferiores.)

In Hilusnähe geben die Aa. renales andere kleine Äste ab, die sich im angrenzenden perirenalen Fett, in der Nierenfaszie und auf der Nierenbeckenwand verzweigen. Einer oder zwei steigen als Ureterenarterien ab. Alle genannten Äste entsenden zahlreiche Zweige in die Capsula fibrosa. In Hilusnähe teilt sich die A. renalis in 4 oder 5 Hauptäste auf, die in typischer Anordnung, die später besprochen wird (s. S. 16), das Parenchym versorgen.

## Nierenvenen

Die ableitenden Venen des Nierenparenchyms vereinigen sich im Sinus renalis und bilden beim Verlassen des Hilus die Nierenvene (V. renalis). Die rechte V. renalis ist gelegentlich an der Bildung der V. azygos mit einem Verbindungsast beteiligt. Sie erreicht nach einem sehr kurzen Verlauf von 2–2,5 cm die V. cava inferior. Die linke V. renalis ist viel länger als die rechte und mündet etwas höher oben in die V. cava. Sie nimmt die V. suprarenalis sinistra und die V. testicularis (oder ovarica) sinistra auf, wogegen die rechten Nebennieren- und Gonadenvenen direkt in die V. cava inferior münden. Die linke V. renalis ist mit der V. hemiazygos über die V. lumbalis ascendens verbunden. Weil die V. cava inferior rechts von der Mittellinie verläuft, muß die linke V. renalis etwa zweimal so lang wie die rechte sein Die Position der V. cava ergibt sich aus ihrer Entwicklung. Man wird sich erinnern, daß die V. cava inferior nicht von einer medianen Struktur abstammt, sondern eine Kette persistierender Kanäle darstellt, welche zum rechten subkardinalen und suprakardinalen Venensystem des Embryos gehörten (s. S. 17 und Band 1, Herz).

Die Vv. renales bilden eine effiziente abführende Blutbahn, die im Gegensatz zur arteriellen Gefäßversorgung durch Kollateralen abgesichert ist. Zu den letzteren gehören die Anastomosen zwischen den Vv. renales und den Segmentvenen, den Venen des Azygossystems und den Vv. phrenicae inferiores. Die Venen der Fascia renalis verbinden die subkapsulären intrarenalen Gefäßbahnen mit denen der Körperwand.

*(Fortsetzung auf Seite 16)*

## Gefäßsystem der Niere

*(Fortsetzung von Seite 15)*

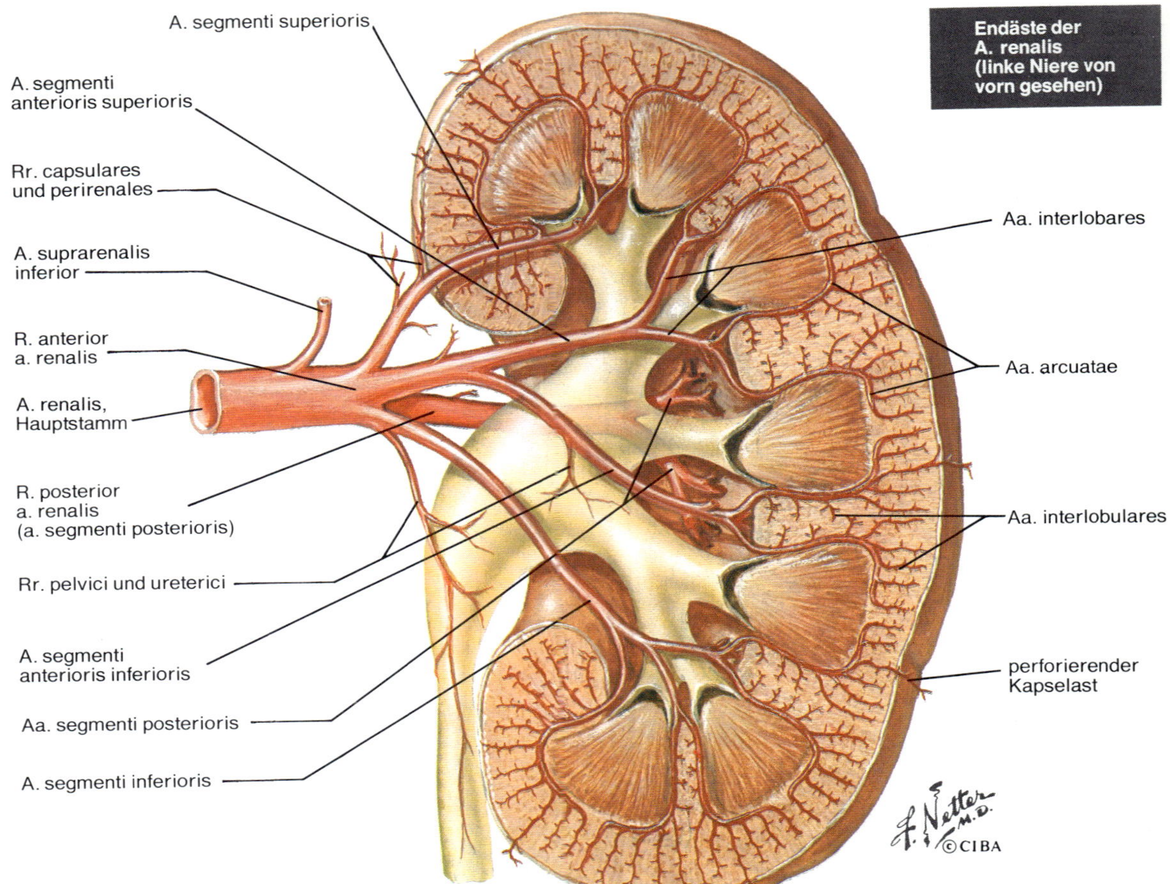


Endäste der A. renalis (linke Niere von vorn gesehen)

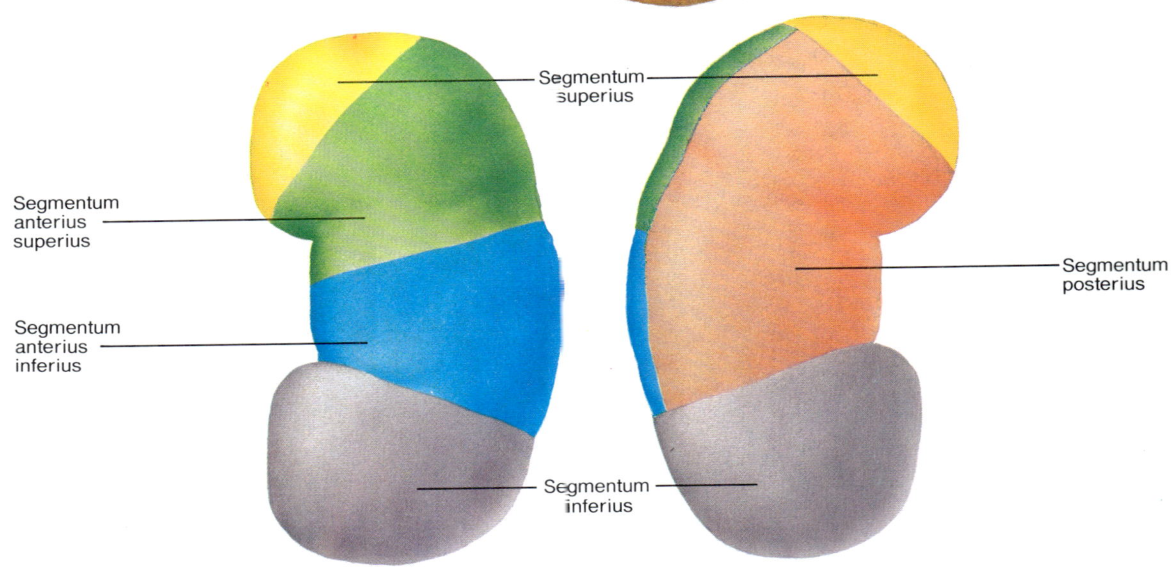


Nierensegmente, Vorderfläche der linken Niere

Nierensegmente, Hinterfläche der linken Niere

## Segmentäste der Nierenarterie

Unmittelbar vor ihrem Eintritt in den Nierenhilus teilt sich die A. renalis in fünf *Segmentarterien,* von denen jede für eines der Gefäßsegmente der Niere bestimmt ist. Eine dieser Segmentarterien verläuft dorsal, während die übrigen zwischen den Venen und dem Nierenbecken liegen. Diese Segmentarterien anastomosieren nicht untereinander, abgesehen von kleinen extrarenalen Kapsel- und Nierenbeckengefäßen.*

Die Segmentarterien teilen sich neuerlich, bevor sie in die Nierensubstanz eintreten, und bilden schließlich die *Aa. interlobares,* die zwischen den Markpyramiden in den (kortikalen) Columnae renales aufsteigen. Diese Interlobararterien geben keine Äste an das Parenchym ab, können sich aber während ihres Verlaufs dichotomisch teilen. In Höhe der Rinde-Mark-Grenze teilen sich die Interlobararterien in viele Zweige, die bogenförmig knapp über der konvexen Basis der Markpyramiden verlaufen. Diese *Aa. arcuatae* liegen immer parallel zur konvexen Pyramidenbasis; es können mehrere daran beteiligt sein, die Basis einer einzelnen Pyramide zu überziehen. Sie anastomosieren untereinander nicht.

Die Aa. arcuatae verzweigen sich schließlich in *Aa. interlobulares,* die zwischen den oberflächenwärts in die Rinde ziehenden Markstrahlen liegen. Von den meisten gehen kleine Verbindungen zu kapsulären und extrakapsulären Gefäßen ab. Die Hauptaufgabe der Aa. interlobulares besteht jedoch darin, Arteriolen und Kapillaren an das Nierenparenchym abzugeben, und besonders, afferente Arteriolen in die Glomeruli zu entsenden. Die feineren Details des Nierengefäßsystems werden später geschildert (s. S. 18).

Die arterielle Versorgung der Niere ist verwundbar, weil die A. renalis selbst eine Endarterie ist, die allein für die Blutversorgung einer Niere aufkommen muß. Falls überhaupt akzessorische Nierengefäße existieren, tritt jedes von ihnen in ein umschriebenes Parenchymgebiet ein und verzweigt sich dort, ohne Anastomosen zu bilden. Auch jede Segmentarterie versorgt ein keilförmiges Parenchymsegment als Endarterie, die selten präkapillare Anastomosen hat. Sind doch welche vorhanden, so sind sie für einen funktionell signifikanten Kollateralkreislauf ohne Bedeutung.

Die Versorgung der Niere durch die Segmentarterien erfolgt so, daß jeder Nierenpol seine eigene Arterie erhält, während der vordere Abschnitt zwischen den beiden Polen von einem oberen und einem unteren Segmentgefäß gespeist wird. Zum Versorgungsgebiet dieser beiden Arterien gehört auch der laterale Nierenrand und ein daran anschließender Parenchymstreifen auf der Hinterseite des Organs. Was zwischen den beiden Polen von der Nierenhinterseite übrigbleibt, wird von dem einzigen dorsalen Segmentast der A. renalis beliefert.

Die Grenze zwischen den anterioren und den posterioren Segmenten folgt demnach einer Linie, die sich auf der Hinterfläche des Organs dicht am lateralen Nierenrand hält. Man kann annehmen, daß unter dieser Linie keine größeren Gefäßkanäle verlaufen, und legt daher Nephrotomie-Inzisionen bevorzugt dort an. Das Gebiet ist jedoch keineswegs blutleer, da die arteriellen Segmente nicht geometrisch begrenzt sind und mittels kleinerer Gefäße ineinandergreifen.

## Zuflüsse der Vena renalis

Zahlreiche kleine subkapsuläre Venen gruppieren sich zu winzigen Gefäßsternen. Man nennt sie *Venulae stellatae.* Diese kommunizieren mit den kapsulären und perirenalen Venen sowie auch mit den Venen der Rinde selbst. Die Venulae stellatae münden in die *Vv. interlobulares,* diese wieder in die *Vv. arcuatae,* die sich ihrerseits zu den *Vv. interlobares* sammeln, entsprechend der generellen arteriellen Gefäßanordnung. Allerdings existieren im Gegensatz zum Verteilungsschema der Arterien Verbindungen zwischen wichtigen Venen. Schließlich konfluieren die Venen zu 4–6 Stämmen, die gegen den Hilus zu konvergieren und die Arterien überlagern. Ungefähr 1–2 cm jenseits des Hilus vereinigen sich diese Stämme zur V. renalis.

## Embryologie

Viele Anomalien repräsentieren persistierende embryonale Strukturen. Seltener sind sie darauf zurückzuführen, daß Entwicklungsprozesse nicht rechtzeitig zum Abschluß gekommen sind. Die Blutgefäße gehen

* Im deutschsprachigen Raum ist es weithin üblich, die renalen Segmentarterien von oben nach unten mit Nr. 1–7 ventral bzw. dorsal zu bezeichnen (Nach Boijsen).

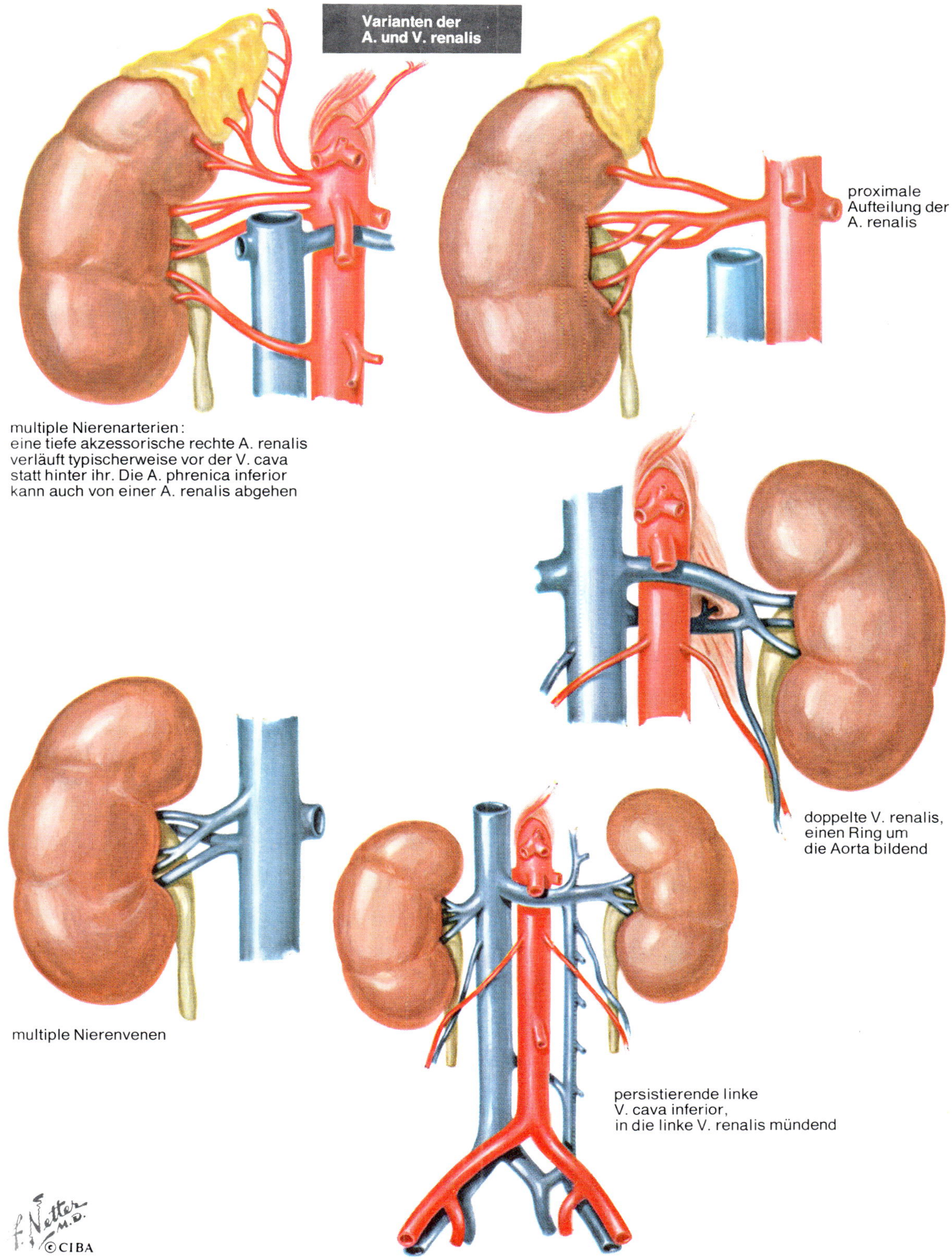


aus reichen, in Überfülle vorhandenen embryonalen Plexus hervor. Ein Plexus kann netzförmig, trittleiterähnlich oder unregelmäßig spongiös gebaut sein. Bestimmte Kanäle eines derartigen Labyrinths entwickeln sich zu den Hauptgefäßen, während andere zum Kapillarbett werden. Die Kenntnis der Embryologie kann uns helfen, viele anscheinend sonderbare Anomalien zu verstehen, wenn wir auch wenig über die Ursachen der Abweichungen wissen.

**Äste der Aorta abdominalis.** Während der 4. Embryonalwoche verschmelzen die beiden *dorsalen Aorten* zur einfachen Aorta abdominalis und die verschiedenen paarigen intestinalen Arterien zu den unpaaren Gefäßen *Truncus coeliacus, Aa. mesenterica superior und inferior.* Die dorsalen Aortenäste bleiben paarig und versorgen als *segmentale Arterien* das Zentralnervensystem, die Wirbelsäule und die Körperwand. Die beiden letzteren sind Ursegmentabkömmlinge.

Zahlreiche embryonale laterale Aortenäste zeigen eine sich schablonenhaft wiederholende Anordnung und ähneln segmentalen Gefäßen. Sie haben jedoch keine Beziehung zu den Körpersegmenten. Aus diesen Arterien gehen die paarigen lateralen Aortenäste zu den drei Nephrotomderivaten – Nieren, Nebennieren und Gonaden – hervor.

## Anomalien der Arteria renalis

Äste der A. renalis können ober- oder unterhalb des Hilus in die Niere eintreten. Diese Variation geht gewöhnlich mit einer *proximalen Ramifikation* der A. renalis einher. Bei einer ähnlichen Anomalie persistieren multiple Aortenäste als *überzählige Nierenarterien,* die direkt von der Aorta oder, seltener, von der A. phrenica inferior oder einer A. suprarenalis entspringen. Fast die Hälfte der akzessorischen Nierenarterien, gleichgültig woher sie stammen, treten in die Niere an einem der beiden Pole oder knapp daneben ein. Diese *Polarterien* und andere *extrahiläre Arterien* haben die Aufmerksamkeit auf sich gezogen, weil sie den Chirurgen, der nicht darauf gefaßt ist, überraschen können. Manchen Autoren zufolge können unterhalb des Hilus oder am unteren Pol gelegene akzessorische Nierenarterien auch Ureterverengungen bedingen oder zumindest verschlimmern.

## Anomalien der Vena renalis

Zum Unterschied von den Verhältnissen in anderen Körperregionen sind Anomalien der Nierenvenen weitaus seltener als die Arterienanomalien. Im folgenden sind die Hauptzüge der Venenentwicklung kurz zusammengefaßt (ausführlichere Beschreibung siehe Band 1, Herz).

Beim Embryo wird die Aorta von einer plexiformen Manschette umgeben, die das Blut von den definitiven Nieren abführt. Diese Manschette steht mit zwei Gruppen paariger longitudinaler Kanäle, den subkardinalen und den suprakardinalen Venen, in Verbindung. Normalerweise persistiert nur der ventrale Teil und entwickelt sich zu den Vv. renales, die dadurch vor der Aorta und den Aa. renales liegen. Eine Persistenz der gesamten Manschette auf der linken Seite führt dazu, daß abnormerweise eine zusätzliche Nierenvene vorhanden ist, die hinter der Aorta verläuft. Wenn die Manschette rechts persistiert, entstehen multiple Nierenvenen, die sowohl vor als auch hinter dem Nierenbecken liegen.

Die embryonalen subkardinalen und suprakardinalen Venen der linken Seite verringern sich und bilden diskontinuierliche Kanäle. Die *rechte suprakardinale Vene* liegt der hinteren Körperwand an. Kaudal von der Niere vergrößert sie sich und wird zum *infrarenalen Abschnitt der V. cava.* Kranial von der Niere wird die rechte suprakardinale Vene zur *V. azygos.*

Die mehr ventral gelegene *rechte subkardinale Vene* bildet den *suprarenalen Abschnitt der V. cava.* Die V. cava inferior wird daher *dorsal von einer unteren Polarterie* und *ventral* von der *A. renalis* und von *oberen Polarterien* sein.

Eine Persistenz der *linken suprakardinalen Vene* unterhalb der Niere hat die Bildung einer *linken V. cava inferior* zur Folge, die in einer dorsal von der Aorta gelegenen Ebene verläuft. Eine solche abnorme V. cava inferior mündet in die linke V. renalis. Kranial von der Niere bildet die linke suprakardinale Vene normalerweise die *V. hemiazygos.*

Eine Klassifizierung der Anomalien nach der Häufigkeit ihres Vorkommens wurde von verschiedenen Autoren, z. B. von ADACHI (1928, 1940), und speziell für die Niere von PICK u. ANSON (1940) vorgenommen. Allerdings können auch seltene Anomalien klinische Bedeutung haben.

## Schema der Blutgefäße im Nierenparenchym

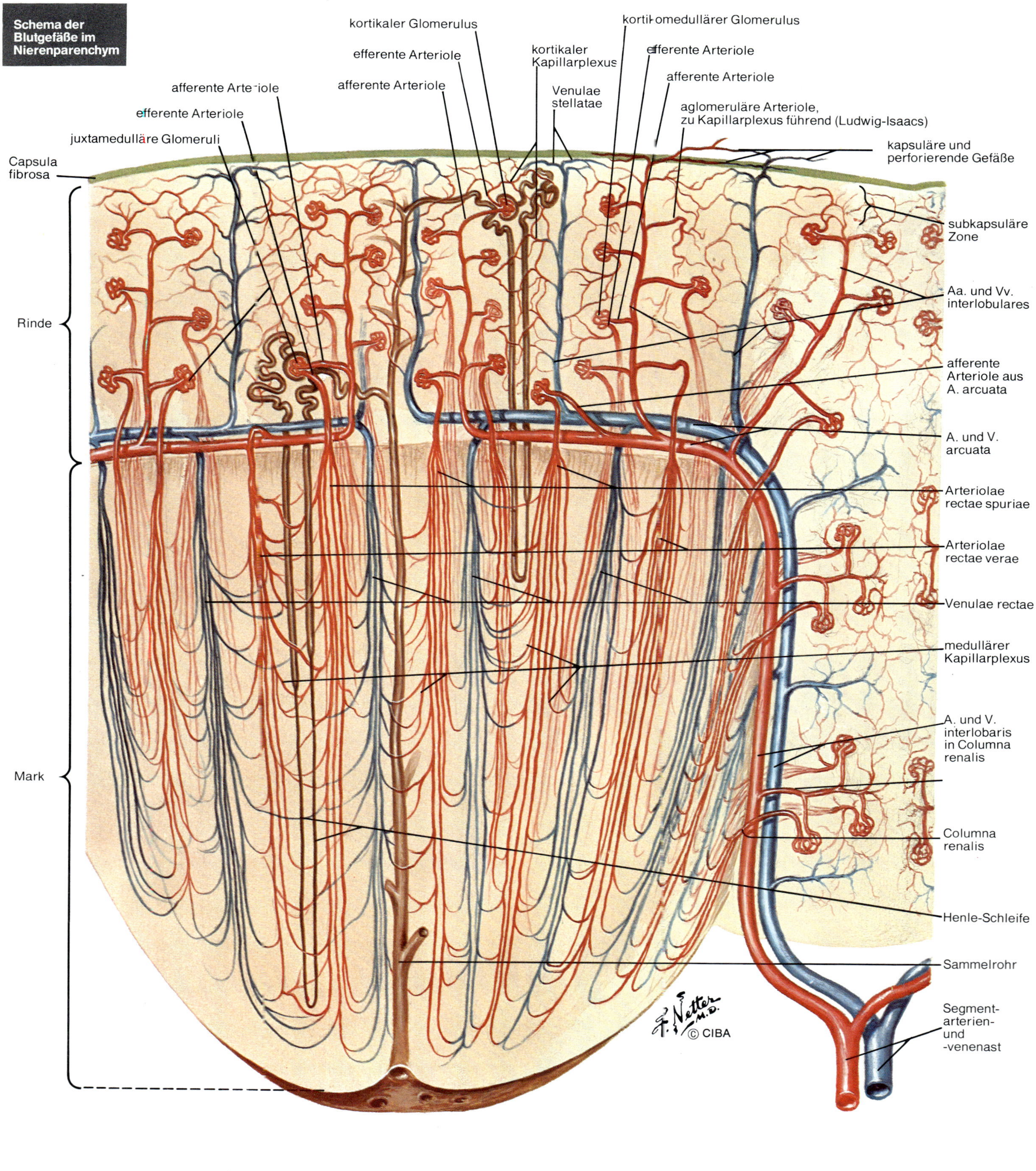


**Hypothese der Entstehung aglomerulärer Shunts (Ludwig-Isaacs-Arteriolen, Arteriolae rectae verae usw.) durch Degeneration von Glomeruli**

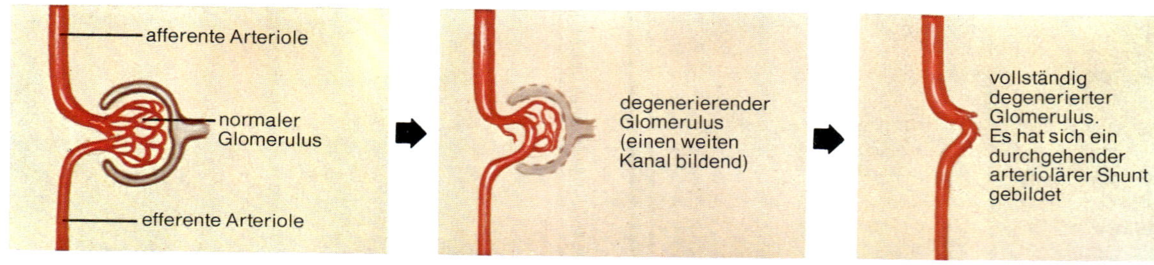

# Intrarenales Gefäßsystem

Die Nieren regulieren die Zusammensetzung des Blutplasmas entscheidend. Dementsprechend sind die Beziehungen zwischen Parenchym und Gefäßnetz spezialisierter als in Organen, wo die Sauerstoffversorgung der Gewebe die Hauptaufgabe der Blutgefäße ist. Da bestimmte Aspekte der Nierenfunktion nicht vollständig geklärt sind, lassen sich manche Einzelheiten der renalen Gefäßstruktur nicht leicht erklären.

Man wird sich erinnern (s. S. 16), daß sich die Segmentarterien, bevor sie in die Nierensubstanz eintreten, in *Aa. interlobares* aufteilen, die in den kortikalen Columnae renales aufsteigen. Die Aa. interlobares teilen sich weiter in die *Aa. arcuatae,* die im großen und ganzen parallel zur Nierenoberfläche verlaufen. Diese geben ihrerseits die *interlobulären Äste (Aa. interlobulares)* ab, aus denen die *afferenten Arteriolen* der Glomeruli hervorgehen. Der Hauptteil des normalerweise zirkulierenden renalen Blutvolumens geht durch diese lateralen Äste der Interlobulärarterien, aber ein kleiner Teil gelangt über kapsuläre Anastomosen der Interlobulärarterien in extrarenale Gefäße. Diese kapsulären Verbindungen sind jedoch quantitativ bedeutungslos; das Nierenparenchym wird von Endarterien versorgt, die keine präkapillären Anastomosen haben.

## Blutversorgung der kortikalen Glomeruli

In der äußeren Rindenzone tritt jede afferente Arteriole in ein Nierenkörperchen ein, wo sie sich in das Kapillarnetz des Glomerulus verästelt; die Kapillaren vereinigen sich dann zur efferenten Arteriole, die das Nierenkörperchen verläßt. Dieses Gefäß, das einen kleineren Durchmesser als die afferente Arteriole hat, teilt sich hierauf in ein *peritubuläres Kapillarnetz* auf, welches noch immer arterielles Blut enthält; es versorgt den tubulären Abschnitt des Nephrons und anastomosiert wahrscheinlich mit entsprechenden benachbarten Kapillarnetzen.

Das venöse Blut aus dem kortikalen peritubulären Netz fließt über kleine Gefäße in die *interlobulären Venen (Vv. interlobulares)* ab, die parallel zu den gleichnamigen Arterien verlaufen. Die Interlobulärvenen erhalten auch Blut von den *Venulae stellatae,* die kleinere Kanäle des *kapsulären Plexus* aufnehmen.

Die Interlobulärvenen münden schließlich in die *Vv. arcuatae,* die sich in die *Interlobärvenen (Vv. interlobares)* entleeren. So wie in anderen Organen stehen die venösen Kanäle untereinander mit anastomosierenden Ästen in Verbindung.

Die afferente und die efferente Arteriole, das Nierenkörperchen und die Tubuli contorti des Nephrons stehen in enger anatomischer Beziehung zueinander (s. S. 6). Die afferente Arteriole besitzt eine Muskelwand, die in Glomerulusnähe in eine Ansammlung epitheloider Zellen umgewandelt wird. Dieses sogenannte *Polkissen,* ein Teil des *juxtaglomerulären Apparats,* dient offenbar sekretorischen Funktionen. In seiner unmittelbaren Nähe kehrt der aufsteigende Schenkel der Henle-Schleife zu seinem eigenen Nierenkörperchen zurück, und es beginnt hier der Tubulus renalis contortus distalis mit der *Macula densa* (s. S. 6).

## Kortikale aglomeruläre Shunts

Die efferenten Arteriolen subkapsulärer Glomeruli entsenden Äste zur Capsula fibrosa und ebenso zu den peritubulären Kapillarnetzen. Außerdem umgeht ein kleiner Teil des Bluts (weniger als 10%) über Nebenwege, sogenannte *aglomeruläre Shunts,* die Glomeruli vollständig. Sie verbinden den arteriellen Schenkel des Nierenkreislaufs mit dem Kapillarbett. Diese aglomerulären Shunts sind von echten *arteriovenösen Anastomosen* zu unterscheiden, die Seitenpfade neben allen Kapillarnetzen bilden, aber im Nierenparenchym nicht mit Sicherheit beobachtet worden sind. (Das Vorkommen arteriovenöser Anastomosen im Sinus und in der Capsula fibrosa gilt als bewiesen).

Die aglomerulären Shunts können zwar in der gesunden Niere vorhanden sein, sind aber nicht sehr zahlreich. Mit dem Alter nimmt jedoch ihre Häufigkeit zu. Man nimmt an, daß diese Shunts meistens das Ergebnis einer Degeneration und Obliteration glomerulärer Kapillarschlingen sind, wobei die Verbindung von der afferenten zur efferenten Arteriole durchgängig bleibt. Nach ihren beiden Entdeckern wurden diese Shunts *»Arteriolen von Ludwig-Isaacs«* benannt. Außer diesen sind noch direkte Verbindungen zwischen Aa. interlobares und peritubulären Kapillarnetzen beschrieben worden.

## Blutversorgung des Marks

Die arterielle Versorgung des Marks erfolgt über die efferenten Arteriolen der *juxtamedullären Glomeruli,* die im inneren Drittel der Rinde liegen, insbesonders in der unmittelbaren Nachbarschaft der Markpyramiden. Diese efferenten Gefäße steigen direkt in das Mark ab, im Gegensatz zu den efferenten Arteriolen der kortikalen Glomeruli, die peritubuläre Kapillarnetze bilden. Zwischen den Zonen der kortikalen und der juxtamedullären Glomeruli existieren viele Nierenkörperchen vom *kortikomedullären* Typ. Die efferenten Arteriolen dieser Glomeruli liefern Äste für die peritubulären Kapillarnetze und steigen auch ins Mark ab.

Die afferenten Arteriolen der juxtamedullären Glomeruli können aus Aa. interlobulares entspringen, oder sie können zum Unterschied von den afferenten Arteriolen der kortikalen Glomeruli direkt von Aa. arcutae abgehen. Die efferenten Arteriolen sind mindestens so groß und in manchen Fällen größer als diese afferenten Gefäße und steigen radiär in die Pyramide als Arteriolae rectae (Vasa recta spuria) ab. (Wie unten beschrieben wird, haben diese Gefäße einen Bau, der großkalibrigen Kapillaren entspricht, so daß die Bezeichnung »Arteriolae« kaum gerechtfertigt ist.)

**Arteriolae rectae spuriae.** Sie sind wesentlich zahlreicher als die dünnen Henle-Schleifen, die sie in parallelen Bündeln begleiten. Ihr Durchmesser ändert sich nicht merklich, während sie in gerader Richtung papillenwärts ziehen und sich gleichzeitig in mehrere parallele Gefäße verzweigen. Letztere beschreiben in verschiedenen Höhen Haarnadelkurven und kehren zur Pyramidenbasis zurück, wo sie in eine *V. arcuata* münden. Diese aufsteigenden Schenkel der Vasa recta sind weiter als die absteigenden Schenkel und werden oft als *Venulae rectae* bezeichnet.

Es bestehen verschiedene Zwischenverbindungen zwischen den aszendierenden und den deszendierenden Schenkeln der Vasa recta und ebenso mit den benachbarten Vasa-recta-Gruppen. Man bezeichnet den entstehenden Gefäßkomplex als *Rete-mirabile-Verbindung.* Dieser Komplex von Gefäßnetzen mit parallel laufenden Henle-Schleifen und geraden Sammelrohren bildet das histologische Substrat für eine Gegenstrom-Austauschanlage, die das Instrumentarium für die ökonomische Produktion von hypertonem Harn ist (s. S. 54 f.).

**Vasa recta vera.** Man muß zwischen den oben beschriebenen *Vasa recta spuria* und den sogenannten Vasa recta vera, den »echten« Vasa recta, unterscheiden. Es besteht zwar kein Unterschied im Verlauf der beiden Gefäßtypen, die Vasa recta vera entspringen jedoch direkt von Aa. arcuatae oder interlobulares und nicht von juxtamedullären efferenten Arteriolen. Die echten Vasa recta sind nicht zahlreich, ihre Existenz ist aber unbestritten. Ihre Entstehungsweise entspricht jener der aglomerulären Shunts vom *Ludwig-Isaacs-Typ,* aber bei den degenerierten Glomeruli handelt es sich mehr um juxtamedulläre als um kortikale.

**Funktionelle Gesichtspunkte.** Der juxtamedulläre Kreislauf der Niere ist von funktionellem Interesse, wenn auch seine Bedeutung beim Menschen ungenügend geklärt ist. Bei verschiedenen Versuchstieren kann bei einer kortikalen Ischämie eine durchgängiges und funktionstüchtiges juxtamedulläres Gefäßnetz vorhanden sein. Anatomisch hat dieser Nebenweg zwei Hauptcharakteristika. Erstens fehlen Kapillaren, die die Tubuli contorti der Nephrone versorgen. Zweitens ist wegen der weiten efferenten Arteriolen der Blutzufluß zu den juxtamedullären Glomeruli schon bei einem beträchtlich niedrigeren Filtrationsdruck besser als zu den kortikalen Glomeruli unter normalen Verhältnissen (s. S. 175).

## Histologische Besonderheiten

Die größeren Arterien haben eine starke *Elastica interna* und eine gut entwickelte Media. Die Elastica interna setzt sich über die weiteren Gefäßverzweigungen bis zu den afferenten Arteriolen fort. Diese Verhältnisse findet man im allgemeinen in anderen Organen nicht. Das Arteriensystem wird bis zu den afferenten und efferenten Arteriolen hinunter von Nerven begleitet. Die autonomen Nervenendigungen liegen im Bindegewebe, weniger als 0,5 $\mu m$ von den glatten Muskelzellen der Media entfernt.

Für das renale Kapillarnetz sind *gefensterte Endothelzellen* typisch. In den glomerulären Kapillaren sind diese Fenster großteils offen, während sie in den peritubulären Kapillaren durchweg mit Diaphragmen verschlossen sind. Das Endothel der Arteriolae rectae ist wie in Muskelgewebskapillaren ungefenstert, während die Venulae rectae das typische gefensterte Nierenendothel, und zwar das geschlossene, besitzen.

Allgemein gesprochen sind die Venen des Nierenparenchyms dünnwandig. Die Vv. arcuatae der Ratte sind elektronenmikroskopisch untersucht worden. Diese Gefäße haben einen durchschnittlichen Innendurchmesser von etwa 200 $\mu m$. Sie sind von einem dünnen, gefensterten Endothel ausgekleidet, ein höchst ungewöhnlicher Befund für eine Vene dieser Größe. Dieser ultrastrukturelle Aufbau erleichtert sehr die Rückdiffusion von Flüssigkeit und Substanzen aus dem Interstitium in das Gefäßlumen. Die Vv. interlobulares sind ebenfalls dünnwandig. Die Nierenvene aber zeichnet sich durch eine ziemlich kräftige Muskelschicht aus, deren Zellen oft parallel zur Längsachse des Gefäßes angeordnet sind.

# Harnblase

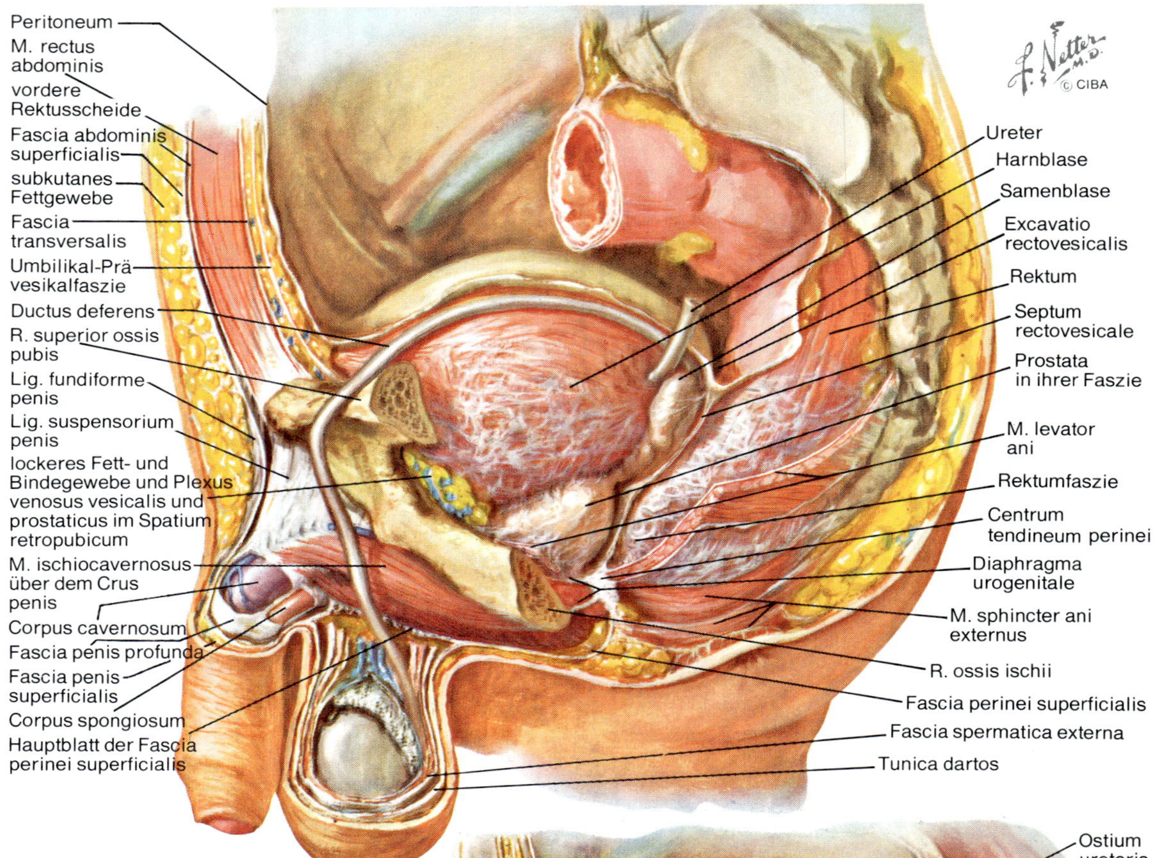


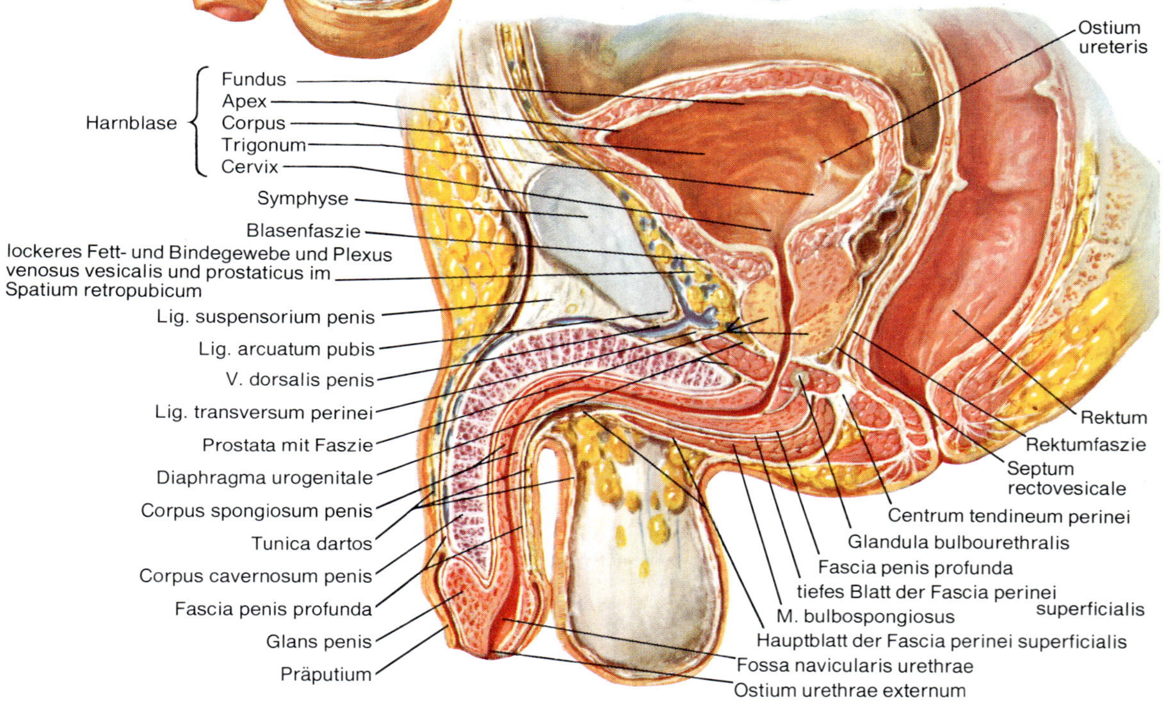


Die Harnblase liegt im kleinen Becken, vor und unter der Peritonealhöhle und hinter dem Schambein. Bei der Frau ruht sie direkt auf der Beckenbodenmuskulatur; beim Mann haftet die Prostata unmittelbar an der Basis der Blase und trennt sie von ihrem muskulären Halteapparat (siehe Bände Genitalsystem und Verdauungssystem, Teil 2). Beim Lebenden überragt die leere Blase kaum jemals den oberen Schambeinrand, aber wenn sie sich mit Harn füllt, nimmt sie eine ovale oder sogar sphärische Konfiguration an und steigt an der vorderen Bauchwand in die Bauchhöhle auf. In situ fixiert hat die Blase allerdings die Form eines rundkantigen Tetraeders mit einer oberen, einer hinteren und zwei unteren Flächen.

Der große mittlere und hinten oben gelegene Teil der Blase bildet den *Blasenkörper* (Corpus vesicae), die Blasenspitze (Apex) befindet sich vorne oben. Der *Blasengrund* (Fundus vesicae) mit den beiden ***Ureterenmündungen*** (Ostia ureterum) liegt hinten unten. Die ***Harnröhrenöffnung*** (Ostium urethrae internum) im untersten Teil markiert den *Blasenhals* (Cervix vesicae); zusammen begrenzen die drei Ostien ein dreieckiges Feld, das *Trigonum vesicae.*

Form und Position von Blasengrund und Blasenhals bleiben ziemlich konstant. Beim Mann liegt die innere Harnröhrenöffnung (Ostium urethrae internum) etwa 1 oder 2 cm über und 2 cm hinter dem unteren Symphysenrand. Bei der Frau befindet sich die Harnröhrenöffnung eine Spur tiefer, beim Neugeborenen kann sie dagegen sogar in Höhe des oberen Symphysenrandes gelegen sein.

## Topographische Beziehungen

Bei der Frau ist die Blase nach unten und hinten zu von Scheide und Gebärmutterhals durch eine kleine Ansammlung lockeren Fett- und Bindegewebes getrennt. Beim Mann liegen in der entsprechenden Zone die beiden *Samenblasen* und die *Samenleiterampullen* beiderseits der Mittellinie zwischen Blase und Rektum. Samenblasen und Samenleiter bilden zwei Seiten eines kleinen Dreiecks am untersten Teil der Blasenwand. Die dritte Dreieckseite ist die Umschlaglinie des Peritoneums an der Blase. Dieses Feld ist durch das *Septum rectovesicale* vom Rektum getrennt.

Dieses rektovesikale Septum geht in die derben Scheiden der Samenleiterampullen und Samenblasen über. Es setzt sich hinter der Prostata bis zum Perineum fort und endet nach oben zu am Peritoneum der Excavatio rectovesicalis.

Das Peritoneum bedeckt die Blase so locker, daß es eine Ausdehnung des Organs gestattet. Beim Mann steigt das Peritoneum hinten zwischen den beiden Samenleitern ab und schlägt sich auf das Rektum über, wobei es einen Blindsack bildet, die sogenannte *Excavatio rectovesicalis.* Beim Fetus ist dies eine tiefe Bucht, die hinter der Prostata bis zum Beckenboden hinunterreicht. Schließlich obliteriert der perineale Abschnitt jedoch und beteiligt sich an der Bildung des retroprostatischen Septum rectovesicale.

Wo das Peritoneum von der Blase nach hinten auf die Seiten des Rektums hinüberzieht, bildet es beiderseits eine sichelförmige Falte, die *rektovesikale Falte.* Am Fundus vesicae enthalten diese Falten die Ureterenendstücke und beim Mann die Samenleiter (Ductus deferentes). Bei der Frau gehen die Peritonealfalten als *Plicae rectouterinae* von der Dorsalwand des Gebärmutterhalses ab.

Die laterale Blasenwand ist bis zur Höhe der A. umbilicalis von Peritoneum bedeckt. Unterhalb davon fehlt ihr der Serosaüberzug, und sie tritt an die Beckenseitenwand heran. Durch den Umschlag des Peritoneums von der lateralen Blasenwand auf die laterale Beckenwand entsteht eine große, seichte *paravesikale Vertiefung.* Diese reicht lateral und dorsal bis zu der leichten, durch den Samenleiter bedingten Erhebung beim Mann und bis zum Lig. teres uteri bei der Frau. Dorsal oben bildet das Peritoneum eine Querfalte über der Blase, die aber bei der Ausdehnung des Organs verstreicht.

Der Apex der leeren Blase ist als stumpfer Kegel nach vorne oben gerichtet. Von hier zieht ein solider dünner Forsatz, das *Lig. umbilicale medianum,* in der Mittellinie der Bauchwand aufwärts. Es stellt ein Rudiment des Urachus dar und besitzt nur selten ein persistierendes Lumen. Wenn ein Lumen vorhanden ist, kann es in seltenen Fällen mit dem Blasenlumen kommunizieren, aber ein Urachus, der von der Blase bis zum Nabel durchgängig ist, ist eine absolute Seltenheit.

Die vordere Bauchwand und die Symphysengegend sind durch das *Spatium retropubicum* von der Blase getrennt. Es enthält die vesikalen und pudendalen Venenplexus (Plexus venosus vesicalis) und lockeres Fett- und Bindegewebe. Dieses lockere Gewebe erlaubt ein Aufsteigen des vorderen Peritoneumumschlags bei der Füllung der Blase. Dadurch wird der suprapubische extraperitoneale Zugang zur Blase erleichtert, wenn sie zumindest teilweise gefüllt ist.

Chirurgisch hat das Spatium retropubicum seine größte Bedeutung dorsal von der Fläche der Fascia transversalis an ihrem unteren Rand. Nach kranial zu ist es nicht so gut abgegrenzt. Den unteren Abschluß des Spatiums bilden die vorderen Haltebänder der Blase (s.u.). In vielen Fällen liegt zwischen den beiden medialen Ligg. umbilicalia (obliterierte Nabelarterien) ein zartes prävesikales Faszienblatt, das dann das Spatium retropubicum von der Blasenfaszie trennt.

Vorne schlägt sich das Peritoneum, das die Blase bedeckt, auf die Bauchwand um und bildet die paarigen *Fossae supravesicales*. Diese flankieren die mediane Umbilikalfalte (Plica umbilicalis mediana) und werden seitwärts von den Falten der obliterierten Umbilikalarterien (Aa. umbilicales) begrenzt. Wenn die Umbilikalfalten gut entwickelt sind, kann die Fossa supravesicalis recht markant sein.

## Bandapparat

Die Bänder der Blase und anderer Beckenorgane sind neurovaskulofibröse Strukturen, die Gefäße und Nerven führen und oft glatte Muskelfasern enthalten. Aus diesem Grund werden Bezeichnungen wie »M. pubovesicalis« oder »Lig. pubovesicale« gebraucht. Um Verwechslungen zwischen diesen Gebilden und den Peritonealfalten, die ähnliche Namen und Lokalisationen haben, zu vermeiden, nennt man die neurovaskulofibrösen Strukturen »echte« Ligamente, während die Peritonealfalten als »falsche« Ligamente gelten.

Unten vorne steht die Blase mit dem Schambein durch paarige Bänder in Verbindung, die von der Blasenfaszie (und der Prostatafaszie) zur Beckenfaszie ziehen. Sie bedecken die vordere Beckenwand und den Beckenboden und werden beim Mann als *Ligg. puboprostatica* und bei der Frau als *Ligg. pubovesicalia* bezeichnet. Sie liegen dem Beckenboden an und flankieren mit ihrem medialen Abschnitt die V. dorsalis penis (oder clitoridis), die den Beckenboden durchbohrt, um den Plexus venosus vesicalis zu erreichen. Es ist zu beachten, daß diese Vene zwischen dem *Lig. arcuatum pubis* (das den unteren Rand der Symphyse bildet) und dem vorderen Ende des Diaphragma urogenitale, dem sog. *Lig. transversum perinei,* verläuft.

An den medianen Abschnitt des Lig. puboprostaticum oder pubovesicale schließt sich beiderseits der laterale Abschnitt an, der die Fortsetzung der Faszienhülle von Blase und Prostata bildet und die Gruppe der unteren Blasenarterien, die Venen, die das Blut des Plexus vesicalis abführen, und den autonomen Nervenplexus einscheidet. Der Endteil des Ureters und beim Mann der Ductus deferens steuern ihre Adventitia zu diesem Band bei. Mit seinem Ansatz an der oberen Faszienhülle des M. levator ani nahe an dessen Ursprung geht das Band lateral in die Beckenfaszie über. Die laterale Ansatzlinie des Lig. puboprostaticum (oder pubovesicale) wird als *Arcus tendineus fasciae pelvis* bezeichnet. (Es ist jedoch zu beachten, daß das nicht das gleiche ist wie der Arcus tendineus m. levatoris ani, welcher die Ursprungslinie dieses Muskels an der Fascia obturatoria ist. Die beiden Arcus tendinei können allerdings nahe beieinanderliegen.)

Hinten verschmilzt das Lig. puboprostaticum mit den Inhaltsgebilden der rektovesikalen Falten. Bei der Frau gehen die dorsalen Fasern des Lig. pubovesicale in das Gewebe des Parametriums über.

*(Fortsetzung auf Seite 22)*

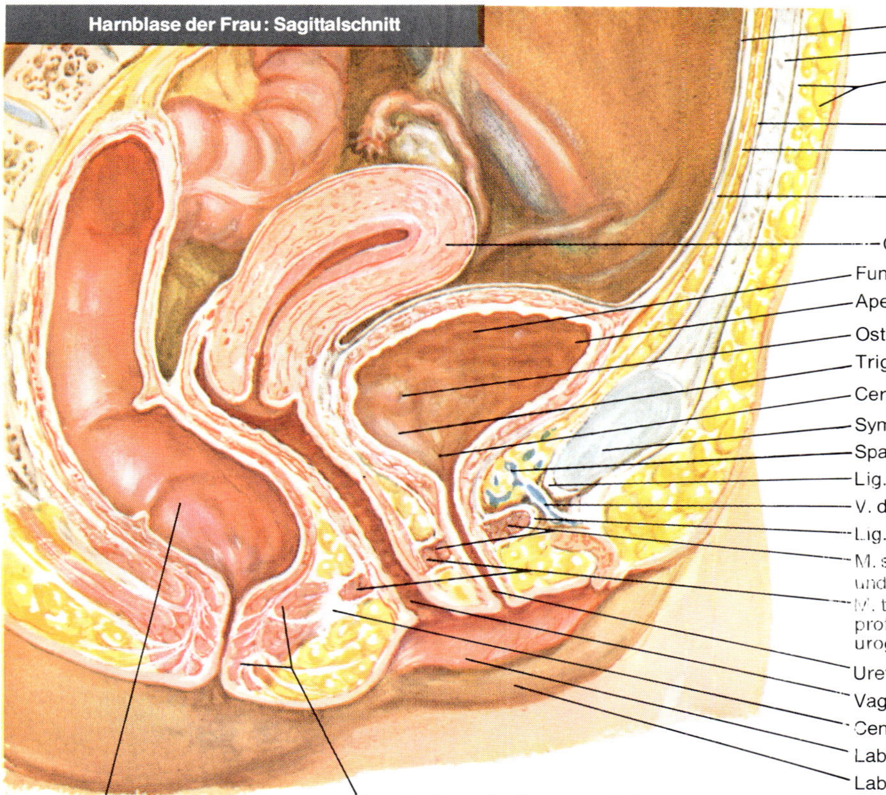


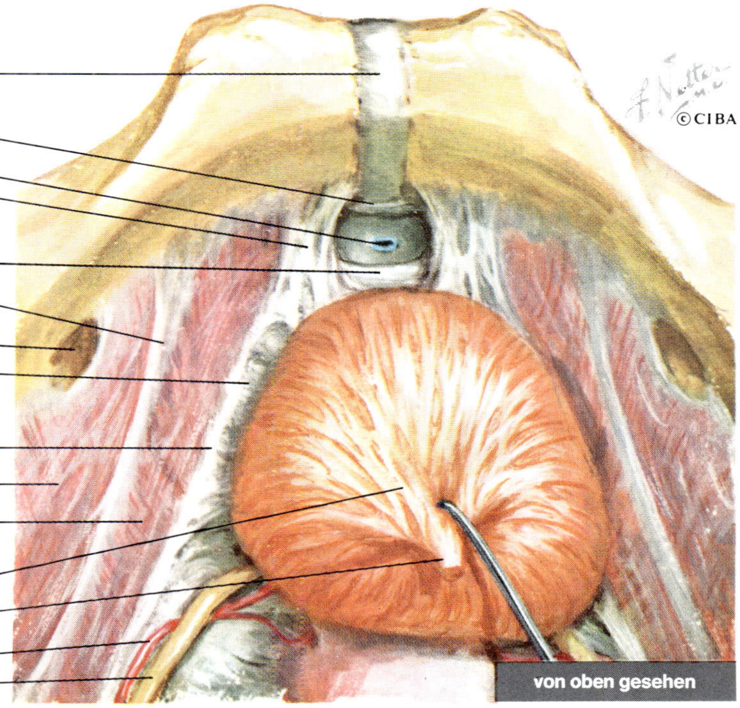

## Harnblase

*(Fortsetzung von Seite 21)*

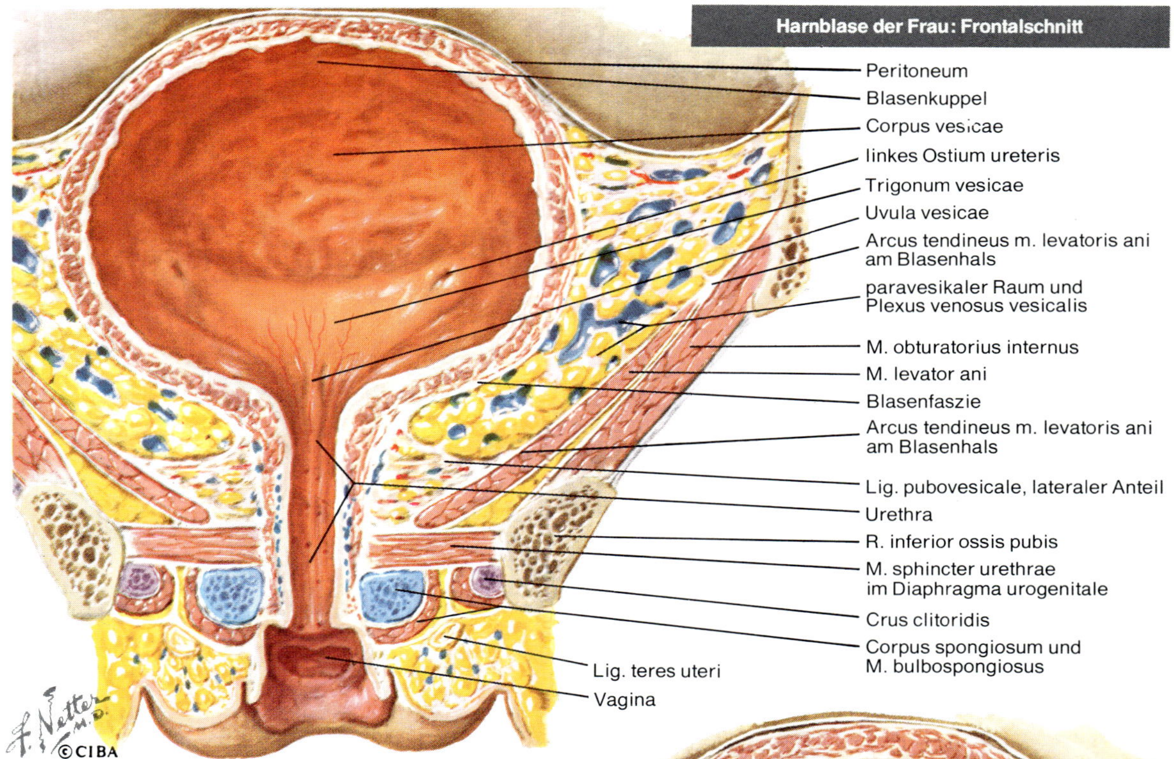


Harnblase der Frau: Frontalschnitt

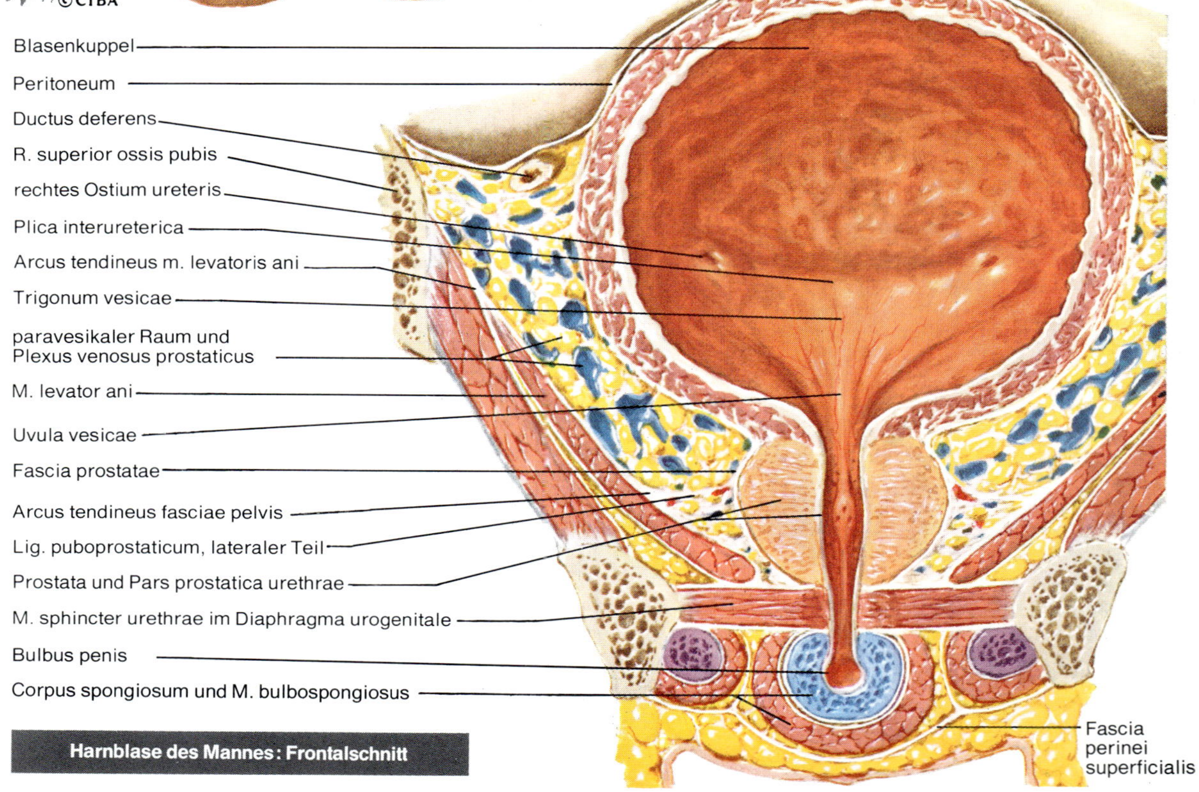


Harnblase des Mannes: Frontalschnitt

## Makroskopischer Bau

Unter dem Peritoneum bildet eine lokkere Bindegewebsschicht als Subserosa die äußere Hülle oder Adventitia der Blasenwand. Wo der Peritonealüberzug fehlt, stellt die dünne perivesikale Faszie die Außenhülle dar. Diese Faszie setzt sich entlang der neurovaskulären Ausläufer fort und beteiligt sich an der Bildung der echten Blasenbänder. Beim Mann sind Blase und Prostatakapsel durch starke bindegewebige Adhäsionen verbunden.

Die *Wandmuskulatur* (Tunica muscularis) ist dick und besteht aus drei Schichten, die schwer voneinander abgrenzbar sind.

Die *Außenschicht* hat vorwiegend *longitudinale Muskelfasern,* die an der Mittellinie und in Nähe des Blasenhalses besonders zahlreich sind. Diese Schicht setzt sich einige Zentimeter lang in die Ureterenwände fort und bildet dort eine äußere longitudinale Muskelscheide. Aus dieser Schicht ziehen auch Ausläufer in die Ligg. puboprostatica (oder pubovesicalia) und in die Prostata (oder Vaginalwand). Einige longitudinale Muskelfasern umfassen die Urethra an ihrem Abgang mit einer hängemattenartigen Schlinge.

Die *mittlere* oder *ringförmige Muskelschicht* ist dünn und über dem Corpus vesicae nur annähernd zirkulär. Am Blasenhals sind die Fasern dieser Schicht dichter und vereinigen sich mit der Prostatamuskulatur. Einige Muskelbündel bilden eine Schlinge hinter dem Anfangsteil der Urethra und formen so zusammen mit den longitudinalen Fasern einen sphinkterartigen Apparat. Bei der Frau bilden die zirkulären Fasern einen echten ringförmigen (glatten) »Sphincter vesicae« rund um das Ostium urethrae internum.

Die dritte Schicht wird gewöhnlich als die *Tunica longitudinalis interna* bezeichnet. Gelegentlich entsenden ihre spärlichen Züge Fasern in die Mukosa. Im Bereich des Trigonum vesicae haftet diese Schicht jedoch fest der Schleimhaut an und bildet den *Trigonalmuskel.* Hier strahlt auch die longitudinale innere Muskelschicht des Ureters in die Blase ein. Einige dieser Muskelfasern verlaufen quer und vereinigen sich mit ebensolchen Muskelzügen von der Gegenseite; dadurch werfen sie eine Erhebung auf, die *Plica interureterica.* Andere Fasern verteilen sich über dem Trigonum selbst. Die Seiten des Trigonums werden von einer weiteren Gruppe submuköser Fasern markiert. Diese Bündel verbinden die Uretermuskeln mit der Urethrawand; sie laufen gegen das Ostium urethrae internum zusammen und bilden dabei eine kleine Erhebung mit, die *Uvula vesicae.* Allerdings läßt das gehäufte Vorkommen von großen Uvulae bei älteren Männern darauf schließen, daß der darunterliegende Mittellappen der Prostata eine ebenso wichtige Rolle für die Entstehung der Uvula spielt.

Die innerste Wandschicht der Blase ist die *Mukosa.* Wenn die Blase leer ist, furchen zahlreiche Falten die Schleimhaut, und unregelmäßige hypertrophische Muskelbalken können sie vorwölben und ihr ein »trabekuläres« Aussehen verleihen. Mit der Ausdehnung der Blase verstreichen die Falten jedoch.

Der Schleimhautbelag im Bereich des Trigonums unterscheidet sich anatomisch und embryologisch von der Mukosa der übrigen Blase. Anatomisch ist die Mukosa des Trigonums straff mit der Muskularis verbunden, so daß sie die darunterliegende Muskulatur glatt überzieht und nachformt. Embryologisch stellt das Trigonum das mesodermale Gebiet dar, wo die Ureterenknospen von den Urnieren-(Wolff-)Gängen entsprungen sind. Die übrige Blase einschließlich der Mukosa stammt vom Urachus, der entodermalen Ursprungs ist (s. S. 31–34).

Die beiden Uretermündungen sind schlitzartig, weil die Ureteren die Blasenwand in schräger Richtung nach medial vorne durchbohren (s. S. 23). Bei seinem Verlauf durch die Blasenwand wird der Ureter von seiner eigenen Längsmuskulatur begleitet. Dadurch entsteht lateral vom Ostium ureteris eine kurze Erhebung.

Man nimmt an, daß das Trigonum seine Position während der Ausdehnung der Blase beibehält. Die Entfernung zwischen den beiden Ostia ureterum kann sich allerdings um 2,5–5 cm vergrößern, wenn die Blase gefüllt ist.

Die Anatomie der Urethra wird in Band 3 (Genitalsystem) beschrieben.

# Topographische Beziehungen der Harnleiter (Ureteren)

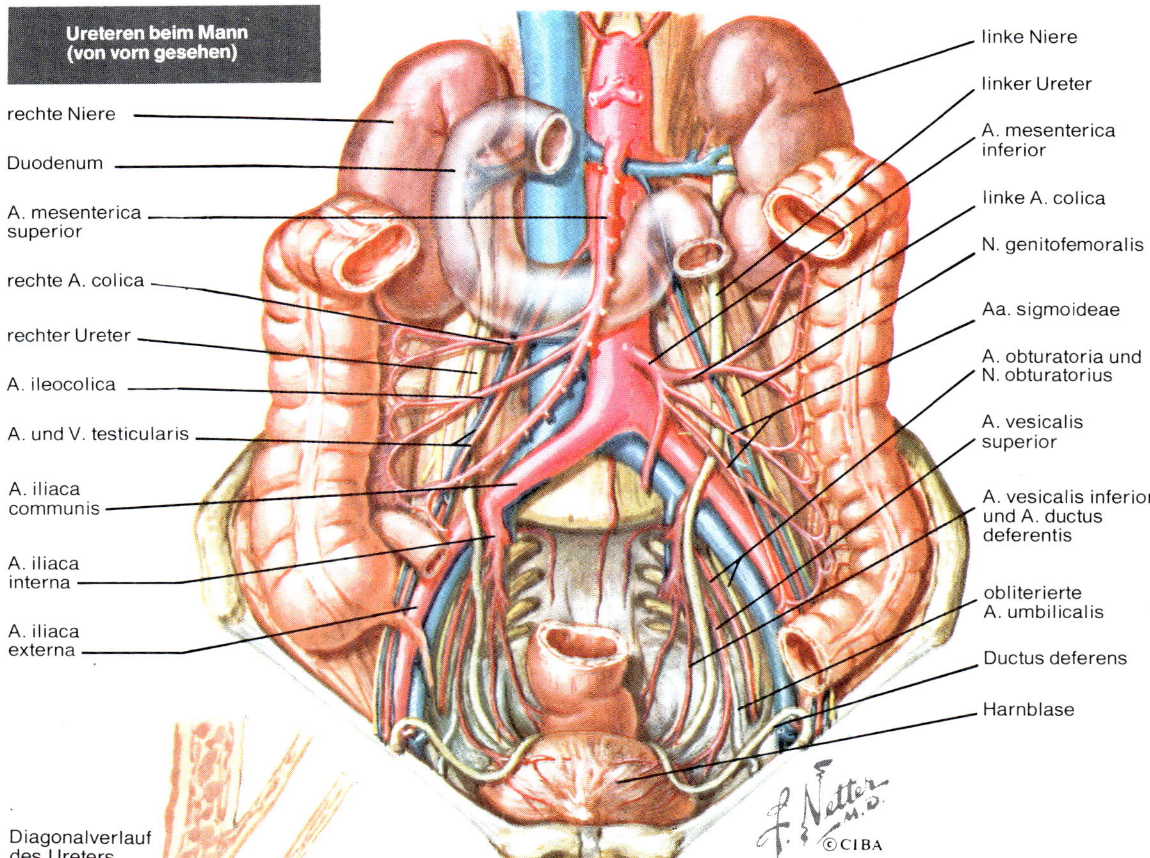


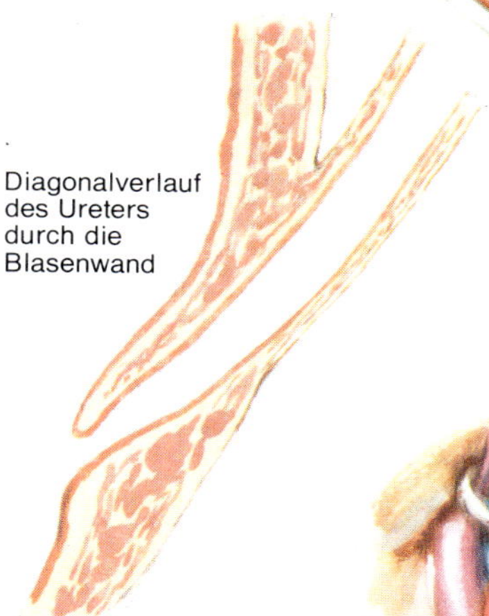


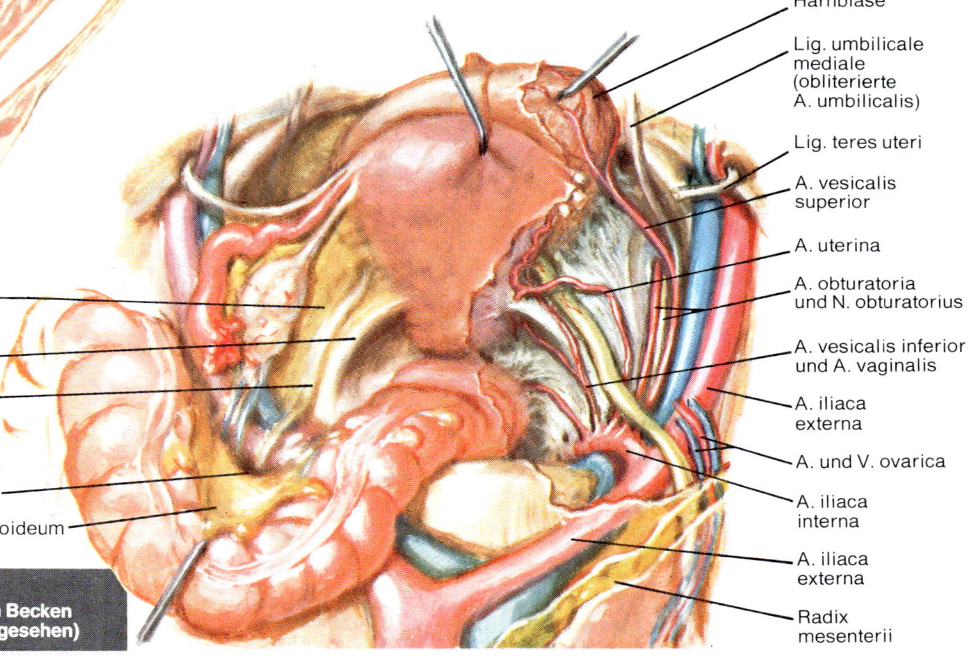


Die Ureteren sind paarige, schleimhautausgekleidete Schläuche, die den Harn ableiten. Der Ureter beginnt dort, wo sich das Nierenbecken verengt – in Höhe des unteren Nierenpols oder knapp darüber –, und endet mit seinem Eintritt in die hintere Blasenwand. Er liegt in seiner ganzen Länge von 30–34 cm retroperitoneal und haftet dem Peritoneum fest an.

Der Ureter hat einen Durchmesser von 2–8 mm. Er ist anfangs dünn und erweitert sich gewöhnlich in der unteren Lumbalregion. Beim Überqueren des Beckenrandes kann sich der Durchmesser wieder verringern; am engsten ist der Ureter jedoch während seines Verlaufs durch die Blasenwand, einer Strecke von etwa 12 mm.

Der Ureter zieht schräg nach medial vorne durch die dicke Blasenwand. Das Ostium wirkt daher wie ein Schlitz in der Blasenschleimhaut. Die Ureterschleimhaut geht in die Blasenschleimhaut über; durch den schrägen Eintritt des Ureters in die Blase bildet sich eine Schleimhautfalte. Früher nahm man an, daß diese klappenartige Schleimhautfalte zusammen mit dem intramuralen Diagonalverlauf des Ureters und den anatomischen Verhältnissen der Muskulatur an der Verbindungsstelle von Ureter und Blase den Reflux von Harn verhindert. Neuere klinische und experimentelle Befunde stellen die Zuverlässigkeit dieses Postulats allerdings in Frage.

Die innere Muskelschicht des Ureters geht, wie bereits beschrieben (s. S. 22), in den Trigonalmuskel über. Die oberflächliche Muskelschicht der Blase begleitet den Ureter einige Zentimeter lang.

## Bauchhöhlenabschnitt

Der Ureter steigt vor dem M. psoas und dem N. genitofemoralis, den er überkreuzt, ab. Die kranialen 5–7 cm des rechten Ureters werden von der Pars descendens duodeni überlagert. Weiter kaudal liegen die rechten Vasa colica und ileocolica sowie die Mesenterialwurzel (Radix mesenterii), die den Endabschnitt der Vase mesenterica superiora enthält, vor dem Ureter.

Der linke Ureter wird ventral von den linken Vasa colica und, etwa am Rand des kleinen Beckens, von den Vasa sigmoidea überkreuzt. Hier liegt er direkt unter dem Peritoneum des Recessus intersigmoideus.

Etwa dort, wo die Ureteren in das große Becken eintreten, werden sie in schrägem Winkel von den Blutgefäßen der Hoden oder Eierstöcke ventral gekreuzt. Diese Gefäße gelangen daher etwas ventral und lateral vom Ureter in das große Becken. Beim Eintritt ins kleine Becken liegt der Ureter vor dem Sakroiliakalgelenk und medial von der A. und V. iliaca communis.

## Beckenabschnitt

**Beim Mann.** Der Ureter steigt ventral von der A. iliaca interna ins kleine Becken ab. Er überkreuzt die Vasa obturatoria und den N. obturatorius sowie die A. vesicalis superior (A. umbilicalis). Er liegt daher auch medial von diesen Gebilden. In Höhe der Spina ischiadica biegt der Ureter nach medial ab und steigt mit Ästen des hypogastrischen Nervenbündels im endopelvischen Bindegewebe ab (s. S. 27). Knapp bevor der Ureter in die Blase eintritt, wird er vorne vom Samenleiter (Ductus deferens) gekreuzt, der von lateral nach medial zieht. An diesem Punkt liegt der Ureter oberhalb und vor der Samenblasenkuppel. Er mündet etwa 2,5 cm von der Mittellinie entfernt, schräg nach medial vorne gerichtet, in die Blase.

**Bei der Frau.** Die Vasa ovarica liegen im Lig. suspensorium ovarii und verlassen so die äußere Beckenwand, um nach medial zu ziehen. Der Ureter wird daher von diesen Gefäßen überkreuzt und kommt lateral von ihnen zu liegen. Dann überquert er die Linea terminalis und läuft an der lateralen Beckenwand nach unten. Wie beim Mann überquert er A. obturatoria und N. obturatorius, A. vesicalis superior (A. umbilicalis) und dazu noch die A. uterina. Der Ureter liegt dicht hinter dem Ovar und befindet sich bei seiner Wendung nach medial in der Basis des Lig. latum uteri. Etwa 1,5–2 cm lateral von der Cervix uteri kreuzt die A. uterina neuerlich den Ureter, aber diesmal liegt der Ureter hinten. In dieser Gegend umgeben auch zahlreiche Venen den Ureter.

Der Eintritt des Ureters in die Blase und die damit in Zusammenhang stehenden anatomischen Beziehungen sind bei Mann und Frau identisch, natürlich mit der Ausnahme, daß Samenleiter und Samenblase bei der Frau fehlen.

# Histologie von Ureteren und Harnblase

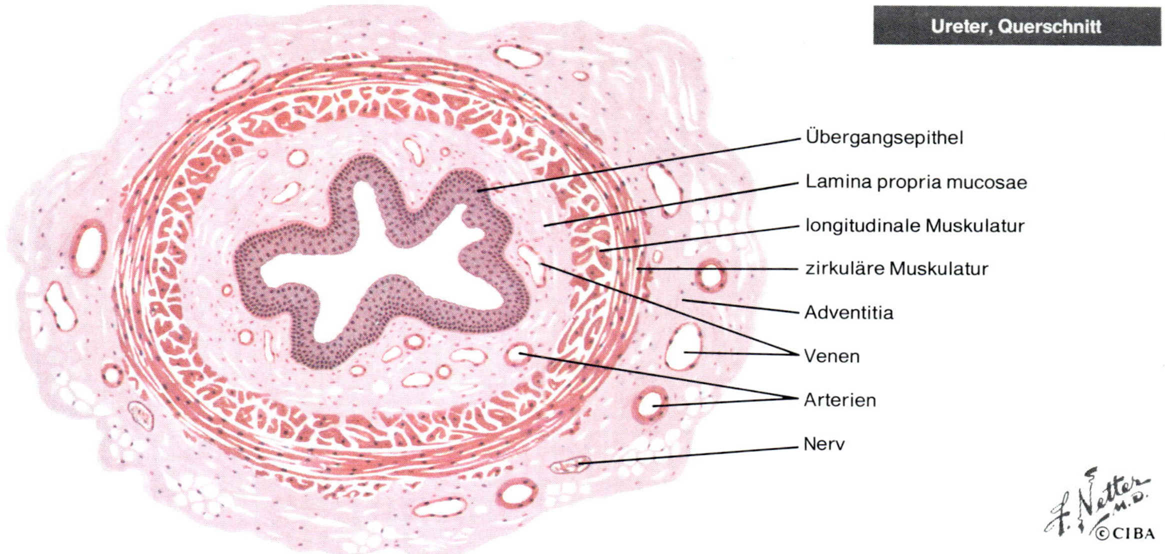


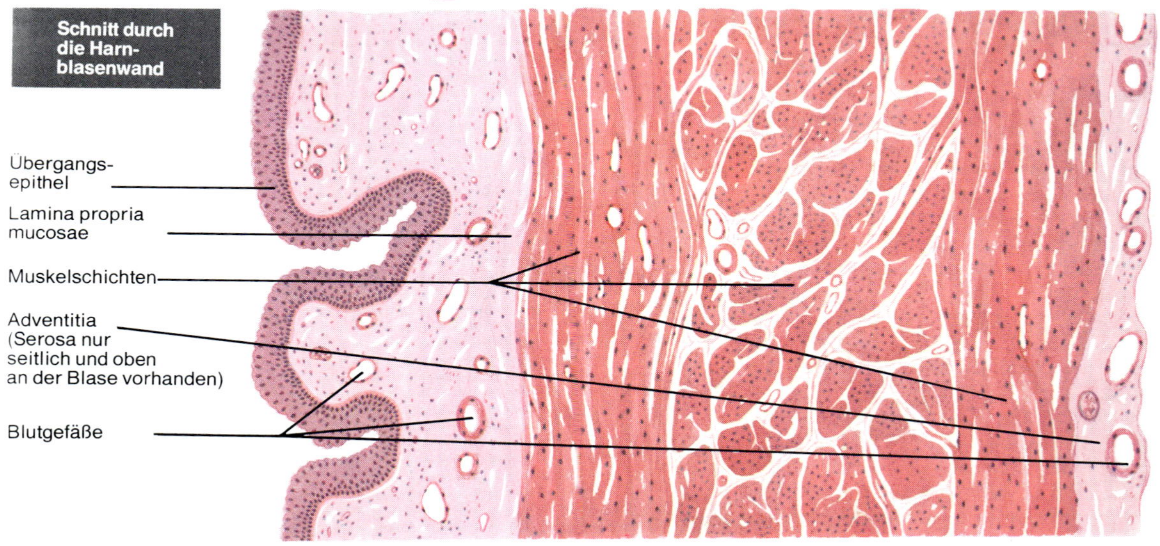


Übergangsepithel in der kontrahierten Blase

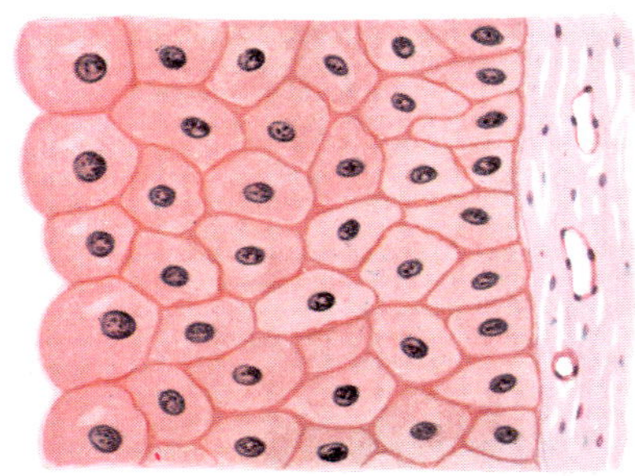

Übergangsepithel in der dilatierten Blase

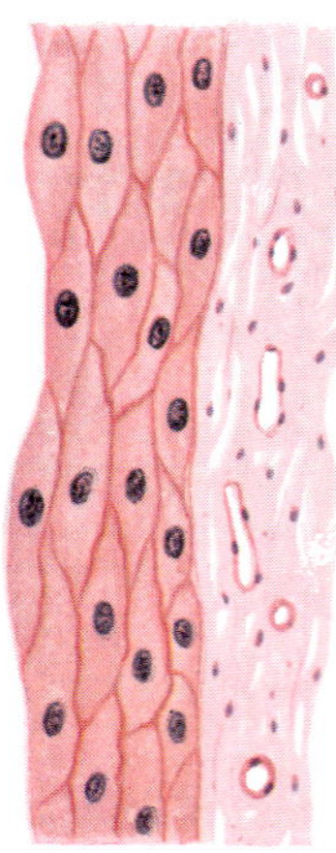

Die mikroskopischen Verhältnisse sind im unteren Harntrakt ziemlich einheitlich. Die Unterschiede liegen hauptsächlich im makroskopischen Bereich.

**Adventitia.** Kollagenes lockeres Bindegewebe mit ein paar elastischen Fasern ist mit der darunterliegenden Muskelschicht verwoben und verbindet Blase und Ureter mit den umgebenden Geweben. Innerhalb der Adventitia liegen Blutgefäße, kleine Nerven und, einzeln oder in Haufen, winzige Ganglien (s. S. 28). Größere Nervenstränge flankieren den Fundus vesicae, sonst sind aber Nervenelemente spärlich vertreten.

**Muskelschicht (Tunica muscularis).** Sie setzt sich im oberen Teil des Ureters aus zwei leicht erkennbaren Schichten zusammen. Im unteren Abschnitt kommt noch eine dritte Schicht dazu. Die Muskelbündel sind kräftig und in allen Richtungen miteinander verflochten. In der Blase ist eine deutliche Dreischichtung allerdings nur in bestimmten Zonen zu beachten.

Die innere Muskelschicht besteht aus vorwiegend longitudinalen, die zweite Schicht dagegen aus zirkulären Fasern. Diese Anordnung steht im Gegensatz zum Wandbau im Verdauungstrakt, wo die Ringmuskulatur die Innenschicht bildet. Außerdem sind zum Unterschied vom Magen-Darm-Trakt die Muskelschichten nicht durch einen Plexus myentericus voneinander getrennt. Statt dessen verlaufen in den Wänden der Harnwege die zarten Nerven und Blutgefäße in dünnen Bindegewebssepten zwischen den Muskeln. Wo eine dritte Muskelschicht vorhanden ist, hat sie longitudinale Fasern.

**Schleimhautbelag.** Von der Area cribrosa der Nieren bis zum unteren Blasenende bei der Frau und bis in die Pars prostatica urethrae beim Mann trägt die *Tunica mucosa* Übergangsepithel. In den Nierenkelchen ist das Epithel oft nur 3 Zellen dick, aber in den Ureteren nimmt es auf 4–5 Zellen zu; in der nicht gefüllten menschlichen Blase lassen sich unter Umständen sogar bis zu 8 Zellschichten identifizieren. Die Oberflächenzellen sind rundlich, groß und gelegentlich zweikernig. In den tiefen Schichten sind die Zellen mehr kubisch und haben gewöhnlich nicht die Konvexität, die die Lumenseite der Oberflächenzellen auszeichnet. Mit der Ausdehnung der Blase flachen die Zellen ab, verlieren aber nicht den Kontakt mit ihren Nachbarzellen. Sie gruppieren sich zu einem Plattenepithel um, das oft nur zwei Schichten besitzt. Ab und zu sieht man Lymphozyten in der Mukosa.

Die *Lamina propria* der Schleimhaut von Ureter und Harnblase besteht aus kollagenen und elastischen Fasern, die sich in vielen Richtungen kreuzen. Anders als in anderen Organen finden sich keine Papillen, die Epithelerhebungen verursachen könnten, aber Blutkapillaren können ganz knapp an der Basalschicht der Epithelzellen liegen oder sogar in sie eindringen. Mit dem Lichtmikroskop läßt sich keine Basalmembran zwischen Lamina propria mucosae und Epithel nachweisen; mit dem Elektronenmikroskop kann man jedoch unter Umständen eine ungefaserte Basalmembran von ultramikroskopischen Dimensionen (0,1 $\mu$m) identifizieren.

Im Ureter wirft sich die Schleimhaut in Längsfalten; dadurch ergibt sich das charakteristische sternförmige Lumen im Querschnitt. Diese Längsfalten, die gut entwickelte Längsmuskulatur und das Übergangsepithel der Schleimhaut machen es möglich, daß Steine von beträchtlicher Größe den Ureter auftreiben und ohne Verletzung von Schleimhaut oder Wand durch die Peristaltik ausgestoßen werden. (Normalerweise werden von den am Ureter hinunterlaufenden peristaltischen Wellen nur kleine Harnportionen befördert und in die Blase gespritzt.)

In der Blase ist die Faltung der Schleimhaut unregelmäßiger. Sie wird teilweise von den darunterliegenden Muskelzügen hervorgerufen. In der Trigonumgegend liegt die Schleimhaut, wie bereits erwähnt, fest an und ist ganz glatt.

Eine Tunica submucosa kann in den ableitenden Harnwegen zumindest beim Menschen nicht nachgewiesen werden. Allerdings ist die Lamina propria mucosae überreich an Bindegewebsfasern und elastischen Fasern, die in der Nähe der Muskelschicht etwas lockerer werden. Das hat einige Autoren dazu bewogen, diese äußere Propriazone als Submukosa zu bezeichnen. Bei anderen Arten, etwa beim Rhesusaffen, wird die Tunica propria der Blase durch eine leicht erkennbare Tunica muscularis mucosae von der Submukosa getrennt.

In der Schleimhaut menschlicher Ureteren hat man keine Drüsen nachgewiesen, aber in der Blase kann man epitheliale Trauben von schleimsezernierenden Zellen finden. Sie ähneln in der Nähe des Urethraanfangs den urethralen Littré-Drüsen (Glandulae urethrales).

(Über die Histologie der Urethra siehe Band 3, Genitalsystem.)

# Blutversorgung von Ureteren und Harnblase

Arterielle Versorgung von Ureteren und Harnblase

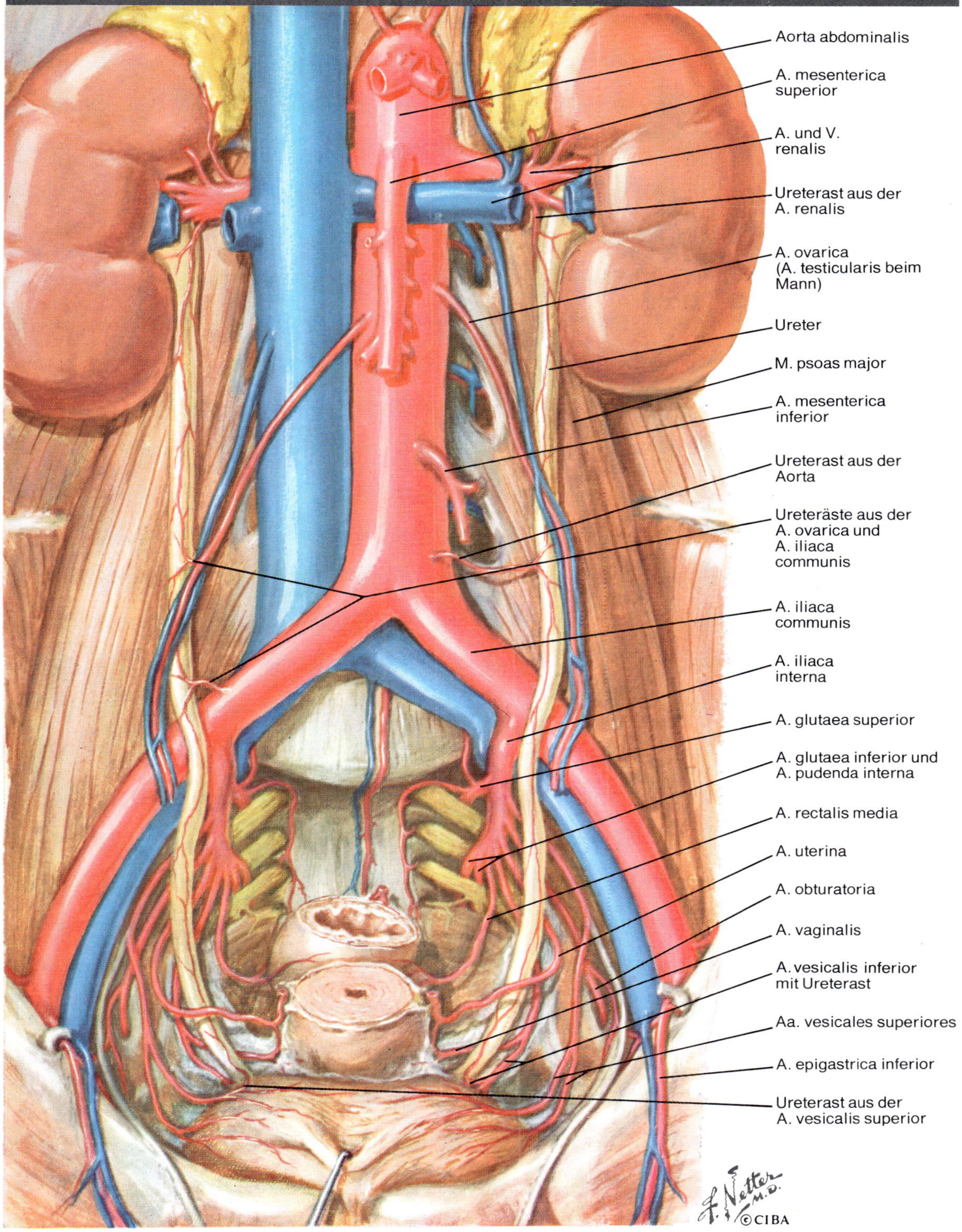


## Ureteren

Die Gefäßversorgung der Ureteren ist variabel und keineswegs symmetrisch. Gewöhnlich stammt eine Arterie von der A. renalis, entweder direkt oder über einen Nierenbeckenast. Ein weiteres, selten fehlendes Gefäß entspringt aus der A. vesicalis inferior nahe am unteren Ureterende. Zusätzliche Gefäße gehen von der A. vesicalis inferior, den Gonadenarterien, den Aa. iliaca communis, externa und interna sowie direkt von der Aorta ab. Der Ureter, welcher der Hinterfläche der Serosa anhaftet, erhält auch dünne Zweige von kleineren Peritonealarterien.

Die Arterien bilden auf der Außenwand des Ureters longitudinale Anastomosennetze und sind im allgemeinen imstande, einen funktionstüchtigen Kollateralkreislauf sicherzustellen. Allerdings reichen in 10–15% der Fälle diese Kollateralen nicht aus, und man muß bei Operationen am Ureter die arterielle Versorgung genau prüfen und berücksichtigen.

Die Uretervenen folgen den Arterien und münden in die V. renalis, in die V. cava inferior und ihre Zubringer und in den endopelvischen Venenplexus.

## Harnblase

Die Anatomie der Blase wurde mit Ausnahme ihrer Gefäßversorgung bereits beschrieben (s. S. 20–22). Die zuführenden Arterien des Organs gehen aus der fächerartigen Verzweigung der A. iliaca interna hervor. Nachdem diese Ramifizierung sehr inkonstant ist, variieren die Blasenarterien dementsprechend. Im allgemeinen lassen sich drei Hauptarterien (oder Arteriengruppen) unterscheiden.

1. Die *A. vesicalis superior* ist der letzte Ast der *A. umbilicalis*. Distal vom Abgang dieses Gefäßes obliteriert die A. umbilicalis und bildet das *Lig. umbilicale mediale.**

Die A. vesicalis superior ist das konstanteste und wichtigste Gefäß für die Blutversorgung der Blase. Die Arterie, die doppelt sein kann, entspringt etwas unterhalb des Beckenrandes. Ihre gewundenen Äste ziehen über die Ober- und Hinterseite der Blase und anastomosieren untereinander, mit den kontralateralen Ästen und mit den Aa. vesicales inferiores. Ihre Anordnung läßt einen Größenwechsel der Blase zu. Bei Säuglingen können zusätzlich ein kleiner *urachaler Ast* für die Nabelgegend sowie auch Anastomosen mit der A. epigastrica inferior vorhanden sein.

2. Bei der Frau wird ein größerer Ast einer Scheiden- oder Gebärmutterarterie gewöhnlich als *A. vesicalis inferior* bezeichnet. Beim Mann entspringt dieses Gefäß am häufigsten aus der *A. umbilicalis*, gemeinsam mit der A. ductus deferentis oder in deren Nähe. Die A. vesicalis inferior liegt auf ihrem Weg zur Blase im lateralen Abschnitt des Lig. puboprostaticum (oder pubovesicale) und gibt Zweige zur Samenblase ab. Bei Mann und Frau versorgt sie das Endstück des Ureters mit einer unteren Ureterarterie und verästelt sich weiter über dem hinteren Teil des Fundus vesicae.

3. Vorne wird die untere Blasenwand und der Fundus vesicae von einer Arterie aus einem prostatischen oder vaginalen Gefäß versorgt, das seinerseits von der A. pudenda interna abgeht. Dieses Gefäß, das beim Mann eingehender untersucht worden ist, gelangt über den lateralen Abschnitt des Lig. puboprostaticum zur Blase. (Manchmal wird es A. vesicalis inferior genannt. Autoren, die diese Bezeichnung verwenden, benennen jedoch das Gefäß, das im vorhergehenden Absatz beschrieben wurde, als A. vesicalis media oder A. vesiculodeferentialis.)

Die Vv. vesicales sind kurz und vereinigen sich zu einem reichen *Plexus venosus vesicalis*, der den Fundus vesicae umgibt. Beim Mann umgeben die Venen als *Plexus venosus prostaticus* auch die Prostata. Diese Venenplexus haben Verbindung mit den Venen des Perineums und mit der V. dorsalis penis (oder clitoridis). Zahlreiche miteinander kommunizierende Gefäße führen vom Plexus vesicalis in die V. iliaca interna. Anastomosen mit den Venen der Beckenwand stellen Verbindungen zu Schenkel und Gesäß her.

* Dieser Terminus für die obliterierte Umbilikalarterie wurde 1966 in die Nomina anatomica (NA) aufgenommen. Das Gebilde wirft die *Plica umbilicalis medialis* des Peritoneums auf. Der Urachusrest in der Mittellinie wird nun *Lig. umbilicale medianum genannt* (und wird von der *Plica umbilicalis mediana* bedeckt). Die leichte Erhebung, die von den Vasa epigastrica inferiora hervorgerufen wird, heißt nach den NA *Plica umbilicalis lateralis*.

# Lymphbahnen von Nieren, Ureteren und Harnblase

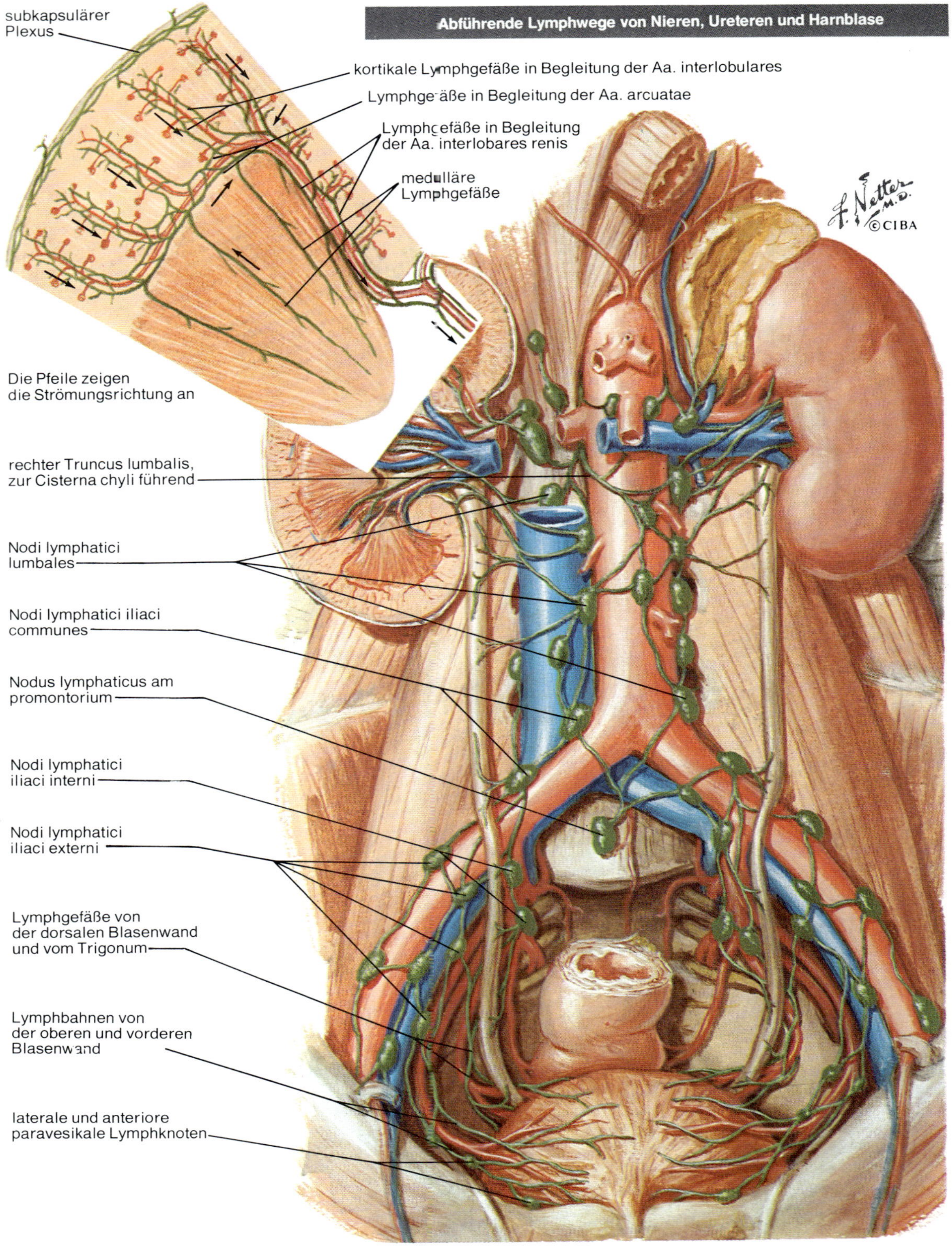


In den Organen des unteren Harntrakts fließt die Lymphflüssigkeit zunächst in das *submuköse* Lymphkapillarnetz und dann in einen *extramuskulären* Plexus ab. Dieser Plexus steht wiederum mit Lymphgefäßen der Organwand in Verbindung. Die Plexus besitzen keine Klappen, zum Unterschied von den Lymphgefäßen, die zu den verschiedenen regionären Lymphknotengruppen ziehen.

## Unterer Harntrakt

**Urethra.** Von der Pars spongiosa und auch von anderen Gebieten des Penis fließt die Lymphe zu regionären *Lymphknoten der tiefen inguinalen Gruppe.* Die Kanäle von der Pars membranacea und der Pars prostatica der männlichen Urethra und von der gesamten Urethra der Frau führen die Lymphe in die längs der *Vasa iliaca interna* liegenden *Knoten* ab.

**Harnblase.** Der Abfluß von der Hinterwand der Harnblase erfolgt zunächst in die *Nodi iliaci interni.* Von der vorderen Blasenwand ziehen die Sammelkanäle zu den *Nodi iliaci externi.* Manche Lymphgefäße werden jedoch von kleinen vesikalen Knoten unterbrochen, die in vorderen und lateralen Untergruppen angeordnet sind. Die letzteren liegen nahe am Ansatz der obliterierten A. umbilicalis und sind die regionären Lymphknoten für den Apex vesicae.

**Ureter.** Der unterste Abschnitt des Ureters führt seine Lymphe über einige Lymphgefäße ab, die zu den Nodi iliaci interni ziehen, entweder direkt oder über die abführenden Gefäße der Blase, denen sie sich anschließen. Weiter oben münden die Lymphkanäle des Ureters in die *Nodi iliaci communes* und *externi,* noch höher, in Nierennähe, in die *Nodi lumbales.* In dieser Region hat der Ureter außerdem noch regionäre Lymphknoten mit der Niere gemeinsam. Seine Lymphbahnen kommunizieren entweder direkt mit diesen, oder sie entleeren sich in renale Lymphgefäßstämme.

## Niere

Ein schütterer *subkapsulärer Lymphkapillarplexus* unter der Nierenoberfläche anastomosiert über perforierende Kanäle mit den extrarenalen Gefäßen des retroperitonealen Gewebes. Diese Kanäle entleeren sich schließlich in *obere lumbale Lymphknoten.* Der subkapsuläre Plexus hat außerdem spärliche Kommunikationen mit Lymphbahnen in den tieferen Parenchymschichten. Hier begleiten die Lymphkapillaren die Blutgefäße und finden sich hauptsächlich im Bindegewebsgerüst. Die Gefäße in der Umgebung von Arteriolen sind gewöhnlich größer und zahlreicher als die Begleitgefäße der Venulae.

Den meisten Autoren zufolge stehen die Lymphkapillaren mit den Tubuli in der Rinde in Berührung, fehlen aber in den Markstrahlen und den Glomeruli. Es wurde jedoch der Nachweis erbracht, daß die Bowman-Kapsel (Capsula glomeruli) von einem Lymphkapillarnetz umgeben ist. Peirce (1944) betrachtet diese Beziehung als rein zufällig und hält diese Lymphbahnen an den Glomeruli für periarterielle Kanäle.

Untersuchungsmethoden wie die experimentelle Erzeugung einer Stase und Stauung (Babics u. Rényi-Vámos 1957) und wie die Beobachtung des Karzinomeindringens in die Lymphbahnen (Rawson 1949) unterstützen diese Ansichten, wenn auch einige Widersprüche ungelöst bleiben. Rawson fand zum Beispiel Lymphgefäße, die von den Pyramidenspitzen durch das Mark zur Rinde aufsteigen (siehe Bildausschnitt). Dieser Befund wurde jedoch von Peirce, der intravitale Injektionsmethoden verwendete, nicht anerkannt. Versuche einer direkten intravaskulären Injektion von Lymphkanälen haben keine eindeutigen Ergebnisse geliefert, und die vollständige Erforschung der Anatomie des komplizierten renalen Lymphsystems unter physiologischen Bedingungen steht, besonders beim Menschen, noch aus.

In Begleitung des Gefäßbaums erreichen die großen Lymphgefäße schließlich den Sinus renalis und treten am Hilus aus. Sie nehmen Gefäße von der Capsula fibrosa auf und laufen zu ein paar klappenreichen Stämmen zusammen, die die A. und V. renalis begleiten. Die ersten Lymphknoten sind, wie bereits erwähnt, die oberen, an der Aorta liegenden Knoten der lumbalen Kette.

Zusammenfassend läßt sich also sagen, daß zum Lymphabflußgebiet der unteren Harnwege die Gruppen der Nodi lymphatici inguinales, iliaci communes, interni und externi gehören. Die Lymphe vom oberen Ureter und von der Niere fließt in die Nodi lymphatici lumbales ab. Der weitere Weg der Lymphe geht über den Truncus lumbalis in den Ductus thoracicus.

# Nervenversorgung von Nieren, Ureteren und Harnblase

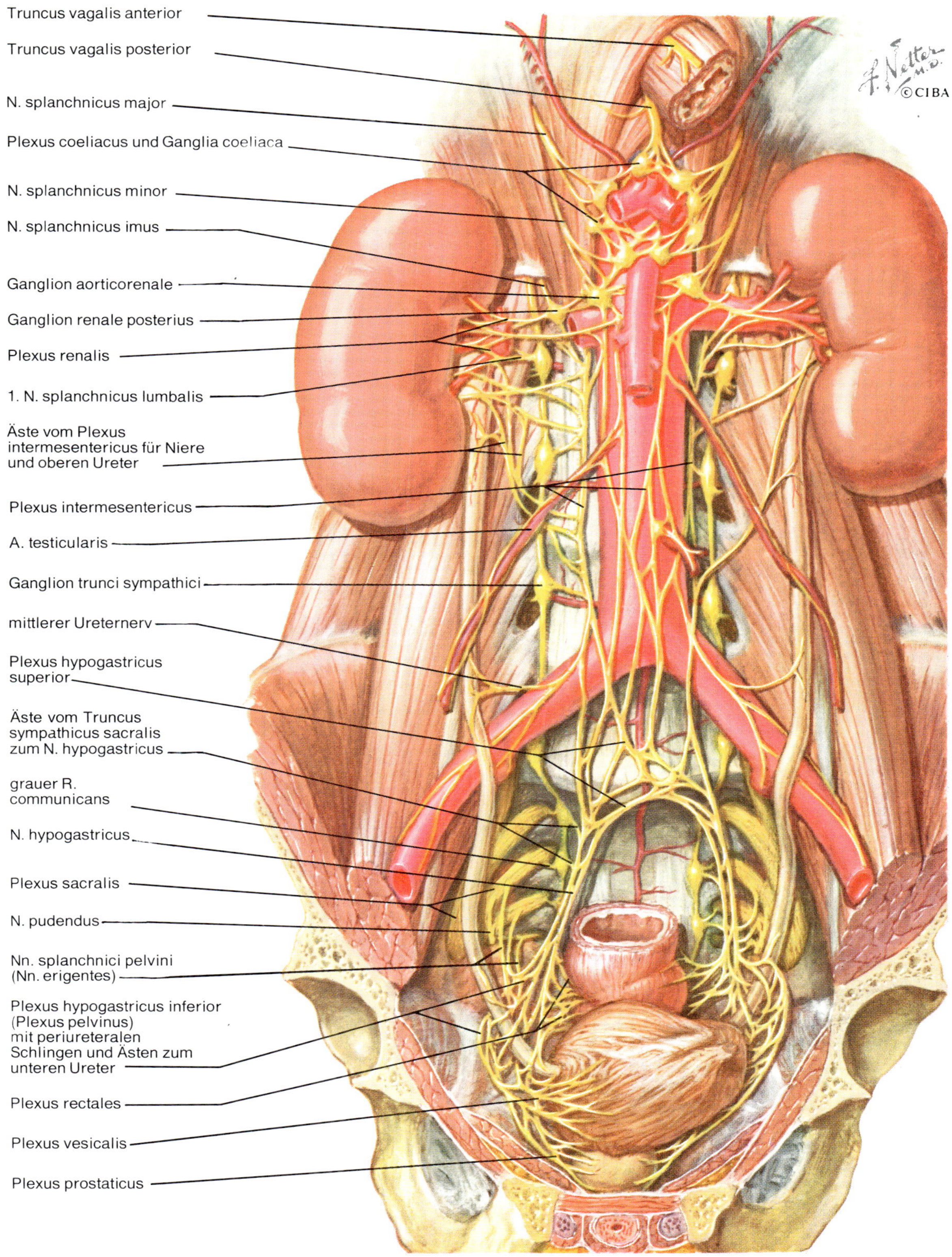


## Anatomischer Aufbau

**Nieren.** Sie sind reich innerviert. Sie erhalten Äste von verschiedenen Quellen – vom *Plexus coeliacus,* von den *Nn. splanchnici* der Thorax- und oberen Lumbalregion, vom *Plexus intermesentericus (aorticus)* und vom *Plexus hypogastricus superior.* Von ihren verschiedenen Ausgangspunkten aus laufen diese renalen Nerven zu den Nierengefäßen hin zusammen, um die sie einen offenmaschigen Plexus bilden. Die eigentlichen Nierennerven gehen aus diesem Plexus hervor. Eine bilaterale Symmetrie der Anordnung findet sich selten.

**Ureteren.** Sie sind wie die Nieren profus innerviert. Die Nerven, die sie versorgen, entstammen Nervenelementen von Bauchhöhle und Becken und sind in drei Hauptgruppen angeordnet – die oberen, mittleren und unteren Ureternerven.

*Die oberen Ureternerven* entspringen vom unteren Teil des homolateralen Plexus renalis und laufen ein kürzeres oder längeres Stück am oberen Teil des Ureters hinunter. Ihre sympathischen Fasern entstammen den gleichen Quellen wie jene des Plexus renalis (s. S. 28) und leiten sowohl efferente als auch afferente Impulse. Die meisten präganglionären Fasern bilden vermutlich Synapsen in den Ganglien des Plexus renalis. Es existieren zwar ein paar winzige Ganglien auf oder in der Ureterwand, sie sind aber wahrscheinlich zumeist parasympathische Relaisstationen.

Die parasympathischen renalen Äste, die aus dem *Plexus hypogastricus superior* oder dem unteren Ende des *Plexus intermesentericus* (der letztlich von den *Nn. splanchnici pelvini* stammt, s. S. 28) hervorgehen, entsenden immer ein oder mehrere Filamente zum oberen Ureter.

Die obere Nervengruppe des Ureters ist gewöhnlich mit den benachbarten Gonadennerven durch zarte Bündel vereinigt, und beide sind oft an ihrem Ursprung mit einem kleinen Ganglion oder mit Ganglien im unteren Teil des Plexus renalis verbunden. Gemeinsam geben sie auch Faszikel ab, die zusammen mit anderen Bündeln von den Nn. splanchnici lumbales und von den Plexus mesentericus superior und inferior sowie intermesentericus ein weitverzweigtes, feines retroperitoneales Nervennetz bilden.

*Die mittleren Ureternerven* versorgen den Mittelabschnitt des Ureters und bestehen aus zwei oder mehreren Filamenten von der Seite des Plexus hypogastricus superior und vom oberen Ende des homolateralen N. hypogastricus. Sie entspringen in der Nähe der mittleren Gonadennervchen oder gemeinsam mit ihnen und begleiten eine kleine Ureterarterie. (Diese Arterie geht von der A. iliaca communis nahe an deren Gabelungsstelle oder von der A. iliaca externa oder interna ab.) Die mittleren Ureternerven stehen gewöhnlich mit Ästen, die den Samenleiter versorgen, in mehrfacher Verbindung. Manchmal kommunizieren sie mit Nerven der A. iliaca, mit den unteren Nn. splanchnici lumbales, mit Zweigen vom oberen Teil des sakralen Truncus sympathicus und mit dem N. genitofemoralis.

*Die unteren Ureternerven* versorgen das untere Ende des Ureters und stammen vom Endstück des homolateralen N. hypogastricus, vom oberen Teil des Plexus hypogastricus inferior oder von beiden. Die Nerven bilden eine oder zwei Schlingen um den untersten Abschnitt des Ureters. In anderen Fällen kann dieser aber auch durch ein Fenster im Plexus hypogastricus inferior ziehen. Diese Ureternerven stehen in enger Verbindung mit Filamenten zu benachbarten Abschnitten des Samenleiters, der Samenblase und der Harnblase.

**Harnblase.** Sie wird von vielen Nerven versorgt, die von den vorderen Teilen der Plexus hypogastrici inferiores (manchmal Plexus pelvini genannt) und von den Schlingen um die unteren Ureterenenden ausgehen.

*(Fortsetzung auf Seite 28)*

## Nervenversorgung von Nieren, Ureteren und Harnblase

(Fortsetzung von Seite 27)

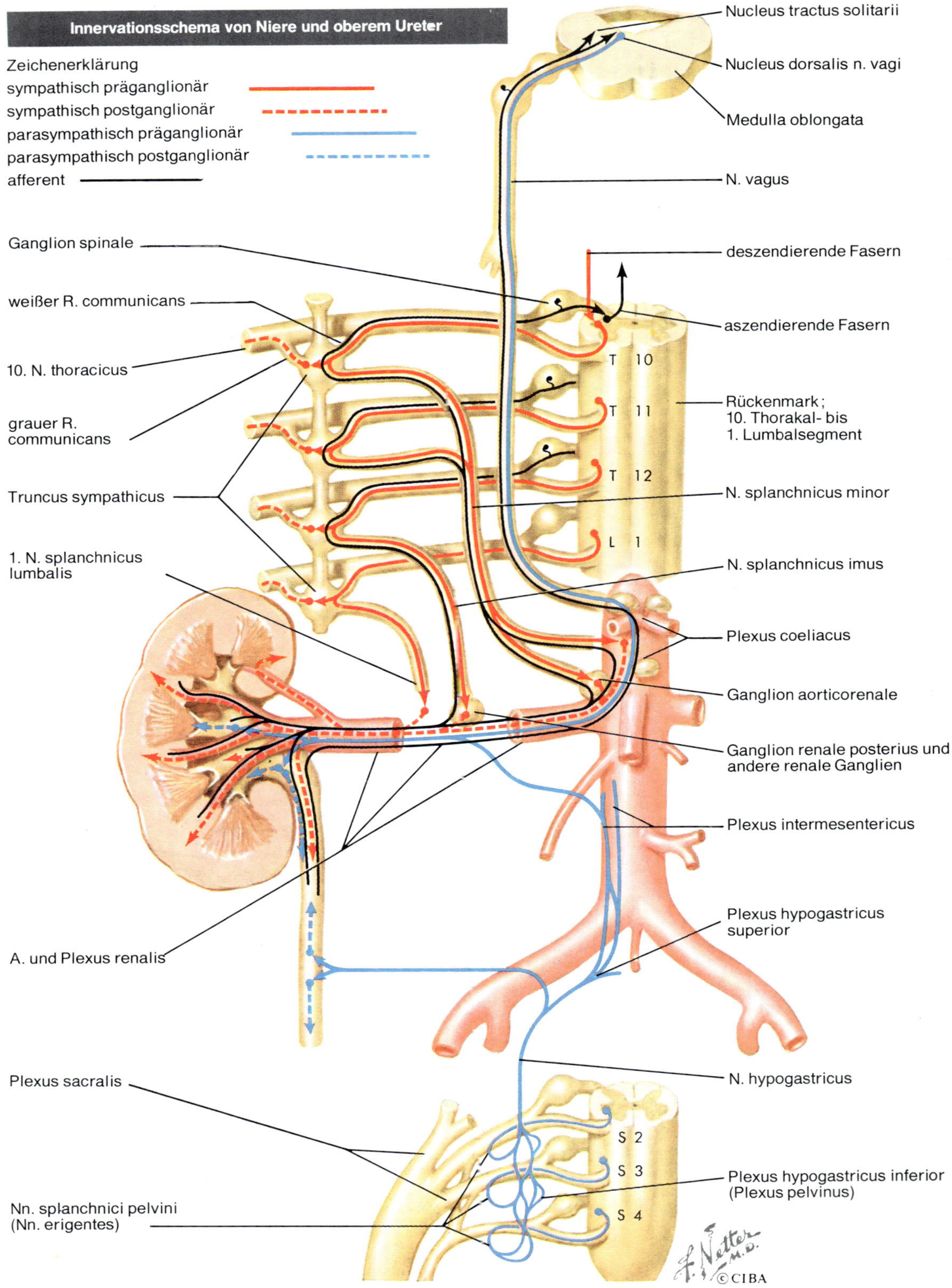


## Schema: Niere und oberer Ureter

**Sympathische Nervenversorgung.** Die präganglionären sympathischen Nerven für Niere und Ureter verlassen das Rückenmark durch die ventrale Wurzel des (10.), 11. und 12. thorakalen und ersten lumbalen Spinalnerven. Sie ziehen dann in weißen Rr. communicantes zu benachbarten Ganglien in den Trunci sympathici und verlassen diese in 3 oder 4 Nerven: den thorakalen *Nn. splanchnicus minor* und *imus* und dem 1. (und vielleicht 2.) *N. splanchnicus lumbalis*.

Der N. splanchnicus minor endet gewöhnlich in den homolateralen Ganglia coeliaca oder aorticorenalia. Die anderen genannten Nerven können sich ebenso verhalten; öfter aber enden sie direkt im Plexus renalis oder in einem kleinen Ganglion renale posterius, das hinter der A. renalis liegt.

Die meisten präganglionären Fasern bilden synaptische Relais in den Ganglia coeliaca, aorticorenalia oder im Ganglion renale posterius oder in anderen, noch kleineren renalen Ganglien, die an Knotenpunkten innerhalb des Plexus renalis liegen.

Die postganglionären Fasern bilden Faszikel, welche die oberen Ureteräste, die Nierenbecken- und Kelchäste und die Segmentäste der Nierengefäße umspinnen und begleiten (s. Abb.).

**Afferente Fasern** von der Niere, dem Nierenbecken und dem oberen Ureter folgen den gleichen Bahnen, aber in umgekehrter Richtung. Sie bilden keine synaptischen Relais in peripheren Ganglien, und ihre Zellkörper liegen in Ganglien der dorsalen Spinalnervenwurzeln. Die zentralen Fortsätze dieser Dorsalganglienzellen gelangen hauptsächlich über die dorsale Nervenwurzel des 10., 11. und 12. thorakalen Spinalnerven in das Rückenmark und aszendieren in oder entlang den Tractus spinothalamici und in den weißen Hintersträngen des Rückenmarks (Funiculi posteriores).

**Parasympathische Versorgung.** Sie stammt von zwei Quellen. Eine Gruppe parasympathischer Fasern zieht mit den Zuflüssen vom N. vagus zum Plexus coeliacus. Einige dieser Vagusfasern werden über die vom Plexus coeliacus an den Plexus renalis abgegebenen Bahnen bis zur Niere und zu ihren Gefäßen weitergeleitet. Weitere parasympathische Fasern, die aus den Nn. splanchnici pelvini *(Nn. erigentes)* hervorgehen, können ebenfalls die Niere (oder zumindest ihre Sammelrohre), das Nierenbecken und den oberen Ureter auf mehr indirektem Weg erreichen. Diese Verhältnisse sind aus der embryologischen Entwicklung verständlich, da alle erwähnten Strukturen aus Knospen stammen, die sich aus den kloakennahen Enden der Urnierengänge entwickelt haben. Diese pelvikalen parasympathischen Fasern (s. S. 29) schließen sich dem Plexus hypogastricus inferior (Plexus pelvinus) an und aszendieren in den Nn. hypogastrici zum Plexus hypogastricus superior *(N. praesacralis)*. Die Fasern verlassen den Plexus hypogastricus superior in feinen Ästen, die retroperitoneal aufsteigen, um in die seitlichen unteren Teile des homolateralen Plexus renalis einzutreten.

**Intrarenale Verteilung.** Innerhalb der Niere bilden die Nerven reiche perivaskuläre Plexus um die A. renalis und ihre Äste. Die *sympathischen postganglionären* oder *efferenten Fasern* versorgen die Gefäßmuskulatur, die glatten Muskeln des Nierenbeckens und der Kelche sowie wahrscheinlich die renalen Tubuli, juxtaglomerulären Apparate und Glomeruli.

Die *parasympathischen postganglionären* Fasern versorgen die obere Ureter-, Nierenbecken- und Kelchmuskulatur. Ob sie auch die Gefäße und Tubuli versorgen, ist nicht sicher.

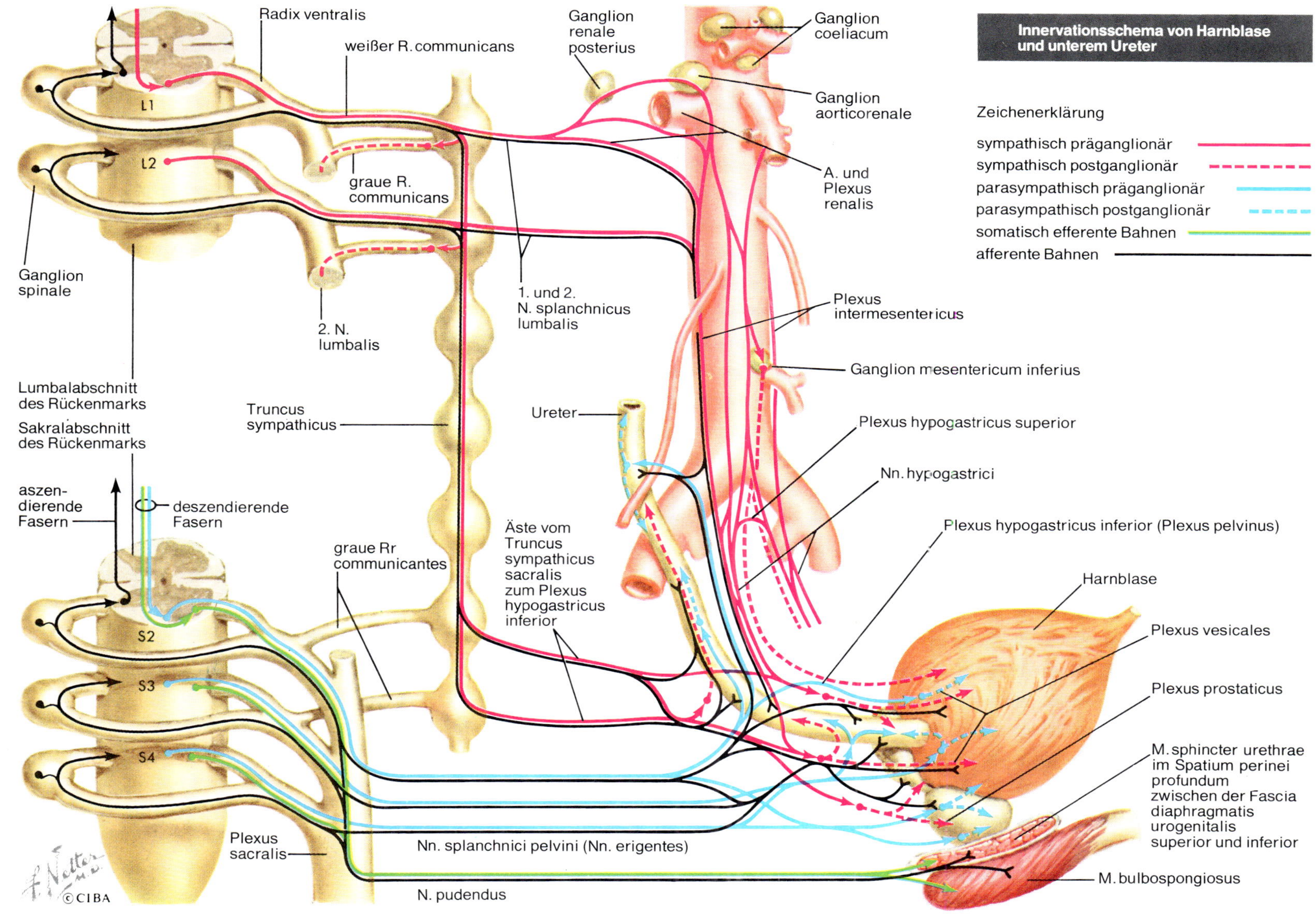


**Innervationsschema von Harnblase und unterem Ureter**

*Afferente Nervenfaserendigungen* hat man in der Adventitia der Nierengefäße, in der Nähe der Glomeruli und in der Muskulatur des Nierenbekkens gefunden. Afferente Impulse von Niere und Harntrakt werden ebenfalls über sympathische und parasympathische Bahnen zum Zentralnervensystem geleitet.

## Schema: Harnblase und unterer Ureter

**Autonome und afferente Versorgung.** Die sympathischen präganglionären Zellen für die Blaseninnervation liegen in den beiden oberen Lumbalsegmenten und vielleicht auch im untersten Thorakalsegment des Rückenmarks. Wo die Synapsen der präganglionären Fasern mit den Ganglienneuronen liegen, aus denen die postganglionären Fasern hervorgehen, ist noch nicht genau geklärt. Nach Angabe einiger Autoren befinden sich die Synapsen in den Ganglia mesenterica inferiora; anderen Autoren zufolge sind die Umschaltstellen in Ganglien des Plexus hypogastricus inferior oder sogar in Ganglien an oder in der Harnblasenwand gelegen.

Die parasympathischen präganglionären Zellen liegen im 2. bis 4. Sakralsegment des Rückenmarks. Die Ganglien befinden sich an oder direkt innerhalb der Blasenwand.

Die afferenten Fasern folgen den gleichen Bahnen, aber in umgekehrter Richtung, so daß einige sensorische Impulse von der Blase über die oberen lumbalen (und vielleicht die letzten thorakalen) dorsalen Nervenwurzeln in das Rückenmark eintreten. Andere Impulse vom Blasenhals und wahrscheinlich auch vom untersten Teil des Ureters gelangen über die Nn. splanchnici pelvini und die dorsalen Nervenwurzeln des 2. bis 4. Sakralsegments in das Rückenmark.

**Intravesikale Verteilung.** Die Nerven treten vorwiegend zusammen mit den Gefäßen in die Blasenwand ein. Sie teilen sich immer weiter auf und bilden schießlich einen weitverzweigten intramuralen oder intravesikalen Plexus, der die ganze Blasenwand durchsetzt. Die Nervenbündel sind im Trigonum vesicae und seiner Nachbarschaft am auffälligsten und werden nach oben zu spärlicher und dünner. An der Blasenoberfläche oder tief drinnen in den Muskelbündeln liegen viele kleine Ganglien; auch sie sind im Bereich des Trigonums besonders zahlreich.

Die meisten Nervenbündel in der Harnblasenwand enthalten marklose oder feinmyelierte Fasern. Ein kleiner Teil größerer markhaltiger, vermutlich sensorischer Fasern steht mit komplexen terminalen Verästelungen in Verbindung. Sie werden als Dehnungsrezeptoren angesehen. Viele andere, mutmaßlich sensorische Endigungen wurden in Submukosa und Mukosa beschrieben.

Viele oder sogar die meisten afferenten Fasern vom Trigonum und vom untersten Teil des Ureters, einschließlich jener, die Schmerz- und Temperaturimpulse leiten, werden wohl von den parasympathischen Nerven mitgeführt. Einige afferente Bahnen vom Blasenhals, von der Prostata und der Pars prostatica urethrae können aber das Rückenmark über die Nn. pudendi erreichen.

**Funktionelle Gesichtspunkte.** Die mit der Dehnung der Harnblase einhergehenden Sensationen werden möglicherweise über sympathische Bahnen vermittelt, da auch bei Rückenmarksquerschnittsläsionen unterhalb des obersten Lumbalsegments noch ein vages Gefühl von Unbehagen spürbar sein kann. Das deutet auf einen afferenten Einstrom von der Blase durch die oberen lumbalen oder untersten thorakalen dorsalen Spinalnervenwurzeln hin. Derartige Empfindungen können andererseits auch durch Reizung von Nervenendigungen im Peritoneum hervorgerufen werden. Da jedoch die Beschwerden bei schmerzhafter, therapieresistenter Zystitis durch eine »präsakrale Neurektomie« (Entfernung des Plexus hypogastricus superior) gebessert werden, durchläuft wahrscheinlich ein Teil der vesikalen afferenten Fasern die Nn. hypogastrici und den Plexus hypogastricus superior. Afferente Fasern können auch in die perivaskulären Plexus der Aa. vesicales und iliacae ziehen und so den Plexus hypogastricus superior erreichen. Sie laufen dann in Nn. splanchnici lumbales zu den Trunci sympathici, gelangen durch Rr. communicantes zu den oberen lumbalen und untersten thorakalen Spinalnerven und treten durch die dorsale Wurzel dieser Nerven in das Rückenmark ein.

Die parasympathischen Nervenelemente der Blase beeinflussen aktiv die Miktion und erzeugen eine Kontraktion der Blasenwand und eine Erschlaffung des Sphinkterapparats. Die meisten Untersucher bringen die sympathische Innervation mit den gegenteiligen Effekten in Verbindung, der Erschlaffung der Blasenwand und der Kontraktion des Sphinkters. Einige wenige sind allerdings der Ansicht, daß der Sympathikus vorwiegend vasomotorisch wirkt und daß die parasympathischen Nerven von entscheidender Bedeutung für die Kontrolle sowohl der Blasenfüllung als auch der -entleerung sind.

# Entwicklung der Vor- und Urniere

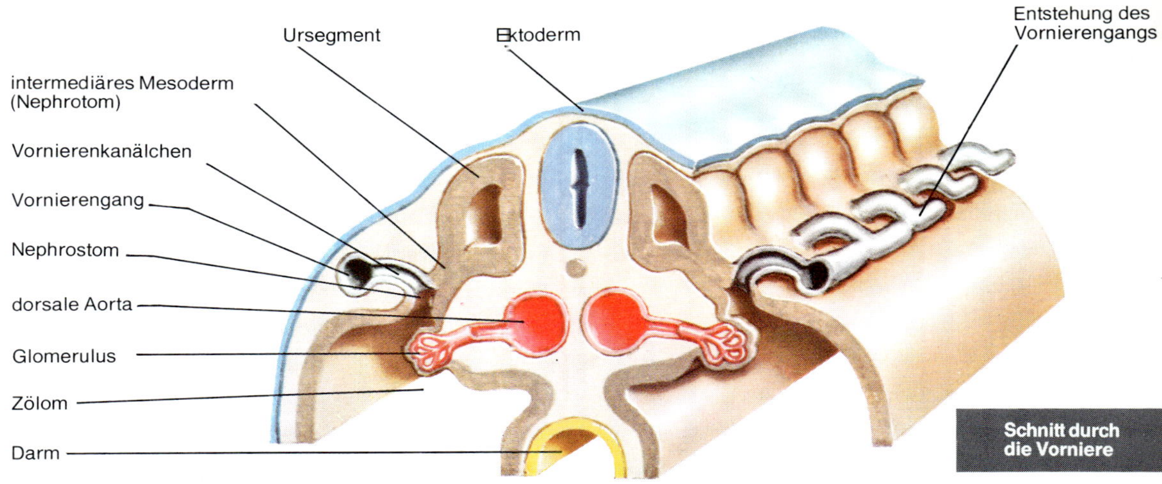


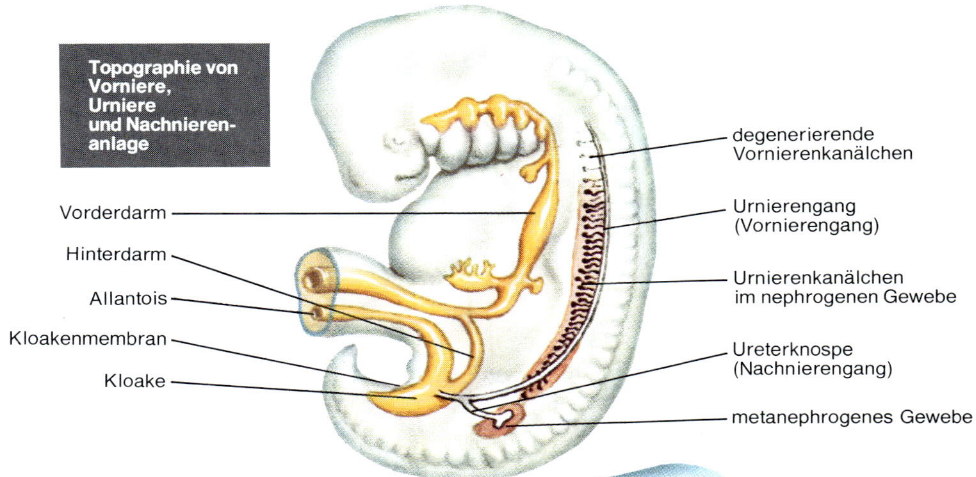


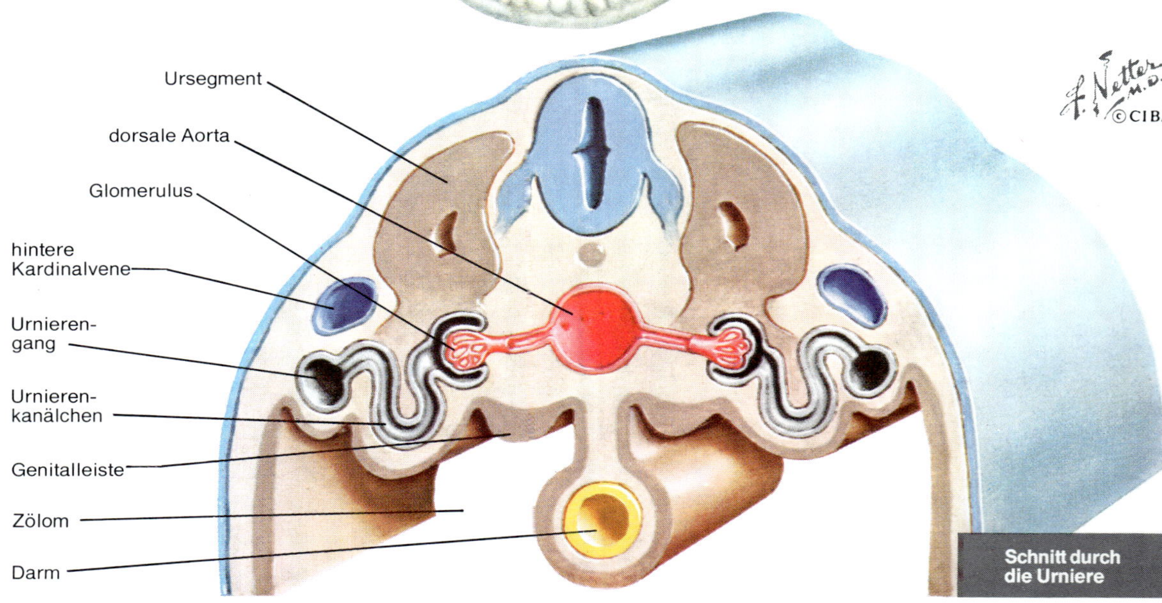


Die Entwicklung des Harnsystems hängt eng mit jener des Genitalsystems zusammen. Beide sind mesodermalen Ursprungs, und ihre Ausführungsgänge münden anfangs in einen gemeinsamen Hohlraum, *die Kloake*. Die Nierenanlage ist das *Nephrotom*, das im *intermediären Mesoderm* zwischen *Ursegment* und *Seitenplatte* erscheint. Alle diese Strukturen sind Differenzierungsprodukte der mesodermalen Zelle. Um die Embryologie der menschlichen Niere zu verstehen, ist es notwendig, die Nierenentwicklung phylogenetisch, unter Einbeziehung der niederen Vertebraten, zu verfolgen, da die Ontogenese der höheren Säuger die Phylogenese wiederholt.

Als erstes Exkretionsorgan der Vertebraten erscheint die *Vorniere (Pronephros)*. Bei der Mehrheit der Vertebraten ist sie beim erwachsenen Individuum entweder rudimentär oder vollständig fehlend; sie funktioniert aber beim Neunauge, dem niedersten Wirbeltier, als Dauerniere.

Mit fortschreitender Entwicklung degeneriert die Vorniere und wird von der *Urniere (Mesonephros)* ersetzt, die sich kaudal davon bildet. Bei den höheren Fischen und den Amphibien ist die Urniere das endgültige Ausscheidungsorgan. Bei den Amnioten – Reptilien, Vögeln und Säugern – degeneriert auch die Urniere nach dem Auftreten der *Nachniere (Metanephros)* noch weiter kaudal im Körper. Die Nachniere ist die definitive Niere der Amnioten einschließlich des Menschen. Wenn die menschliche Niere auch beträchtliche Veränderungen ihrer Struktur und Lage während des Entwicklungsprozesses durchmacht, ist doch die Kenntnis ihrer Entstehung in dem vom intermediären Mesoderm ausgehenden *Nephrotom* wichtig.

Beim Menschen erscheint in der dritten Embryonalwoche das Nephrotom, das Muttergewebe der Vorniere, im intermediären Mesoderm in Höhe der Zervikal- und oberen Thorakalregion. Die *Vornierenkanälchen* (sieben Paare) entwickeln sich im Nephrotom im intermediären Mesoderm. Gleichzeitig erscheint der *Vornierengang* im dorsalen Teil des Nephrotoms und verbindet sich mit den Vornierenkanälchen. Beim Menschen degenerieren die Vornierenkanälchen rasch, ohne sich weiterzuentwickeln, doch der Vornierengang wächst kaudalwärts vor und erreicht die Kloake.

Die Morphogenese der Vorniere wurde hauptsächlich bei den niederen Tieren eingehender beobachtet, da sich beim Menschen die Vornierenkanälchen nur sehr schwach entwickeln und noch vor der Ausbildung der typischen Vorniere degenerieren.

Beim Neunauge erscheinen 4 Paar Vornierenkanälchen im Nephrotom und öffnen sich in das *Zölom* und in die Kloake. Die Öffnung in das Zölom, das *Nephrostom (Vornierentrichter)*, ist von Ziliarepithel umgeben. Der Vornierengang gewinnt schließlich Verbindung mit der Kloake. Ein Ast der *dorsalen Aorta* wandert unter die Seitenplatte ein und bildet einen Kapillarknäuel. Derartige von einer dünnen Mesothelschicht bedeckten Primitivglomeruli ragen in das Zölom und üben die Funktion eines Blutfilters aus. Die Vorniere des Neunauges bleibt als Dauerniere erhalten und ist das Organ, das die Aufgabe der Exkretion erfüllt.

Obwohl die menschliche Urniere als Organ nur vorübergehenden Bestand hat und bald von der Nachniere ersetzt wird, erreicht sie ein ziemlich hohes Entwicklungsstadium und übernimmt die Exkretionsfunktion. Die *Urnierenkanälchen* bilden sich um die 4. Embryonalwoche im intermediären Mesoderm. Diese Tubuli verschmelzen mit dem *Urnierengang* (Wolff-Gang), welcher die Fortsetzung des Vornierengangs ist. Die Urnierenkanälchen werden nacheinander von kranial nach kaudal im intermediären Mesoderm fortschreitend gebildet. Gleichzeitig setzt jedoch in den kranialeren Kanälchen bereits wieder die Degeneration ein. Die von der dorsalen Aorta abzweigenden Äste wachsen bis zu den blinden Enden der Tubuli vor und bilden Glomeruli. Das efferente Gefäß aus jedem *Glomerulus* bildet einen Kapillarplexus um einen Tubulus herum. Die menschliche Urniere nimmt zwar um die 6. Embryonalwoche die Exkretionsfunktion auf, doch beginnen bald darauf Tubuli wie Glomeruli zu degenerieren. Einige Tubuli bleiben erhalten und wandeln sich in die Ductuli efferentes beim Mann und in das Epoophoron bei der Frau um. Der Urnierengang wird beim Mann zum Ductus deferens und spielt eine Rolle als Ausführungsgang der Keimdrüsen; bei der Frau verschwindet er aber vollständig.

Außer bei den niederen Tieren – den meisten Zyklostomen, Fischen und Amphibien – ist die Urniere das transitorische Exkretionsorgan.

# Entwicklung der Nachniere

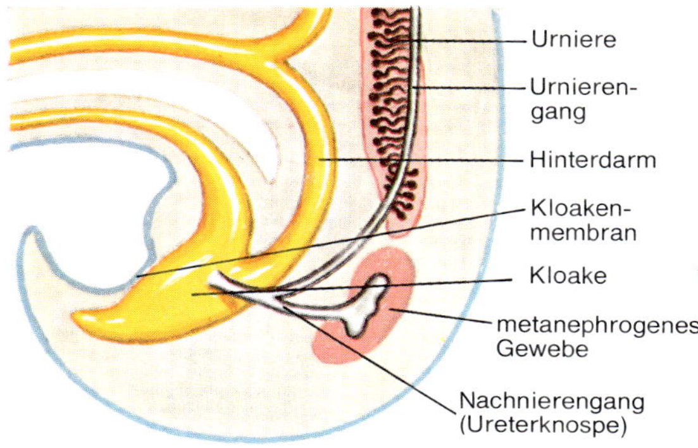


Der Nachnierengang (Ureterknospe) ist kurz vor der Einmündung des Urnierengangs in die Kloake aus diesem ausgesproßt und in das metanephrogene Mesoderm vorgedrungen.

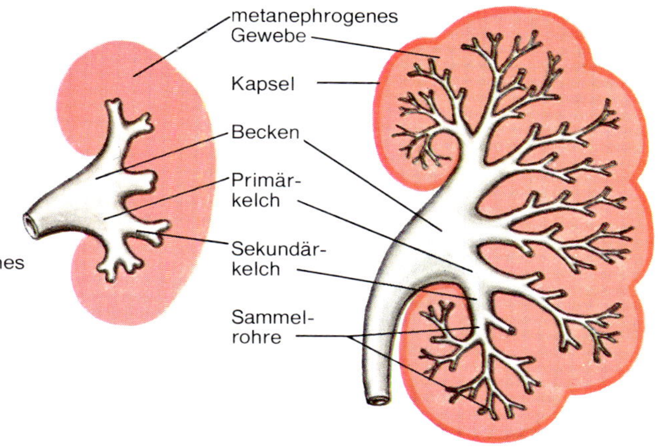


Die Ureterknospe erweitert sich im metanephrogenen Gewebe zu einem Becken, das sich in Kelche aufzweigt, aus welchen wiederum aufeinanderfolgende Generationen von Sammelrohren aussprossen

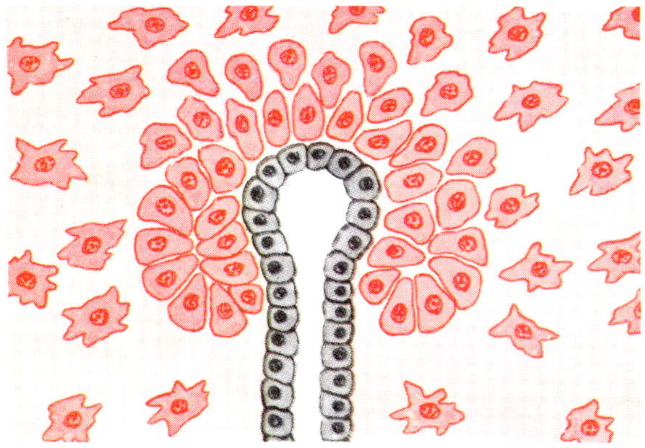

Zellen des metanephrogenen Mesoderms häufen sich rund um das aufgetriebene blinde Ende jedes Sammelrohrs an und bilden eine «metanephrogene Kappe»

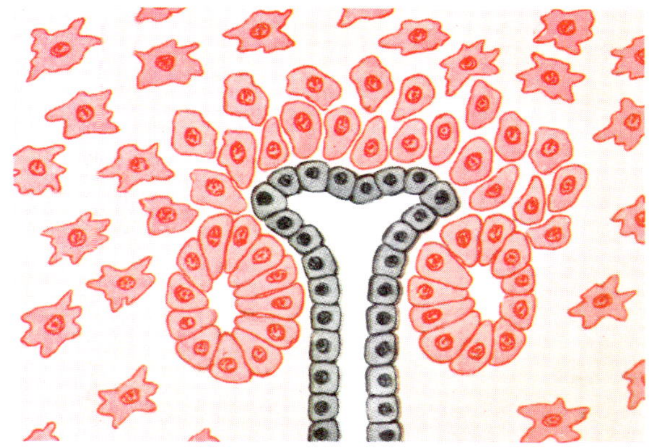

Das ampulläre Sammelrohrendstück flacht ab und verzweigt sich. Von der metanephrogenen Kappe schnürt sich beiderseits ein Zell nest ab, das ein Lumen erhält und ein «Nierenbläschen» bildet

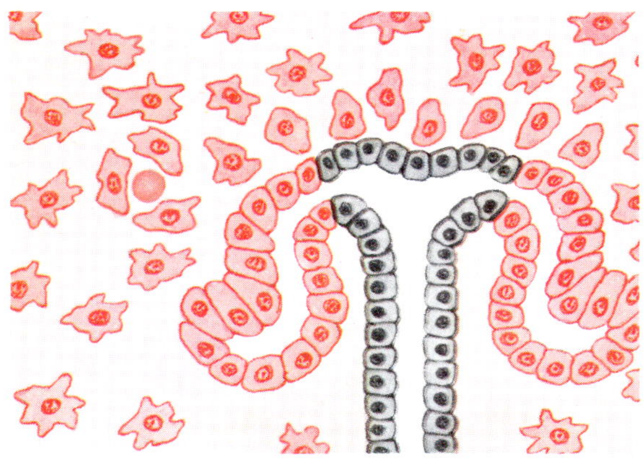

Das Bläschen verlängert sich, und sein Lumen vereinigt sich mit dem Lumen des Sammelrohrs. An der Oberfläche des Bläschens tritt eine Einbuchtung auf, die dann S-Form anzunehmen beginnt.

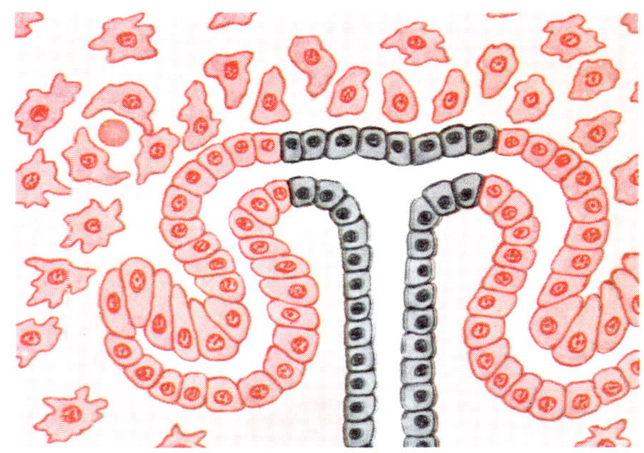

Die Einbuchtung vertieft sich zu einem Sinus. Die Zellen, die am unteren Rand des Sinus liegen, werden hoch, während jene auf der gegenüberliegenden Seite des Lumens abflachen.

Während der Rückbildung der Urniere erscheint im menschlichen Embryo die Nachniere als definitive Niere, die eine hochentwickelte exkretorische Funktion besitzt. Die Nachniere setzt sich aus zwei verschiedenen Systemen zusammen, dem *Nachnierengang* oder dem primären Ureter und dem *metanephrogenen Gewebe* vom kaudalen Teil des intermediären Mesoderms. Beide sind Systeme mesodermalen Ursprungs. Die Entwicklung der menschlichen Nachniere beginnt mit der Bildung des Nachnierengangs. Dieser sproßt in der 4. Embryonalwoche vom Urnierengang (Wolff-Gang) kurz vor dessen Einmündung in die *Kloake* aus. Diese *Ureterknospe* ist ein paariges Gebilde, das in Höhe des 4. Lumbalsegments liegt. Die Knospe wächst in dorsokranialer Richtung und erweitert sich an ihrem Ende zum *primären Nierenbecken,* das sich bald in die kranialen und die kaudalen *primären Kelche* aufteilt. Aus jedem Primärkelch gehen durch weitere Unterteilungen *Sekundärkelche* hervor. Von der Spitze des Sekundärkelchs aus bilden sich die *Sammelrohre* durch dichotomische *Teilung.* Bis zum 5. Fetalmonat haben sich 10–12 Generationen durch fortschreitende Aufzweigung des Sammelrohrs entwickelt. Außerdem nehmen die Primärkelche während der Nachnierenentwicklung die Sammelrohre der 1. bis 4. Generation in sich auf, so daß sich das Nierenbecken und die Kelche erweitern.

An der den Sammelrohrsprossen zugekehrten Seite des metanephrogenen Gewebes entstehen *mesodermale Zellhaufen,* welche den erweiterten Enden der Sammelrohre *(Ampullen)* kappenartig aufsitzen.

Diese Zellhaufen entwickeln Bläschen *(Nierenbläschen)* um die Ampullenhälse herum. Die Zellen kleiden die *Lumina* dieser Bläschen so wie Epithelzellen aus und bilden *primitive Harnkanälchen.* Diese Umwandlung schreitet rasch im verbliebenen metanephrogenen Gewebe in der Umgebung der Ampullen fort. Gleichzeitig beginnen sich die Ampullen abzuflachen und zu verzweigen. Diese Äste, sogenannte bogenförmige Sammelrohre, verschmelzen bald mit den Nierenbläschen (oder primitiven Harnkanälchen) und bilden so den zukünftigen Harnweg. Von jedem bogenförmigen Sammelrohr sproßt eine neue Ampulle nächster Ordnung aus und vereinigt sich schließlich mit einem anderen Nierenbläschen. (Es ist von Interesse, daß das Ausbleiben der Verbindung zwischen den primitiven Harnkanälchen und den Sammelrohren vielleicht die Ursache der Zystenniere ist, s. S. 226–228).

Die Mehrzahl der metanephrogenen Zellen differenziert sich zwar zu Tubuluszellen; einige wandeln sich jedoch in die mesenchymalen Zellen um, die im Stroma der Nachniere verstreut sind. Beim Menschen hält die Bildung von Nephronen bis ins Spätstadium des intrauterinen Lebens an. Im 10. Fetalmonat verschwindet das metanephrogene Gewebe, was dafür spricht, daß postnatal keine Nephronenbildung mehr stattfindet.

Während die Differenzierung der primitiven Harnkanälchen voranschreitet, wird das Stroma der Nachniere gefäßreich. Die Blutversorgung der Nachniere geht von den Ästen der Nierenarterie aus und unterscheidet sich damit von der Blutversorgung der Urniere, die über direkte Aortenäste erfolgt.

Das primitive Harnkanälchen bekommt bei seiner Weiterentwicklung eine *Einbuchtung* in seinem Kopfteil, die eine *S-förmige* Kurve bildet. Die Bucht oder der Sinus im S ist die Stelle des zukünftigen Glomerulus.

Man wird sich erinnern, daß der Nierenglomerulus aus vier Bauelementen besteht:

*(Fortsetzung auf Seite 32)*

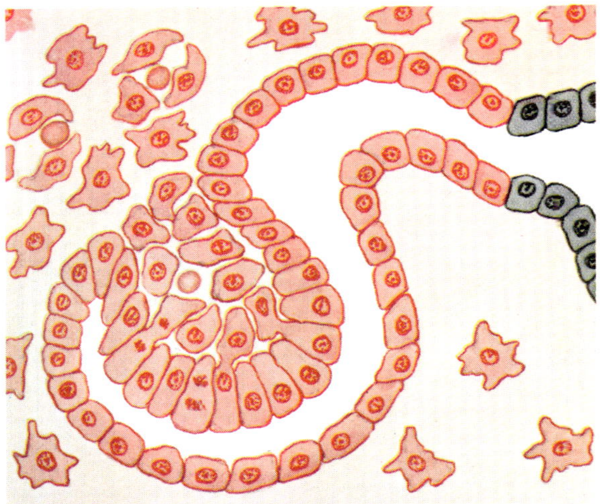

In dem nun etwas verbreiterten Sinus erscheinen Zellen; nach *Suzuki* (1959) und anderen stammen diese Zellen von den Randzellen des Sinus

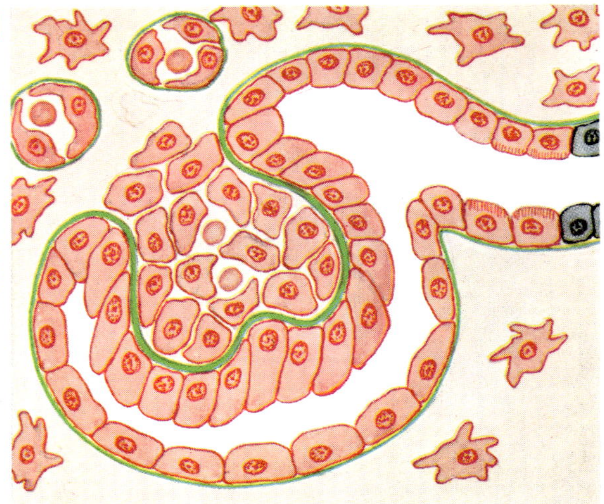

Es erscheint eine Basalmembran, die die Zellmasse im Sinus von den Randzellen trennt. Der obere Rand der Bucht wächst vor, so daß sich die Öffnung der Bucht weiter vom Kanälchen entfernt und eine Kapsel entsteht

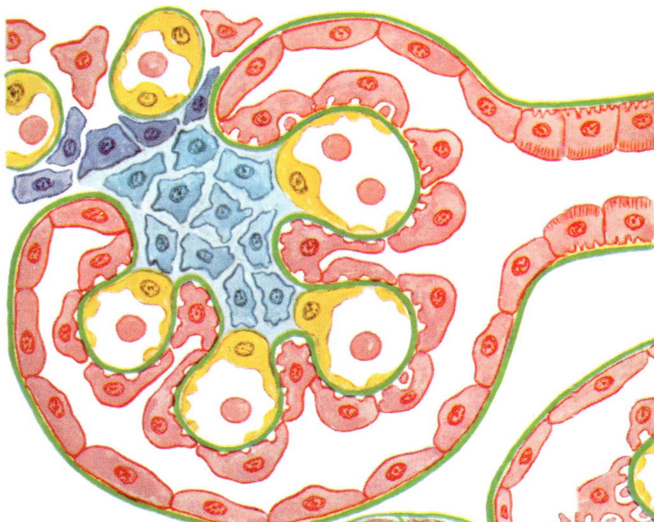

Die Zellen im Sinus differenzieren sich in Endothelzellen (gelb), die Kapillaren umgeben, und in Mesangiumzellen (blau), welche in den Stielen zwischen den Kapillaren liegen. Durch Einbuchtungen werden die Kapillaren in Läppchen aufgeteilt. Die Zellen, die außerhalb der Basalmembran den Sinus säumen, beginnen Fußfortsätze zu bilden, und die Zellen, die die Kapsel bekleiden, flachen ab

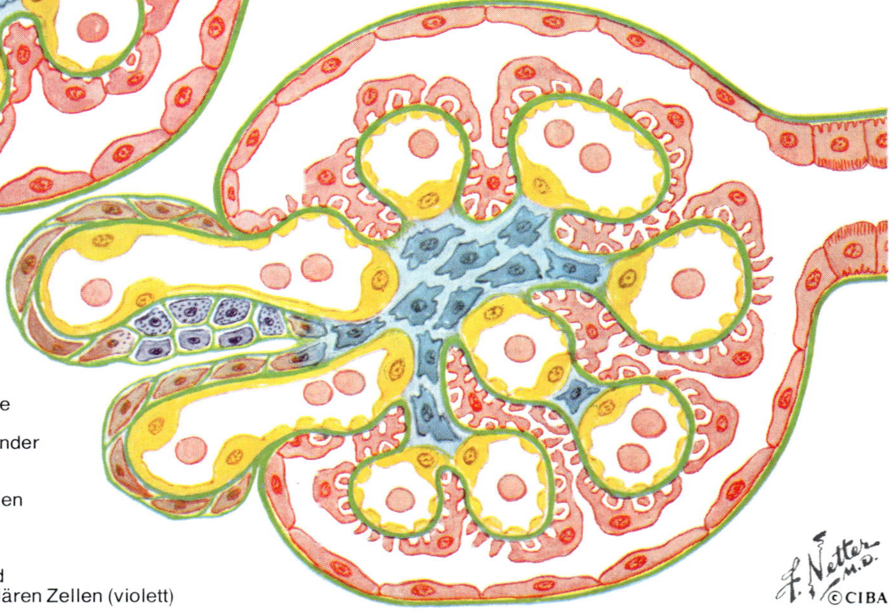


Durch Wachstum und Aufzweigung vermehrt sich die Anzahl der Kapillaren. Sie kommunizieren untereinander und mit Gefäßen im umgebenden Mesoderm. Zwischen den Mesangiumzellen erscheint Matrix. Um die afferenten und efferenten Gefäße entwickeln sich Muskelzellen (braun) und dazwischen die juxtaglomerulären Zellen (violett)

a) den *Epithelzellen* (parietaler Zellbelag oder Bowman-Kapsel = Capsula glomeruli und viszerale Zellen oder Podozyten), b) der *Basalmembran,* c) den *Endothelzellen* und d) dem *Mesangium,* das aus Zellen und Matrix besteht (s. S. 7 und 9). Im folgenden wird die Entwicklung dieser Glomerulusbausteine beschrieben.

## Bildung des Glomerulus

Die Bildung des Nierenglomerulus setzt mit dem Auftauchen der Mesenchymzellen im *Sinus* des S-förmigen Tubulus ein. In diesem Frühstadium sind es nur wenige Zellen. Sie liegen direkt unter dem zukünftigen viszeralen Glomerulusepithel *(Podozyten).* Obwohl bereits primitive Blutgefäße in dem myxomatösen Stroma an anderen Stellen vorhanden sind, befinden sich zu dieser Zeit keine Kapillaren im Sinus. Die Basalmembran des S-förmigen Tubulus und auch die der primitiven Gefäße ist noch kaum entwikkelt. Es ist anzunehmen, daß die Mesenchymzellen im Sinus von den Zellen des S-förmigen Kanälchens abstammen, da beide Zelltypen im ganz frühen Stadium gleichartig gebaut und nicht durch eine Basalmembran getrennt sind.

Das Auftreten der *Basalmembran* ist der nächste Schritt der Glomerulusentwicklung. Sie bildet sich um den S-förmigen Tubulus herum und im Sinus in einer kontinuierlichen Schicht, die die Mesenchymzellen deutlich von den zum Sinus gewandten Tubuluszellen trennt. Letztere werden sich zu den Podozyten des Glomerulus differenzieren. Die Basalmembran ist hier dicker als in anderen Teilen des S-förmigen Tubulus. Sie wird in Zukunft die Glomeruluskapillarbasalmembran bilden. In diesem Stadium vermehren sich die Mesenchymzellen durch wiederholte Zellteilung. Zwischen ihnen werden kleine Spalten sichtbar, die rote Blutkörperchen enthalten. Es ist nicht bekannt, ob sich diese Erythrozyten an Ort und Stelle bilden oder ob sie von benachbarten Blutgefäßen einwandern. Manche Mesenchymzellen, die sich verlängern und die roten Blutkörperchen umgeben, werden zum frühen Kapillarendothel. Aus anderen Mesenchymzellen gehen die Mesangiumzellen hervor. Die mesangiale Matrix bildet sich allerdings erst später. Die Schicht der zukünftigen Podozyten wirft sich nach und nach in girlandenförmige Falten und wölbt sich gegen das Lumen des S-förmigen Tubulus vor.

Während des nächsten Stadiums findet eine fortschreitende Organisierung des Glomerulus statt. Unter der zukünftigen Glomerulusbasalmembran wandeln sich die Mesenchymzellen zu Endothelzellen um. Sie werden flach und verbinden sich mit anderen, ebenso abgeflachten Zellen. Diese unreifen Endothelzellen haben keine Fenster, obwohl sie direkt vom Blut bespült werden. Die Mehrzahl der Mesenchymzellen liegt noch immer im Sinus. Zwischen den Zellen und um sie herum erscheint etwas *mesangiale Matrix.* Einige dieser Zellen beginnen sich in glatte Muskelzellen der *afferenten* und der *efferenten Arteriole* zu differenzieren. Die viszerale Schicht des Glomerulusepithels wächst in ihrer Gesamtheit, und einzelne Podozyten entwickeln *Fußfortsätze.* In diesem unreifen Glomerulus ist eine Teilung in Läppchen noch nicht deutlich, aber die Anordnung der Bauelemente ist bereits festgelegt. Vom Bowman-Kapselraum ausgehend, trifft man der Reihe nach auf die Epithelzelle, die Basalmembran, die Endothelzelle und das Mesangium. In den tiefen Buchten zwischen den Kapillaren findet man die Epithelzelle, die Basalmembran und das Mesangium.

Die Reifung des Nierenglomerulus umfaßt verschiedene Veränderungen, die die einzelnen Bauelemente betreffen. So wird das Endothel gefenstert, die Basalmembran verdickt sich, es bilden sich Trabekel und Fußfortsätze aus, und die

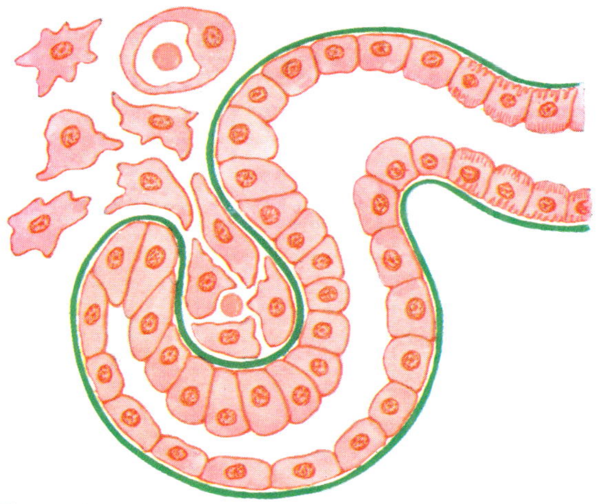

Einer anderen Theorie (*Jokelainen* 1963) zufolge entsteht die Zellmasse im Sinus, aus der sich Kapillaren rund um Blutzellen entwickeln, durch Einwachsen mesenchymaler Zellen

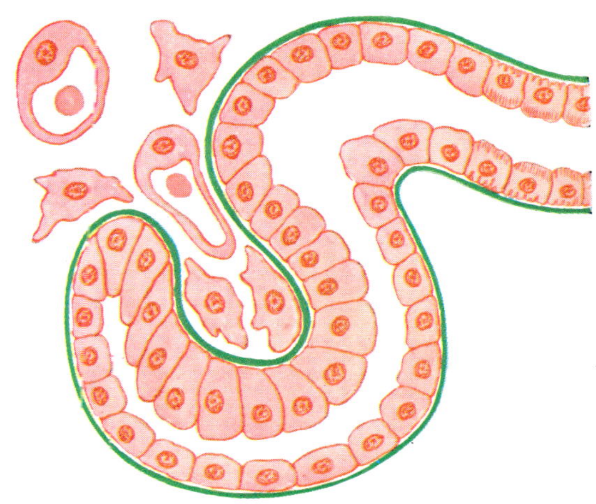

Wieder andere (*Zamboni* u. *de Martino* 1968, *Potter* 1965) glauben, daß die Vaskularisation des Glomerulus durch Einwachsen von Kapillaren aus dem umgebenden metanephrogenen Mesoderm erfolgt

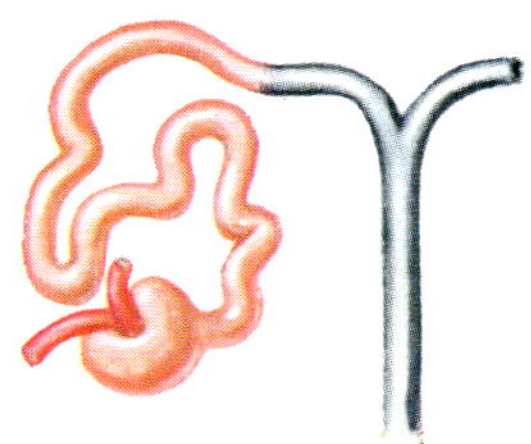

Während sich der distale Schenkel des S-förmigen Bläschens zu einem Nierenkörperchen entwickelt, verlängern sich der mittlere und der proximale Schenkel des S zu einem Tubulus, der in das Sammelrohr übergeht

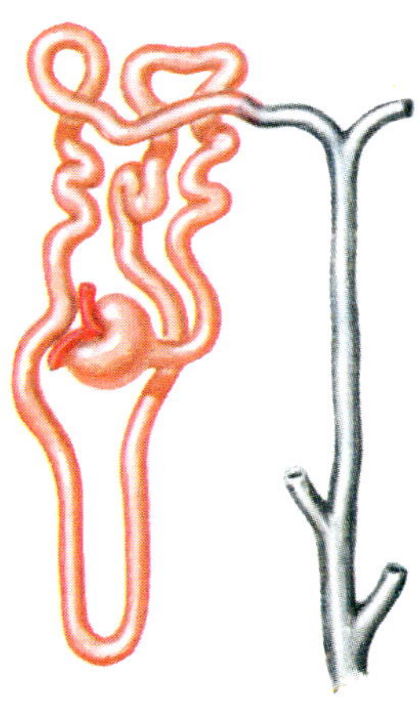

Der Tubulus verlängert sich, windet sich auf und beginnt als Henle-Schleife in Richtung Nierenbecken hinunterzuwachsen. Eine Stelle des Tubulus verbleibt in unmittelbarer Nähe der Glomerulusöffnung als die zukünftige Macula densa

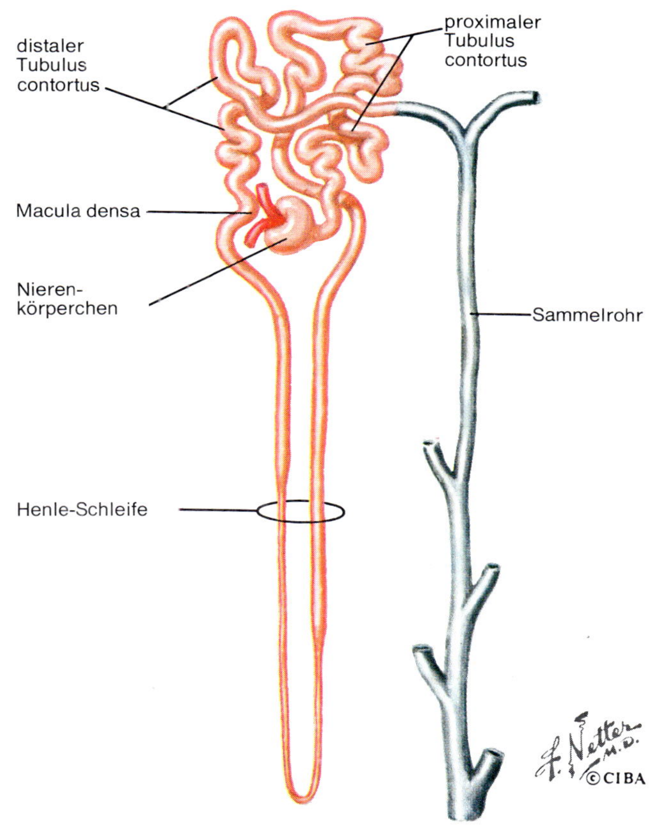


Die Schleife verlängert sich. Nierenkörperchen, proximaler Tubulus, Henle-Schleife, distaler Tubulus und Macula densa des reifen Nephrons stammen also vom metanephrogenen Mesoderm und die Sammelrohre vom Nachnierengang

Mesenchymzellen verwandeln sich zu Mesangiumzellen, um die sich die mesangiale Matrix ansammelt. Während dieses Prozesses entwickeln sich einige von den glatten Muskelzellen der afferenten Arteriole zu den spezifische Granula enthaltenden *juxtaglomerulären Zellen.*

Embryologisch gesehen gehen die Mesangiumzellen aus den im *Sinus* des *S-förmigen Tubulus* erscheinenden *Mesenchymzellen* hervor, und die Mesangiumzelle steht in einem engen Verwandtschaftsverhältnis zur glatten Muskelzelle der Arteriolen am Glomerulushilus. Das Basalmembransystem des Glomerulus bildet ein dreidimensionales Kontinuum, bestehend aus der Basalmembran der Glomeruluskapillare *(Lamina densa),* der mesangialen Matrix und den Basalmembranen der Arteriole und der Bowman-Kapsel (Capsula glomeruli).

Die Morphogenese der primitiven Glomeruluskapillaren wird, so wie sie oben dargestellt wurde, nicht von allen Embryologen akzeptiert. Manche vertreten die Annahme, daß die Endothelzellen nicht von der Zellmasse im Sinus, sondern von Mesenchymzellen, die von außen *einwachsen,* stammen. Einer anderen Vorstellung zufolge geht die *Glomeruluskapillare* aus bereits in der Nachbarschaft des S-förmigen Tubulus vorhandenen Blutgefäßen hervor, die durch mitotische Teilung der Endothelzellen und durch Abgabe von Ästen *aussprossen.*

Etwa nach dem 2. Embryonalmonat enthält die Nachniere Glomeruli in verschiedenen Entwicklungsstadien. Vom ersten Schritt der Glomerulusentstehung an dauert es ungefähr einen Monat, bis die Ausbildung eines einigermaßen gut differenzierten Glomerulus erreicht ist.

Bis zum 8., 9. Fetalmonat entwickelt sich eine neue Generation von Harnkanälchen und Glomeruli, von der Tiefe gegen die Oberfläche des Organs zu fortschreitend. Die Niere läßt sich daher nach dem Stadium der Glomerulusentwicklung in Zonen unterteilen. Es sind etwas mehr Zonen vorhanden (um ein oder zwei), als Monate der Fruchtentwicklung verstrichen sind; das gilt aber nur für die zweite Hälfte der Schwangerschaft.

Es wird auch angenommen, daß eine gewisse Anzahl von Glomeruli, die in den Frühstadien der Nachniere gebildet worden sind, in den späteren Stadien degeneriert und verschwindet.

## Bildung der Tubuli renales

Das *Nierenbläschen* (das primitive Harnkanälchen), das aus dem *metanephrogenen Gewebe* hervorgeht, ist das Muttergewebe des gesamten Tubulus renalis. Es differenziert sich schließlich in die Podozyten und die Kapselzellen des Glomerulus, in Hals, gewundene und gerade Abschnitte des proximalen Segments, Henle-Schleife und distales Segment. Die Entwicklung der einzelnen Segmente schreitet allerdings nicht im gleichen Tempo fort. Um die Zeit, wenn sich das primitive Harnkanälchen mit dem Sammelrohr zusammenschließt und die S-förmige Kurve auftritt, ist der Tubulus noch sehr kurz. Seine zukünftigen Segmente sind noch nicht zu erkennen. Im Lauf der Entwicklung wächst der Tubulus und beginnt sich aufzuwinden, um das *proximale und distale Konvolut* (Tubuli renales contorti) zu bilden. Um den dritten Embryonalmonat scheinen die Zellen des proximalen Tubulus bereits in Funktion zu sein, da hyaline Tröpfchen im Zytoplasma auftauchen. Die *Henle-Schleife* entwickelt sich von allen Tubulussegmenten am langsamsten. Die Schleife liegt ursprünglich in der Nachbarschaft des Glomerulus, aber schließlich wächst sie tief ins Mark hinunter und verdrängt in den späteren Stadien des Fetallebens das myxomatöse Stroma der Niere.

# Entwicklung der Harnblase

## Entwicklung der Harnblase

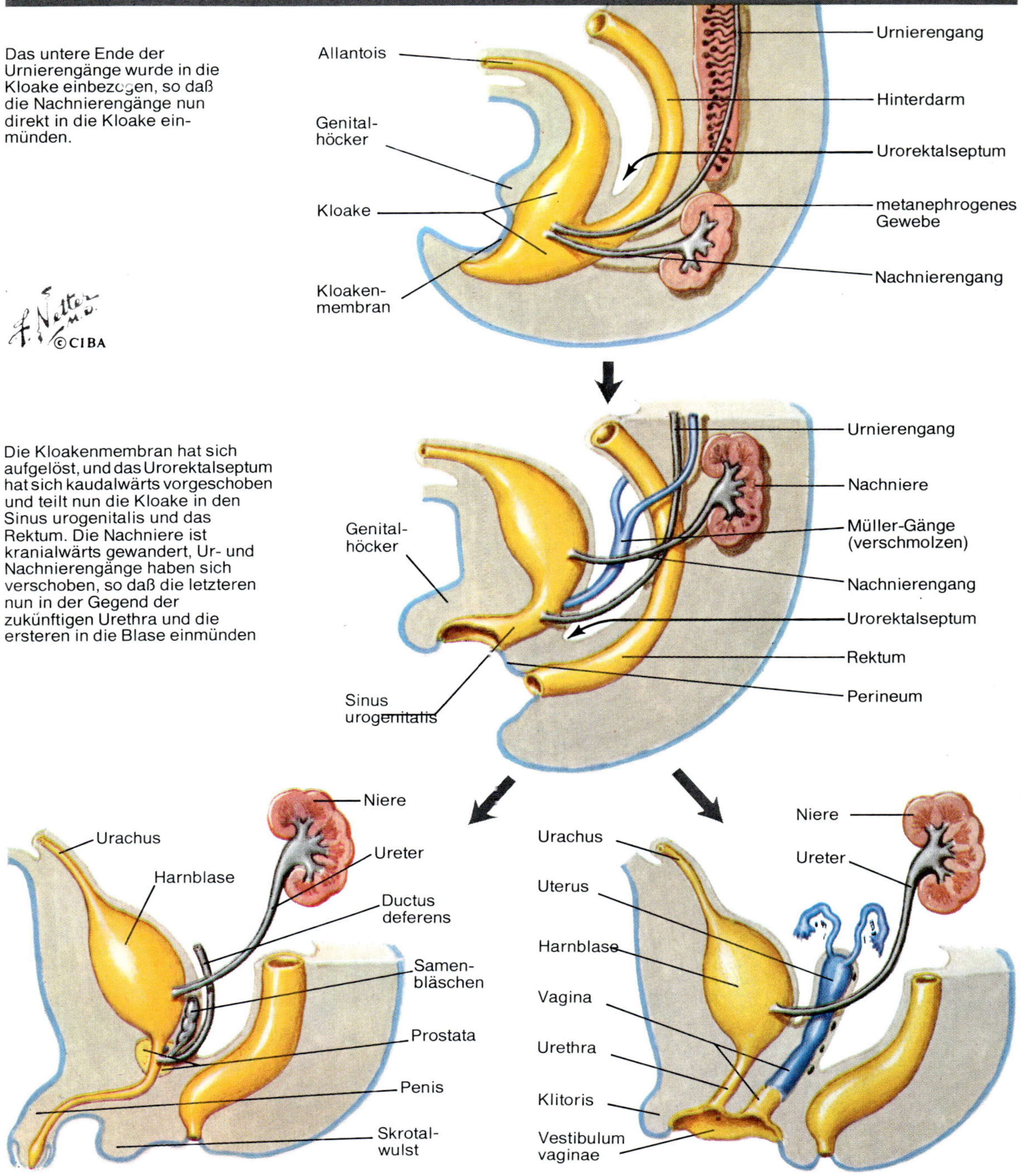


Das untere Ende der Urnierengänge wurde in die Kloake einbezogen, so daß die Nachnierengänge nun direkt in die Kloake einmünden.

Die Kloakenmembran hat sich aufgelöst, und das Urorektalseptum hat sich kaudalwärts vorgeschoben und teilt nun die Kloake in den Sinus urogenitalis und das Rektum. Die Nachniere ist kranialwärts gewandert, Ur- und Nachnierengänge haben sich verschoben, so daß die letzteren nun in der Gegend der zukünftigen Urethra und die ersteren in die Blase einmünden

Beim Mann: Die Müller-Gänge degenerieren weitgehend. Die Urnierengänge werden zu den Samenleitern (Ductus deferentes). Der Sinus urogenitalis entwickelt sich zu Blase und Pars prostatica, membranacea und spongiosa urethrae. Prostata und Samenblasen erscheinen

Bei der Frau: Die Müller-Gänge entwickeln sich zu Tuben, Uterus und oberer Vagina. Die Urnierengänge degenerieren weitgehend. Der Sinus urogenitalis bildet Blase, Urethra, Vestibulum vaginae und untere Vagina

Die Entwicklung der Harnblase und des Ureters hängt eng mit der strukturellen Spezialisierung der Kloake zusammen. Die *Kloake* ist das erweiterte blinde Ende des *Hinterdarms*, mit dem die *Urnierengänge* und der *Allantoisgang* in Verbindung treten (s.a. Bände Genitalsystem, Endokrines System und Verdauungssystem, Teil 2).

Um die 4. Embryonalwoche senkt sich das *Proktodeum*, die Ektodermoberfläche in der Grube unter dem Schwanzhöcker des Keimlings, rasch zur Kloake hinunter und kommt mit der Außenfläche der Kloakenwand in Kontakt. Die Kontaktzone, in der das Ektoderm durch eine sehr dünne Gewebsschicht vom Entoderm getrennt ist, wird *Kloakenmembran* genannt. Gleichzeitig wandert das *Urorektalseptum* kaudalwärts, bis es die Kloake in zwei Teile unterteilt, das dorsal gelegene *Rektum* und den ventral gelegenen *Sinus urogenitalis*. Die Vorgänge, die im Zuge dieser *Kloakenteilung* ablaufen, sind der erste Schritt zur Bildung der *Harnblase*.

Mit fortschreitender Entwicklung werden die Enden der *Nachnierengänge (Ureteren)* in den Sinus urogenitalis einbezogen. Dadurch münden nun die vier Gänge, die beiden Wolff-Gänge und die beiden Ureteren, einzeln in den Sinus, und ihre Auskleidung geht kontinuierlich in die Sinusschleimhaut über.

Der Großteil der Sinusschleimhaut wird von entodermalen, in der Kloake entstandenen Zellen gebildet, aber in der engeren Umgebung der Ur- und Nachnierengangsöffnungen sitzen mesodermale Zellen, die vom intermediären Mesoderm stammen. Sie werden aber schließlich durch Proliferation von entodermalen Zellen ersetzt.

In der Weiterentwicklung differenziert sich der Sinus urogenitalis in zwei verschiedene anatomische Segmente: a) den *vesikourethralen Kanal,* aus dem die Harnblase und der obere Teil der Urethra entstehen, und b) den *definitiven Sinus urogenitalis,* aus dem der Hauptteil der Urethra gebildet wird. Der vesikourethrale Kanal vergrößert sich nach und nach unter Einbeziehung der unteren Allantois.

Einhergehend mit der raschen Entwicklung des vesikourethralen Kanals beginnen sich die Mündungen der Ureteren und der Wolff-Gänge zu verschieben. Die ersteren wandern nach *kranial-lateral,* bis sie viel höher oben liegen als die Mündungen der Wolff-Gänge. Die Folge ist, daß die *Ureteren* in den späteren Entwicklungsstadien *in die Harnblase einmünden,* während die *Wolff-Gänge mit der Urethra in Verbindung stehen.*

Um den 4. Fetalmonat erreicht der vesikourethrale Kanal die charakteristische Form der ausgereiften Harnblase, und die Blasenwand zeigt gut entwickelte Schichten glatter Muskelzellen.

Die weitere Entwicklung des definitiven Sinus urogenitalis, der die Pars pelvina und die Pars phallica umfaßt, nimmt bei Mann und Frau verschiedene Wege.

Beim *Mann* wird die Pars pelvina nach und nach zu einem engen, röhrenförmigen Hohlraum, der die kraniodorsal gelegene *Pars prostatica* und die kaudoventral gelegene *Pars membranacea* der Urethra bildet. Die Pars phallica, der kaudalste Teil des definitiven Sinus urogenitalis, entwickelt sich zur *Urethra des Penis.*

Bei der *Frau* entstehen aus der Pars pelvina die *Urethra,* ein Teil des *Vestibulums* und ein Fünftel der *Vagina,* während sich die Pars phallica ebenfalls zu einem Teil des Vestibulum vaginae differenziert.

Die von der Urethra abstammenden akzessorischen Drüsen sind beim Mann andere als bei der Frau. Beim Mann geht aus der Urethra die *Prostata* hervor, während sich bei der Frau die Urethral- und Paraurethraldrüsen (Glandulae urethrales und Ductus paraurethrales) entwickeln.

Die Allantois wandelt sich schließlich in den *Urachus* um, dessen Lumen durch Proliferation von Bindegewebe im Spätstadium des intrauterinen Lebens verschlossen wird. Postnatal wird der Urachus zum *Lig. umbilicale medianum.*

Scheinbarer «Aszensus» und scheinbare «Rotation» der Nieren während der Embryonalentwicklung

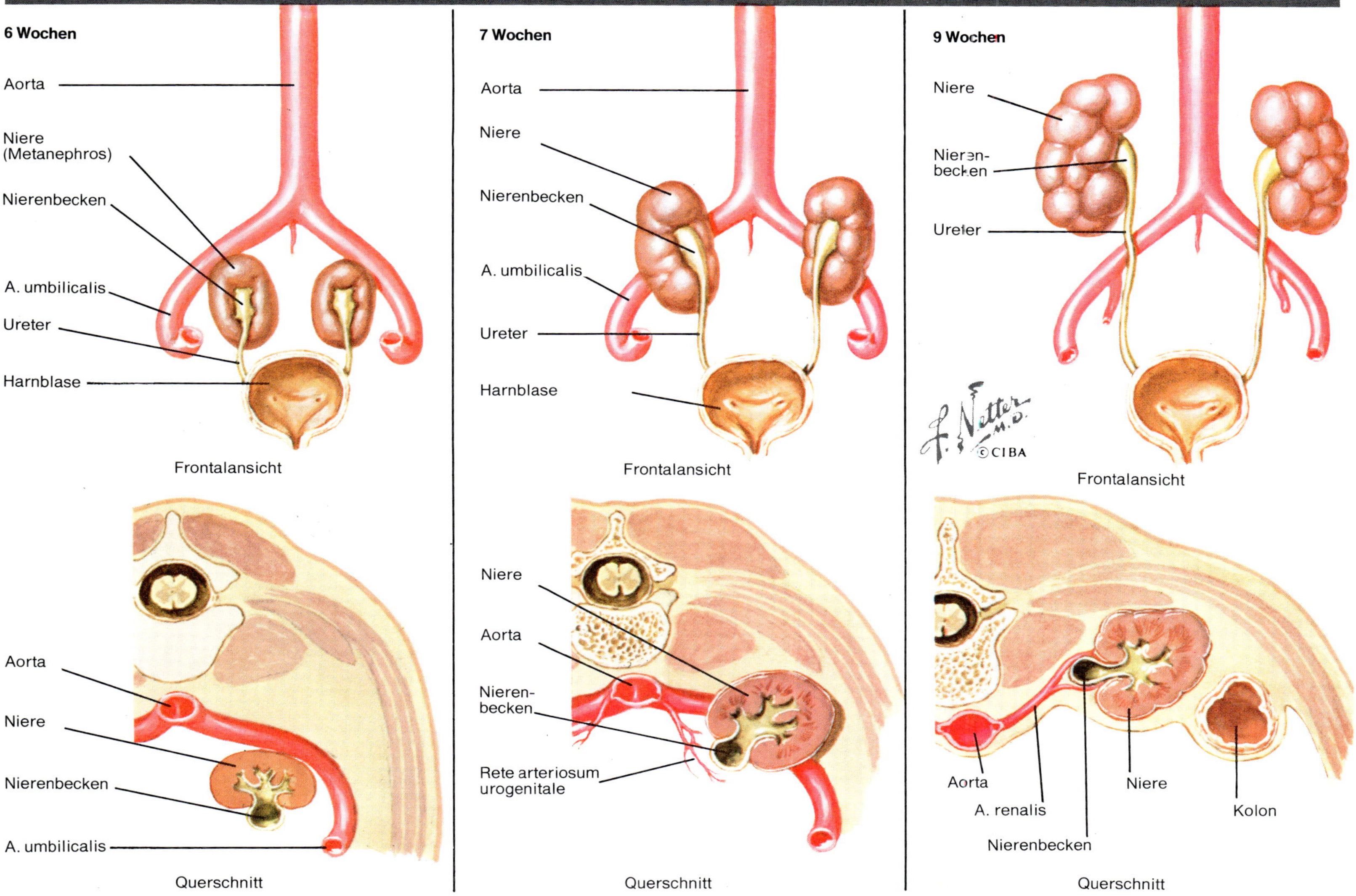


# Aszensus und Rotation der Nieren

Die Nieren liegen zum Unterschied von anderen Organen am Ende der Entwicklung kranialer als ihr Entstehungsort und bilden damit eine Ausnahme. Dieses scheinbare Hinaufwandern der Nieren wurde als Aszensus bezeichnet; in Wirklichkeit kommt dieser relative Lagewechsel aber durch die Streckung der Körperkrümmung zustande. Überdies findet unter der Embryonalentwicklung ein starkes Wachstum der Lumbal- und Sakralregion statt, an dem die Ureteren teilhaben, so daß die Nieren schließlich ungefähr vier Ursegmente höher als ursprünglich liegen.

Wenn sich die Nachniere bildet, liegt sie zunächst kaudal von der Aortengabelung. Beim etwa 6 Wochen alten Embryo hat die primitive Wirbelsäule eine betonte C-Form, und die Nachniere mag in der Höhe des 26. und 28. Ursegments zu finden sein, der späteren Sakralregion. Zu dieser Zeit liegt die primitive Niere dorsal von Ureter und Nierenbecken. Wenn sich der Rumpf infolge eines regional unterschiedlichen Wachstums streckt, »aszendieren« die Nieren um mehrere Ursegmente.

Gegen Ende des 3. Monats liegt die Nierenmitte dem 2. oder 3. Lendenwirbel gegenüber, und zum Geburtstermin ist sie durch die scheinbare Bewegung bis zum 1. Lendenwirbel hinaufgerückt.

Gleichzeitig rotieren die Nieren um ihre Längsachse, so daß sich das Nierenbecken nach medial wendet und die Masse des Nierengewebes schließlich lateral vom Nierenbecken liegt. Die Rotation ist ebenso wie der Aszensus mehr scheinbar als wirklich und ergibt sich aus einem unterschiedlichen Wachstum einzelner Regionen.

Im Zuge des scheinbaren Aszensus und der Rotation erreichen die Nieren ihre normale retroperitoneale Lage. Sie werden von anderen Eingeweiden etwas komprimiert und erhalten das typische fetale gelappte Aussehen. Schließlich geht die fetale Lappung verloren, und das Organ nimmt die charakteristische Form der ausgereiften Niere an.

Die Arterien, die die Niere versorgen, stammen von der Urnierenarterie, die ihrerseits von der Aorta abdominalis abgeht und sich unmittelbar am Nierenbecken in einen Arterienplexus auflöst. Dieser Plexus wird *Rete arteriosum urogenitale* genannt. Aus diesem Plexus persistiert ein Ast, der damit zur solitären A. renalis wird, die in die Niere eintritt und sich dann dort aufzweigt. (Zur Besprechung der Nierenarterienanomalien s. S. 17.) Es ist zu beachten, daß zwar auch normal gelegene Nieren dann und wann von zwei oder mehr Arterien versorgt werden können, aber meistens ist eine derartige multiple arterielle Versorgung in heterotopen Nieren zu beobachten.

Es ist natürlich wichtig, daß man die verschiedenen Anomalien der Position, Form und Lagebeziehung der Nieren kennt, damit man beim Auffinden einer Gewebsmasse an einem normalerweise nicht von der Niere besetzten Platz die Möglichkeit nicht ausschließt, daß es sich dennoch um Nierengewebe handelt. Wenn man mit der Möglichkeit einer Lageanomalie rechnet, lassen sich die tragischen Konsequenzen vermeiden, die der operativen Entfernung eines normal funktionierenden Organs in Einzelfällen entsprungen sind. Das gilt besonders für verschmolzene Beckennieren oder heterotope Solitärnieren (s. S. 230–232).

Sektion II

# Physiologie

von

Frank H. Netter, M. D.


unter Mitarbeit von

Gerhard Giebisch, M. D. Tafel 8–12, 18–21

Albert S. Gordon, PH. D. Tafel 22

Carl W. Gottschalk, M. D. Tafel 13–17

H. O. Heinemann, M. D. Tafel 1–7

Hermann Mattenheimer, M. D. Tafel 23–24

# Einleitung

Die reich vaskularisierten Nieren, die einen beträchtlichen Teil des Herzminutenvolumens erhalten, sind ein integrierender Bestandteil des Kreislaufsystems. Die Regulierung von Volumen und Zusammensetzung der extrazellulären Flüssigkeit sowie die Ausscheidung der Abfallprodukte sind eng an die Nierenfunktion gebunden.

Das Nephron, die kleinste Funktionseinheit der Niere, erzeugt im Glomerulus ein eiweißarmes Filtrat. Dieses Filtrat wird durch einen Prozeß der selektiven Resorption und Sekretion in den verschiedenen Abschnitten des Tubulus zum Endharn umgewandelt. Während die glomeruläre Filtration ausschließlich durch physikalische Kräfte zustandekommt, sind an der tubulären Resorptions- und Sekretionsfunktion sowohl metabolisch aktivierte Transportmechanismen als auch physikalische Kräfte beteiligt.

Beim Erwachsenen beträgt die Gesamtfläche der für die Filtration zur Verfügung stehenden glomerulären Kapillarmembran annähernd 1 $m^2$. Diese Membran ist normalerweise für Eiweißkörper mit einem Molekulargewicht über 70000 nur in geringem Maße durchgängig; für kleinere Proteine mit einem Molekulargewicht von 15000 oder weniger ist sie permeabel; das Ausmaß der Filtration mittelgroßer Moleküle mit einem Molekulargewicht zwischen 15000 und 70000 variiert.

Die Tubulusfunktion ist komplex und differiert in den einzelnen Abschnitten. Im proximalen Tubulus contortus werden ungefähr 65% des Glomerulusfiltrats wieder resorbiert. Im aufsteigenden Schenkel der Henle-Schleife steht die aktive Resorption gelöster Substanzen (hauptsächlich Natrium) im Vordergrund. Dieser Prozeß hilft in der interstitiellen Markflüssigkeit eine hohe osmotische Konzentration aufrechtzuerhalten, die Haupttriebkraft für die anschließende Wasserresorption aus den Sammelrohren.

Im distalen Tubulus contortus findet eine weitere Resorption und Sekretion von gelösten Substanzen statt, und unter dem Einfluß von antidiuretischem Hormon diffundiert Wasser aus dem Tubulus hinaus. Die Rückgewinnung der extrazellulären Flüssigkeit erhält hier ihren »letzten Schliff« durch eine subtile Abstimmung der Tubulusfunktion. Gleichzeitig werden dadurch sowohl das Volumen als auch die Zusammensetzung der verbleibenden tubulären Flüssigkeit verändert.

In den Sammelrohren steht die Wasserregulation unter dem Einfluß von antidiuretischem Hormon im Vordergrund. Dieses Hormon erleichtert die Rückdiffusion in die medulläre interstitielle Flüssigkeit, welche durch die aktive Resorption von Natrium aus dem aufsteigenden Schenkel der Henle-Schleife hyperton gemacht wurde. Umgekehrt kommt es zu einer Einschränkung der Wasserrückdiffusion, wenn kein antidiuretisches Hormon vorhanden ist. Dies führt zur Bildung eines verdünnten Harns und zur Ausscheidung von überschüssigem Wasser.

Die Tubulusfunktion hat auch direkten Einfluß auf das Säure-Basen-Gleichgewicht. Wasserstoffionenkonzentration, Ammoniakbildung und Bikarbonatresorption sind eng miteinander verknüpfte Funktionen, die die Stabilität des pH-Werts der extrazellulären Flüssigkeit gewährleisten und dabei den Harn säuern.

Schließlich nehmen die Nieren auch an extrarenalen Regulationsmechanismen teil, indem sie Einzelglieder in Regelkreisen produzieren oder aktivieren. So erzeugen die Nieren zum Beispiel Renin, ein proteolytisches Enzym, das die Bildung von Angiotensin I, einem Polypeptid, aus dem zirkulierenden Reninsubstrat, einem $\alpha_2$-Globulin, bewirkt. In ähnlicher Weise wird die Erythropoese im Knochenmark von einem Faktor beeinflußt, der vom Nierengewebe entweder produziert oder aktiviert wird.

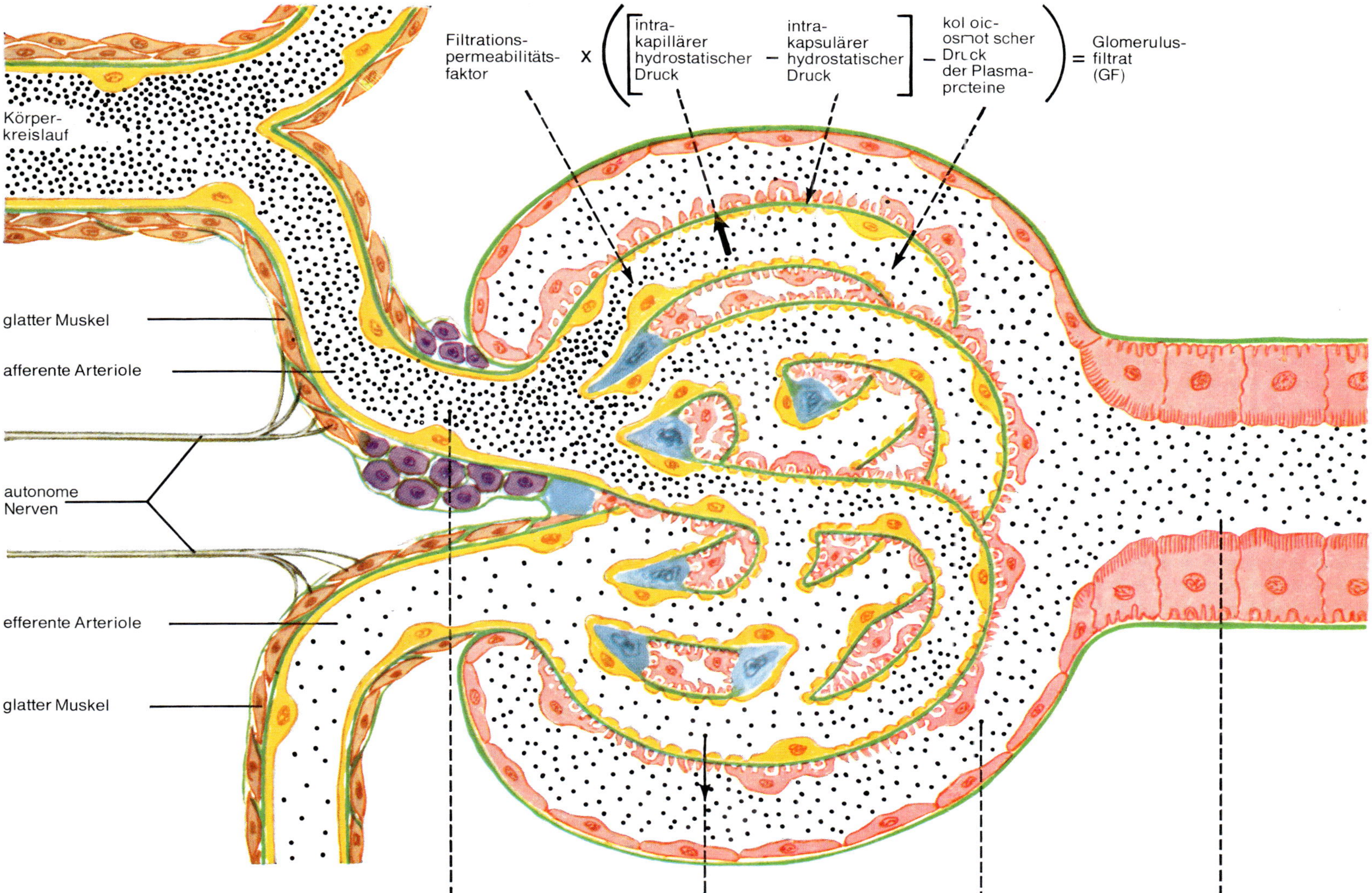


$(P_{In})$ x (GF) = $(U_{In})$ x (V)

Inulinkonzentration im Plasma x Glomerulusfiltrat (GF) = Inulinkonzentration im Harn x Harnvolumen/min

$$GF = \frac{U_{In} \times V}{P_{In}}$$

F. Netter M.D. ©CIBA

# Glomeruläre Filtration

Die kleinste Funktionseinheit der Niere ist das Nephron; der Mensch besitzt ungefähr 2 Millionen Nephrone. Im Glomerulus wird ein proteinarmes Filtrat ausschließlich durch physikalische Kräfte produziert.

Man hat mehrere Theorien über die Filtration durch die glomeruläre Kapillarmembran aufgestellt. Nach der von Pitts (1963, 1968) dargestellten »Porentheorie« von Pappenheimer erfolgt der Durchtritt der Flüssigkeit durch zylindrische Kanäle oder Poren über einen hydrostatischen Gradienten. Diese Poren sollen einen Durchmesser von etwa 7 bis 10 nm haben und würden daher den Durchtritt größerer Moleküle verhindern.

Einer zweiten, von Chinard beschriebenen und später von Pitts (1963, 1968) gut dargestellten Theorie zufolge wird die glomeruläre Basalmembran als hydriertes Gel aufgefaßt. Nachdem die Diffusionseigenschaften von Wasser und anderen kleinen Molekülen ziemlich ähnlich sind, würden diese Substanzen leicht die Membran passieren. Größere Moleküle indessen würden je nach ihrer Größe nur mit Schwierigkeit oder überhaupt nicht hindurchgehen.

Beide Konzepte mögen wohl zu große Vereinfachungen sein. Es ist vorstellbar, daß die glomeruläre Kapillarmembran keine fixe Struktur zu sein braucht; Poren, wenn überhaupt vorhanden, müssen nicht permanent und einheitlich konfiguriert sein. Vielleicht existieren Wasserkanäle zwischen locker gebundenen Eiweiß- und Lipidkomponenten der **Zellmembran**, die Wasser und niedermolekularen gelösten Substanzen den Durchtritt per Diffusion erlauben können.

Die Größe des Glomerulusfiltrats (GF) wird bestimmt durch die Permeabilität von Kapillarwand, Basalmembran und Bowman-Kapsel (Capsula glomeruli) sowie durch den intrakapillären hydrostatischen Druck. Eine Erhöhung des hydrostatischen Drucks im Bowman-Kapselraum sowie des intrakapillären kolloidosmotischen Drucks hemmen die glomeruläre Filtration.

Auswirkungen auf die glomeruläre Filtration haben überdies Faktoren, die den Gefäßwiderstand der afferenten und efferenten Arteriolen beeinflussen. Sowohl körperliche Arbeit als auch Erregung oder Aufrichtung des Körpers vom Liegen zum Stehen können Veränderungen des Gefäßtonus bewirken, sei es durch direkte autonome Steuerung, sei es durch Freisetzung von zirkulierenden vasoaktiven Katecholaminen oder Polypeptiden. Veränderungen des Gefäßwiderstands können auch Einfluß auf eine intrarenale Umverteilung des Blutes zu Nephronenpopulationen mit anderen Funktionseigenschaften und damit auf das GF ausüben (s. S. 175).

Die Messung der glomerulären Filtration kann nur indirekt vorgenommen werden, indem man bestimmt, wieviel von einer bestimmten meßbaren Substanz vom Plasma in den Harn übergeht. Dazu eignet sich jede chemische Verbindung, die vom Glomerulus frei filtriert und von den Tubuluszellen nicht resorbiert oder sezerniert wird. *Inulin,* ein Fruktosepolysaccharid mit einem Molekulargewicht von etwa 5000, erfüllt diese Kriterien.

Der Inulinblutspiegel muß während der Bestimmung konstant bleiben; man schließt daher an die Verabreichung einer geeigneten Anfangsdosis eine Dauerinfusion an.

Die Messung der *Inulinkonzentration im Plasma* $(P_{In})$ und im *Harn* $(U_{In})$ und die exakte Bestimmung des *Harnvolumens* (V) gestatten dann die Berechnung der *Inulin-Clearance* $(C_{In})$. Die Clearance $(C_{In})$ ist gleich dem Glomerulusfiltrat. Dieses kann daher nach der Gleichung berechnet werden:

$$P_{In} \times C_{In} = U_{In} \times V$$

Die Gleichung sagt aus, daß die glomerulär filtrierte Harnmenge (Inulinkonzentration im Plasma mal Glomerulusfiltrat) der Menge Inulin im Harn (Produkt von Inulinkonzentration und Volumen des Harns) gleich ist. Die Gleichung wird zur Glomerulusfiltrat-Bestimmung nach der Unbekannten aufgelöst:

$$C_{In} = \frac{U_{In} \times V}{P_{In}}$$

Das normale Glomerulusfiltrat beträgt durchschnittlich 120 ml/Minute und ändert sich von Augenblick zu Augenblick in Abhängigkeit von subtilen hämodynamischen Schwankungen.

# Clearance-Prinzip

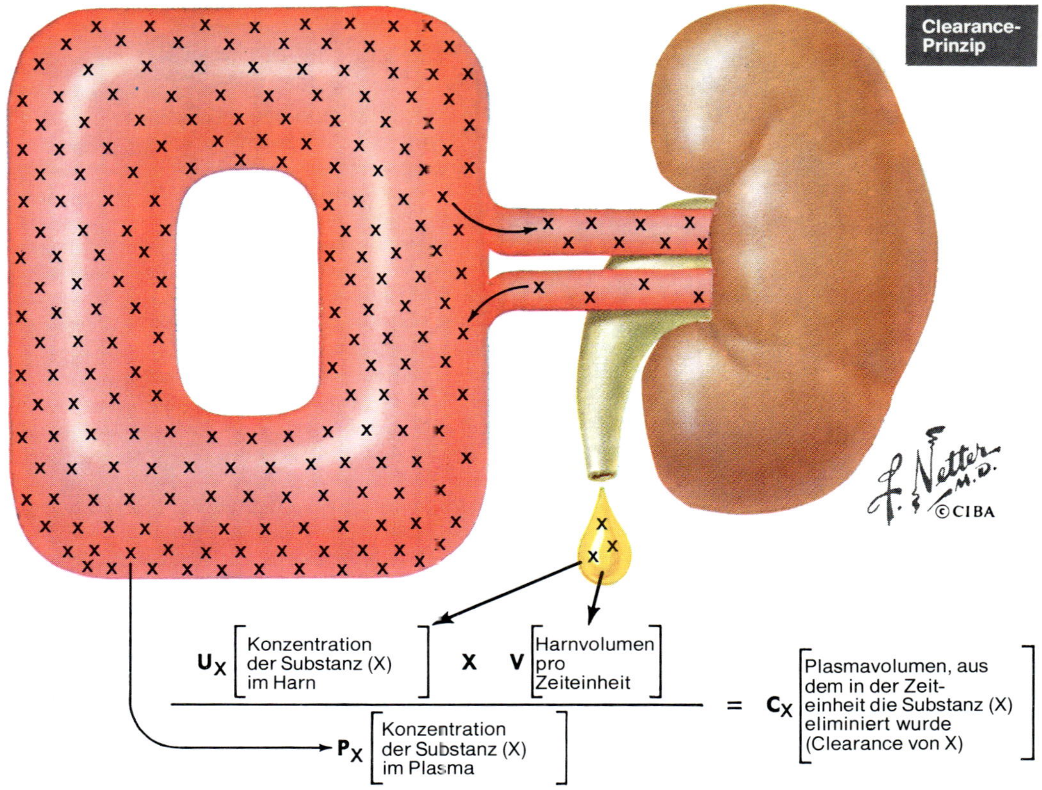


Historisch gesehen wurde das *Clearance-Konzept* zu einer Zeit eingeführt, als man glaubte, es sei die einzige Funktion der Nieren, Harnstoff aus dem Blut zu eliminieren (to clear). Im weiteren und moderneren Sinn versteht man heute unter der renalen Clearance irgendeiner Substanz das Plasmavolumen, aus dem diese Substanz in der Zeiteinheit (gewöhnlich 1 Minute) vollständig eliminiert wird. Da die Ausscheidung durch die Niere zur Folge hat, daß die Substanz im Harn erscheint, kann zum Beispiel die Clearance einer *Substanz X* ($C_X$) aus der *Konzentration von X im Harn* ($U_X$) und *Plasma* ($P_X$) und dem Harnvolumen (V) nach der Gleichung berechnet werden:

$$C_X = \frac{U_X \times V}{P_X}$$

Je nachdem, wie die Tubuluszellen mit der Substanz verfahren, gibt es vier Möglichkeiten:

1. Eine von den Glomeruli filtrierte Substanz wird von den Tubuli weder resorbiert noch sezerniert. In diesem Fall ist die Clearance *gleich* dem GF. Das Polysaccharid *Inulin* ist eine derartige Substanz, und die Inulin-Clearance ($C_{In}$) ist gleich dem GF (Glomerulusfiltrat).

2. Eine von den Glomeruli filtrierte Substanz wird von den Tubuluszellen auch sezerniert; dann *übersteigt* die Clearance das GF. *p-Aminohippursäure* (PAH) ist eine solche Verbindung. Sie wird in einem einzigen Durchgang durch die Nieren so vollständig ausgeschieden, daß sie zur Messung des renalen Plasmaflusses herangezogen wird.

3. Eine von den Glomeruli filtrierte Substanz wird von den Tubuluszellen teilweise resorbiert. Die Clearance ist *geringer* als das GF; dieses Verhalten gilt für viele Substanzen, etwa für *Natrium, Chlorid* und *Kalzium*.

4. Eine Substanz wird filtriert und tubulär sowohl resorbiert als auch sezerniert. Die Clearance hängt davon ab, wie groß die Rate der Resorption und Sekretion ist, und kann gleich groß, kleiner oder größer als das GF sein. Man nimmt an, daß ein solcher Modus bei der Harnsäure vorliegt.

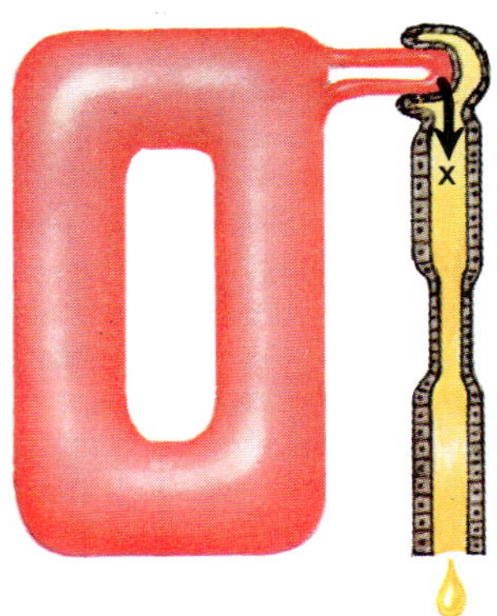

Substanz (X), durch die Glomeruli filtriert und **nicht** von den Tubuli resorbiert oder sezerniert (Inulin)

Clearance von X ist gleich dem Glomerulusfiltrat: **$C_X$ = GF**

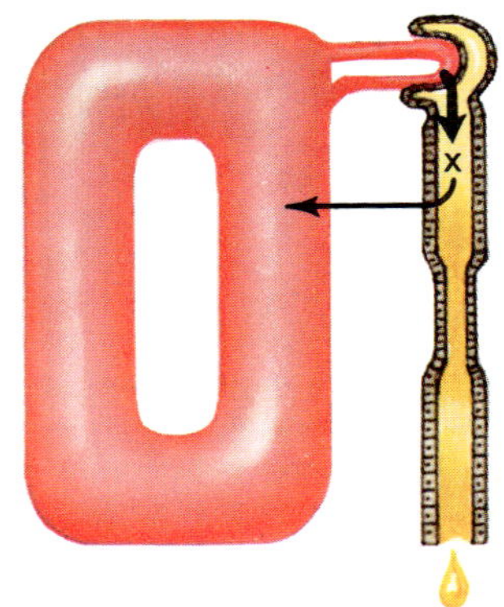

Substanz (X), durch die Glomeruli filtriert und von den Tubuli resorbiert

Clearance von X ist gleich dem Glomerulusfiltrat minus der tubulären Resorptionsrate **$T_X$**:
**$C_X$ = GF − $T_X$**
**$C_X < C_{In}$**

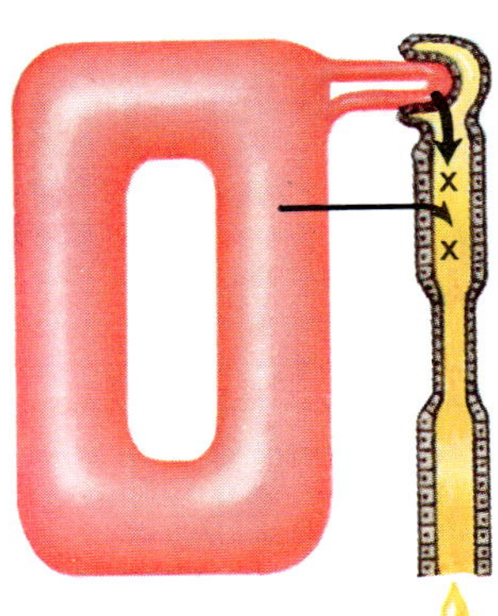

Substanz (X), durch die Glomeruli filtriert und von den Tubuli sezerniert

Clearance von X ist gleich dem Glomerulusfiltrat plus der tubulären Sekretionsrate **$T_X$**:
**$C_X$ = GF + $T_X$**
**$C_X > C_{In}$**

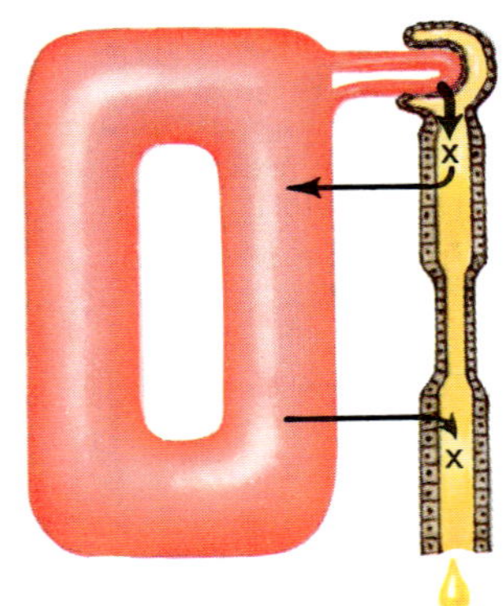

Substanz X, durch die Glomeruli filtriert und von den Tubuli resorbiert und auch sezerniert

Clearance von X ist gleich dem Glomerulusfiltrat minus der Nettoresorptionsrate oder plus der Nettosekretionsrate **$T_X$**:
**$C_X$ = GF ∓ $T_X$**
**$C_X$ < oder > $C_{In}$**

**Prinzip des tubulären Transportmaximums (Tm) für die Resorption am Beispiel der Glukose**

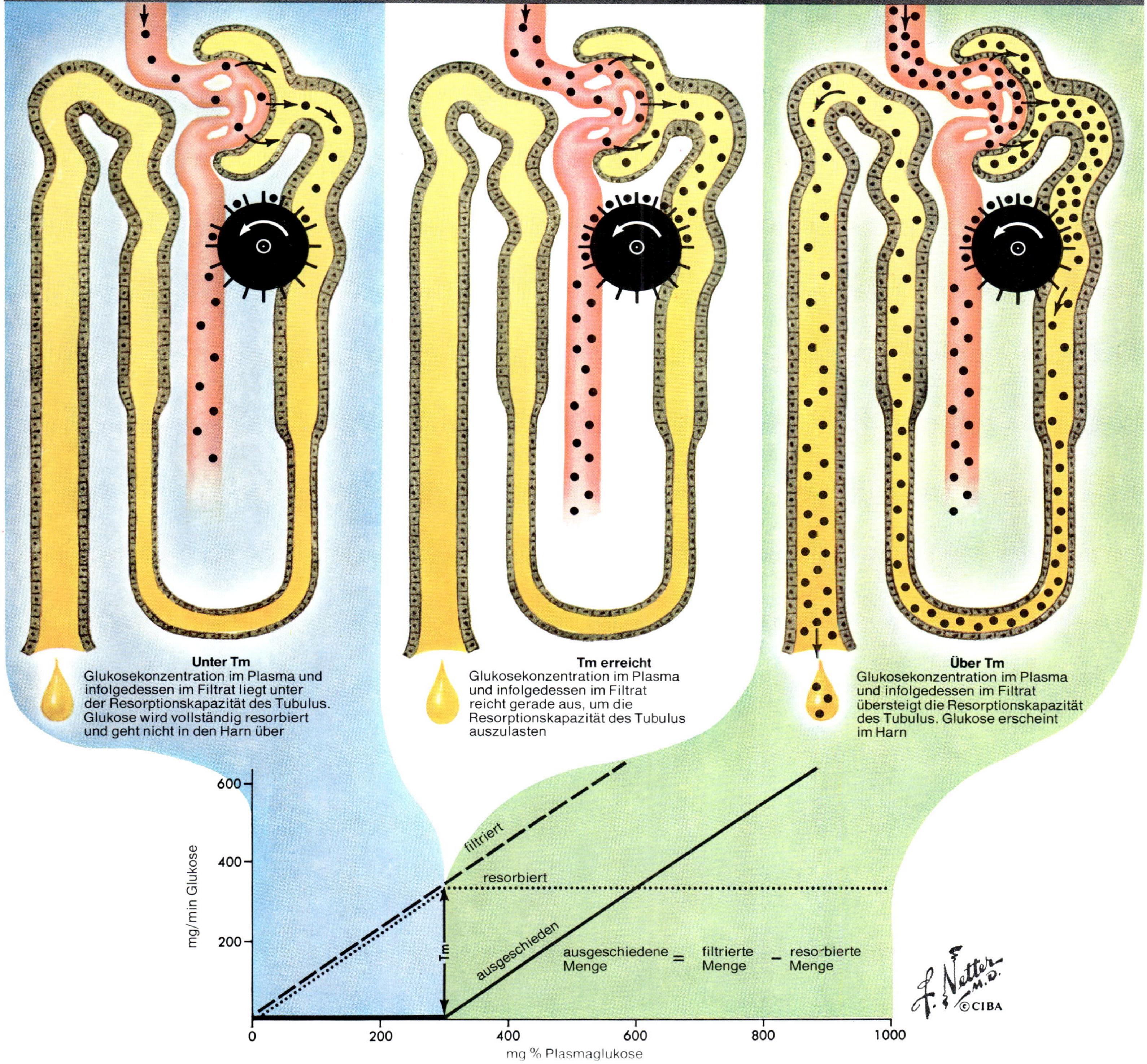


## Tubuläre Resorption

Alle Bestandteile der extrazellulären Flüssigkeit, ausgenommen Eiweißkörper mit hohem Molekulargewicht, werden frei im Glomerulus filtriert. Anschließend werden mit Hilfe der selektiven Resorption in den Tubuli lebenswichtige Bestandteile an die extrazelluläre Flüssigkeit rückerstattet. Der Resorptionsprozeß kann entweder aktiv oder passiv sein; im ersten Fall ist dazu ein Energieaufwand notwendig. Die passive Resorption dagegen erfordert keinen Energieaufwand, da die Substanzen über einen Konzentrationsgradienten resorbiert werden.

Bei einer Reihe von Substanzen ist die Kapazität für die aktive Resorption begrenzt; man spricht vom *tubulären Transportmaximum* (Tm). Elektrisch neutrale und nicht an Eiweiß gebundene Glukose passiert zum Beispiel leicht die glomeruläre Kapillarmembran und wird von den Zellen des proximalen Tubulus resorbiert. Unter normalen Verhältnissen wird praktisch die gesamte filtrierte Glukose aus der Tubulusflüssigkeit eliminiert. Anders ausgedrückt: Das Filtrat enthält weniger Glukose, als transportiert werden könnte, und im Harn ist keine Glukose zu finden.

Die glomeruläre Glukosefiltration steigt und fällt proportional der Glukosekonzentration im Plasma. Bei Erhöhung des Plasmaglukosespiegels über einen kritischen Wert, wie es bei Störungen des Kohlenhydratstoffwechsels, etwa Diabetes mellitus, vorkommt, wird die Glukoseresorptionskapazität des Tubulus überschritten, und Glukose geht in den Harn über. Eine Glukosurie kann in seltenen Fällen auch durch eine kongenitale Störung bedingt sein, bei der die Glukoseresorptionskapazität der Tubuluszellen eingeschränkt ist. Dann tritt Glukose auch bei normaler Plasmakonzentration im Harn auf.

Ein Urteil über das Glukosetransportmaximum kann man sich bilden, wenn man den Glukoseplasmaspiegel – und damit die Glukosekonzentration des Filtrats – so lange erhöht, bis eine Glukosurie auftritt. Zur Berechnung des *Glukosetransportmaximums* ($Tm_G$) muß man praktisch *Konzentration der Glukose im Plasma* ($P_G$), das Glomerulusfiltrat (GF) (mittels Inulin-Clearance bestimmt), *Konzentration der Glukose im Harn* ($U_G$) und *Harnmenge* (V) kennen; die Gleichung lautet:

$$U_G \times V = P_G \times GF - Tm_G$$

Diese Gleichung sagt aus, daß die Glukosemenge, die im Harn erscheint ($U_G \times V$), gleich ist der filtrierten Glukosemenge ($P_G \times GF$) minus der von den Tubuluszellen resorbierten Menge ($Tm_G$); um die Gleichung nach der Unbekannten $Tm_G$ zu lösen, wird sie umgeschrieben:

$$Tm_G = P_G \times GF - U_G \times V$$

oder in Worten ausgedrückt: Die von den Tubuli resorbierte Menge ist gleich der Differenz zwischen der filtrierten und der im Harn ausgeschiedenen Menge.

$Tm_G$, die maximale tubuläre Resorptionskapazität, spiegelt die funktionierende Zellmasse des proximalen Tubulus wider.

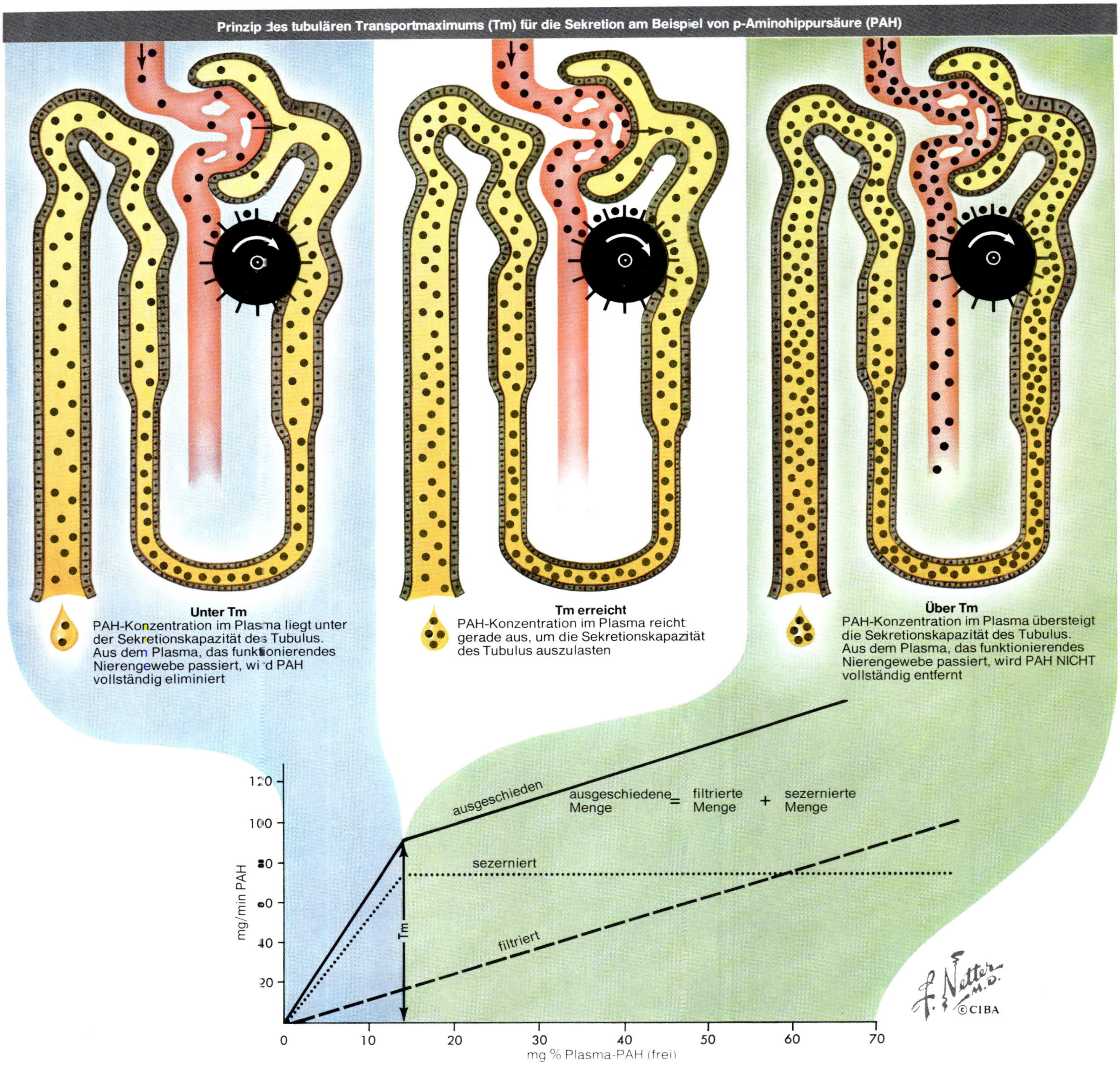


## Tubuläre Sekretion

Das Tubulusepithel ist nicht nur zur Resorption, sondern auch zur Sekretion in das Tubuluslumen befähigt. Die Sekretion kann durch aktiven Transport oder durch passive Diffusion über Konzentrationsgradienten erfolgen. Die Kapazität der aktiven sekretorischen Transportmechanismen ist ebenfalls begrenzt. Eigene sekretorische Transportwege wurden hauptsächlich für organische Säuren (z.B. Hippursäure) oder organische Basen (z.B. Guanidin) nachgewiesen.

Ein Sekretionsmaximum des Tubulus (Tm) läßt sich am Beispiel von *p-Aminohippursäure* (PAH), einer Substanz, die sowohl filtriert als auch sezerniert wird, demonstrieren. Bei niedrigen Plasmakonzentrationen wird PAH vollständig aus dem Plasma eliminiert. (Wegen der raschen und effektiven Eliminierung von PAH wird ihre Clearance zur Messung des renalen Plasmaflusses verwendet, s. S. 43.) Bei zunehmender Erhöhung der PAH-Konzentration im Plasma wird ein Spiegel erreicht, bei dem die Sekretionsmechanismen mit voller Kapazität arbeiten. Wenn die Plasmakonzentration noch weiter gesteigert und die Sekretionskapazität überschritten wird, kann PAH aus dem Plasma, das die Niere passiert, nicht vollständig eliminiert werden. Die renale Elimination der Substanz wird nun größer sein als die tubuläre Sekretion; sie wird parallel zum steigenden Plasmaspiegel zunehmen und somit allein von der filtrierten Menge abhängen.

Die Sekretionskapazität kann aus der PAH-Menge im Filtrat und der im Harn ausgeschiedenen Menge nach der Gleichung berechnet werden:

$$U_{PAH} \times V = P_{PAH} \times GF + Tm_{PAH}$$

Diese Gleichung sagt aus, daß die im Harn auftretende PAH-Menge ($U_{PAH} \times V$) sich aus der filtrierten Menge ($P_{PAH} \times GFR$) plus der von den Tubuli sezernierten Menge ($Tm_{PAH}$) zusammensetzt. Wenn man die Gleichung nach der Unbekannten $Tm_{PAH}$ auflöst, erhält man:

$$Tm_{PAH} = U_{PAH} \times V - P_{PAH} \times GF$$

In Worten ausgedrückt, die von den Tubuluszellen sezernierte PAH-Menge ist gleich der Differenz zwischen der im Harn ausgeschiedenen und der von den Glomeruli filtrierten Menge.

Für den aktiv-sekretorischen Transportweg, der von mehr als einer Verbindung benützt werden kann, gilt die Kinetik der Sättigung. Werden gleichzeitig zwei oder mehr Substanzen, die von diesem System transportiert werden, der Niere angeboten, so tritt eine kompetitive Hemmung ein. Diesen Umstand hat man pharmakologisch ausgenützt. Sowohl Probenecid als auch Penicillin werden beispielsweise von den Tubuli sezerniert. Gibt man Patienten während der Penicillinbehandlung Probenecid, so wird die Sekretion des Antibiotikums verzögert und damit ein höherer Blutspiegel bei einer gegebenen Dosis erreicht.

# Renaler Plasmafluß

**p-Aminohippursäure- (PAH-) Clearance und renaler Plasmafluß (RPF)**

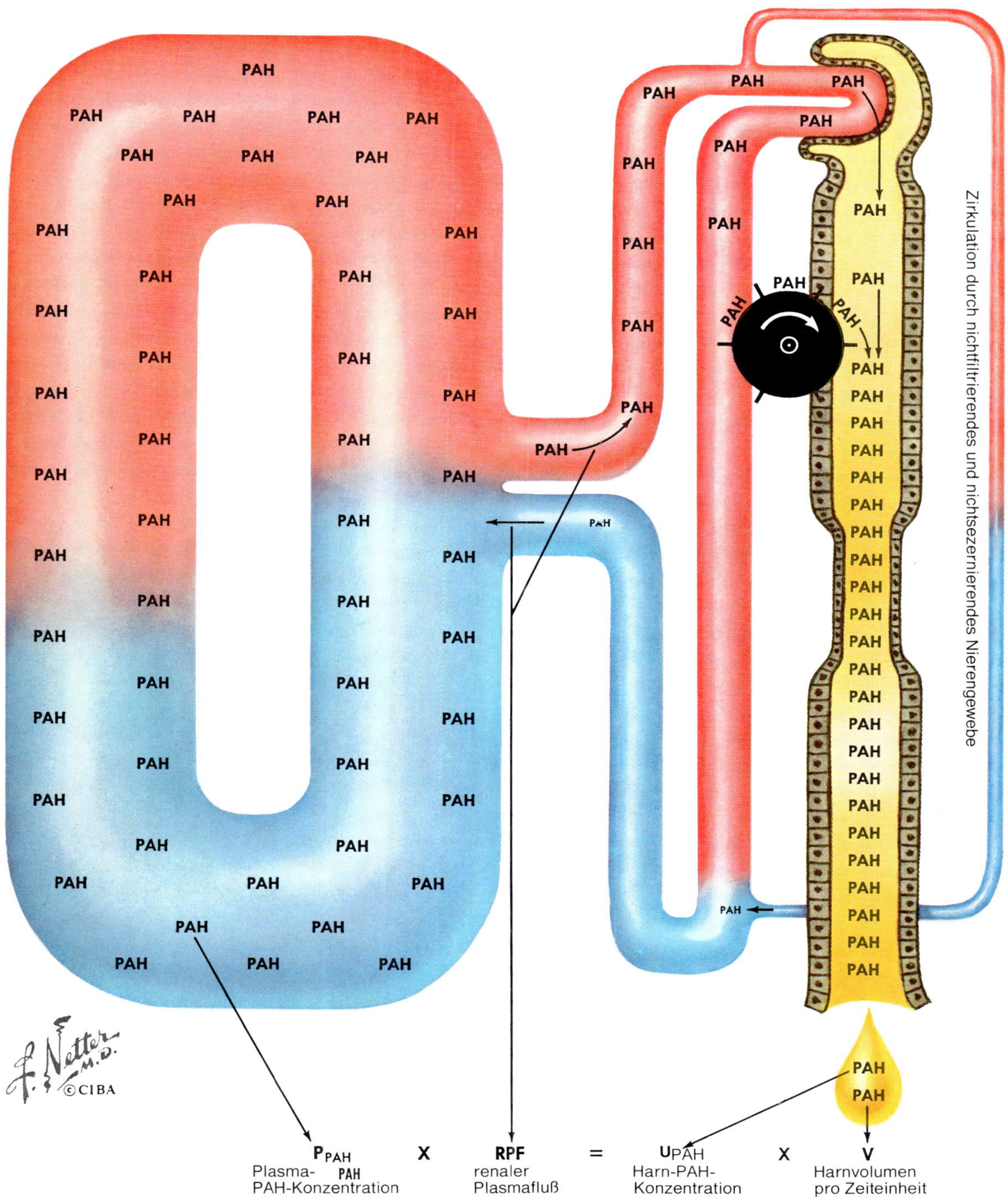


$$RPF = \frac{U_{PAH} \times V}{P_{PAH}} = C_{PAH}$$

Substanzen, die während einer einzigen Nierenpassage vollständig aus dem Plasma extrahiert werden, lassen sich zur Bestimmung des *renalen Plasmaflusses* (RPF) verwenden. Wie bereits erwähnt (s. S. 42), wird p-Aminohippursäure, die sowohl im Glomerulus vollständig filtriert als auch im Tubulus sezerniert wird, zur Messung des renalen Plasmaflusses herangezogen. Dazu ist ein konstanter Plasmaspiegel, der ziemlich unter der Kapazitätsgrenze des Sekretionsmechanismus liegt, erforderlich. Aus der *Plasmakonzentration* ($P_{PAH}$) und der *Harnexkretionsrate der p-Aminohippursäure* ($U_{PAH}$) kann die *Clearance* ($C_{PAH}$) berechnet werden:

$$C_{PAH} = \frac{U_{PAH} \times V}{P_{PAH}} = RPF$$

Die *Nierendurchblutung* (renaler Blutfluß = RBF) errechnet sich aus dem *renalen Plasmafluß* und dem *Hämatokrit* (Hkt) nach der Gleichung:

$$RBF = \frac{RPF}{1 - Hkt}$$

In Wirklichkeit entspricht die PAH-Clearance nur annähernd dem renalen Plasmafluß, da immer ein kleiner Teil des Blutes das in Funktion befindliche Nierengewebe umgeht. Um diese Einschränkung zu betonen, wurde der Ausdruck ERPF (»*geschätzter RPF*« = estimated renal plasma flow) eingeführt.

Die Diskrepanz zwischen der PAH-Clearance und der tatsächlichen Nierendurchblutung kann bei Nierenkrankheiten groß sein, wenn sich die intrarenalen strukturellen Verhältnisse verändert haben. In diesem Fall umgeht ein größerer Anteil des Blutes das funktionierende Gewebe, und die p-Aminohippursäure-Clearance korreliert mit dem wirklichen renalen Blutfluß schlecht.

Um diese Fehlermöglichkeit auszuschalten, muß man die p-Aminohippursäurekonzentration im *arteriellen* ($A_{PAH}$) und *Nierenvenenblut* ($V_{PAH}$) kennen. Man verwendet dann die Differenz zwischen der arteriellen und der venösen Konzentration anstelle der Plasmakonzentration zur Berechnung des renalen Plasmaflusses:

$$RPF = \frac{U_{PAH} \times V}{A_{PAH} - V_{PAH}}$$

In dieser Gleichung wird das *Fick-Prinzip* angewandt (das gewöhnlich zur Bestimmung des Herzzeitvolumens benützt wird (s. Band 1, Herz). Nach diesem Prinzip ist die Menge einer Substanz, die von einem Organ aufgenommen oder ausgeschieden wird, gleich der Differenz zwischen der Konzentration dieser Substanz im arteriellen ($A_{PAH}$) und im venösen ($V_{PAH}$) Blut, multipliziert mit dem Blutdurchfluß durch dieses Organ:

$$U_{PAH} \times V = (A_{PAH} - V_{PAH})\,RPF$$

Es liegt auf der Hand, daß Fick- und Clearance-Gleichung identisch sind, wenn die Konzentration im Venenblut fast Null ist.

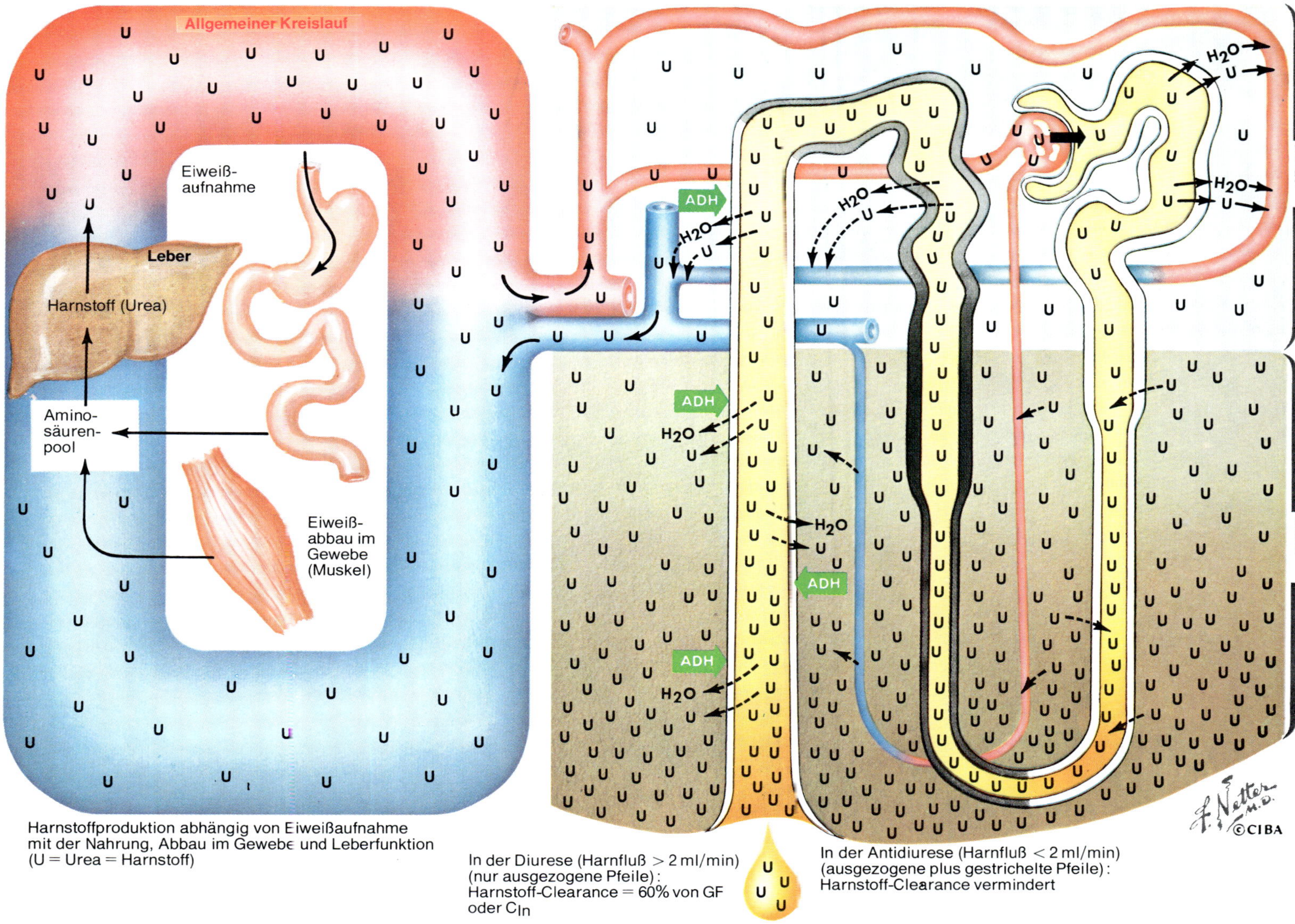


Harnstoffproduktion abhängig von Eiweißaufnahme mit der Nahrung, Abbau im Gewebe und Leberfunktion (U = Urea = Harnstoff)

In der Diurese (Harnfluß > 2 ml/min) (nur ausgezogene Pfeile): Harnstoff-Clearance = 60% von GF oder $C_{In}$

In der Antidiurese (Harnfluß < 2 ml/min) (ausgezogene plus gestrichelte Pfeile): Harnstoff-Clearance vermindert

## Harnstoff-Clearance

Die Messung der Harnstoffausscheidung ist von großem historischem Interesse, da die ersten Versuche einer quantitativen Erfassung der Nierenfunktion mit Harnstoff (Urea) unternommen wurden. AMBARD und WEILL (1912) in Frankreich. ADDIS und WATANABLE (1916) sowie AUSTIN, STILLMAN und VAN SLYKE (1921) in den Vereinigten Staaten und REHBERG (1926) in Dänemark gehörten zu den Forschern, die die ersten Beiträge zur Entwicklung des Clearance-Konzepts lieferten.

Die Bestimmung der Harnstoff-Clearance ($C_U$) wurde eine Standarduntersuchung zur Beurteilung der Nierenfunktion. Die Methode findet zwar noch immer klinische Verwendung; man weiß aber, daß sie gewisse Grenzen hat.

*Erstens* schwankt die Rate der Harnstoffproduktion; da der Harnstoff das Endprodukt des Eiweißabbaus ist, wird das Ausmaß der täglichen Produktion von einer Reihe von Faktoren bestimmt, so von der Eiweißaufnahme mit der Nahrung, vom endogenen Eiweißabbau und von der Rate des Umbaus in der Leber.

*Zweitens* ist für die renale Harnstoffausscheidung sowohl die glomeruläre Filtration als auch die variierende Rückdiffusion über der ganzen Länge der Tubuli bestimmend. Die Rückdiffusion hängt von der Konzentration und dem Strom der Tubulusflüssigkeit ab. Bei niederer Flußrate ist die Harnkonzentration hoch; es diffundiert mehr Harnstoff zurück, daher wird weniger Harnstoff ausgeschieden, und die Clearance nimmt ab. Bei starkem Harnstrom, über 2 ml/min, wird der Harn hypoton, und es diffundiert weniger Harnstoff zurück; die Clearance nimmt daher zu, verändert sich aber bei weiterer Zunahme des Harnvolumens kaum mehr.

Wegen der Abhängigkeit der Harnstoff-Clearance vom Harnfluß gibt man die Ergebnisse gewöhnlich lieber in Prozenten des erwarteten Normalwerts einer gegebenen Harnflußrate als in absoluten Größen an.

Harnstoff spielt auch in den Konzentrierungsmechanismen der Niere eine wichtige Rolle (s. S. 56 und 58). Durch die Ansammlung von Harnstoff in der medullären interstitiellen Flüssigkeit erhöht sich der Gesamtgehalt des Nierenmarks an gelösten Stoffen. Auf diese Weise leistet der Harnstoff einen Beitrag zu den osmotischen Kräften, welche die Wasserresorption aus dem Sammelrohr unter dem Einfluß von antidiuretischem Hormon vorantreiben.

Beim Menschen wird Harnstoff nur auf dem Wege der Diffusion resorbiert, bei einigen Nichtsäugern hat man dagegen einen aktiven Harnstofftransport nachgewiesen.

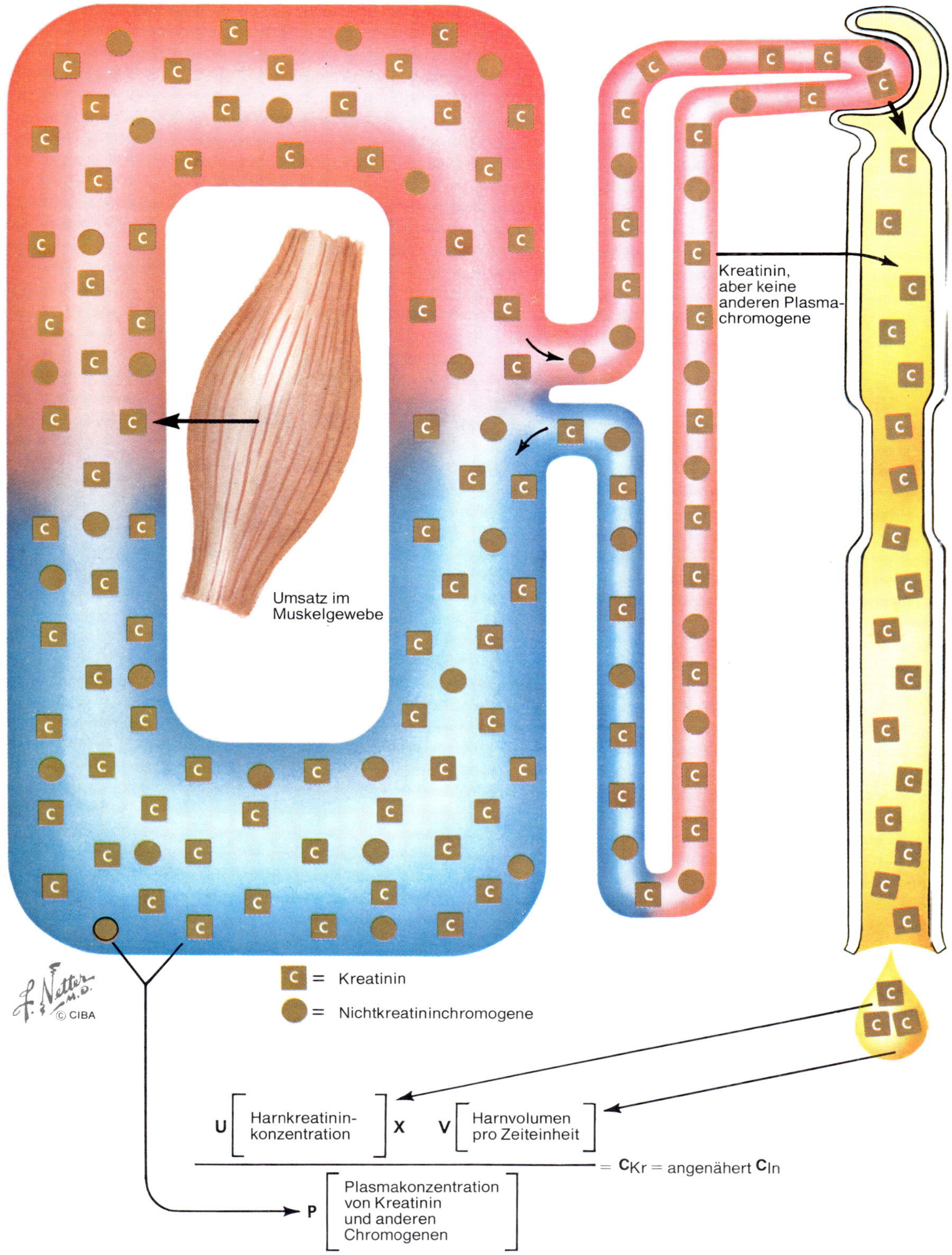


# Kreatinin-Clearance

In der laufenden Betreuung von Nierenpatienten ist es unpraktisch, das Glomerulusfiltrat (GF) mit der Inulin-Clearance ($C_{In}$) zu messen. Man kann statt dessen die Clearance des endogenen Kreatinins ($C_{Kr}$) verwenden, um einen Annäherungswert für das Glomerulusfiltrat zu erhalten.

Kreatinin entsteht aus Kreatin und Phosphokreatin, die in der Skelettmuskulatur reichlich vorhanden sind. Normalerweise sind Muskelmasse und Kreatinumsatz verhältnismäßig konstant. Das kommt in der stabilen Serumkonzentration und Nierenausscheidung des Kreatinins zum Ausdruck. Außerdem ist die Kreatininausscheidung zum Unterschied vom Harnstoff nicht vom Harnvolumen oder von der Eiweißaufnahme mit der Nahrung abhängig. Die Stabilität der endogenen Kreatininproduktion macht die Kreatinin-Clearance mit wenigen Ausnahmen zu einem brauchbaren Schätzwert für das Glomerulusfiltrat.

Man sollte allerdings zwei in der Methode liegende Fehler bei der Bestimmung der endogenen Kreatinin-Clearance beachten. *Erstens* basieren alle chemischen Methoden, die zur Kreatininbestimmung herangezogen werden, auf der sogenannten Jaffé-Reaktion, die auch auf andere Chromogene außer Kreatinin anspricht. Diese Nichtkreatininchromogene sind nicht filtrierbar und erscheinen nicht im Harn. *Zweitens* entstammt das Kreatinin in der Tubulusflüssigkeit hauptsächlich der glomerulären Filtration, zu einem kleinen Teil jedoch auch der Tubulussekretion. Die Fehler, die sich durch die kombinierten Effekte einer vorgetäuscht hohen Serumkreatininkonzentration (wegen der Erfassung der Nichtkreatininchromogene) und des tubulär sezernierten Anteils ergeben, gleichen sich oft zufällig bei der Berechnung der Kreatinin-Clearance aus.

Man kann das GF mit endogenem Kreatinin genauer bestimmen, wenn man sich einer der Modifikationen der Originalmethode nach Folin-Wu bedient, die die Nichtkreatininchromogene nicht erfaßt.

Bei Nierenkrankheiten mit herabgesetztem GF steigt die Serumkreatininkonzentration. Als Ergänzung zur berechneten Clearance ist dies ein brauchbarer Indikator für die Beurteilung der Schwere des Nierenfunktionsschadens.

Bei Krankheiten, die mit einer Verminderung der Skelettmuskelmasse einhergehen, verkleinert sich der endogene Kreatininpool, und daher sind die Serumkonzentration und die Nierenausscheidung von Kreatinin niedriger. Bei diesen Gegebenheiten steigt die Serumkreatininkonzentration nicht der Nierenfunktionsschädigung entsprechend an, und nur die Berechnung der Clearance wird die Verminderung des GF aufdecken.

# Natrium-, Chlorid- und Kaliumtransport

## Natriumresorption

**Resorptionsverteilung längs des Nephrons.** Die Natriumresorption im Nierentubulus ist für die Rückgewinnung von mehr als 99% des Glomerulusfiltrats aus dem Tubuluslumen verantwortlich. Der *erste Schritt* der tubulären Natriumresorption geht im *proximalen Tubulus* vor sich. Es ist gelungen, mit Mikropunktionen die Tubulusflüssigkeit auf ihren Gehalt an Inulin (einer Markierungssubstanz für die transepitheliale Wasserbewegung), Natrium und Chlorid zu untersuchen, und man weiß nun mit Sicherheit, wie sich die Resorption über die Länge des Nephrons verteilt. Im Säugernephron werden in der Antidiurese ungefähr *zwei Drittel* des filtrierten Wassers und Natriums bis zum Ende des proximalen Tubulus contortus wieder resorbiert. Wenn die Tubulusflüssigkeit die *Henle-Schleife* verläßt, sind bereits weitere 25% des filtrierten Natriums resorbiert, und an dieser Stelle verbleiben nur mehr etwa 10% dieses Ions innerhalb des Tubulus. Der Großteil der Natriummenge, die in den distalen Tubulus gelangt, wird dort resorbiert. Der Natriumtransport während der Sammelrohrpassage ist unbedeutend und geht selten über mehr als 1% der im Filtrat enthaltenen Natriummenge hinaus.

Der Natriumtransport längs des Nephrons, wie er hier beschrieben wurde, kann sich unter dem Einfluß verschiedener Maßnahmen verschieben. Die Verabreichung von osmotisch wirksamen Diuretika wie Mannit oder auch die intravenöse Infusion einer Salzlösung zur Vergrößerung des extrazellulären Volumens reduziert die Natriumresorption im proximalen Tubulus dramatisch. Dementsprechend gelangt ein unverhältnismäßig großer Anteil vom filtrierten Natrium und Wasser in die Henle-Schleife und das distale Nephron. Bei einer Verminderung der Natriumresorption im proximalen Tubulus ist das Epithel des distalen Tubulus und der Henle-Schleife jedoch imstande, die Natriumresorption zu steigern, ein Punkt von großer funktioneller Bedeutung. Auf diese Weise wird wirksam verhindert, daß zuviel Natrium mit dem Harn verlorengeht. Mit anderen Worten, ein drohender Natrium- und Flüssigkeitsverlust, der die Folge einer verminderten Resorption im proximalen Tubulus ist, wird durch die adaptive, vom Natriumgehalt der Tubulusflüssigkeit abhängige Steigerung der Natriumresorption in der Henle-Schleife und im distalen Tubulus stark eingeschränkt.

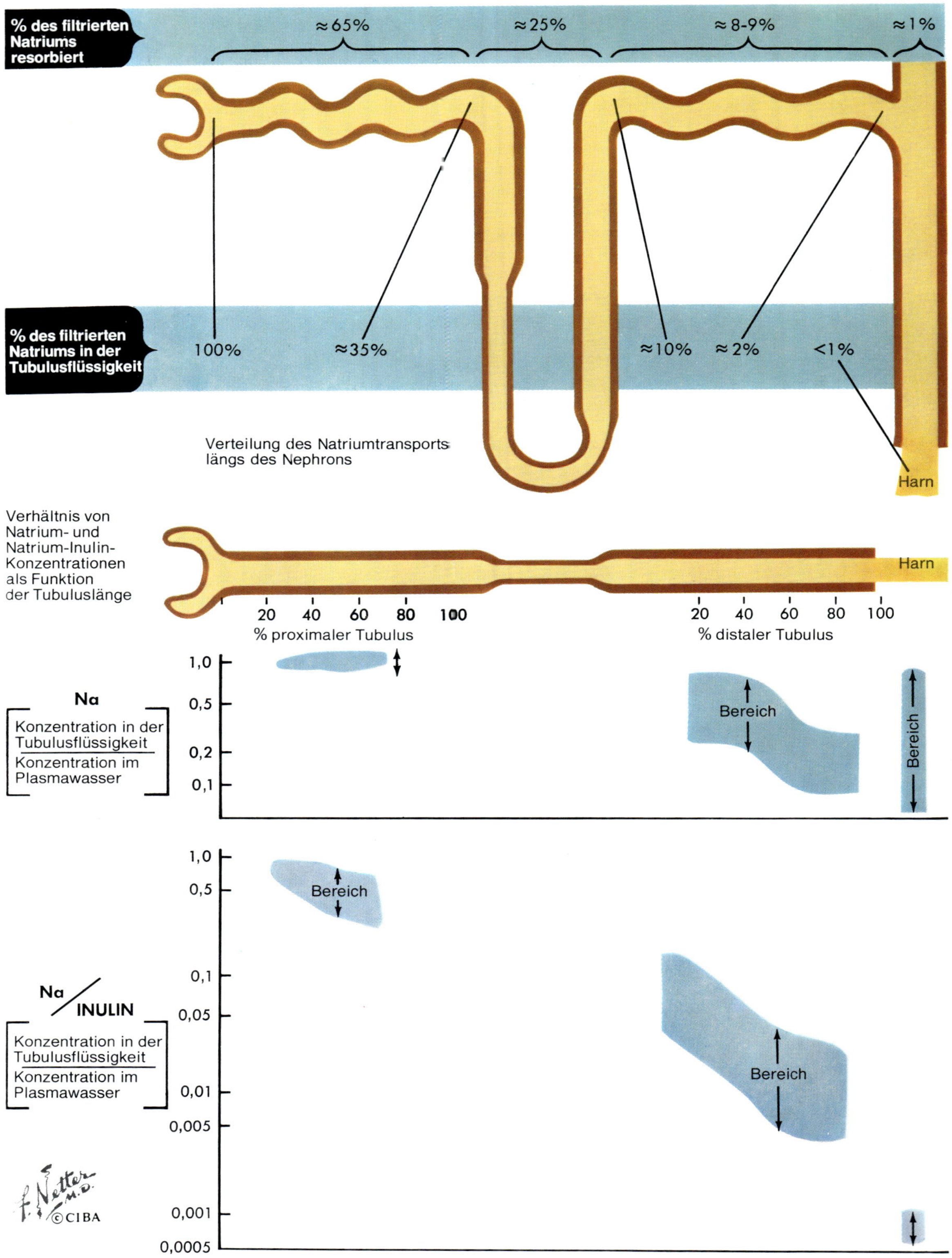


**Verhältnis der Tubulus-Plasma-Konzentration.** Die Flüssigkeit im proximalen Tubulus bleibt unter den verschiedensten experimentellen Bedingungen nachgewiesenermaßen plasmaisosmotisch. Da unter normalen Verhältnissen Natriumsalze die Hauptmasse der osmotisch wirksamen Substanzen in der extrazellulären Flüssigkeit ausmachen, kommt es auch zu keiner *transepithelialen* Natriumkonzentrationsdifferenz zu beiden Seiten des Epithels im proximalen Tubulus. Im Gegensatz dazu ist die Natriumkonzentration der Flüssigkeit im Anfangsteil des distalen Tubulus signifikant geringer als im Plasma. Nachdem nichts dafür spricht, daß die Tubulusflüssigkeit beim Passieren der Henle-Schleife durch Wasserübertritt verdünnt wird, zeigt die signifikante Reduktion der Natriumkonzentration am Beginn des distalen Tubulus an, daß in der Henle-Schleife im Verhältnis viel mehr Natrium als Wasser resorbiert wird. Es ist dieser Abschnitt des tubulären Natriumresorptionsprozesses, der die Schlüsselrolle in der Bildung eines osmotisch konzentrierten Harns spielt.

Die intratubuläre Natriumkonzentration sinkt laufend im distalen Tubulus weiter bis auf Werte von 10 mval/l an seinem Ende und kann sich im Sammelrohr eventuell noch mehr verringern. Bei einem Mineralokortikoidmangel oder unter der Behandlung mit bestimmten Diuretika und Herzglykosiden kann diese Fähigkeit des distalen Nephrons (des distalen Tubulus und Sammelrohrs), die intratubuläre Natriumkonzentration zu erniedrigen, allerdings eingeschränkt sein.

Wenn man die Progression des Natrium-Inulin-Konzentrationsverhältnisses längs des Nephrons mißt, kann man den Anteil des filtrierten Natriums quantitativ erfassen, der aus der Tubulusflüssigkeit während der Passage durch den proximalen und distalen Tubulus resorbiert wird. Es zeigt sich klar, daß ein großer Teil der im Filtrat enthaltenen Natriummenge im proximalen Tubulus ohne Ausbildung eines transepithelialen Natriumkonzentrationsgefälles resorbiert wird, während längs des distalen Tubulus und des Sammelrohrs die Resorption eines viel kleineren Natriumanteils mit der Erzeugung von steilen transepithelialen Konzentrationsgradienten einhergeht.

## Mechanismen der Natrium- und Wasserresorption

Jede Ionenbewegung, die entgegen einem Konzentrationsgefälle vor sich geht, ist aktiv und erfordert einen Energieaufwand. Die Natriumresorption im distalen Tubulus und im Sammelrohr ist sichtlich aktiv, da dabei eine Nettoverschiebung von Natrium unter Überwindung eines Konzentrationsgradienten ($U_{Na}$ kleiner als $P_{Na}$) sowie eines elektrischen Potentials (das Lumen ist gegenüber der peritubulären Flüssigkeit elektrisch negativ) stattfindet.

**Experimenteller Nachweis des aktiven Transports.** Das Wesen des Natriumtransports im proximalen Tubulus ist allerdings nicht so klar. Ohne die Ausbildung signifikanter Konzentrationsdifferenzen und gegen im besten Fall sehr geringe elektrische Kräfte geht eine extensive Wasser- und Natriumresorption vor sich. Zwei verschiedenartige einschlägige Experimente – bei dem einen arbeitet man mit Mikroperfusionsmethoden – zeigen jedoch eindeutig, daß bei der Natriumresorption im proximalen Tubulus ein aktiver Transport mitwirkt. Diese Experimente demonstrieren auch, daß die Wasserresorption aus dem proximalen Tubulus von der intratubulären Natriumkonzentration sowie vom Ausmaß der tubulären Natriumresorption abhängt.

Gestützt wird diese Annahme hauptsächlich durch Befunde, die das erste Experiment liefert. Es besteht in der gleichmäßigen Perfusion proximaler Tubulusabschnitte mit Lösungen verschiedener Natriumkonzentration, die Inulin als Anzeiger für die transepitheliale Wasserverschiebung enthalten und mit Mannit isoton gemacht wurden. Mißt man die Wasserresorption am Ausmaß der Inulinkonzentrierung im gesammelten Perfusat, so sieht man, daß die Natrium- und Wasserresorption gegen einen signifikanten Konzentrationsgradienten stattfinden kann. Diese Beobachtung stützt die Hypothese vom aktiven Natriumtransport im proximalen Tubulus. Außerdem zeigt dieses Perfusionsexperiment deutlich, daß Wasser das Lumen des proximalen Tubulus proportional zur resorbierten Natriummenge verläßt, denn je höher die Natriumkonzentration in dem in den Tubulus injizierten Perfusat ist, um so mehr Natrium wird resorbiert, und damit wird auch die Nettowasserverschiebung aus dem Tubuluslumen hinaus prozentual größer (siehe Kurve in der Illustration). Es sind also der aktive Natriumtransport und der osmotisch induzierte passive Wassertransfer zwangsläufig miteinander gekoppelt.

Zu einem im wesentlichen gleichen Ergebnis kommt man bei einem Experiment anderer Art in vivo, bei dem die Beziehung zwischen der Nettonatrium- und der Wasserverschiebung im proximalen Tubulus während der Infusion einer Mannitlösung untersucht wird. Mannit, eine schlecht resorbierbare Substanz, verhindert osmotisch, daß Wasser dem resorbierten Natrium proportional nachfolgt. Diese Wasserretention im Tubuluslumen bewirkt durch Verdünnung eine Abnahme der Natriumkonzentration in der Tubulusflüssigkeit, die durch Mannit plasmaisosmotisch bleibt. Die Natriumkonzentration in der resorbierten Flüssigkeit ist dann höher als in der Tubulusflüssigkeit. Demzufolge kann der Natriumtransport gegen einen Natriumkonzentrationsgradienten vor sich gehen und muß ein aktiver Prozeß sein.

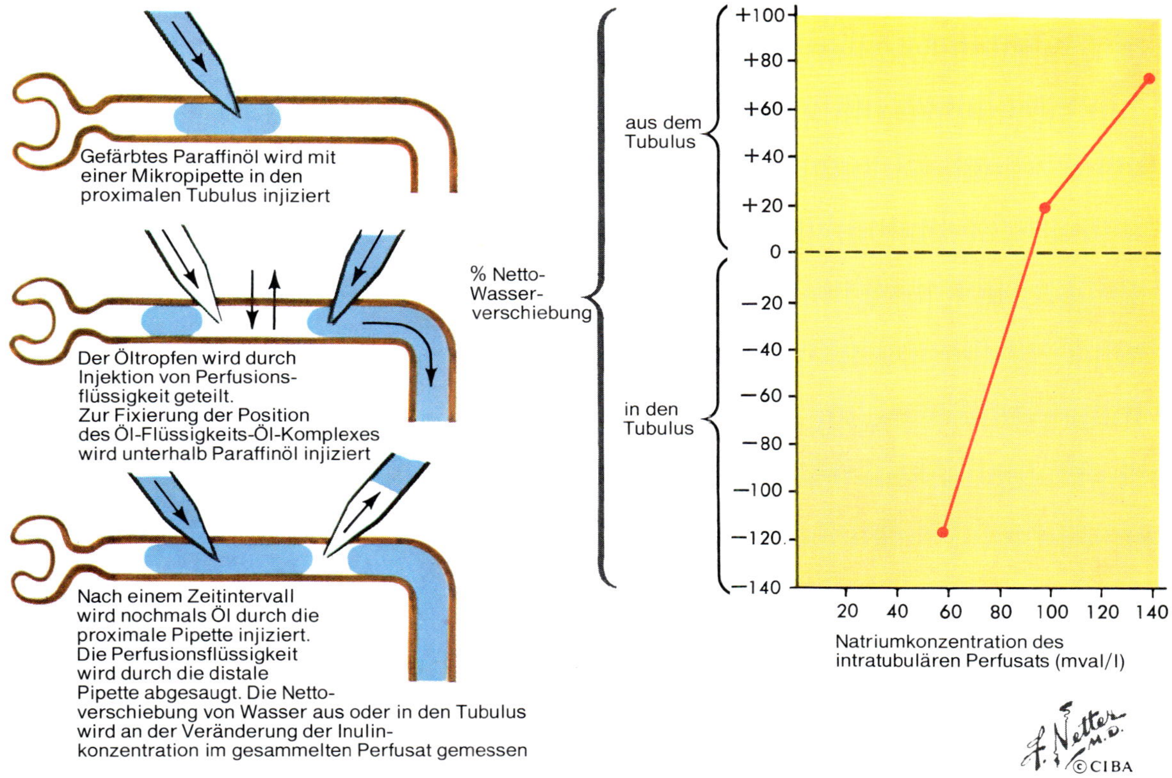


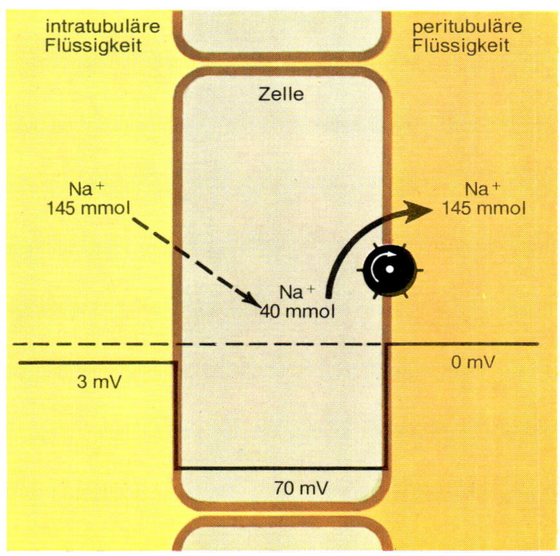


Der Eintritt von Natriumionen in die Tubuluszelle über die lumenseitige Zellmembran wird durch elektrisches Potential und Konzentrationsgradienten gefördert, während der Abtransport aus der Zelle an der peritubulären Zellmembran aktiv entgegen einem elektrischen Potential und dem Konzentrationsgefälle erfolgt

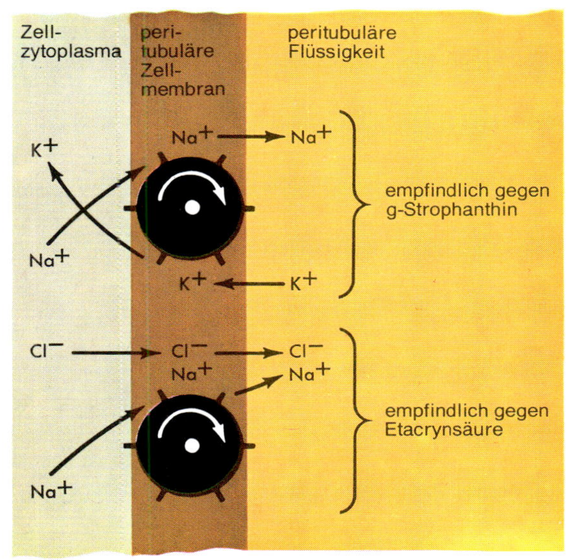


Zweierlei Natriumpumpen arbeiten an der peritubulären Zellmembran: Die eine befördert Natriumionen im Austausch gegen Kaliumionen hinaus; dieser Mechanismus kann von Herzglykosiden (g-Strophanthin) blockiert werden. Beim anderen Typ findet kein Kaliumaustausch statt, aber Chlorid folgt passiv dem Natrium zur Wahrung der elektrischen Neutralität; dieser Mechanismus läßt sich durch Etacrynsäure blockieren

**Elektrische Potentiale.** Die Tubuluszellen sind ebenso wie andere Epithelzellen elektrisch asymmetrisch. Zwischen dem Zellinnern und der umgebenden extrazellulären Flüssigkeit existiert ein stabiles elektrisches Potential, wobei das Zellinnere der tubulären und peritubulären Flüssigkeit gegenüber durchweg negativ ist. Dieses transepitheliale Potential liegt in der Größenordnung von ein paar Millivolt im proximalen Tubulus; im distalen Tubulus wird dagegen ein größeres Potential aufrechterhalten, besonders in der zweiten Hälfte dieses Segments.

**Natriumtransport.** Im proximalen Tubulus ist die Natriumkonzentration in den Zellen niedriger als in der tubulären und peritubulären Flüssigkeit. Die gleichen Verhältnisse bestehen wahrscheinlich im distalen Tubulus. Die Natriumionen folgen also an der Zellgrenze zum Lumen einem elektrischen Potential und einem Konzentrationsgefälle, müssen aber über die peritubuläre Zellmembran von einer metabolisch betriebenen Pumpe aktiv transportiert werden.

Neuere Untersuchungen haben ergeben, daß mindestens zwei verschiedene Natriumpumpmechanismen an der peritubulären Zellmembran in Aktion sind. Der eine befördert Natriumionen in direktem Austausch gegen Kaliumionen aus der Zelle. Eine solche Natrium-Kalium-Austauschpumpe ist ein Bestandteil vieler Körperzellen; das Ausmaß des Transports richtet sich nach den wechselnden Natrium- und Kaliumkonzentrationen im zellulären und extrazellulären Milieu. Eine niedrige extrazelluläre Kaliumkonzentration unterdrückt den Natriumabtransport aus dem Zellinneren, während eine niedrige intrazelluläre Natriumkonzentration die Kaliumaufnahme herabsetzt. Ferner können diese Austauschpumpen durch Herzglykoside blockiert werden. Die Ionenpumpe dieser Art dient dem aktiven Natriumtransport und überdies der Aufrechterhaltung einer hohen intrazellulären Kaliumkonzentration. *(Fortsetzung auf Seite 48)*

## Natrium-, Chlorid- und Kaliumtransport

*(Fortsetzung von Seite 47)*

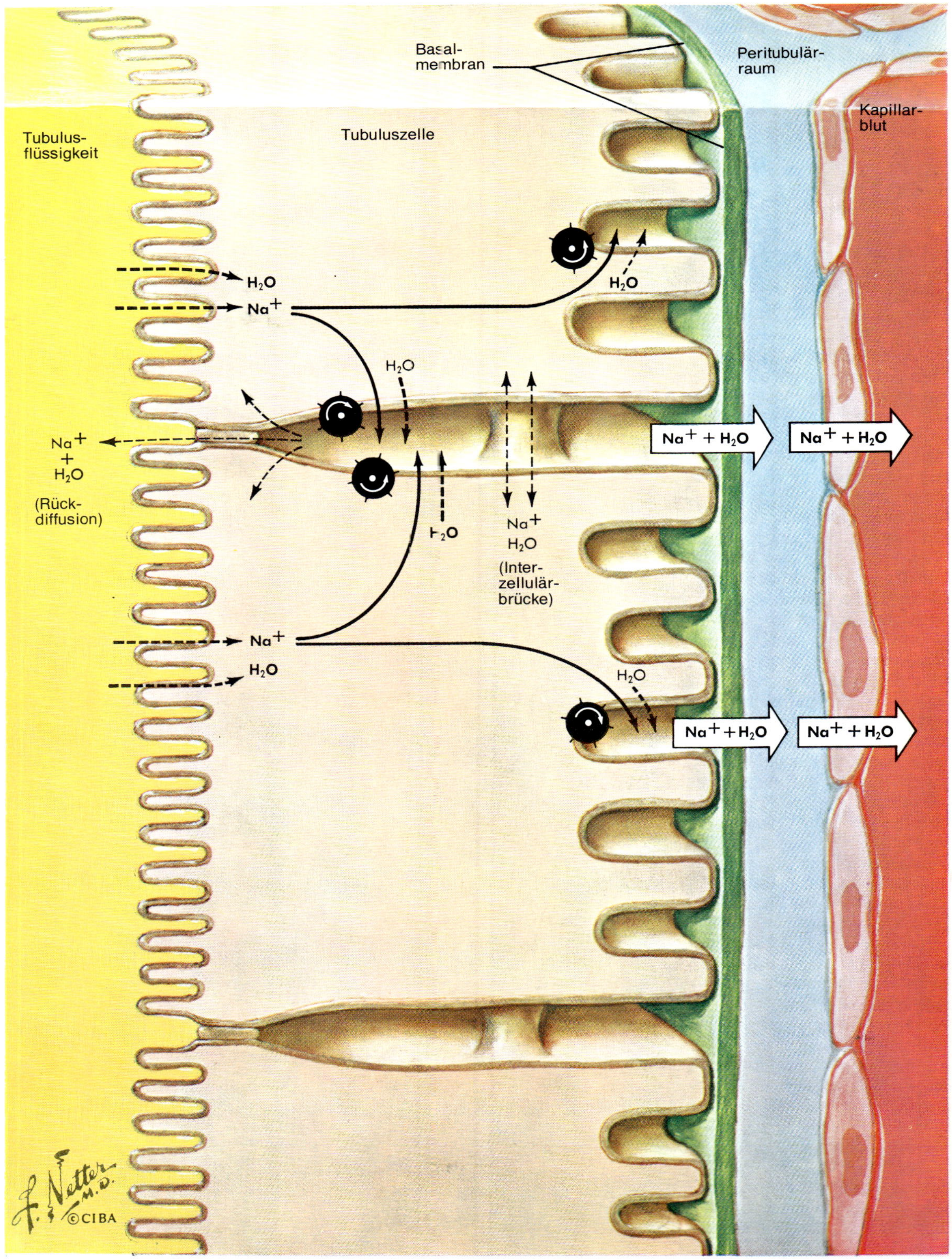


Ein zweiter Natriumpumpmechanismus befördert das Natriumion ohne direkten Austausch gegen das Kaliumion über die peritubuläre Zellmembran. Zur Wahrung der Elektroneutralität ist der Natriumtransport eng mit der passiven transepithelialen Verschiebung des Chloridions gekoppelt. Diese Natriumpumpe spricht auf Schwankungen der extrazellulären Kaliumkonzentration nicht an, läßt sich aber durch das Diuretikum Etacrynsäure blockieren.

### Chloridresorption

Die Konzentration des Chloridions ist im Gegensatz zum Natriumion in der Flüssigkeit des proximalen Tubulus oft signifikant höher als im Plasma. Das Ausmaß der relativen Chloridkonzentrationszunahme im proximalen Tubulus hängt vom Säuerungsgrad im proximalen Tubulus ab. Infolge der Wasserstoffionensekretion im proximalen Tubulus zerfällt ein großer Teil des im Filtrat enthaltenen Bikarbonats. Der Isotonie der Flüssigkeit im proximalen Tubulus wegen geht dieser Abfall der Bikarbonatkonzentration regelmäßig mit einem kompensatorischen Anstieg der intratubulären Chloridkonzentration auf Werte, die über dem Plasmaspiegel liegen, einher. Eine Abnahme der Azidität im proximalen Tubulus verhindert dagegen einen derartigen kompensatorischen Anstieg der tubulären Chloridkonzentration.

Längs des distalen Tubulus und des Sammelrohrs folgt das Konzentrationsgefälle des Chlorids dem des Natriums. Eine Ausnahme ergibt sich bei der Zufuhr von schlecht permeierenden Anionen wie Sulfat oder Ferrozyanid. Diese Anionen ersetzen Chlorid in der Tubulusflüssigkeit und bewirken, daß fast das ganze filtrierte Chlorid aus der Flüssigkeit des distalen Tubulus und dem Endharn verschwindet.

Über den zellulären Chloridtransportmechanismus ist wenig bekannt. Vermutlich ist die Chloridresorption *im proximalen Tubulus passiv* und folgt einem kleinen, aber definitiven elektrischen Potential und Konzentrationsgefälle, die den Chloridabtransport aus dem Tubuluslumen begünstigen. Dies kommt dadurch zustande, daß das Lumen des proximalen Tubulus der peritubulären Flüssigkeit gegenüber elektrisch negativ und die Chloridkonzentration in der Flüssigkeit des proximalen Tubulus höher als im Plasma ist. Zur Zeit ist nicht klar, ob die Größe des transepithelialen elektrischen Potentials im distalen Tubulus für eine passive transepitheliale Chloridresorption ausreicht. Einige Untersuchungen deuten auf die Existenz einer aktiven Chloridresorption im distalen Tubulus hin. Ein solcher Mechanismus müßte im Sammelrohrepithel wirksam sein, da hier die transepithelialen Konzentrationsdifferenzen weit über das hinausgehen, was das relativ kleine elektrische Potential bewerkstelligen könnte.

### Natrium- und Wassertransportwege

Untersuchungsergebnisse, die hauptsächlich an der Froschhaut sowie an der Fisch- und Kaninchengallenblase gewonnen wurden, aber auf den renalen Tubulus übertragbar sind, zeigen, daß an der tubulären Natrium- und Wasserresorption spezielle *extrazelluläre Transportwege* beteiligt sind. Diese Wege sind auch der Angriffspunkt einiger jener Faktoren, die unseres Wissens den tubulären Natrium- und Flüssigkeitstransport regulieren.

Für viele epitheliale Systeme, auch für das Epithel des proximalen Tubulus, ist ein Flüssigkeitsspalt zwischen benachbarten Zellen typisch. Dieses *intraepitheliale Extrazellulärflüssigkeitskompartiment* ist gegen das Tubuluslumen abgeschlossen, zum peritubulären Raum jedoch bis zur Basalmembran hinunter offen. Fast mit Sicherheit werden Natriumionen vom Zellinneren in dieses Flüssigkeitskompartiment gepumpt, und man nimmt an, daß die Natriumkonzentration hier größer ist als im Lumen. Die Ansammlung von Natriumionen in diesem spezialisierten extrazellulären Flüssigkeitskompartiment beeinflußt auch durch lokale Osmose den passiven Wasseraustritt aus dem Tubuluslumen.

Durch diese lokale Flüssigkeitsansammlung im interzellulären Kompartiment wird ein *hydrostatischer Druckgradient* zwischen dem interzellulären Raum und der peritubulären Flüssigkeit über die Basalmembran hinweg erzeugt. Dieser hydrostatische Druck ist

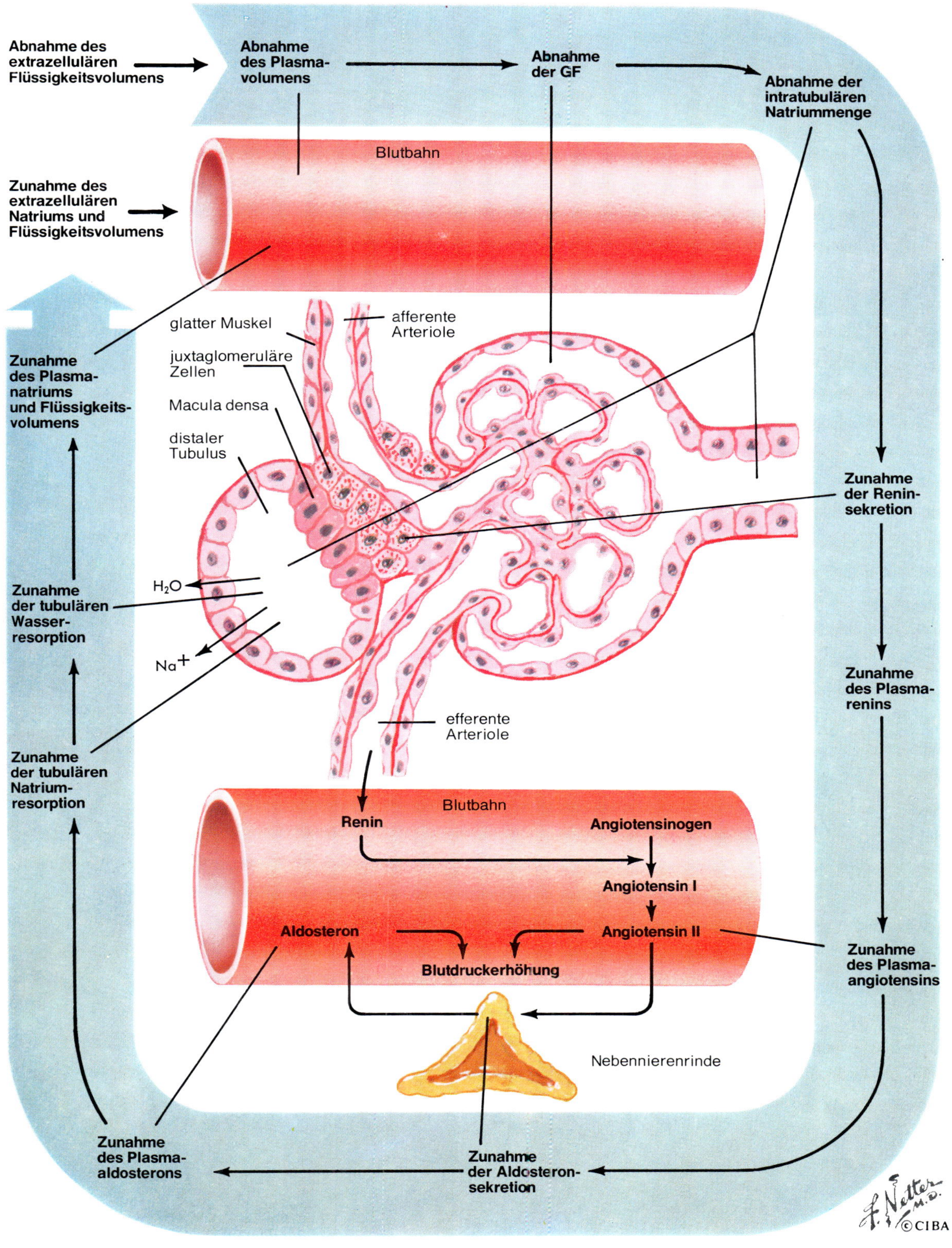


für das Ausschleusen der Flüssigkeit aus dem Zwischenzellkompartiment durch die Basalmembran in den peritubulären Raum verantwortlich. Die resorbierte Flüssigkeit wird schließlich aus dem Interstitium durch die Differenz der sich entgegenwirkenden hydrostatischen und onkotischen Druckgradienten über die Kapillarwand hinweg in das Kapillarlumen befördert.

Die Tatsache, daß am letzten Schritt der Natriumresorption im proximalen Tubulus peritubuläre physikalische Faktoren beteiligt sind, erklärt die Beobachtung, daß die Natriumresorptionsrate im proximalen Tubulus von Veränderungen im peritubulären onkotischen und hydrostatischen Druck beeinflußt wird. Von besonderem Interesse ist die Anpassung der Natriumresorption an Änderungen der filtrierten Natriummenge. So geht eine Zunahme des Glomerulusfiltrats (GF) mit einer Vergrößerung der Filtrationsfraktion und gleichzeitig einer Erhöhung des peritubulären onkotischen Drucks einher. Letzterer begünstigt eine gesteigerte Resorption von Flüssigkeit in die peritubulären Kapillaren. Daraus ergibt sich, daß der transepitheliale Nettonatriumtransport im proximalen Tubulus mit der Zunahme des GF ansteigt. Diese regulatorische Anpassung hat zur Folge, daß der extrazelluläre Natrium- und Flüssigkeitsgehalt trotz großer Fluktuationen der im Filtrat enthaltenen Natriummenge gewahrt bleibt.

Häufig wird die Größe des transepithelialen Natriumtransports dadurch reguliert, daß primär die Beförderung des Absorbats aus dem zwischen den Epithelzellen gelegenen extrazullulären Flüssigkeitspool in das Kapillarbett je nach den Erfordernissen mehr oder weniger effizient erfolgt. Der Mechanismus dieser Anpassung besteht wahrscheinlich zum Teil darin, daß ein Wechsel des hydrostatischen Drucks in den Interzellulärspalten des Tubulusepithels mit einer entsprechenden Zu- oder Abnahme der Natriumrückdiffusion in den Tubulus beantwortet wird.

Jüngste Ergebnisse sprechen außerdem dafür, daß benachbarte Tubuluszellen untereinander durch Brücken niedrigen Widerstands verbunden sind, die einen ziemlich freien Wasser- und Elektrolytaustausch zwischen den Epithelzellen des Nephrons gestatten.

## Renin-Angiotensin-System

Über die Rolle des Renin-Angiotensin-Systems in der Regulierung des tubulären Natriumtransports haben sich heute zwei Anschauungen herauskristallisiert. Beide Theorien beziehen sich auf die *Macula densa*, jene Stelle im distalen Tubulus, wo spezialisierte Zellen Kontakt mit der afferenten Arteriole des zu diesem Tubulus gehörenden Glomerulus bekommen. Es ist histochemisch nachgewiesen, daß sich Renin in der Macula densa befindet (s. S. 6, 7 und 13).

Nach der einen Hypothese ist das Ausmaß der Reninsekretion von der Natriummenge im distalen Tubulus abhängig. Ein Abfall des GF bedingt gleichzeitig ein reduziertes Natriumangebot an den distalen Tubulus. Dies bewirkt wiederum eine vermehrte Freisetzung von Renin aus den spezialisierten Zellen, die die afferente Glomerulusarteriole säumen. Renin beschleunigt die Umwandlung von Angiotensinogen zu Angiotensin. Dieses erhöht nicht nur den arteriellen Blutdruck, sondern stimuliert auch kräftig die Aldosteronsekretion. Ein erhöhter Aldosteronspiegel regt die Natriumresorption im Bereich des distalen Tubulus und des Sammelrohrs sehr wirksam an. Die einzelnen Mechanismen sorgen also für eine Normalisierung und Aufrechterhaltung des extrazellulären Natriums und Flüssigkeitsvolumens durch eine Steigerung der tubulären Natriumresorption, die ihrerseits auf eine Förderung der Aldosteronsekretion zurückgeht.

Einen etwas anderen Standpunkt nehmen jene Untersucher ein, die die Ansicht vertreten, daß Schwankungen der Natriummenge im distalen Tubulus das GF über eine Widerstandsänderung in der afferenten Arteriole beeinflussen. Nach dieser Hypothese aktiviert eine Zunahme der Natriummenge im distalen Tubulus als Folge eines großen Glomerulusfiltrats ein Rückkoppelungssystem mit erhöhter Reninsekretion. Damit wird das GF im Einzelnephron herabgesetzt und einem Natriumverlust entgegengewirkt. Der primäre Angriffspunkt des Renins ist in diesem Regelsystem nicht die Nebennierenrinde auf dem Wege des Angiotensionmechanismus, sondern mehr das intrarenale Gefäßsystem, besonders die afferenten Arteriolen der glomerulären Blutbahn. *(Fortsetzung auf Seite 50)*

# Natrium-, Chlorid- und Kaliumtransport

*(Fortsetzung von Seite 49)*

## Kaliumresorption und -sekretion

**Resorptions- und Sekretionsverteilung längs des Nephrons.** Ein ziemlich großer Teil des filtrierten Kaliums wird zwar beim Durchgang durch den proximalen Tubulus und die Henle-Schleife wieder resorbiert; die *sehr variable sekretorische Aktivität des Epithels im distalen Tubulus* bestimmt jedoch letztlich das Ausmaß der *Kaliumausscheidung* im Harn. Somit ist der distale Tubulus der wichtigste tubuläre Abschnitt für die Umsetzung metabolischer Bedürfnisse in Veränderungen der renalen Kaliumexkretion.

Im experimentellen Zustand der Kaliumkonservierung (kaliumarm ernährte Tiere) entspricht die Kaliumkonzentration im Lumen des proximalen Tubulus dem Plasmaspiegel oder liegt etwas darunter. Im distalen Tubulus steigt die Kaliumkonzentration nur mäßig. Eine Nettokaliumsekretion fehlt dann im distalen Nephron, und es ist nachweisbar, daß die beobachtete Zunahme der Kaliumkonzentration ausschließlich auf dem Wege der Flüssigkeitsresorption zustande kommt. Im Gegensatz dazu steigt die Kaliumkonzentration im distalen Tubulus steil an, wenn die Kaliumausscheidung angeregt wird (kaliumreiche Diät), und es läßt sich ein Nettozuwachs von Kalium in der Tubulusflüssigkeit, das heißt eine Nettosekretion, leicht demonstrieren.

Richtung und Größe der tubulären Kaliumnettoverschiebung kann durch Verfolgung der Kalium-Inulin-Konzentrationsquotienten im Verlauf des Nephrons bestimmt werden. Im proximalen Tubulus findet eine Nettoresorption statt, unabhängig davon, ob die Kaliumausscheidung im Harn niedrig oder hoch ist. Im distalen Tubulus erfolgt im Gegensatz dazu eine Kaliumresorption im Zustand des experimentellen Kaliummangels, während bei hoher Kaliumaufnahme ein massiver Nettozuwachs in der Tubulusflüssigkeit für die vermehrte Kaliumexkretion im Harn verantwortlich ist.

**Schlußfolgerungen aus den experimentellen Befunden.** In letzter Zeit sind mehrere Aspekte der Kaliumsekretion im distalen Tubulus bekanntgeworden. Nimmt man die auf verschiedenen Wegen gewonnenen Untersuchungsergebnisse zusammen, so ergeben sich als Hauptschlußfolgerungen: 1. Die sekretorische Tubuluszelle hält eine hohe intrazelluläre Kaliumkonzentration mit Hilfe eines Kalium-Natrium-Austausches über die peritubuläre Zellmembran hinweg aufrecht. Das Ausmaß der peritubulären Kaliumaufnahme wird von der regulatorischen Zu- oder Abnahme der Kaliumsekretion bestimmt. 2. Das elektrische Potential an der lumenseitigen Zellmembran der sekretorischen Tubuluszelle ist niedriger als das Potential an der peritubulären Zellmembran. Über die Zellmembran am Lumen erfolgt auch eine aktive Kaliumresorption. Die Kaliumkonzentration im Lumen ist davon abhängig, in welchem Ausmaß Kalium einerseits aus dem Kaliumpool der Zelle passiv in das Lumen hinausdiffundiert und andererseits aus dem Lumen in die Zelle zurückgepumpt wird. Normalerweise neigt sich die Waage zugunsten der Nettokaliumsekretion, aber bei schwerer Kaliumverarmung kann die Nettokaliumbewegung in umgekehrter Richtung verlaufen. 3. Es ist unwahrscheinlich, daß der sekretorische Kaliumtransport direkt, über einen gemeinsamen Carrier-Mechanismus, an die Natriumresorption oder Wasserstoffionensekretion gebunden ist.

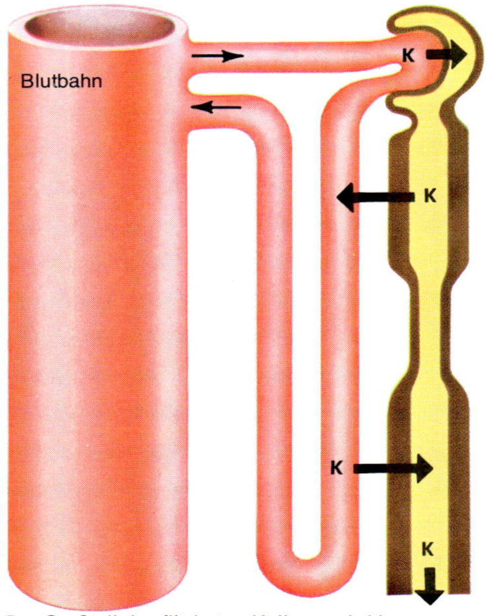


Der Großteil des filtrierten Kaliums wird im proximalen Tubulus resorbiert. Das Kalium, das im Harn erscheint, wird vorwiegend im distalen Tubulus sezerniert

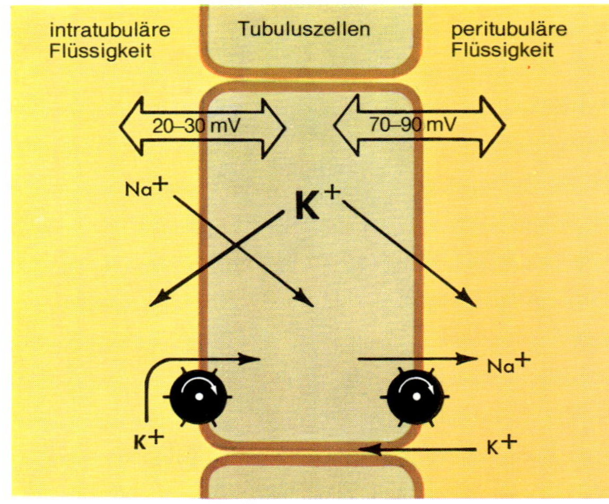


Die Zelle des distalen Tubulus hält eine hohe intrazelluläre Kaliumkonzentration mit Hilfe des $Na^+$–$K^+$-Austauschmechanismus aufrecht: Die Nettokaliumexkretion wird bestimmt durch 1. die Rate der aktiven Aufnahme über die peritubuläre Zellmembran hinweg und 2. die Differenz zwischen der passiven, einem elektrochemischen Potentialgefälle folgenden Verschiebung in das Lumen und der aktiven Resorption über die lumenseitige Zellmembran hinweg

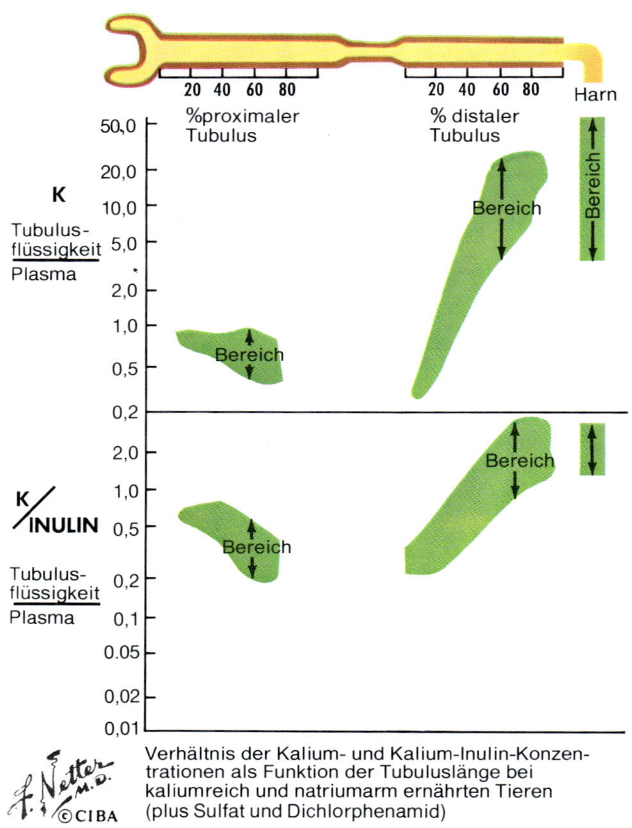


Verhältnis der Kalium- und Kalium-Inulin-Konzentrationen als Funktion der Tubuluslänge bei kaliumreich und natriumarm ernährten Tieren (plus Sulfat und Dichlorphenamid)

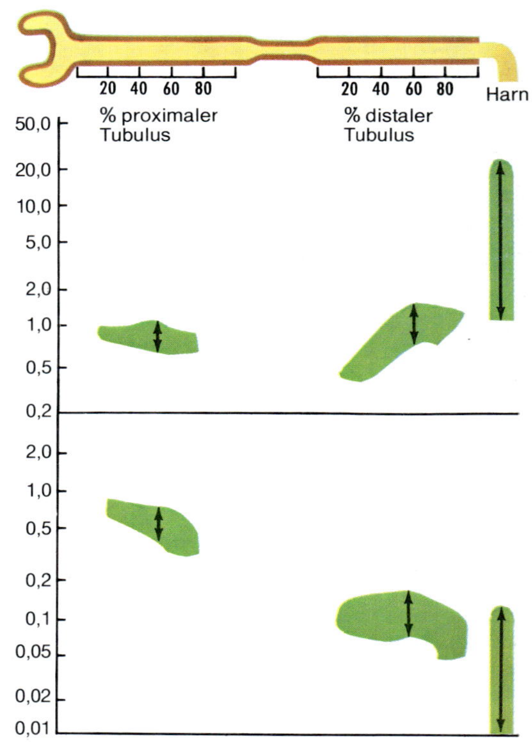


Verhältnis der Kalium- und Kalium-Inulin-Konzentrationen als Funktion der Tubuluslänge bei kaliumarm ernährten Tieren

**Regulierungsfaktoren.** Mehrere Faktoren haben entscheidenden Einfluß auf die Kaliumsekretion im distalen Tubulus. 1. Bei ständiger hoher Kaliumaufnahme reagieren die distalen Tubuli auf das erhöhte Kaliumangebot mit einer überschießenden Stimulierung der Kaliumsekretion. 2. Aufgrund von pH-Verschiebungen in den distalen Zellen wirken eine Alkalose stimulierend und eine Azidose hemmend auf die Kaliumsekretion. 3. Veränderungen des Spiegels von Mineralokortikoiden, z.B. von Aldosteron, beeinflussen die Kaliumsekretionskapazität, aber der zelluläre Mechanismus der Aldosteronwirkung ist unbekannt. 4. Schlecht permeierende Anionen machen den distalen Tubulus stärker elektronegativ als die peritubuläre Flüssigkeit und fördern so die Kaliumsekretion. 5. Eine hohe Flußrate im distalen Tubulus steigert die Kaliumsekretion, während eine drastische Reduktion der Flußrate im distalen Tubulus (niedriges GF) die renale Kaliumausscheidung herabsetzt; Veränderungen der Natriummenge im distalen Tubulus stehen in engem Zusammenhang mit diesen Prozessen.

Verschiedene Diuretika (s. S. 253–256) fördern einen Verlust von Kalium mit dem Harn, indem sie die Flußrate im distalen Tubulus und die Natriumabfuhr erhöhen (**Furosemid, Etacrynsäure**), die Flüssigkeit im distalen Tubulus alkalisieren (Karboanhydrasehemmer wie Azetazolamid), oder die tubuläre Kaliumresorption blockieren (g-Strophanthin). Amilorid, das den Natrium- und Wasserverlust nur mild fördert, blockiert spezifisch die Kaliumsekretion im distalen Tubulus.

# Konzentrierung und Verdünnung des Harns

**Mechanismus der Regulierung von Harnvolumen und -konzentration durch das antidiuretische Hormon (ADH)**

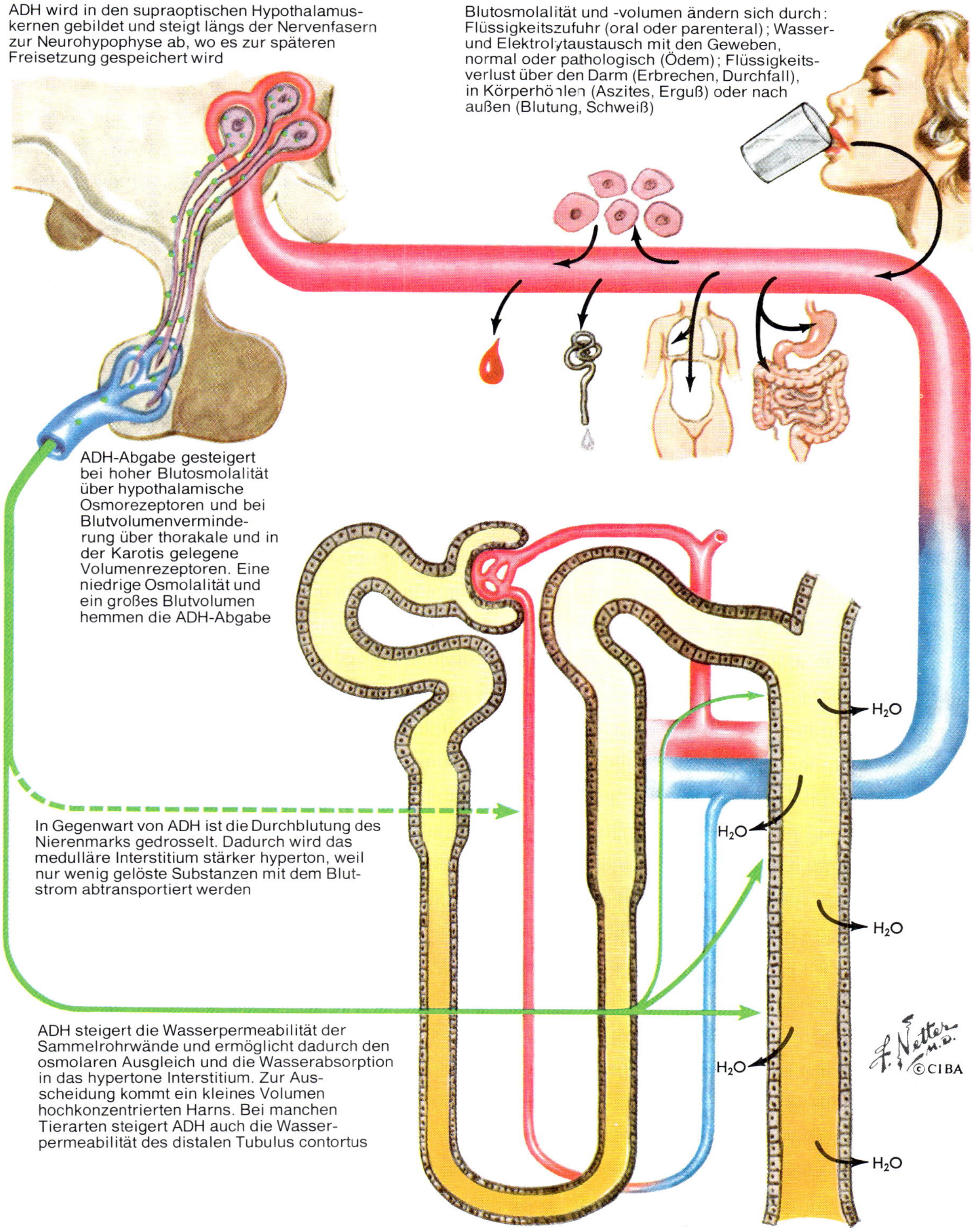


Wie bereits beschrieben (s. S. 38 und 46), werden ungefähr zwei Drittel des Glomerulusfiltrats bis zum Ende des proximalen Tubulus contortus in der Nierenrinde resorbiert. Die Resorption des Wassers und der gelösten Substanzen erfolgt in einem solchen Verhältnis, daß die Flüssigkeit im proximalen Tubulus plasmaisosmotisch ist. In der Henle-Schleife im Mark geht die Resorption von Wasser und gelösten Substanzen weiter; die Flüssigkeit im Anfangsteil des distalen Tubulus ist gegenüber dem Plasma hyposmotisch, ein Zeichen, daß wesentlich mehr gelöste Stoffe, besonders Natrium, im Verhältnis zum Wasser resorbiert worden sind. Infolgedessen ist das Markinterstitium hyperton. Diese Prozesse, die sich in der Henle-Schleife abspielen, sind von wesentlicher Bedeutung für die Produktion eines osmotisch konzentrierten Harns und resultieren aus dem Gegenstrommechanismus, der hier wirksam ist. Er wird später im Detail beschrieben.

## Antidiuretisches Hormon

Das antidiuretische Hormon (ADH) wird im Band »Endokrines System« ausführlich beschrieben. Es sei hier nur kurz erwähnt, daß es in den supraoptischen Kernen des Hypothalamus erzeugt wird und längs der Nervenfasern zur Neurohypophyse absteigt. Hier wird es gespeichert, um bei Bedarf freigesetzt zu werden.

Veränderungen der Blutosmolalität und des Blutvolumens steuern die ADH-Abgabe. Eine Zunahme der Osmolalität und/oder eine Abnahme des Volumens kann auf verschiedene Faktoren zurückgehen, z.B. auf einen Flüssigkeitsverlust durch Erbrechen, Durchfall, Blutung, Verbrennung und Schweiß oder auf eine Flüssigkeitsverschiebung, etwa bei Aszites und Pleuraerguß. Unter dem Einfluß einer solchen Osmolalitätzunahme oder Volumenabnahme wird mehr ADH abgegeben, welches seinerseits im Endeffekt für die Erhaltung der Flüssigkeit durch die Ausscheidung eines osmotisch konzentrierten Harns sorgt. Umgekehrt hemmt eine niedrige Osmolalität und/oder Volumenvermehrung, beispielsweise bei erhöhter Wasserzufuhr, die ADH-Abgabe, und der Endharn ist daher osmotisch verdünnt.

Das ADH steigert indirekt die in der Henle-Schleife ablaufenden Schlüsselvorgänge, anscheinend über zwei miteinander verquickte Mechanismen. 1. Unter dem Einfluß von ADH ist die Durchblutung der Vasa recta im Mark herabgesetzt; dadurch gehen dem Interstitium kaum gelöste Substanzen verloren, und es wird stärker hyperton. 2. ADH steigert die Wasserpermeabilität der Sammelrohre. Durch osmolaren Ausgleich der Sammelrohrflüssigkeit mit dem hypertonen Interstitium entsteht ein osmotisch konzentrierter Harn. Diese Schritte werden noch im Detail beschrieben (s. S. 56 und 58); zuvor muß man aber unbedingt den Gegenstrommechanismus verstehen.

## Gegenstrommechanismus

Dem Gegenstrommechanismus liegen eigentlich zwei Prozesse zugrunde, der *Gegenstrommultiplikationseffekt* in den Henle-Schleifen und der *Gegenstromaustausch* in den medullären Blutgefäßen, den *Vasa recta*.

Im Gegenstrommultiplikationssystem werden osmotische Gradienten durch aktiven Natriumabtransport aus dem relativ wasserundurchlässigen aufsteigenden Schenkel der Henle-Schleife erzeugt. Im Gegensatz dazu ist das Gegenstromaustauschsystem ein passiver Diffusionsprozeß, bei dem die osmotischen Gradienten dadurch aufrechterhalten werden, daß möglichst wenig gelöste Substanzen aus dem Interstitium in das Blut, das die medullären Vasa recta durchströmt, abtransportiert werden.

Um das Gegenstromsystem zu verstehen, muß man sich vor allem darüber klar sein, daß jede *Wasserbewegung passiv* ist und nur dem *Transport der gelösten Substanzen folgt;* ein aktiver Wassertransport als Teil des Harnkonzentrierungsprozesses ist nicht erforderlich. Dazu kommt, daß es keine Stelle in der Niere gibt, wo steile osmotische Gradienten von einer einzigen Epithelzellschicht erzeugt und aufrechterhalten werden müssen, da sich die Gradienten längs der Longitudinalachsen der geraden medullären Strukturen (die sich über Zentimeter erstrecken) bilden.

(Fortsetzung auf Seite 52)

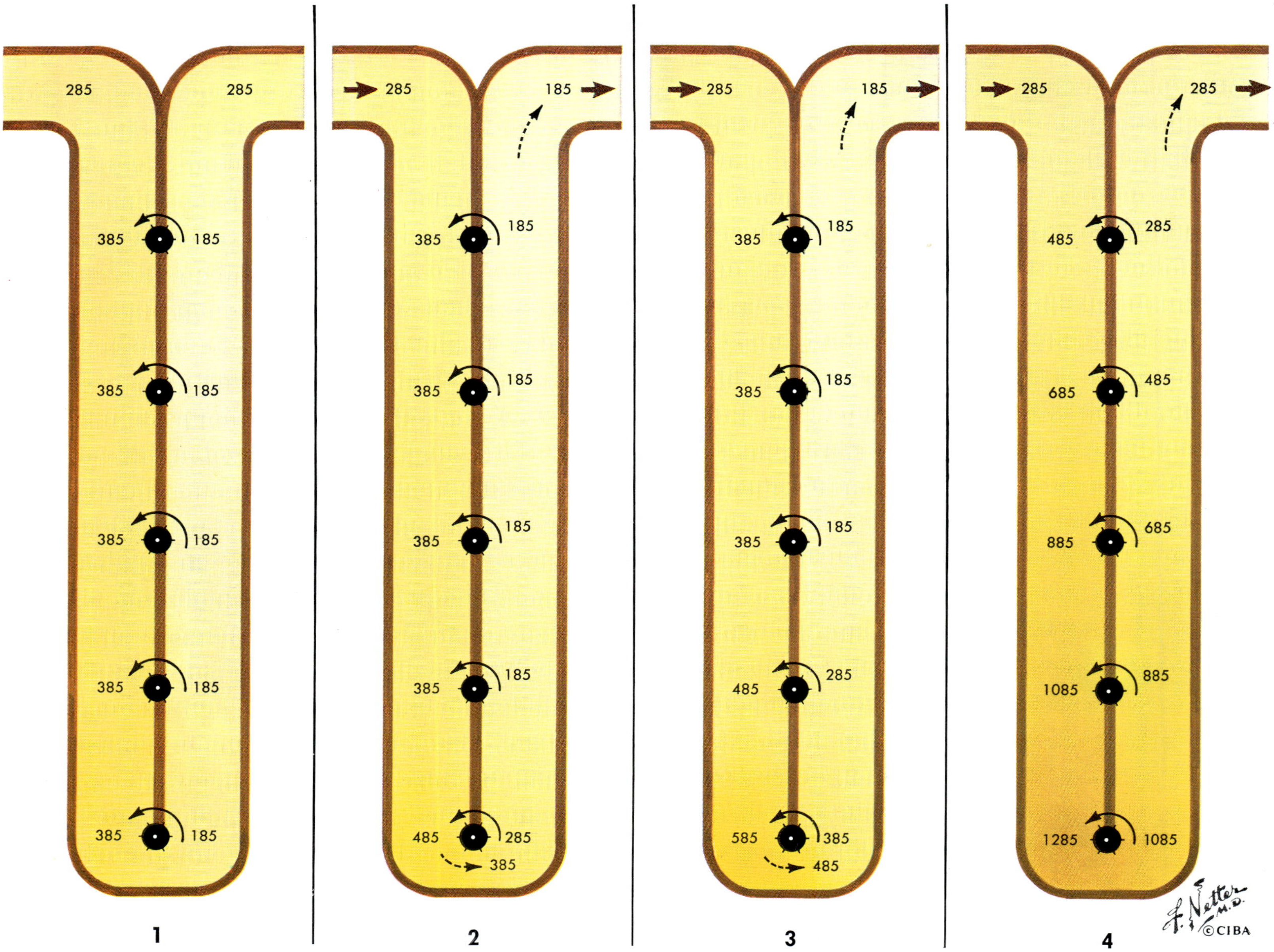


## Konzentrierung und Verdünnung des Harns

*(Fortsetzung von Seite 51)*

**Gegenstrommultiplikationssystem.** Die komplizierten Vorgänge in der Niere versteht man am besten, wenn man zuerst ein einfaches Modell betrachtet, das Haarnadel-Gegenstrommultiplikationssystem (Bildteil 1). Die Trennungsmembran zwischen den beiden Röhren ist wasserundurchlässig, hat aber die Fähigkeit, gelöste Substanzen aktiv aus dem aufsteigenden in den absteigenden Schenkel zu transportieren. Die Röhre ist mit einer wässrigen Lösung von 285 mosm gefüllt; das entspricht ungefähr der Osmolalität der Flüssigkeit am Beginn der Henle-Schleife in der menschlichen Niere.

Zunächst sei angenommen, daß keine Flüssigkeitsbewegung in der Röhre stattfindet; nichtsdestoweniger wird ein osmotischer Gradient über die Trennungsmembran hinweg erzeugt und aufrechterhalten werden, weil gelöste Stoffe vom aufsteigenden (rechten) Schenkel in den absteigenden (linken) Schenkel *aktiv transportiert* werden. Wie Bildteil 1 zeigt, kann auf diese Weise eine Konzentrationsdifferenz von 200 mosm beiderseits der Membran erreicht werden.

In Bildteil 2 fließt die Flüssigkeit von links nach rechts durch die Röhre; sobald Flüssigkeit vom absteigenden Schenkel die Biegung passiert, verringert sich das *osmotische Gefälle* zwischen den beiden Schenkeln, und gelöste Substanzen aus dem hochkonzentrierten Bereich, dem absteigenden Schenkel, treten in den schwachkonzentrierten Bereich, den aufsteigenden Schenkel, über. Sofort versucht die Membran, den osmotischen Gradienten von 200 mosm aufrechtzuerhalten, und es werden zusätzlich gelöste Substanzen aktiv aus dem aufsteigenden in den absteigenden Schenkel gepumpt. Als Nettoeffekt ergibt sich eine Konzentrationszunahme an der Biegung sowohl im absteigenden als im aufsteigenden Schenkel.

Mit dem Fortgang des Prozesses (Bildteil 3) nimmt die Osmolalität im absteigenden Schenkel in der Nähe der Biegung immer mehr zu. Mittlerweile steigt Flüssigkeit im aszendierenden Schenkel auf, die bereits eine höhere Osmolalität als vorher aufweist (385). Es werden ständig gelöste Substanzen aktiv durch die Membran gepumpt, die die Osmolalität der Flüssigkeit im absteigenden Schenkel noch weiter erhöhen. Auf diese Weise nimmt die Konzentration der gelösten Substanzen in beiden Schenkeln ständig zu, wobei aber das Gefälle zwischen den beiden Schenkeln aktiv aufrechterhalten wird. In diesem Stadium hat die aus dem System ausströmende Flüssigkeit eine niedrigere Osmolalität (185) als die einströmende (285), und es bleibt eine gewisse Menge gelöster Substanzen im System zurück.

Im dynamischen Gleichgewichtszustand (Bildteil 4) steigt die Konzentration im absteigenden Schenkel gegen die Biegung zu fortschreitend an und nimmt im aufsteigenden Schenkel um so mehr ab, je weiter sie sich von der Biegung entfernt. Die aus dem System austretende Flüssigkeit hat jedoch die gleiche Osmolalität wie die einströmende. Es werden keine *zusätzlichen* gelösten Substanzen im System retiniert, und der Gesamteffekt besteht in der Aufrechterhaltung steiler *longitudinaler* Gradienten, während der Transmembrangradient vergleichsweise niedrig ist.

In einem Modell, das der Henle-Schleife noch ähnlicher ist (Bildteil 5), sind die Schenkel des Modells durch ein Interstitium getrennt. Die Wände des absteigenden Schenkels sind für gelöste Substanzen sowie für Wasser *frei durchlässig*. Wie bereits beschrieben, sind die Wände des aufsteigen-

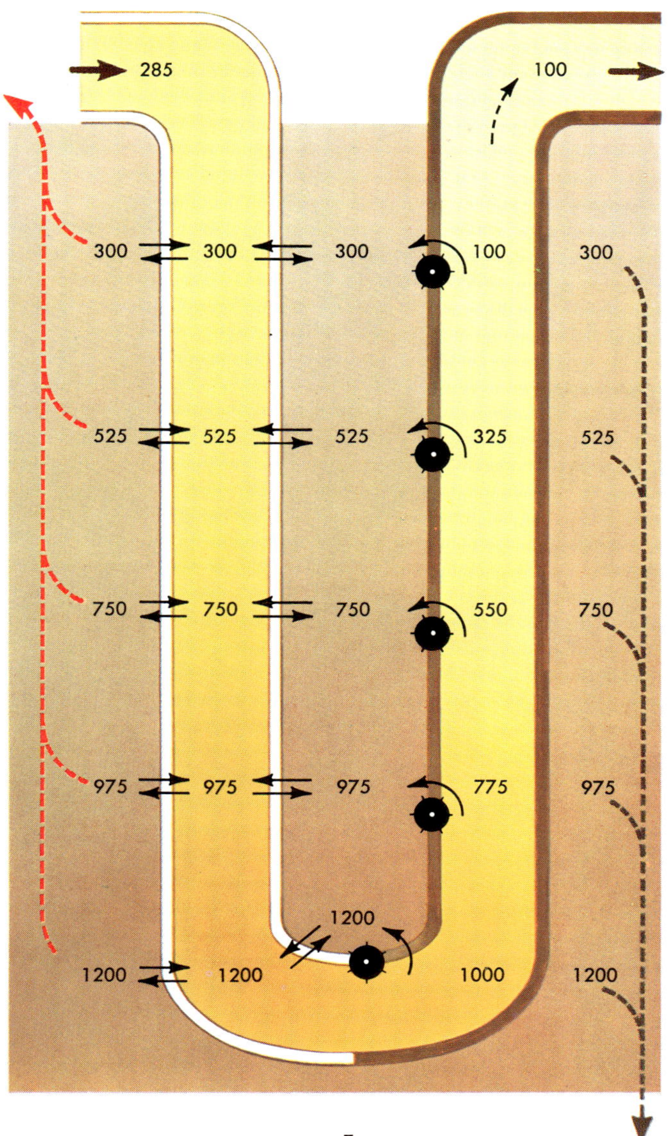


5

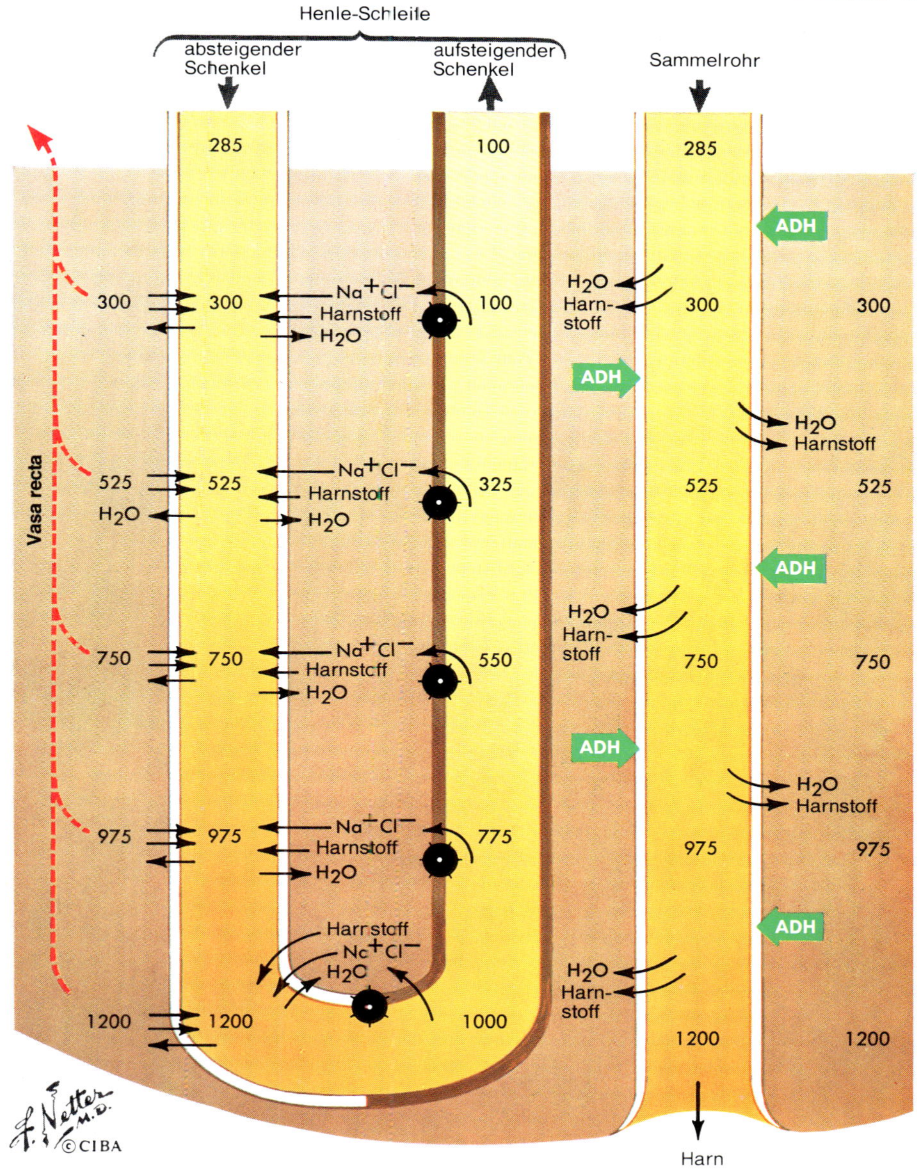


6

den Schenkels für Wasser und gelöste Substanzen *impermeabel,* aber es werden gelöste Stoffe *aktiv* vom aufsteigenden Schenkel in das Interstitium *gepumpt.* Da die Membran des absteigenden Schenkels permeabel ist, diffundieren gelöste Substanzen frei in sein Lumen, und Wasser diffundiert heraus. Es bildet sich dadurch ein osmotisches Gleichgewicht zwischen der Flüssigkeit in der Schleife und der interstitiellen Flüssigkeit. Die gelösten Substanzen gelangen schließlich wieder in den aufsteigenden Schenkel.

Der Gesamteffekt dieses Modells wäre im dynamischen Gleichgewichtszustand gleich wie beim vorigen Modell, wenn nicht das Interstitium Auswirkungen hätte. Von den gelösten Substanzen wird unvermeidlich einiges aus dem Interstitium abgeführt, so daß bei fortgesetzter Aufrechterhaltung des osmotischen Transmembrangradienten durch den Pumpmechanismus die Flüssigkeit, die das System verläßt, gegenüber der einströmenden hyposmotisch ist. Wegen des Abtransports aus dem Interstitium wird außerdem die Osmolalität der Flüssigkeit darin (und infolgedessen die Osmolalität der Flüssigkeit in den Schenkeln) nicht so hoch sein wie im ursprünglich beschriebenen Modell.

In der Niere bildet die Henle-Schleife ein Haarnadel-Gegenstrommultiplikationssystem, wie beschrieben (Bildteil 6). Natrium wird aktiv vom aufsteigenden Schenkel in das Interstitium transportiert, und da das Epithel des aufsteigenden Schenkels fast vollständig wasserundurchlässig ist, wird die Tubulusflüssigkeit immer verdünnter, während sie im aszendierenden Schenkel hinauffließt. Beim Eintritt in den distalen Tubulus contortus ist sie im Vergleich zum arteriellen Plasma hyposmotisch. Das Natrium, das aus dem aufsteigenden Schenkel herausgepumpt wird, bewirkt, daß das medulläre Interstitium hyperton wird. Da die Epithelwand des absteigenden Schenkels für gelöste Substanzen und Wasser durchlässig ist, stellt sich ein osmotisches Gleichgewicht zwischen der Flüssigkeit im absteigenden Schenkel und dem Interstitium ein, weil gelöste Substanzen in das Lumen des absteigenden Schenkels hineindiffundieren und Wasser aus dem Lumen in das Interstitium herausdiffundiert.

Unter ADH-Einfluß ist das Sammelrohrepithel wasserpermeabel, und es tritt daher Wasser aus dem Sammelrohrlumen in das Interstitium über. Als Nettoeffekt stellt sich ein osmotisches Gleichgewicht zwischen dem Interstitium und der Flüssigkeit im Sammelrohr ein, mit dem Ergebnis, daß der Endharn osmotisch konzentriert ist. Die Henle-Schleifen bilden also ein Gegenstrommultiplikationssystem, das für die Schaffung einer hohen Osmolalität in der Papille verantwortlich ist und in Gegenwart von ADH für einen hypertonen Endharn sorgt.

In der Säugerniere spielt der Harnstoff bei der Ausbildung eines steilen osmolaren Gradienten im Interstitium eine Rolle. Unter ADH-Einfluß verläßt Harnstoff zusammen mit dem ausdiffundierenden Wasser die Sammelrohre und reichert sich im medullären Interstitium mit hoher Konzentration an; etwas Harnstoff geht dabei in den absteigenden Schenkel der Henle-Schleife über und wird über den aufsteigenden Schenkel und den distalen Tubulus contortus wieder dem Sammelrohr zugeführt.

Bei den bisher beschriebenen Verhältnissen besteht die Tendenz, daß sich Wasser im Interstitium ansammelt, nachdem es den absteigenden Schenkel und das Sammelrohr verlassen hat. Das würde eine Störung im Gegenstrommultiplikationssystem bewirken, wenn nicht die Vasa recta Wasser und gelöste Substanzen aus dem Interstitium abführten.

*(Fortsetzung auf Seite 54)*

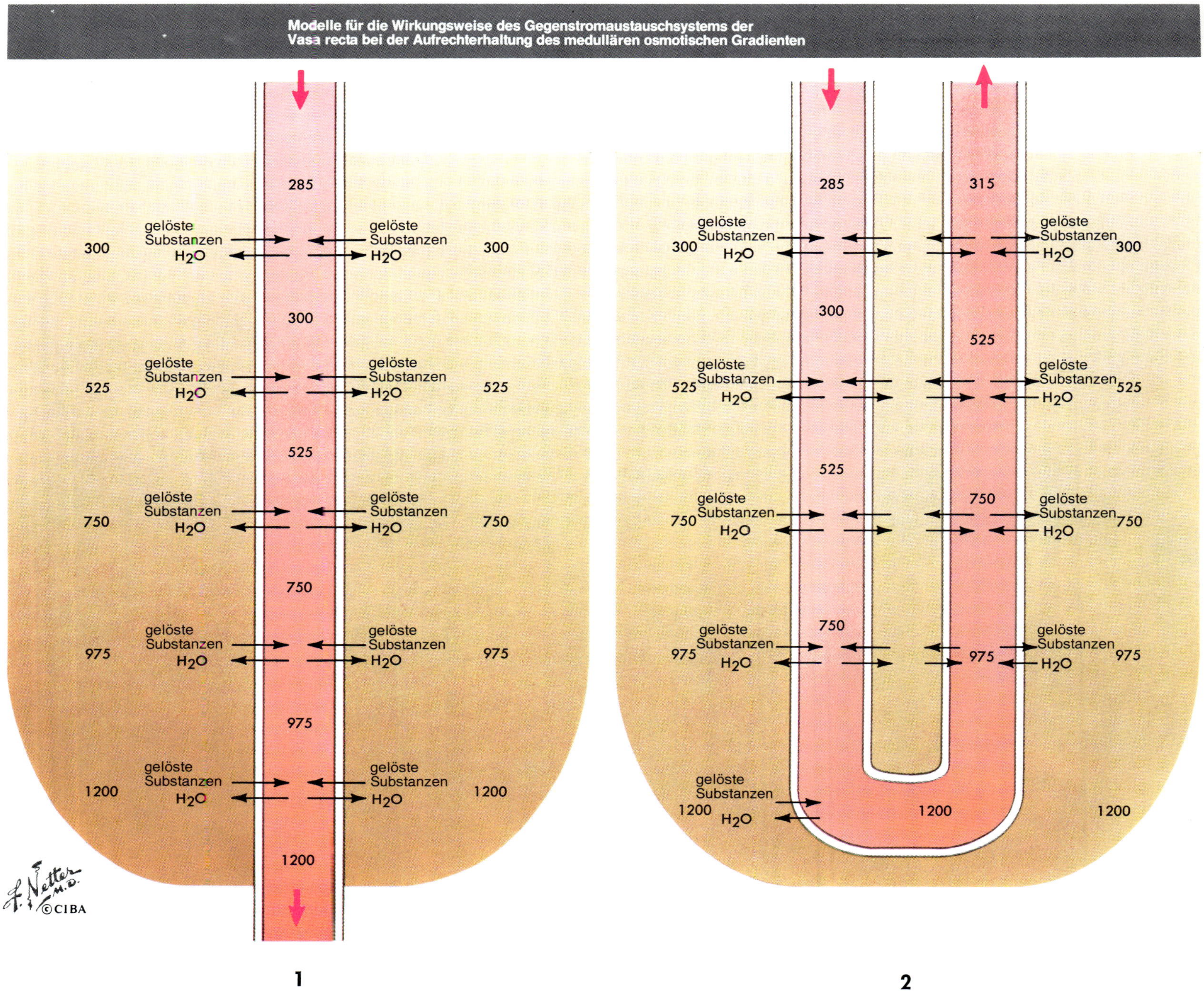


## Konzentrierung und Verdünnung des Harns

*(Fortsetzung von Seite 53)*

**Gegenstromdiffusion (Austauschsystem).** Würden die Blutgefäße gerade durch das Interstitium ziehen, wie im Modell des Bildteils 1, so würde das Blut durch Wasserverlust und Zugewinn an gelösten Substanzen osmotisch konzentriert werden; auf diese Weise würde das Mark seinen hohen Gehalt an gelösten Substanzen einbüßen. Wenn statt dessen die Blutgefäße umkehren und zurücklaufen, wie im Modell des Bildteils 2, würde ein *Gegenstromaustauschmechanismus* wirksam. Durch passive Diffusion, die für den Gegenstromaustausch charakteristisch ist, wird ein osmotisches Gleichgewicht des Blutes mit der medullären interstitiellen Flüssigkeit angestrebt. Während das Blut durch den absteigenden Gefäßschenkel in das Mark strömt, diffundieren die gelösten Substanzen hinein, und Wasser diffundiert heraus – das Gegenteil dessen, was im aufsteigenden Gefäßschenkel geschieht. Auf diese Weise bilden die Schlingen der Vasa recta ein Gegenstromaustauschsystem, das dafür sorgt, daß möglichst wenig gelöste Substanzen aus dem Interstitium verlorengehen.

Das Diagramm in Bildteil 3 zeigt, wie man sich die Wechselwirkung des von den Henle-Schleifen repräsentierten Gegenstrommultiplikationssystems und des von den Vasa recta gebildeten Gegenstromaustauschsystems vorstellt. In diesem Modell erzeugt die Henle-Schleife eine hohe Osmolalität im Interstitium, aber die Flüssigkeit, die das Mark in den aufsteigenden Schenkeln verläßt, ist hyposmotisch gegenüber jener, die durch die absteigenden Schenkeln einströmt. Die Vasa recta in ihrer Funktion als Gegenstromaustauschsystem

**Wechselspiel des Gegenstrommultiplikationssystems der Henle-Schleife und des Gegenstromaustauschsystems der Vasa recta**

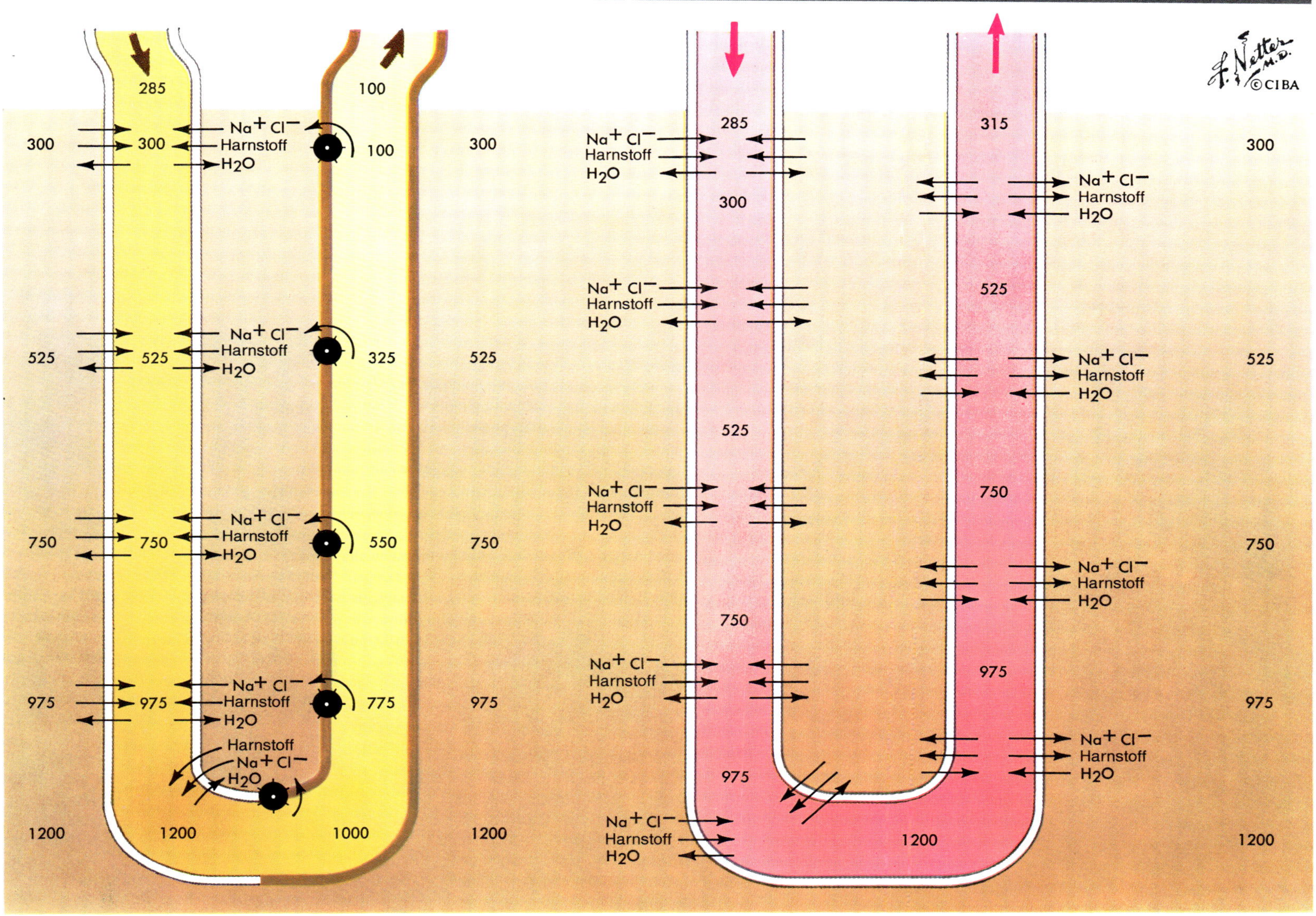


**Henle-Schleife (Gegenstrommultiplikationssystem)**

**Vasa recta (Gegenstromaustauschsystem)**

**3**

verhindern einen stärkeren Abbau der hohen, von den Henle-Schleifen geschaffenen Osmolalität in der Papilla renalis. Die Verschiebung von gelösten Substanzen und Wasser durch die Wände der Vasa recta geht auf dem Wege der Diffusion vor sich, und die Flüssigkeit in den absteigenden Gefäßschenkeln (Arteriolae rectae) hat die Tendenz, sich mit dem Interstitium osmotisch auszugleichen. Dabei nehmen die absteigenden Blutgefäße Natrium, Chlorid und Harnstoff auf, während sie durch das Interstitium mit seiner immer höher werdenden Osmolalität ziehen, und geben Wasser ab. In den aufsteigenden Gefäßschenkeln (Venulae rectae) finden die umgekehrten Vorgänge statt, und Natrium, Chlorid und Harnstoff diffundieren in das Interstitium, während Wasser in die Blutgefäße rückresorbiert wird. Es wird allerdings kein vollständiges Gleichgewicht zwischen Blut und Interstitium erreicht, und daher ist das aus dem Mark austretende Blut gegenüber dem eintretenden vermutlich mehr oder weniger hyperosmotisch.

Zusammenfassend kann gesagt werden, daß infolge der anatomischen Anordnung der Vasa recta nur wenig gelöste Substanzen aus dem Mark an das Blut verlorengehen, ein solcher Verlust aber nicht vollständig verhindert wird. Die Osmolalität des Marks steigt und fällt daher *umgekehrt proportional* zur Durchblutungsrate der Vasa recta. Nachdem jedoch die Durchblutungsrate pro Gramm medullären Gewebes und die lineare Strömungsgeschwindigkeit des Blutes im medullären Gewebe ziemlich niedrig sind, ist ein wirksames Funktionieren des Gegenstromaustauschsystems zur Wahrung der medullären Hyperosmolalität gesichert.

*(Fortsetzung auf Seite 56)*

## Konzentrierung und Verdünnung des Harns

*(Fortsetzung von Seite 55)*

## Harnkonzentrierung

Aufgrund theoretischer Überlegungen ist anzunehmen, daß ein Transport gelöster Substanzen entgegen einem Gesamtkonzentrationsgradienten, bei eingeschränkter Wasserverschiebung, aus einem Tubulusabschnitt erfolgen muß, der in jenen Teilen der Niere liegt, wo sich ein ansteigender osmotischer Gradient im Interstitium findet. Nach der allgemein geltenden Auffassung kommt dem dicken aufsteigenden Schenkel der Henle-Schleife, der in der äußeren Markzone liegt, eine Funktion im Sinne des vorher beschriebenen Gegenstrommechanismus zu. Man ist zwar noch zu keiner einheitlichen Ansicht darüber gekommen, welcher Mechanismus bei der Erzeugung osmotischer Gradienten im Markinneren am Werk ist; Untersuchungsbefunde sprechen aber dafür, daß der dünne aufsteigende Schenkel der Henle-Schleife eine ähnliche Funktion hat wie der dicke. Es besteht z.B. im allgemeinen eine gute Korrelation der von Art zu Art unterschiedlichen Fähigkeit zur Harnkonzentrierung mit der relativen Dicke von Rinde und Mark. Die größten Osmolalitätssteigerungen treten in der inneren Markzone auf, wo beide Schenkel der Henle-Schleife dünne Segmente haben. Tatsächlich sind ja nur Nephrone, deren aufsteigender Schenkel auch ein dünnes außer dem dicken Segment besitzt, so lang, daß sie bis ins innere Mark reichen.

Der Prozentsatz von Nephronen mit langen Schleifen variiert von Art zu Art. Bei Hunden und Katzen haben alle Nephrone lange Schleifen; beim Menschen erreicht wahrscheinlich nur jedes 8. Nephron mit seiner Henle-Schleife die innere Medulla – derartige Nephrone stammen von juxtamedullären Glomeruli. Die übrigen Nephrone in der menschlichen Niere gehen von mehr oberflächlich in der Rinde liegenden Glomeruli aus, und ihre Henle-Schleifen kehren im allgemeinen an der Grenze zwischen der inneren und der äußeren Markzone um. An dieser Stelle geht der dünne absteigende Schenkel in den dicken aufsteigenden Schenkel über. Wie bereits erwähnt, ist die Maximalkonzentration der Flüssigkeit an der Biegung der Henle-Schleife eine Funktion der Lokalisation der Biegung im Mark. In der menschlichen Niere erreicht daher nur ein kleiner Teil der Flüssigkeit, die die Henle-Schleifen durchströmt, die gleiche Konzentration wie der Endharn.

Das Diagramm zeigt eine lange Henle-Schleife, die das Gegenstrommultiplikationssystem repräsentiert, eine einzelne Arteriola recta und Venula recta von den als Gegenstromaustauschsystem fungierenden Vasa recta und ein Sammelrohr.

Das Rindeninterstitium und das Glomerulusfiltrat sind plasmaisosmotisch. Die in den absteigenden Schenkel der Henle-Schleife einfließende Tubulusflüssigkeit ist ebenfalls plasmaisosmotisch. Wie die Illustration zeigt, steigt die Konzentration der Tubulusflüssigkeit im dynamischen Gleichgewichtszustand gegen die Biegung zu progredient an, während sie im aufsteigenden Schenkel gegen die Rinde zu ständig abnimmt; beim Wiedereintritt in die Rinde ist die Flüssigkeit im distalen Tubulus hypoton. (Es ist zu beachten, daß die angegebenen Zahlen als Beispiele und nicht als typische Normalwerte aufzufassen sind.)

Unter dem Einfluß von ADH ist die Durchblutung der Vasa recta herabgesetzt, und der osmotische Ausgleich des Bluts in den Vasa recta mit der medullären interstitiellen Flüssigkeit wird gefördert. Es gehen jedoch über die Vasa recta gelöste Substanzen aus dem System verloren, und das Blut, das die Medulla in den Venulae rectae verläßt, ist somit leicht hyperton.

Das Sammelrohrepithel ist in Gegenwart von ADH frei wasserpermeabel. Es kann sich daher ein osmotisches Gleichgewicht zwischen der Tubulusflüssigkeit und der interstitiellen Flüssigkeit einstellen. In den kortikalen Bereichen der Niere wird die Flüssigkeit in den Sammelrohren isoton, da in bezug auf das umgebende Interstitium ein osmotischer Ausgleich erfolgt. Wasser und gelöste Substanzen, die in das Interstitium der Rinde übertreten, werden von den peritubulären Kapillaren abgeführt und stören somit die Konzentrierungsprozesse der Niere nicht.

Während die Flüssigkeit durch die medullären Sammelrohrabschnitte fließt, gleicht sie sich dem umgebenden Interstitium an, das gegen die innerste Zone zu fortschreitend hypertoner wird. Dieser Ausgleich kommt durch die Diffusion von Wasser aus dem Tubuluslumen in das Interstitium hinein zustande. Außerdem wird Natrium aktiv aus der Tubulusflüssigkeit abtransportiert; dies kann im Austausch für Kalium, Wasserstoff und Ammonium erfolgen oder mit einer Anionenresorption einhergehen.

Die Harnstoffkonzentration steigt durch den Wasserentzug in der Sammelrohrflüssigkeit stark an. Es entsteht dadurch ein Gefälle, das die Diffusion von Harnstoff aus den Sammelrohren in das Interstitium begünstigt. Aus dem Interstitium diffundiert der Harnstoff weiter in den absteigenden Schenkel der Henle-Schleife, von wo er über den aufsteigenden Schenkel und die distalen Tubuli contorti zurück in die Sammelrohre gelangt und für den hohen Harnstoffgehalt des Marks im Konzentrierungsprozeß mit aufkommt.

Wieviel Wasser aus den Sammelrohren abgezogen wird, hängt in Gegenwart von ADH lediglich vom Volumen der durchströmenden Flüssigkeit und nicht von ihrer osmotischen Permeabilität ab. Wenn den medullären Sammelrohren also nur ein kleines Flüssigkeitsvolumen angeboten wird, wie im Falle einer Wasserverarmung, ist eben nicht viel Wasser vorhanden, das durch ihre Wände diffundieren könnte.

*(Fortsetzung auf Seite 58)*

## Wasser-, Ionen- und Harnstoffaustausch bei der Erzeugung von hypertonem Harn (ADH vorhanden)

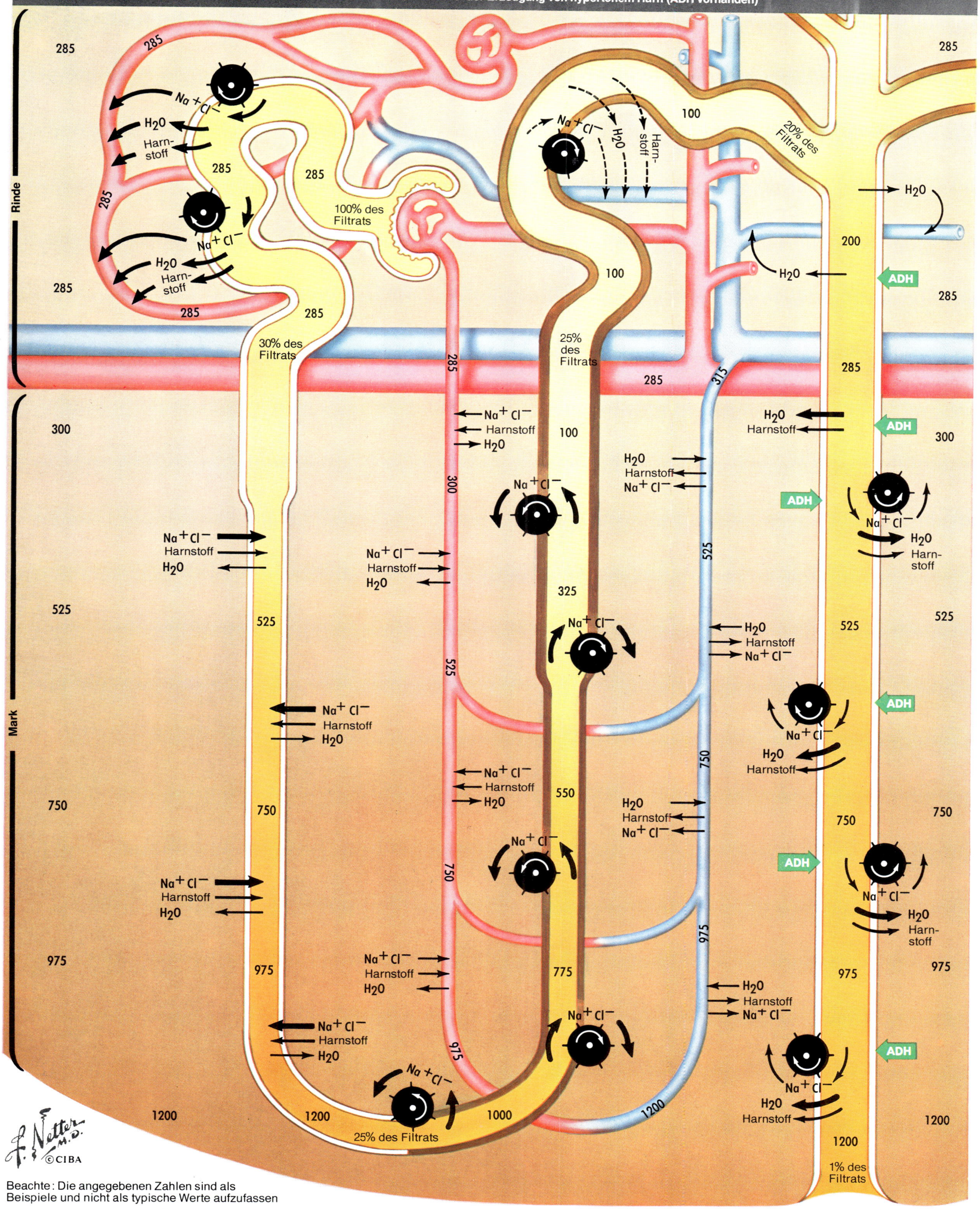


Beachte: Die angegebenen Zahlen sind als Beispiele und nicht als typische Werte aufzufassen

## Konzentrierung und Verdünnung des Harns

*(Fortsetzung von Seite 56)*

### Harnverdünnung

Wenn ADH fehlt, ist die Osmolalität des medullären Interstitiums geringer als in Gegenwart von ADH. Der Mechanismus, der diese Veränderung bewirkt, ist im einzelnen allerdings nicht ganz klar.

Die Flüssigkeit, die aus dem aufsteigenden Schenkel der Henle-Schleife in den distalen Tubulus contortus gelangt, ist hypoton, genauso wie in Gegenwart von ADH, und bleibt es auch im distalen Tubulus contortus und in der ganzen Länge des Sammelrohrs, weil ja die Wasserpermeabilität beim Fehlen von ADH gering ist. Es findet zwar noch eine gewisse Resorption von gelösten Substanzen und Wasser aus dem distalen Tubulus und Sammelrohr statt, aber das Endergebnis ist die Produktion eines hypotonen Harns.

Außerdem diffundiert während des Verdünnungsvorgangs sehr wenig Harnstoff aus den Sammelrohren in das Interstitium. Ein Grund dafür ist natürlich, daß die Harnstoffkonzentration im Sammelrohr herabgesetzt ist und daß sich daher kein steiles, die Diffusion förderndes Gefälle bildet. Dazu kommt aber noch, daß die Permeabilität des Sammelrohrepithels für Harnstoff in Abwesenheit von ADH wahrscheinlich geringer ist. Infolgedessen ist in diesem Zustand keine hohe Harnstoffkonzentration im Mark zu beobachten. Nebenbei sei daran erinnert, daß die renale Harnstoffexkretion zum Teil von der Harnflußrate abhängig ist, ob ADH vorhanden ist oder nicht (s. S. 44).

Zu den geschilderten Veränderungen kommt außerdem, daß die Durchblutung der inneren Markzone beim Fehlen von ADH stärker ist; vermutlich gehen dadurch mehr gelöste Substanzen verloren, was für die verminderte Osmolalität des medullären Interstitiums mitverantwortlich ist. Ob die Durchblutungssteigerung durch eine direkte ADH-Einwirkung auf die Gefäße zustandekommt, ist allerdings nicht klar.

Die vermehrte Durchblutung könnte auch auf einen indirekten Effekt des ADH zurückzuführen sein. Bei einer hohen medullären Osmolalität besteht eine gesteigerte Tendenz zu einer Wasserdiffusion über die »Scheitel« der Gefäßschlingen hinweg. Da der osmotische Gradient im Mark beim Fehlen von ADH niedriger ist, käme es zu weniger »Kurzschlüssen« und damit zu einer stärkeren Blutzufuhr ins Markinnere.

Die geringere medulläre Osmolalität, die bei Wasserdiurese im Vergleich zur Antidiurese beobachtet wird, beruht zum Großteil darauf, daß während der Wasserdiurese viel mehr Wasser aus den Sammelrohren abgezogen wird als während der Antidiurese. Das erscheint zwar in Hinblick auf die geringere Wasserpermeabilität des Sammelrohrepithels beim Fehlen von ADH paradox, geht aber darauf zurück, daß während der Wasserdiurese viel mehr Tubulusflüssigkeit zu den Sammelrohren angeliefert wird. In Abwesenheit von ADH ist nur die Permeabilität des Epithels verantwortlich dafür, wieviel Wasser aus den Sammelrohren durch Diffusion verlorengeht, in Gegenwart von ADH ist es dagegen die Harnflußrate.

## Wasser-, Ionen- und Harnstoffaustausch bei der Erzeugung von hypotonem Harn (ADH fehlt)

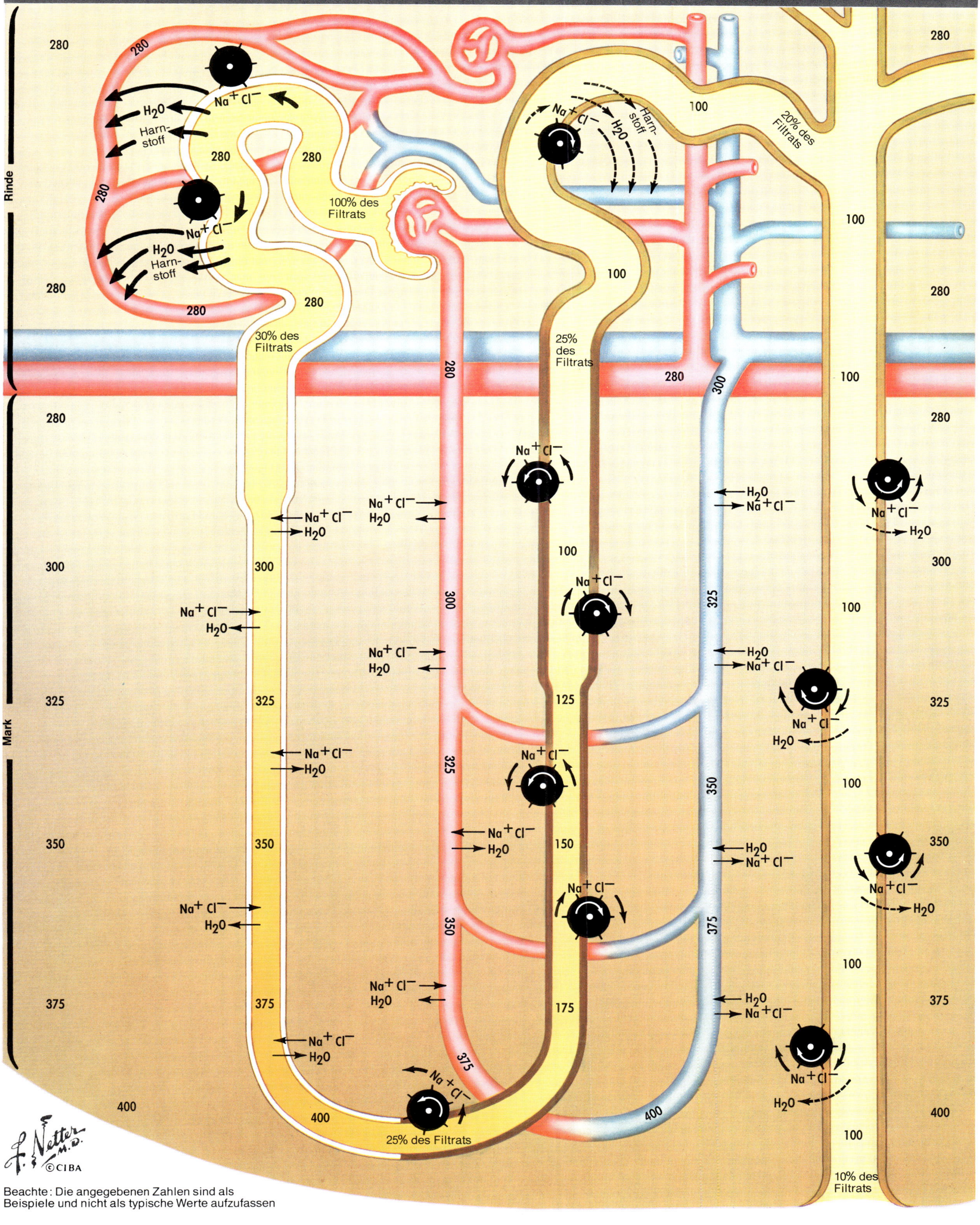


Beachte: Die angegebenen Zahlen sind als Beispiele und nicht als typische Werte aufzufassen

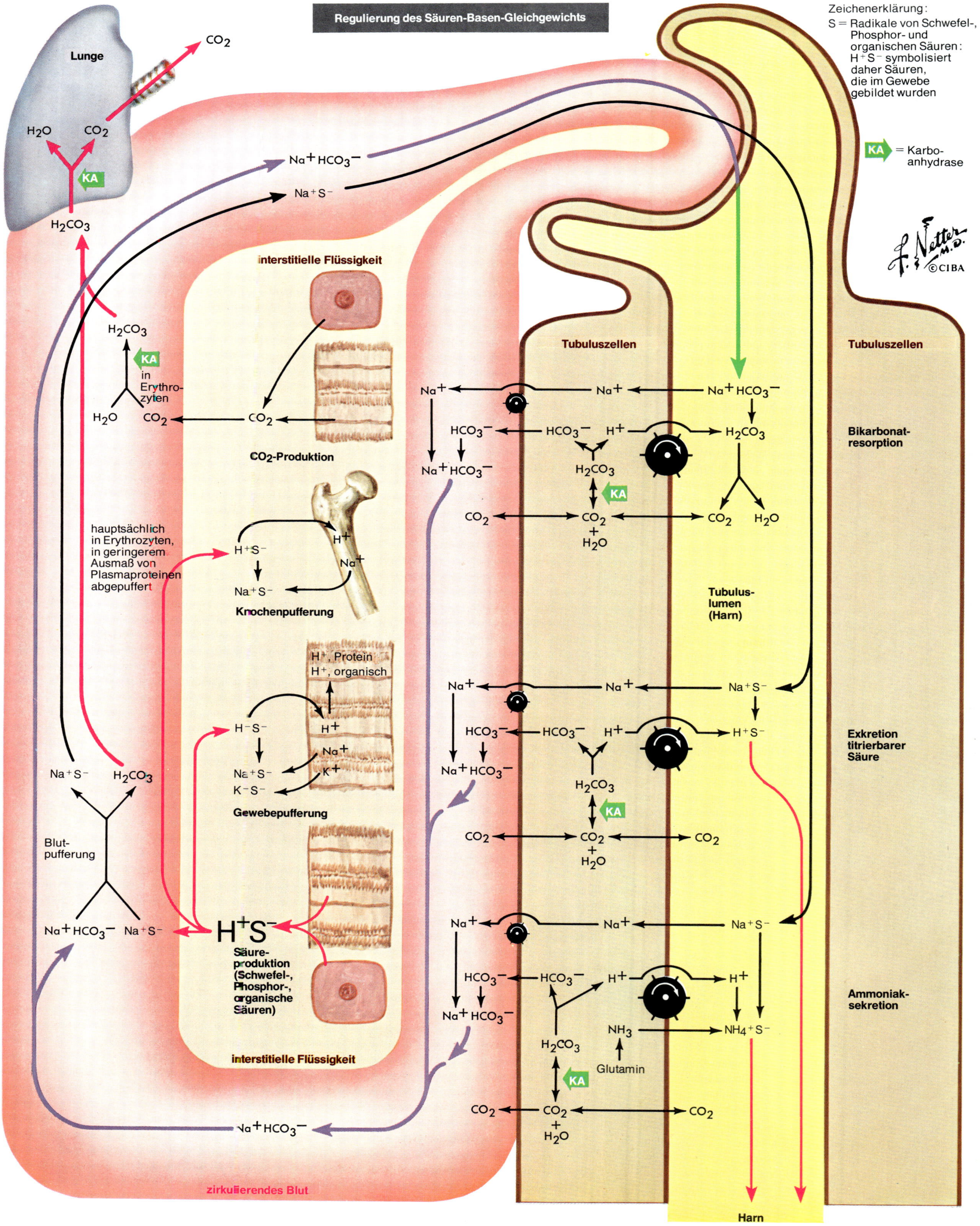
Regulierung des Säuren-Basen-Gleichgewichts
Zeichenerklärung:
S = Radikale von Schwefel-, Phosphor- und organischen Säuren: $H^+S^-$ symbolisiert daher Säuren, die im Gewebe gebildet wurden
KA = Karbo-anhydrase
Lunge
$CO_2$
$H_2O$
$CO_2$
KA
$H_2CO_3$
$Na^+HCO_3^-$
$Na^+S^-$
interstitielle Flüssigkeit
$H_2CO_3$
KA
in Erythro-zyten
$H_2O$
$CO_2$
$CO_2$
$CO_2$-Produktion
hauptsächlich in Erythrozyten, in geringerem Ausmaß von Plasmaproteinen abgepuffert
$H^+S^-$
$H^+$
$Na^+$
$Na^+S^-$
Knochenpufferung
$H^+$, Protein
$H^+$, organisch
$H^-S^-$
$H^+$
$Na^+$
$Na^+S^-$
$K^+$
$K^-S^-$
Gewebepufferung
$Na^+S^-$
$H_2CO_3$
Blut-pufferung
$Na^+HCO_3^-$
$Na^+S^-$
$H^+S^-$
Säure-produktion (Schwefel-, Phosphor-, organische Säuren)
interstitielle Flüssigkeit
$Na^+HCO_3^-$
zirkulierendes Blut
Tubuluszellen
Tubuluszellen
$Na^+$
$Na^+$
$Na^+HCO_3^-$
$HCO_3^-$
$HCO_3^-$
$H^+$
$H_2CO_3$
$Na^+HCO_3^-$
$H_2CO_3$
KA
$CO_2$
$CO_2$ + $H_2O$
$CO_2$
$H_2O$
Bikarbonat-resorption
Tubulus-lumen (Harn)
$Na^+$
$Na^+$
$Na^+S^-$
$HCO_3^-$
$HCO_3^-$
$H^+$
$H^+S^-$
$Na^+HCO_3^-$
$H_2CO_3$
KA
$CO_2$
$CO_2$ + $H_2O$
$CO_2$
Exkretion titrierbarer Säure
$Na^+$
$Na^+$
$Na^+S^-$
$HCO_3^-$
$HCO_3^-$
$H^+$
$H^+$
$Na^+HCO_3^-$
$NH_3$
$NH_4^+S^-$
$H_2CO_3$
Glutamin
KA
$CO_2$
$CO_2$ + $H_2O$
$CO_2$
Ammoniak-sekretion
Harn
F. Netter M.D.
©CIBA

# Säure-Basen-Regulation

Die Stabilität der Wasserstoffionenkonzentration in den Flüssigkeitskompartimenten des Körpers wird durch die Aktion mehrerer spezifischer biologischer Puffermechanismen aufrechterhalten. Ohne diese würden die Körperflüssigkeiten durch ständige Bildung starker Säuren – hauptsächlich Phosphor- und Schwefelsäure aus dem Phospholipid- und Eiweißstoffwechsel – zunehmend saurer werden. Die Normalkost mit ihrem Säureüberschuß bildet daher eine ständige Bedrohung für die Wahrung des pH der extrazellulären Flüssigkeit in seinen engen Grenzen von 7,34–7,45. Eine Reihe von wirkungsvollen Mechanismen schützt auf der anderen Seite auch vor der Gefahr einer ungehemmten Alkalisierung der Körperflüssigkeiten.

Drei Systeme arbeiten mit, die Erhaltung eines physiologischen pH in den Körperflüssigkeiten sicherzustellen. Am schnellsten sprechen auf eine Säure- oder Baseninvasion die *chemischen Puffer* in den *Körperflüssigkeiten* und *-geweben* an. Diese neutralisieren Säuren oder Basen, die entweder im Gewebe erzeugt werden oder exogener Herkunft sind. Eine zweite Verteidigungslinie ist das *Atmungssystem;* die Eliminierung von Kohlendioxid, einem weiteren wichtigen sauren Stoffwechselendprodukt, erfolgt hauptsächlich über die Lunge. Die respiratorische Steuerung des $pCO_2$* ist auch für die Einstellung des Bikarbonat-Kohlensäure-Verhältnisses von primärer Bedeutung, einen der entscheidendsten Faktoren für die Höhe des extrazellulären pH-Werts. Die dritte und trägste Verteidigungsfront, die jedoch letztlich im gesamten für die Wahrung eines normalen pH nicht weniger wichtig ist, ist die *renale Eliminierung nichtflüchtiger Säuren und Basen.* Die Niere ist für die Exkretion überschüssiger Säuren und Basen und ebenso für die Wahrung des extrazellulären Bikarbonationenspiegels verantwortlich. Sie trägt damit in hohem Maß zur Erhaltung der Pufferreserven des Organismus und der optimalen Reaktion der Körperflüssigkeiten bei.

## Chemische Pufferung

Wird Säure endogener oder exogener Herkunft von der extrazellulären Flüssigkeit aufgenommen, so wird sie zuerst von den zirkulierenden Plasmaproteinen abgepuffert. Das zweite Puffersystem bedient sich des extrazellulären Bikarbonats und führt zu einem dramatischen Abfall der Bikarbonatkonzentration. Ein Eindringen der Säure in Zellen bringt die dritte Reaktion ins Spiel, den Austausch extrazellulären Chlorids gegen intrazelluläres Bikarbonat. Der letzte, aber nicht weniger wichtige Regulierungsvorgang ist die Pufferung extrazellulärer Säure durch Austausch von intrazellulärem Kalium und Natrium gegen extrazelluläre Wasserstoffionen. Bei dieser Reaktion sind intrazelluläre Proteine und Phosphate an der Pufferung der in die Zelle gelangenden Wasserstoffionen beteiligt. Für den Natrium-Wasserstoff-Austausch werden zum Teil auch die Natriumlager des Knochens herangezogen, besonders wenn es sich um eine *chronische* Azidose handelt.

Diese Wechselwirkungen zwischen extrazellulärem Wasserstoff und Kationen aus Zelle und Knochen resultieren in einer erhöhten Pufferkapazität des Organismus auf Kosten einer höheren Wasserstoffionenkonzentration in jenen Strukturen, die sich außerhalb der leicht diffusiblen extrazellulären Flüssigkeit befinden. Diese Ionenaustauschprozesse zwischen extrazellulärer Flüssigkeit und intrazellulären Pufferreserven, die hauptsächlich Natrium, Kalium und Wasserstoffionen betreffen, sind auch bei einer *metabolischen Alkalose* und bei respiratorisch bedingten Störungen des Säure-Basen-Gleichgewichts an der Pufferung beteiligt.

## Rolle des respiratorischen Systems

Eine physiologisch einmalige Besonderheit des Bikarbonat-Kohlensäure-Puffersystems ist es, daß die Konzentration jeder der beiden Komponenten einer separaten physiologischen Kontrolle unterliegt: Die Bikarbonatkonzentration wird von der Niere reguliert, die Kohlensäurekonzentration ($pCO_2$) vom respiratorischen System. Die Konzentrationen dieser beiden Verbindungen sorgen im Multipuffersystem der Körperflüssigkeiten für die Wahrung des pH nach der Henderson-Hasselbalch-Gleichung: $pH = pK + \log \frac{\text{Bikarbonat}}{\text{Kohlensäure}}$

Das respiratorische System (die Lunge und die $pCO_2$-sensiblen Teile des Zentralnervensystems) ist für die effiziente Eliminierung des metabolisch erzeugten Kohlendioxids verantwortlich. Die Menge der sauren Valenzen entspricht beim gesunden Erwachsenen etwa 13000 mval Kohlensäure pro Tag. Gäbe es nicht dieses »Abatmen« von $CO_2$ ($H_2CO_3 = H_2O + CO_2$), so würde sich eine schwere *respiratorische Azidose* entwickeln. Eine Zunahme des $pCO_2$ stimuliert deshalb die Atmung, während eine Abnahme die Lungenventilation herabsetzt. Als Vermittler dieser raschen Reaktion auf Blutgasdruckschwankungen fungiert wirksam ein respiratorisches Kontrollsystem, das den medullären Abschnitt des Hirnstamms (chemosensitive Rezeptoren) und die der äußeren Atmung dienenden Teile des neuromuskulären Apparats umfaßt.

Die erfolgreiche Aufrechterhaltung eines normalen $pCO_2$ (40 mm Hg) und der atmungsstimulierende Effekt eines niedrigen pH der Körperflüssigkeiten tragen auch zur Kompensation von metabolischen Störungen des Säure-Basen-Gleichgewichts bei. So ist der $pCO_2$ anfangs erhöht, wenn starke Säuren mit extrazellulärem Bikarbonat reagieren und $CO_2$ dabei frei wird:

$$NaHCO_3 + HCl \rightleftharpoons NaCl + H_2CO_3 \text{ (und)}$$
$$H_2CO_3 \rightleftharpoons H_2O + CO_2$$

Die anschließende Eliminierung des überschüssigen $CO_2$ sowie die Stabilisierung des $pCO_2$ auf subnormale Werte (die Respiration wird von einem niedrigen pH stimuliert) kompensieren die Azidose zum Teil. Diese schließliche Senkung des $pCO_2$ ist somit ein physiologischer Regulierungsmechanismus zur Normalisierung des Bikarbonat-Kohlensäure-Verhältnisses.

## Renale Faktoren

Die Tubuli der Niere besitzen die Fähigkeit, Wasserstoffionen in das Tubuluslumen zu sezernieren. Dieser Prozeß ist die Basis für die drei Vorgänge in der Niere, die Schlüsselrollen in der Stabilisierung eines normalen Körper-pH spielen: Bikarbonatresorption, Exkretion titrierbarer Säure und Ammoniaksekretion (s. S. 63f.).

Sowohl bei der Exkretion titrierbarer Säure als auch bei der Ammoniaksekretion resultiert der Prozeß der Wasserstoffionensekretion in einer Nettoausscheidung von Säure, die beim Menschen in der Größenordnung von 50–70 mval/Tag liegt. Im Gegensatz dazu beeinflußt der Prozeß der Bikarbonatresorption, obwohl er von der Wasserstoffionensekretion abhängig ist, das Netto-Säure-Basen-Gleichgewicht nicht; es gehen weder Wasserstoffionen aus den Körperflüssigkeiten verloren, noch kommen sie dazu. Durch die Bikarbonatresorption, die mit Hilfe des Enzyms *Karboanhydrase* (KA) vonstatten geht, werden jedoch über 99% des filtrierten Bikarbonats zurückgewonnen, so daß dieser wichtige Puffer erhalten bleibt.

Bestimmend dafür, wie stark die tubuläre Wasserstoffionensekretion an der Bikarbonatresorption, der Exkretion titrierbarer Säure oder der Ammoniaksekretion beteiligt ist, sind die Bikarbonat- und Nichtbikarbonat-Pufferkonzentrationsgefälle längs des Nephrons und der generelle Säure-Basen-Status des Organismus (s. S. 64).

Die tubuläre Bikarbonatresorption ist auch vom $pCO_2$ des arteriellen Blutes abhängig. Eine Zunahme des arteriellen $pCO_2$ steigert die Bikarbonatresorption, während ein Abfall des $pCO_2$ die Resorption herabsetzt. Solche $pCO_2$-Schwankungen beeinflussen vermutlich den renalen Bikarbonattransport über Verschiebungen der intrazellulären Wasserstoffionenkonzentration. Es ist eigentlich sicher, daß eine $pCO_2$-Zunahme in der extrazellulären Flüssigkeit mit einer proportionalen Zunahme des $pCO_2$ in den Tubuluszellen einhergeht. Dies würde wiederum die Kohlensäurebildung beschleunigen und so eine Vermehrung der für die Bikarbonatresorption zur Verfügung stehenden Wasserstoffionen in der Zelle bewirken. Umgekehrt würde ein Abfall des extrazellulären $pCO_2$ die tubuläre Bikarbonatresorption verringern.

Diese regulatorische Anpassung an Veränderungen des arteriellen $pCO_2$ ist für die renale Kompensation der primären respiratorischen Azidose und Alkalose wichtig. Mit der Retention von $CO_2$ im Fall der respiratorischen Azidose erhöht sich die extrazelluläre Bikarbonatkonzentration, was einen kompensierenden Effekt auf die Azidose ausübt. Die Zunahme der Bikarbonatkonzentration bei der respiratorischen Azidose ist anfangs weitgehend das Werk extrarenaler Mechanismen (Natrium-Wasserstoff- und Kalium-Wasserstoff-Austausch zwischen extrazellulärer und intrazellulärer Flüssigkeit). Die erhöhte extrazelluläre Bikarbonatkonzentration kann jedoch nur durch eine entsprechende Steigerung der renalen Bikarbonatresorption aufrechterhalten werden.

Bei der *respiratorischen Alkalose,* besonders bei der chronischen, nimmt die Plasmakonzentration des Bikarbonats infolge der verminderten Resorption ab. Wenn auch keine vollständige Kompensation erreicht wird, trägt doch die Stabilisierung des Plasmabikarbonatspiegels auf subnormaler Höhe zu einer Rückführung des verschobenen Bikarbonat-Kohlensäure-Verhältnisses auf normalere Werte bei.

Die Bikarbonatresorption wird auch von unphysiologischen Abweichungen der Kaliumvorräte des Körpers beeinflußt. Eine Kaliumverarmung beschleunigt die Wasserstoffionensekretion, während ein Kaliumüberschuß die Wasserstoffionensekretion und die Bikarbonatresorption bremst. Es ist zwar nicht geklärt, welche Mechanismen diesen Ausgleichsvorgängen zugrundeliegen, ausgelöst werden sie aber wahrscheinlich über Verschiebungen der intrazellulären Wasserstoffionenkonzentration. *(Fortsetzung auf Seite 62)*

* Der Ausdruck $pCO_2$ wird hier zur Bezeichnung des Kohlendioxid-Partialdrucks verwendet. Er ist nicht zu verwechseln mit P, das andernorts in diesem Buch zur Bezeichnung der Plasmakonzentration gebraucht wird, z.B. $P_{In}$ oder $P_{Urea}$. Die Bezeichnung pH steht für den negativen Logarithmus der Wasserstoffionenkonzentration (oder den Logarithmus des reziproken Werts der Wasserstoffionenkonzentration). Analog wird K, die Dissoziationskonstante, als pK ausgedrückt, ihr negativer Logarithmus.

*(Fortsetzung von Seite 61)*

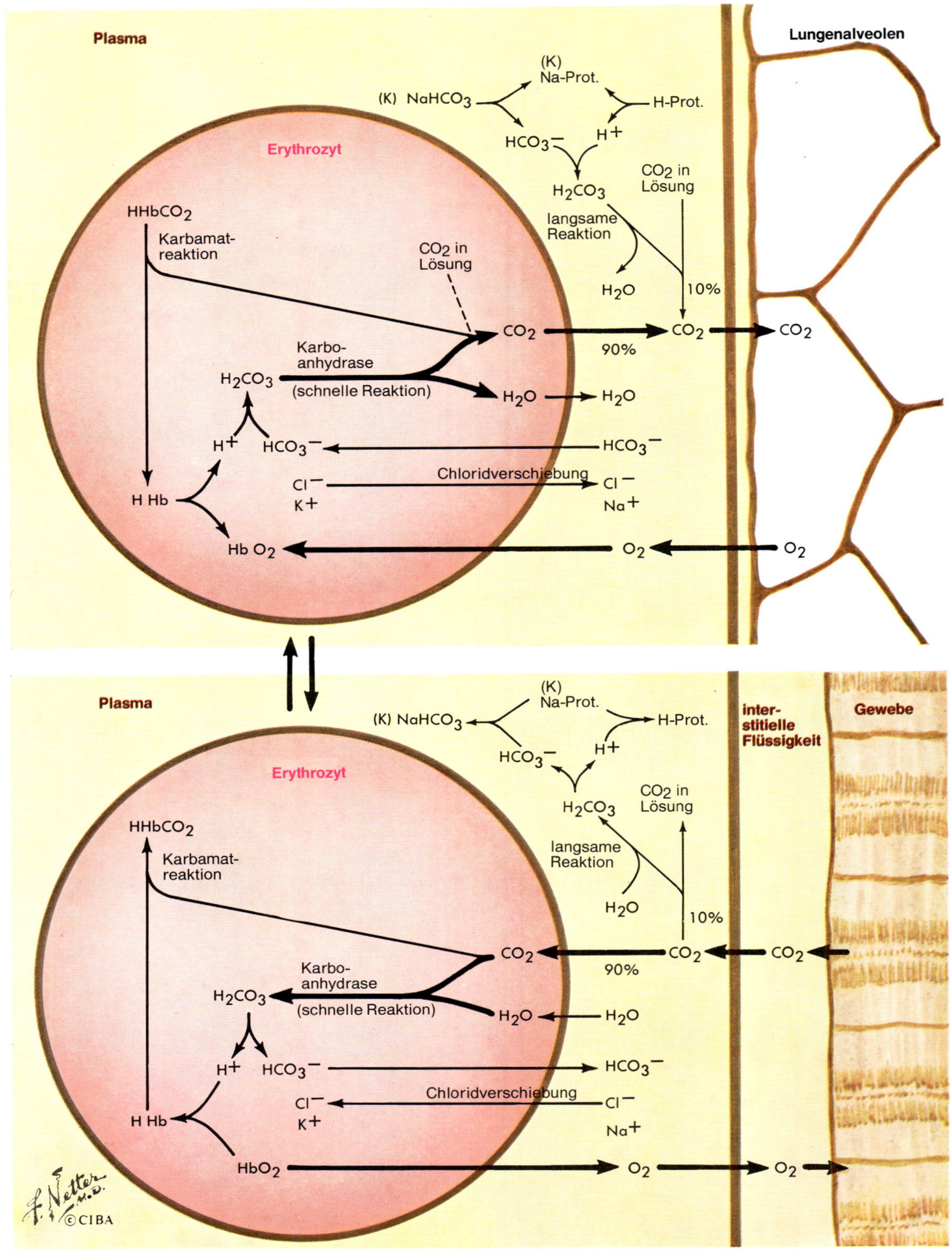


## Kohlendioxidtransport und -pufferung

Hämoglobin spielt beim Transport von Sauerstoff und Kohlendioxid im Blut eine Schlüsselrolle. In den peripheren Kapillaren wird gleichzeitig mit der Hämoglobinreduktion (relativ niedriger $pO_2$) metabolisch erzeugtes Kohlendioxid vom Gewebe abgegeben. Dementsprechend ist der $pCO_2$ in Plasma und Erythrozyten erhöht. Etwa 10% des $CO_2$ werden normalerweise entweder durch Umwandlung in Bikarbonat oder durch Verbindung mit Proteinen im Plasma abgepuffert. Der Rest diffundiert einem Gefälle folgend in Erythrozyten. Von dem Kohlendioxid, das in die Erythrozyten eintritt, verbindet sich etwas weniger als ein Drittel direkt mit Hämoglobin (HHb)* zu Karbaminohämoglobin ($HHbCO_2$). Die restlichen zwei Drittel werden vom Hämoglobin über eine Reihe von spezifischen, enzymabhängigen Reaktionen neutralisiert; dazu gehören die folgenden beiden Reaktionen:

$$CO_2 + H_2O \overset{KA}{\rightleftharpoons} HCO_3^- + H^+ \text{ (und)}$$
$$Hb + H^+ + HCO_3^- \rightleftharpoons HHb + HCO_3^-$$

Die erste Reaktion wird von dem Enzym Karboanhydrase (KA) stark beschleunigt. Dieses Enzym findet sich in hoher Konzentration in Erythrozyten, nicht aber im Plasma. Seine Hauptfunktion ist es, die der Reihe nach ablaufenden Reaktionen, die an der Kohlensäurepufferung beteiligt sind, innerhalb der kurzen Verweildauer des venösen Blutes in den Gewebekapillaren zu katalysieren.

Die Effizienz der Pufferkapazität des Hämoglobin-Oxyhämoglobin-Systems hängt ebenfalls vom Oxydierungsgrad ab. Reduziertes Hämoglobin (HHb) ist eine schwächere Säure als Oxyhämoglobin ($HHbO_2$). Kommt Oxyhämoglobin daher in ein Milieu mit einem relativ niedrigen $pO_2$, wie er in den peripheren Geweben vorherrscht, so wird die Sauerstoffabgabe ausgelöst, Oxyhämoglobin wird teilweise in reduziertes Hämoglobin umgewandelt, und es ergibt sich daraus eine Steigerung der Pufferkapazität.

Wenn Hämoglobin Wasserstoffionen aufnimmt (und sich anschließend beschleunigt Bikarbonat bildet), entsteht ein Gefälle der Bikarbonatkonzentration von den Erythrozyten zum Plasma. Nachdem die Kationenpermeabilität der Erythrozytenmembran von Haus aus gering ist, kann Bikarbonat nur dann die Zellen verlassen, wenn im Austausch dafür genügend Chloridionen hineinwandern. Diese *Chloridverschiebung* wird durch die hohe Chloridpermeabilität der Erythrozyten ermöglicht. Sie ist für die Aufrechterhaltung der Elektroneutralität im Zellkompartiment der Erythrozyten von entscheidender Bedeutung.

Die Prozesse in den Lungenkapillaren verlaufen umgekehrt wie in den Gewebekapillaren. Wird Hämoglobin den Gasdrücken der Alveolarluft ausgesetzt (relativ hoher $pO_2$, niedriger $pCO_2$), so wird die Diffusion von $CO_2$ aus Erythrozyten und Plasma in das alveoläre Gaskompartiment vorangetrieben. Gleichzeitig diffundiert Sauerstoff in die Erythrozyten und verwandelt Hämoglobin in Oxyhämoglobin, die saurere Form des Hämoglobinmoleküls. Über die Bildung von Kohlensäure wird Kohlendioxid frei und diffundiert aus dem Erythrozyten heraus. Die Richtung der Chloridverschiebung kehrt sich um, sobald Bikarbonat in die Zelle eintritt, um die Wasserstoffionen abzupuffern, die vom sauren Oxyhämoglobin abgegeben werden. Die Karbamatreaktion* – $RNCOO^- + H^+ \rightleftharpoons RNH + CO_2$ (R = Radikal) – wird ebenfalls nach rechts verschoben, da das Kohlendioxid-Bindungsvermögen des Hämoglobins durch die Oxydation abnimmt.

## Theorien der Bikarbonatresorption

Die Wasserstoffionensekretion stellt den Basismechanismus dar, welcher der Bikarbonatresorption und ebenso der Ausscheidung titrierbarer Säure und der Ammoniaksekretion zugrundeliegt (s. S. 61 und 64). Früher hatte man nur indirekte Beweise für diese Theorie; vor kurzem ist es aber gelungen, sie experimentell zu bestätigen.

Im Prinzip kann die Bikarbonatresorption allerdings nach zwei Hypothesen vor sich gehen: 1. Wasserstoffionensekretion, d.h. funktionell verknüpfter Natrium-Wasserstoff-Austausch, oder 2. direkte Resorption von Bikarbonationen aus dem Lumen in die peritubuläre Flüssigkeit ohne Intervention intermediärer Reaktionen. Es liegt auf der Hand, daß diese beiden Mechanismen unterschiedliche Konsequenzen für den intratubulären pH-Wert haben, die im einzelnen untersucht werden sollen.

Nach der Hypothese 1 führt die Wasserstoffionensekretion und die nachfolgende Reaktion mit filtriertem Bikarbonat zur Bildung von Kohlensäure. Da die unkatalysierte Dehydrierung der Kohlensäure zu Kohlendioxid und Wasser langsam abläuft, würde sich somit überschüssige Kohlensäure ansammeln und den

* Siehe Erklärungen am Schluß des Bandes.

pH-Wert im Lumen tiefer absenken, als für ein vollkommenes Gleichgewicht zu erwarten wäre. Darüber hinaus würde die Wasserstoffionensekretionsrate, die für die hohe, durch die große Filtrationsrate diktierte Bikarbonatresorptionsrate erforderlich ist, auch noch für eine Senkung des pH-Werts im Lumen sorgen.

Aus der Rate der unkatalysierten Reaktion und der Kinetik der tubulären Bikarbonatresorption, die beide bekannt sind, kann ein »Ungleichgewichts-pH« berechnet werden. Im proximalen Tubulus der Ratte liegt dieser in der Größenordnung von 0,4–0,8 pH-Einheiten.

Nach der Hypothese 2 wäre weder die Erzeugung von überschüssiger Kohlensäure noch das Vorkommen eines sauren »Ungleichgewichts-pH« zu erwarten, da während des Transportprozesses keine Kohlensäure gebildet wird.

Die direkte In-situ-Messung des intratubulären pH-Werts mit pH-sensitiven Glas- oder Antimonmikroelektroden hilft zwischen den beiden Mechanismen unterscheiden und liefert auch Informationen über die Säureverhältnisse im proximalen und distalen Tubulus. Im proximalen Tubulus fehlt ursprünglich ein signifikanter »Ungleichgewichts-pH« und stellt sich erst nach der Zufuhr eines kräftigen Karboanhydrasehemmers ein. Es scheint also, daß die Karboanhydrase normalerweise in funktionellem Kontakt mit der Lumenflüssigkeit steht und durch katalytische Beschleunigung des Kohlensäurezerfalls die Ansammlung überschüssiger Kohlensäure erfolgreich verhindert.

Demnach spielt die Karboanhydrase eine Doppelrolle im Epithel des proximalen Tubulus. Sie stellt eine adäquate Wasserstoffionenanlieferung für den Pumpenmechanismus an der Lumenmembran sicher, und sie verhindert eine zu starke Kohlensäureansammlung im Lumen. Die letztgenannte Aktion bewirkt eine erhebliche Verringerung des Wasserstoffionengradienten, gegen welchen der Transport vor sich gehen muß. Der Umstand, daß im Bereich des proximalen Tubulus ein signifikanter »Ungleichgewichts-pH« nach der Zufuhr eines Karboanhydrasehemmers vorliegt, zeigt an, daß die Wasserstoffionensekretion tatsächlich einen bedeutenden Anteil an der tubulären Bikarbonatresorption hat.

Im distalen Tubulus ist die Situation anders. In diesem Bereich des Tubulus besteht normalerweise ein signifikanter »Ungleichgewichts-pH«, der sich mit der Infusion von Karboanhydrase beseitigen läßt. Diese Beobachtungen beweisen, daß die Wasserstoffionensekretion direkt mit der Bikarbonatresorption im distalen Tubulus zu tun hat. Darüber hinaus unterstreicht das Untersuchungsergebnis einen wichtigen Unterschied zwischen den Wasserstoffionen-Sekretionsmechanismen im proximalen und distalen Tubulus: *Im distalen Tubulus hat die Karboanhydrase offenbar keinen Zutritt zur Lumenflüssigkeit* und kann daher eine Ansammlung überschüssiger Kohlensäure nicht verhindern. Infolgedessen muß die Wasserstoffionensekretion gegen relativ steile Konzentrationsgradienten vor sich gehen.

**Hypothetische Mechanismen der tubulären Bikarbonatresorption**

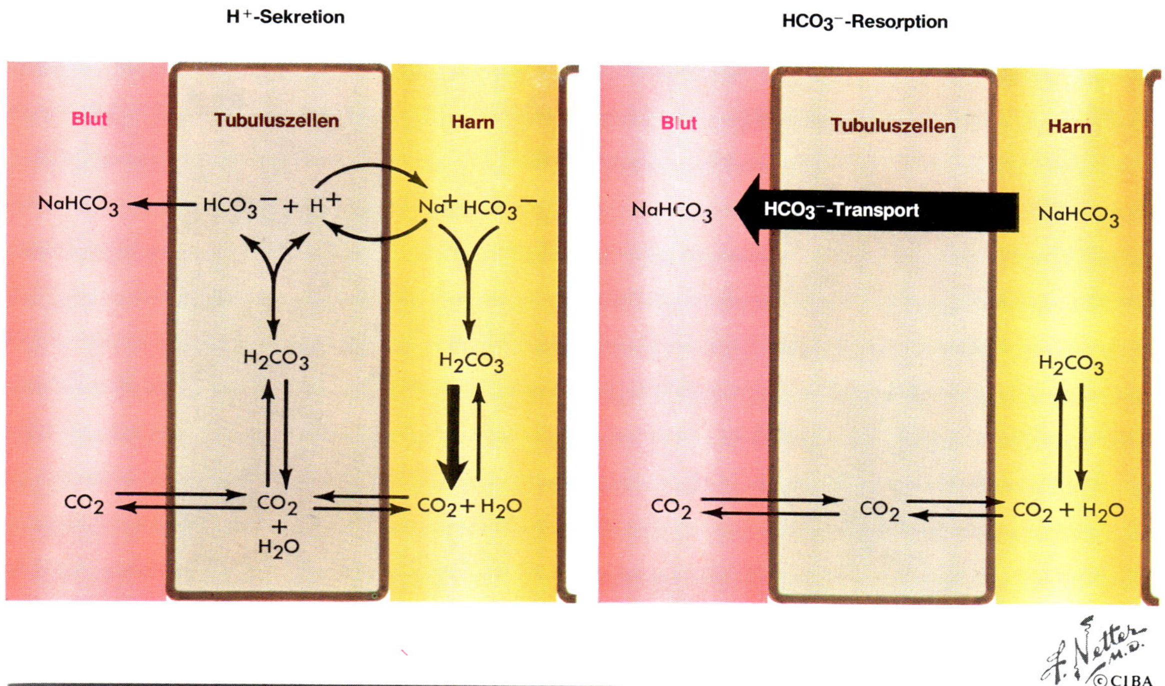


**Hypothetische Mechanismen der Harnansäuerung im proximalen und distalen Tubulus**

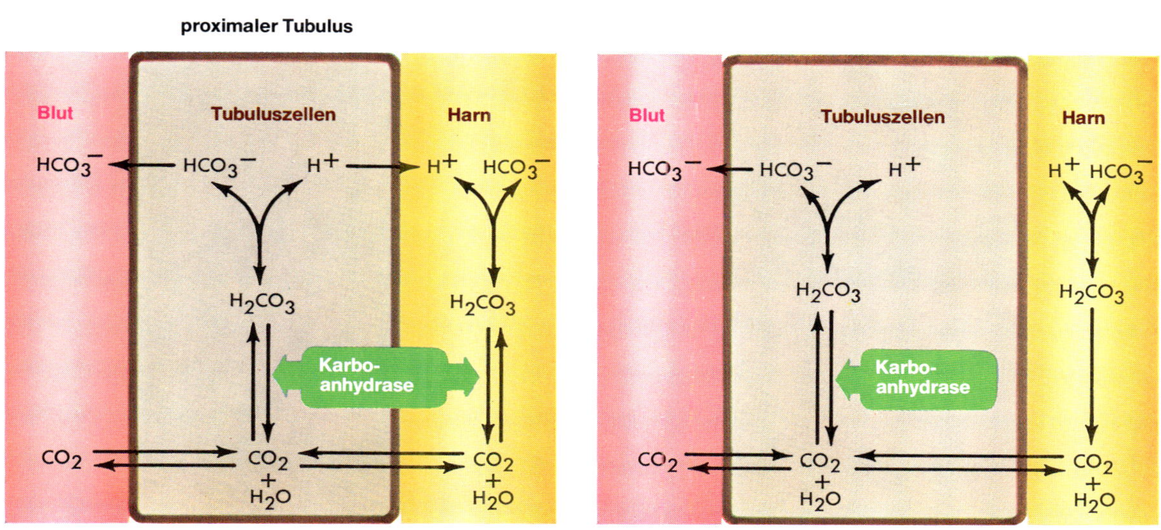


Karboanhydrase des Zytoplasmas: beschleunigt intrazelluläre $H^+$-Bildung

Karboanhydrase der Membran am Lumen: katalysiert $H_2CO_3$-Zerfall und verhindert Bildung steiler pH-Gradienten

Karboanhydrase des Zytoplasmas: beschleunigt intrazelluläre $H^+$-Bildung

Karboanhydrase in der Membran am Lumen nicht vorhanden

Zwei Faktoren bestimmen die Größe des »Ungleichgewichts-pH«: die Rate der Wasserstoffionensekretion und die Bikarbonatmenge im Tubulus. Wenn diese Parameter steigen, kann man eine Verschärfung der »Ungleichgewichts-pH«-Verhältnisse erwarten.

## Wasserstoffionen-Sekretion

Vom pH-Gefälle längs des Nephrons hängt es ab, wieviel von der gesamten Wasserstoffionensekretion zur Bikarbonatresorption, Exkretion titrierbarer Säure oder Ammoniumsekretion herangezogen wird. Neuere Untersuchungen am Einzelnephron haben die früher geltende Vorstellung, daß nur das Epithel des distalen Tubulus zur Erzeugung signifikanter Wasserstoffionen-Konzentrationsgradienten zwischen Tubuluslumen und Plasma befähigt ist, nicht gestützt. Man ist vielmehr jetzt allgemein der Auffassung, daß in der Säugetierniere eine Säuerung des Filtrats in der ganzen Länge des Nephrons stattfindet.

Wenn man davon ausgeht, daß zwischen Tubulusflüssigkeit und Plasma keine größeren $pCO_2$-Differenzen bestehen, zeigt die pH-Verschiebung im Verlauf des proximalen Tubulus an, daß am Ende des proximalen Konvoluts die Bikarbonatkonzentration im Lumen auf etwa die Hälfte oder ein Drittel ihres Ausgangswertes im Glomerulusfiltrat abgefallen ist. Nach Berücksichtigung der gleichzeitigen Volumenverminderung des Glomerulusfiltrats durch Wasserresorption im proximalen Tubulus errechnet sich, daß 80–90% des filtrierten Bikarbonats im proximalen Tubulus resorbiert werden.

Seinen endgültigen Säuregrad erhält der Harn in den Sammelrohren, wo maximale Wasserstoffionengradienten bestehen. Der Grenzgradient, gegen welchen Wasserstoffionen gepumpt werden können, liegt in der Größenordnung von 1000 : 1, entsprechend Harn-pH-Werten von etwa 4,0–4,5.

*(Fortsetzung auf Seite 64)*

**Verschiebung des Harn-pH im Verlauf des Nephrons**

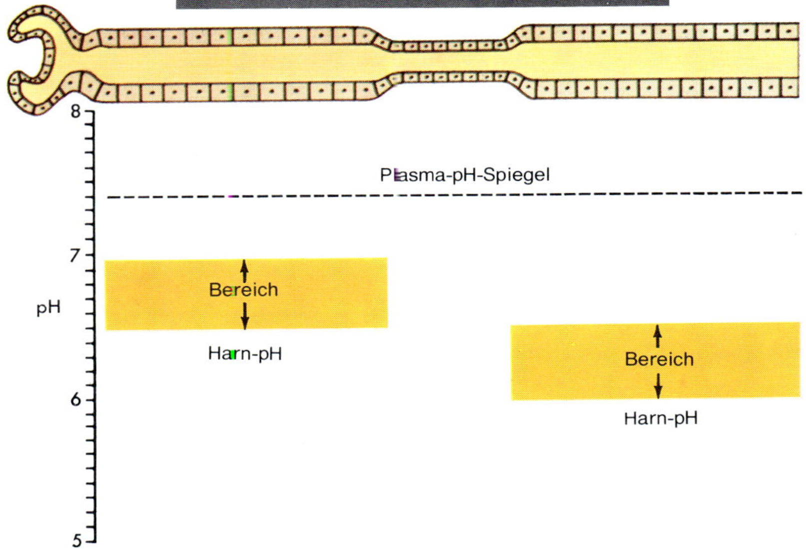


**Resorption des filtrierten Bikarbonats durch H⁺-Sekretion**

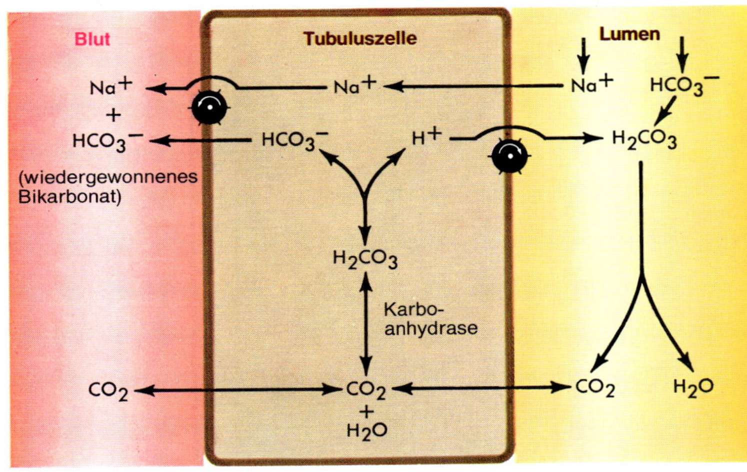


**Harnsäuerung: Ausscheidung titrierbarer Säure**

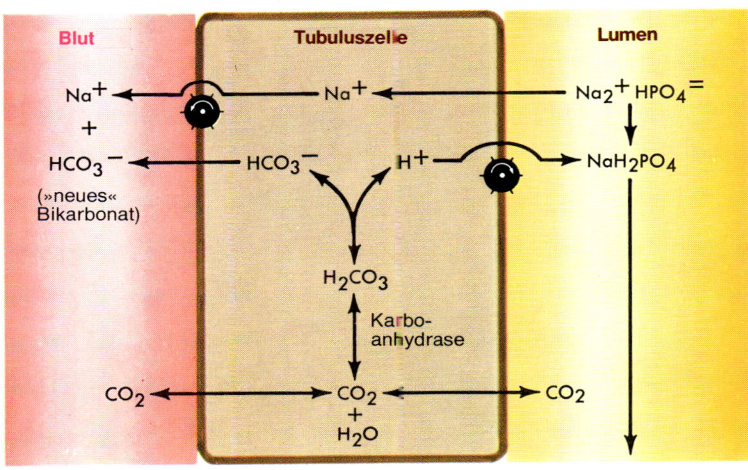


F. Netter M.D. ©CIBA

**Harnsäuerung: Ammoniumsekretion**

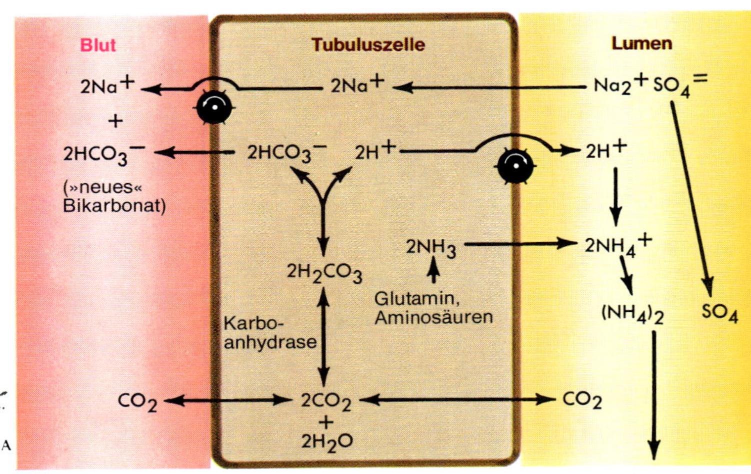


## Säure-Basen-Regulation

*(Fortsetzung von Seite 63)*

### Bikarbonatresorption

Bei normalem oder erhöhtem Plasmabikarbonatspiegel fördert die tubuläre Wasserstoffionensekretion hauptsächlich die Bikarbonatresorption, während sie an der Exkretion titrierbarer Säure oder der Ammoniaksekretion nur in geringem Umfang beteiligt ist. Bikarbonat wird im Tubulus bei subnormaler Plasmakonzentration praktisch vollständig resorbiert, so daß die Reserven des Körpers im Optimalbereich bleiben. Übersteigt die Plasmabikarbonatkonzentration die normale »Schwelle«, dann erscheint Bikarbonat im Harn. Es wird demnach der Überschuß effektiv ausgeschieden, und der Plasmaspiegel geht wieder auf seinen Normalbereich von 25–27 mval/l zurück.

Karboanhydrasehemmer bremsen die tubuläre Bikarbonatresorption signifikant und steigern dadurch die Bikarbonatexkretion. Die Karboanhydrase scheint also eine Schlüsselrolle im Transportmechanismus der Resorption zu spielen. Daß sie daran mitwirkt, die Erzeugung von Wasserstoffionen in der Zelle zu beschleunigen und daß sie bei der Reduzierung des transmembranären Wasserstoffionen-Konzentrationsgradienten in der lumenseitigen Zellmembran im proximalen Tubulus eine Rolle spielt (s. S. 63), wurde bereits besprochen.

### Exkretion titrierbarer Säure

Am Austausch von Wasserstoffionen gegen Natrium können auch Nichtbikarbonatpuffer beteiligt sein, von denen Phosphatpuffer die größte Bedeutung haben. Durch die Nettowasserstoffionensekretion wird das filtrierte dibasische Phosphat in die saure monobasische Form umgewandelt und damit eine Nettosäureexkretion bewirkt.

Faktoren, die bestimmen, wieviel titrierbare Säure gebildet wird, sind die Pufferexkretionsrate und das Säure-Basen-Gleichgewicht des Organismus. Es wird daher mehr titrierbare Säure gebildet, wenn die Puffermenge im Tubulus entweder absolut zunimmt oder wenn sie infolge einer geringeren Bikarbonatmenge – wie bei der metabolischen Azidose – relativ zunimmt. Der pK'-Wert des Puffers ist ein weiterer Faktor, der die Säurebildung steuert. Der transtubuläre Konzentrationsgradient, gegen den Wasserstoffionen noch gepumpt werden können, ist begrenzt, so daß ein Puffer mit einem relativ hohen pK'-Wert, wie Phosphat (pK':6,8), die beste Wirkung hat. Es können daher mehr Wasserstoffionen durch Phosphat abgepuffert werden als durch Puffer mit einem niedrigeren pK'-Wert, z.B. Kreatinin (pK':4,97) oder p-Aminohippursäure (pK':3,83).

Wie bereits erwähnt, ist die titrierbare Säure beim Gesunden hauptsächlich monobasisches Phosphat, dessen Verfügbarkeit von der glomerulären Filtration der Phosphatpuffer abhängt. Bei anhaltender Azidose kann zusätzliches Phosphat aus dem Knochen mobilisiert werden. Bei der diabetischen Azidose stellt jedoch $\beta$-Hydroxybutyrat eine zusätzliche und hochwichtige Pufferquelle dar, welche die Ausscheidung titrierbarer Säure sehr unterstützt.

### Ammoniaksekretion

Ammoniak ist ein Puffer, der von den Nierentubuli synthetisiert wird, hauptsächlich aus dem Amid- und Aminostickstoff des Glutamins (s. S. 66f.). Bei niedriger Pufferausscheidung in den Harn wird die freie Base $NH_3$ in steigenden Mengen im Gewebe der Nierenrinde gebildet. Diese leicht diffusible freie Base $NH_3$ tritt durch die Zellmembran in das Lumen über und wird in der sauren Tubulusflüssigkeit in das relativ schlecht permeierende Ammoniumion ($NH_4^+$) umgewandelt. Dieser sekretorische Mechanismus ist eine »Diffusionsfalle«. Die freie Base $NH_3$ wird in der Tubulusflüssigkeit durch ihre Umwandlung in Ammoniumionen, die nur unwesentlich in die Zellen zurückdiffundieren, festgehalten. Auf diese Weise wird Energie direkt genützt, nicht im Transfer von $NH_3$ aus der Zelle in das Tubuluslumen, sondern nur in der Ammoniaksynthese und der Erzeugung des Wasserstoffionengradienten.

Ammoniak wird sowohl in den proximalen als auch in den distalen Tubuli der Säugerniere sezerniert. Aus neueren Befunden weiß man aber, daß der Großteil des Harnammoniaks aus der proximalen Ammoniaksekretion stammt. Beim Gesunden zeigt die Ammoniaksekretion das Phänomen der Anpassung; bei schwerer chronischer Azidose steigt die Sekretion um ein Vielfaches. Bei einem Nierenversagen mit Azidose steigt dagegen die Ammoniaksekretion nicht genügend an, um einen schweren Kationenverlust zu verhüten.

# Erythropoetische Funktion der Niere

Hypothese der erythropoetischen Funktion der Niere

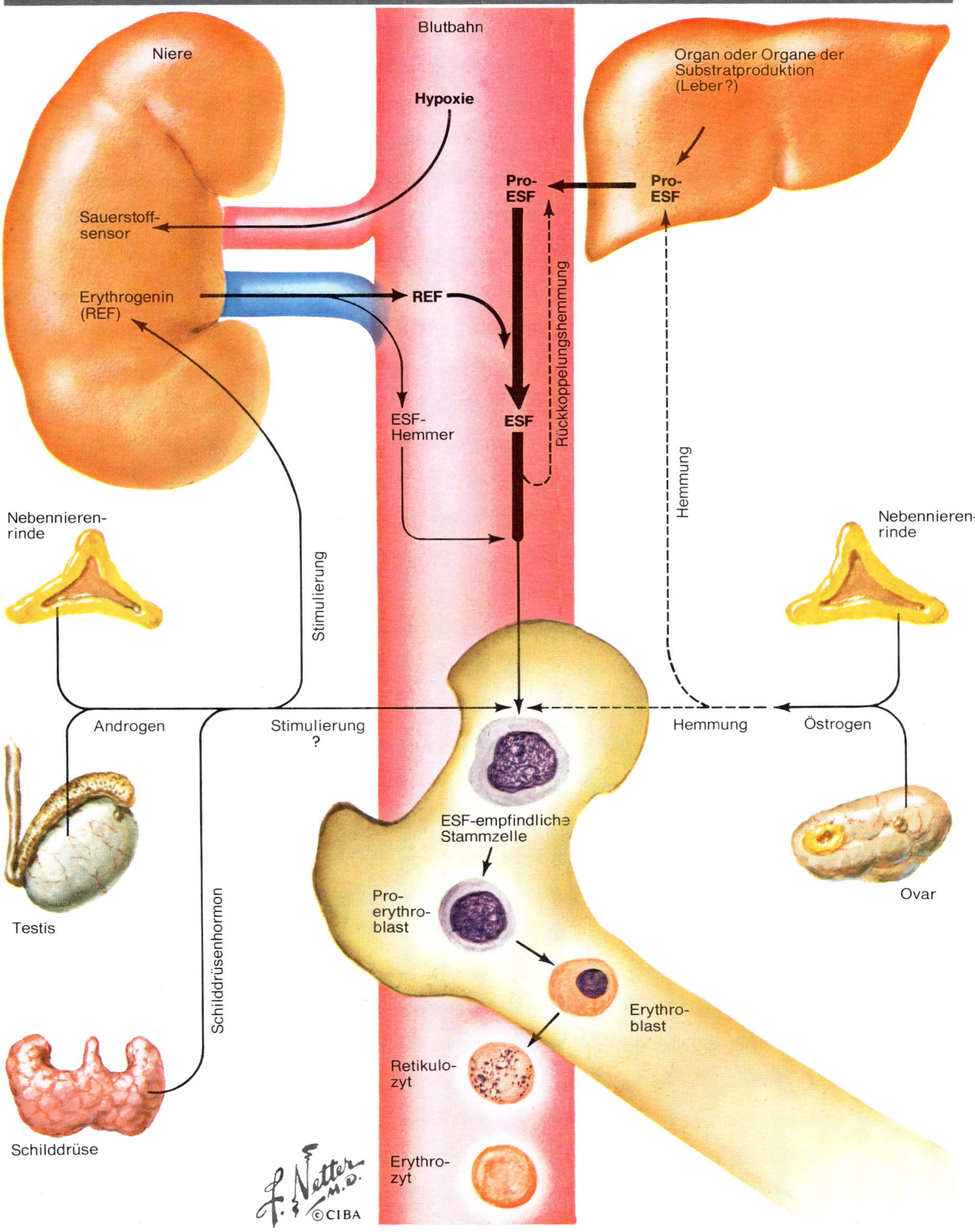


Klinische Beobachtungen haben gezeigt, daß die Niere in der Erythropoese eine Rolle spielt. Die chronische Niereninsuffizienz wird zum Beispiel oft von einer mäßigen bis schweren Anämie begleitet, während umgekehrt Nierentumoren mit einer Polyzythämie einhergehen können. Experimentell gewonnene Daten unterstützen die klinischen Beobachtungen, und es ist heute anerkannt, daß die Niere der Hauptort entweder für die Produktion oder für die Aktivierung eines zirkulierenden *erythropoesestimulierenden Faktors* (ESF oder *Erythropoetin*) ist. Diese Substanz konnte als Glykoprotein mit einem Molekulargewicht von 45 800 identifiziert werden.

Tierexperimente zeigen, daß die Fähigkeit, auf verschiedene hypoxische Stimuli reaktiv ESF zu erzeugen, nach beidseitiger Nephrektomie herabgesetzt ist. Diese nach der Nephrektomie zu beobachtende Senkung der ESF-Produktion darf aber nicht der Urämie oder der Ansammlung anderer retinierter Schlakken angelastet werden, da eine bilaterale Ureterenligierung bei Ratten, die eine gleichartige Urämie wie die Nephrektomie zur Folge hat, die ESF-Produktionskapazität nicht merklich einschränkt.

**Gegenwärtige Vorstellungen.** Es gibt im wesentlichen zwei Hypothesen über die renale ESF-Produktion. Nach der einen Auffassung bildet die Niere einen ESF-*Vorläufer,* der sich mit einem Serumprotein verbindet und damit den aktiven ESF liefert. Andererseits spricht immer mehr für das zweite Konzept, daß die Niere einen enzymatischen Faktor, den *renalen erythropoetischen Faktor* (REF oder *Erythrogenin*), erzeugt, der einen Vorläufer im Plasma (Pro-ESF oder *Erythropoetinogen*) zum ESF umwandelt. Aufgrund der Verteilung des in der Niere gefundenen Erythrogenins wird vermutet, daß es tubulären Ursprungs ist.

Es hat den Anschein, daß die Konzentration des Erythrogenins (REF) in der Niere davon beeinflußt wird, wieviel Sauerstoff diesem Organ zur Verfügung steht. Demnach ist die Hypoxie der primäre erythrozytogene Stimulus, der die renale Produktion und Abgabe des REF auslöst. Dieser erzeugt dann durch Reaktion mit einem Substrat im Plasma, dem Pro-ESF, den zirkulierenden ESF.

Dieses System von Erythrogenin, Plasma-Pro-ESF und ESF hat eine oberflächliche Ähnlichkeit mit dem Renin - Angiotensinogen - Angiotensin - Mechanismus. Es besteht aber keine Verwandtschaft zwischen den beiden Systemen, da weder Renin noch Angiotensin die Erythropoese im Tierversuch stimulieren. Umgekehrt haben auch weder Erythrogenin noch der ESF einen vasopressorischen Effekt bei Mäusen oder Ratten.

**Rückkoppelungsmechanismen.** Bei der Produktion und/oder der Aktivität des Plasmasubstrats, des renalen Erythrogenins und des ESF sind Rückkoppelungsmechanismen in Aktion. So hemmt zum Beispiel die Zufuhr von exogenem ESF durch Unterdrückung des Plasma-Pro-ESF den unter Hypoxieeinfluß zu erwartenden Anstieg des endogenen ESF. Auf diese Weise hat der ESF eine negative Rückkoppelungswirkung auf seine eigene Produktion. Aus der Existenz eines ESF-Hemmers im Nierengewebe läßt sich außerdem auf einen weiteren Regulationsmechanismus schließen.

Wie bereits erwähnt, wird die REF-Konzentration überdies von der Sauerstoffversorgung der Niere gesteuert. Der renale Erythrogeninspiegel steigt, wenn die Niere weniger Sauerstoff erhält, und fällt ab, wenn mehr Sauerstoff zur Verfügung steht, wie beispielsweise nach einer Erythrozytentransfusion beim Versuchstier.

**Rolle anderer Hormone.** Hormone verschiedener Drüsen greifen in metabolische Prozesse ein, und man könnte von ihnen erwarten, daß sie auch die Erythrozytenbildung beeinflussen. Tatsächlich stimulieren Androgene und Schilddrüsenhormone die Erythropoese, und die Mittlerrolle spielt bei dieser Aktion zumindest teilweise eine gesteigerte ESF-Bildung. Diese geht ihrerseits wahrscheinlich auf eine vermehrte Erythrogeninproduktion zurück. Östrogene bremsen auf der anderen Seite die Erythropoese, sowohl durch eine hemmende Wirkung auf das Plasmasubstrat für Erythrogenin als auch durch ein vermindertes Ansprechen der blutbildenden Gewebe auf den ESF. Die Hormone, die das Ausmaß der Erythropoese beeinflussen, scheinen dies also teilweise durch ein Eingreifen in den ESF-Spiegel zu tun, höchstwahrscheinlich über eine Produktionssteigerung oder -senkung von entweder Erythrogenin oder dem Plasmasubstrat. Es könnte auch alternierend einmal Erythrogenin und ein anderes Mal das Plasmasubstrat betroffen sein. Es gibt außerdem Anzeichen dafür, daß man bestimmte Formen erythropoetischer Dyskrasien bei Mensch und Tier vielleicht Verschiebungen zuschreiben kann, die im Verhältnis von Menge und Aktivität der drei Komponenten des ESF-Biogenesesystems auftreten.

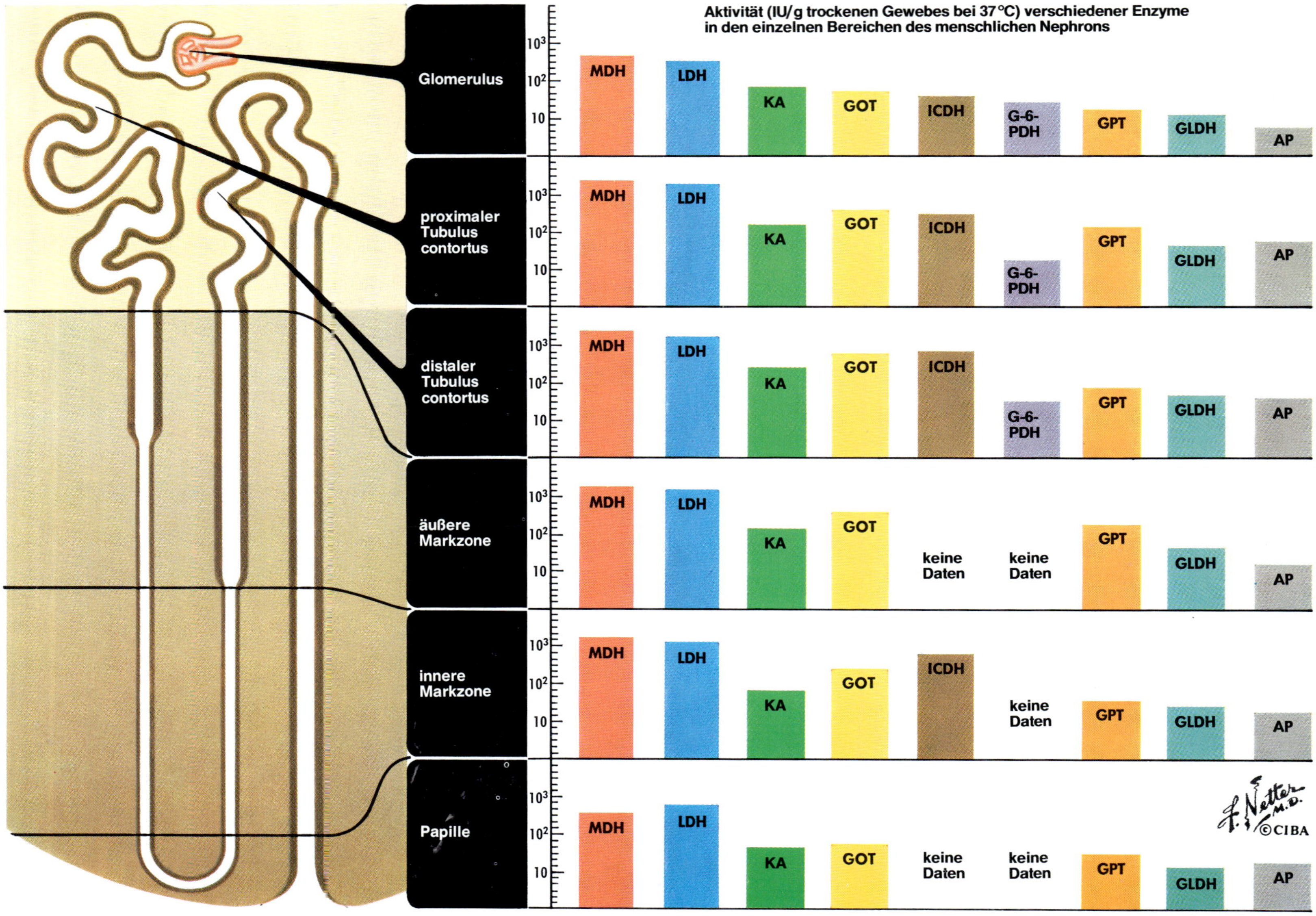


# Enzymologie des Nephrons

Viele der zellulären Mechanismen, die für die physiologischen Prozesse der tubulären Rückresorption und Sekretion verantwortlich sind, werden von Enzymen katalysiert. Es erscheint daher für ein vollständiges Verstehen der Nierenfunktion und besonders der Harnbildung von größter Wichtigkeit, daß man die quantitative Verteilung der Enzyme in den einzelnen anatomischen und funktionellen Abschnitten des Nephrons kennt. Überdies ist es möglich, daß das Auftreten von renalen Enzymen im Harn oder Blut wichtige diagnostische Aufschlüsse über Frühschäden an spezifischen Strukturen des Nephrons liefern kann.

Aufgrund der Komplexität der Niere ist jedoch der Wert der klassischen quantitativen Enzymbestimmungsmethoden an Gewebshomogenaten oder Schnitten beschränkt, so daß man mit neueren Methoden arbeiten muß. Durch die Entwicklung einer exakten Präparationstechnik im Verein mit präzisen mikro- und ultramikrochemischen Analysen wurde eine quantitative Enzymuntersuchung ermöglicht.

Die enzymatischen Aktivitäten im menschlichen Nephron, soweit sie bis jetzt bestimmt wurden, sind in den proximalen und distalen Tubuli contorti am höchsten, mit einer Ausnahme: Die Aktivität der *Glukose-6-Phosphatdehydrogenase* (G-6-PDH) ist in den Glomeruli etwas höher als in den distalen Tubuli contorti.

Bis jetzt war es noch nicht möglich, routinemäßig einzelne Sammelrohre oder Henle-Schleifen herauszupräparieren, weil es schwierig ist, sie mit Sicherheit in ungefärbten getrockneten Gefrierschnitten zu erkennen. Man kann allerdings aus den Daten über die äußere und innere Markzone und die Papille Informationen entnehmen, die für Querschnitte durch diese Segmente des Nephrons repräsentativ sind. Nachdem die Aktivität der Glutaminasen rasch verfällt und in getrockneten Gefrierschnitten nicht nachweisbar ist, wurden außerdem Messungen an frischen Homogenaten von Rinde, Mark und Papille vorgenommen.

## Rolle der Enzyme bei der Produktion und Exkretion von Ammoniak und Wasserstoffionen

**Ammoniakbildung.** Plasmaglutamin ist der Hauptvorläufer des Harnammoniaks und steuert sowohl den Amid- als auch den Aminostickstoff zur Ammoniakbildung bei. *Glutaminase I* wird von Phosphat aktiviert und spaltet Glutamin zu Ammoniak ($NH_3$) und Glutamat. *Glutaminase II* wird von Pyruvat oder einer anderen 2-Ketosäure aktiviert und hydrolysiert die Amidbindung nach Transferierung der Aminogruppe zur 2-Ketosäure. Wenn die Empfängersäure 2-Ketoglutarsäure ist, entsteht Glutamat. Dieses Glutamat kann zusammen mit dem von der Glutaminase I gelieferten durch die *Glutamatdehydrogenase* (GLDH) desaminiert werden.

**Ort der Ammoniakexkretion.** Er variiert von Art zu Art. Mikropunktionen am Rattennephron sprechen dafür, daß hier alle Teile des Nephrons an der Ammoniakausscheidung beteiligt sind. Die Verteilung der Glutaminase in Homogenaten von separaten Zonen der Rattenniere deckt sich mit dieser Beobachtung. Man weiß jedoch nichts darüber, wo im menschlichen Nephron Ammoniak ausgeschieden wird, wenn auch die hohe Glutaminaseaktivität in der Rinde und die relativ niedrige Aktivität in Mark und Papille darauf hindeuten, daß der Großteil des Ammoniaks vermutlich in den kortikalen Tubuli contorti in den Harn gelangt. Man kann damit rechnen, daß das Verhältnis der Gesamtaktivität der Glutaminasen in der ganzen Rinde zur Gesamtaktivität im ganzen Mark und in der Papille beim Menschen ca. 9, beim Hund ca. 7 und bei der Ratte nur ca. 2 beträgt, was die Annahme stützt, daß Mark und Papille bei Mensch und Hund verhältnismäßig wenig zur Ammoniakproduktion beitragen (s. S. 64).

**Wasserstoffionenexkretion.** Sie muß die Ammoniakexkretion begleiten, damit sich nichtdiffusibles Ammonium ($NH_4^+$) bilden kann und auf diese Weise eine Rückdiffusion von Ammoniak ($NH_3$) verhindert wird. Nachdem die *Karboanhydrase* (KA) die reversible Reaktion

$$CO_2 + H_2O \rightleftharpoons H_2CO_3 \rightleftharpoons H^+ + HCO_3^-$$

katalysiert, ist sie das Schlüsselenzym für die Exkretion des Wasserstoffions ($H^+$) und des Ammoniumions ($NH_4^+$).

Die KA ist auch ein Schlüsselenzym für die Resorption des filtrierten Bikarbonats. Das im Zytoplasma wahrscheinlich aller Tubuluszellen gelagerte Enzym erzeugt $H^+$ intrazullulär. Dieses Ion wird dann im Austausch gegen das Natriumion von dissoziiertem Natriumbikarbonat ($NaHCO_3$) in die Tubulusflüssigkeit ausgeschieden. Auf diese Weise entsteht Kohlensäure ($H_2CO_3$). Die Dehydrierung der Säure durch Kontakt mit KA, die vermutlich auch in der lumenseitigen Zellmembran im proximalen Tubulus vorhanden ist, führt zur Resorption von $CO_2$ (s. S. 64).

Befunde, die man am Rattennephron mittels Mikropunktion erhoben hat, zeigen, daß der pH-Wert der Tubulusflüssigkeit in den distaleren Abschnitten des proximalen Tubulus contortus leicht abfällt und im distalen Tubulus contortus nochmals eine geringe Senkung aufweist. Der größte pH-Fall findet sich jedoch in den Sammelrohren. Die Daten über die quantitative Verteilung der KA im menschlichen Nephron lassen vermuten, daß Mechanismus und Ort von Bikarbonatresorption und Wasserstoffionenexkretion jenen bei der Ratte entsprechen.

Welche Rolle die anderen Enzyme in den Exkretions- und Resorptionsprozessen im einzelnen spielen, bleibt ungeklärt. Allerdings sind wahrscheinlich die *Glutamat-Oxalazetat-Transaminase* (GOT) und die *Glutamat-Pyruvat-Transaminase* (GPT) über die oben beschriebene GLDH-Reaktion an der Ammoniakproduktion beteiligt.

## Tubuläre Dysfunktion

**Renale tubuläre Azidose und Lowe-Syndrom.** Die Fähigkeit der Niere, einen sauren Harn zu produzieren und Ammoniak auszuscheiden, ist bei renaler tubulärer Azidose und beim Lowe-Syndrom (okulozerebrorenale Krankheit) beeinträchtigt. Nachdem sich in solchen Fällen normale Werte für die Aktivität der KA, der Glutaminasen und der GLDH in den Nieren gefunden haben, ist die verminderte Wasserstoffionen- und Ammoniakexkretion nicht durch einen Mangel an diesen Enzymen bedingt. Allerdings ist die Möglichkeit nicht auszuschließen, daß die Enzymaktivität in vivo auf irgendeine Weise gehemmt wird (s. S. 248).

**Hypokalämische Nephropathie.** Die Aktivität der *Laktatdehydrogenase* (LDH) war bei fünf Patienten mit hypokalämischer Nephropathie in den proximalen Tubuli auf das Doppelte erhöht (s. S. 178). Eine Erklärung dafür wäre, daß die in den Mitochondrien von Zellen der proximalen Tubuli beobachteten morphologischen Veränderungen mit einer verminderten *oxydativen Phosphorylierung* einhergegangen sind, einem aeroben Prozeß, an dem der Zitronensäurezyklus und die Zellatmungskette beteiligt sind. Man könnte sich weiter vorstellen, daß dann *Adenosintriphosphat* (ATP) auf einem alternativen Weg synthetisiert und die anaerobe Glykolyse zum prädominierenden System würde. Für wichtige Stoffwechselschritte auf diesem Abbauweg wird *Nikotinamid-Adenin-Dinukleotid* (NAD) als unbedingt notwendiges Koenzym für die Erzeugung energiereicher Phosphate gebraucht.

Der erste Schritt im Stoffwechselablauf, bei dem für jedes Dreikohlenstoffglied der Glukose zwei Moleküle ATP entstehen, erfordert NAD: 3-Phosphoglyzerinaldehyd + anorganisches Phosphat + NAD$^+$ $\rightleftharpoons$ 1,3-Diphosphoglyzerinsäure + NADH + H$^+$
Im zweiten Schritt wird 1,3-Diphosphoglyzerinsäure enzymatisch dephosphoryliert: 1,3-Diphosphoglyzerinsäure + ADP $\rightleftharpoons$ 3-Phosphoglyzerinsäure + ATP
Die Verfügbarkeit von NAD ist also für den kontinuierlichen glykolytischen Abbau entscheidend. Eine NAD-Verarmung wird durch die Reduktion von Pyruvat zu Laktat verhindert, eine Reaktion, die von LDH katalysiert wird und zur Regenerierung von NAD führt: Pyruvat + NADH + H$^+$ $\overset{LDH}{\rightleftharpoons}$ Laktat + NAD$^+$
Die Glykolyse kann auf diese Weise unter anaeroben Bedingungen vor sich gehen, und dies könnte der Grund für die beobachtete Zunahme der LDH-Aktivität sein.

## Nierentransplantation

Bei Nierenhomotransplantaten mit langer Überlebensdauer, bei denen sich die glomeruläre Filtration zunehmend verschlechterte, fand man, daß die in den Glomeruli und proximalen Tubuli contorti gemessene Glukose-6-Phosphatdehydrogenase-Aktivität *(Hexosemonophosphat-Shunt)* als Reaktion auf die fortschreitende Ischämie herabgesetzt war. In den gleichen Fällen waren

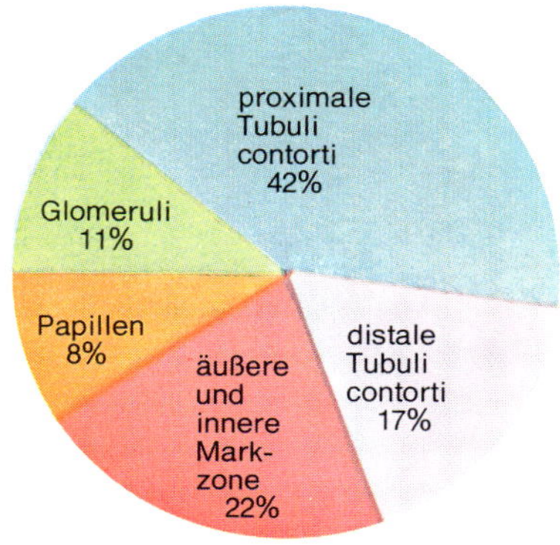

Verhältnis der Masse der verschiedenen Strukturen und Zonen in der menschlichen Niere

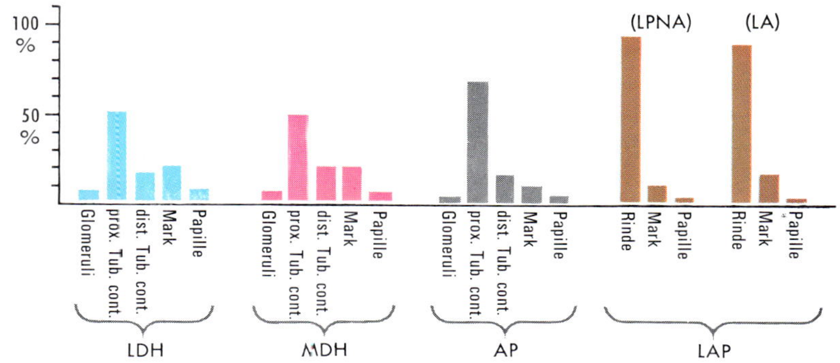

Verteilung von LDH, MDH, AP und LAP pro Gesamtmasse verschiedener Strukturen der menschlichen Niere: Ordinate = % der Aktivität in der Gesamtmasse der Niere. Substrate für LAP: LPNA = Leuzin-p-Nitroanilid; LA = Leuzinamid. Gesamtaktivität in beiden Nieren (300 g) in μmol/min; LDH = 81000 (37°C); MDH = 89000 (37°C); AP = 3600 (37°C); LAP (LPNA) = 1800 (25°C); LAP (LA) = 4100 (25°C)

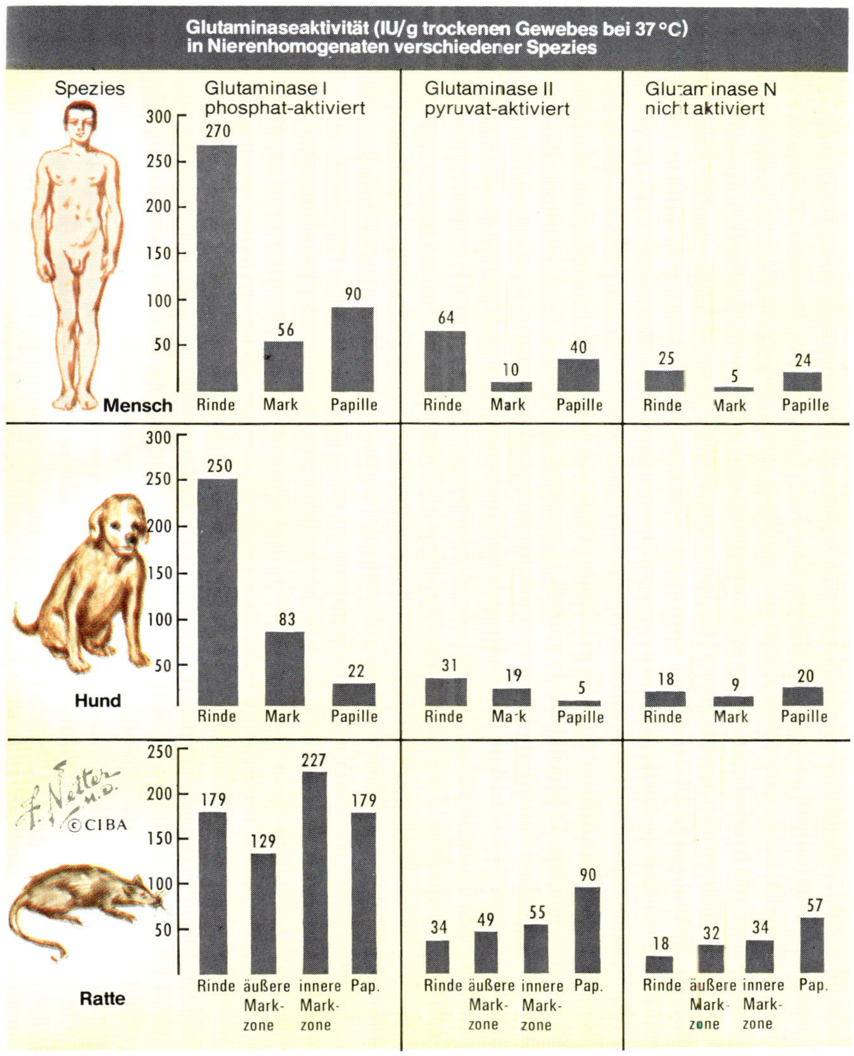


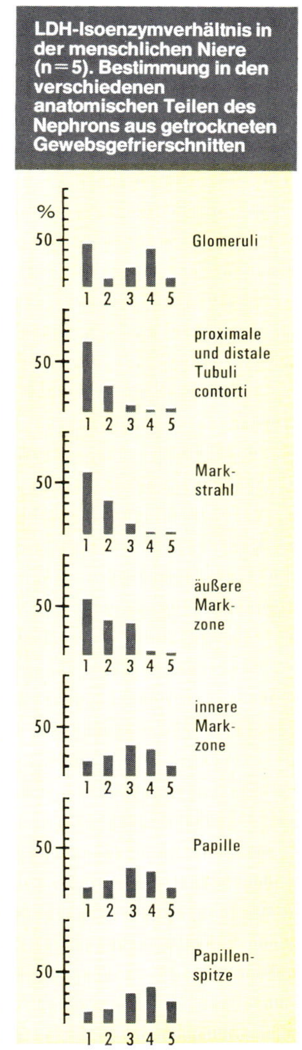


die ebenfalls in den Glomeruli und proximalen Tubuli contorti gemessene *Isozitrat-Dehydrogenase*-Aktivität (ICDH) und die histochemisch nachgewiesene *Sukzinatdehydrogenase*-Aktivität stark reduziert. Nur die LDH-Aktivität blieb unverändert. Ähnliche Verhältnisse an einem breiteren Enzymspektrum wurden bei homotransplantierten Nieren von Katzen während der Frühphase der Abstoßung beobachtet. Bei diesen Tieren blieben die Aktivität der Glykolyseenzyme und der Hexosemonophosphat-Shunt unverändert oder waren erhöht, während die Enzyme der Fettsäureoxydation, des Zitronensäurezyklus und des Aminosäurenstoffwechsels eine verringerte Aktivität aufwiesen.

## Die Niere als Ursprungsort von Enzymen, die im Harn und Serum auftreten

Im Harn auftretende Enzyme mit einem Molekulargewicht von über 70000, für die eine signifikante glomeruläre Filtration nicht in Frage kommt, stammen hauptsächlich aus dem Nierengewebe. Die hohe Aktivität der meisten Enzyme in den Zellen der proximalen und distalen Tubuli und der Gewichtsanteil der Tubuli contorti sprechen dafür, daß die im Harn nachweisbaren renalen Enzyme in erster Linie aus der Rinde kommen, zumindest unter physiologischen Verhältnissen. Tatsächlich finden sich die LDH-Isoenzyme im normalen Harn, der vorwiegend LDH 1 enthält, in einem ganz ähnlichen Verhältnis wie in den Tubuli contorti.

Es ist jedoch nicht bekannt, wieviel die Niere zu den normalen Enzymspiegeln des Serums beisteuert. Da das Organ verhältnismäßig klein ist und manche renalen Enzyme konstant in den Harn ausgeschieden werden, ist die Enzymmenge, die in die Blutbahn abgegeben wird, wahrscheinlich gering. Anders als bei Krankheiten der Leber, des Herzens und anderer Organe hat die Enzymbestimmung im Serum zur Diagnostik von Nierenkrankheiten keine Bedeutung erlangt. Der Niereninfarkt scheint der einzige Fall zu sein, bei dem Nierenenzyme in meßbaren Mengen in das Blut übergehen, und das dabei zu beobachtende Verhältnis der LDH-Isoenzyme spricht dafür, daß die Enzyme hauptsächlich aus der Nierenrinde stammen.

Sektion III

# Untersuchungsmethoden

von

Frank H. Netter, M. D.

unter Mitarbeit von

Richard E. Buenger, M. D. und Suresh K. Patel, M. D. Tafel 18–31

Robert M. Kark, M. D., F. R. C. P. Tafel 1–15, 36–37

J. U. Schlegel, M. D. Tafel 32–35

Howard G. Worthen, M. D., PH. D. Tafel 16–17

# Gewinnung von Harnproben

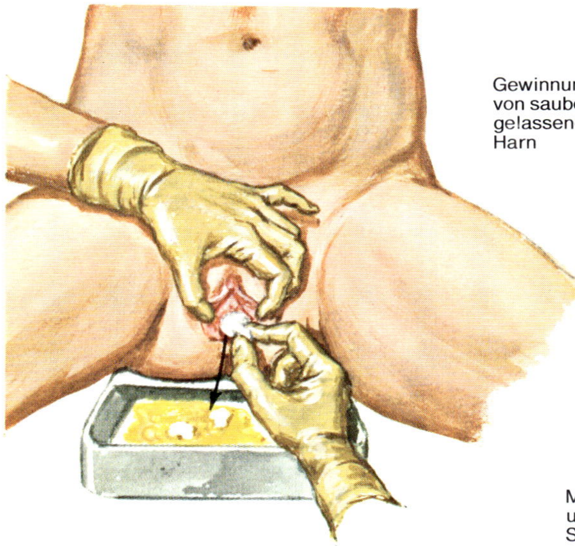

Gewinnung von sauber gelassenem Harn

Frau: Patientin sitzt mit gespreizten Beinen über Bettschüssel oder Toilette. Labien spreizen. Patientin oder Hilfsperson wischt leicht von vorn nach hinten über Ostium urethrae externum und Vestibulum, 5mal mit Wasser und Seife und 3mal mit sterilem Wasser. Patientin uriniert in Schüssel oder Toilette. Mittelstrahlharn in sterilem Behälter auffangen

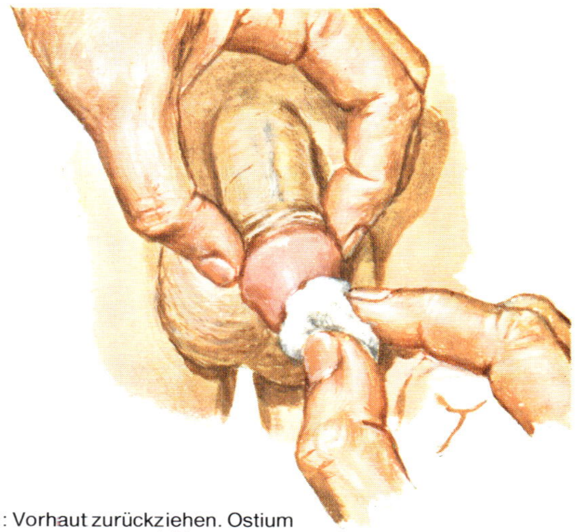

Mann: Vorhaut zurückziehen. Ostium urethrae externum und Glans mit Seifenwasser und sterilem Wasser reinigen. Patient uriniert in sterilen Behälter

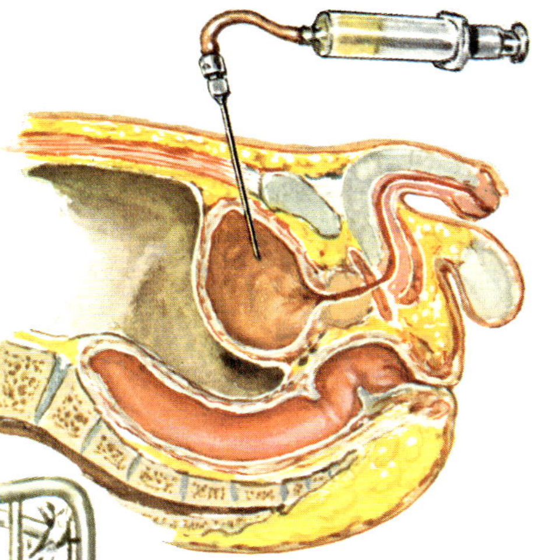

Suprapubische perkutane Blasenpunktion

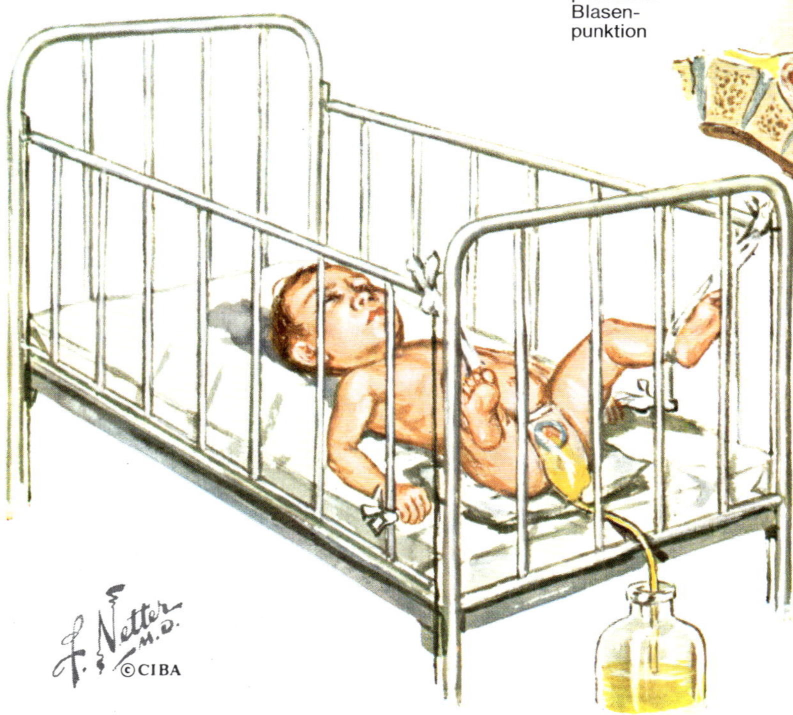


Sammeln von 24-Stunden-Harn oder einer Harnprobe in festgesetzter Zeit beim Säugling: Knöchel und Handgelenke des Kindes am Bett anbinden. Ostium urethrae externum reinigen. Spezialplastikbeutel (im Handel erhältlich) mittels Adhäsivring anlegen. Harn im Beutel sammeln oder mit Schlauch in Sammelflasche leiten

Für Harnuntersuchungen einschließlich Bakterienkulturen soll frisch gelassener, nicht verunreinigter Harn in sterilen Behältern aufgefangen werden. Am besten eignet sich der erste, konzentrierte Morgenharn zur Untersuchung. Der frisch gelassene Harn sollte binnen 30 Minuten untersucht werden; wenn das nicht möglich ist, stellt man die Hälfte für die bakteriologische Untersuchung und chemische Analyse in den Kühlschrank und versetzt die andere Hälfte mit einer handelsüblichen Konservierungstablette; dadurch wird der Harn sauer und stark osmotisch konzentriert, und Zylinder und Zellen bleiben erhalten.

Wenn Harn aus der Blase und dem oberen Harntrakt bakteriologisch untersucht werden soll, darf er nicht mit Bakterien von der Urethra, den äußeren Genitalien und dem Perineum kontaminiert werden (s. S. 81). Die Technik zur Gewinnung von nicht verunreinigtem Harn ist bei Mann, Frau und Säugling unterschiedlich.

**Auffangen des Harns.** Beim *Mann* wird die Glans penis mit Seife, Wasser und feuchten Tupfern gründlich gereinigt. Der in kräftigem Strahl entleerte Harn wird nacheinander in drei durchsichtigen, sterilen Einmalplastikflaschen aufgefangen, die sofort mit einem fest sitzenden Deckel verschlossen und beschriftet werden.

Die erste Harnprobe enthält Kontaminationen aus der vorderen Urethra und den Adnexen, vor allem der Prostata. Wenn Verdacht auf eine Urethritis oder Prostatitis besteht (s. Band 3, Genitalsystem), soll von dieser Harnportion eine Kultur angelegt werden. Die zweite Portion, der Mittelstrahlharn, enthält Harn aus der Blase. Er wird für die bakteriologische Untersuchung und Resistenzbestimmung verwendet, gleichgültig ob er normal aussieht oder nicht (s. S. 81). Die dritte Portion enthält auch Harn vom oberen Harntrakt und kann ebenso wie der Mittelstrahlharn zur Harnanalyse verwendet werden.

Bei der ***Frau*** ist eine besonders sorgfältige Reinigung erforderlich. Der Harn kann auf der Toilette, über einer Waschschüssel oder auf einem speziellen urologischen Untersuchungstisch bei der Miktion aufgefangen werden; es hat sich bewährt, der Patientin vorher eine Karte mit detaillierten Anweisungen zu geben. Wie beim Mann stammt die erste Portion aus der vorderen Urethra; man soll eine Kultur davon anlegen, wenn Verdacht auf eine »Flitterwochen«-Urethritis oder auf andere Erkrankungen des unteren Harntrakts besteht. Vom Mittelstrahlharn werden routinemäßig Kulturen angelegt, und die dritte Portion wird zur Harnanalyse verwendet (s. Band 3, Genitalsystem).

Bei *Säuglingen oder sehr jungen Kleinkindern* kann man den Harn in einem sterilen Plastikbeutel sammeln. Er wird nach gründlicher Reinigung der Genitalien angelegt und mit einer strammsitzenden Windel, Plastikwindelhose oder dgl. fixiert. Der Beutel muß sofort abgenommen werden, sobald das Kind uriniert hat. Wenn in 45 Minuten kein Harn erscheint, muß die ganze Prozedur mit einem neuen Beutel wiederholt werden.

**Katheterisierung.** Sie kann zur Infektion des Urogenitaltrakts führen und wird daher von vielen führenden Fachleuten als unnötige Gefährdung des Patienten betrachtet. Man soll nur katheterisieren, wenn der Patient nicht normal Harn lassen kann, und dann nur mit größter Vorsicht und unter sterilen Kautelen.

**Perkutane Blasenpunktion.** Um der Katherisierung aus dem Weg zu gehen, machen viele Nephrologen lieber eine perkutane Nadelpunktion der Blase. Die Blasenpunktion ist in der Regel gefahr- und schmerzlos und wird in manchen Krankenhäusern routinemäßig benützt, um Harn zur Kultur zu gewinnen. Sie läßt sich beim Erwachsenen leicht durchführen; beim Säugling ist sie jedoch schwierig und soll nur von Ärzten vorgenommen werden, die durch Schulung und Übung die nötige Fertigkeit erworben haben. Die Meinungen über ihre routinemäßige Anwendung sind jedoch geteilt.

**Inspektion.** Alle Harnproben sollen darauf angesehen werden, ob sie grobe abnorme Veränderungen aufweisen und etwa Blut, Blutgerinnsel oder Eiterfäden enthalten.

Wenn Farbe oder Geruch des Harns abnorm sind, muß man der Ursache nachgehen. Hämoglobin, Erythrozyten, Porphyrine, Urorosein, Nahrungsmittel wie rote Rüben, rotgefärbtes Zuckerwerk und bestimmte Medikamente, z.B. Aminopyrin und Phenazopyridin, erzeugen verschiedene *Rottönungen*. Bei Porphyrinurie kann der Harn *purpurrot* werden. Melanin und Homogentisinsäure können den Harn *dunkelbraun oder schwarz* verfärben. Einen *blaugrünen* Harn findet man nach der Verabreichung von Methylenblau oder von Evans-Blau zu diagnostischen Zwecken.

Bei Ahornsirupkrankheit hat der Harn einen charakteristischen Geruch, der diagnostisch verwertbar ist. Das gleiche gilt für die Ketose, bei der der Harn meist einen birnenartigen Geruch hat. Bei Harntraktinfektionen riecht der Harn nach Fisch und Ammoniak.

# Harnuntersuchung

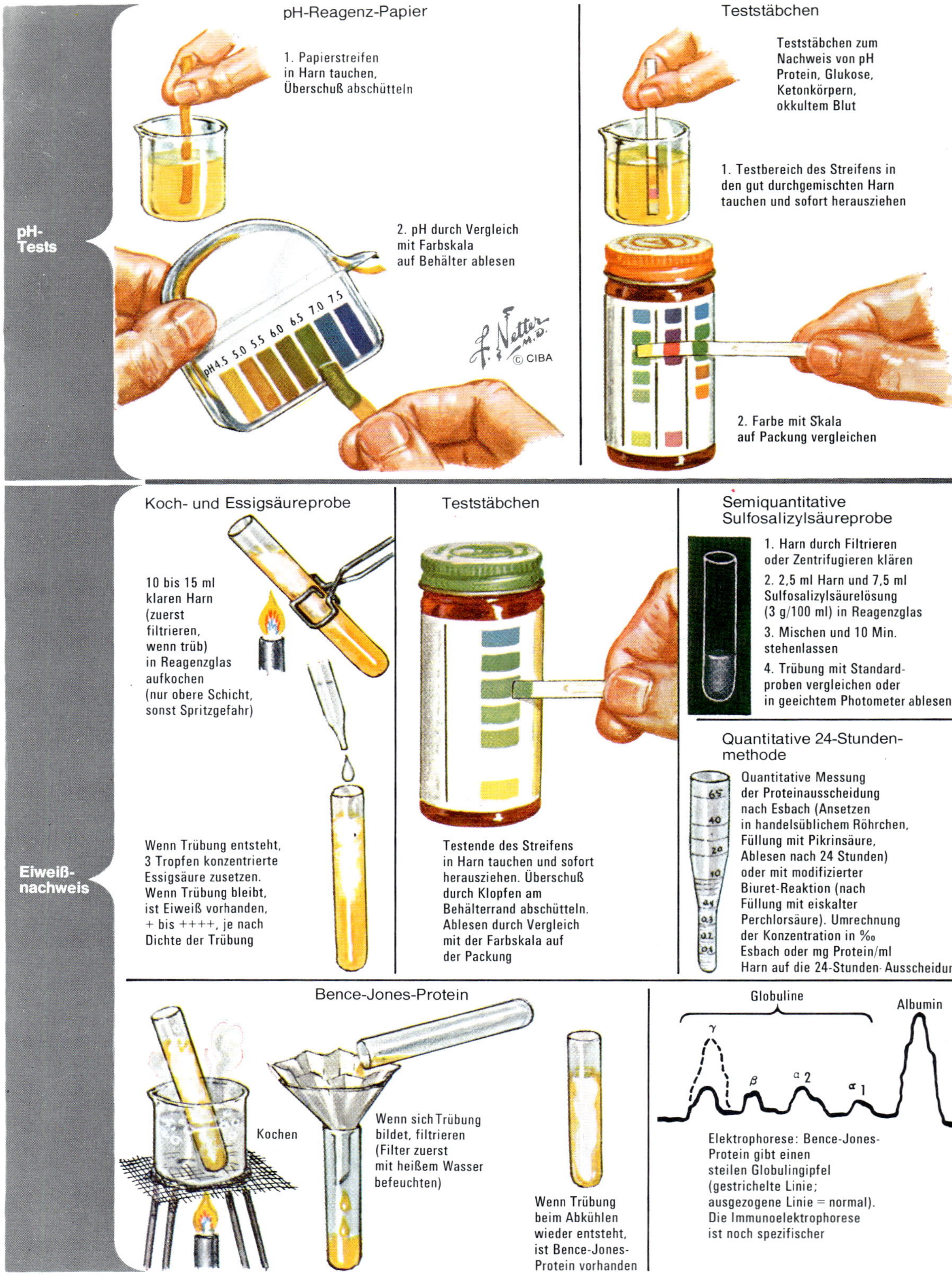


## Harn-pH

Der Harn von gesunden Nieren hat einen pH-Wert, der in recht weiten Grenzen von 4,5–8 schwankt; der gesammelte Tagesharn ist aber gewöhnlich sauer (pH 6). Die verminderte Lungenventilation während des Schlafes erzeugt eine respiratorische Azidose und einen stark sauren Harn. Nach einer Mahlzeit nimmt die Azidität des Harns ab (Alkaliflut); ein paar Stunden später nimmt sie zu. Wegen dieser physiologischer Schwankungen und weil sich der pH-Wert ändern kann, wenn der Harn länger steht, sollen pH-Messungen nur im frisch gelassenen Harn vorgenommen werden.

Eine an tierischem Eiweiß reiche Kost, wie sie für die westliche Hemisphäre typisch ist, liefert einen sauren Harn, eine vorwiegend vegetabile Kost dagegen einen alkalischen. Im heißen, trockenen Klima wird der Harn oft hochkonzentriert und sauer und kann bei der Miktion eine Reizung bewirken.

**Unverändert saurer Harn.** Er kann bei metabolischer Azidose (diabetische Ketose, Hungerzustand, Durchfall), respiratorischer Azidose ($CO_2$-Retention), Fieber, Nierentuberkulose, Methylalkoholvergiftung und Stoffwechselstörungen (Phenylketonurie, Alkaptonurie) vorkommen.

**Konstant alkalischer Harn.** Er findet sich zumeist bei bestimmten Harntraktinfektionen (besonders *Proteus*-Infektionen), respiratorischer Alkalose (Hyperventilation) oder metabolischer Alkalose (Alkali-Überdosierung, Magensäureverlust durch Erbrechen, z.B. bei Pylorusstenose oder hohem Darmverschluß). Alkalisch kann der Harn auch bei Patienten sein, die an primärem Hyperaldosteronismus oder an manchen Formen der Cushing-Krankheit leiden oder karboanhydrasehemmende Diuretika eingenommen haben (besonders Azetazolamid).

Der Harn-pH-Wert ist in drei weiteren Fällen von Bedeutung: 1. Bei der *tubulären Azidose* (s. S. 248) ist der pH-Wert gewöhnlich 6,5 oder höher, weil die Tubuli nicht imstande sind, basische Puffer zurückzuhalten. 2. Bei *Kaliumverarmung* (s. S. 178) verlieren die Tubuli die Fähigkeit, einen Harn zu produzieren, der saurer als pH 6,5 ist; dadurch geht die nächtliche Säureausscheidung verloren. 3. Beim *Fanconi-Syndrom* (s. S. 247) ist die Ammoniakexkretion defekt, häufig besteht eine Kaliumverarmung, und der Harn-pH-Wert schwankt in engen Grenzen, gewöhnlich schwach sauer oder alkalisch.

Bei der Behandlung bestimmter klinischer Zustandsbilder soll der pH-Wert mit Hilfe verschiedener Diätregime oder Medikamente konstant hoch oder nieder gehalten werden. Ein *alkalischer Harn* ist erwünscht: 1. bei Harnsteinen (s. S. 200), die sich im sauren Milieu entwikkeln (Kalziumoxalat-, Harnsäure- und Zystinsteine), und 2. während einer Sulfonamid- oder Streptomycintherapie. Ein *saurer Harn* ist notwendig 1. bei Steinen, die sich im alkalischen Harn bilden (Kalziumphosphat- oder -karbonatsteine und Magnesiumammoniumphosphatsteine), 2. bei Harntraktinfektionen und persistierender Bakteriurie, besonders wenn die Erreger harnstoffspaltende Mikroorganismen sind, und 3. während einer Methenamin-Therapie. Zur Gewähr für den Erfolg eines solchen Regimes muß der entsprechend instruierte Patient regelmäßig den Harn-pH-Wert kontrollieren und sich von Zeit zu Zeit vom Arzt nachuntersuchen lassen.

**pH-Messung.** Die Probe mit Lackmuspapier ist zu grob für diesen Zweck. Es wurde durch die käuflichen Indikatorpapierrollen mit einem pH-Bereich von 4,5–7,5 oder durch Teststäbchen mit einem pH-Bereich von 5–9 ersetzt. Im Labor kann man ein pH-Meter benützen.

## Eiweiß

Zur klinischen Untersuchung jedes Patienten gehört immer eine Harnanalyse, besonders eine Eiweißprobe, und zwar bei ambulanter Untersuchung, bei der Krankenhausaufnahme und wiederholt während des Krankenhausaufenthalts. Harnanalyse und Eiweißnachweis sollten auch Teil der ärztlichen Routineuntersuchungen für Schule, Militärdienst, Stellenbewerbung und Lebensversicherung sein.

Gesunde Erwachsene scheiden normalerweise geringe Mengen Eiweiß aus (weniger als 150 mg/24 Stunden), das aus Albumin und etwa 20 anderen Plasmaproteinen besteht. Eiweiß, das sich im Harn findet, kann auch aus dem unteren Urogenitaltrakt, z.B. aus der Samenflüssigkeit, stammen. Das *Tamm-Horsfall*-Mukoprotein wird vom distalen Tubulus sezerniert und ist, wie später besprochen wird (s. S. 76), ein Hauptbestandteil der Matrix von Harnzylindern.

**Eiweißnachweis.** Trotz der zunehmenden Verfeinerung der Nachweismethoden für die Proteinurie muß sich der Kliniker stets bewußt sein, daß der Aussagekraft aller gegenwärtig gängigen Methoden, der verfeinerten wie der einfachen, gewisse Grenzen gesetzt sind. Es ist also der Befund einer mehr oder weniger starken Proteinurie bei einer Routineuntersuchung nur als Signal zur weiteren Exploration zu werten. Mit anderen Worten, ein einmaliger Befund einer Proteinurie – gleichgültig in welchem Ausmaß – ist kein Hinweis auf eine spezielle Krankheit oder Diagnose.

Keine der drei üblichen Eiweißproben (Teststäbchen, Essigsäure-Kochprobe und Sulfosalizylsäureprobe) ist ganz befriedigend. Weil es einfach zu handhaben und im allgemeinen genau ist, wird das *Teststäbchen* am häufigsten verwendet. Die Interpretation kann Schwierigkeiten machen. Beispielsweise ist die Ablesung »Spur positiv«, die 30 mg Eiweiß/100 ml Harn anzeigt, an und für sich ein genaues Resultat. Wenn man jedoch zufällig einen konzentrierten Morgenharn erhält und dort eine »Spurenreaktion« findet, so wäre das angegebene Ausmaß der Proteinexkretion wahrscheinlich im Bereich der Norm, weniger als 150–200 mg Eiweiß/24 Stunden. Wenn der Harn andererseits sehr verdünnt wäre (spezifisches Gewicht 1008), dann würde eine »Spurenreaktion« in Wirklichkeit eine massive Eiweißausscheidung anzeigen.

Das Teststäbchen kann falsch positive Resultate in stark gepufferten Harnen geben, besonders in stark alkalischen. Außerdem erfaßt dieser Test nicht den *Bence-Jones-Eiweißkörper,* und aus diesem Grund führen manche Laboratorien den Eiweißnachweis routinemäßig mit der Sulfosalizylsäure- oder der Essigsäure-Kochprobe aus.

Essigsäure-Kochprobe oder Sulfosalizylsäureprobe können falsch positive Resultate geben, wenn der Harn Röntgenkontrastmittel, Tolbutamidmetaboliten, größere Mengen Penicillin oder Aminosalizylsäure enthält. Die Sulfosalizylsäureprobe kann auch eine falsch positive Reaktion geben, wenn Sulfafurazol-Metaboliten vorhanden sind, und sowohl dieser Test als auch die Essigsäure-Kochprobe können in stark gepuffertem alkalischem Harn falsch negative Resultate bringen.

Serumeiweiß, das man im Harn findet, kann mit Hilfe der Elektrophorese identifiziert werden. Diese erlaubt z.B. eine Differenzierung zwischen einer »glomerulären« Proteinurie (über 70% des Proteins ist Albumin), einer »tubulären« Proteinurie (Proteine mit niedrigem Molelulargewicht) und der Eiweißzacke, die bei der Harnuntersuchung mancher Myelompatienten beobachtet wird.

**Signifikante Proteinurie.** Wenn der Eiweißnachweis zeigt, daß die normale tägliche Proteinexkretion überschritten wird, muß geklärt werden, ob diese Proteinurie *transitorisch* oder *fixiert und wiederholt nachweisbar* ist. Im letzteren Fall kann es sich um eine *orthostatische* oder um eine *persistierende* Proteinurie handeln.

Eine *transitorische Proteinurie* kann bei akuten fieberhaften Erkrankungen, bei abdominellen Krisen und im Zusammenhang mit Herzleiden, schwerer Anämie, Schilddrüsenstörungen und Schäden des Zentralnervensystems vorkommen. In solchen Fällen ist die Proteinurie minimal, und Nierenfunktionsproben, Harnsedimentuntersuchung und intravenöse Pyelographie zeigen keinen pathologischen Befund. Die Proteinurie verschwindet, sobald die Grundkrankheit vorbei oder beherrscht ist.

Eine *orthostatische oder haltungsbedingte Proteinurie* ist bei Kindern, Jugendlichen und jungen Erwachsenen häufig. Wenn der Patient liegt (z.B. unmittelbar nach dem Nachtschlaf), enthält der Harn kein Eiweiß bzw. nur Eiweiß in normalen Mengen; sobald der Patient dagegen steht und herumgeht, wird reichlich Eiweiß ausgeschieden. Der Befund einer orthostatischen Proteinurie ist bei jungen Leuten zumeist unbedenklich; bei älteren Patienten zeigt er aber oft einen schweren Parenchymschaden an.

Mit einer *persistierenden Proteinurie* gehen primäre Nierenerkrankungen und Systemkrankheiten, die Gefäß- und Parenchymschäden der Niere erzeugen, einher. Als schwere Proteinurie kann man eine Eiweißausscheidung von über 5 g/24 Stunden ansehen. Sie erweckt zumeist den Verdacht auf ein nephrotisches Syndrom (s. S. 123–127). Geringere Eiweißmengen können für ein chronisches renal-medulläres Syndrom (s. S. 77) oder für andere Störungen sprechen.

**Bence-Jones-Proteinurie.** Bis zu 80% der Myelompatienten (s. S. 180) weisen eine Proteinurie auf. Bei ungefähr 40% ist die Proteinurie schwer, und in einigen Fällen entwickelt sich ein nephrotisches Syndrom. Eine Reihe von Patienten scheidet den Bence-Jones-Eiweißkörper aus, der ein niedriges Molekulargewicht hat und einen charakteristischen Niederschlag in schwach saurem Harn bei 56 °C gibt, welcher sich gewöhnlich, aber nicht immer beim Kochen wieder auflöst. Der Bence-Jones-Eiweißkörper und seine Fragmente (Lambda- und Kappaketten und Fc-Stück-Fragmente) finden sich auch bei der *Makroglobulinämie Waldenström* und bei anderen Formen monoklonaler Gammopathien im Harn. Diese Störungen lassen sich am genauesten mit der Immunelektrophorese abklären.

Die elektrophoretische Harneiweißanalyse eignet sich ebenfalls zum Nachweis des Bence-Jones-Eiweißkörpers. Die Immunelektrophorese ist jedoch spezifischer, da der Typ des Immunglobulins im Harn von Myelompatienten variabel ist und davon abhängt, welche niedermolekularen Proteine im Einzelfall im Serum zirkulieren.

## Glukose und andere reduzierende Substanzen

Neben Glukose können auch viele andere reduzierende Substanzen im Harn auftreten. Dazu gehören Laktose, Galaktose, die Pentosen, Homogentisinsäure und Askorbinsäure. Reagenztabletten, die auf reduzierende Substanzen ansprechen, sind nicht für Glukose spezifisch. Sie eignen sich daher für alle einleitenden Harnuntersuchungen, da sie auch seltene Krankheiten erfassen, wie die Fruktosurie, Galaktosurie, Pentosurie und Alkaptonurie, und ebenso relativ häufige Störungen, wie die Schwangerschaftslaktosurie und die Glukosurie bei Diabetes mellitus. Eine weitergehende Identifizierung der reduzierenden Substanzen kann mit der Papierchromatographie vorgenommen werden.

*(Fortsetzung auf Seite 74)*

## Harnuntersuchung

*(Fortsetzung von Seite 73)*

Mit dem Farbstoff Orthotoluidin und dem Enzym Glukoseoxidase imprägniertes Papier verfärbt sich im glukosehaltigen Harn blau (oxidiertes Orthotoluidin), reagiert aber nicht mit den anderen reduzierenden Substanzen. Dieses Prinzip liegt den käuflichen Teststäbchen und Teststreifen zum Glukosenachweis zugrunde. Diese einfache Methode eignet sich besonders für den Diabetiker zur regelmäßigen Harnkontrolle. Allerdings kann der Glukoseoxidase-Test falsch negativ ausfallen, wenn der Harn Metaboliten bestimmter Medikamente, etwa L-Dopa, enthält, die direkt auf Orthotoluidin einwirken und eine Oxidation verhindern.

**Glukosurie.** Sie findet sich am häufigsten während einer intravenösen Glukoseinfusion, beim Diabetes mellitus und in der Schwangerschaft. Sie kann auch bei Erregung, als Folge einer Hirnverletzung oder im Rahmen einer renaltubulären Dysfunktion bei genetischen, familiären und parenchymatösen Nierenschäden auftreten. Auch nach einer Narkose oder bei destruierenden Pankreaserkrankungen kann Glukose im Harn ausgeschieden werden. Die Glukosurie ist ein Leitsymptom verschiedener endokriner Störungen, zu denen Phäochromozytom, Cushing-Syndrom, Akromegalie und Thyreotoxikose gehören. Manchmal wird sie durch Medikamente ausgelöst – Steroide, Diuretika u.a.

Bei 25% der Schwangeren findet sich Glukose allein im Harn, dagegen bei fast 50% Laktose allein; beide Zucker gemeinsam treten bei etwa 15% auf. Nach der Entbindung hört die Glukosurie auf, aber die Laktosurie nimmt zu. Überdies ist die Häufigkeit der Laktosurie in der postpartalen Periode größer als in der Schwangerschaft.

## Ketonkörper

Ketonkörper treten bei unkontrolliertem Diabetes mellitus, im Hungerzustand, bei Erbrechen und bei Exsikkose oder nach einer Narkose, nach Unterkühlung und nach schwerer körperlicher Anstrengung im Harn auf. Für den Nachweis von Ketonkörpern gibt es **Testtabletten oder Teststäbchen im Handel. Letztere sind besonders praktisch für Diabetiker, die sich selbst den Harn kontrollieren.**

Nebenbei kann der Tablettentest auch zur Messung des Plasmaketonspiegels herangezogen werden. Wenn man das Ausmaß der *Ketonämie* abschätzen kann, hat man tatsächlich einen verläßlichen Indikator für die Schwere der diabetischen Ketose und für das Ansprechen **auf die Behandlung; man läßt einen Bluts**tropfen von der Fingerspitze auf der Tablette gerinnen. Nach 10 Minuten entfernt man das Gerinnsel und vergleicht die Farbe der Tablette mit der Skala.

Eine *leichte Ketonurie* läßt sich bei vielen nicht zuckerkranken Krankenhauspatienten beobachten, so zum Beispiel bei fieberhaften Krankheiten, einseitiger Ernährung, Hungerzustand, Kachexie, Verdauungsstörungen, Eklampsie, Hyperemesis gravidarum, zyklischem Erbrechen von Kindern, Diarrhoe und nach einer Narkose.

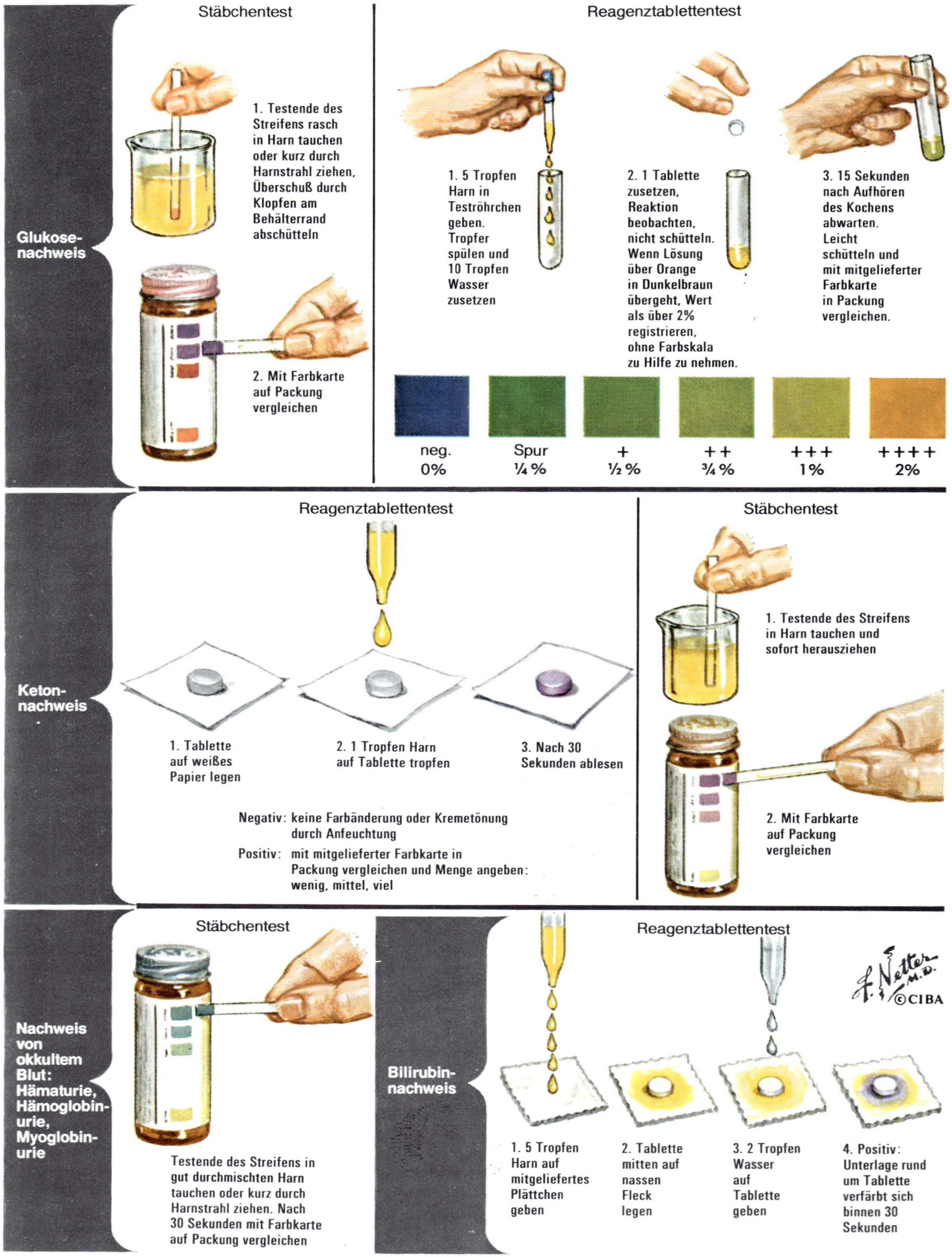


## Okkultes Blut

Der Stäbchentest auf okkultes Blut gibt mit freiem Hämoglobin die stärkste Reaktion, er weist aber auch Hämoglobin in intakten Erythrozyten sowie Myoglobin nach. Er ist daher ein ausgezeichneter Suchtest für Hämaturie, Hämoglobinurie und Myoglobinurie. Wenn der Test auf okkultes Blut positiv ausfällt, soll der Harn immer sowohl mikroskopisch auf Erythrozyten (s. S. 75) als auch spektroskopisch auf Myoglobin und Hämoglobin untersucht werden. Ebenso wie die anderen Stäbchentests kann der Test auf okkultes Blut von Patienten zur Selbstuntersuchung verwendet werden, um den Verlauf der Hämaturie unter der Behandlung zu verfolgen.

## Bilirubin

Bilirubin geht in den Harn über, wenn im intra- oder extrahepatischen biliären System einschließlich der Leberzellen ein teilweiser oder vollständiger Verschluß besteht (s. Band Verdauungssystem, Teilband Leber). Klinisch tritt eine Gelbsucht in Erscheinung, wenn der Plasmaspiegel des konjugierten Bilirubins durch den Rückstau **der verschlossenen Gallenwege ansteigt** (als Folge einer Blockierung des Ductus choledochus durch Steine, einer periportalen Entzündung oder Fibrose, einer Schwellung und Nekrose der Leberzellen oder einer anderen Leberzellschädigung). Dieses konjugierte Bilirubin wird von den Nieren ausgeschieden und kann im Harn mit Reagenztabletten nachgewiesen werden. Wenn die Gelbsucht jedoch durch eine vermehrte Hämolyse oder eine abnorme Farbstoffsynthese bedingt ist oder wenn bei bestimmten Krankheiten wie z.B. bei der Gilbert-Krankheit unkonjugiertes Bilirubin im Blut zirkuliert, steigt nur der Serumspiegel von unkonjugiertem Bilirubin, das nicht von den Nieren ausgeschieden wird.

# Mikroskopische Harnuntersuchung

## Harnsediment

Der Harn von Gesunden liefert normalerweise ein geringfügiges Sediment, das aus ein paar hyalinen und granulierten Zylindern, Zellen und Detritus aus dem gesamten Harntrakt besteht. Die Zylinder, deren Form und Aussehen variieren, bilden sich in den Tubuli. Aus Tubuli, Nierenbecken, Ureteren, Blase und Urethra gelangen abgeschilferte Epithelzellen in den Harn. Zellen und Schleimfäden können beim Mann aus der Prostata stammen, bei der Frau aus der Vagina und den periurethralen Drüsen. Außerdem finden sich beim Mann gelegentlich Spermien. Es können einzelne Erythrozyten und Leukozyten zu sehen sein. Man nimmt an, daß sie in irgendeinem Abschnitt des Harntrakts per Diapedese in den Harn übertreten.

Im allgemeinen ist bei Nierenparenchymkrankheiten die Zahl der aus der Niere stammenden Zellen und Zylinder größer. Manchmal kann allerdings das Harnsediment bei fortgeschrittenem Parenchymschaden *normal* aussehen, z.B. beim chronischen medullären Syndrom (s. S. 77–78). In solchen Fällen benötigt man für den Nachweis der wenigen abgehenden abnormen Harnzylinder eine spezielle Methodik und Technik (s. S. 77).

**Technik.** Lege artis ausgeführte Sedimentuntersuchungen verlangen eine stets gleichbleibende Technik, damit Vergleiche der Proben von Patient zu Patient und von Tag zu Tag möglich sind. Es müssen also die Menge des zentrifugierten Harns, die Zentrifugengeschwindigkeit, die Art des verwendeten Zentrifugenröhrchens und die Zeit konstant bleiben, z.B. 15 ml bei 1500 U/min, 10 Minuten lang. Nach dem Zentrifugieren dreht man das Röhrchen schnell um und gießt den überstehenden Harn ab. Dann stellt man das Röhrchen auf und schwemmt das Sediment wieder in der geringen verbleibenden Harnmenge auf. Diese Aufschwemmung wird mit einer Pipette zur quantitativen Zählung in eine Zählkammer übertragen. Wenn man will, kann man das Material aber auch mit einer Pipette oder einem Glasstab zur semiquantitativen Zählung auf einen Objektträger tropfen. Ob Zählkammer oder Objektträger, man sollte in jedem Fall die gesamte Fläche nach pathologischen Bestandteilen absuchen.

Wenn man das Sediment mit dem Standardlichtmikroskop untersucht, benützt man zuerst das schwache Objektiv mit gesenktem Kondensor und geschlossener Irisblende. Das ergibt ein gedämpftes Licht, welches die Identifizierung hyaliner Zylinder und die Erkennung der Matrix von anderen Zylindern erleichtert. Außerdem sollte man ständig mit der Feinfokusschraube spielen, da viele geformte Elemente infolge ihrer Lichtbrechung leicht dem Nachweis entgehen.

**Zellige Elemente.** Bis zu fünf *Erythrozyten* pro Gesichtsfeld bei starker Vergrößerung können im Harn von Gesunden gefunden werden. Bei fieberhaften Zuständen oder nach körperlicher Anstrengung kann sich die Zahl der Erythrozyten im Harn vorübergehend erhöhen. Wenn durchweg mehr als fünf Erythrozyten pro Gesichtsfeld bei starker Vergrößerung beobachtet werden oder wenn eine makroskopische Hämaturie besteht, hat man es vielleicht mit einer ernsten Störung zu tun und muß der Ursache nachgehen. Für die Differentialdiagnose kommen Nierenparenchymerkrankungen, z.B. eine Glomerulonephritis, sowie krankhafte Veränderungen in jedem beliebigen Abschnitt des Harntrakts in Betracht, z.B. arteriovenöse Fisteln, Steine, Infektionen, Schistosomiasis oder Neoplasmen. Auch andere Krankheiten, beispielsweise Panarteriitis nodosa, subakute bakterielle Endokarditis, Skorbut, Sichelzellanämie, Blutkrankheiten und maligne Hypertonie, können eine Hämaturie verursachen. Man sollte die Möglichkeit einer Blutung nicht übersehen, die durch Medikamente, etwa Antikoagulantien, oder diverse nephrotoxische Substanzen ausgelöst wurde. Auch beim Niereninfarkt und bei bestimmten kongenitalen Anomalien, z.B. Zystennieren, finden sich oft vermehrt Erythrozyten im Harn. Im verdünnten Harn können aus den Erythrozyten durch Hämolyse »Blutschatten« werden, die schwer von Hefezellen zu unterscheiden sind.

Wenn der Harn massenhaft einzelne oder zu Klumpen geballte *Leukozyten* enthält, so spricht dies für einen entzündlichen Prozeß; es kann sich dabei um eine akute Infektion oder um eine entzündliche Krankheit, etwa eine Lupusnephritis (s. S. 141) handeln.

Falls sich viele Leukozyten finden, sind unbedingt Bakterienkulturen anzulegen (s. S. 81); bleiben sie wiederholt steril, so hat man es vielleicht mit einer selteneren Infektion zu tun, etwa Tuberkulose oder Kandidiasis, für die man dann spezielle Kulturmedien braucht. Es kann aber auch sein, daß die akute Infektion erfolgreich behandelt wurde und die Leukozyten im Harn Zeichen eines abheilenden infektiösen entzündlichen Prozesses sind. Beispielsweise können bei akuter *Coli*-Pyelonephritis mindestens 10 Tage nach adäquater Behandlung und Entkeimung des Harns noch Eiterzellen im Harnsediment auftreten. *(Fortsetzung auf Seite 76)*

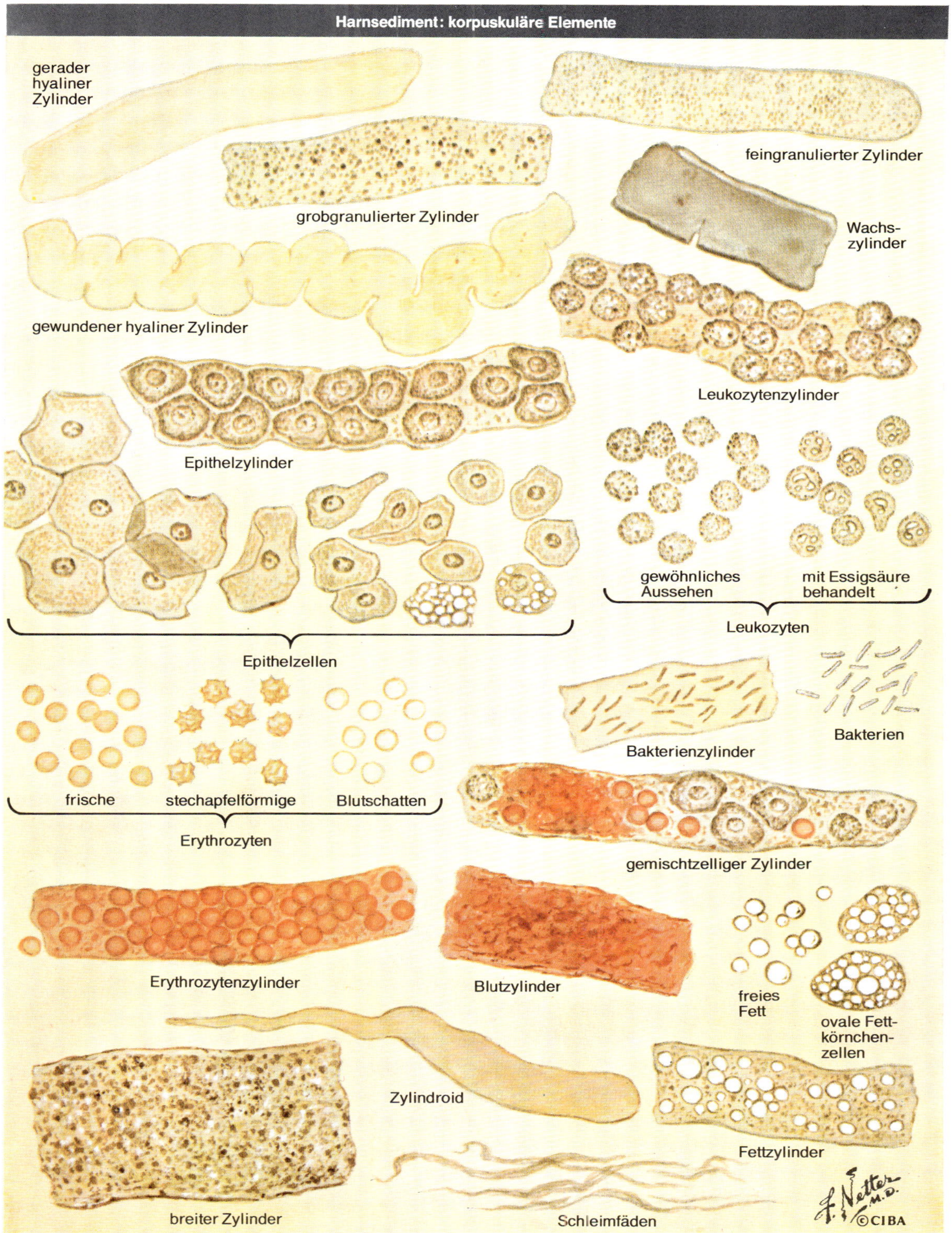

## Mikroskopische Harnuntersuchung

*(Fortsetzung von Seite 75)*

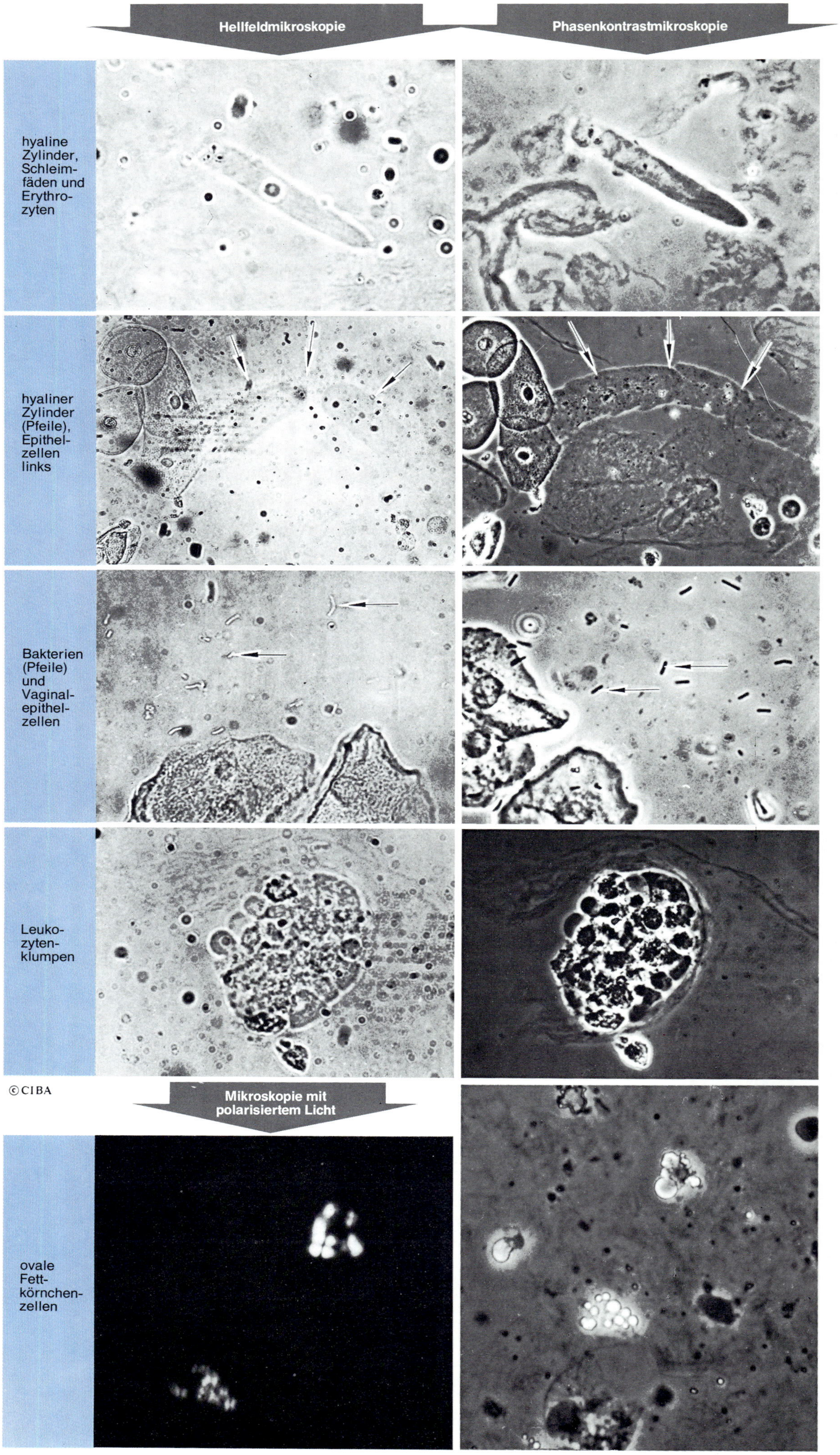


Eine Pyurie bei sterilem Harn kann für eine der Kollagenkrankheiten, für ein chronisches renal-medulläres Syndrom oder für jene eigenartige Störung sprechen, bei der eine sich rasch entwickelnde Schrumpfniere mit einer sterilen Pyurie verbunden ist.

Ab und zu ist es sehr schwierig, Leukozyten von kleinen Epithelzellen zu unterscheiden. Wenn letztere massenhaft im Harn auftreten, können sie eine Pyurie vortäuschen. Leukozyten und Epithelzellen lassen sich mit der Prescott-Brodie-Färbung klar voneinander unterscheiden, da sich die Leukozyten dabei schwarz-violett, die Epithelzellen aber gar nicht färben. Früher nahm man Essigsäure, Methylenblau oder die Sternheimer-Färbung für die Differenzierung der beiden Zellformen zu Hilfe.

**Mukoproteinzylinder.** Alle Zylinder stammen aus der Niere. Sie bestehen aus einer Mukoproteinmatrix, dem Tamm-Horsfall-Mukoprotein, in welches Zellen oder Detritus eingebettet sind; auch verschiedene Serum- und Nierenproteine können von der Matrix aufgenommen werden. Das Tamm-Horsfall-Mukoprotein wird von den Zellen der distalen Tubuli contorti sezerniert. Beim Abgang aus den Tubuli wird es dehydriert, fällt aus, klumpt sich zusammen und bildet so den hyalinen Zylinder. Wenn Zelldetritus während der Passage durch das Harnkanälchen in die hyaline Matrix gerät und eingeschmolzen wird, entstehen (fein oder grob) granulierte Zylinder. Werden Zellen in das Tamm-Horsfall-Mukoprotein eingeschmolzen, bilden sich Erythrozyten-, Leukozyten-, Epithel- oder gemischtzellige Zylinder. Wachszylinder sind vermutlich ein Zeichen für eine tubuläre Stase. Mit Ausnahme der hyalinen und granulierten Zylinder sind alle Zylinder einschließlich der breiten symptomatisch für eine Erkrankung der Niere. Die breiten Zylinder, die in den Sammelrohren entstehen, sprechen für eine chronische Niereninsuffizienz.

**Fettsubstanzen.** Fettzylinder, ovale Fettkörnchenzellen und freies Fett werden beim nephrotischen Syndrom (s. S. 123) und gelegentlich beim Diabetes mellitus (s. S. 149) im Harn ausgeschieden. Die Fettzylinder und die ovalen Fettkörnchenzellen enthalten Cholesterinester und zeigen im polarisierten Licht Malteserkreuzform.

## Phasenkontrastmikroskopie

Aufgrund der optischen Eigenschaften des Hellfeldmikroskops ist die Präzision bei der Analyse des Harnsediments bekanntlich mangelhaft; viele Zylinder entgehen dem Nachweis, und oft werden Zellen und Zylinder fehlinterpretiert. Heute steht uns aber die Phasenkontrastmikroskopie für Routineuntersuchungen zur Verfügung, die eine bisher unbekannte Präzision bei der Identifizierung von Zellen, Zylindern und anderem Material im Harnsediment bietet. Die Instrumente sind im Verhältnis nicht teuer, zeitsparend und leicht zu bedienen.

Die meisten Standardmikroskope lassen sich durch entsprechendes Zubehör in Phasenkontrastmikroskope umwandeln. Diese ermöglichen, wie gesagt, eine exakte Befunderhebung und sind einfach zu handhaben; sie sollten daher für die routinemäßige Harnsedimentuntersuchung sowohl in der Arztpraxis als auch im Krankenhauslaboratorium eingesetzt werden.

Mit der Phasenkontrastmikroskopie ist es möglich, transparente Objekte ohne Schärfenverlust sichtbar zu machen. Nicht nur Zylinder werden deutlich erkennbar, sondern auch die Schärfe anderer Elemente des Sediments ist maximal.

Der Unterschied zwischen Hellfeldmikroskopie und Phasenkontrastmikroskopie wird durch die nebenstehenden Bilder augenfällig illustriert. Die Phasenkontrastmikroskopie erlaubt auch eine Unterscheidung zwischen einzelnen fragmentarischen Detritusteilchen und Bakterien, zwischen Hefezellen und Erythrozyten und zwischen kleinen Epithelzellen und polymorphkernigen Leukozyten. Überdies sind ovale Fettkörnchenzellen und ovale Fettzylinder gewöhnlich als glitzernde, rundliche, lichtreflektierende Punkte sichtbar, und man braucht normalerweise kein polarisiertes Licht, um sie zu erkennen.

Man kann zum Beispiel sehen, daß Epithelzellen im Vergleich zu Leukozyten eine glatte Außenkontur haben; das Zytoplasma ist dunkel, während jenes der Leukozyten fleckig ist; der in der Mitte liegende Kern ist mit einem sehr deutlichen zentralen Nukleolus gekennzeichnet; der Leukozytenkern dagegen ist gelappt. Diese Unterscheidungen sind mit dem Hellfeldmikroskop praktisch unmöglich zu treffen.

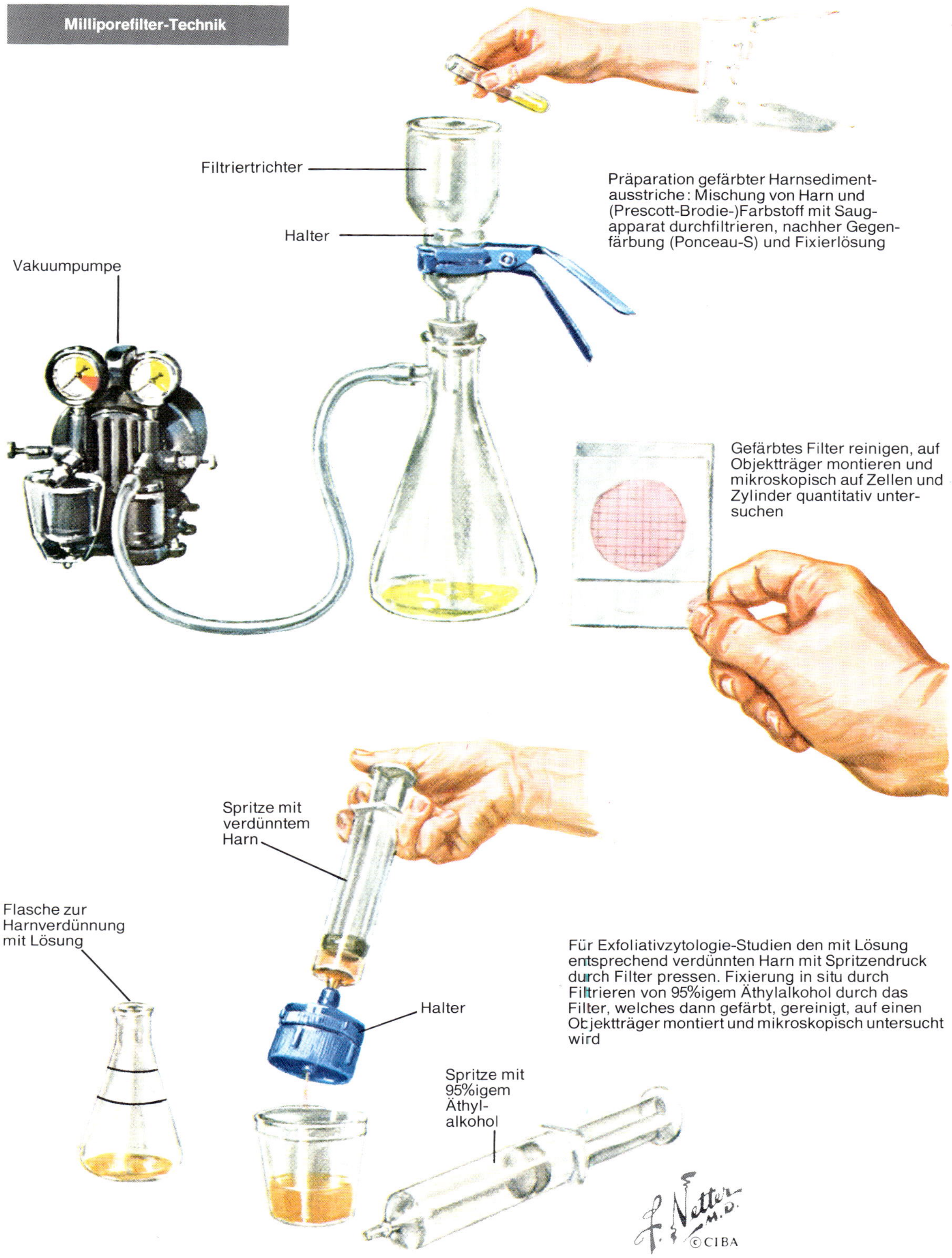


## Milliporefilter-Technik

In der Vergangenheit wurde eine Vielzahl von Krankheiten, die Nierenmark und Papille in Mitleidenschaft ziehen, dem Begriff »chronische Pyelonephritis« zugeordnet. Dieser Gruppe von Krankheiten ist das *chronische medulläre Syndrom* gemeinsam. Sie umfaßt die verschiedenen Formen der renalen Ischämie (mit oder ohne Hypertonie, s. S. 135–158, und Band 1, Herz, S. 228), Analgetikamißbrauch (s. S. 169), interstitielle Nephritis (im Gefolge von allergischen Reaktionen auf Medikamente oder auf Infekte und immunologische Vorgänge, s. S. 144), chronisch granulomatöse Krankheiten (wie Sarkoidose und Tuberkulose, s. S. 196), renale Fibrose infolge chronischen Kaliummangels (s. S. 178), Balkannephritis (s. S. 145), parasitäre Erkrankungen (z. B. Schistosomiasis), Sichelzellanämie, Gichtniere und chronische bakterielle Pyelonephritis (s. S. 191).

Diese Krankheiten sind langsam progredient und sehr oft äußerst schwer erfaßbar, bis sich plötzlich Symptome einer chronischen Niereninsuffizienz einstellen. Selbst bei schwerer Parenchymbeteiligung kann der Harnbefund minimal sein. Das spezifische Gewicht ist etwas niedriger; Zellen und Zylinder sind aber nur spärlich vorhanden. Hyaline und granulierte Zylinder können ganz fehlen, im Gegensatz zum Harn von Gesunden, wo meistens einzelne hyaline und granulierte Zylinder zu finden sind. Gelegentlich sind die Leukozyten im Harn vermehrt, aber gewöhnlich fehlen dabei Bakterien. So wie die Dinge liegen, müßte man bei Verdacht auf eine der Krankheiten des chronischen medullären Syndroms vielleicht zahlreiche Harnproben untersuchen, um einen einzigen pathologischen Zylinder zu finden, etwa einen Leukozytenzylinder, der auf einen entzündlichen Prozeß hindeuten würde. Dann könnte man die Diagnose mit einer Nierenbiopsie erhärten (s. S. 107).

Dieses Problem wurde glücklicherweise mit einer neuen Methode, bei der das Harnsediment auf Milliporefiltern gesammelt wird, ziemlich überwunden; sie erlaubt eine genaue Zählung sämtlicher Zylinder, die per Zeiteinheit abgehen. Nebenbei erwähnt wurde ursprünglich die Addis-Zählung zum Zweck einer genauen Zählung der verschiedenen Sedimentzellen und -zylinder per Zeiteinheit entwickelt; sie ist jedoch nicht befriedigend, da viele Zellen und Zylinder zerstört werden oder schlecht erkennbar sind.

*(Fortsetzung auf Seite 78)*

## Mikroskopische Harnuntersuchung

*(Fortsetzung von Seite 77)*

**Gefärbtes Harnsediment, isoliert auf Milliporefilter**

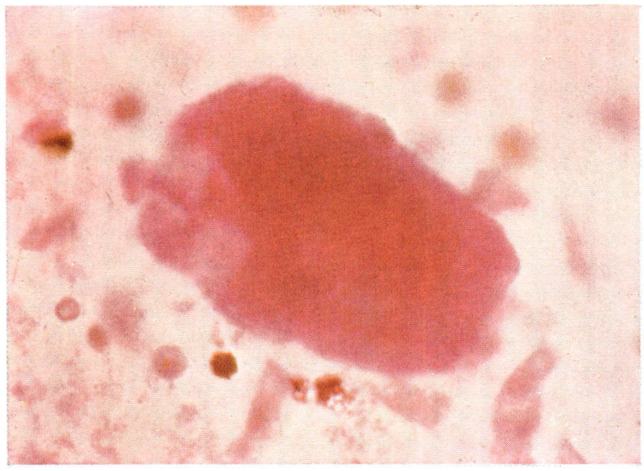

Hyaliner Zylinder

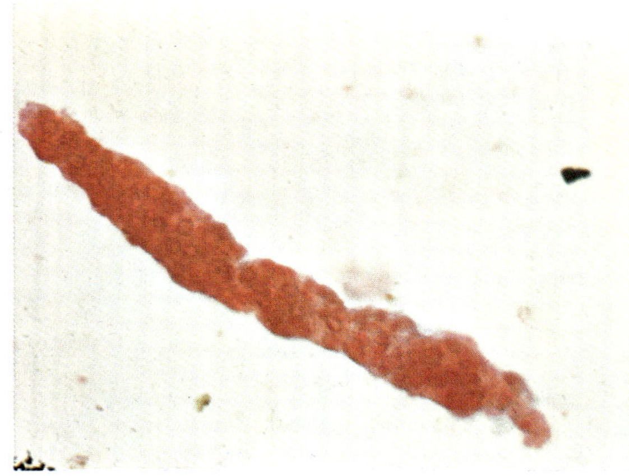

Granulierter Zylinder

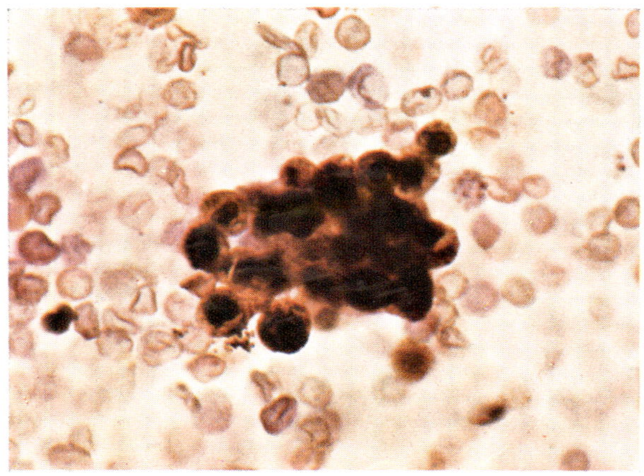

Leukozytenzylinder, im Hintergrund Erythrozyten

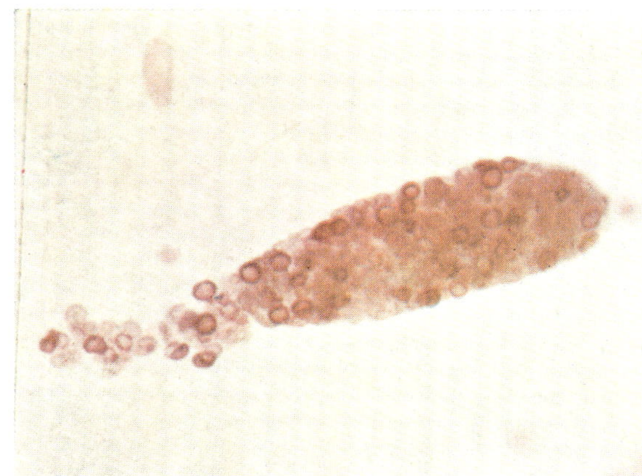

Erythrozytenzylinder



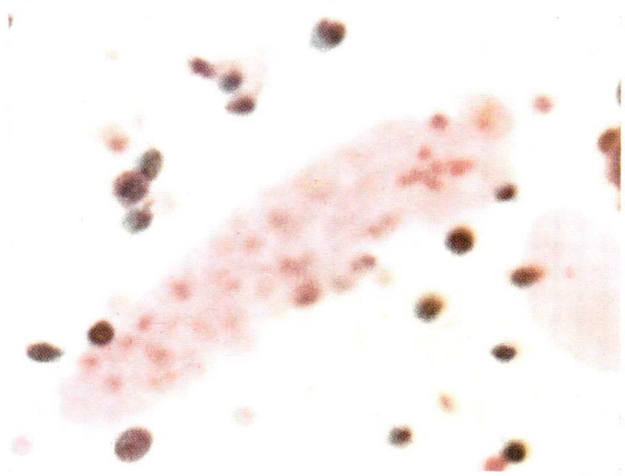

Epithelzylinder, im Hintergrund Leukozyten (schwarz)

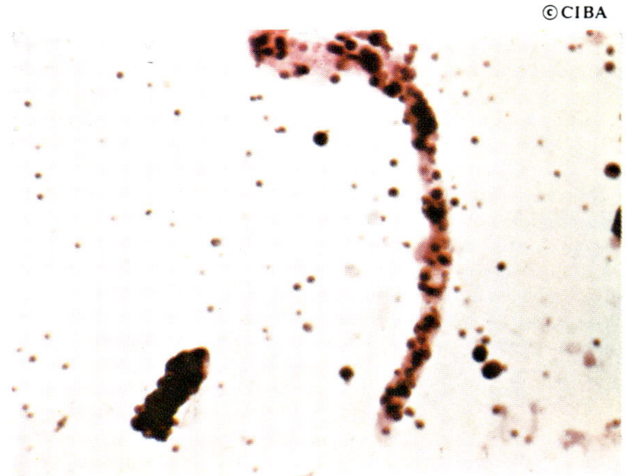

Langer gemischtzelliger Zylinder und kleiner Leukozytenzylinder (schwarz)

**Technik für das Harnsediment.** Der Patientenharn wird über einen bestimmten Zeitraum, gewöhnlich eine halbe bis eine Stunde, gesammelt (s. S. 71) und dann sofort ins Laboratorium gebracht. Nach der Messung des Harnvolumens wird ein Anteil von 10 ml mit 10 Tropfen vorfiltriertem Prescott-Brodie-Farbstoff gemischt. Der gefärbte Harn wird in den Filtriertrichter des Milliporehalters der mit einem Gummistöpsel an eine Vakuumflasche und -pumpe angeschlossen ist, geleert und per Vakuum in die Flasche gesaugt; sobald die Flüssigkeit aus dem Filtriertrichter verschwunden ist, wird die Pumpe abgestellt, damit das Filter feucht bleibt. Dann wird physiologische Kochsalzlösung in den Trichter gegossen und filtriert. Anschließend kommen 5 ml vorfiltrierter Ponceau-S-Farbstoff, den man 5 Minuten einwirken läßt, in den Trichter. Nun wird die Pumpe eingeschaltet und der Farbstoff abfiltriert, bis das Filter gerade noch feucht ist. Danach werden hintereinander 95 %iger Alkohol und eine Mischung aus je einem Teil absolutem Isopropanol und Xylol zugesetzt und filtriert. Zum Schluß gibt man Xylol allein in den Filtriertrichter und läßt es 5 Minuten einwirken, bevor es abfiltriert wird. Man nimmt nun das Milliporefilter heraus und richtet es auf einem Objektträger unter einem Deckglas zur Untersuchung her, die man bei schwacher und bei starker Vergrößerung vornimmt. Das Präparat kann auch unbegrenzt lange aufgehoben werden, falls man es später noch braucht.

Erythrozyten, Leukozyten und Epithelzellen bleiben auf dem Filter, während Bakterien und kleine amorphe Kristalle entweder das Filter passieren oder in seiner Matrix steckenbleiben. Das Filter löst sich nicht auf, sondern wird klar und durchsichtig. Die verschiedenen Zylinderformen sind deutlich unterscheidbar und werden ausgezählt, so daß man die Gesamt- und die Differentialzahlen erhält.

*Hyaline Zylinder* und die Matrix anderer Zylinder färben sich *klar rosa* (Ponceau-S-Färbung), während auf der Membran befindliche *Leukozyten schwarz* werden (Prescott-Brodie-Färbung). Wenn sich die Leukozyten jedoch innerhalb der Zylinder befinden, werden sie als Reihen schwarzer, in einer rosa Matrix liegender Klümpchen sichtbar. *Erythrozyten* in Erythrozytenzylindern erscheinen als Reihen rotgeränderter, von einer rosa Matrix umgebener Punkte. *Epithelzellen* in Zylindern zeigen sich gewöhnlich als dunkelrosa rechteckige (oder runde) Zellreihen in einer hellrosa Matrix. Der *granulierte Zylinder* zeichnet sich durch eine Serie runder, dunkelrosa Granula in der hellrosa Matrix aus. *Gemischte Zylinder,* die aus Erythrozyten, Leukozyten und Epithelzellen bestehen, lassen sich mit ihren verschiedenfarbigen, in der hellrosa Matrix eingebetteten Zellen leicht identifizieren.

**Pathologische Zellen und Gewebe im Harnsediment (auf Milliporefilter gefärbt)**

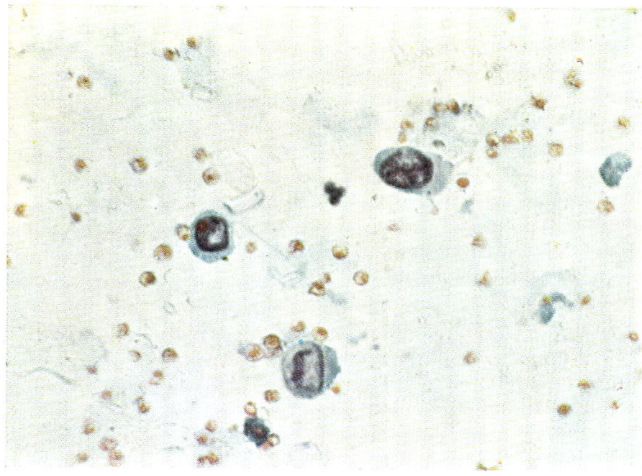

Übergangszellkarzinom des Nierenbeckens (Papanicolaou-Färbung)

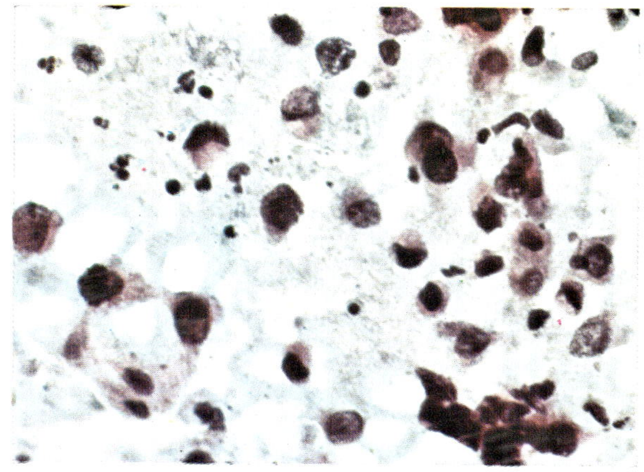

Übergangszellkarzinom der Harnblase (Papanicolaou-Färbung)

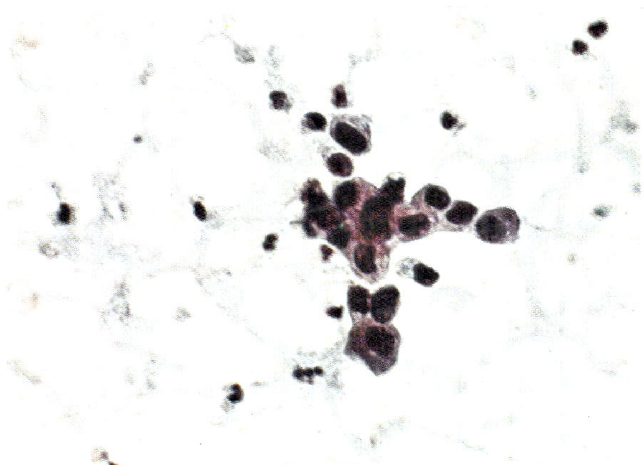

Übergangszellkarzinom der Harnblase (Papanicolaou-Färbung)

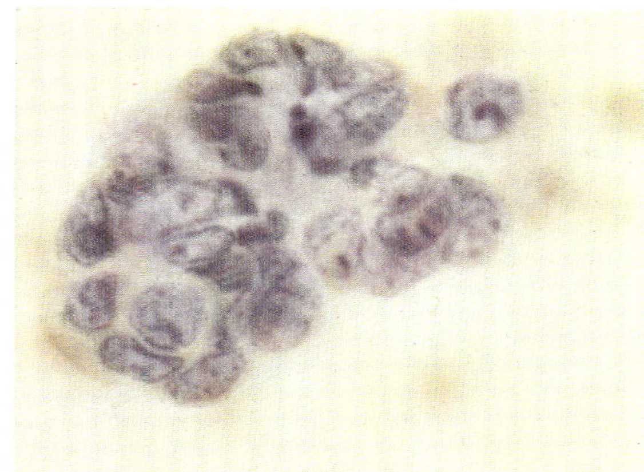

Melanommetastase der Niere (Papanicolaou-Färbung)

Masern-Riesenzelle (Papanicolaou-Färbung)

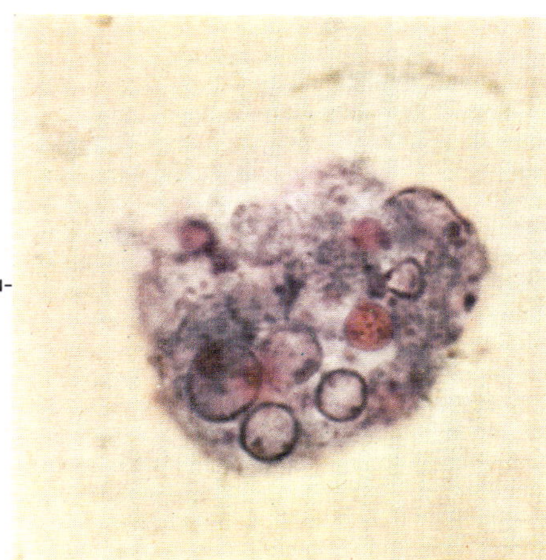

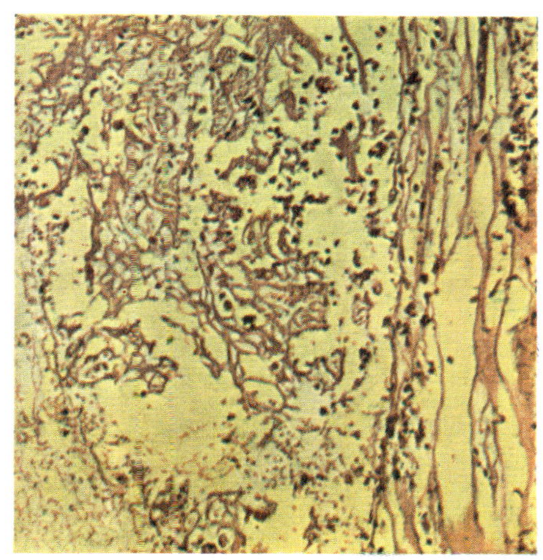

Papillarnekrosengewebe (HE-Färbung)



**Technik für Krebszellen im Harn.** Von Nieren-, Nierenbecken-, Ureter- und Blasenneoplasmen (primären oder metastatischen) gelangen abgeschilferte Zellen in den Harn, vorausgesetzt, daß sie Verbindung zu den **Harnwegen** haben. Die Entdeckung dieser Zellen im Harnsediment würde also eine Frühdiagnose solcher Neoplasmen erlauben. Darüber hinaus kann der Erfolg der Behandlung durch wiederholtes Studium der Zellen im Harnsediment verfolgt werden. (Eine Ausnahme bildet allerdings das *Hypernephrom,* das in der Frühzeit seiner Entwicklung nicht in das Tubuluslumen einbricht. Eine Früherkennung dieses Tumors durch die Harnuntersuchung ist daher nicht möglich.)

In der Vergangenheit war die Erkennung maligner Prozesse in Niere, Ureter oder Harnblase mit Hilfe der Harnuntersuchung schwierig. So war die alte Methode, das 24-Stunden-Sediment in einem Paraffinblock nach Papanicolaou zu färben und Schnitte zu untersuchen, unbefriedigend: Die Zellen waren deformiert und schwer zu beurteilen. Heute empfiehlt sich die Anwendung der *Frost-Methode* oder einer geeigneten Modifikation.

Wie auf Tafel 6 illustriert (s. S. 77), wird der Harn direkt in Alkohol und Hank-Lösung aufgefangen, und, da die Morphologie der Zellen um so besser ist, je rascher die Fixierung erfolgt, sofort mit einer Spritze unter leichtem Druck durch ein Milliporefilter in einem tragbaren Filterhalter filtriert. (Es ist zu beachten, daß die Porengröße des Milliporefilters für die Exfoliativzytologie kleiner ist als die eines Filters zum Nachweis von Harnzylindern.) Dieser Teil der Untersuchung kann am Krankenbett oder in der Arztpraxis vorgenommen werden und hat den Vorteil, daß der Zellverlust auf ein Minimum reduziert wird.

Die Zellen auf der Oberfläche des Filters werden dann mit einer Alkoholspritze fixiert. Zur Färbung gießt man sämtliche Papanicolaou-Farbstofflösungen durch das Filter und taucht es *nicht* in die Färbeschälchen.

Diese Modifikation stellt eine Verbesserung der Frost-Methode dar, da sie die Ausbeute an Krebszellen stark erhöht (bis zum Fünffachen) und für die Verdeutlichung der Morphologie vorteilhafter ist. Bei diesem Vorgehen werden die Zellen nicht beschädigt oder zerstört, und die Gefahr falsch positiver Befunde durch Verschleppung von Zellen ist ausgeschaltet.

Die Illustration zeigt eine Reihe von pathologischen Zellen, wie sie in Harnsedimenten mit der Millipore-filter-Technik zu finden sind. Falsch negative und falsch positive Interpretationen können vorkommen, bei einem gut ausgebildeten Zytologen aber höchst selten. Falls sich pathologische Zellen finden, soll die Untersuchung wiederholt werden, damit man mit Sicherheit sagen kann, um welche Zellen es sich handelt, und nach Möglichkeit auch, woher sie stammen. Bei einem positiven Befund muß man weiter explorieren, auch radiologisch, z.B. mit einer Nierenangiographie, um die Lokalisation des verdächtigen Prozesses genau abzuklären.

Die beschriebene Methode erlaubt zuweilen auch die Identifizierung von Zellen mit *Einschlußkörpern,* die bei Viruskrankheiten vorkommen. Bei den Masern kann man beispielsweise oft noch vor dem Auftreten der Koplik-Flecken in der Mundschleimhaut die charakteristischen Zellen im Harn finden. *(Fortsetzung auf Seite 80)*

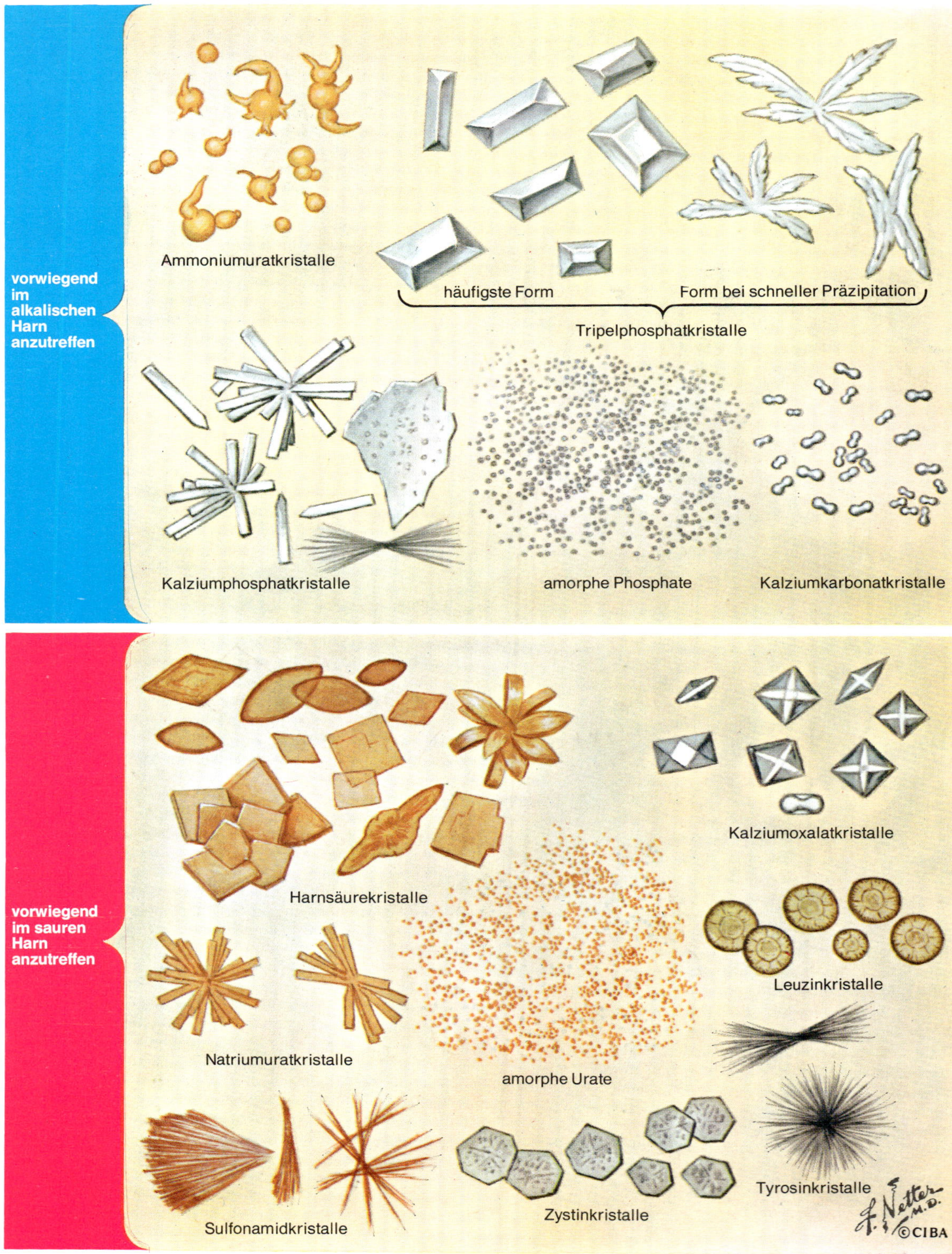


## Mikroskopische Harnuntersuchung

*(Fortsetzung von Seite 79)*

### Kristalle im Harn

Der Harn enthält Kristalle und amorphe Bestandteile, die zusammen die Endprodukte des Gewebestoffwechsels (Urate, Karbonate und Ammonium) und den Überschuß der konsumierten Nahrungsstoffe (Kalzium, Phosphor und Aminosäuren) darstellen. Diese Substanzen verbinden sich zu charakteristischen Kristallen, die massenhaft im Harn auftreten und oft die Sedimentuntersuchung und die chemische Analyse stören.

Früher wurde dem Auftreten von Kristallen und amorphen Verbindungen in der Diagnostik und auch bei der Erstellung der Therapiepläne mehr Beachtung geschenkt. Heute hält man viele Substanzen für klinisch belanglos; es gibt aber welche, die für pathologische Prozesse sprechen. Es ist z.B. bekannt, daß sich bei *rasch fortschreitendem Leberzellzerfall,* etwa im Rahmen einer akuten gelben Leberatrophie, massenhaft Leuzin- oder Tyrosinkristalle im Harn finden. Ebenso können bei der *Zystinurie* die charakteristischen hexagonalen Zystinkristalle im Harn auftreten, unabhängig davon, ob Nierensteine bestehen. Man glaubt aber heutzutage nicht, daß das Vorkommen anderer Kristalle oder amorpher Salze irgendeine spezielle klinische Aussage zuläßt.

Bestimmte Kristalle finden sich im alkalischen Harn, andere im sauren.

Im *alkalischen Harn* können folgende Kristalle (mit ihren etwas farbigen Beinamen) anzutreffen sein: Ammoniumurat (»Stechapfel«), Tripel-(Magnesiumammonium-)Phosphat (»Sargdeckel«), Kalziumkarbonat (»Hantel«), Kalziumphosphat (amorph oder keilförmig). Im *sauren Harn* kommen vor: Harnsäure (rote rhombische Prismen), Natriumurat (amorphe braune Klumpen oder Nadeln oder fächerförmige Büschel), Kalziumoxalat (»Briefkuvert«).

# Bakteriologische Untersuchung des Harns

Bei der Untersuchung von frisch gelassenem, zentrifugiertem Harn mit dem Phasenkontrastmikroskop (s. S. 76) lassen sich Bakterien nachweisen und auch die Keimzahl abschätzen. Beim Nachweis von zwei oder mehr Mikroorganismen pro Gesichtsfeld im Phasenkontrastmikroskop – oder von 20 mit dem Hellfeldmikroskop – ist die Verdachtsdiagnose der signifikanten Bakteriurie berechtigt; Bakterienkultur und Resistenzbestimmungen sind indiziert.

Wenn es medizinisch notwendig ist, kann vor Eintreffen des Kulturergebnisses behandelt werden. In dieser Phase erlaubt die regelmäßige Kontrolluntersuchung mit dem Phasenkontrastmikroskop eine Beurteilung des Behandlungserfolgs. Bei erfolgreicher Behandlung lassen sich nach 24–48 Stunden Bakterien mikroskopisch nicht mehr nachweisen.

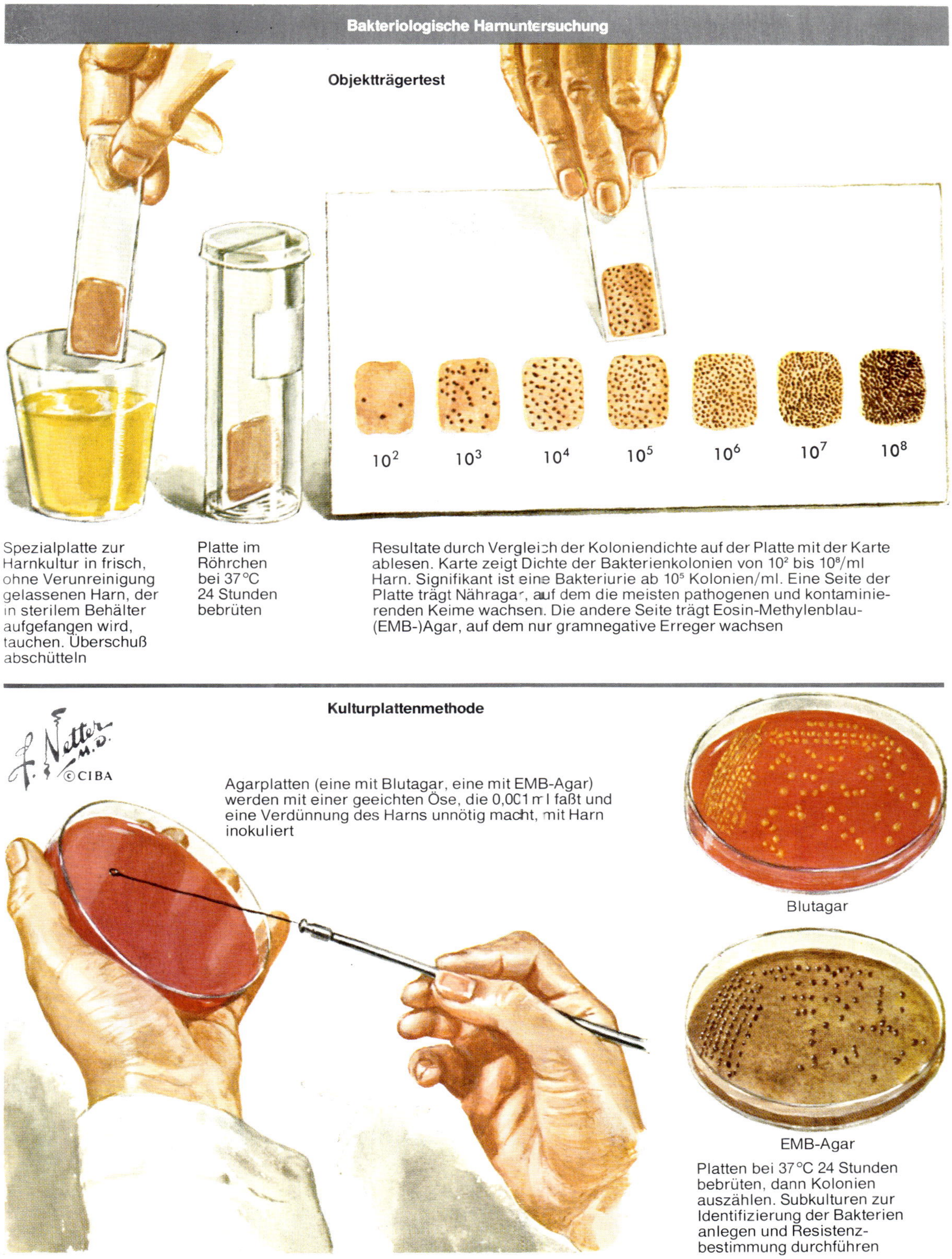

Bakteriologische Harnuntersuchung
Objektträgertest
$10^2$ $10^3$ $10^4$ $10^5$ $10^6$ $10^7$ $10^8$
Spezialplatte zur Harnkultur in frisch, ohne Verunreinigung gelassenen Harn, der in sterilem Behälter aufgefangen wird, tauchen. Überschuß abschütteln
Platte im Röhrchen bei 37 °C 24 Stunden bebrüten
Resultate durch Vergleich der Koloniendichte auf der Platte mit der Karte ablesen. Karte zeigt Dichte der Bakterienkolonien von $10^2$ bis $10^8$/ml Harn. Signifikant ist eine Bakteriurie ab $10^5$ Kolonien/ml. Eine Seite der Platte trägt Nähragar, auf dem die meisten pathogenen und kontaminierenden Keime wachsen. Die andere Seite trägt Eosin-Methylenblau-(EMB-)Agar, auf dem nur gramnegative Erreger wachsen
Kulturplattenmethode
F. Netter M.D.
©CIBA
Agarplatten (eine mit Blutagar, eine mit EMB-Agar) werden mit einer geeichten Öse, die 0,001 ml faßt und eine Verdünnung des Harns unnötig macht, mit Harn inokuliert
Blutagar
EMB-Agar
Platten bei 37 °C 24 Stunden bebrüten, dann Kolonien auszählen. Subkulturen zur Identifizierung der Bakterien anlegen und Resistenzbestimmung durchführen


## Methodik

Kulturen muß man binnen 15 Minuten nach der Harngewinnung anlegen oder den Harn sofort für die spätere Kultur in den Kühlschrank stellen. Harn kann notfalls bis zu 48 Stunden bei 4 °C ohne signifikantes Bakterienwachstum gelagert werden. Im Agar-Gießplattenverfahren läßt sich die Keimzahl durch Auszählen der Kolonien nach 24 oder 48 Stunden abschätzen.

**Strichkultur.** Der Harn wird mit einer geeichten Platinöse von 0,001 ml Volumen auf die Nährböden überimpft. Blutagarplatten dienen der Keimzahlbestimmung, hochselektive Medien wie Eosinmethylenblau (EMB) dem Nachweis gramnegativer Keime. Die Platten werden bei 37° 24 Stunden lang bebrütet.

Als signifikante Bakteriurie gilt eine Keimzahl von mehr als 100 000 Keimen/ml bzw. der Nachweis von 100 oder mehr Kolonien. Bei vorschriftsmässiger Technik kann mit einer Verläßlichkeit von 80% die signifikante Bakteriurie mit einer einzigen Probe von der Verunreinigung abgegrenzt werden. Werden zwei Kulturen aus separaten Harnproben angelegt, erhöht sich die Verläßlichkeit auf 95%.

Stimmen Zahl oder Art der Keime in Kontrollkulturen nicht überein, besteht der Verdacht auf eine *Verunreinigung*. Das gleiche gilt für den Nachweis von zwei oder mehr Erregern in einer Harnprobe oder beim Überwiegen von Diphtheroiden, Staphylokokken oder mikroaerophilen Streptokokken.

*Escherichia coli* ist der häufigste Erreger von Harnweginfekten. In komplizierten Fällen ist auch mit mehreren Erregern, z.B. *Proteus, Klebsiella, Aerobacter, Pseudomonas,* selten auch mit *Staphylococcus aureus* zu rechnen. Sterile Kulturen bei entsprechenden Krankheitserscheinungen müssen an Infektion mit *Mycobacterium tuberculosis* denken lassen.

**Objektträgermethode.** Sie ist außerordentlich einfach und exakt. Der Objektträger wird auf der einen Seite mit Nähragar und auf der anderen Seite mit einem selektiven Agar, etwa EBM- oder MacConkey-Agar, überzogen und in einem sterilen Plastikröhrchen untergebracht. Diesen Objektträger taucht man in den Harn, läßt ihn abtropfen und gibt ihn wieder in das Plastikröhrchen. Nach 24 Stunden im Brutschrank wird die Dichte des Koloniewachstums mit einer Standardvorlage verglichen.

Cohen u. Kass (1967) haben in vergleichenden Untersuchungen eine praktisch 100%ige Übereinstimmung mit Gießplattenkulturen gefunden. Es gab keine falsch negativen Ergebnisse. Die signifikante Bakteriurie ($10^5$ und mehr Keime) läßt sich von der nicht signifikanten (weniger als $10^5$ Keime) zuverlässig abgrenzen.

**Direkte Resistenzbestimmung.** Sie dient der Wahl des antibakteriellen Therapeutikums. Die beimpfte Agarplatte wird mit Testscheibchen belegt. Am nächsten Morgen kann an den umgebenden Hemmhöfen die Wirksamkeit abgelesen werden.

Bei der Gonorrhoe hat die Harnkultur keine Bedeutung. Die Kulturen werden beim Mann aus dem Urethrasekret nach Prostatamassage, bei der Frau aus Abstrichen von Urethra und Zervix sowie bei beiden Geschlechtern auch von perianalen Abstrichen angelegt (s. a. Band 3, Genitalsystem).

*Kurz zusammengefaßt:* der Arzt kann eine Vermutungsdiagnose mit dem Mikroskop stellen, diese mit einer quantitativen Kultur bestätigen und am nächsten Morgen das Ergebnis der Resistenzbestimmung als Richtschnur für seine Therapie in der Hand haben.

# Konzentrations- und Verdünnungsversuch

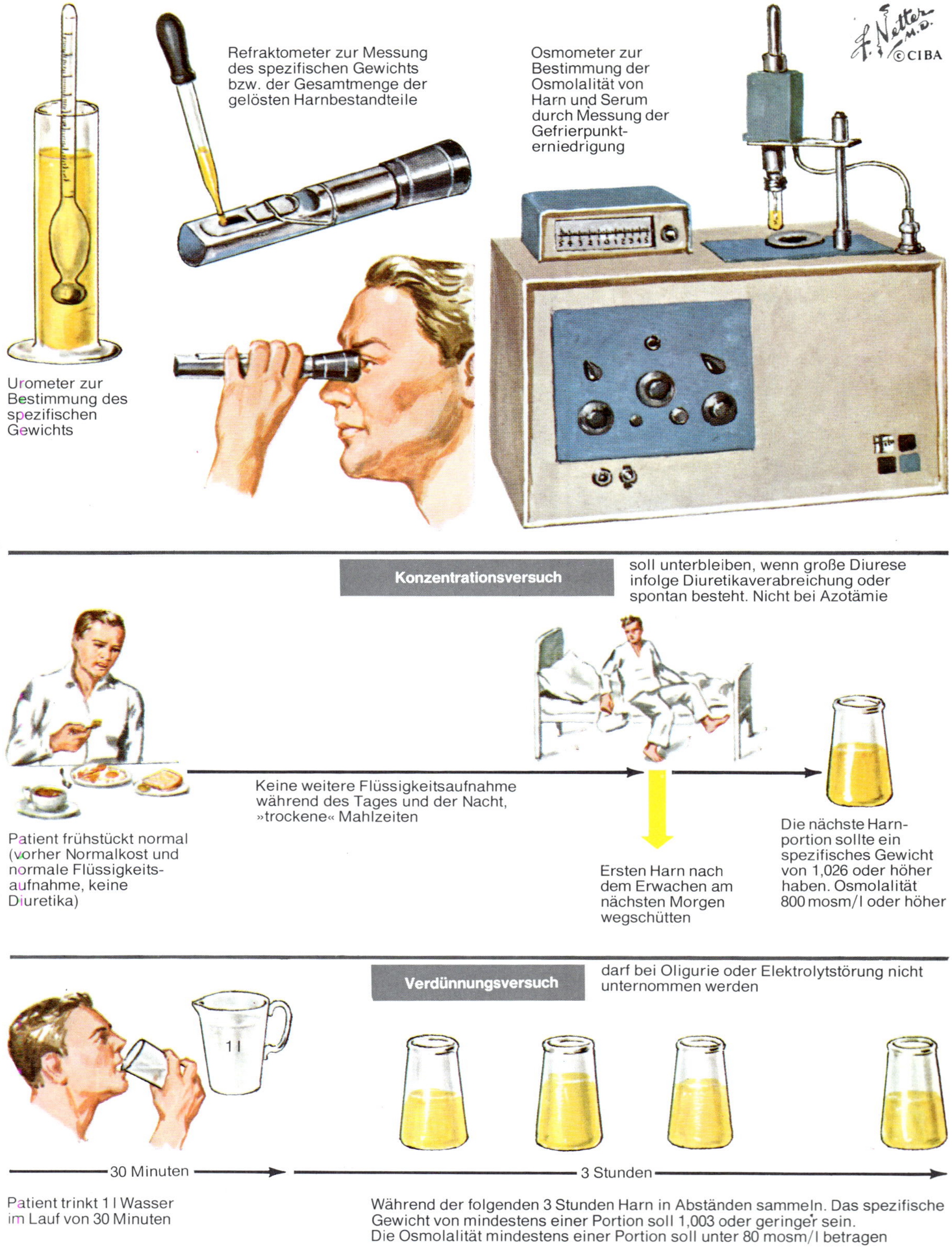


Die Konzentration aller im Harn gelösten Bestandteile wird durch Messung des *spezifischen Gewichts,* des *Refraktionsindex* oder der *Osmolalität* bestimmt. Das spezifische Gewicht kann mit dem Eintauchurometer nur ungenau gemessen werden; genauer, aber teurer ist die Bestimmung der Osmolalität durch Messung der Gefrierpunktserniedrigung. Das Refraktometer ermöglicht die genaue, schnelle und einfache Messung der Gesamtmenge aller gelösten Bestandteile in einem Tropfen Harn oder Serum.

Störungen in der Fähigkeit zur Harnverdünnung oder -konzentrierung unter Normalkost weisen auf einen Nierenparenchymschaden hin. Ein *hochkonzentrierter Harn* ist bei Wasserverarmung oder durch pathologische Beimengungen, z. B. von Glukose oder jodhaltigem Kontrastmittel, zu beobachten.

Ein *verdünnter Harn* findet sich bei Polydipsie, Diabetes insipidus, Niereninsuffizienz oder unter Diuretikatherapie. Beim chronischen renal-medullären Syndrom tritt frühzeitig eine Harnkonzentrierungseinschränkung ein, die bis zur Istosthenurie (spez. Gewicht 1010) fortschreitet.

## Konzentrationsversuch

Morgenharn hat meist ein spezifisches Gewicht von mehr als 1020. Bei Verdacht auf Harnkonzentrierungsstörung soll ein Durstversuch über 24 Stunden durchgeführt werden, wobei nach Wasserentzug ein spezifisches Gewicht von mindestens 1026 erreicht werden muß. Gelingt dies nicht, kann antidiuretisches Hormon gegeben werden.

Bei Niereninsuffizienz darf der Konzentrierungsversuch nicht unternommen werden. Unter eiweiß- oder salzarmer Diät läßt sich eine maximale Harnkonzentration nicht erreichen. Bei vermehrtem Körperwasser muß der Durstversuch über längere Intervalle ausgedehnt werden. Bei spontaner oder medikamentös induzierter großer Diurese ist der Konzentrationsversuch zu unterlassen.

**Klinischer Wert.** Der Harnkonzentrierungsversuch kann Nierenfunktionsstörungen im Frühstadium aufdecken, z. B. bei *asymptomatischer Bakteriurie in der Schwangerschaft* (der Test normalisiert sich nach antibiotischer Behandlung). Auch bei Diabetes insipidus ist das Konzentrierungsvermögen frühzeitig reduziert. Einschränkungen finden sich auch bei *primär tubulären Störungen, medullären Nierenparenchymschäden, Hyperkalzämie* und bei *Kaliummangel.*

**Neuere Tests.** Genauere Aussagen läßt die Bestimmung der *osmolaren Clearance* oder des *osmolaren Harn-Serum-Verhältnisses* zu. Dabei werden Serumosmolalität (normal 290 mosm kg) und Harnosmolalität (800–1400 mosm/kg) gleichzeitig bestimmt. Die Harnosmolalität läßt sich bei Oligurie diagnostisch nutzen. Beim akuten Nierenversagen ist die Osmolalität niedrig, bei prärenalem Nierenversagen hoch. Ein Harn-Serum-Verhältnis der Osmolalität von weniger als 1,35 weist auf ein akutes Nierenversagen hin.

Eine Störung der Natriumausscheidung mit niedrigem Serumnatrium bei hoher Harnosmolalität findet man bei Erkrankungen des zentralen Nervensystems und bei Lungenerkrankungen. Bei diesen Patienten ist das Extrazellulärvolumen regelrecht, und Nieren- sowie Nebennierenfunktion sind normal. Diese Befundkonstellation findet sich typischerweise bei ungenügender Sekretion von antidiuretischem Hormon.

## Verdünnungsversuch

Der Nachweis einer Unfähigkeit zur Harnverdünnung mit einem spezifischen Gewicht von unter 1010 erfolgte früher durch den Verdünnungsversuch mit Wasserbelastung. Dieser Test diente auch zum Nachweis der Harnverdünnungsstörung bei Morbus Addison, Salzverlustniere und anderen Störungen des Elektrolythaushalts. Heute verwendet man ihn selten, da einfachere und genauere Verfahren zur Diagnose vorhanden sind.

# Clearance-Untersuchungen

Am genauesten läßt sich die renale Clearance (s. S. 40) mit Inulin messen, aber die Technik ist als klinische Routineuntersuchung zu umständlich. Die endogene Kreatinin-Clearance eignet sich dagegen ausgezeichnet zum Studium einer renalen Dysfunktion und zur Verfolgung des Krankheitsverlaufs. Die Harnstoff-Clearance hat die Harnstoff-Clearance aus Gründen, die an anderer Stelle (s. S. 44 und 45) und im folgenden dargelegt werden, praktisch verdrängt.

Der Serumkreatininspiegel hängt ziemlich eng von der Integrität der Nephrone ab, während der Blutharnstoffspiegel von der Nahrungsaufnahme, der Leberfunktion, dem Vorhandensein von Blut im Darm und von katabolischen Prozessen beeinflußt werden kann und dementsprechend rasch wechselt. Darüber hinaus wird Kreatinin zum Unterschied vom Harnstoff nicht ungehemmt von den Tubuli resorbiert, und seine Ausscheidung ist nicht direkt vom Harnvolumen abhängig. Man darf allerdings nicht übersehen, daß sich der Harnstoff im Laboratorium leichter messen läßt und daß bei herabgesetzter renaler Clearance die Harnstoff-Clearancewerte genauer sind als die Kreatinin-Clearance.

Sowohl für die Kreatinin- als auch für die Harnstoff-Clearance muß man den Harn in einem genau festgelegten Zeitraum (gewöhnlich 2 Stunden) sammeln. Um eine ausreichende Harnproduktion sicherzustellen, wird vor der Untersuchung reichlich Flüssigkeit zugeführt. Die Kreatinin-Clearanceuntersuchung kann auch über 4, 12 oder 24 Stunden laufen.

Es ist entscheidend, daß der Harn peinlich genau gesammelt wird, besonders beim zweistündigen Test, und die Patienten sollen angewiesen werden, sich anzustrengen, um die letzten Harntropfen bei der abschließenden Blasenentleerung herauszupressen. Bei großem Restharnvolumen sind die Tests nicht verwertbar, aber eine Katheterisierung zum Zweck einer Clearance-Untersuchung ist nicht gerechtfertigt.

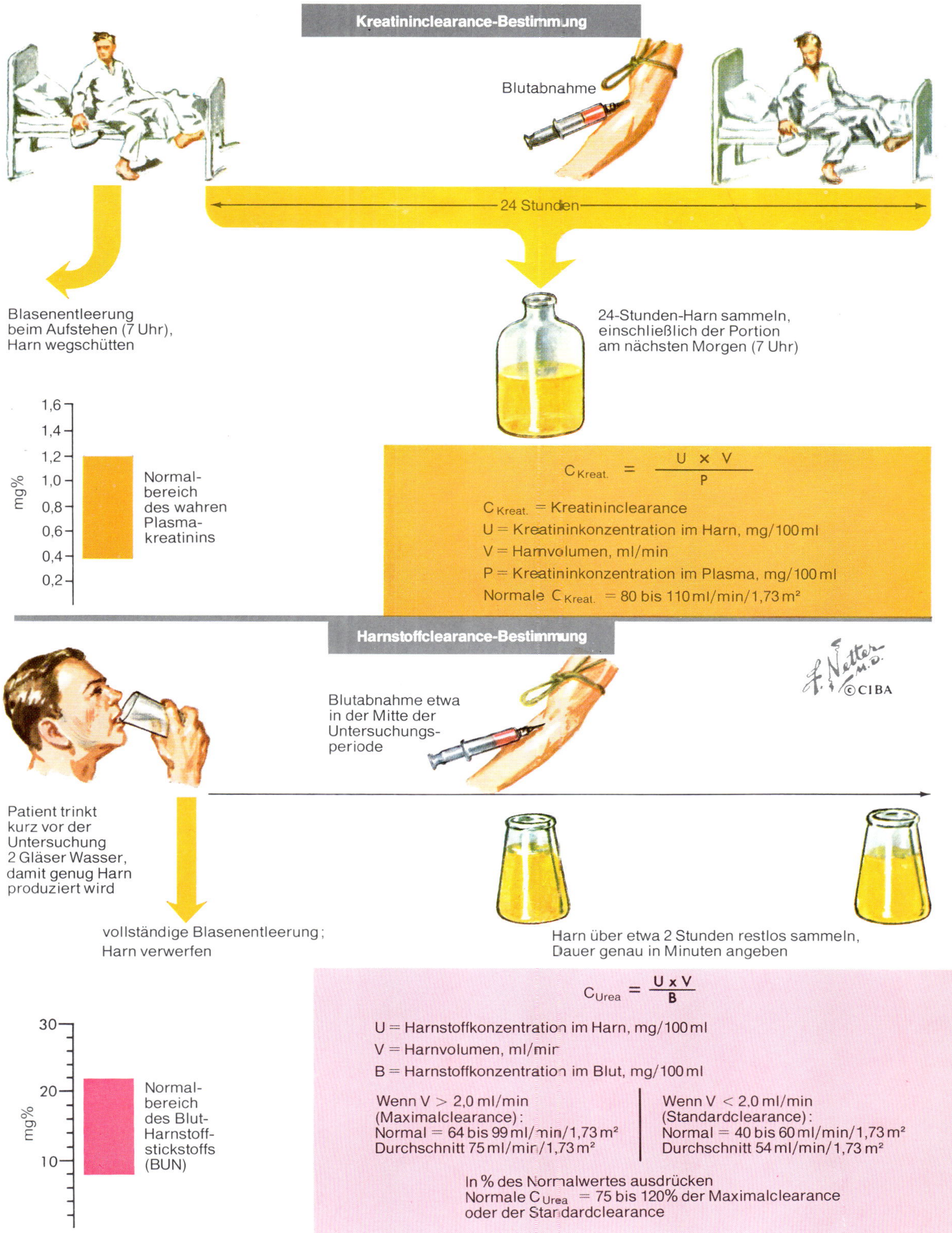


## Kreatinin-Clearance

Die Entnahme von Venenblut für die Analyse erfolgt am besten in der Mitte der Untersuchung, ansonsten anfangs oder zum Schluß. Man kann die Kreatinin-Clearance berechnen, wenn man die Konzentration des Kreatinins im Serum, die Dauer der Harnsammelperiode (in Minuten), das Harnvolumen und die Gesamtausscheidung von Kreatinin (in Milligramm pro Volumen des in einer bestimmten Zeit gesammelten Harns) kennt (s. S. 45). Clearance-Ergebnisse werden gewöhnlich in Milliliter pro Minute pro 1,73 m² Körperoberfläche angegeben. Die Berechnung der Ausscheidung pro 1,73 m² Körperoberfläche ist bei Erwachsenen nicht so wesentlich, bei Säuglingen und Kindern aber absolut notwendig.

Werte zwischen 80 und 110 ml/min/1,73 m² sind für die Kreatinin-Clearance normal; beim Gesunden ergibt die 24-Stunden-Clearance meist Werte um 80 ml/min/1,73 m², die 2-Stunden-Clearance dagegen 110 ml oder mehr. Wenn das Glomerulusfiltrat (s. S. 39) etwa 15 ml/min beträgt, verhalten sich Kreatinin- und Inulin-Clearance annähernd gleich; bei niedrigem GF ist die Kreatinin-Clearance etwas zu hoch und bei hohem GF etwas zu niedrig im Verhältnis zu Inulin (s. S. 40, 44 und 45).

## Harnstoff-Clearance

Für die Bestimmung der Harnstoff-Clearance benützt man ein ähnliches, aber nicht identisches Verfahren wie für die Kreatinin-Clearance.

Beim Gesunden ist die Harnstoff-Clearance etwa 60% der Inulin-Clearance. Die Werte für die Maximalclearance (d.h. wenn das Harnvolumen während der Untersuchung größer als 2 ml/min ist) liegen zwischen 64 und 99 ml/min/1,73 m². Bei der Standard-Clearance erhält man niedrigere Werte, meist 40–60 ml/min/1,73 m², da das Harnvolumen klein ist und wenig Harnstoff ausgeschieden wird.

## Klinische Anwendung

Die praktischen Anwendungsmöglichkeiten der Clearance-Ergebnisse sind vielfältig: zur Beurteilung, ob sich die Nierenfunktion verschlechtert oder bessert, als diagnostische Hilfe, zur Klassifizierung von Patienten, um den Grad einer Nierendysfunktion für juristisch-medizinische Zwecke nachzuweisen, und für die Prognose.

Clearance-Werte bis zum Dreifachen des Normalen finden sich in der *Schwangerschaft* (besonders in der ersten Zeit des dritten Trimenons) und in manchen Fällen von *nephrotischem Syndrom,* besonders bei Patienten mit sehr niedrigem Serumalbuminspiegel und Lipoidnephrose (s. S. 123).

# Phenolsulfonphthalein-Ausscheidungstest

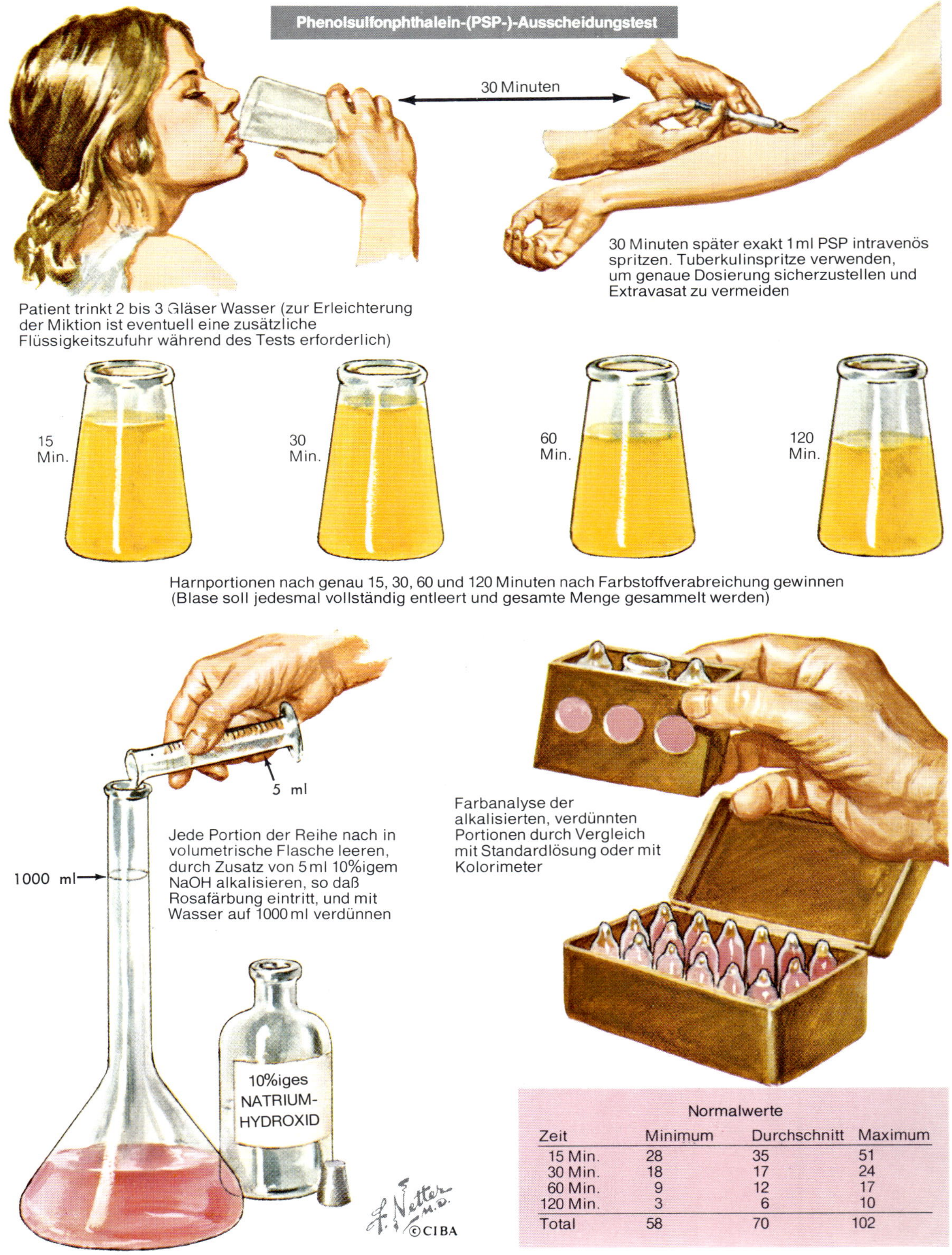
Phenolsulfonphthalein-(PSP-)-Ausscheidungstest
30 Minuten
Patient trinkt 2 bis 3 Gläser Wasser (zur Erleichterung der Miktion ist eventuell eine zusätzliche Flüssigkeitszufuhr während des Tests erforderlich)
30 Minuten später exakt 1 ml PSP intravenös spritzen. Tuberkulinspritze verwenden, um genaue Dosierung sicherzustellen und Extravasat zu vermeiden
15 Min.
30 Min.
60 Min.
120 Min.
Harnportionen nach genau 15, 30, 60 und 120 Minuten nach Farbstoffverabreichung gewinnen (Blase soll jedesmal vollständig entleert und gesamte Menge gesammelt werden)
5 ml
1000 ml
Jede Portion der Reihe nach in volumetrische Flasche leeren, durch Zusatz von 5 ml 10%igem NaOH alkalisieren, so daß Rosafärbung eintritt, und mit Wasser auf 1000 ml verdünnen
10%iges NATRIUM-HYDROXID
Farbanalyse der alkalisierten, verdünnten Portionen durch Vergleich mit Standardlösung oder mit Kolorimeter
F. Netter M.D.
©CIBA

Normalwerte

| Zeit | Minimum | Durchschnitt | Maximum |
|---|---|---|---|
| 15 Min. | 28 | 35 | 51 |
| 30 Min. | 18 | 17 | 24 |
| 60 Min. | 9 | 12 | 17 |
| 120 Min. | 3 | 6 | 10 |
| Total | 58 | 70 | 102 |

Injiziertes Phenolsulfonphthalein (PSP) wird *aktiv* aus dem Blut in den Harn *transportiert*. Da der Farbstoff aus den peritubulären Blutgefäßen über die Tubuluszellen in die Lumina transferiert wird, ist seine Ausscheidung im Harn per Zeiteinheit abhängig von: 1. der Nierendurchblutung einschließlich der Glomeruli, 2. der Tubulusfunktion, 3. einem freien Harnabfluß, 4. Medikamenteneinflüssen auf den Tubulus.

*Abflußhindernisse* bei normaler Durchblutung und Nierenfunktion bewirken eine verzögerte, aber vollständige Farbstoffausscheidung. Bei *tubulärer Erkrankung* hingegen (z.B. Fanconi-Syndrom) wird die 15-Minuten-Ausscheidung von PSP abnorm reduziert. In diesem Fall einer rein tubulären Störung ist die Kreatinin-Clearance normal, als Ausdruck der normalen Glomerulusstruktur und der normalen Durchblutung und Funktion. Trotz der normalen peritubulären Blutversorgung ist jedoch der aktive Transfer von PSP durch die Tubuluszellen gestört, und die Ausscheidung sinkt von 25% in 15 Minuten auf etwa 2–5%.

Eine normale Kreatinin-Clearance bei herabgesetzter PSP-Ausscheidung ist kein häufiger Befund, weil rein tubuläre Störungen selten sind. Viel öfter findet man, daß sowohl Kreatinin-Clearance als auch PSP-Ausscheidung niedrig sind, als Ausdruck einer *glomerulären*, einer *interstitiellen* oder einer *Nierengefäßerkrankung* oder einer *Mischung* aller drei. Jede der drei Erkrankungen kann, allein oder gemeinsam mit den anderen, sekundär die peritubulären Blutgefäße schädigen und/oder ihre Durchblutung beeinträchtigen.

Wie Oliver (1968) an Nephronenpräparationen gezeigt hat, folgt einer Erkrankung des Glomerulus als erstes eine Erkrankung der peritubulären Gefäße (mit dementsprechender Einschränkung der peritubulären Durchblutung) und schließlich eine Degeneration und Funktionseinbuße der Tubuluszellen. Daher zeigt eine niedrige PSP-Ausscheidung zumeist einen *allgemeinen Funktionsverlust des Nephrons* an.

Der PSP-Test ist rasch durchführbar. Es ist jedoch schwierig, exakte Werte zu erhalten. Erstens muß die injizierte Menge *genau* 1 ml betragen, und zweitens muß die Blase *genau* 15 Minuten nach der intravenösen Farbstoffinjektion *vollständig* entleert werden.

Wenn man sicherstellen will, daß man den vollständigen 15-Minuten-Harn bekommt, kann man den Patienten mehrere Gläser Wasser trinken lassen und dann warten, bis er Harndrang verspürt. Zu diesem Zeitpunkt injiziert man exakt 1 ml PSP mit einer Tuberkulinspritze. Der Patient muß noch 15 Minuten den Harn halten und entleert dann seine Blase mit Druck. Der *gesamte* Harn wird gesammelt und gemessen. Die in 15 Minuten ausgeschiedene PSP-Gesamtmenge wird als Prozentsatz der injizierten Menge ausgedrückt.

Die 30-, 60- und 120-Minuten-Portionen würden zwar für ein Abflußhindernis sprechen, wenn sie steigende Farbstoffmengen enthielten; Passagehindernisse lassen sich jedoch leichter und einwandfreier röntgenologisch demonstrieren.

Weitere Fehlerquellen des PSP-Tests sind, daß *Leberleiden, niedriges Serumalbumin, kardiale Insuffizienz,* bestimmte Medikamente (*Penicillin, Sulfonamide, Salizylate* und *Diuretika*) und sogar eine aufrechte Körperhaltung des Patienten entweder die Ausscheidung oder die chemische Analyse zum Nachweis des Farbstoffs beeinflussen.

Gegenwärtig stehen drei neue Modifikationen in Erprobung, die die Verwertbarkeit des PSP-Tests verbessern sollen. Bei der einen Methode wird die intravenöse PSP-Dosis auf die Körperoberfläche bezogen (18 mg/m$^2$), bei einer anderen Modifikation wird eine Dosis von 1 mg PSP/kg Körpergewicht verabreicht, und bei einer dritten Variante werden 60 mg PSP injiziert, und die Plasmakonzentration wird nach 60 Minuten gemessen. Bei allen drei Methoden hatten die Ergebnisse den Berichten zufolge eine gute Korrelation mit der Kreatinin-Clearance bzw. dem Serumkreatininspiegel; in den beiden ersten Fällen wurde die 15-Minuten-Ausscheidung gemessen.

Möglicherweise werden eine oder mehrere dieser Modifikationen, wenn sie korrekt durchgeführt werden, klinisch brauchbarer sein als die Standard-PSP-Methode.

# Nierenarterienstenose

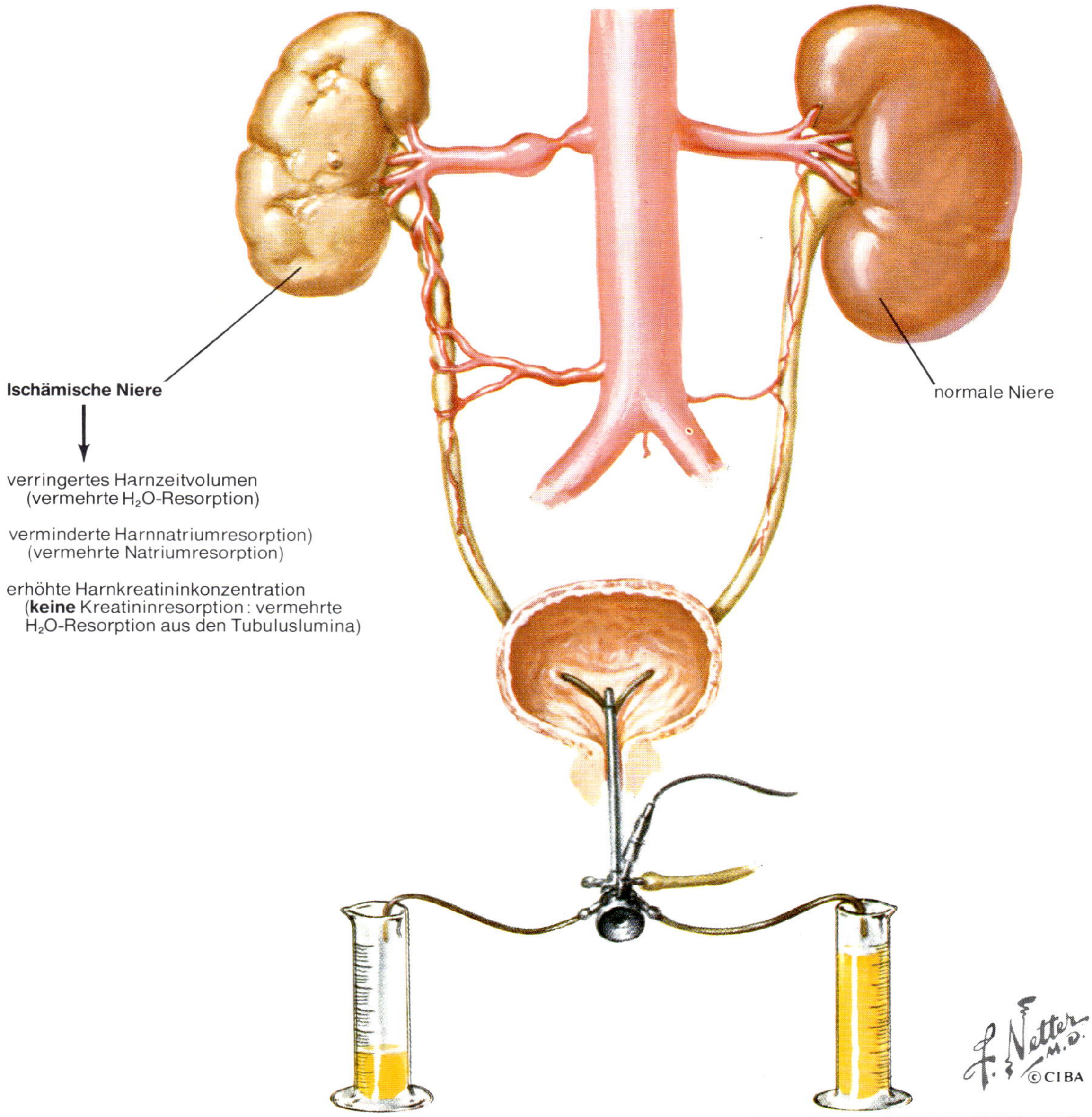


### Howard-Test

Test positiv, wenn
1. Volumen von betroffener Seite mindestens 40% kleiner und Natriumkonzentration mindestens 15% niedriger
oder
2. Volumen von betroffener Seite mindestens 40% kleiner und Kreatininkonzentration mindestens 15% höher

### Birchall-Test

(vorher Infusion von 2,5%iger Kochsalzlösung, 0,25 ml/kg Körpergewicht in 45 Minuten)

$$\frac{\text{größeres } \frac{U_{Na}\ (\text{mval/l})}{U_{Kreat.}\ (\text{mg/l})}}{\text{kleineres } \frac{U_{Na}\ (\text{mval/l})}{U_{Kreat.}\ (\text{mg/l})}} = \frac{U}{U}$$

Test positiv, wenn $\frac{U}{U} = 2$ oder mehr

kleineres $\frac{U_{Na}}{U_{Kreat.}}$ = ischämische Seite

### Rapoport-Test

$$TRFR = \frac{lU_{Na}}{lU_{Kreat.}} \times \frac{rU_{Kreat.}}{rU_{Na}}$$

(TRFR = tubulärer Rejektionsfraktionsquotient, l = links, r = rechts)

TRFR 0,6 oder kleiner zeigt linksseitige renale Ischämie an.

TRFR 1,6 oder größer zeigt rechtsseitige renale Ischämie an.

TRFR zwischen 0,6 und 1,6 zeigt negatives Testergebnis an.

Wenn sich im Hauptstamm der A. renalis langsam eine Stenose entwickelt, schrumpft die ganze Niere. In vielen Fällen geht dieser Prozeß mit einer Hypertonie einher, und man hat bei einer massiven Reninsekretion der Schrumpfniere von einer »endokrinen« Niere gesprochen.

In Wirklichkeit liegen die Verhältnisse aber viel komplizierter (s. S. 153–158).

In einem Fünftel der Fälle von Hochdruck und einseitiger Schrumpfniere normalisiert sich der Blutdruck nach der operativen Entfernung der betroffenen Niere. Das Persistieren des Hochdrucks nach der unilateralen Nephrektomie bei den restlichen vier Fünfteln der Patienten kann eine Reihe von Gründen haben. Bei manchen war vielleicht die verbliebene Niere geschädigt und hat so den Hochdruck aufrechterhalten. Bei anderen mag die entfernte Niere aufgrund von Veränderungen, die nicht von sich aus eine Hypertonie verursachen, verkleinert gewesen sein, etwa bei kongenitaler Hypoplasie oder unilateraler schwerer Infektion. Weder bei einseitiger Schrumpfniere noch bei nachgewiesener Arterienstenose ist die verminderte Blutzufuhr immer **Hochdruckursache, wenn eine Hypertonie und eine Schrumpfniere zugleich** vorhanden sind. In vielen Fällen einer Nierenarterienstenose – vielleicht in den meisten – entwickelt sich kein Hochdruck.

Eine Nierenarterienverengung ist nicht selten, besonders bei Personen über 50, bei denen arteriosklerotische Veränderungen am Abgang einer oder beider Aa. renales oder atheromatöse Plaques in diesen Gefäßen die Blutzufuhr zur Niere drosseln können (s.a. Band 1, Herz, S. 228). Derartige Nierenarterienläsionen entdeckt man oft zufällig bei Patienten mit normalem Blutdruck, bei denen eine Angiographie aus anderen Gründen durchgeführt wird.

Es ist nicht bekannt, warum manche Patienten mit Nierenarterienstenose einen Hochdruck bekommen und andere nicht. Früher hielt man den Grad der Stenose für einen bestimmenden Faktor, aber Druckmessungen an stenotischen Aa. renales haben diese Annahme nicht bestätigt.

Bei jüngeren Patienten, besonders Frauen unter 40, können fibromuskuläre Veränderungen der Nierengefäße (s.a. Band 1, Herz, S. 228f.) für die Verengung mit Drosselung des arteriellen Zuflusses und Pulswellendruck auf die Niere verantwortlich sein. In solchen Fällen sind unter Umständen an der oberen lateralen Bauchwand oder am Rücken in der Gegend des 11. und 12. Rippen-Wirbel-Gelenks mit dem Stethoskop leise systolische Geräusche hörbar. Allerdings finden sich systolische abdominelle Geräusche mit zunehmendem Alter häufiger, vermutlich aufgrund von Wirbelbildungen in den großen intraabdominellen Arterien durch atheromatöse Auflagerungen.

Diese häufigen stenosierenden Veränderungen an den Nierengefäßen lassen sich im allgemeinen mit der Angiographie sehr gut demonstrieren, besonders mit der selektiven Untersuchung der Aa. renales. Wie gesagt ist jedoch die Nierenarterienstenose nicht zwangsläufig die Ursache jedes gleichzeitig bestehenden Hochdrucks, und man muß unbedingt vor einer Operation abklären, welche klinische Bedeutung der Gefäßläsion zukommt.

## Physiologische Reaktionen auf die Ischämie

Gut bekannte physiologische Reaktionen auf eine Nierenarterienstenose sind die *Störung der Wasserresorption* in der ischämischen Niere und die Freisetzung von *Renin*. Untersuchungen an Hunden haben gezeigt, daß das Abklemmen einer A. renalis eine Zunahme der relativen Wasserrückresorption, bezogen auf das reduzierte Glomerulusfiltrat, in dieser Niere zur Folge hat. Die ischämische Niere bildet daher im Vergleich zur normalen Niere ein geringeres Harnvolumen pro Zeiteinheit. Die relative Steigerung der Natrium- und Wasserresorption aus den ischämischen Nephronen geht nicht mit einer Steigerung der Kreatininresorption einher.

*(Fortsetzung auf Seite 86)*

## Nierenarterienstenose

*(Fortsetzung von Seite 85)*

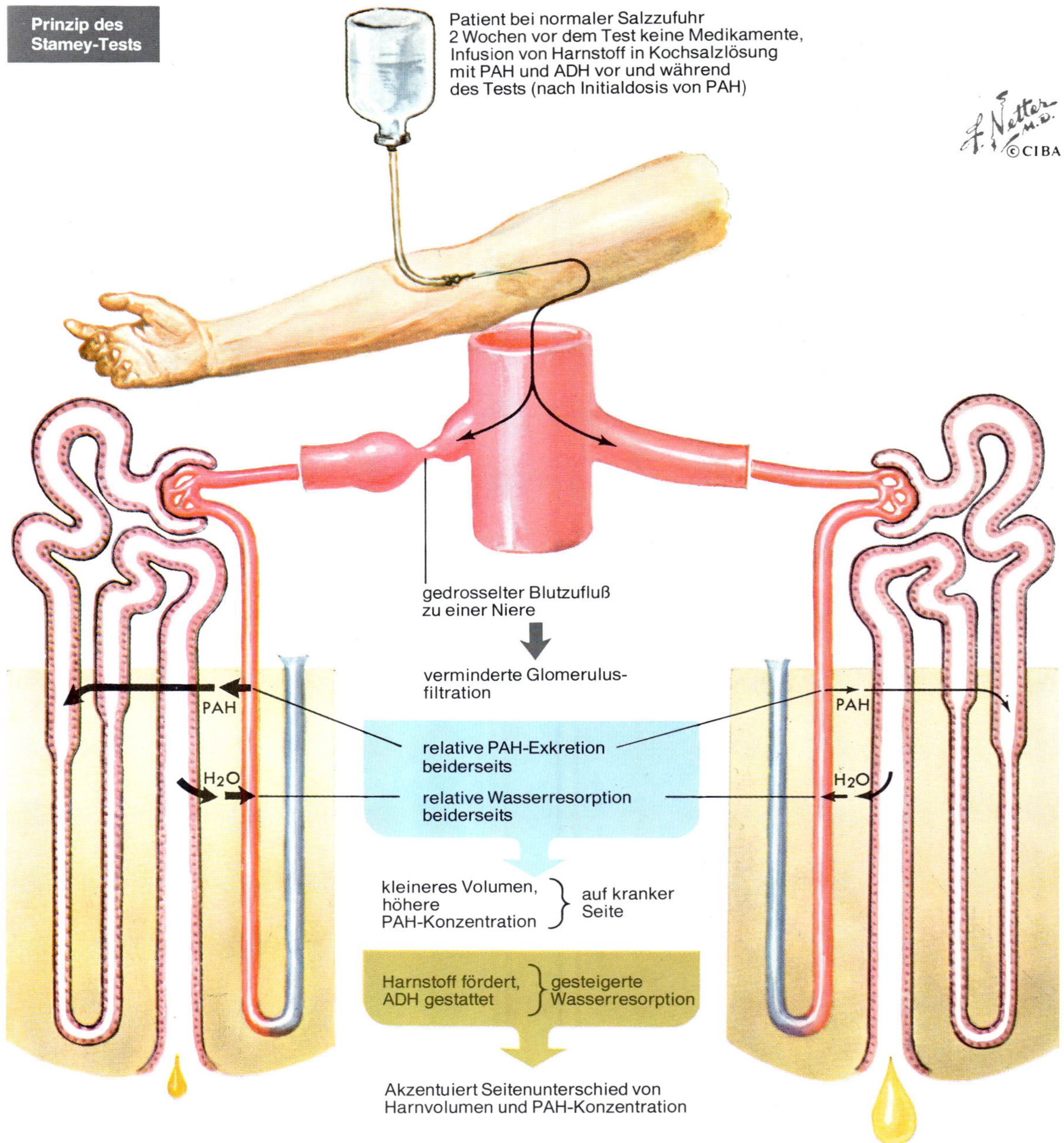


**Interpretation des Stamey-Tests**

positiver Test { Harnvolumen der gesunden zur kranken Seite = 3:1 oder mehr und PAH-Konzentration auf kranker Seite mindestens 100% höher

Harnvolumenunterschied von 2:1 und PAH-Konzentrationsunterschied von weniger als 100% möglich bei:
a) essentieller Hypertonie mit beiderseitiger, aber unterschiedlich starker Nephrosklerose,
b) Schädigung eines Nierenarterienastes oder einer akzessorischen Nierenarterie unilateral,
c) beiderseitiger, aber unterschiedlich starker Nierenarterienstenose

Howard fand, daß sich ischämische Nieren bei Nierenarterienstenose ähnlich verhalten wie die experimentell ischämisierten Nieren von Hunden. Er arbeitete einen nach ihm benannten Test zur gesonderten Beurteilung der Funktion jeder Niere in Fällen von Nierenarterienstenose und Hypertonie aus. Dabei wird beiderseits ein obturierender Ureterenkatheter eingelegt und der Harn von jeder Niere getrennt gesammelt. Wenn man den Harn 20 Minuten sammelt, erhält man von der ischämischen Niere ein geringeres Harnvolumen mit höherer Kreatinin- und niedrigerer Natriumkonzentration. Howard setzte willkürlich die Grenzwerte für ein positives Testergebnis fest; Patienten mit *positivem* Test galten als Kandidaten für die Nephrektomie oder für die operative Behebung der Stenose.

Birchall u. Mitarb. (1962) sowie Rapoport (1960) haben die Howard-Methode technisch modifiziert und die gewonnenen Werte unterschiedlich analysiert, um eine verfeinerte Selektion zu erreichen.

## Stamey-Test

Stamey (1961) verfeinerte die Howard-Methode zur Auswahl von Hochdruckpatienten für die Operation. Die Verbesserung beruht auf zwei Beobachtungen: Bei unilateraler Nierenarterienstenose ist das Röntgenkontrastmittel bei der intravenösen Pyelographie in Nierenbecken und Ureter der betroffenen Seite stärker konzentriert. Bei experimentell erzeugter unilateraler Nierenischämie wird p-Aminohippursäure (PAH), von den Tubuli sezerniert (s. S. 42 und 43), ebenfalls auf der Seite der Stenose stärker konzentriert.

In der normalen Niere kann bei dem Test durch Infusion von Harnstoff und ADH in Kochsalzlösung die Ausscheidung eines größeren Volumens von verdünntem Harn stimuliert werden. In der ischämischen Niere nimmt interessanterweise die Wasserresorption dabei zu. Wenn man gleichzeitig PAH verabreicht, erscheint es daher im Harn der ischämischen Niere in erhöhter Konzentration.

Zwei Wochen vor dem Test sind alle Medikamente einschließlich Diuretika und Saluretika abzusetzen. Eine normal gesalzene Kost ist einzuhalten.

Nach Stamey (1961) ist der Test *positiv,* wenn das Harnvolumen der gesunden Seite mindestens dreimal so groß ist wie das der ischämischen Niere und zugleich die PAH-Konzentration auf der kranken Seite mindestens um 100% höher liegt. Dieses Resultat spricht für eine *signifikante Nierenarterienstenose,* während ein Volumenunterschied von 2:1 und ein Unterschied der PAH-Konzentration unter 100% sowohl einer *Stenose eines Nierenarterienastes (oder einer akzessorischen Nierenarterie)* als auch einer *beidseitig unterschiedlich stark ausgeprägten Nephrosklerose und essentiellen Hypertonie* entsprechen.

Der gegenwärtig verläßlichste Suchtest für eine Nierenarterienstenose bei Hypertonikern ist übrigens ein richtig interpretiertes *Frühurogramm* s. S. 95). Eine Stenose ist wahrscheinlich, wenn das Röntgenkontrastmittel in Nierenbecken und Ureter der betroffenen Seite verzögert ausgeschieden und stärker konzentriert wird.

Seit der in jüngster Zeit erfolgten Entwicklung der *Radioimmunbestimmung von Renin im Blut* haben die Methoden der seitengetrennten Funktionsbestimmung zur Feststellung der Hypertoniegenese an Bedeutung verloren. Die Reninbestimmung wird aus beiden Vv. renales durchgeführt. Da die Reninproduktion mit Körperhaltung, Tageszeit, Aldosteronaktivität, Natriumspiegel im Körper sowie Natriumzufuhr und -ausscheidung variiert, muß die Blutabnahme für die Reninbestimmung unter streng standardisierten und vergleichbaren Bedingungen erfolgen. Nur ausgeprägte Seitenunterschiede sind für die Beurteilung der funktionellen Wirksamkeit einer Stenose und die Operationsindikation verwertbar.

# Säurebelastungsversuch

Säurebelastungsversuche dienen zur quantitativen Erfassung der Fähigkeit, zugeführte Wasserstoffionen auszuscheiden, wenn Verdacht auf eine renale tubuläre Azidose besteht (s. S. 248), aber keine spontane Azidose vorhanden ist. Man verwendet diese Tests auch zur Funktionsprüfung der distalen Tubuli bei Nierenkrankheiten anderer Art.

Schon seit vielen Jahren arbeitet man mit Tests, die die maximale Säureausscheidungskapazität der Niere messen sollen. Die Exkretion freier Wasserstoffionen, die mit dem Harn-pH-Wert erfaßt wird, macht jedoch nur einen ganz geringen Teil der von der Niere ausgeschiedenen Säure aus. Das Wasserstoffion wird ja zumeist in Kombination mit Pufferanionen ausgeschieden, die so schwach dissoziiert sind, daß die Konzentration der freien Wasserstoffionen niedrig bleibt, oder es verbindet sich mit Ammoniak zum Ammoniumion, das Anionen starker Säuren (Chlorid, Sulfat) neutralisiert. Die Wasserstoffionen dieser starken Säuren dissoziieren vollständig und würden daher eine überaus hohe Wasserstoffionenkonzentration bewirken, wenn sie frei ausgeschieden würden, statt die Ammoniumverbindung einzugehen.

Der Abfall des Harn-pH-Werts und die Zunahme der titrierbaren Azidität im Harn treten rasch nach der Säurebelastung ein. Es dauert jedoch 4–5 Tage, bis die Ammoniumionenausscheidung unter der Ansäuerung ihren Höhepunkt erreicht. Aus diesem Grund hat man Säurebelastungsversuche traditionell über 5 Tage laufen lassen, um eine maximale Stimulierung der Ammoniaksekretion zu erzielen. Wrong u. Davies (1959) und später andere Untersucher fanden indessen, daß ein kürzerer Säurebelastungsversuch den renalen Säuerungsmechanismus genügend stimuliert, um die Abgrenzung einer normalen Säureausscheidungskapazität von einer verminderten zuzulassen. Den 5tägigen Test benützt man noch immer in Fällen, bei denen die Messung der maximalen Ammoniaksekretionsfähigkeit wünschenswert ist.

Kurz- und Langzeittest werden in ziemlich gleicher Weise durchgeführt. *Titrierbare Azidität, pH-Wert* und *Ammoniakgehalt* werden im Kontrollharn und im Harn, der während der Verabreichung von Ammoniumchlorid gesammelt wurde, gemessen. Für den Langzeittest sammelt man den Harn gewöhnlich unter Paraffinöl, mit Zusatz von Toluol oder Thymol als Konservierungsmittel. Beim Kurzzeittest macht man die pH-Messung sofort und hält den Harn bis zur Messung des Ammoniaks und der titrierbaren Azidität unter Luftabschluß. Wenn man die Untersuchungen nicht rasch vornehmen kann, soll der Harn wie beim Langzeittest unter Öl mit Thymol oder Toluol gesammelt werden.

Für beide Tests gilt, daß man um so eher einen entsprechend gesäuerten Harn erhält, je höher man das Ammoniumchlorid dosiert. Aufgrund von neueren Befunden kann man jedoch annehmen, daß keine stärkere Reaktion durch eine Steigerung der Dosis oder weitere Bikarbonatsenkung mehr erreicht werden kann, wenn einmal das Serumbikarbonat unter die Bikarbonatschwelle heruntergedrückt ist.

Die *maximale Wasserstoffionenausscheidung* wird bestimmt, indem man titrierbare Säure und ausgeschiedenes Ammoniak addiert und das ausgeschiedene Bikarbonat subtrahiert (alle in µval/min).

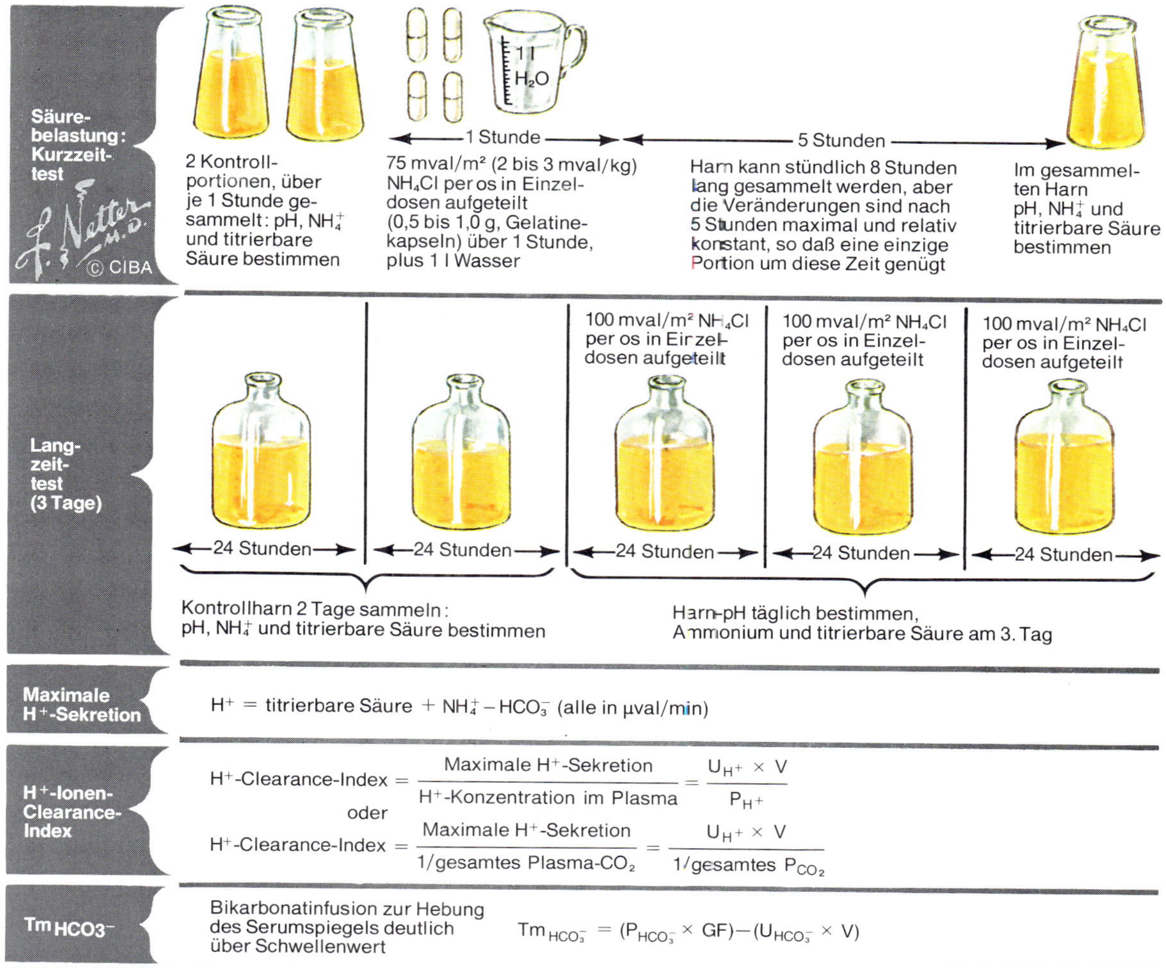


**Normale und abnorme Befunde bei provozierter oder spontaner Azidose**

| | Normal | Azidose des proximalen Tubulus | Azidose des dist. Tubulus | Inkomplette RTA |
|---|---|---|---|---|
| pH | 4,5 bis 5,31 | höher als 5,0 | 6,5 bis 7,5 | 6 bis 7 |
| Titrierbare Azidität (µval/min/1,73 m²) | 20 bis 50 | niedrig: oberh. der $HCO_3^-$-Schwelle<br>normal: unter der Schwelle | niedrig | niedrig |
| Ammonium (µval/min/1,73 m²) | 35 bis 100 | niedrig: oberh. der $HCO_3^-$-Schwelle<br>normal: unter der Schwelle | niedrig | niedrig |
| Bikarbonat | fehlt | vorhanden: oberhalb d. Schwelle<br>fehlt: unter der Schwelle | vorhanden | unbekannt |
| Maximale Gesamt-$H^+$-Ausscheidung (µval/min/1,73 m²) | 60 bis 135 | niedrig: oberh. der $HCO_3^-$-Schwelle<br>normal: unter der Schwelle | niedrig | niedrig |
| $H^+$-Clearance-Index | 1,5 bis 3,0 | normal oder niedrig | niedrig | niedrig |
| Bikarbonatschwelle (mmol/l) | Kinder 21,4 bis 24<br>Erwachsene 24 bis 28 | niedrig | normal | unbekannt |
| $Tm_{HCO_3^-}$ | 2,5 bis 2,8 mmol 100 ml GF | niedrig | normal | unbekannt |

Da normalerweise während der provozierten Azidose kein Bikarbonat im Harn ist, ergibt sich das Gesamtergebnis gewöhnlich einfach aus der Summe der titrierbaren Säure plus Ammoniak. Der Wasserstoffionen-Clearance-Index, der von Elkington u. Mitarb. (1960) ausgearbeitet wurde, ist einfach die Wasserstoffionen-Gesamtausscheidung, dividiert durch die Plasma-Wasserstoffionenkonzentration. Dieser Index ist fast identisch mit der Wasserstoffionenausscheidung, dividiert durch den reziproken Wert des Plasmabikarbonats, meist einfacher ausgedrückt als Wasserstoffausscheidung, multipliziert mit dem Serum- oder Plasmabikarbonat. Der Index ist brauchbar bei Serumbikarbonatwerten vom Normalspiegel bis hinunter zur Bikarbonatschwelle, wobei eine grobe Korrelation zwischen Säureausscheidungsfähigkeit und Index besteht. Unterhalb der Serumbikarbonatschwelle bleibt die Gesamtwasserstoffausscheidung jedoch auf einem Plateau, und der Index fällt immer weiter ab. Daher wird man die Wasserstoffionen-Clearance zumeist nicht berechnen, wenn das Bikarbonat unter 20 mmol/l liegt, und lieber die Gesamtwasserstoffausscheidung heranziehen, die die Säuerungsfähigkeit genauer wiedergibt.

Die *Bikarbonatschwelle* wird gewöhnlich gleichzeitig mit den anderen Untersuchungen durch Messung des Serum- und Harnbikarbonats während der Ansäuerung bestimmt. Als Schwelle gilt der Serumspiegel, bei dem Bikarbonat aus dem Harn verschwindet.

Man hat auch das *Bikarbonat-Tm* ($Tm_{HCO_3}$) benützt, um eine Aussage über die tubulären Mechanismen, die für die renale tubuläre Azidose verantwortlich sind, zu gewinnen. Neuere Untersuchungen deuten jedoch darauf hin, daß das mit der üblichen Technik bestimmte Bikarbonat-Tm kein gültiger Maßstab für die Bikarbonatresorptionsfähigkeit ist, da mit dem Prozeß der Erhöhung des Serumbikarbonats auch eine Vergrößerung des Plasmavolumens einhergeht, die ihrerseits wieder die Bikarbonatresorption hemmt. Aus diesem Grund ist das Bikarbonat-Tm zur Beurteilung einer renalen tubulären Azidose offenbar nicht geeignet.

# Zystometrie

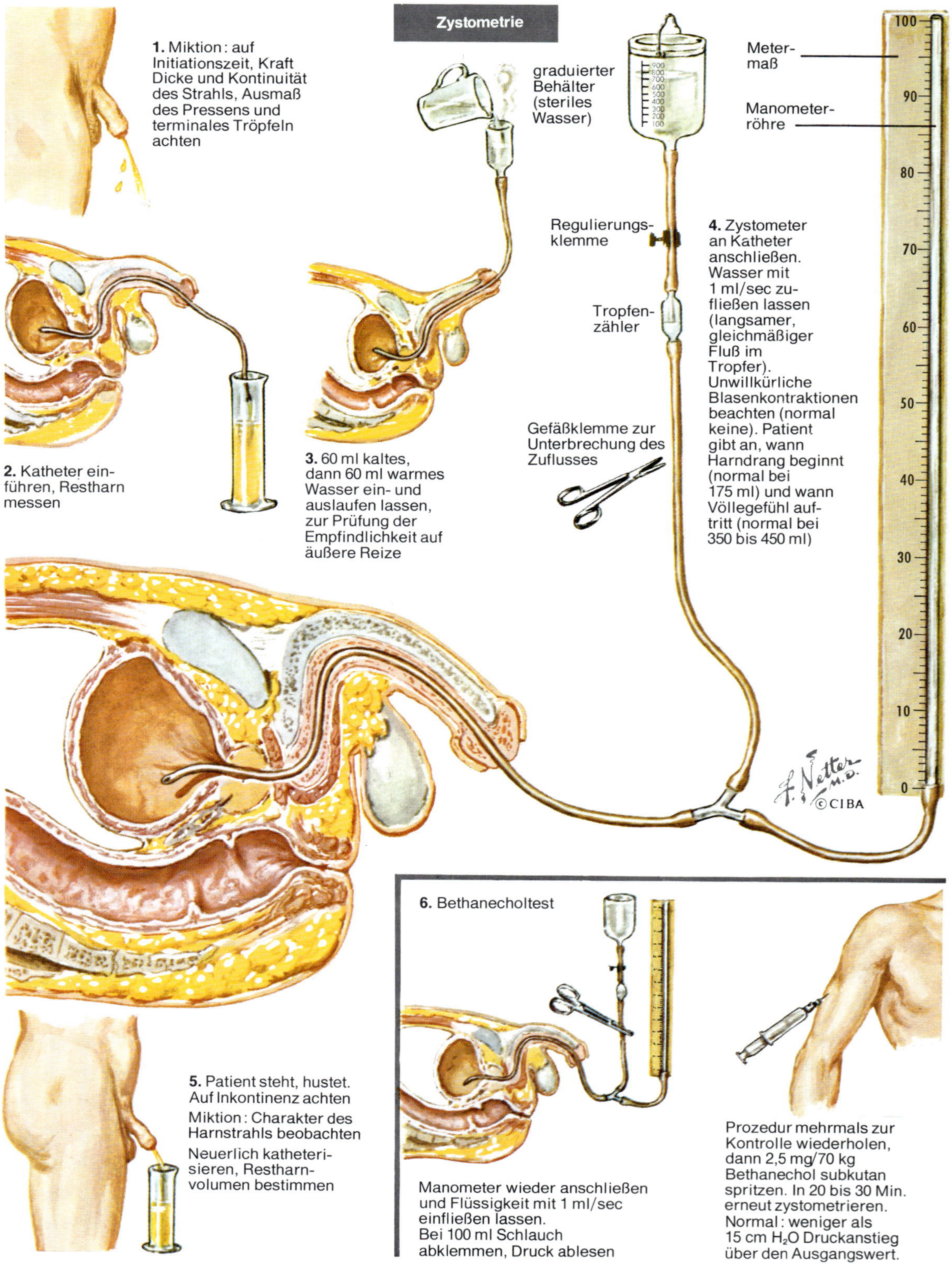


Die Zystometrie dient als Funktionsprüfung der Miktion und eignet sich besonders für die Differentialdiagnose, ob eine Miktionsstörung auf eine neurologische Erkrankung zurückgeht oder ob sie durch ein Abflußhindernis bedingt ist. Sie kann auch zur Unterscheidung verschiedener Formen neurogener Blasenstörungen, die oft eine unterschiedliche Therapie verlangen, herangezogen werden.

Die Zystometrie muß allerdings mit anderen Untersuchungen kombiniert werden – z.B. mit intravenöser Pyelographie (s. S. 91), Miktionszystourethrographie (s. S. 97), Zystoskopie und Weitenmessung der Urethra –, damit sie richtig bewertet werden kann, da die zystometrischen Befunde bei einem Abflußhindernis und bei neurologischen Störungen einander gelegentlich täuschend ähnlich sein können.

Es gibt verschiedene Zystometriegeräte, von dem relativ einfachen nebenstehend abgebildeten Instrumentarium bis zur komplizierten elektronisch gesteuerten Meßausrüstung. Die Zystometrie im Verein mit ergänzenden Hilfsmaßnahmen in der Form, wie sie die Illustration zeigt, liefert zumeist die Befunde, die man zur Beurteilung eines Falles braucht.

**Technik.** Aus der Beobachtung der Miktion gewinnt man schon Aufschlüsse darüber, wie lange der Patient braucht und wie sehr er sich anstrengen muß, um die Miktion einzuleiten, über den Charakter des Harnstrahls und über das Nachtröpfeln. Unmittelbar nach der Miktion wird der Patient katheterisiert und das Volumen eines eventuellen Restharns gemessen. Bei liegendem Katheter prüft man das exterozeptive Gefühl mit der Instillation von zuerst kaltem und dann warmem Wasser.

Anschließend verbindet man den Katheter mit dem Manometer und läßt die Blase nach und nach vollaufen, um den Druck und das Volumen zu bestimmen, bei welchen erstmals Harndrang verspürt wird und bei welchen das Gefühl der vollen Blase auftritt. Durch Aufzeichnung dieser Druck- und Volumenwerte erhält man das *Zystometrogramm.*

Bei noch gefüllter Blase wird der Katheter herausgezogen und der Patient zum Husten aufgefordert, damit man feststellen kann, ob durch die Druckerhöhung eine Inkontinenz ausgelöst wird. Dann beobachtet man nochmals den Miktionsmodus. Darauf wird wieder der Katheter eingelegt und der Restharn gemessen. Bei liegendem Katheter kann der Bethanecholtest zur Bestimmung der Reaktion auf parasympathische Stimulierung durchgeführt werden. Zunächst läßt man 100 ml Wasser in die Blase einfließen und mißt den Druck; das wiederholt man mehrmals zur Kontrolle. Dann erhält der Patient 2,5 mg Bethanechol/70 kg Körpergewicht. Nach 20–30 Minuten wird neuerlich zystometriert.

Beim Gesunden steigt der Druck gegenüber dem Ausgangswert bei einer Blasenfüllung von 100 ml Wasser nach der Bethanecholinjektion um maximal 15 cm Wassersäule. Die Reaktion auf Bethanechol ist positiv (d.h. der Druck steigt um mehr als 15 cm Wassersäule gegenüber dem Ausgangswert) in Fällen einer ungehemmten neurogenen Blase und einer reflektorisch neurogenen Blase. Als allgemeine Regel gilt, daß bei Schädigungen des unteren segmentalen Reflexbogens, bei denen die ganglionären Synapsen und die neuromuskulären Schaltungen gegen Bethanechol überempfindlich werden, der Test positiv ausfällt.

# Röntgenübersichts-aufnahmen

Nativaufnahme, normale und einige pathologische Befunde

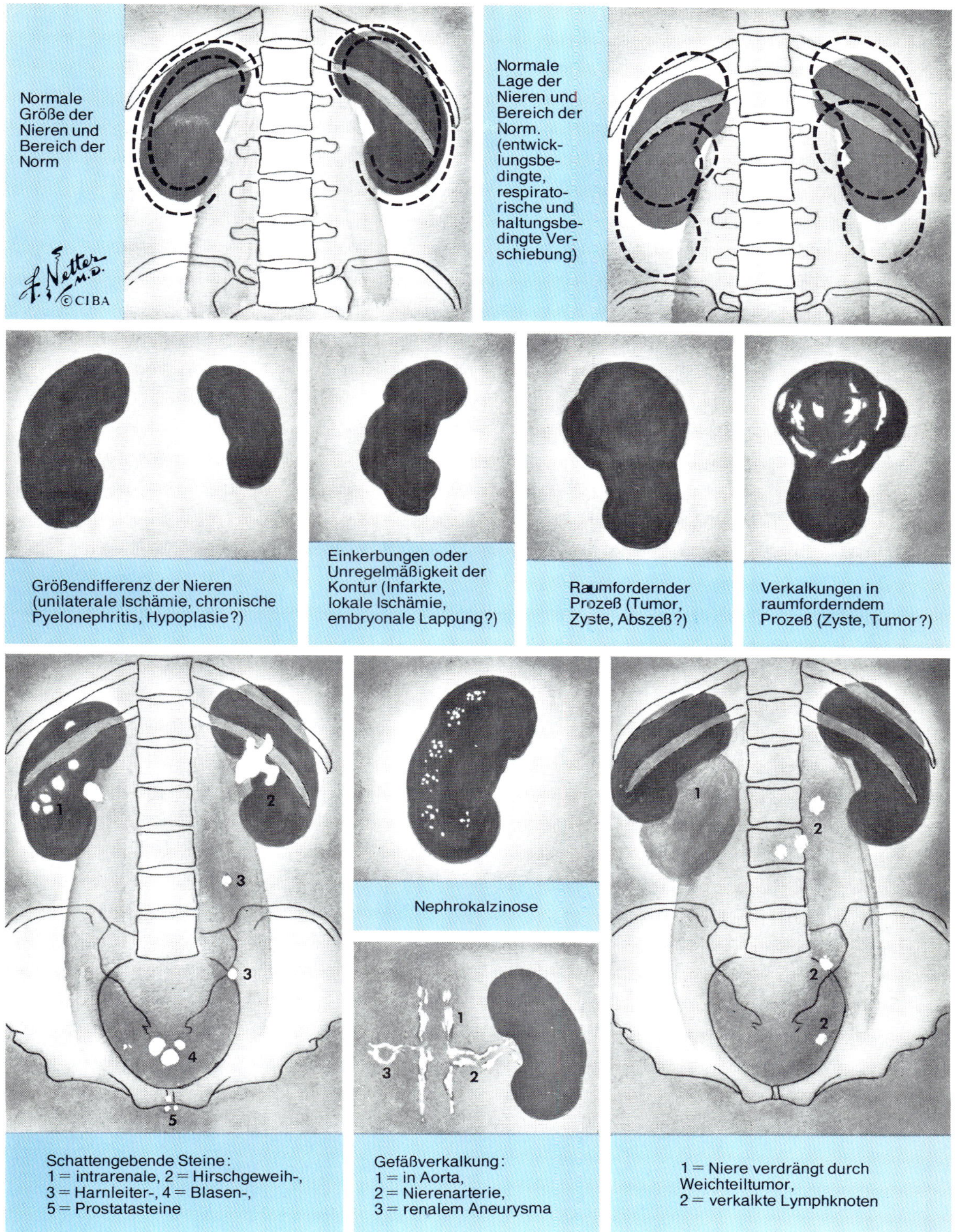


Normale Größe der Nieren und Bereich der Norm

Normale Lage der Nieren und Bereich der Norm. (entwicklungsbedingte, respiratorische und haltungsbedingte Verschiebung)

Größendifferenz der Nieren (unilaterale Ischämie, chronische Pyelonephritis, Hypoplasie?)

Einkerbungen oder Unregelmäßigkeit der Kontur (Infarkte, lokale Ischämie, embryonale Lappung?)

Raumfordernder Prozeß (Tumor, Zyste, Abszeß?)

Verkalkungen in raumforderndem Prozeß (Zyste, Tumor?)

Schattengebende Steine: 1 = intrarenale, 2 = Hirschgeweih-, 3 = Harnleiter-, 4 = Blasen-, 5 = Prostatasteine

Nephrokalzinose

Gefäßverkalkung: 1 = in Aorta, 2 = Nierenarterie, 3 = renalem Aneurysma

1 = Niere verdrängt durch Weichteiltumor, 2 = verkalkte Lymphknoten

## Entwicklung

Fast das ganze 19. Jahrhundert hindurch war es Ärzten nur bei Operationen möglich, den Harntrakt beim Lebenden direkt zu beobachten. 1879 führte NITZE das erste beleuchtete Instrument zur Zystoskopie ein. Die Entdeckung der Röntgenstrahlen 1895 ermöglichte weitere Fortschritte, und innerhalb eines Jahres verwendete GUYON schon Röntgenstrahlen zum Nachweis von Harnsteinen. Gegen Ende des nächsten Jahrzehnts hatten VOELCKER und VON LICHTENBERG bereits eine Technik zur retrograden Pyelographie ausgearbeitet.

1923 stellten ROWNTREE u. Mitarb. an der Mayo-Klinik den Harntrakt mit intravenös und oral verabreichter Natriumjodidlösung dar. Die Röntgendarstellung des Nierenbeckens war schlecht, und die großen Jodmengen hatten unerwünschte Nebenwirkungen. Harnstoff und Natriumjodid verbesserten den Kontrast (Roseno 1928), erwiesen sich aber als zu toxisch. SWICK führte 1929 eine leicht wasserlösliche und relativ ungiftige Verbindung ein, die in Europa Uroselectan und in den USA Iopax hieß.

Alle gegenwärtig in Gebrauch stehenden Kontrastmittel sind im Prinzip substituierte Trijodbenzoesäurederivate, die erstmals 1950 eingeführt wurden.

## Technik

Die einfachste Röntgenuntersuchung des Harnsystems ist die gewöhnliche Aufnahme des Abdomens – Nativ-, Abdomen-Leer- oder Übersichtsaufnahme genannt. Sie sollte allen anderen Röntgenuntersuchungen wie Tomographie, Pyelographie, retroperitonealer Pneumographie und Angiographie (s. dort) vorangehen.

Das Nativbild am liegenden Patienten erfaßt die Nieren-, Ureter- und Blasenregion. Der Nierenschatten wird von der Dicke der Fettkapsel sowie von der Masse der Niere selbst beeinflußt. Wenn die Fettkapsel dünn ist, wie bei Säuglingen, älteren und mageren Individuen, können die Nieren eventuell in Schrägaufnahme besser abgegrenzt werden.

**Nierengröße.** Bei Erwachsenen sind die Nieren gewöhnlich 11–12 cm lang und 5 cm breit, ziemlich unabhängig von Körpergröße oder Körperbau. Ein Längenunterschied von 1,5 cm oder mehr ist signifikant.

Wenn nur eine Niere klein ist, erhebt sich der Verdacht auf Ischämie (s. S. 157), chronische Pyelonephritis (s. S. 191) oder Hypoplasie (s. S. 224). Eine über Monate fortschreitende Größenabnahme läßt an eine fortdauernde Gefäßinsuffizienz denken. Eine einseitige Vergrößerung spricht für eine Geschwulstneubildung (s. S. 205–207), kompensatorische Hyperplasie oder Hydronephrose (s. S. 186). Eine unregelmäßig vergrößerte Niere ist auf Tumor, Zyste (s. S. 227) oder Abszeß verdächtig (s. S. 195); wenn Verkalkungen dabei sind, ist ein Tumor wahrscheinlicher.

**Nierenform.** Einseitige Unregelmäßigkeit legt die Vermutung Infarkt, Herdpyelonephritis oder lokale Ischämie nahe. Bei globaler Minderdurchblutung findet man eine regelmäßige Begrenzung, bei unilateral pyelonephritischer Niere multiple Einziehungen. Eine bilaterale Unregelmäßigkeit weist auf eine kongenitale oder hereditäre Störung, eine embryonale Lappung oder eine bilaterale chronische Pyelonephritis hin.

**Lage.** In der Rückenlage befindet sich der obere Pol der linken Niere beim gesunden Erwachsenen gerade oberhalb vom 12. Brustwirbelkörper und der untere etwa in Mitte des 3. Lendenwirbels. Die rechte Niere sitzt gewöhnlich ca. 1,5 cm tiefer als die linke. Beim Kind (bis zu 5–13 Jahren) liegen beide Nieren tiefer. Die medialen Nierengrenzen sind beim Mann etwa 5 cm von der Mittellinie entfernt; bei der Frau liegen sie näher an der Mittellinie.

Die ventrodorsale und mediolaterale Mobilität ist gering, die Kraniokaudalbewegung dagegen beachtlich. In Kopftieflage kann der linke obere Nierenpol den 10. und der rechte den 11. Interkostalraum erreichen. Bei tiefer Inspiration oder im Stehen kann der linke untere Pol gerade oberhalb der Linea interiliaca liegen; der rechte untere Nierenpol kann diese Linie erreichen oder sogar noch unterschreiten.

Eine Verlagerung der Niere, besonders eine einseitige, kann durch einen raumfordernden Prozeß in der Nachbarschaft, z. B. einen Tumor, bedingt sein.

**Verkalkungen.** Verkalkungen in Lymphknoten können mit Nieren- oder Uretersteinen verwechselt werden (s. S. 200–202). Schrägaufnahmen klären, ob Verkalkungen intra- oder extrarenal liegen.

# Tomographie

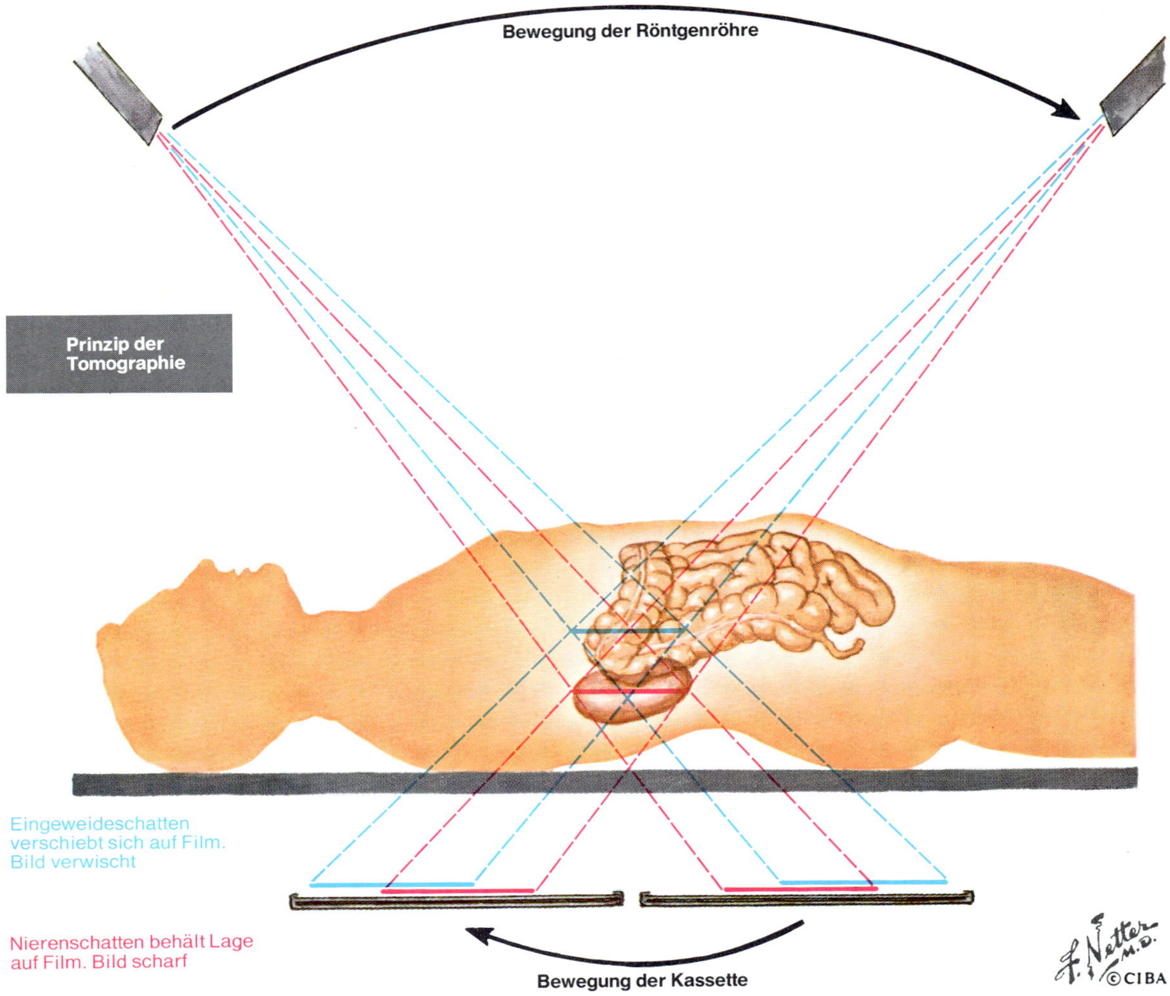


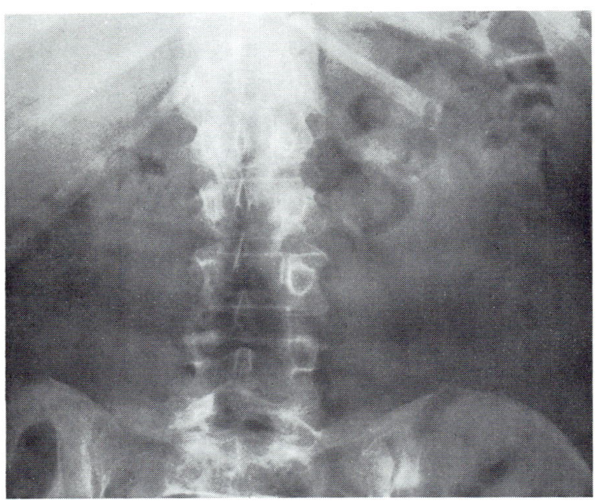

Nativaufnahme: Nierenschatten von Gas im Darm überlagert und dadurch undeutlich

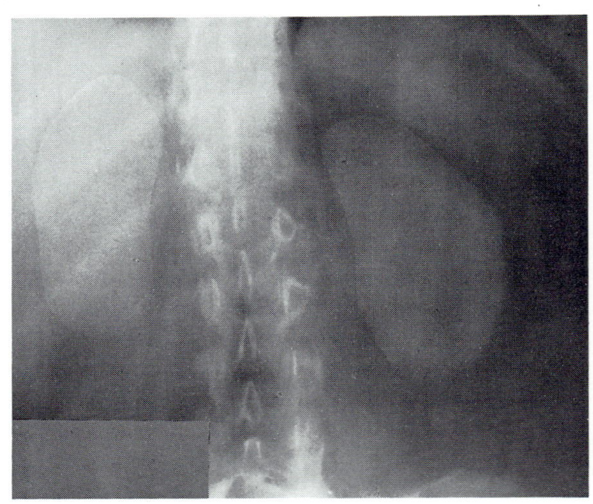

Tomogramm: In Ebene der Drehungsachse gelegener Nierenschatten deutlich, Eingeweideschatten jedoch durch Bewegung verwischt

Die Tomographie wird auch als Schichtuntersuchung, Laminographie oder Planigraphie bezeichnet. 1922 erfand Bocage eine Vorrichtung, die es ermöglichte, eine gewünschte Schicht des Körpers scharf auf das Röntgenbild zu bekommen, während die Strukturen vor und hinter dieser Ebene verschwimmen.

**Prinzip.** Röhre und Film bewegen sich während der Belichtung so, daß der Röntgenschatten einer gewählten Körperschicht immer auf der gleichen Stelle des Films bleibt. Die Schatten aller anderen Schichten sind während der Belichtung in Bewegung; sie sind daher mehr oder weniger verwischt. Das Bild der gewählten Schicht bleibt deshalb an der gleichen Stelle, weil diese Schicht in Höhe der Rotationsachse des Armes liegt, auf dem Röntgenröhre und Filmträger montiert sind.

**Technik.** Auf dem einen Ende eines Metallstabs ist die Röntgenröhre und auf dem anderen der Filmträger angebracht. Die Rotationsachse des Stabs ist auf verschiedene Höhen über der Untersuchungstischplatte einstellbar und entspricht der Körperebene, die scharf abgebildet werden soll. Natürlich befinden sich Verbindungsstab und Einstellmechanismus außerhalb des Strahlenwegs.

Die einfachste Form der Bewegung von Röhre und Film ist die lineare, wobei sich Röhre und Filmträger gegenläufig bewegen. Da Strukturlinien, die parallel zur Bewegungsrichtung liegen, nicht verwischt werden, ist das Bild streifig. Diese Streifung kann stark reduziert werden, wenn die Bewegung in mehreren Richtungen geführt wird, wobei Röhre und Träger eine Kreis-, Spiral- oder hypozykloide Bahn beschreiben.

Die *Simultantomographie,* eine Modifikaton der linearen Tomographie, liefert eine Serie von Schichtaufnahmen mit einer einzigen Schwenkung der Röhre; man verwendet dazu eine spezielle »Buch«-Kassette. In dieser liegt jeder Film zwischen zwei Verstärkerfolien, und die Abstände zwischen diese »Sandwiches« werden von strahlendurchlässigen Einlagen ausgefüllt. Die Dicke dieser Einlagen entspricht der gewünschten Distanz zwischen den abzubildenden Schichten.

Wegen der Absorption der Röntgenstrahlen durch die Lagen in der Kassette müssen die Verstärkerfolien graduell abgestuft sein, die schwächeren oben und die stärkeren unten. Der Patient bekommt aus diesem Grund fast gleich viel Strahlen wie bei einer gleichen Zahl von Einzeltomogrammen. Die Bildschärfe ist jedoch schlechter als mit konventionellen Tomogrammen. Nichtsdestoweniger ist der Hauptvorteil der Simultantomographie die Zeitersparnis.

**Indikationen.** In der Nierendiagnostik wird die Tomographie in erster Linie dazu verwendet, die Schatten von überlagerndem Gas und Fäzes im Darmtrakt sowie die Schatten anderer Baucheingeweide zu verwischen. Bei einem schlecht gereinigten Kolon ist es daher vorteilhaft, die retroperitoneale Pneumographie und Nephrographie (s. S. 98f.) mit der Tomographie zu kombinieren. Die Tomographie ermöglicht ferner die scharfe Darstellung einzelner Kelche, die bei der Übersichtsaufnahme überlagert werden. Schließlich dient sie auch zur Nierengrößenbestimmung bei fortgeschrittener Niereninsuffizienz. Heute verwendet man speziell für Nierenuntersuchungen mit Vorliebe die Zonographie, die mit einem sehr kleinen Bewegungsausschlag arbeitet.

# Intravenöse Pyelographie (Ausscheidungsurographie)

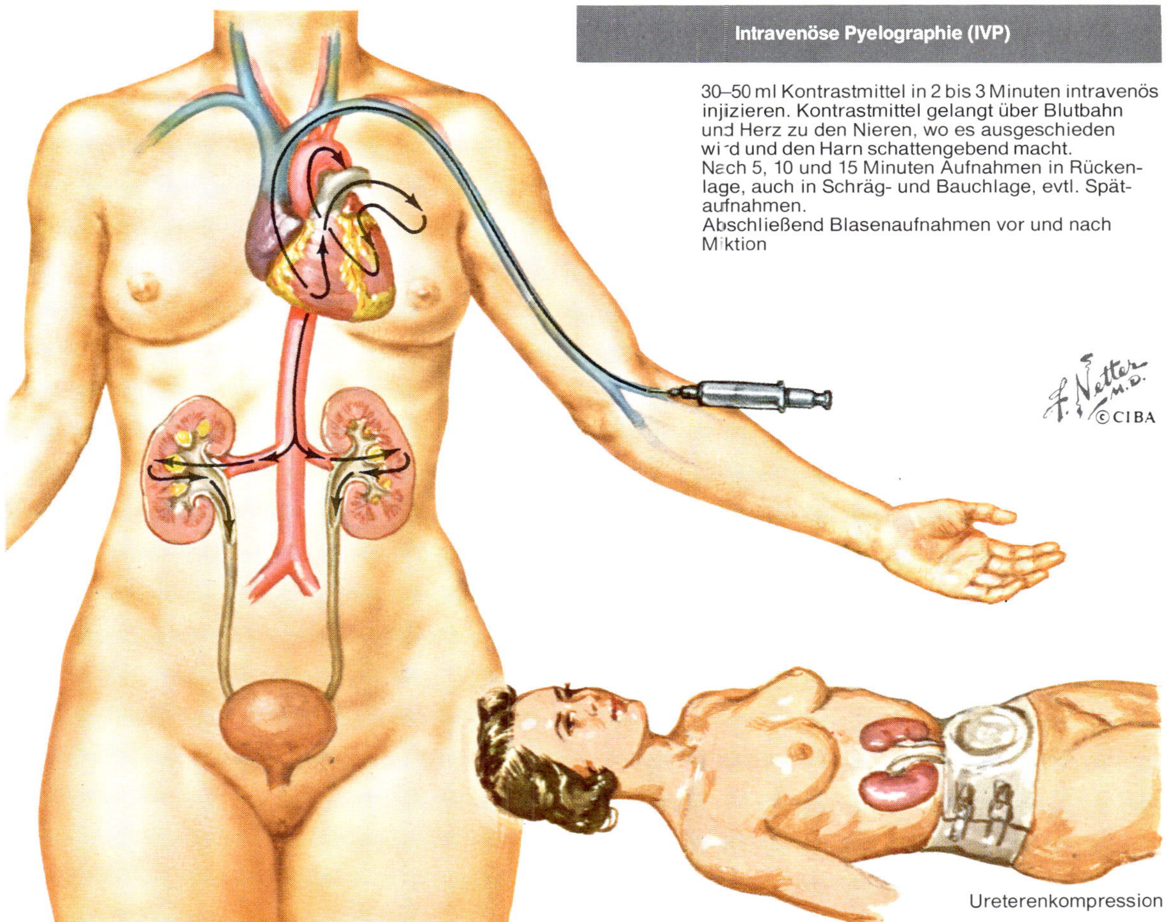


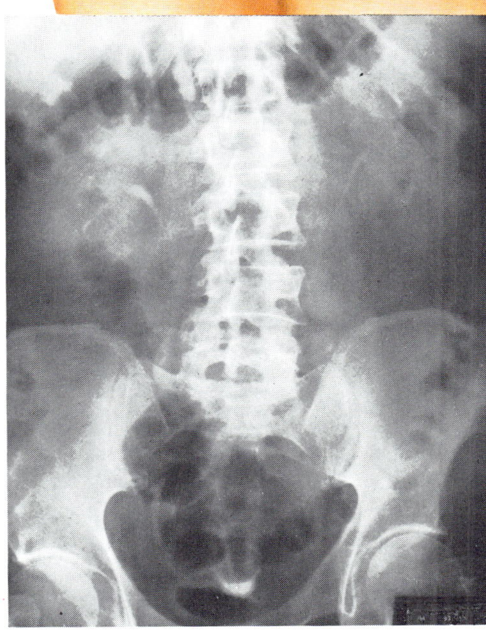

Intravenöses Pyelogramm

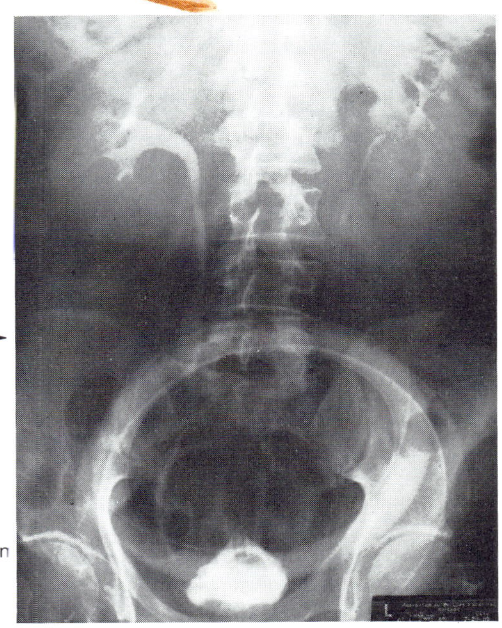

Derselbe Fall mit Ureterenkompression. Bessere Darstellung des aufgestauten Harnleiters und Nierenbeckenkelchsystems durch partiellen Block des rechten Harnleiters am Beckenrand

Der Zweck der intravenösen Pyelographie ist die Darstellung von Nierenparenchym, Kelchen, Nierenbecken, Ureteren und Harnblase durch Injektion eines Kontrastmittels, das hauptsächlich durch die Nieren ausgeschieden wird.

Die heute gebräuchlichen Kontrastmittel sind Trijodbenzoesäure-Derivate, die entweder durch die Niere oder über die Leber mit der Galle ausgeschieden werden. Die harngängigen Präparate haben gewöhnlich vollständig substituierte Benzolringe und sind bei einem physiologischen pH-Wert nicht nennenswert an Serumeiweiß gebunden. Sie werden fast ausschließlich auf dem Weg der glomerulären Filtration aus dem Plasma eliminiert. Gallengängige Kontrastmittel haben im allgemeinen ein hohes Molekulargewicht, unvollständig substituierte Ringe und sind bei einem physiologischen pH-Wert stark an Serumalbumin gebunden.

Die Präparate, die gegenwärtig bei der intravenösen Pyelographie verwendet werden, sind Natriumsalze, Methylglukaminsalze oder eine Kombination beider. Als allgemeine Regel gilt, daß Natriumsalze weniger viskös sind, während durch Glukamin die Toxizität reduziert, eine hohe Natriumkonzentration vermieden und die Gewebereizung vermindert wird. Die Dosis für den Erwachsenen, gewöhnlich 50 ml, differiert von Präparat zu Präparat etwas. Gelegentlich muß man die Dosis erhöhen, besonders bei fettleibigen Patienten. Bei Säuglingen und Kindern wird die Dosis nach Alter oder Gewicht den Anweisungen des Herstellers entsprechend berechnet. Wenn eine intravenöse Injektion nicht möglich ist, können bestimmte Präparate unbedenklich intramuskulär verabreicht werden.

**Vorbereitung des Patienten.** Sie ist wichtig, damit man optimale Bilder bekommt. Am Abend vor der Untersuchung soll der Patient Rizinusöl oder ein anderes geeignetes Laxans nehmen, damit Gas und Fäzes aus dem Kolon abgehen. Bei Erwachsenen und älteren Kindern kann man eine leichte Entwässerung erreichen, wenn man den Patienten 12–15 Stunden vor der Untersuchung nichts mehr trinken läßt. Das Kontrastmittel kann dann kaum eine diuretische Wirkung entfalten und erscheint konzentriert im Harn. Bei Säuglingen und Kleinkindern empfiehlt sich eine Dehydratation jedoch nicht, sondern man gibt ihnen kurz vor der Untersuchung ein kohlensäurehaltiges Getränk, damit sich der Magen mit Gas füllt und ausdehnt; dadurch wird der Darm so weit verdrängt, daß man die Nierenschatten durch den gasgefüllten Magen sehen kann.

**Vorsichtsmaßnahmen.** Vor der Injektion des Kontrastmittels sollte man den Patienten nach vorangegangenen allergischen Manifestationen einschließlich Asthma und Jodempfindlichkeit befragen, da allergische Reaktionen auf das Kontrastmittel auftreten können. Die Ergebnisse sind zwar nicht immer verläßlich, aber man kann versuchen, sich Gewißheit über eine Kontrastmittelallergie zu verschaffen, indem man als Test 0,5–1 ml Kontrastmittel vor der eigentlichen Dosis intravenös injiziert. Gegen diesen Test wird oft eingewendet, daß eine Reaktion auf die Testdosis selbst schon schwer sein kann oder verspätet eintritt und deshalb fälschlich für negativ gehalten wird.

Obwohl eine Jodunverträglichkeit keine absolute Kontraindikation darstellt, ist äußerste Vorsicht anzuraten. Vorsicht ist auch bei schweren kardiovaskulären Erkrankungen geboten. Da trotz adäquater Vorsichtsmaßnahmen allergische oder andere Reaktionen eintreten können, müssen alle Vorrichtungen für eine Intensivbehandlung bereitstehen. Der Raum, in dem die Untersuchung durchgeführt wird, muß alle Einrichtungen dafür besitzen, daß jede eintretende Komplikation sofort behandelt werden kann.

Es wurde auch nachgewiesen, daß Kontrastmittel bei intravenöser oder intraarterieller Injektion das Phänomen der Sichelzellbildung bei homozygoten Erbträgern auslösen können.

Riskant ist die Durchführung einer intravenösen Pyelographie, wenn man weiß, daß der Patient ein mul-

*(Fortsetzung auf Seite 92)*

# Intravenöse Pyelographie (Ausscheidungsurographie)

*(Fortsetzung von Seite 91)*

**Beispiele pathologischer Befunde im intravenösen Pyelogramm (IVP)**

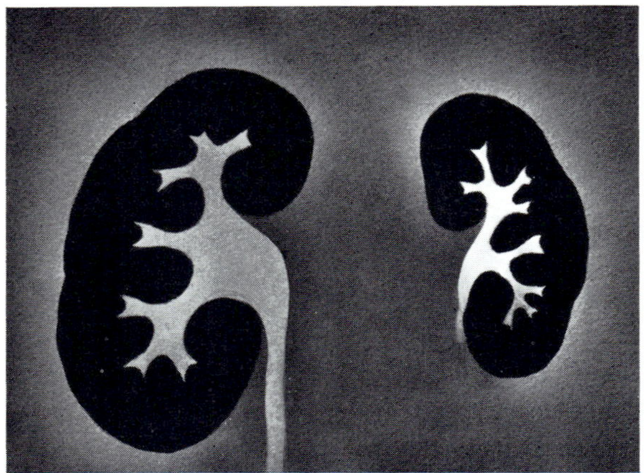

Kleine atrophische Niere bei unilateraler Nierenischämie: vermehrte Dichte und unvollständige Füllung des Beckens der ischämischen Niere

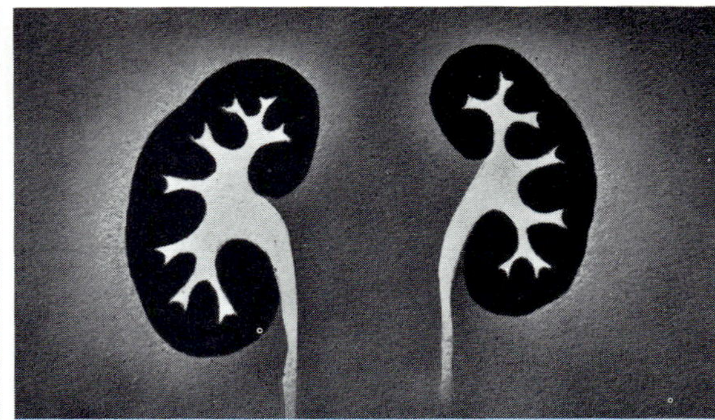

Bilaterale Schrumpfnieren mit relativ dünner Rinde können in der Spätphase einer chronischen Glomerulonephritis oder bei Nephrosklerose zu beobachten sein

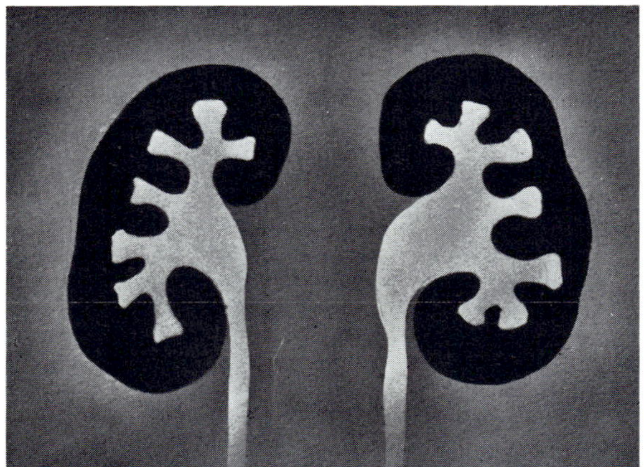

Leichte Verplumpung der Kelche kann in der Frühphase einer chronischen Pyelitis zu beobachten sein

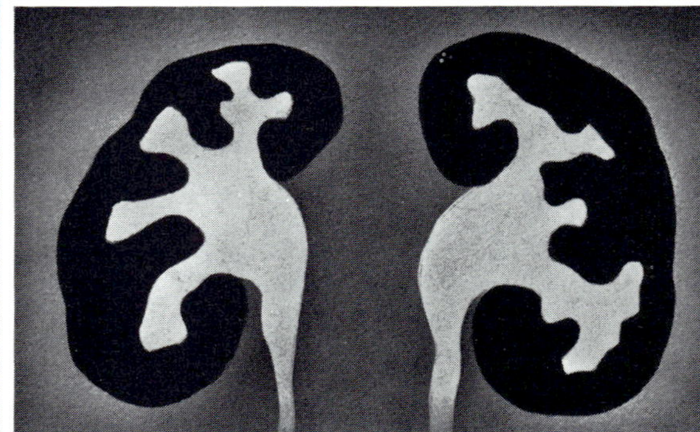

Starke Unregelmäßigkeit und Verplumpung der Kelche mit Parenchymsubstanzverlust und Einziehungen der Nierenkontur können bei fortgeschrittener chronischer Pyelonephritis zu finden sein. Papillenekrose am unteren Pol der linken Niere

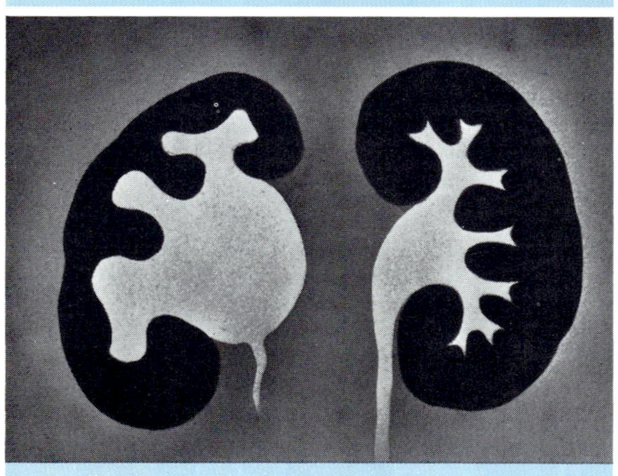

Chronische Abflußbehinderung am Ureterabgang und Erweiterung des Nierenbeckens (rechts)

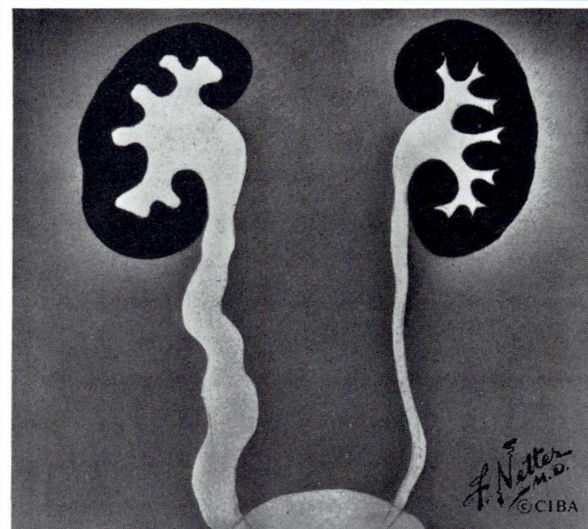


Tiefsitzender Verschluß mit starker Dilatation des Ureters (kann auch bilateral vorkommen). Die Dilatation kann auch durch ureteralen Reflux bedingt sein

tiples Myelom hat. Ein Entwässerungsversuch empfiehlt sich nicht, weil dadurch das Ausfallen von Myelomeiweiß in den Nierentubuli begünstigt werden könnte.

Wenn man die Absicht hat, Schilddrüsenfunktionsproben vorzunehmen, soll dies vor der Kontrastmitteluntersuchung geschehen, weil durch wasserlösliche Kontrastmittel der Spiegel des eiweißgebundenen Jods beträchtlich angehoben wird.

**Technik.** Unmittelbar vor der Injektion des Kontrastmittels wird der Patient angewiesen, die Blase zu entleeren. Ansonsten könnte durch die Ansammlung von Kontrastmittel in einer bereits teilweise mit Harn gefüllten Blase ein so großer und dichter Blasenschatten entstehen, daß der untere Abschnitt der Ureteren davon verdeckt wird. Der Verdünnungseffekt könnte auch die Beurteilung der Blasenkontur erschweren, so daß kleine Blasentumoren dem Nachweis entgehen.

Nachdem die Abdomennativaufnahme daraufhin angesehen wurde, ob der Patient entsprechend vorbereitet ist und ob sie irgendwelche abnormen Befunde zeigt, werden 50 ml Kontrastmittel in 2–3 Minuten intravenös injiziert. 5, 10 und 15 Minuten nach der Injektion werden Aufnahmen (in der Rückenlage) gemacht, außerdem noch eine Aufnahme in Schräg- und eine in Bauchlage. Zum Schluß wird auf die Blase eingeblendet und eine Aufnahme vor und nach der Miktion gemacht.

In der ersten Phase der Untersuchung bedient man sich oft der *Ureterenkompression.* Der Unterleib des auf dem Rücken liegenden Patienten wird mit einem aufblasbaren Gummibeutel komprimiert, so daß die Ureteren in Höhe des Beckenrandes teilweise abgedrückt werden. Dadurch verbleibt das Kontrastmittel proximal vom Beckenrand und bewirkt eine bessere Füllung und Schattendichte der Nierenkelche und des Nierenbeckens. Leider verursacht diese Prozedur dem Patienten oft etwas Beschwerden und liefert nicht immer das gewünschte Resultat. Man kann statt dessen auch den Patienten etwas kippen, so daß das Becken höher und der Kopf tiefer liegt, damit sich die Nierenbecken nicht allzu schnell entleeren. Das Verfahren ist aber wenig effektiv. Die Kompression macht oft eine Feindiagnostik an den Kelchen infolge von Stauung unmöglich.

In der Rückenlage ist der obere Pol jeder Niere weiter dorsal gelegen als der untere und der mediale Rand weiter ventral als der laterale. Die Füllung der unteren Kelche, der Nierenbecken und der oberen Ureteren wird daher unterstützt, wenn man den Patienten in die Bauchlage bringt.

Die Aufnahmen vor und nach der Miktion dienen dazu, die Restharnmenge zu beurteilen und kleine Tumoren (s. S. 209) und Divertikel (s. S. 218) aufzudecken.

Wenn es indiziert ist, macht man auch noch Spätaufnahmen nach mehreren Stunden je nach der Lage des Falles, z.B. wenn ein akuter Ureterverschluß besteht (s. S. 185).

**Kontrastmittelreaktionen.** Hämatome und Ekchymosen (durch Extravasate aus der Vene) und pyrogene Reaktionen können die Folge einer fehlerhaften Technik sein. Zu den kardiovaskulären Nebenwirkungen zählen Vasodilatation mit Hitzewallung, leichter Blutdruckanstieg und (selten) Venenkrämpfe oder Thrombophlebitis. Ernstere Reaktionen sind die in Einzelfällen vorkommenden kardialen Arrhythmien, Schock und Herzstillstand.

Allergische Manifestationen äußern sich als Reaktionen der Nasenschleimhaut und der Konjunktiven, der Haut, z.B. als Urtikaria, und, selten, als anaphylaktische Reaktionen, unter Umständen mit tödlichem Ausgang. Schwere allergische Reaktionen können auch ein Asthma und/oder ein Larynxödem mit schwerer Dyspnoe, Zyanose und vielleicht Lungenödem hervorrufen.

Mögliche Reaktionen von seiten des Nervensystems bestehen in Unruhe, Verwirrtheit und Krämpfen. Andere Reaktionen, die vorkommen können, sind Nau-

**Beispiele pathologischer Befunde im intravenösen Pyelogramm (Fortsetzung)**

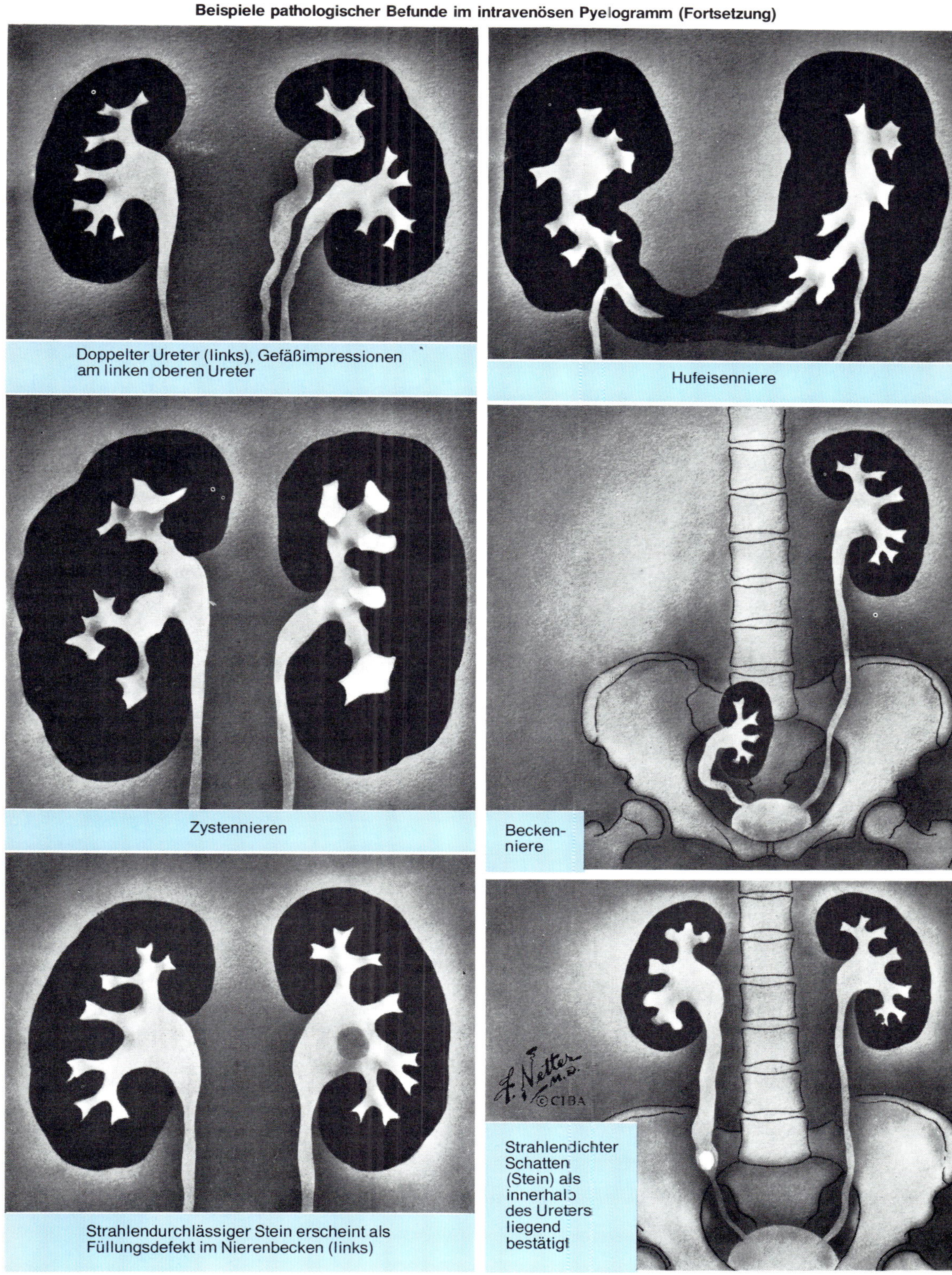


Doppelter Ureter (links), Gefäßimpressionen am linken oberen Ureter

Hufeisenniere

Zystennieren

Beckenniere

Strahlendurchlässiger Stein erscheint als Füllungsdefekt im Nierenbecken (links)

Strahlendichter Schatten (Stein) als innerhalb des Ureters liegend bestätigt

sea, Erbrechen, starker Speichelfluß, Kopfschmerzen und Schwindelgefühl.

In seltenen Fällen tritt ein »Jodismus« (Speicheldrüsenschwellung) durch die organischen Jodverbindungen am 2. Tag nach der Injektion auf und geht bis zum 6. Tag wieder zurück. Die Häufigkeit tödlicher Kontrastmittelzwischenfälle beträgt ungefähr 7–8 auf 1 Million Untersuchungen.

**Indikationen und Vorteile.** Der Hauptvorteil der intravenösen Pyelographie liegt darin, daß man Einblick in den Harntrakt gewinnt, ohne eine Zystoskopie durchführen zu müssen. Besonders bei der Nierentuberkulose (s. S. 196) wird durch die intravenöse Pyelographie die Gefahr einer Disseminierung der Infektion ausgeschaltet, die bei einer retrograden Pyelographie (s. S. 96) gegeben ist. Gut demonstrieren lassen sich mit der intravenösen Pyelographie Ureteranomalien, (s. S. 234–237) z. B. eine Verdoppelung, und Traumen des Harntrakts als Folge von Unfällen oder operativen Eingriffen (s. S. 213–217). Die intravenöse Pyelographie bewährt sich besonders zur Untersuchung von Kindern und in Fällen, in denen die Ureterenkatheterisierung entweder unmöglich oder wegen eines zu großen Verletzungsrisikos undurchführbar ist. Ein solches Risiko existiert bei einer erheblichen Vergrößerung der Prostata (s. Band 3, Genitalsystem), bei großen Blasentumoren, die die Ureterenostien miterfassen (s. S. 209), und nach einer Implantation der Ureteren in den Darm.

Das Ausscheidungsurogramm hat auch einen Wert als grobe Nierenfunktionsprüfung. Allgemein gesprochen ist eine prompte Füllung mit guter Schattendichte Zeichen einer guten Nierenfunktion. Das Gegenteil trifft aber nicht zu, denn ein Füllungsausfall ist nicht unbedingt gleichbedeutend mit einem Funktionsausfall (z. B. bei einem temporären Ureterverschluß durch einen Stein, s. S. 202).

**Interpretation.** Für eine korrekte Beurteilung des intravenösen Pyelogramms sind folgende Kriterien maßgebend: Größe, Form, Zahl und Lage der Kelche, ihre Beziehung zum Weichteilschatten des Nierenparenchyms, Größe, Form und Lage von Nierenbecken und Ureter und Seitenvergleich. Wie die erste Abbildung auf S. 92 zeigt, kann zum Beispiel eine dichtere Konzentration des Kontrastmittels in Verbindung mit einer unvollständigen Füllung des Nierenbeckens und einem kleinen Nierenschatten bei einer Nierenatrophie ischämischer Genese zu beobachten sein (s. S. 156 f.).

Manchmal liegt es an bestimmten technischen Faktoren, wenn keine optimale Darstellung des Harntrakts erreicht wird, in erster Linie an einer inadäquaten Vorbereitung des Patienten und einer zu geringen Kontrastmitteldosis.

Eine schlechte Füllung kann auch auf eine Reihe von pathologischen Zuständen zurückgehen. So kann zum Beispiel die Harnausscheidung auf einer Seite fehlen, wenn auf dieser Seite Uretersteine vorhanden sind. Auch ein Ureterverschluß, wie er bei Hydronephrose (s. S. 186) oder Nieren-, Ureter- oder Blasenneoplasmen (s. S. 205–212) vorkommt, kann verhindern, daß eine adäquate Füllung des Harntrakts zustandekommt. Nierenatrophie, diffuse unilaterale Pyelonephritis (s. S. 191), kongenitale Hypoplasie (s. S. 224), Nierenaplasie (s. S. 223), Nierentumoren und Nierentuberkulose (s. S. 196) können ebenfalls eine schlechte Darstellung bedingen.

Wenn der Blutharnstoffstickstoff (BUN) über 75 mg% liegt, kann die Kontrastmittelausscheidung bei einer normalen Dosierung ungenügend sein. In solchen Fällen soll man eine Infusionsurographie durchführen (s. u.). Ein fragmentarisches Bild von irgendwelchen Nierenbecken- oder Ureterabschnitten entsteht oft durch die Peristaltik.

Einkerbungen im Nierenbecken und oberen Ureter sind sehr suspekt auf eine Blockierung durch ein aberrierendes Gefäß. Außerdem können auch variköse Uretervenen, arteriovenöse Fisteln und ver-

*(Fortsetzung auf Seite 94)*

## Intravenöse Pyelographie (Ausscheidungsurographie)

*(Fortsetzung von Seite 93)*

**Beispiele pathologischer Befunde im intravenösen Pyelogramm (Fortsetzung)**

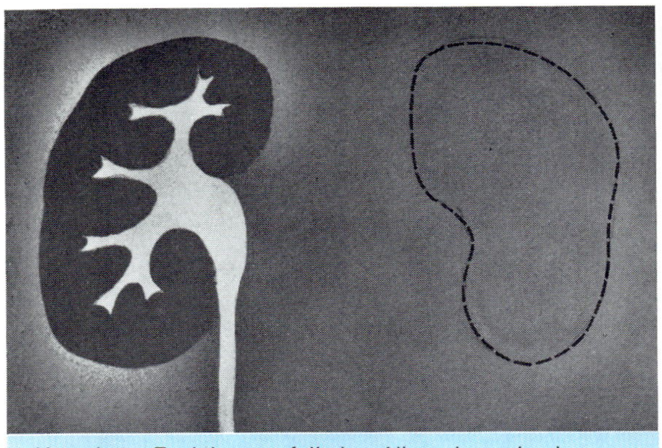

Kompletter Funktionsausfall einer Niere: kann durch komplettes Abflußhindernis, schwere unilaterale Nierenschädigung, z.B. bei schwerer Ischämie, ausgedehnter Infarzierung, oder durch kongenitale Aplasie bedingt sein

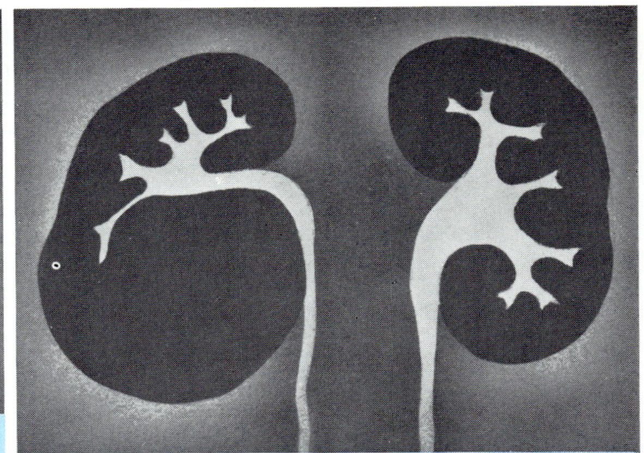

Raumfordernder Prozeß (Tumor oder Zyste), der Becken und Kelche der einen Niere verdrängt

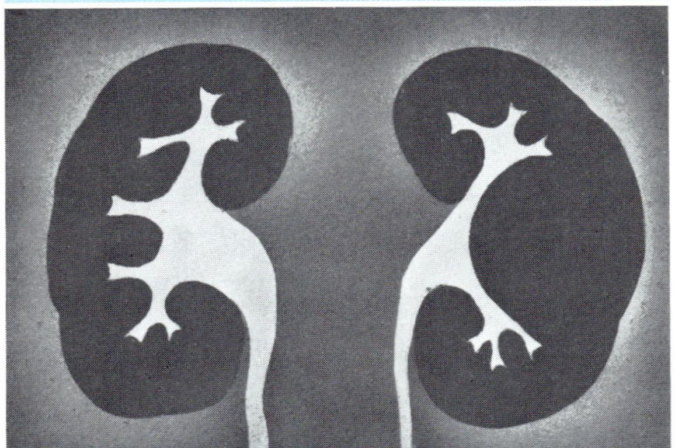

Tiefsitzender Tumor oder Zyste, die die zentralen Kelche verdrängt, aber die Nierenkontur wenig verändert. Untere und obere Kelche erscheinen um Herd gespreizt

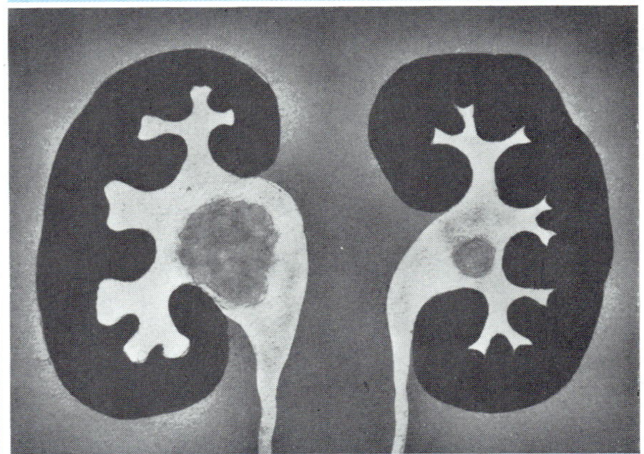

Füllungsdefekte durch papillomatösen Tumor des rechten Nierenbeckens und strahlendurchlässiger Stein im linken Nierenbecken

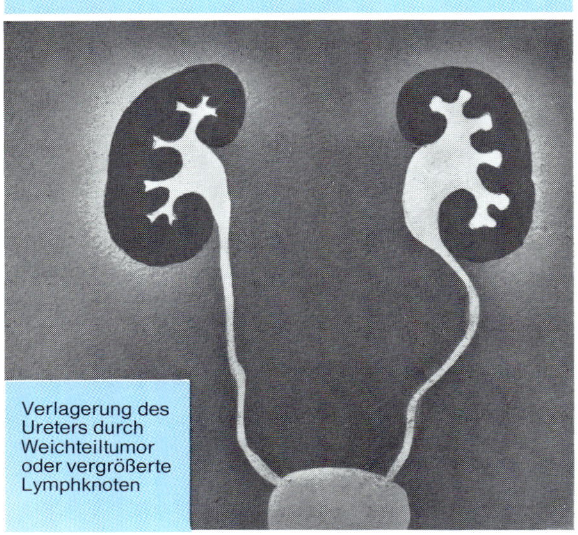

Verlagerung des Ureters durch Weichteiltumor oder vergrößerte Lymphknoten

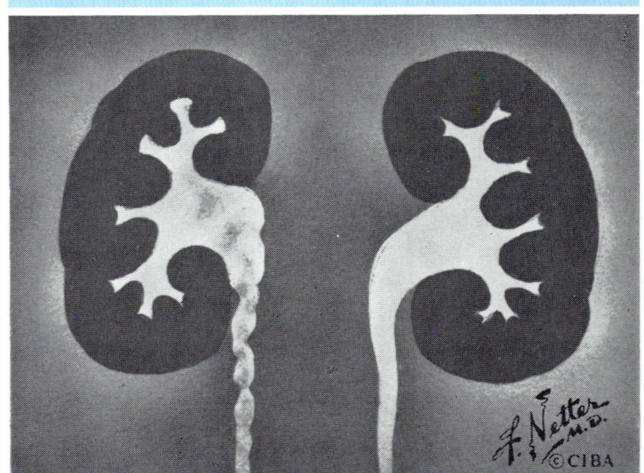


Einkerbungen am rechten Nierenbecken und Ureter durch Varizen, die für Nierenvenenthrombose oder Nierenarterienstenose sprechen

größerte Lymphknoten derartige Einkerbungen bewirken. Ein einseitiges Fehlen der Kontrastmittelausscheidung bei normalem retrogradem Pyelogramm ist praktisch pathognomonisch für eine Blockierung des Nierenarterienstamms.

## Infusionsurographie

Für diese Variante der intravenösen Pyelographie wird ein großes Volumen verdünnten Kontrastmittels rasch intravenös infundiert. Sie wurde von SCHENKKER u. Mitarb. (1965) und von HARRIS u. HARRIS (1964) beschrieben. Sie hat seither weite Verbreitung gefunden und hat sich als eine risikolose Methode bewährt, mit der sich sehr gut eine einwandfreie Darstellung des Harnsystems erzielen läßt. Komplikationen und Kontraindikationen sind die gleichen wie bei der konventionellen intravenösen Pyelographie.

Die Hauptvorteile der Infusionsurographie sind die insgesamt bessere Konzentration des Kontrastmittels, ein dichteres Nephrogramm und die Unabhängigkeit vom Wässerungsgrad des Patienten. Die Methode ist bedeutend kostspieliger als die routinemäßige intravenöse Pyelographie. Als Dosis werden etwa 2 ml Kontrastmittel/kg Körpergewicht, verdünnt mit der gleichen Menge Aqua bidestillata sterilisata oder mit einer 5%igen Glukoselösung, empfohlen. Es sind auch Lösungen, die bereits verdünnt sind, in 300-cm$^3$-Flaschen im Handel. Als Dosierungsvorschlag werden etwa 4 ml/kg Körpergewicht angegeben. Die verdünnte Lösung läßt man mit einer intravenösen Tropfinfusion in 8–10 Minuten einlaufen. Während und nach der Infusion werden die Aufnahmen je nach Bedarf gemacht.

**Indikationen.** Sie sind zahlreich und umfassen:

1. Klärung eines schlechten oder nicht eindeutigen intravenösen Pyelogramms. Die Infusionsurographie bietet eine gültige Alternative zur retrograden Pyelographie.

2. Darstellung der Ureteren. Die Infusionsurographie eignet sich besonders in Notfällen zur Untersuchung bei Ureterkolik, mit und ohne nachweisbaren Stein auf der Nativaufnahme. Auch zum Nachweis einer Ureterstenose oder -fistel, einer periureteralen Fibrose, einer fraglichen Ureterbeteiligung bei malignen Prozessen im Becken und in der Exploration retroperitonealer Tumoren bewährt sich diese Methode.

3. Blutharnstoffstickstoff-Spiegel zwischen 40 und 120 mg%. Die Infusionsurographie ist die Methode der Wahl bei geschädigter Nierenfunktion und ist außer der retrograden Pyelographie oft die einzige erfolgversprechende Möglichkeit zu einer Kontrastmitteluntersuchung des Harntrakts. Es wurde bei solchen Patienten über keine signifikante Veränderung des Blutharnstoffstickstoffs nach der Infusionsurographie berichtet.

4. Einseitiger Füllungsausfall bei der intravenösen Pyelographie. Mit der Infusionsurographie läßt sich oft eine Hydronephrose, Pyelonephritis oder Hypoplasie dieser Niere nachweisen.

5. Nierenzyste oder Tumor. In Kombination mit der Tomographie ermöglicht die Infusionsurographie manchmal die Differentialdiagnose zwischen Nierenzyste und -tumor.

6. Hämaturie. Der insgesamt dichtere Schatten kann den Nachweis kleiner Läsionen im Nierenbeckenkelchsystem oder in den Ureteren sehr erleichtern.

7. Nierentrauma. Da eine Ureterenkompression kontraindiziert und der Patient in der Regel schlecht vorbereitet ist, bewährt sich die Infusionsurographie besser als die konventionelle intravenöse Pyelographie.

8. Bei Kindern. Bei der Infusionsurographie erspart man sich eine energische Vorbereitung, die vorherige Dehydratation und die Ureterenkompression. Wegen der damit verbundenen praktischen Probleme sollte die Infusionsurographie bei Kindern aber nur durchgeführt werden, wenn sie aus anderen Gründen indiziert ist.

9. Verschiedene andere Indikationen. Die Infusionsurographie kann nach einer Nierentransplantation sowie nach einer Ileum-Blasen-Operation und anderen Ureterverpflanzungsoperationen angewendet werden.

# Frühurogramm

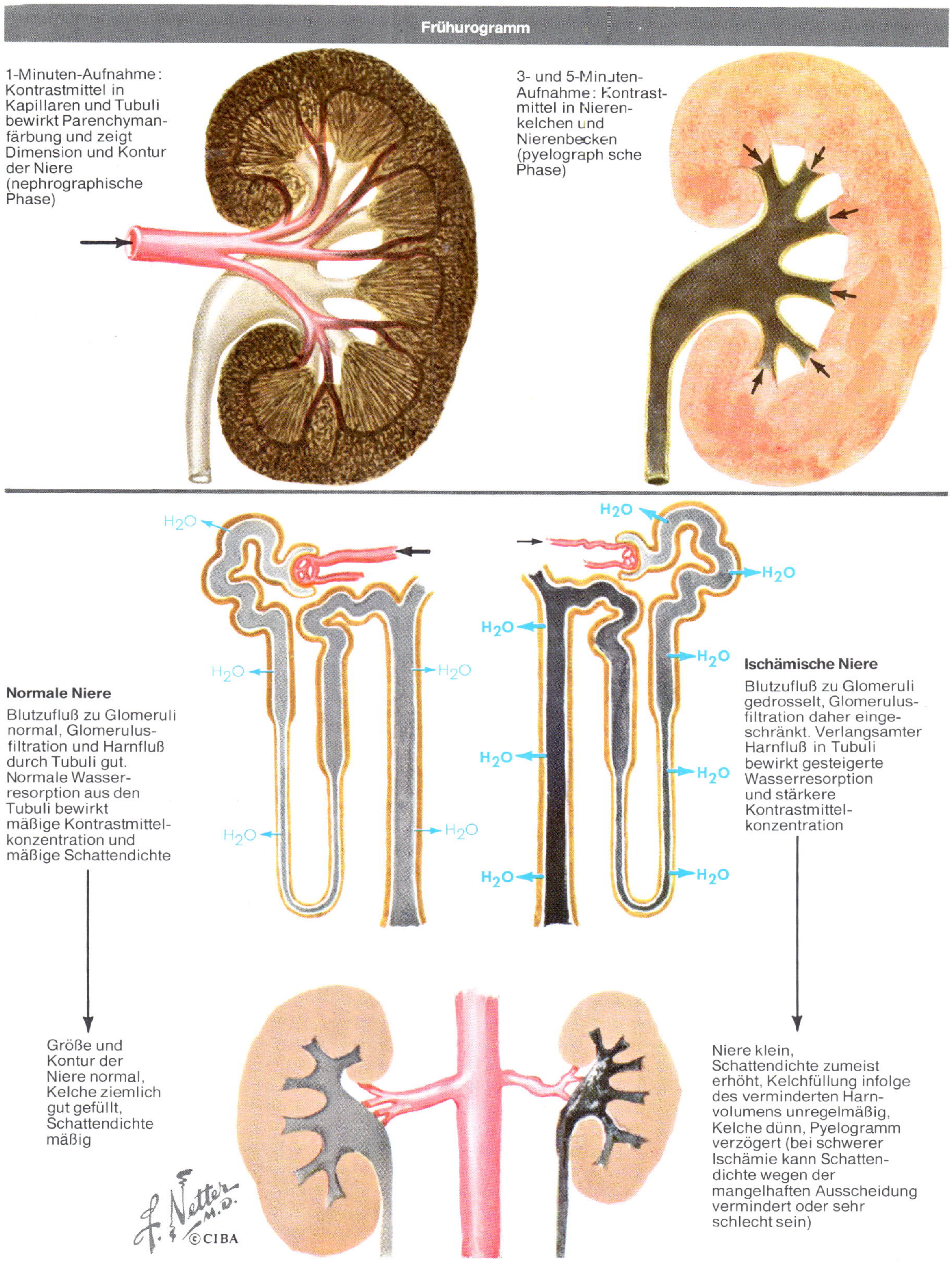


Funktionsprüfungen, die mit Hilfe der bilateralen Ureterenkatheterisierung (s. S. 85 und 86) an beiden Nieren getrennt durchgeführt wurden, haben Einblicke in die Pathophysiologie der Nieren eröffnet, die die Grundlage für ein Verstehen der radiographischen Befunde im Frühurogramm bilden. Dieses liefert wichtige Aufschlüsse für die Diagnose der renovaskulären Hypertonie (s. S. 156f.).

Wenn die Durchblutung einer Niere gedrosselt ist, ergibt sich daraus eine verringerte glomeruläre Filtration und, noch typischer, eine vermehrte tubuläre Wasser- und Natriumresorption. Der nicht tubulär resorbierte Anteil des Glomerulusfiltrats ist daher geringer und enthält die verwendeten organischen Jodide in erhöhter Konzentration im Harn der ischämischen Niere.

**Technik.** Für die Frühurographie ist die gleiche Vorbereitung wie für die routinemäßige intravenöse Pyelographie notwendig (s. S. 91). Es wird eine Abdomenübersichtsaufnahme gemacht und anschließend das Kontrastmittel rasch injiziert. Nach 1, 3 und 5 Minuten und zu den konventionellen Zeiten werden Bilder aufgenommen. Das 1-Minuten-Bild repräsentiert die *nephrographische Phase,* die die Beurteilung von Dimension und Kontur der Nieren erlaubt. Die 3- und die 5-Minuten-Aufnahme sollten eine beiderseits gleichzeitige befriedigende Füllung der großen und kleinen Kelche und des Nierenbeckens zeigen *(pyelographische Phase).*

Es gibt verschiedene Modifikationen dieser Methode:

1. Aufnahmen in rascher Folge nach 30 Sekunden, 1, 2, 3, 4 und 5 Minuten, anschließend wie bei der konventionellen intravenösen Pyelographie.

2. Seitenunterschiede der Parenchymanfärbung kommen auf Routine- oder Schichtaufnahmen oft deutlicher heraus, wenn die Bilder 15 Sekunden nach rascher Injektion von etwa 50 ml Kontrastmittel aufgenommen werden. Das kann die Schattendichte verbessern und die Beurteilung von Größe, Kontur und Parenchymdichte der Niere erleichtern.

3. Es wurde der Vorschlag gemacht, den Patienten mäßig oder reichlich Wasser unmittelbar vor oder nach der Kontrastmittelinjektion trinken zu lassen und so der Niere vermehrt Flüssigkeit anzubieten, damit sich eine etwaige unterschiedliche diuretische Reaktion der beiden Nieren klarer manifestiert. In diesem Fall würde die normale Niere infolge der Diurese eine geringere Schattendichte aufweisen; die ischämische Niere dagegen würde das Kontrastmittel in größerer Konzentration ausscheiden und sich daher stärker anfärben.

4. Man kann versuchen, mit Harnstoff eine starke Diurese in Gang zu setzen, um einen »Auswasch«-Effekt zu erreichen. Nach vorheriger Dehydratation und rascher intravenöser Kontrastmittelinjektion werden Frühaufnahmen gemacht. Wenn man sieht, daß das Kontrastmittel in beiden Nieren erscheint, injiziert man rasch 500 ml 8%ige Harnstofflösung intravenös und macht in Abständen von 3–5 Minuten Aufnahmen. Eine gesunde Niere wird mit einer Diurese reagieren und das Pyelogramm »auswaschen«, in der ischämischen Niere wird die Füllung jedoch bestehenbleiben. Diese Modifikation des Tests soll man allerdings bei erhöhtem Blutharnstoffstickstoff-Spiegel oder bei Stauungsherzinsuffizienz nicht durchführen.

**Interpretation.** Wie eine ischämische Niere auf der Nativaufnahme aussieht, wurde bereits besprochen (s. S. 89); auch eine Reihe von Befunden, die bei einer Ischämie auf dem intravenösen Pyelogramm zu erwarten sind, wurde auf S. 92f. angeführt. Darüber hinaus kann jedoch die Schattenintensität in der nephrographischen Phase (1-Minuten-Bild) auf der betroffenen Seite schwächer sein, wenn eine Ischämie besteht. Die 3- und 5-Minuten-Bilder (pyelographische Phase) können eine verzögerte Füllung der Kelche zeigen. Außerdem erscheinen die Kelche oft dünn, weil sie sich infolge des verminderten Harnflusses nur unvollständig füllen.

Solange die vaskulär bedingte Nierenschädigung mäßig ist, wird die verringerte glomeruläre Filtration durch eine vermehrte tubuläre Wasserresorption kompensiert; dies hat eine starke Konzentration des Kontrastmittels zur Folge. In schweren Fällen wird jedoch so wenig Kontrastmittel von den Glomeruli filtriert, daß das Pyelogramm nur eine schwache Konzentration aufweist. Bei solchen Patienten sind auch andere Zeichen eines schweren Nierenleidens evident.

# Retrograde Pyelographie

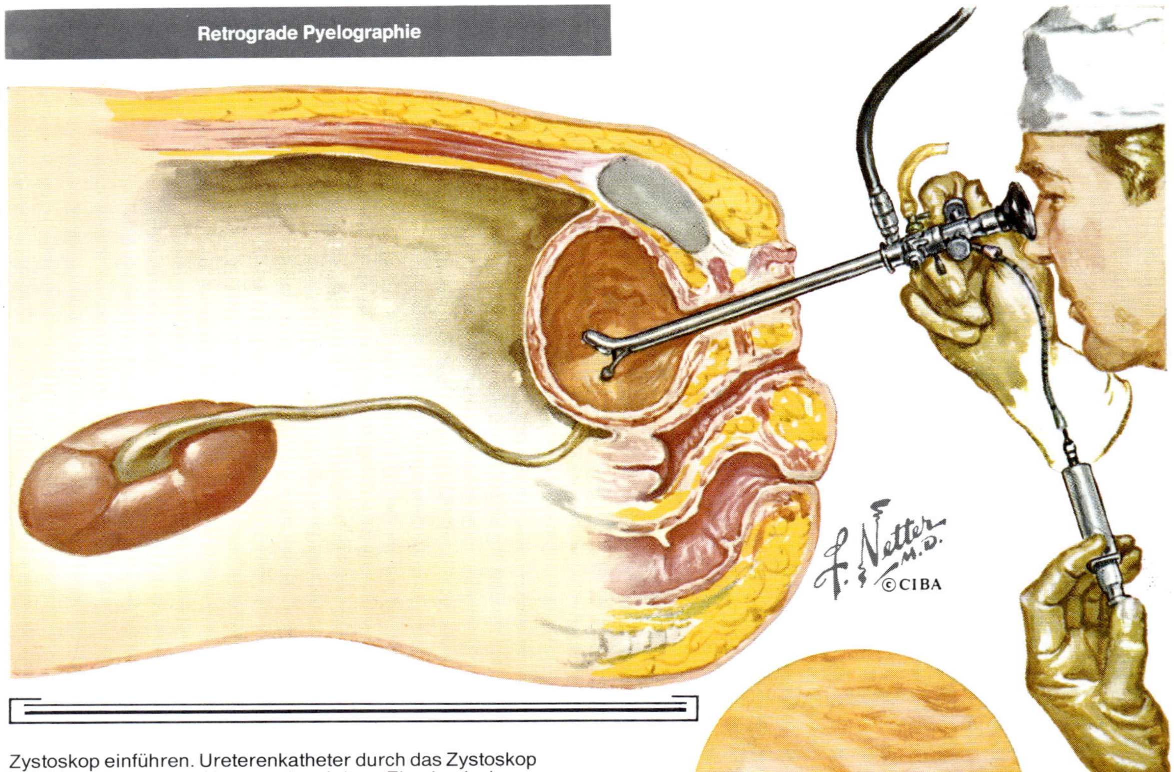


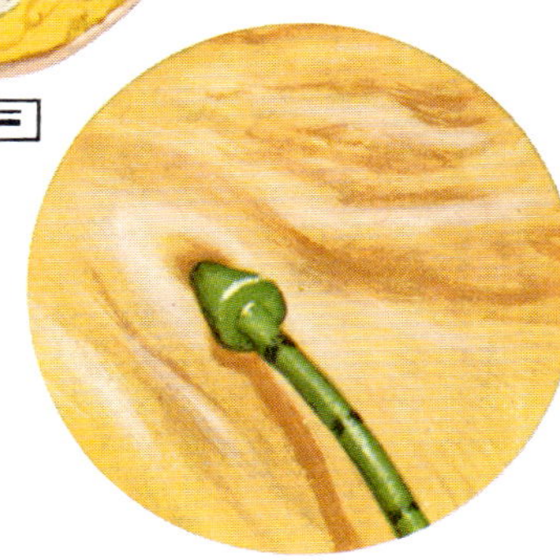

Zystoskop einführen. Ureterenkatheter durch das Zystoskop einschieben und zum Ureterostium leiten. Eine konische Katheterspitze einfach in das Ostium stecken. Wenn jedoch ein Katheter mit glatter Spitze verwendet wird, diesen mehr oder weniger hoch in den Ureter hinaufschieben. Dann 5 ml Kontrastmittel durch den Katheter zur Füllung der ableitenden Harnwege injizieren und Aufnahmen machen.

Zystoskopisches Bild

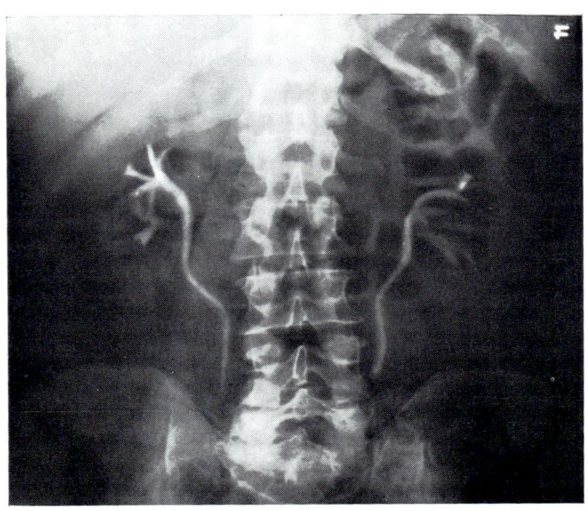

Intravenöses Pyelogramm: Deformierung des Nierenbeckenkelchsystems links mit unvollständiger Darstellung der unteren Kelche. Weitere Exploration angezeigt

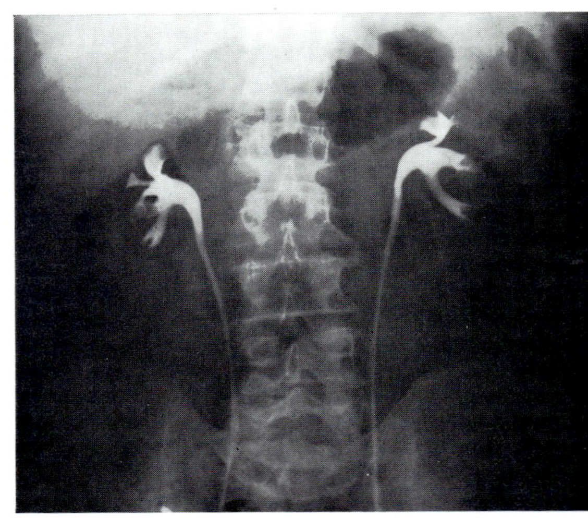

Das retrograde Pyelogramm desselben Falles zeigt ein normales Nierenbeckenkelchsystem

Zur retrograden Pyelographie wird ein Kontrastmittel durch einen Ureterenkatheter in die ableitenden Harnwege eingebracht. Diese Untersuchung bildet eine Ergänzung zur intravenösen Pyelographie (s. S. 91) und bietet mehrere Vorteile. Die Schattendichte wird von einem Nierenfunktionsschaden nicht beeinflußt, und in den meisten Fällen erhält man durch das konzentrierte Kontrastmittel eine gute Darstellung von Kelchen, Nierenbecken und Ureteren auf einem Film. Überdies eignet sich die retrograde Pyelographie gut zum Nachweis einer leichteren Entleerungsstörung der oberen Harnwege, wenn sie mit Spätaufnahmen ergänzt wird.

**Indikationen.** Gewöhnlich wird eine retrograde Pyelographie durchgeführt, wenn die intravenöse Pyelographie unbefriedigende oder zu wenig aussagekräftige Befunde erbracht hat und Abflußhindernisse oder raumfordernde Prozesse abgeklärt werden müssen. Wenn eine Makrohämaturie vorhanden ist, kann die Seite, von der die Blutung ausgeht, manchmal bei der Zystoskopie eruiert werden (s. S. 73).

**Kontraindikationen und Nachteile.** Die zystoskopische Untersuchung und Ureterenkatheterisierung ist mit einem Infektionsrisiko belastet. Die retrograde Pyelographie kann eine Oligurie oder Anurie auslösen und ist daher nicht ratsam, wenn bereits eine Nierenschädigung als Folge einer Pyelonephritis (s. S. 191), Glomerulonephritis (s. S. 131–139) oder arteriolären Nephrosklerose (s. S. 153) vorhanden ist. Da außerdem schwere Reaktionen auf das Kontrastmittel eintreten können (s. S. 91), sollte dieses nicht routinemäßig über ein Passagehindernis hinaus injiziert werden.

**Technik.** Die Vorbereitung des Patienten ist die gleiche wie für die intravenöse Pyelographie, abgesehen vom Wasserentzug, der sich erübrigt. Zuerst wird in Lokalanästhesie eine Zystoskopie durchgeführt, und dann werden die Katheter außerordentlich vorsichtig in die Ureteren eingeführt. (Eine Verletzung des Ureters durch die Manipulation kann Spasmen zur Folge haben, und die Ureterogramme sind dann oft irreführend.) Nachdem die Katheterspitze bis ganz ins Nierenbecken vorgeschoben wurde, wird eine Abdomenübersichtsaufnahme gemacht.

Es gibt schattengebende und nichtschattengebende Katheter; die ersteren werden häufiger verwendet, weil sie die Lokalisation von Schatten in der Uretergegend auf dem Nativbild erleichtern. Katheter mit stumpfem (konischem) Ende traumatisieren und reizen den Ureter nicht so leicht; solche mit spitzem (geradem) Ende lassen sich jedoch leichter in kleine Ureterostien einführen und über ein Hindernis schieben.

Grundsätzlich kann das Kontrastmittel auf zwei Arten eingebracht werden. Entweder läßt man es der Schwere nach einfließen, oder man injiziert es mit der Spritze. Bei der ersten Methode ist die Gefahr einer Überdehnung von Nierenbecken und Kelchen mit Ruptur und Extravasatbildung geringer.

Als Kontrastmittel können verwendet werden: 1. eine 12%ige Natriumjodid- oder -bromidlösung, die zwar einen ausgezeichneten Röntgenkontrast liefert, aber die Schleimhaut des Harntrakts reizt und gelegentlich schwere Reaktionen hervorruft; 2. eine 30%ige Natriumorthojodhippuratlösung in Thiomersal und Wasser; 3. eine 20- bis 30%ige Lösung jedes Kontrastmittels, das zur intravenösen Pyelographie verwendet wird.

Normalerweise bekommt man mit 5–10 ml Kontrastmittel ein befriedigendes Pyelogramm. Wenn der Patient aber ein Völlegefühl oder Schmerzen in der Nierengegend angibt, soll die Injektion beendet werden.

Es werden Aufnahmen in Rücken- und Schräglage gemacht und sofort entwickelt; dann können noch weitere Bilder aufgenommen werden, wenn es sich als notwendig erweist. Zum Schluß macht man noch eine Aufnahme, während man den Katheter herauszieht und gleichzeitig Kontrastmittel injiziert. Wenn Verdacht auf eine Entleerungsstörung besteht, macht man noch eine Spätaufnahme, nachdem der Patient aufgestanden und herumgegangen ist, damit man feststellen kann, ob Kontrastmittel in den Kelchen und Nierenbecken zurückgeblieben ist. Eine Retention des Kontrastmittels zeigt zwar eine Entleerungsverzögerung an, man muß aber daran denken, daß sie auch durch einen Ureterspasmus als Folge einer Irritation durch den Katheter bedingt sein kann.

# Zystourethrographie

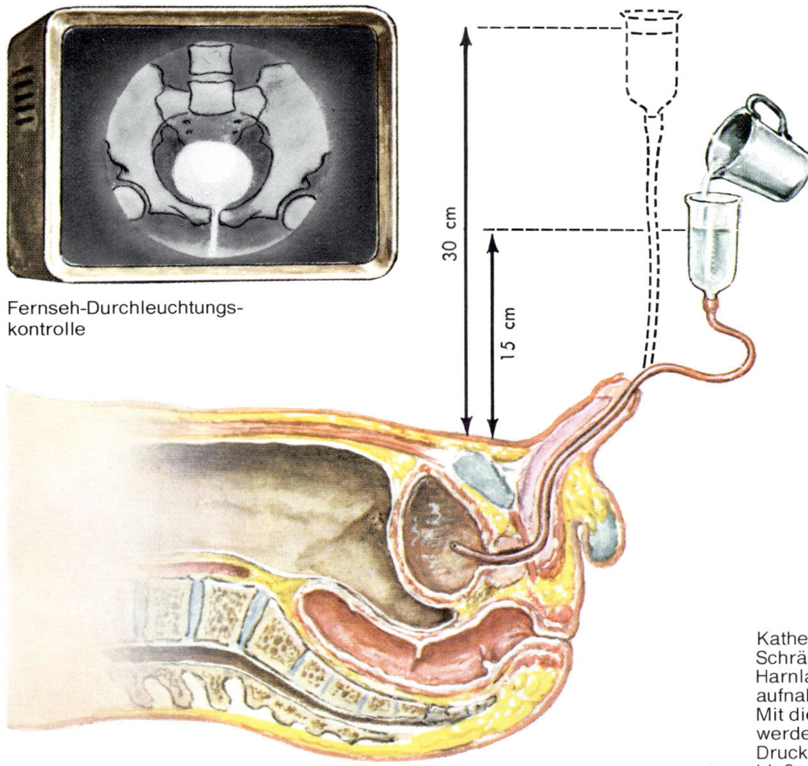


Fernseh-Durchleuchtungs-kontrolle

**Zystourethrographie**

Kontrastmittel in die Blase einlaufen lassen, Flüssigkeitsspiegel im Behälter 15 cm über Schambeinhöhe. Wenn nichts mehr zufließt, Katheter abklemmen und Aufnahmen machen. Behälter dann auf 30 cm heben, noch Flüssigkeit bis zur Überfüllung der Blase zufließen lassen und wieder Aufnahmen machen

F. Netter M.D. ©CIBA

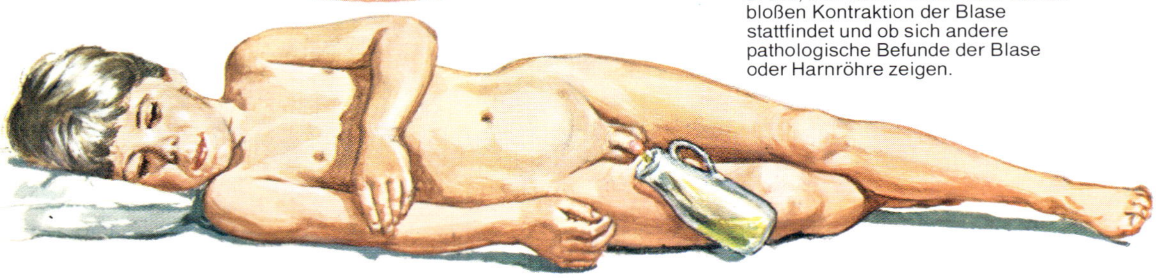

Katheter entfernen, Patienten in Schräglage bringen und zum Harnlassen auffordern. Röntgenaufnahmen während der Miktion. Mit dieser Technik kann beobachtet werden, ob ein Reflux bei niederem Druck, bei hohem Druck oder bei der bloßen Kontraktion der Blase stattfindet und ob sich andere pathologische Befunde der Blase oder Harnröhre zeigen.

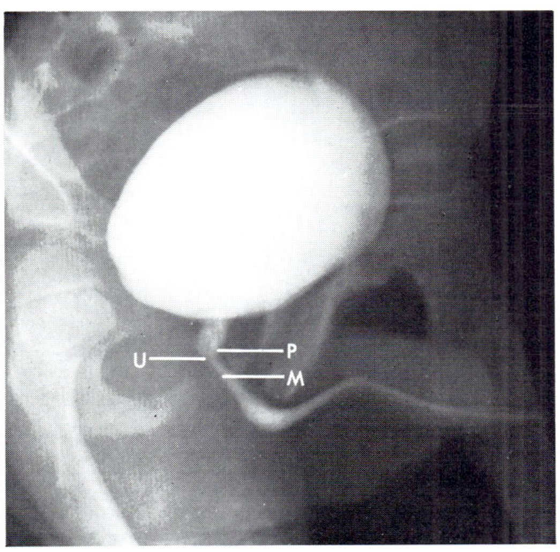


← Normales Miktionszystourethrogramm beim Mann:
P = Pars prostatica urethrae,
U = Utriculus prostaticus,
M = Pars membranacea uretrae

Miktionszystourethrogramm → bei der Frau:
R = ureteraler Reflux,
B = Verengung durch Beckenboden,
V = Reflux in Vagina (normal),
Pfeil = Deszensus des Trigonums bei der Miktion

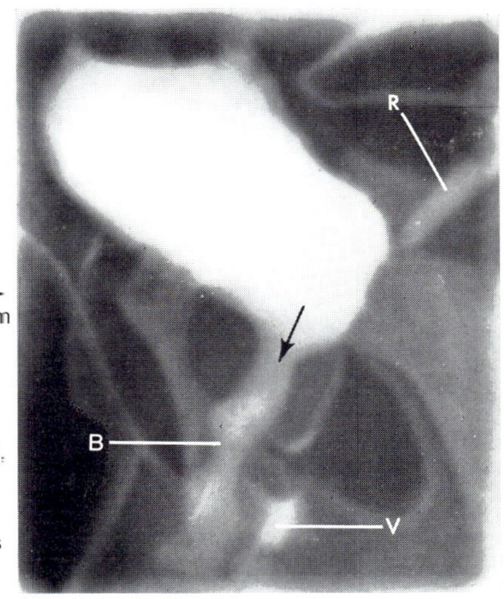


Die Röntgenuntersuchung von Harnblase und Urethra wird als *Zystourethrographie* bezeichnet. Eine Zystographie ist indiziert, wenn ein Füllungsdefekt zu erwarten ist, z.B. bei Verdacht auf einen Stein (s. S. 203) oder Tumor (s. S. 209–211) oder wenn man einen vesikoureteralen Reflux, Blasendivertikel und -fisteln (s. S. 218) oder eine Placenta praevia (**s. Band 3, Genitalsystem**) nachweisen will. Die Urethrographie ist indiziert bei Verdacht auf Urethrastriktur, Klappen, Divertikel, Steine oder Fisteln (s. Band 3, Genitalsystem). Bei einer akuten Infektion oder einem akutem Trauma der Urethra sind diese Untersuchungen jedoch kontraindiziert.

Häufig *filmt* man bei der Zystourethrographie die Bewegungsabläufe; das bewährt sich sehr zum Nachweis eines fluktuierenden vesikoureteralen Refluxes und zur Darstellung des Blasenhalses. Der Kinofilm zeigt auch, wie wichtig es ist, die Untersuchung unter Durchleuchtungskontrolle durchzuführen.

Nachdem die morphologischen Details im Kinofilm an sich schlecht herauskommen, hat man eine neue Methode entwickelt, bei der Durchleuchtung und multiple Zielaufnahmen mit Belichtungsautomatik kombiniert werden. Manche Autoren vertreten die Ansicht, daß sich die Zielaufnahmen zum Nachweis eines ureteralen Refluxes ebensogut wie das Filmen eignen und daß sie zum Nachweis pathologischer Strukturveränderungen überlegen sind. Beide Methoden haben verbreitet Geltung gefunden.

**Technik.** Für die Untersuchung soll die Möglichkeit zur Durchleuchtung gegeben sein. Da eine aktive Mitarbeit des Patienten sehr wünschenswert ist, verzichtet man auf eine vorbereitende Sedierung. Der Patient nimmt Rückenlage ein, dann wird ein Katheter unter aseptischen Kautelen eingeführt. Eine Alternative zur Katheterisierung ist die perkutane suprapubische Blasenpunktion (s. S. 71), besonders wenn Verdacht auf eine Bakteriurie besteht und Harnproben gewonnen werden sollen.

Zur Füllung der Blase läßt man das Kontrastmittel entweder unter leichtem Druck einfließen, oder man injiziert es. Im letzteren Fall sind die Kriterien für eine adäquate Füllung das Erscheinen der Blase auf dem Durchleuchtungsschirm, subjektive Beschwerden des Patienten und das Auftreten eines Refluxes oder eines spontanen Kontrastmittelabgangs neben dem Katheter. Die erste Methode hat den Vorteil, daß die Blase nach und nach ausgedehnt wird.

Sobald die Blase entsprechend gefüllt ist, werden Zielaufnahmen in Rücken-, Schräg- und Seitenlage gemacht. In der Rechts-hinten-Schräglage wird der Katheter entfernt. Mit dem Beginn der Miktion macht man multiple Zielaufnahmen von Blase und Urethra. (Wenn man filmt, wird sowohl die Füllung als auch die Entleerung von Blase und Urethra aufgezeichnet.)

Gute Zystogramme kann man oft nach der konventionellen intravenösen Pyelographie erhalten, wenn die Nierenfunktion gut ist und wenn man der Blase genug Zeit läßt, sich mit dem Kontrastmittel entsprechend zu füllen. Zystogramme bei halb entleerter Blase helfen bei der Entdeckung kleiner polypoider Blasentumoren, die bei vollgefüllter Blase im dichten Blasenschatten untergehen können.

Zystogramme mit *Luftfüllung* sind zum Nachweis kleiner Füllungsdefekte in der Harnblase wertvoll; man darf aber die Möglichkeit einer Luftembolie nicht außer acht lassen.

Für die *retrograde Urethrographie* beim Mann wird eine Kanüle mit einem konischen Gummiendstück in die äußere Urethraöffnung eingeführt und mit einer Spezialklemme am Penis fixiert. Man injiziert entweder wasserlösliches oder visköses Kontrastmittel (20–30 ml) manuell mit langsamem gleichmäßigem Druck und macht Röntgenaufnahmen.

# Nephrotomographie

Die Nephrotomographie ist im Prinzip eine Form der intravenösen Pyelographie, die mit der Tomographie kombiniert wird, um die Niere während der Phase der Parenchymanfärbung (*der nephrographischen Phase,* s. S. 95) aufzunehmen. Durch genaue zeitliche Abstimmung kann man eine Röntgenkontrastdarstellung nicht nur vom Parenchym (sowohl in der arteriellen als auch in der nephrographischen Phase), sondern auch vom Nierenbecken und den Kelchen und oft auch noch von der Aorta abdominalis und den Aa. renales erhalten. Die Kontrastfüllung von Aorta und Aa. renales ist jedoch sehr schwach und läßt sich nicht mit der exzellenten Detailzeichnung bei der Nierenarteriographie vergleichen. Mit der Tomographie ist es möglich, mehrere Ebenen der mit Kontrastmittel angefärbten Niere ohne störende Überlagerungen abzubilden.

Die Nephrotomographie hilft besonders dann weiter, wenn die intravenöse oder retrograde Pyelographie keine befriedigenden Resultate gebracht hat. Sie erleichtert auch die Differentialdiagnose zwischen Zysten (s. S. 227) und Neoplasmen der Niere (s. S. 205–207). Die Kontraindikationen sind im wesentlichen die gleichen wie bei der intravenösen Pyelographie. Komplikationen sind zumeist unbedeutend und passager. Sie können in Nausea, Erbrechen, Urtikaria und in Schmerzen und Brennen an der Injektionstelle bestehen.

Wenn man mit dieser Methode keine befriedigenden Bilder erhält, so hat dies meistens seine Ursache in einer schlechten Darstellung der kleinen Nierengefäße oder in einer inadäquaten Kontrastanfärbung der Nieren.

**Technik.** Das Prinzip dieser Untersuchung versteht man am besten, wenn man sich den Untersuchungsgang vergegenwärtigt:

1. Mit Nativaufnahmen orientiert man sich über die röntgentechnischen Erfordernisse, die Lagerung und die tomographischen Ebenen.
2. Mit einer Injektion von Natriumdehydrocholat durch eine Angiographienadel bestimmt man die Arm-Zunge-Zirkulationszeit, die der Arm-Niere-Zirkulationszeit ziemlich genau entspricht. Die Nadel bleibt liegen.
3. Zunächst spritzt man 50%iges Diatrizoat intravenös zur Intensivierung des nephrographischen Effekts und Kontrastfüllung des Nierenbeckenkelchsystems.
4. Unmittelbar darauf werden 50 ml einer 90%igen Lösung von Natrium- und Megluminindiatrizoaten so rasch wie möglich injiziert, am besten innerhalb von 2–3 Sekunden. Die rasche Injektion gewährleistet, daß der Niere hochkonzentriertes Kontrastmittel angeboten wird.
5. Eine Aufnahme zu der vorher bestimmten Arm-Niere-Zirkulationszeit zeigt die Aa. renales und ihre Aufzweigungen innerhalb der Niere.
6. Unmittelbar darauf macht man Schichtaufnahmen im Abstand von 1 cm, mit denen die angefärbte Niere in ihrer ganzen Dicke erfaßt wird.

1965 wurde eine vereinfachte Technik, bei der Infusionsurographie und Tomographie kombiniert werden, eingeführt; in den meisten Instituten wird sie sehr viel verwendet.

Nephrotomographie

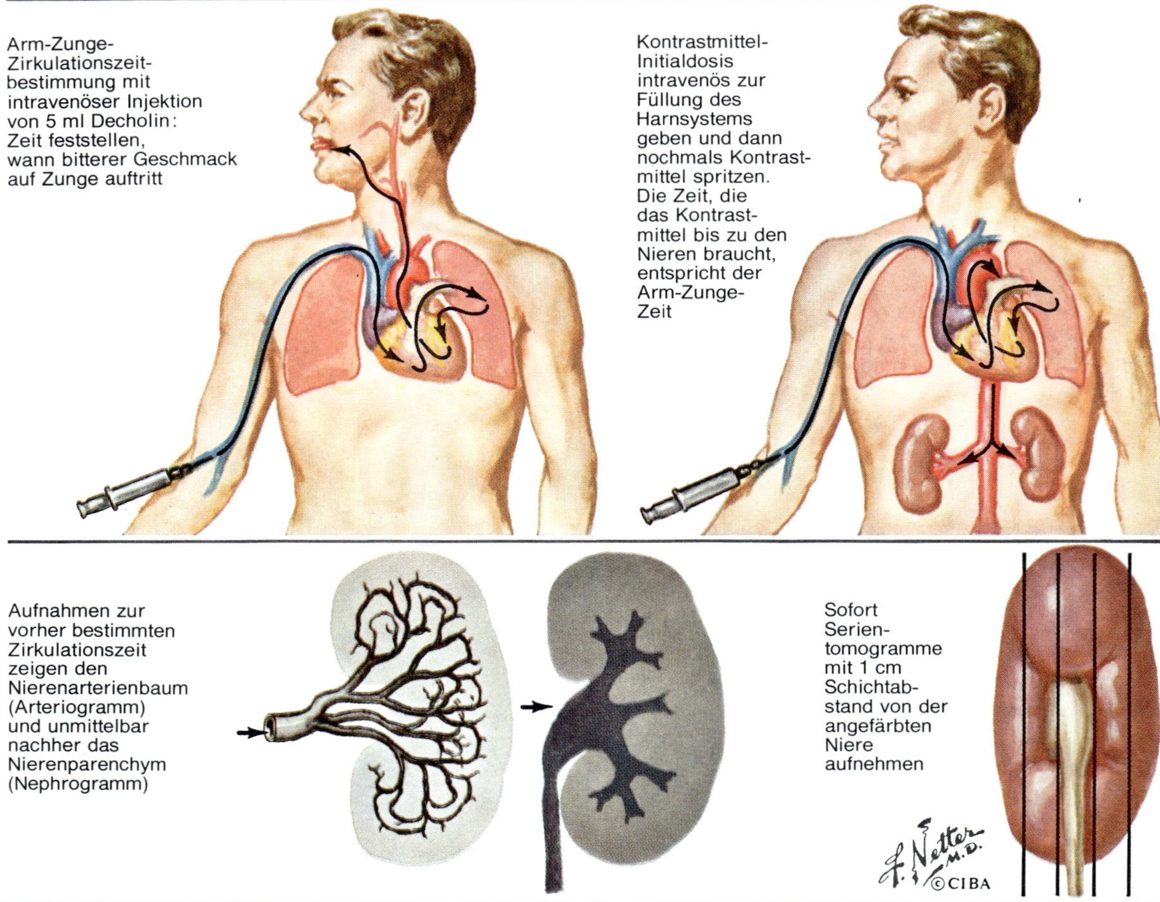


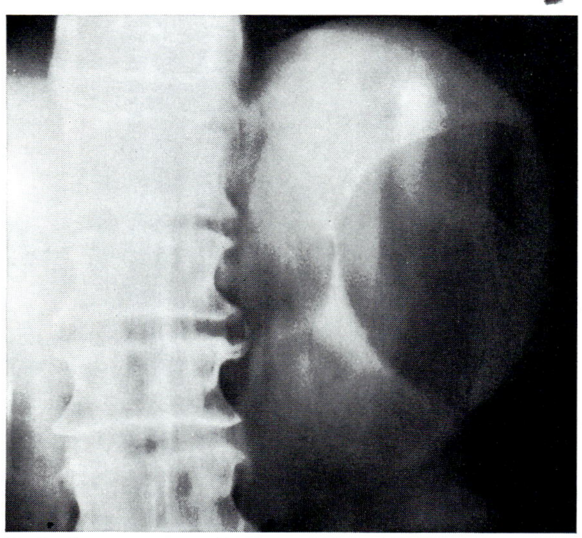

Nephrotomogramm: großer, homogener, strahlendurchlässiger raumfordernder Prozeß mit dünnen, glatten Rändern in der linken Niere seitlich oben (Nierenzyste)

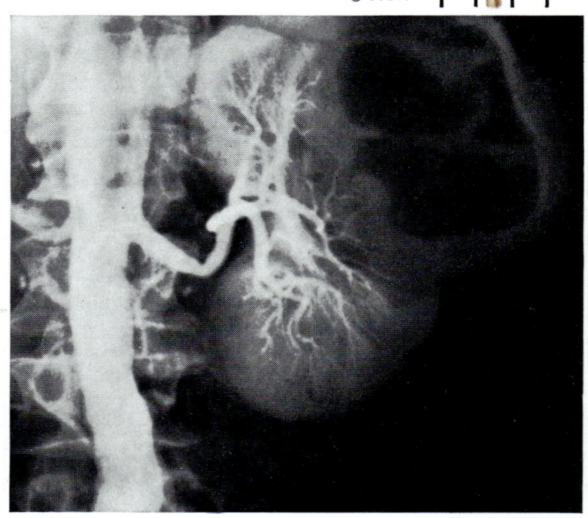

Arteriogramm der linken Niere: Verdrängung der intrarenalen Arterien nach medial und unten durch einen strahlendurchlässigen raumfordernden Prozeß, Nephrotomographiediagnose »Nierenzyste« damit bestätigt

## Differentialdiagnose zwischen Nierenzyste und Neoplasma

| | Zyste | Neoplasma |
|---|---|---|
| | **Arteriographische Phase** | |
| Gefäße | keine innerhalb des raumfordernden Prozesses | «Tumorgefäße» innerhalb des raumfordernden Prozesses |
| Anfärbung | keine im Bereich des raumfordernden Prozesses | unregelmäßige («Blutseen») im raumfordernden Prozeß |
| | **Nephrographische Phase** | |
| Dichte | strahlendurchlässig | variabel; kann unregelmäßige strahlendurchlässige Flecke enthalten |
| Konsistenz | homogen | ungleichmäßig |
| Wand | dünn und gut abgegrenzt | dick und unregelmäßig |
| Abgrenzung gegen normales Gewebe | scharfe Demarkation | schlechte Abgrenzung |

# Retroperitoneale Pneumographie

**Retroperitoneale Pneumographie (präsakrale Technik)**

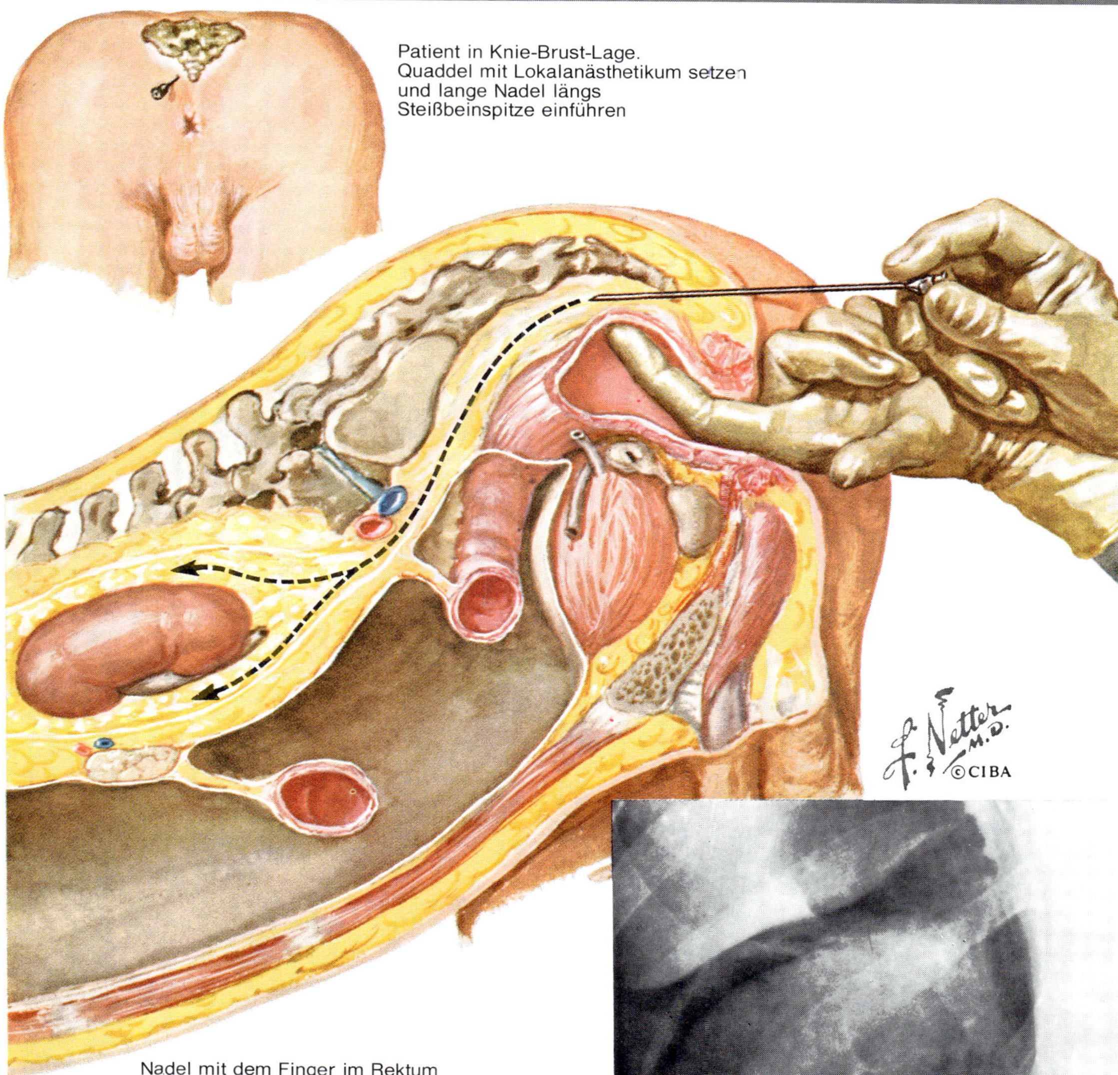


Patient in Knie-Brust-Lage. Quaddel mit Lokalanästhetikum setzen und lange Nadel längs Steißbeinspitze einführen

Nadel mit dem Finger im Rektum zum Präsakralraum lenken. Dann 500 bis 1500 ml $CO_2$ einströmen lassen. Gas steigt auf und infiltriert die retroperitonealen Gewebe rund um die Niere

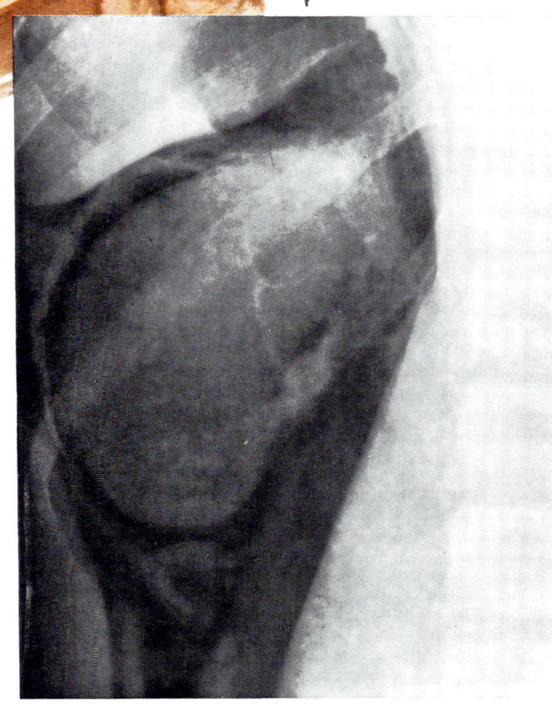

Retroperitoneales Pneumogramm: ausgezeichnete Abgrenzung der Nierenkontur durch Gas im umgebenden Gewebe

Wenn die Darstellung der Nieren und Nebennieren mit gewöhnlichen Röntgenaufnahmen Schwierigkeiten macht, kann man Gas in den Retroperitonealraum einbringen, um den Kontrast zwischen diesen Organen und dem umgebenden Gewebe zu steigern (Pneumoretroperitoneum).

Die retroperitoneale Pneumographie ist bei Verdacht auf Nebennierenveränderungen, selten auch Nierentumoren oder -hyperplasie, perirenale Prozesse, Zysten oder Tumoren und andere retroperitoneale raumfordernde Prozesse indiziert.

Die retroperitoneale Pneumographie bildet bei strenger Indikation eine sehr wertvolle und zuverlässige Untersuchungsmethode. Sie hat eine relativ geringe Komplikationsrate. (Die szintigraphische Darstellung der Nebennieren eröffnet Möglichkeiten der Diagnostik mit noch weniger Belastung für den Patienten.)

Carelli führte 1921 eine Technik ein, bei der *direkt von der Flanke* aus Kohlendioxid rund um die Niere injiziert wurde (*perirenale Insufflation*). 1935 vereinfachte Cahill die Technik, indem er Luft anstelle von Kohlendioxid verwendete; diese Modifikation fand aber keinen Anklang, weil es zu Todesfällen durch Luftembolie kam.

Die retroperitoneale Gaseinblasung auf dem *präsakralen Weg* wurde 1950 von Rivas eingeführt. Dieses Verfahren ist risikoarm und hat die direkte Gaseinblasung von der Flanke aus weitgehend verdrängt.

Anatomisch sind die Nieren, Nebennieren und retroperitonealen Organe in mehr oder minder fettreiches Bindegewebe eingebettet, das mit dem Bindegewebe anderer Regionen, auch mit dem Beckenbindegewebe, kontinuierlichen Zusammenhang hat. Dieses retroperitoneale Bindegewebe bildet in der Lumbalregion paravertebral eine dicke Schicht, in der die von der Fascia renalis umschlossenen Nieren und Nebennieren enthalten sind. Der Nierenfasziensack umgibt zwar Nieren und Nebennieren, ist aber nach kaudal zu mehr oder weniger weit offen (s. S. 4). Retrorektal injiziertes Gas kann durch die Bindegewebsspalten in den Retroperitonealraum aufsteigen und durch die kaudale Öffnung in den Nierenfasziensack eintreten, wo es sich rund um Niere und Nebenniere ausbreitet.

**Technik.** Der Patient wird mit Abführmitteln und Einlauf vorbereitet. Kohlendioxid, Sauerstoff, Stickoxydul oder Helium können als Kontrastmittel Verwendung finden. Kohlendioxid wird am häufigsten benützt, da es in Blut sehr gut löslich (20mal löslicher als Sauerstoff) und eine Gasembolie daher kaum zu befürchten ist.

Man läßt den Patienten Knie-Brust-Lage einnehmen, anästhesiert die Haut knapp neben dem Steißbein und führt eine gewöhnliche Lumbalpunktionsnadel ein. Die Nadelspitze wird nach medial und kranial auf das Sakrum zu gelenkt; ein Durchstechen des Rektums läßt sich durch Palpation mit einem Finger im Rektum vermeiden. Wenn bei der Aspiration kein Blut kommt, wird steriles Kohlendioxid injiziert. Bildverstärker und Tomographie können nach der Gaseinblasung mit Vorteil eingesetzt werden.

Zu den Zwischenfällen, die bei der retroperitonealen Gaseinblasung auftreten können, gehören Gasembolie, Blutung und Hämatombildung, Infektion und Emphysem von Skrotum, Mediastinum und Hals. Kontraindiziert ist die Untersuchung bei schlechtem Allgemeinzustand oder bei einer Infektion im Injektionsbereich.

# Aortorenale Angiographie

**Aortorenale und selektive renale Angiographie (transfemorale Methode)**

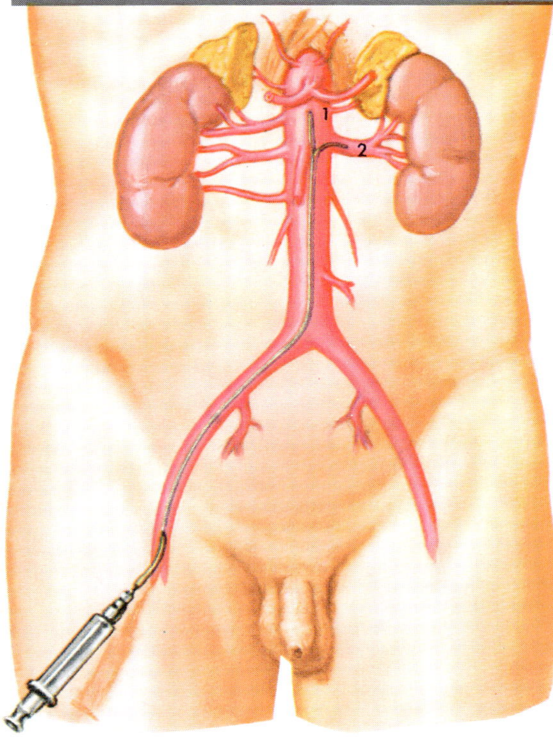


Katheter über Femoralarterie bis zur gewünschten Höhe der Aorta einführen und Kontrastmittel injizieren, welches dann in normale und akzessorische Nierenarterien und möglicherweise auch in andere Aortenäste fließt (aortarenale Angiographie, 1), oder Katheter zur direkten Injektion in Nierenarterien lenken (selektive Nierenangiographie, 2)

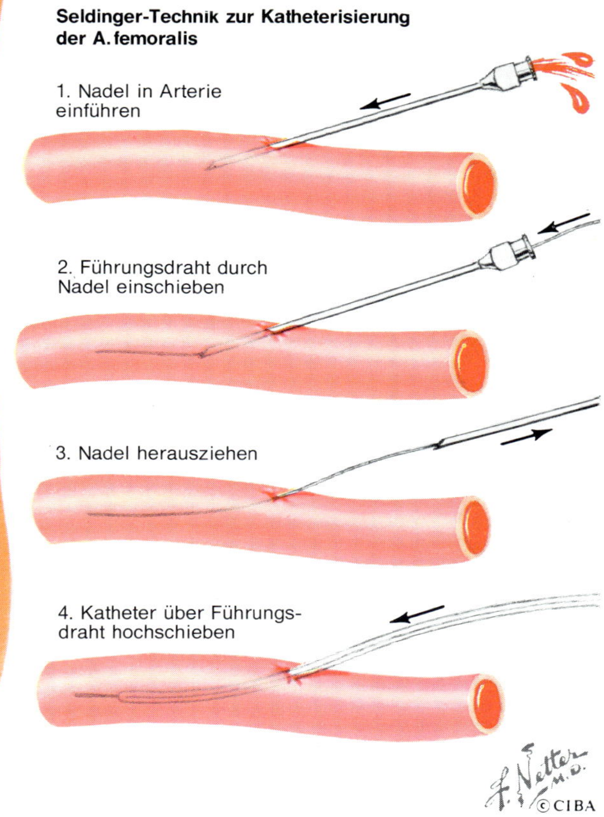


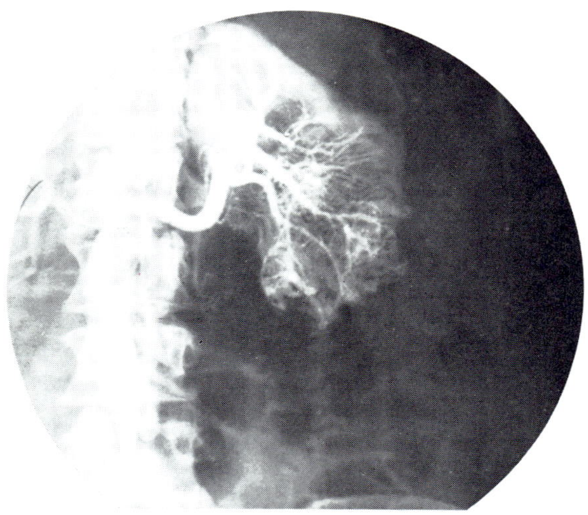

Selektives Nierenarteriogramm links: multiple Tumorgefäße im unteren Pol der linken Niere, die für einen stark vaskularisierten Tumor (Hypernephrom) sprechen

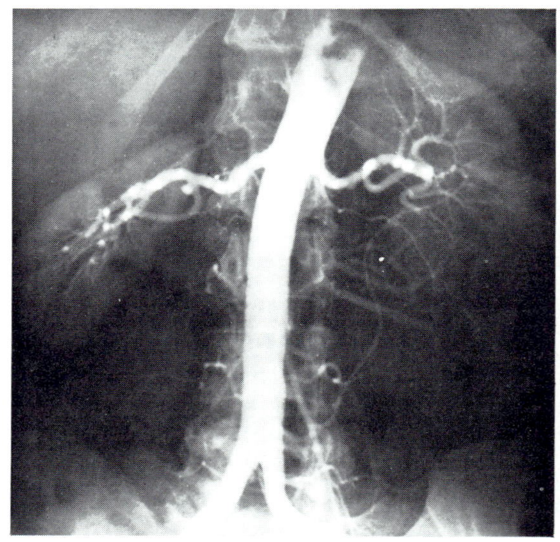

Aortorenales Angiogramm: perlschnurartiges Aussehen der linken Nierenarterie ist Zeichen einer fibromuskulären Hyperplasie. Aneurysma an der Bifurkation der rechten Nierenarterie

1929 demonstrierte FORSSMANN als erster die Durchführbarkeit der Katheterangiographie. Im gleichen Jahr führte DOS SANTOS die Aortographie und viszerale Arteriographie mittels translumbaler perkutaner Punktion ein. Damals konnte sich aber keine dieser Methoden durchsetzen, weil die Kontrastmittel hochtoxisch waren.

FARINAS berichtete 1941 über eine abdominale Aortographie, bei der ein Katheter durch die chirurgisch freigelegte A. femoralis eingeführt wurde. Zehn Jahre später wählte PEIRCE den perkutanen Zugang und führte einen Katheter durch eine Nadel in der A. femoralis ein. SELDINGER revolutionierte 1953 die abdominelle Aortographie noch weiter mit seiner perkutanen transfemoralen Kathetermethode.

Unter *Nierenangiographie* versteht man die Röntgendarstellung des gesamten Arterienbaumes, der Kapillaren und der abführenden Venen. Der Ausdruck *Nierenarteriographie* bezeichnet die Darstellung der Arterien allein. Beide Untersuchungen können entweder als aortorenale Angiographie (Injektion des Kontrastmittels in die Aorta abdominalis) oder als selektive Angiographie (Injektion des Kontrastmittels direkt in die Nierenarterienostien) ausgeführt werden.

**Indikationen und Vorteile.** Die aortorenale Angiographie ist bei Verdacht auf Aneurysma, arteriovenöse Fistel, andere Gefäßveränderungen oder renovaskulären Hochdruck indiziert. Sie wird zur Beurteilung von Fällen herangezogen, wo ein Passagehindernis in den ableitenden Harnwegen (s. S. 185) oder bestimmte Bau- oder Lageanomalien (s. S. 231–232), z. B. eine Hufeisenniere, bestehen, um vor der Operation die Gefäßversorgung genau abzuklären. Die Untersuchung ist ein Hilfsmittel zur Differentialdiagnose zwischen Nierenzysten und malignen Tumoren (s. S. 98), zur näheren Bestimmung oder zum Ausschluß vermuteter raumfordernder Prozesse in Niere oder Nebenniere, zur Klärung des Ausmaßes von Gefäß- und Parenchymschäden nach Nierentraumen (s. S. 213–214) und zum Nachweis einer Nierenvenenthrombose (s. S. 173), wenn die V. cava inferior vollständig verschlossen ist.

Bei Verdacht auf Veränderungen der Nierengefäße und renovaskulären Hochdruck (s. S. 156) hat die Entdeckung von intraaortalen Plaques in den Ostien oder in den ersten Zentimetern der Aa. renales großes Gewicht. Ebenso wichtig ist der Nachweis von aberranten Nierenarterien (s. S. 17).

Die *selektive Nierenangiographie* ermöglicht die Darstellung der Gefäßarchitektur ohne Überlagerung durch andere Eingeweidearterien.

**Transfemorale Methode.** Methode der Wahl ist die perkutane transfemorale Kathetermethode, weil sie eine Injektion des Kontrastmittels in jeden beliebigen Abschnitt der Aorta oder in eine oder beide Aa. renales erlaubt. Man sollte sich ihrer bedienen, außer wenn eine fortgeschrittene aortoiliakale Atheromatose oder eine extreme Torsion der Aa. iliacae vorliegt.

Der Katheter wird unter Lokalanästhesie und Durchleuchtungskontrolle eingeführt. Sobald er richtig liegt, wird er periodisch mit heparinisierter Kochsalzlösung durchgespült, um eine Gerinnselbildung an der Katheterspitze oder der seitlichen Öffnung zu verhindern.

In der Regel werden 30–50 ml Kontrastmittel mit einer Druckspritze in 1,5–2 Sekunden injiziert. Zur selektiven Untersuchung kommt man oft mit geringeren Kontrastmittelmengen (8–10 ml) aus. Unmittelbar nach der Injektion werden Serienaufnahmen gemacht.

**Translumbale Methode.** Wenn die transfemorale Katheterisierung kontraindiziert oder erfolglos ist, kann man den direkten translumbalen Zugang wählen. Diese Methode ist einfach, rasch durchführbar und bei vorsichtigem Vorgehen verhältnismäßig gefahrlos. Nachteilig ist, daß die Nierenarterienfüllung nicht so selektiv ist.

Der entsprechend vorbereitete und mäßig sedierte Patient wird in Bauchlage gebracht. In Lokalanästhesie wird eine lange Nadel mit liegendem Mandrin knapp unter dem unteren Rand der linken 12. Rippe etwa 8–10 cm lateral von der Mittellinie eingestochen. Die Nadel wird nach kranial, medial und ventral durch die paravertebralen Gewebe in einem Winkel vorgeschoben, der ein Eingehen in die Aorta oberhalb des Nierenarterienabgangs erlaubt.

Beim Auftreffen der Nadel auf die Aortenwand

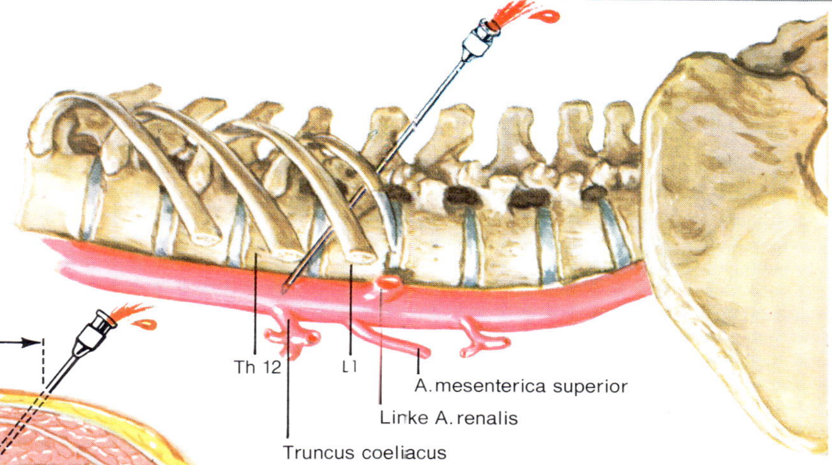


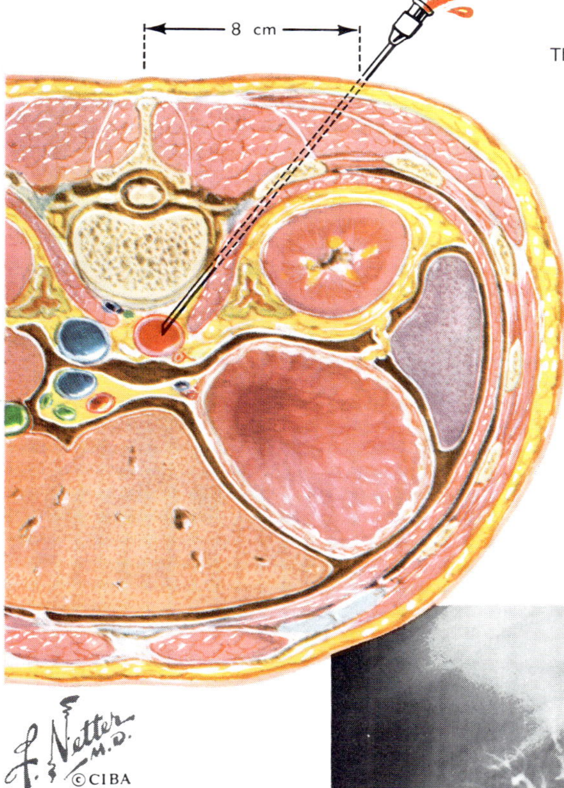


Patient in Bauchlage: Quaddel mit Lokalanästhetikum 8 cm lateral von der Mittellinie knapp unter der 12. Rippe setzen. Lange Punktionsnadel einführen und schräg nach kranial, medial und ventral vorschieben, um die Aorta oberhalb des Nierenarterienabgangs zu erreichen

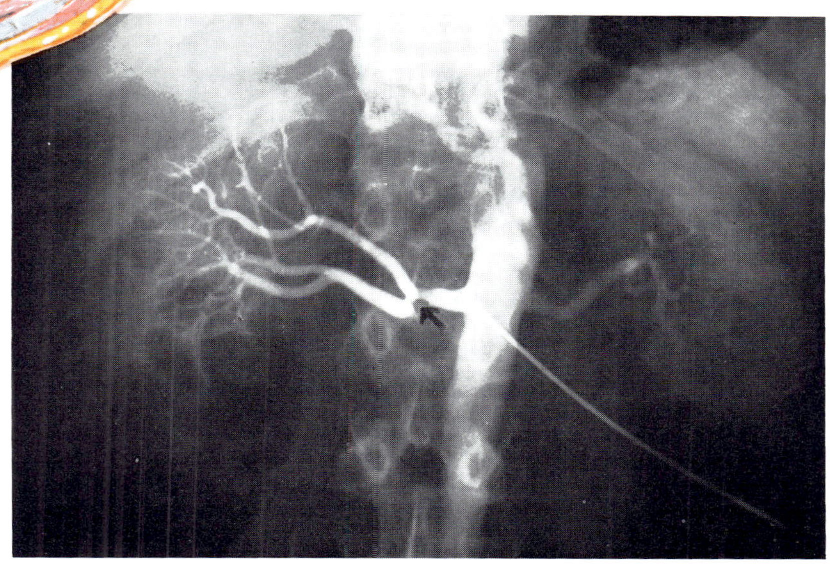

Translumbales aortorenales Angiogramm: Stenose an der Bifurkation der rechten Nierenarterie

werden die Gefäßpulsationen auf diese übertragen; an diesem Punkt wird die Nadel scharf ein kurzes Stück vorgestoßen. Falls die Punktion erfolgreich ist, fließt pulsierendes arterielles Blut aus der Nadel, wenn der Mandrin herausgezogen wird. Als Vorkehrung gegen eine mechanische Verschiebung der Nadel während der Injektion benützt man ein biegsames Schlauchverbindungsstück. Über die Position der Nadelspitze vergewissert man sich mit einer Probeinjektion von 5 ml Kontrastmittel unter Durchleuchtungskontrolle. Wenn sie frei im Lumen liegt, werden 30 ml Kontrastmittel manuell so schnell wie möglich injiziert und Serienaufnahmen gemacht. (Wegen der Möglichkeit einer Aortenverletzung darf man bei Verwendung von Metallnadeln nicht mit der Druckspritze arbeiten. Wenn man sie benützen will, nimmt man Teflonaußenkanülen mit Führungsdraht.)

**Andere Zugangswege.** Es gibt auch noch andere Möglichkeiten zur Nierenangiographie, nämlich die perkutane transbrachiale oder transaxillare Kathetermethode, die perkutane Angiographie über die A. brachialis ohne Katheter und die intravenöse abdominale Aortographie, die in besonders gelagerten Fällen herangezogen werden können.

**Komplikationen.** Die verschiedenen Kontrastmittelnebenwirkungen wurden bereits beschrieben (s. S. 91–94). Selbstverständlich sollte eine Angiographie nicht bei jodempfindlichen Patienten durchgeführt werden. Mögliche örtliche Komplikationen sind Blutung und Hämatombildung; wenn eine hämorrhagische Diathese vorliegt, sollte man keine Angiographie vornehmen. Außerdem kann es zu Infektion, Arterienthrombose und Verletzung atheromatöser Plaques – mit Intimaabhebung oder möglicher Embolisierung – kommen.

In seltenen Fällen kann bei der transfemoralen Methode die Spitze des Führungsdrahtes abbrechen oder die Arterienwand perforieren. Es besteht auch die Möglichkeit, daß sich ein falsches Aneurysma oder eine arteriovenöse Fistel an der Punktionsstelle in der Arterie bildet. Bei der translumbalen Methode kann es außerdem geschehen, daß das Kontrastmittel paraaortal injiziert wird.

Mit zunehmender Menge und Konzentration des Kontrastmittels kann es zu einer Nierenschädigung kommen, wobei auch die Kontrastmittelverweildauer eine Rolle spielt. Diese ist abhängig von Volumen, Injektionsdauer und Nierendurchblutungsrate. Klinische Manifestationen einer Niereninsuffizienz können noch 3 Tage nach der Untersuchung auftreten. Wenn die Nierenschädigung schwer ist, kommt es zur Proteinurie, Hämaturie, Oligurie und einer Harnstoffvermehrung im Blut.

Zusätzlich zu den neurologischen Komplikationen, die von dem intravenös verabreichten Kontrastmittel hervorgerufen werden können (s. S. 91f.), ist die Rückenmarkschädigung eine sehr seltene, aber wichtige Komplikation der abdominalen Aortographie. Die Schädigung ist der direkten toxischen Wirkung des Kontrastmittels auf das Rückenmark zuzuschreiben, das über die von den Aa. lumbales abgehenden Rr. spinales mit Blut versorgt wird. Die intrathekale Applikation durch falsche Stichtechnik muß durch Röntgenkontrolle vermieden werden.

20–40 Sekunden nach der Injektion tritt ein leichter Blutdruckabfall um 10–20 mm Hg ein; der Blutdruck kehrt in 1–2 Minuten auf seinen Ausgangswert zurück. Gelegentlich ist die Hypotonie schwerer. Bei Phäochromozytompatienten kann das Kontrastmittel Hochdruckkrisen auslösen.

**Interpretation.** Die drei Phasen der Nierenangiographie sind:

1. Die arterielle Phase in den ersten 3–4 Sekunden nach der Injektion, die eine ausgezeichnete Kontrastfüllung der A. renalis und ihrer Äste liefert.

2. Die nephrographische Phase, die 6–8 Sekunden nach der Injektion beginnt und etwa 10–12 Sekunpen audauert; während dieser Phase ist das gesamte Kapillarsystem diffus angefärbt, so daß sich Ausdehnung und Kontur des Organs scharf abzeichnen.

3. Die venöse Phase, die etwa 15–20 Sekunden nach der Injektion eintritt; die V. renalis ist gefüllt, aber häufig sehr schwach, weil das Kontrastmittel zum größten Teil rasch in das Nierenbeckenkelchsystem ausgeschieden wird.

# Nierenzystenpunktion und Venographie

**Nierenzystenpunktion**

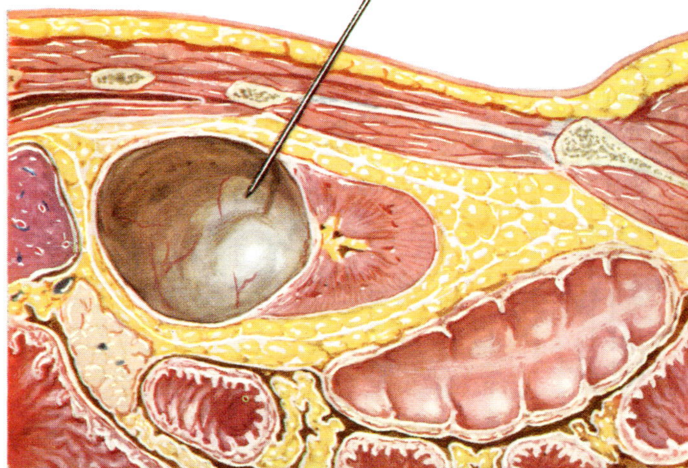

Nadel in Nierenzyste einführen. Flüssigkeit abziehen und durch größeres Kontrastmittelvolumen ersetzen

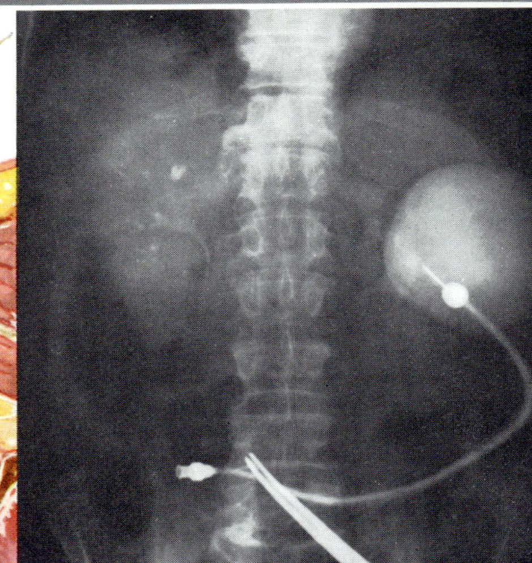

Mittels direkter Punktion kontrastgefüllte Zyste

**Kavographie und Nierenvenographie**

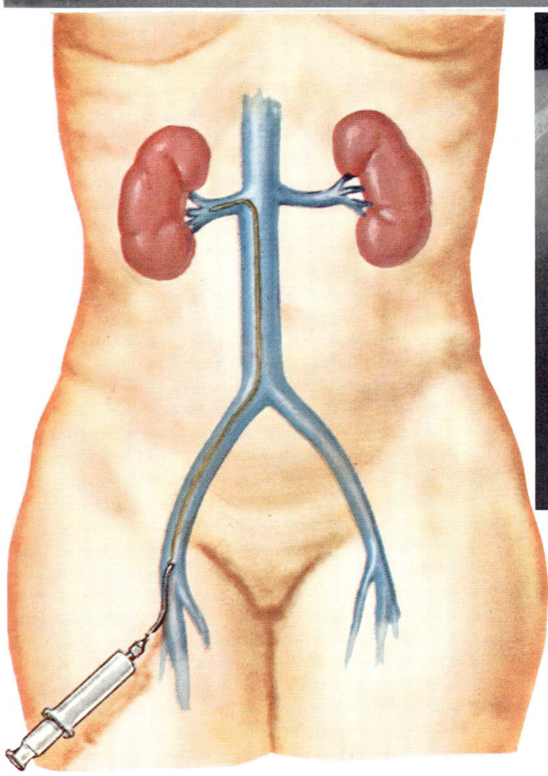



Katheter in Femoralvene einführen und bis zur Nierenvene hochschieben. Kontrastmittel injizieren

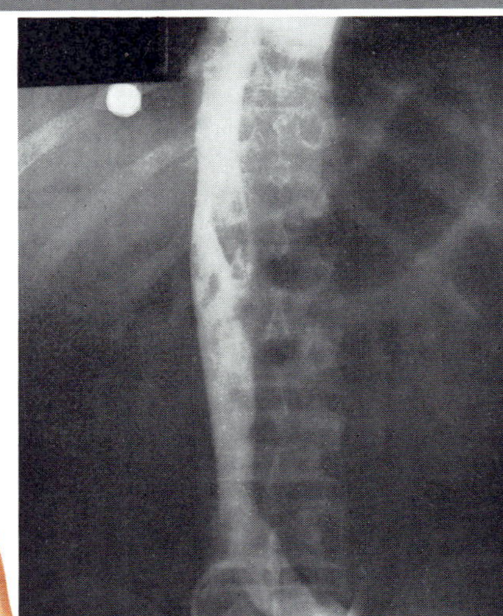

Kavogramm: ovaler strahlendurchlässiger Füllungsdefekt der V. cava inferior in Höhe von Th 12, L 1 links, suspekt auf Thrombose der linken Nierenvene mit Ausdehnung in die V. cava

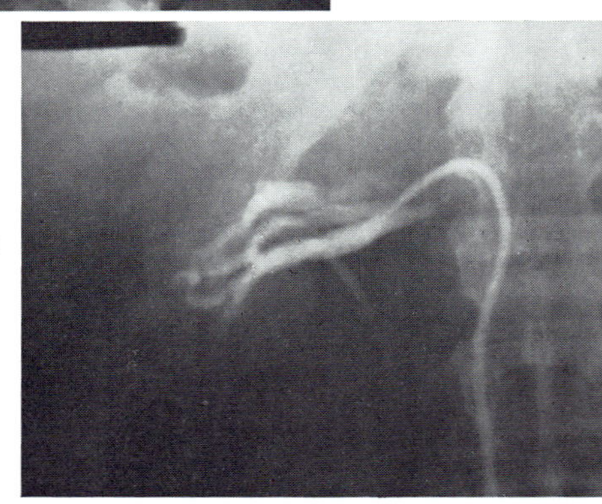

Normales Nierenvenogramm rechts

## Nierenzystenpunktion

**Indikation.** Die direkte Punktion einer Nierenzyste kann indiziert sein, wenn andere Röntgenuntersuchungen (intravenöses Pyelogramm, s. S. 91, retrogrades Pyelogramm, s. S. 96, Nephrotomogramm, s. S. 98, oder Angiogramm, s. S. 100f.) für die Diagnose einer Nierenzyste sprechen. Kontraindiziert ist die Punktion jedoch bei Verdacht auf Abszeß, bei Bestehen einer hämorrhagischen Diathese, bei Hämaturie, erhöhter Blutsenkungsgeschwindigkeit, Fieber oder beim Auftreten von Milchsäuredehydrogenase im Harn. (Die letzteren Zeichen können für einen Nierentumor sprechen.)

**Technik.** Man bringt den Patienten in Bauchlage und injiziert Kontrastmittel zur Darstellung der Niere und Füllung des Nierenbeckenkelchsystems. Unter Durchleuchtungskontrolle wird eine Punktionsnadel in die Zyste eingeführt. (Die Nadel bewegt sich mit der Atmung, sobald sie in der Niere liegt.) Wenn die Nadel in die Zyste eingedrungen ist, beginnt zumeist gleich eine klare, bernsteinfarbene Flüssigkeit lebhaft abzuströmen.

Man ersetzt die Flüssigkeit durch Kontrastmittel – im Überschuß, um einen Kollaps der Zyste und eine Dislokation der Nadel zu verhindern. Selbstverständlich hebt man die Flüssigkeit für einen Papanicolaou-Ausstrich auf (s. S. 79). Man kann auch Kohlendioxid zu einer Doppelkontrastuntersuchung injizieren.

Nach dem Herausziehen der Nadel werden Röntgenaufnahmen in Bauch-, Rücken-, Seiten- und Trendelenburg-Lage und im Stehen gemacht. Auf diese Weise kann man die gesamte Zystenwand beurteilen.

**Kriterien für die Diagnose einer benignen Zyste.** Bei einer benignen Zyste ist die Flüssigkeit kristallklar, gewöhnlich gelblich, und es sollten sich mehr als 15 ml leicht aspirieren lassen. Der Papanicolaou-Ausstrich muß negativ sein. Der Zystenhohlraum, der durch die Kontrastfüllung zur Darstellung kommt, soll entweder der im intravenösen Pyelogramm beobachteten Deformierung oder dem auf Nephrogrammen oder Arteriogrammen nachgewiesenen raumfordernden Prozeß entsprechen; die Zystenwand soll glatt sein, ohne intraluminalen Weichteilschatten; die aspirierte Flüssigkeit soll kein Fett enthalten (s. S. 98).

## Venographie

**Indikation.** Die Kontrastmitteluntersuchung der V. cava inferior ist indiziert, wenn man eine Thrombose der V. cava inferior oder der Vv. renales vermutet (s. S. 173). Wenn die V. renalis thrombosiert ist, wird aus der Niere nur wenig oder gar kein nichtschattengebendes Blut kommen und das Kontrastmittel aus der V. cava wegschwemmen. Vielleicht findet man auch randständige Füllungsdefekte und einen partiellen oder sogar kompletten Kavaverschluß. Mit anderen Worten, wenn die V. cava inferior durchgängig ist und das Kontrastmittel durch einen kräftigen Strom kontrastmittelfreien Nierenblutes aus ihr ausgeschwemmt wird (Einflußphänomen), existiert im Hauptstamm der V. renalis keine Thrombose. Bei einer vollständigen Thrombosierung der V. cava gelingt unter Umständen mit der selektiven Nierenarteriographie eine brauchbare Darstellung der Vv. renales.

**Selektive Nierenvenographie.** Sie eignet sich zum Nachweis kleiner Thromben in der V. renalis oder ihren intrarenalen Zubringern und zur Prüfung der Durchgängigkeit splenorenaler Anastomosen. Die Nierenvenographie mit gleichzeitigem Filmen findet jetzt auch bei der Abklärung von Fällen renovaskulärer Hypertonie (s. S. 156f.) zur Bestimmung der *renalen venösen Auswaschzeit* Verwendung. Dies ist die Gesamtzeit, die von der Injektion des Kontrastmittels (in die V. renalis) bis zu seinem Verschwinden verstreicht – normal zwischen 1,5 und 3 Sekunden. Eine signifikante Nierenarterienstenose mit verminderter Nierendurchblutung verlängert gewöhnlich die Auswaschzeit. Allerdings kann die Auswaschzeit auch verlängert sein, wenn zwar keine Nierenarterienstenose, aber eine massive arterioläre Nephrosklerose (s. S. 153) und eine dementsprechende Verringerung des renalen Plasmaflusses existiert.

**Technik.** Es werden beide Vv. femorales punktiert und Kontrastmittel bilateral simultan injiziert. Wenn die V. cava durchgängig ist und keine Thromben enthält, wird ein Katheter in die V. cava inferior bis zur Höhe der Vv. renales eingeführt, die dann selektiv katheterisiert werden können. Sodann werden 10–20 ml Kontrastmittel zur Füllung der Vv. renales und ihrer Hauptäste retrograd injiziert. Man kann während beider Untersuchungen Serienaufnahmen in rascher Folge machen.

# Radioisotopen-nephrographie

**Radioisotopennephrographie**

Radioisotop Jodhippurat 131 verabreichen. Erfassung der Strahlung von jeder Niere mit Szintillationssonde und graphische Registrierung

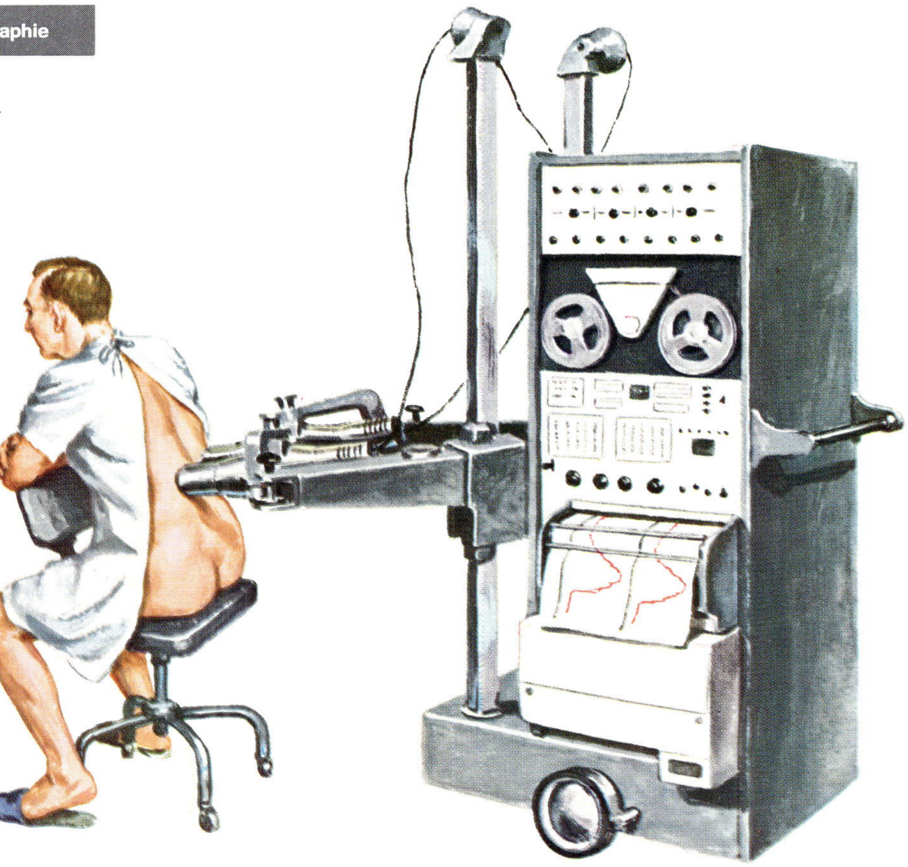

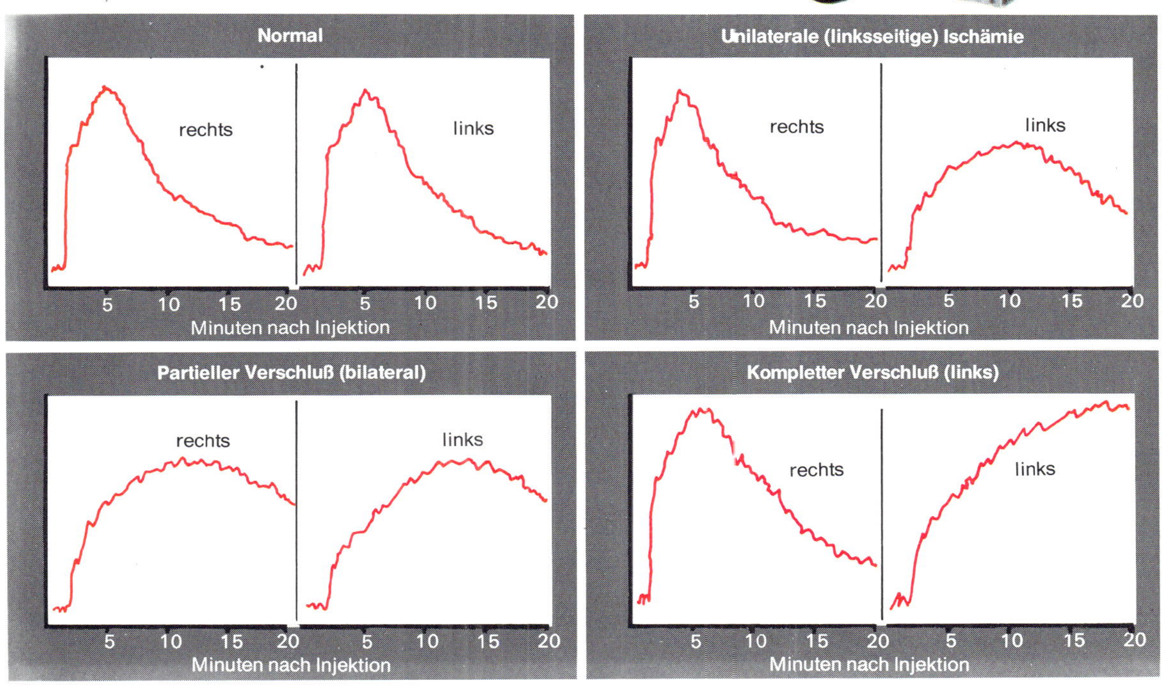


Schon seit vielen Jahren besitzt die Medizin die Mittel zur Beurteilung der Gesamtnierenfunktion mit nichtinvasiven Verfahren. Über die Funktion einer einzelnen Niere konnte man jedoch vor der Nachkriegszeit nach 1945 kaum Aufschlüsse erhalten, ohne auf die Ureterenkatheterisierung zurückzugreifen. Diese ist mit einer gewissen Morbidität belastet, besonders wenn große Katheter benützt werden. Mit kleinen Kathetern kann man sich zwar relativ einfach Aufschluß über qualitative Unterschiede zwischen den beiden Nieren verschaffen; wenn man aber quantitative Unterschiede feststellen will, braucht man große obturierende Katheter, damit nichts daneben abfließen kann.

Die Nutzung von $^{131}$J für Nierenuntersuchungen war das Nebenprodukt einer vorher entwickelten Leberfunktionsprobe, die von außen mit $^{131}$J-markiertem Bengalrosa als Tracer durchgeführt wurde. Der Initiator dieser Methode, TAPLIN (1956), führte in Zusammenarbeit mit WINTER (1963) die ersten klinischen Untersuchungen durch. Daraus entwickelte sich später ein außerordentlich brauchbares diagnostisches Werkzeug, die Radioisotopennephrographie, die in den Vereinigten Staaten als Radioisotopenrenographie bezeichnet wird.

**Technik.** Heute verwendet man bei diesem Untersuchungsverfahren hauptsächlich intravenös verabreichtes $^{131}$J-markiertes Natriumjodhippurat, daneben aber auch andere Tracer, z.B. $^{197}$Hg- und $^{203}$Hg-markiertes Chlormerodrin. Gleichgültig welchen Tracer oder welches Radionuklid man benützt, in jedem Fall wird die Strahlung von außen mit *Szintillationssonden* verfolgt, die so angelegt werden, daß sie die Aufnahme und Ausscheidung von Radionukliden in jeder Niere erfassen.

Beispiele der graphischen Registrierung von Aufnahme und Ausscheidung zeigt die Illustration, und zwar bei normalen Nieren, bei Ischämie sowie bei partiellem und totalem Verschluß. Im Lauf der Jahre wurden viele Typen von Szintillationssonden, *Kollimatoren, Zählgeräten* und anderen mehr oder weniger hochentwickelten Anlagen zur Interpretation der Ergebnisse in den Handel gebracht. Auch heute kann die Radioisotopennephrographie noch außerordentlich nützlich sein. Sie hat noch immer den Vorteil, daß die Strahlenbelastung des Patienten äußerst gering ist, und erweist sich dadurch wertvoll für häufige Nachuntersuchungen in kurzen Abständen. In vielen Fällen befriedigt die Methode die diagnostischen Bedürfnisse jedoch nicht, weil sie die Gesamtaktivität über der untersuchten Niere registriert, ohne zwischen den verschiedenen Zonen dieser Niere zu differenzieren. Ganz entscheidend ist die genaue Einstellung der Sonden. Da man aber die Niere nicht »sehen« kann wie mit der Gammakamera, können sich Fehler einschleichen.

Die technologischen Grundlagen der Radioisotopennephrographie stellen einen enormen Gewinn für die Medizin dar und bilden die Basis für die Entwicklung der *Gammakamera* (s. S. 104). Diese liefert die gleichen Informationen wie die Isotopennephrographie, hat aber, wie noch zu beschreiben ist, den zusätzlichen Vorteil, daß sie dem Arzt Nieren und Blase zeigt. Darüber hinaus bildet sie lokale Unterschiede der Radionuklidaufnahme innerhalb einer Niere ab.

Die Nephrographie, wie sie ursprünglich entwickelt worden ist, ist daher heute primär von historischem Interesse. Es gibt zwar einzelne Gebiete, wo sie noch immer einen nützlichen Zweck erfüllen kann, aber durch die Entwicklung neuer Detektoranlagen wurde die Standardnephrographie obsolet.

# Nierenszintigraphie

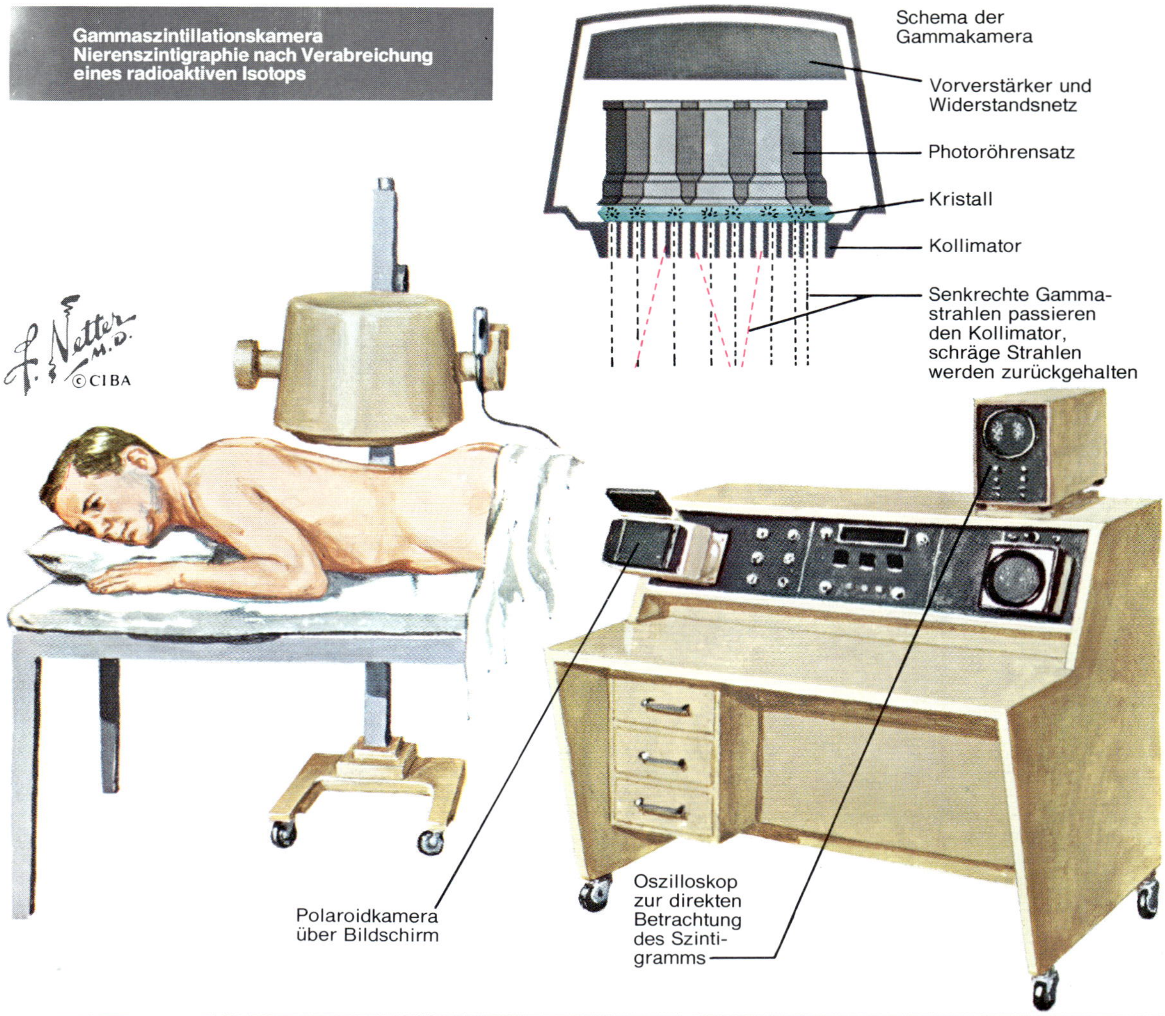


Die Erfindung von Detektoren, die die Strahlung von Radionukliden, z.B. $^{131}$J-markiertem Natriumhippurat, von außen registrieren und dynamische Vorgänge in der Niere abbilden, führte bald zur Entwicklung eines Instrumentariums, das die flächenhafte Darstellung der Morphologie gestattet. Es arbeitet mit dem sogenannten *linearen Scanner.* Die Szintillationssonde bewegt sich mechanisch in einer vorgegebenen Bahn, um die Strahlung und damit ein Bild des Organs aufzuzeichnen, welches die Radionuklide aufgenommen hat.

Obwohl neuere lineare Scanner eine solche Darstellung in relativ kurzer Zeit liefern können, lassen sich schnelle dynamische Vorgänge mit einem solchen Gerät nicht wahrheitsgetreu wiedergeben. Die feststehende *Gammakamera* war daher die nächste Verbesserung auf diesem in rascher Entwicklung begriffenen Gebiet. Heute gibt es mehrere Arten von Gammakameras, mit denen beide Nieren kontrolliert werden können. Diese Geräte sind imstande, die Aufnahme und Ausscheidung von Radionukliden verschiedener Art rasch für das Auge sichtbar zu machen. Weitere Verfeinerungen, z.B. *Kanalanalysatoren,* ermöglichen eine genauere Darstellung kleinerer Bezirke innerhalb einer Niere. Auf diese Weise kann der Arzt eine echte quantitative Bestimmung vornehmen, weil er genau weiß, in welchem speziellen Feld die Impulszählung gerade stattfindet.

**Apparatur.** Die meisten heute erhältlichen Detektoren arbeiten mit einem *Natriumjodidkristall,* der mit einer Spur *Thallium* aktiviert wurde. Wenn ein Photon, das beim Zerfall eines Radionuklids emittiert wird, den Kristall trifft, entsteht ein winziger Lichtblitz. *Szintillation* ist der Ausdruck, den man zur Beschreibung der Vielzahl von praktisch gleichzeitigen winzigen Lichtblitzen verwendet, die von den beim Kernzerfall frei gewordenen Gammaquanten ausgelöst werden. Eine oder mehrere *Photomultiplierröh-*

Normale Szintigramme:

0–2-Minuten-Szintigramm zeigt normal konfigurierte Nieren mit seitengleicher Aufnahme des radioaktiven Materials.

4–5-Minuten-Szintigramm zeigt seitengleiche Entleerung.

Das Blasenszintigramm vor der Miktion zeigt das in der Blase angesammelte Material.

Das Blasenszintigramm nach der Miktion zeigt fast keinen Restharn

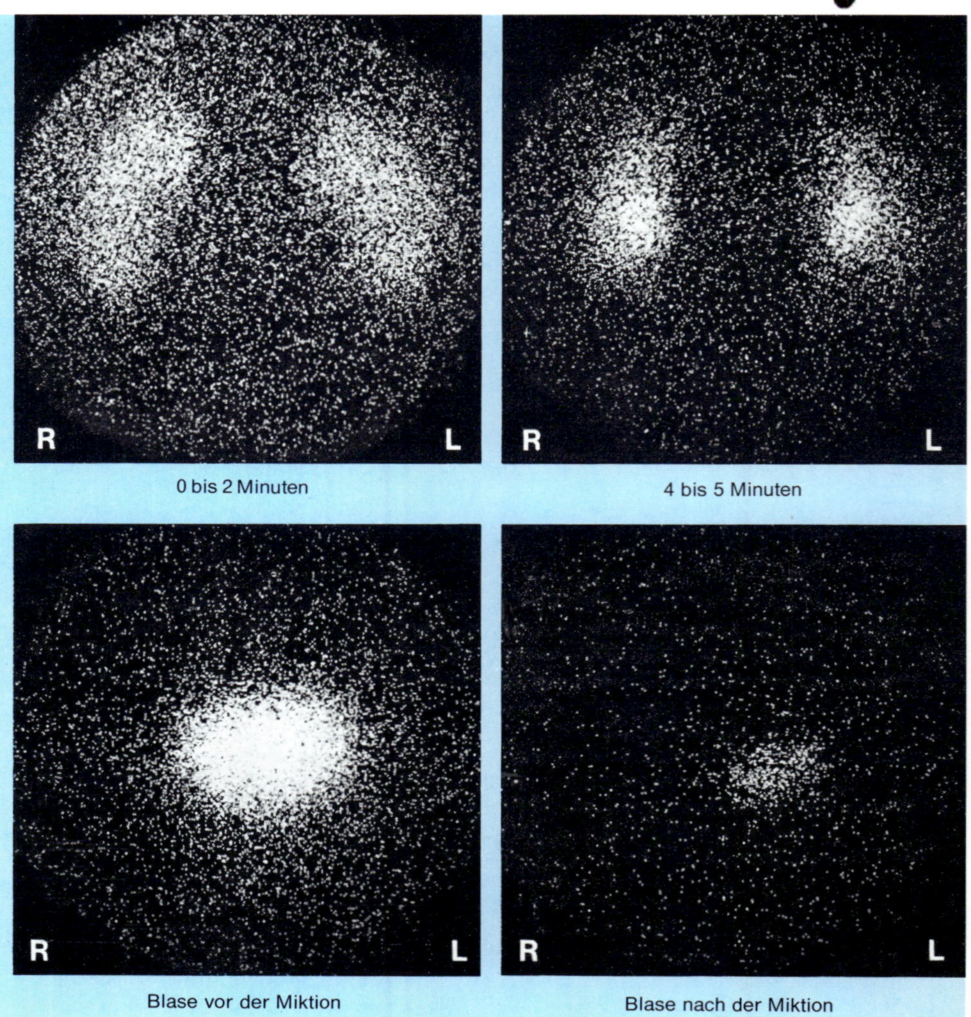

Neugeborenes mit raumforderndem Prozeß im Abdomen rechts, der mit i.v.-Pyelographie nicht geklärt werden konnte: 0–2-Minuten-Szintigramm zeigt rechts einen Ring von Radioaktivität. 25-Minuten-Szintigramm zeigt Ansammlung in der kalten Stelle, während sich Inhalt der linken Niere in die Blase entleert. Diagnose: große Hydronephrose rechts

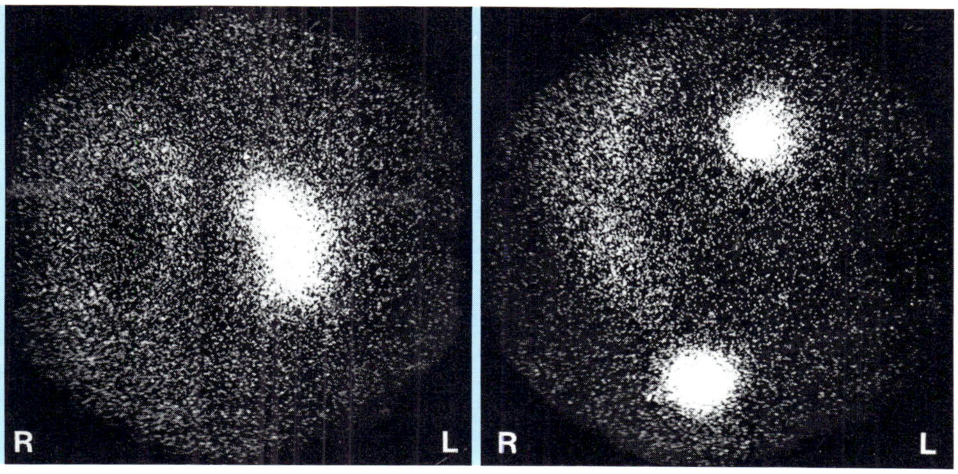


0 bis 2 Minuten — 25 Minuten

12jähriger Knabe mit schwerer Hypertonie. 1–3-Minuten-Szintigramm: verminderte Aufnahme im linken unteren Pol. 10-Minuten-Szintigramm: persistierende Aktivität im linken unteren Pol. Angiogramm deckte Gefäßanomalien in diesem Bereich auf. Nephrektomie links heilte Hypertonie

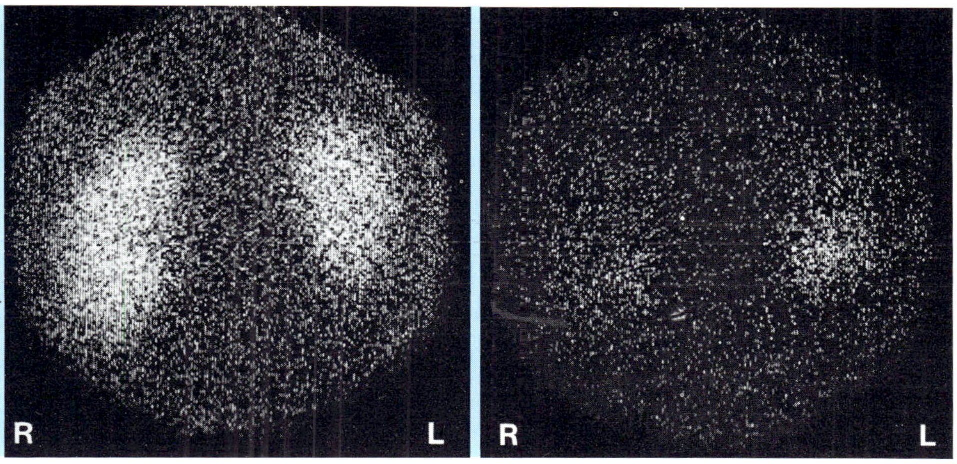


1 bis 3 Minuten — 10 Minuten

Erwachsener mit doppeltem Nierenbeckenkelchsystem links: Patient allergisch gegen Kontrastmittel. 3–4-Minuten-Szintigramm zeigt fehlende Radioaktivität im oberen linken Pol. Spätszintigramm zeigt Ansammlung im oberen linken Pol, während sich die rechte und untere linke Niere entleeren. Diagnose: Verschlußhydronephrose des linken oberen Nierenbeckenkelchsystems

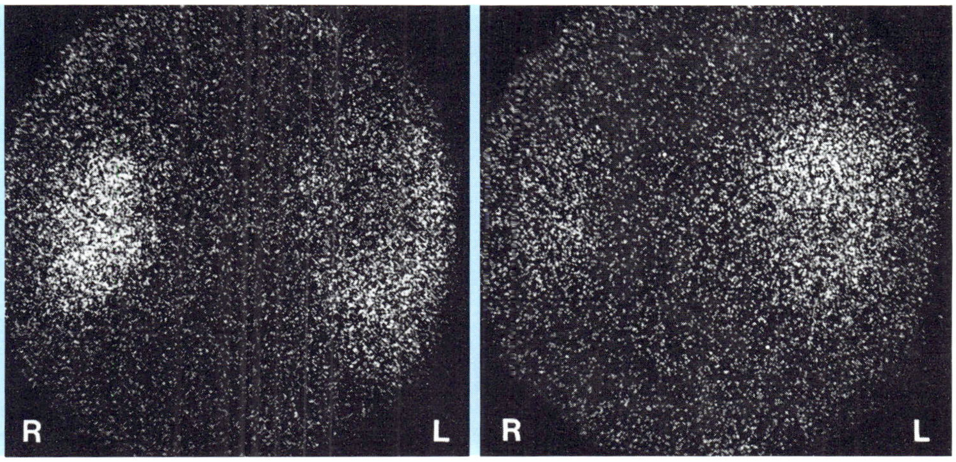


3 bis 4 Minuten — 15 bis 16 Minuten



*ren,* die mit dem Kristall gekoppelt sind, wandeln dieses Licht in elektrische Energie um und ermöglichen damit eine quantitative Messung der Gammastrahlung. Die aus dem Organ emittierte Gammastrahlung geht in alle Richtungen, aber ein vorgeschalteter *Kollimator,* der gewöhnlich aus Blei ist und eine variable Anzahl von Bohrungen hat, läßt nur die *primären* Gammastrahlen, die den kürzesten geraden Weg vom Gewebe zum Kristall nehmen, zur Registrierung während der Szintillation passieren.

Die ursprüngliche Nephrographie-Szintillationssonde besteht aus einem kleinen Natriumjodidkristall und einer Photomultiplierröhre; der feststehende Detektor, der als Gammakamera bezeichnet wird, besteht entweder aus einem großen Kristall *(Anger-Kamera)* oder einer Vielzahl kleiner Kristalle *(Bender-Blau-Autofluoroskop).* Der Kollimator befindet sich vor dem Kristall (bzw. den Kristallen). Hinter dem Kristall (den Kristallen) liegt eine Gruppe von Photoröhren mit optischer Kopplung, die mit Vorverstärkern verbunden sind.

**Technik.** Wenn die Gammastrahlen den Kristall treffen, entspricht die Intensität jeder Szintillation der Stärke des Kernzerfalls. Findet zum Beispiel im rechten oberen Nierenpol ein Kernzerfall statt, so wird auf der korrespondierenden Stelle auf dem Oszilloskop ein Lichtblitz zu sehen sein. Auf photographischen Zeitaufnahmen oder auf dem Schirm des Oszilloskops formt sich so ein sichtbares Bild aus diesen einzelnen Blitzen.

Weil ein schneller Lagewechsel vorgenommen werden kann, kann man den Patienten sitzen, auf dem Bauch oder auf dem Rücken liegen lassen. Mit dem Oszilloskop kann man zum Beispiel die Aufnahme von Radiohippurat verfolgen, während sie vor sich geht, ohne Gefahr zu laufen, daß ein Teil einer oder beider Nieren nicht erfaßt wird. Erwachsene bekommen gewöhnlich 300 $\mu$Ci Radiohippurat intravenös, eine Dosis, die in den meisten Fällen für Aufnahmen und Zählungen über den Nieren in 1-Minuten-Folge ausreicht.

Die Strahlenbelastung eines Patienten mit normaler Nierenfunktion ist beträchtlich geringer als bei einer Röntgenaufnahme des Abdomens, was die Nierendosis betrifft, und bezüglich der Gonadendosis ist sie unbedeutend. Natriumjodhippurat wird in unvergleichlich geringerer Menge verabreicht als die für die intravenöse Pyelographie verwendeten ähnlichen organischen Jodverbindungen, und Reaktionen auf das intravenös injizierte Radiohippurat sind außerordentlich selten.

Eine Gammakamera, die die gleichzeitige Beobachtung beider Nieren erlaubt, kann die gleiche Basisinformation wie die Isotopennephrographie liefern. Gleichzeitig ermöglicht sie die bildliche Darstellung der dynamischen Vorgänge in der Niere und die *quantitative* Auswertung über jedem gewählten Feld. Auf diese Weise lassen sich im gegebenen Fall »kalte Stellen« nachweisen, welche für raumfordernde Prozesse in der Niere oder für eine segmentale Nierenischämie sprechen.

In den ableitenden Harnwegen kann mit der Szintigraphie und mit quantitativen Zählungen über der Blase vor und nach der Miktion eine Restharnbestimmung vorgenommen werden. Wenn das Volumen des entleerten Harns bekannt ist, läßt sich die Restharnmenge ohne Katheterisierung exakt quantitativ erfassen. Die Messung der zugeführten und der wieder ausgeschiedenen Radioaktivität und die Beurteilung der Gesamtfunktion kann mit Hilfe eines *Dosismessers* gleichzeitig vorgenommen werden. Man kann somit in 30 Minuten die Nieren und den ganzen Harntrakt untersuchen und sich grob über morphologische Abweichungen informieren. Die Untersuchung ist genau, die Strahlendosis gering und die Belästigung des Patienten minimal.

$^{131}$J-markiertes Natriumjodhippurat wird noch immer am häufigsten verwendet, aber $^{99m}$Tc (Technetium-

*(Fortsetzung auf Seite 106)*

## Nierenszintigraphie

(Fortsetzung von Seite 105)

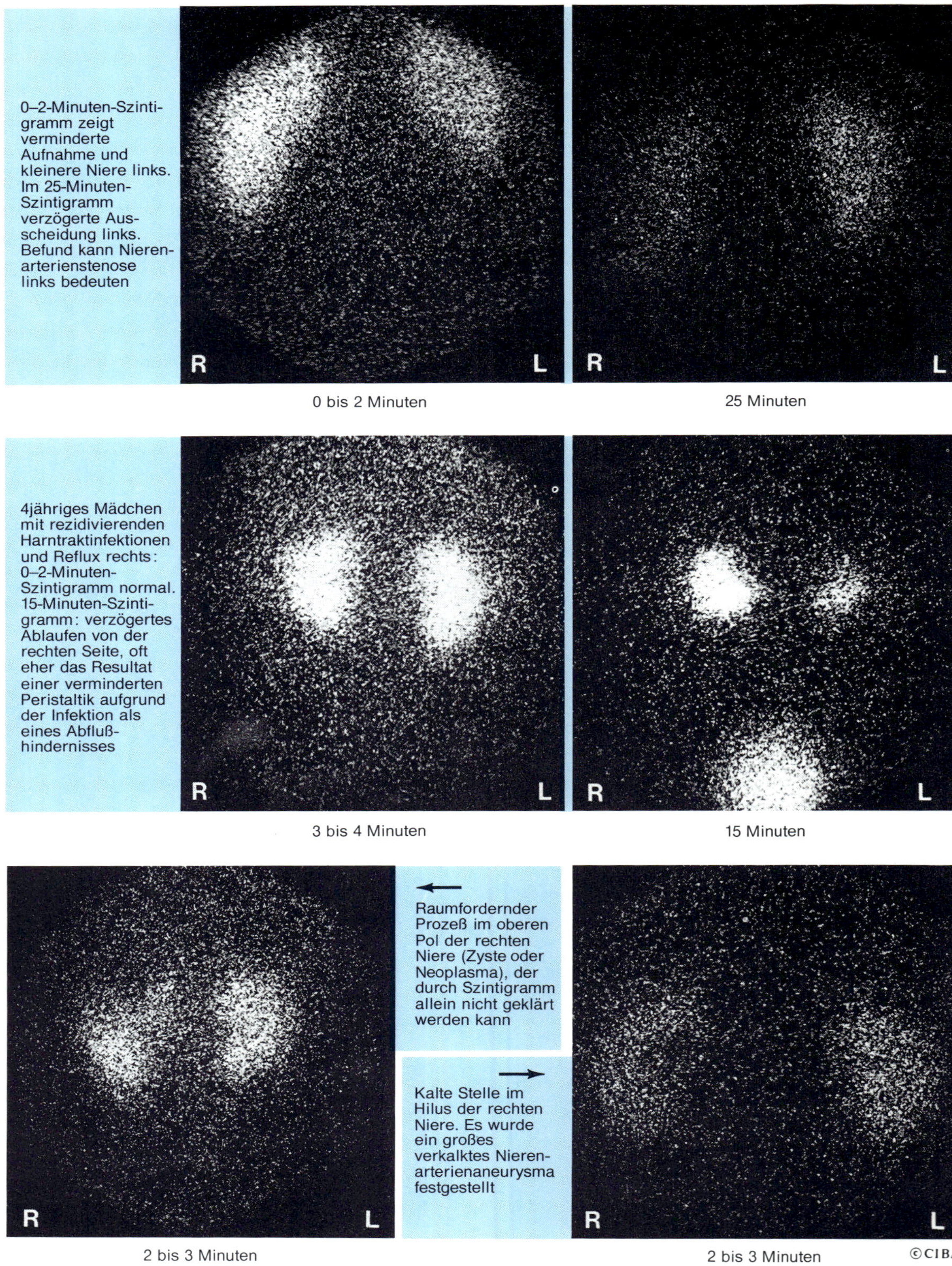




pertechnetat 99), $^{203}$Hg- und $^{197}$Hg-markiertes Chlormerodrin stehen ebenfalls verbreitet im Gebrauch. Die drei letztgenannten werden zur Beurteilung verschiedener Parameter der Nierenfunktion angewendet.

## Gegenüberstellung von Gammakamerazintigramm und intravenösem Pyelogramm

In manchen Fällen ist das Radiohippuratszintigramm im Vergleich zum intravenösen Pyelogramm (s. S. 91) von überlegener diagnostischer Bedeutung. Wenn man weiß, daß bei einem Patienten eine Kontrastmittelüberempfindlichkeit vorliegt, kann die Radiohippuratszintigraphie das einzige diagnostische Werkzeug für die Stellung einer exakten Diagnose bilden.

Bei der Durchsiebung einer Hochdruckpopulation, in der sich bei nur etwa 10% der Patienten eine korrigierbare Nierenarterienveränderung nachweisen läßt, ist ein solches nichtinvasives Verfahren von immenser Bedeutung. Besonders wichtig ist, daß man damit imstande ist, eine segmentale Nierenischämie zu erkennen, die mit der Standard-Isotopennephrographie oder der intravenösen Pyelographie im besten Fall nur äußerst schwierig zu entdecken ist. Mit der Gammaszintillationskamera lassen sich durch quantitative Auswertung und Zählungen in den einzelnen Nierenfeldern derartige segmentale Läsionen recht leicht demonstrieren, und damit kann man mehr Hypertoniker erfassen, bei denen eine Operation überlegt werden muß.

Es soll hier aber mit Nachdruck betont werden, daß das Auftauchen der Szintillationskamera keineswegs die Röntgenuntersuchung des Harntrakts ersetzen kann. Man muß unbedingt unterscheiden zwischen der eben geschilderten Anwendung der Nieren- und Harntraktszintigraphie als Suchtest bei Individuen, die keine spezielle Nieren- oder Harnwegsymptomatologie aufweisen, und ihrer Anwendung für feinere diagnostische Zwecke. Wenn auch die Nierenszintigraphie heute und vielleicht auch in Zukunft nicht imstande ist, sich mit den Röntgenverfahren bei detaillierteren morphologischen Untersuchungen zu messen, so kann sie doch zweifellos mit einer verfeinerten Methodik zusätzliche Informationen liefern. Außerdem ist sie in den bereits erwähnten Fällen, wo eine Röntgenkontrastmittelverabreichung wegen Überempfindlichkeit kontraindiziert ist, anwendbar.

Tests mit mehreren Radionukliden zur Bestimmung spezieller funktioneller Parameter können oft eine Ergänzung zum Suchverfahren und zu den Röntgenuntersuchungen bilden. Bei einem Risikopatienten zum Beispiel, bei dem unter Umständen eine *Angiographie* (s. S. 100) bedenklich erscheint, läßt sich die Differentialdiagnose zwischen Nierenzyste und -neoplasma mit einer Radiohippurat- sowie mit einer *Technetiumszintigraphie* teilweise klären. Die Radiohippuratszintigraphie wird eine »kalte Stelle« nachweisen, während die Technetiumszintigraphie zeigen wird, ob eine Vaskularisierung vorhanden ist oder nicht. Selbstverständlich kann man auf diese Weise aber im besten Fall nur zwischen einer Zyste und einem nekrotischen Tumor einerseits und einem vaskularisierten Neoplasma andererseits differenzieren.

Spezielle funktionelle Informationen, die die Szintigraphie liefern kann, lassen sich auch bei der Unterscheidung zwischen Abstoßung, Verschluß und akuter tubulärer Nekrose nach Nierentransplantationen (s. S. 264) mitverwerten. Außerdem könnte man das Verfahren sicher in gleicher Weise zur Untersuchung vor und nach chirurgischen Eingriffen und nach Traumen anwenden.

Obwohl sie noch in den Kinderschuhen ihrer Entwicklung stecken, sind die Radionuklid-Szintigraphiemethoden bereits ein wertvolles diagnostisches Werkzeug geworden. Für die Zukunft möchte man neue und ebenso wertvolle Fortschritte erwarten.

# Nierenbiopsie

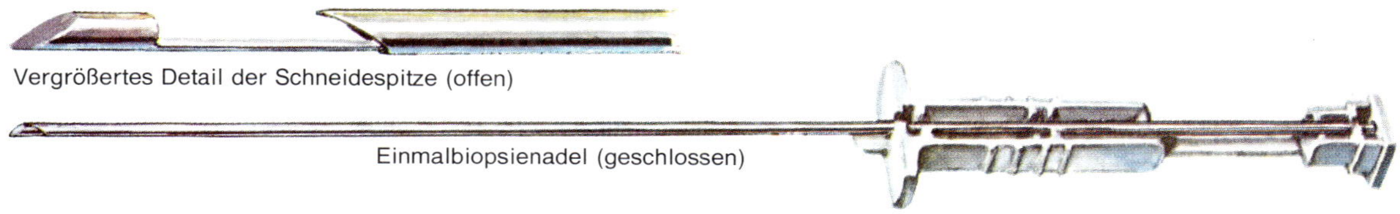

Vergrößertes Detail der Schneidespitze (offen)

Einmalbiopsienadel (geschlossen)

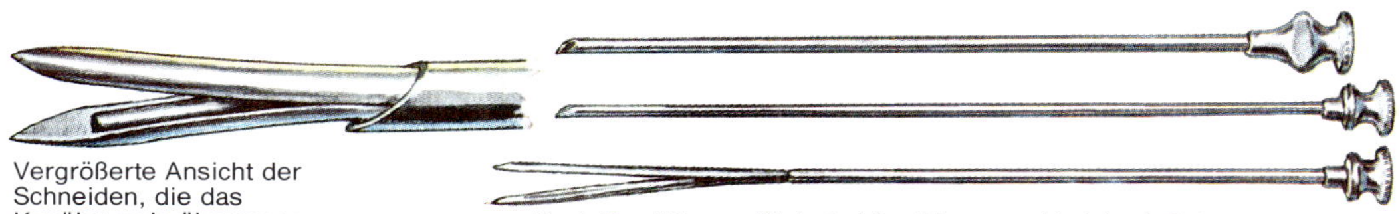


Vergrößerte Ansicht der Schneiden, die das Kanülenende überragen

Nach Franklin modifizierte Vim-Silverman-Nadel mit Schneidebranchen

Eine Nierenbiopsie braucht man in erster Linie, um eine exakte histologische Diagnose stellen zu können. Sie liefert auch Befunde, die für die klinische Versorgung des Patienten von Belang sind, und sie erlaubt prognostische Schlüsse.

Das Gewebe wird im allgemeinen nach entsprechender Präparation mit lichtmikroskopischen, elektronenmikroskopischen und Immunfluoreszenzmethoden untersucht. Bei entsprechender Indikation kann vom Nierenblut auf der Biopsienadel und von einem Stück Nierengewebe eine Kultur angelegt werden. Falls es notwendig ist, können mikrobiologische Spezialuntersuchungen (virologisch, fungologisch, Tierinokulationen) vorgenommen werden, in seltenen Fällen auch eine histochemische Färbung, eine quantitative chemische Analyse und ultramikrochemische Bestimmungen.

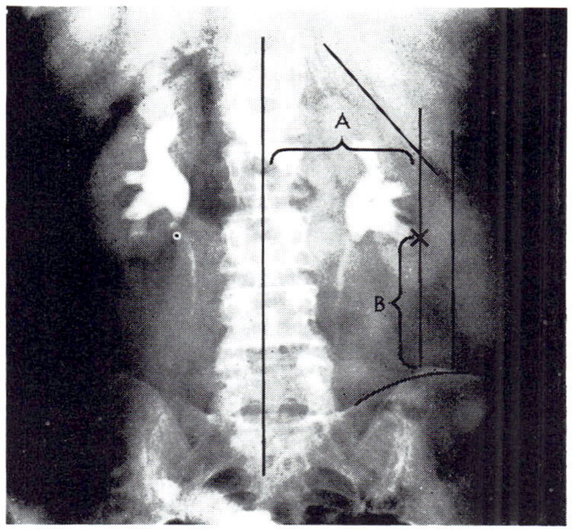


Vorgesehene Punktionsstelle (x) auf der Röntgenaufnahme wählen und ihre Topographie durch Messung der Linien von Dornfortsätzen, Darmbeinkamm und 12. Rippe bestimmen

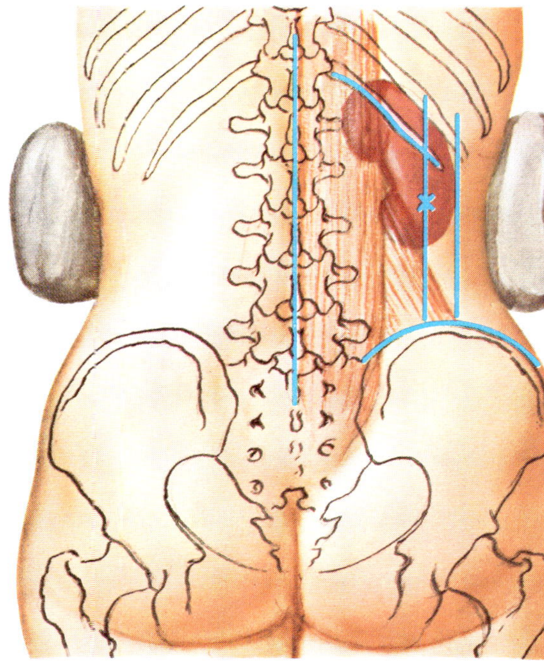

Zur Bestimmung der Punktionsstelle Messungen übertragen, ausgehend von den gleichen Beziehungslinien, die mit Farbe auf dem Rücken des Patienten eingezeichnet werden. Patient in Bauchlage mit untergelegtem Sandsack zur Fixierung der Nieren gegen den Rücken. Blutdruck und Puls kontrollieren

## Auswahl der Patienten

Kontraindiziert ist eine Nierenbiopsie, wenn nur eine Niere vorhanden ist, bei Nierenneoplasmen, Zystennieren und hämorrhagischer Diathese. Relative Kontraindikationen sind Nierenleiden mit Niereninsuffizienz, einseitige Schrumpfniere und schwere Hypertonie. Vor der Biopsie macht man außer der üblichen körperlichen Untersuchung und den routinemäßigen Laborproben eine Bestimmung der Blutungs-, Gerinnungs- und Prothrombinzeit, der Thrombozytenzahl und des Thromboplastinverbrauchs und eine Blutgruppenbestimmung. Mit einer intravenösen Pyelographie vergewissert man sich, daß zwei Nieren vorhanden sind, und stellt ihre Lage fest.

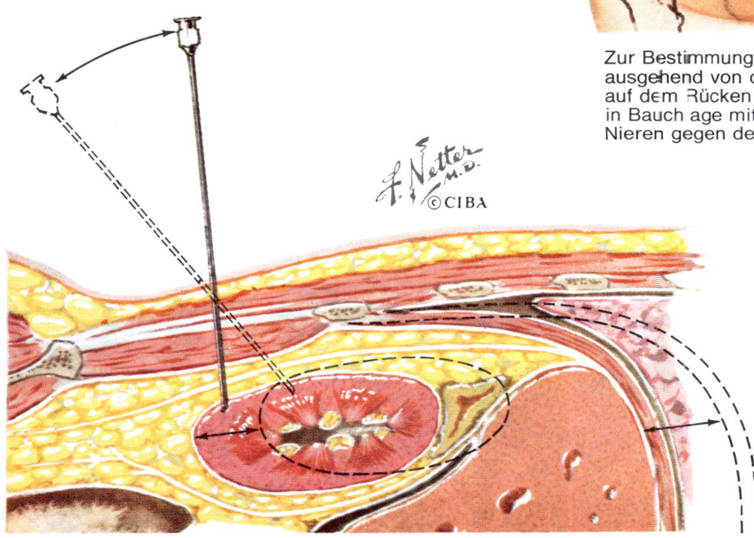


Haut desinfizieren, Quaddel mit Anästhetikum setzen und darunterliegende Subkutis und Rückenmuskulatur anästhesieren. Lange dünne Explorationsnadel in Richtung Niere durch Rückenmuskeln einführen. Spürbarer Widerstand beim Durchstechen der Nierenkapsel. In der Niere liegende Nadel schwingt im Bogen mit der Atmung. Ihre Bewegung soll nicht unterdrückt werden. Tiefe markieren und Nadel herausziehen

## Vorbereitung und Nachbehandlung des Patienten

Die geplante Biopsie wird mit dem Patienten besprochen. Bei kooperativen Erwachsenen und älteren Kindern kann die Biopsie unter Lokalanästhesie vorgenommen werden, und man wird den Patienten so instruieren, daß seine volle Mitarbeit gewährleistet ist, z.B. daß er den Atem anhält, wenn er dazu aufgefordert wird. Bei Säuglingen und kleineren Kindern ist unter Umständen eine tiefe Sedierung oder eine Allgemeinnarkose erforderlich. Bei Patienten, die nur unvollkommen kooperieren können oder bei Schwerkranken wird die Biopsie dagegen am besten mittels chirurgischer Freilegung der Niere durchgeführt. Wenn in Sonderfällen bei beginnender Niereninsuffizienz eine Biopsie indiziert ist, sollte ebenfalls eine Freilegungsbiopsie vorgenommen werden.

Nach der perkutanen Biopsie muß der Patient 24 Stunden flach im Bett liegenbleiben, und Puls und Blutdruck werden kontrolliert. Zur Anregung der Harnproduktion wird Flüssigkeit oral verabreicht. Der erste nach der Biopsie gelassene Harn sowie eventuell eine zweite Portion nach 24 Stunden wird darauf untersucht, ob eine stärkere Blutung feststellbar ist. Vor der Entlassung wird der Patient über mögliche Früh- und Spätkomplikationen informiert und zu einer Kontrolluntersuchung bestellt. Außerdem wird er angewiesen, sich sofort zu melden, falls sich irgendeine Störung einstellen sollte.

## Technik

**Biopsienadeln.** Es gibt unterschiedliche Biopsienadeln. Früher wurde am häufigsten die nach Franklin modifizierte Vim-Silverman-Nadel benützt, die oft als Franklin-Silverman-Nadel bezeichnet wird. Diese Nadel ist so konstruiert, daß die Höhlung der Schneidebranchen an der Spitze ausgefüllt ist; dadurch wird das herausgestanzte Stück Nierengewebe an allen Seiten losgelöst. Die Standard-Vim-Silverman-Nadel darf man nicht verwenden, weil man damit wegen der Zähigkeit des Nierengewebes Versager erlebt. Man kann auch mit einer Einmalnadel, die ähnlich wie die Hamburger-Nadel konstruiert ist, arbeiten. Heute hat sich mit guten Ergebnissen und geringer Komplikationsrate die Anwendung der Menghini-Nadel durchgesetzt.

**Lokalisation der Punktionsstelle.** Vor der Punktion entleert der Patient die Blase und nimmt dann auf einem festen Tisch Bauchlage ein. Er bekommt einen dünnen, festen, in ein Handtuch gewickelten Sandsack untergeschoben, der die Nieren gegen den Rücken drücken soll.

Auf dem Film des intravenösen Pyelogramms werden die Entfernungen gemessen: 1. von den Dornfortsätzen zum lateralen Nierenrand, 2. von den Dornfortsätzen zur gewählten Punktionsstelle in der Niere und 3. vom Darmbeinkamm zur vorgesehenen Punktionsstelle. Dann palpiert man die 12. Rippe, den Darmbeinkamm und die Dornfortsätze und markiert die Haut über diesen knöchernen Beziehungspunkten mit Farbe.

*(Fortsetzung auf Seite 108)*

## Nierenbiopsie

*(Fortsetzung von Seite 107)*

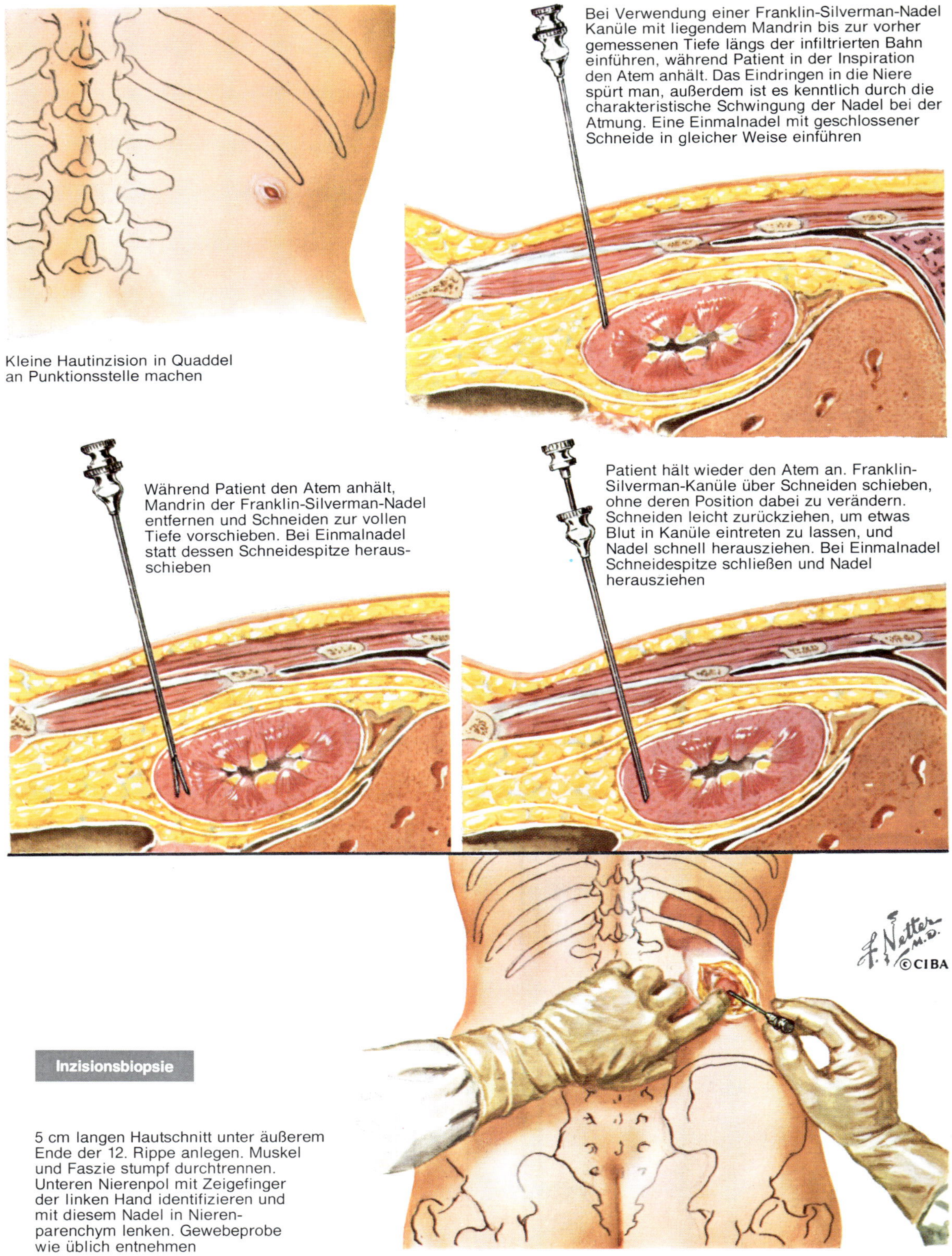


Danach wird die Niere in In- und Exspiration palpiert.

Anhand der drei auf der Röntgenaufnahme gemessenen Entfernungen werden der laterale Nierenrand und die gewählte Punktionsstelle auf der Haut des Patienten markiert.

**Einführung der Explorationsnadel.** Die Rückenhaut wird in der üblichen Weise desinfiziert, z. B. mit Jod und Alkohol. Der Arzt, der sterile Handschuhe trägt, deckt den Rücken des Patienten mit sterilen Tüchern ab. Wenn man eine Lokalanästhesie machen will, werden die Punktionsstelle und die subkutanen Gewebe mit einem Anästhetikum infiltriert. Blutdruck und Puls werden inzwischen von einer Schwester oder einer Assistenz am Kopf des Tisches überwacht.

Der Arzt führt an der vorgesehenen Stelle vorsichtig eine lange dünne Nadel in die Haut und die darunterliegenden Gewebe ein. Dabei wird der Patient aufgefordert, den Atem anzuhalten, und die Nadel wird in die Niere vorgeschoben. Jetzt sagt man dem Patienten, daß er wieder atmen soll, und wenn die Nadel in der Niere liegt, wird sie im Bogen mit der Atmung mitgehen und vielleicht auch eine pulsierende Bewegung zeigen. Fehlbeurteilungen sind infolge gleicher Bewegung bei Nadellage unmittelbar unter dem Nierenpol möglich.

Dann hält der Patient wieder den Atem an. Man faßt die Nadel dort, wo sie aus der Haut herausragt, zwischen Daumen und Zeigefinger und zieht sie heraus. Danach wird der Abstand vom Daumen zur Nadelspitze, der der Tiefe der Niere entspricht, abgemessen und die Biopsienadel entsprechend markiert.

**Gewebeentnahme.** An der Punktionsstelle wird eine kleine Hautinzision angelegt. (Bei Menghini-Nadel nicht erforderlich.) Durch diese wird die Kanüle der Franklin-Silverman-Nadel mit liegendem Mandrin eingestochen. Während der Patient den Atem anhält, wird sie in der gleichen Bahn wie die Explorationsnadel bis zur vorher gemessenen Tiefe eingeführt. Daß die Nadel in der Niere liegt, erkennt man an der charakteristischen Zunahme des Widerstands beim Perforieren der Nierenkapsel und auch an der charakteristischen Pendelbewegung der Nadel, wenn der Patient wieder atmet.

Der Patient hält neuerlich den Atem an. Der Mandrin wird entfernt und die Spaltnadel mit den Schneiden eingeführt. Die Kanüle wird nun tiefer über die Schneiden geschoben. Letztere werden leicht zurückgezogen, so daß etwas Blut in die Kanüle eintreten kann. Schließlich werden Kanüle und Spaltnadel mit dem Nierengewebsstückchen darin rasch gemeinsam herausgezogen.

Mit der Einmalbiopsienadel geht man im Prinzip genauso vor. Diese Nadel wird mit geschlossener Schneide eingeführt. Wenn sie in der Niere liegt, wird die Schneidespitze vorgeschoben, und durch Schließen der Schneidespitze und rasches Herausziehen der Nadel wird das Gewebe gewonnen, ebenso wie mit der Franklin-Silverman-Nadel.

Nach dem Herausziehen der Nadel drückt man fest 3 Minuten lang auf die Stichstelle. Die Wunde wird verbunden und der Patient in Rückenlage zurück ins Bett gebracht.

Wie bereits erwähnt, wird das gewonnene Gewebe für verschiedene Untersuchungen in Portionen aufgeteilt; es wird entsprechend fixiert oder in flüssigem Stickstoff gefroren. Vom Nadelblut kann eine Kultur angelegt werden. Es ist zu betonen, daß das Gewebe einer Spezialbehandlung durch besonders geschulte histologisch-technische Fachkräfte unterzogen werden muß und daß alle Prozeduren von Hand ausgeführt werden sollen. Für die Lichtmikroskopie benützt man Ultradünnschnitte von $1-2\,\mu m$.

**Die perkutane Nierenbiopsie** läßt sich unter Fernsehdurchleuchtungskontrolle mit direkter Beobachtung der Niere durchführen. Technik, Vorbereitung und Nachbehandlung bleiben gleich, nur wird außerdem ein Kontrastmittel während der Prozedur in eine Armvene infundiert, und statt des Sandsacks wird ein strahlendurchlässiger wurstförmiger Sack untergelegt. In manchen Krankenhäusern, die über eine Fernsehdurchleuchtungseinrichtung verfügen, ist dieses Verfahren heute üblich.

**Inzisionsbiopsie.** Wenn es notwendig ist, die Nierenbiopsie auf chirurgischem Weg durchzuführen, wird eine etwa 5 cm langer Hautschnitt unter dem lateralen Ende der 12. Rippe angelegt. Stumpfes Präparieren genügt zur Trennung der Muskel- und Faszienschichten des Rückens; mit dem Zeigefinger kann man den unteren Nierenpol identifizieren und die Biopsienadel in das Nierenparenchym lenken. Die Gewinnung des Gewebestücks selbst unterscheidet sich im übrigen nicht von der Vorgangsweise bei der Nadelbiopsie. Zur Blutstillung kann man eine einfache Naht anlegen, und die Hautwunde wird mit ein, zwei Nähten verschlossen und mit einem sterilen Verband bedeckt.

Sektion IV

# Krankheiten der Niere

von

Frank H. Netter, M.D.

unter Mitarbeit von

E. Lovell Becker, M.D. Tafel 12–15

D. A. K. Black, M.D., F.R.C.P. Tafel 27

Claus Brun, M.D. und Steen Olsen, M.D. Tafel 1–2

Jacob Churg, M.D., Marvin Goldstein, M.D. und Edith Grishman, M.D. Tafel 19–25

Gustave J. Dammin, M.D. Tafel 30–31

David P. Earle, M.D. Tafel 26

Robert T. McCluskey, M.D. Tafel 16–18, 28–29

Theodore N. Pullman, M.D. und Fredric L. Coe, M.D. Tafel 3–11

# Akute Niereninsuffizienz

Die akute Niereninsuffizienz läßt sich als eine plötzliche Einschränkung der Nierenfunktion in einem auf die Dauer mit dem Leben nicht vereinbaren Ausmaß definieren. Das entspricht einer Senkung der endogenen Kreatinin-Clearance auf Werte unter 5% der Norm. Mit sehr wenigen Ausnahmen besteht dabei eine *Oligurie* oder *Anurie.*

Offensichtlich können viele pathologische Prozesse eine akute Niereninsuffizienz verursachen. Es ist zweckmäßig, sie nach ihrer Pathogenese in drei Gruppen einzuteilen: prärenale, postrenale und parenchymatöse.

**Prärenale Faktoren.** Eine *reversible* Einschränkung oder Aufhebung der Nierenfunktion kann durch zahlreiche Faktoren außerhalb der Niere hervorgerufen werden, z.B. durch Hypotonie, Salzverlust oder Dehydratation. Die Insuffizienz hält nur so lange an, wie die prä- oder extrarenalen Faktoren fortwirken.

**Postrenale Faktoren.** Als Ursache der Niereninsuffizienz kommt auch ein Abflußhindernis in den Harnwegen in Betracht, das eine Reihe von Gründen haben kann (s. S. 185). Bei einem vollkommenen Sistieren der Harnausscheidung (Anurie) – zum Unterschied von einer Einschränkung der Harnproduktion (Oligurie) – sind oft eher postrenale Ursachen anzunehmen.

**Parenchymatöse akute Niereninsuffizienz.** Sie entsteht durch Dysfunktion der Nephrone. Die ätiologischen Faktoren sind vielfältig und umfassen so unterschiedliche Krankheiten wie die akute Glomerulonephritis (s. S. 131), die akute Pyelonephritis (s. S. 189), den Lupus erythematodes disseminatus (LED) (s. S. 141), die Panarteriitis nodosa (s. S. 167), die Myelomatose (s. S. 180), die Amyloidose (s. S. 163), die toxische Nephropathie (s. S. 168) u.a.

Therapeutisch und zahlenmäßig im Vordergrund steht das *akute Nierenversagen,* das als Folge oder in Begleitung von Transfusionszwischenfällen durch Blutgruppenunverträglichkeit, Septikämie, geburtshilflichen und gynäkologischen Komplikationen, schweren Quetschungen, großen Operationen, Vergiftungen oder nach massiven Volumenverlusten auftritt. (Wenn auch diese Form des akuten Nierenversagens häufig in Zusammenhang mit einem zirkulatorischen oder septischen Schock entsteht, ist keiner von beiden unbedingte Voraussetzung.) Es ist nicht möglich, diese Form des akuten Nierenversagens exakt *klinisch* abzugrenzen. Es gibt jedoch viele klinische Merkmale, die trotz unterschiedlicher Ursache gleichartig auftreten, und die histologischen Befunde sind weitgehend uniform. Aufgrund der multiplen ätiologischen Faktoren ist diese Form der akuten Niereninsuffizienz unter einer Vielzahl von Namen bekannt: Crush-Niere, Schockniere, »lower nephron nephrosis«, akute tubuläre Nekrose, akute tubulointerstitielle Nephropathie und ischämische Anurie. Wir bevorzugen die Bezeichnung *akute tubulointerstitielle Nephropathie.*

Man muß übrigens zwischen dem Nierenversagen einer solchen »Schockniere« und der Oligurie mit herabgesetzter Nierenfunktion, die den Schock selbst begleitet, unterscheiden. Im letzten Fall ist die Nierenfunktion nur vorübergehend eingeschränkt und normalisiert sich zugleich mit dem Blutdruck oder kurz danach. Im Gegensatz dazu bleibt bei der echten »Schockniere« das Nierenversagen bestehen, oft noch Wochen nach der Wiederherstellung normaler Kreislaufverhältnisse.

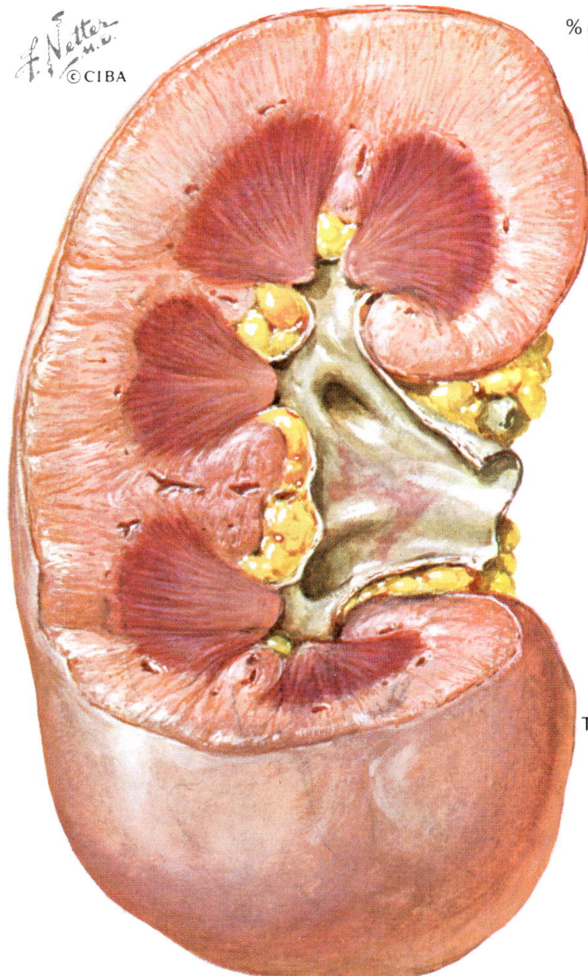


Akutes Nierenversagen parenchymatöser Genese: große, blasse Niere mit dicker, blasser Rinde und dunklen, hyperämischen Pyramiden

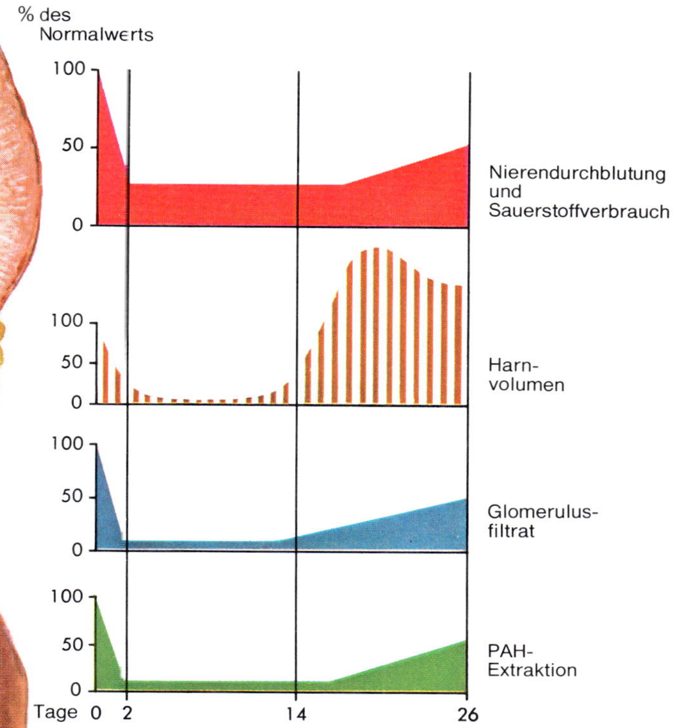


Störungen der Blutversorgung und anderer herausgegriffener Funktionen im Verlauf des akuten Nierenversagens: Harnvolumen, Glomerulusfiltrat und PAH-Extraktion sind viel stärker beeinträchtigt als Nierendurchblutung und Sauerstoffverbrauch

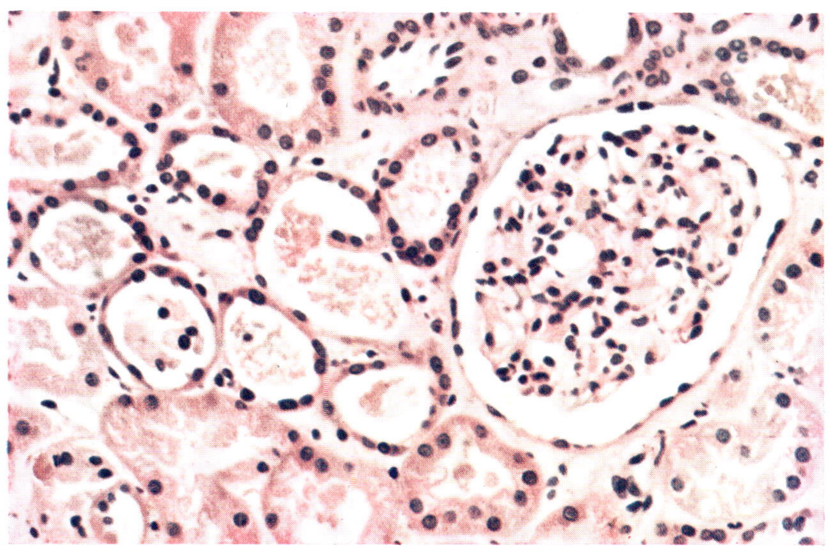

Biopsieschnitt: Glomerulus normal, distale Tubuli contorti dilatiert mit abgeflachtem Epithel und Erythrozytenzylindern im Lumen (HE-Färbung)

**Pathogenese.** Die Pathogenese der akuten tubulointerstitiellen Nephropathie ist bis heute nicht vollständig aufgeklärt. Da das Nierenversagen oft einem Schock folgt, wollte man die *Nierenhypoxie* für die Einstellung der Nierenfunktion verantwortlich machen. Die vorhandenen experimentellen Daten beweisen jedoch die Annahme nicht, daß während eines hämorrhagischen Schocks eine *gewebeschädigende* Nierenhypoxie eintritt, wenn auch die Nierendurchblutung stark reduziert ist. Die Theorie von der hypoxischen Genese des akuten Nierenversagens nach einem Schock muß daher in Frage gestellt werden.

Einmal ist die Korrelation zwischen Nierenfunktion einerseits und Nierendurchblutung und Sauerstoffverbrauch andererseits bei bestehendem Nierenversagen schlecht. (Die gesammelten Ergebnisse verschiedener Untersuchergruppen sind auf Tafel 1 dargestellt.) Es wird also unwahrscheinlich, daß die Minderung der Durchblutung und der Sauerstoffaufnahme die Ursache der schweren Niereninsuffizienz ist. Zum anderen gibt es nur wenige Beobachtungen über die *intrarenale Blutverteilung* während eines fixierten akuten Nierenversagens. Sie lassen vermuten, daß primär die Rindendurchblutung beeinträchtigt ist. Man muß also zu dem Schluß kommen, daß der Pathomechanismus der Entstehung des akuten Nierenversagens bis jetzt noch nicht bekannt ist.

**Pathologische Anatomie.** Die Niere in der akuten Anurie ist groß und blaß. Im Schnitt kontrastiert die dicke, blasse Rinde mit den dunklen, hyperämischen

*(Fortsetzung auf Seite 112)*

*(Fortsetzung von Seite 111)*

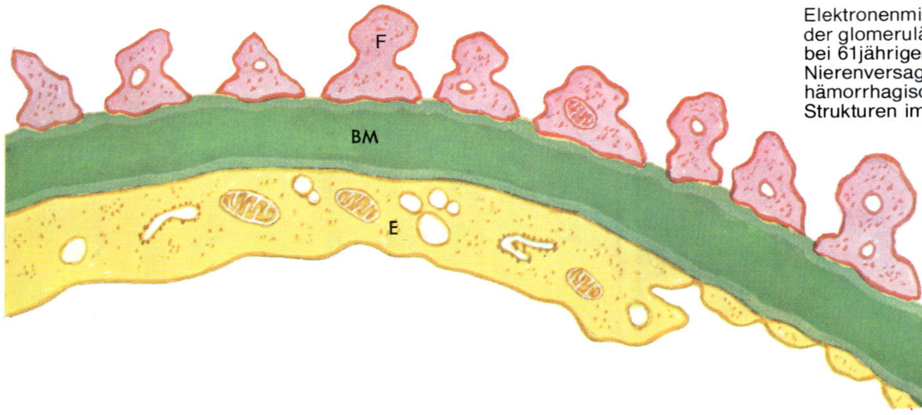


Elektronenmikroskopischer Befund der glomerulären Kapillarwand bei 61jährigem Mann mit akutem Nierenversagen nach akuter hämorrhagischer Pankreatitis: Strukturen im wesentlichen normal
F = Fußfortsätze des Epithels,
BM = Basalmembran,
E = Zytoplasma der Endothelzelle

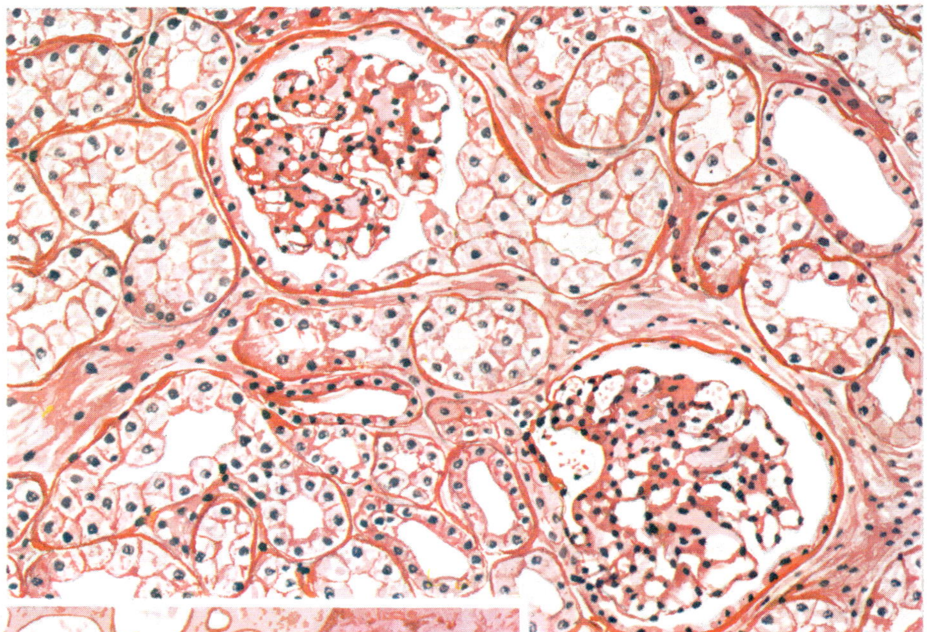

Histologischer Befund bei akutem Nierenversagen nach Behandlung mit niedermolekularem Dextran: hydropische Degeneration des Tubulusepithels mit Eindringen des transformierten Epithels in die Bowman-Kapsel

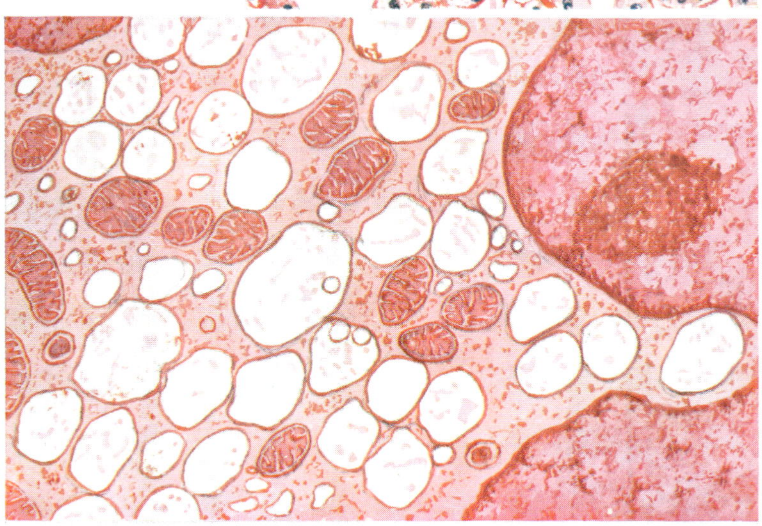

Elektronenmikroskopischer Befund nach Behandlung eines akuten Nierenversagens mit niedermolekularem Dextran: Vakuolisierung des Epithels im proximalen Tubulus

F. Netter M.D.


Pyramiden. Da die Untersuchung feinerer tubulärer Veränderungen infolge rascher autolytischer Prozesse schon nach ein paar Stunden unmöglich wird, läßt sich die histologische Struktur am besten an Biopsiematerial studieren. Charakteristischerweise sind die Glomeruli trotz der schweren Funktionseinbuße normal. Die distalen Tubuli contorti und in geringerem Grad auch die proximalen Tubuli sind erweitert, mit abgeflachtem Epithel.

In den distalen Tubuli und den Sammelrohren findet man Zylinder aus bräunlichem oder rötlichem Material (Blutzylinder). Eine vollständige oder ausgedehnte Nekrose des Tubulusepithels ist an Biopsiepräparaten nicht zu beobachten; degenerative Veränderungen finden sich jedoch nicht selten in dem die Zylinder in den distalen Tubuli umgebenden Epithel. Die Bezeichnung »akute tubuläre Nekrose« ist daher nicht besonders treffend.

Das Interstitium ist gering- bis mäßiggradig von Lymphozyten, Plasmazellen und Granulozyten herdförmig infiltriert und mäßig ödematös, besonders bei klinisch manifester Wasserretention. Hydropische Veränderungen im Epithel der proximalen Tubuli scheinen mit der Infusion von Mannit-, Saccharose- und Dextranlösungen zusammenzuhängen. In Fällen, bei denen das Nierenversagen mit einem Ikterus kombiniert ist, findet sich unter Umständen Gallenfarbstoff in den Zylindern und Tubuluszellen. Im allgemeinen ist das lichtmikroskopische Bild in Biopsiepräparaten recht charakteristisch und erlaubt eine histologische Diagnose.

**Elektronenmikroskopische Untersuchung von Biopsiepräparaten.** Hier bestätigt sich der lichtmikroskopisch gewonnene Befund normaler Glomeruli. Daneben sieht man im Epithel des distalen Tubulus degenerative Schäden, aber nur selten eine Nekrose. Bei Patienten, die mit Mannitlösung oder Dextran behandelt wurden, zeigt das Epithel des proximalen Tubulus oft eine starke Vakuolisierung; andere konstante Veränderungen sind jedoch nicht zu beobachten.

Die Pathogenese der akuten Anurie läßt sich offensichtlich weder aus den beobachteten strukturellen noch aus den ultrastrukturellen Läsionen ausreichend erklären.

**Klinisches Bild.** Es wird während der ersten Tage des renalen Funktionsausfalls von der Grundkrankheit geprägt. Auch noch in der ersten Woche findet man als einzige zusätzliche Zeichen unter Umständen nur Nausea und Apathie. Der spärliche Harn hat anfangs ein hohes spezifisches Gewicht und enthält gewöhnlich Eiweiß, Erythrozyten und rötliche granulierte Zylinder (Blutzylinder), unter Umständen auch Spuren von Glukose. Bei Fortschreiten des Prozesses stehen die klinischen Erscheinungen im Zeichen der zunehmenden Azotämie und Azidose sowie des steigenden Serumkaliumspiegels. Es können kardiale Komplikationen auftreten, auch wenn keine Gewichtszunahme zu verzeichnen ist. Die Wasserretention ist eine zusätzliche Bedrohung für den Kreislauf, und es kann sich eine Stauungsherzinsuffizienz entwickeln. Eine weitere kardiale Komplikation stellt die Kaliumvergiftung dar, die sich vorübergehend durch Injektion von Glukose, Bekämpfung der Azidose, orale oder rektale Gaben von kaliumabsorbierenden Ionenaustauscherharzen und Digitalisierung beheben läßt. Es können jedoch plötzliche Todesfälle vorkommen, weil die Empfänglichkeit des Herzmuskels für Vagusreize bei erhöhtem Serumkaliumspiegel gesteigert ist. Wenn sich die Hyperkalämie durch die angeführten Maßnahmen nicht rasch beherrschen läßt, soll daher dialysiert werden. Bei Fortbestand des renalen Funktionsausfalls kann es zu Koma, Konvulsionen und Anämie kommen.

Nach einem Zeitraum von etwa 14 Tagen setzt meist die Diurese ein. Sie ist gewöhnlich das Zeichen dafür, daß die Niere ihre Funktion wieder aufnimmt. Insgesamt aber ist die Prognose nicht gut; annähernd 50% enden letal, hauptsächlich als Folge der schweren Grundkrankheit oder einer ihrer Komplikationen. Bei jungen Patienten, deren ursprüngliche Krankheit geheilt wurde (z.B. gynäkologische oder geburtshilfliche Fälle), ist der Ausgang zumeist günstig. Bei überlebenden Patienten normalisiert sich die Nierenfunktion gewöhnlich vollständig oder fast vollständig, sogar nach langanhaltender Oligurie oder Anurie.

# Chronische Niereninsuffizienz

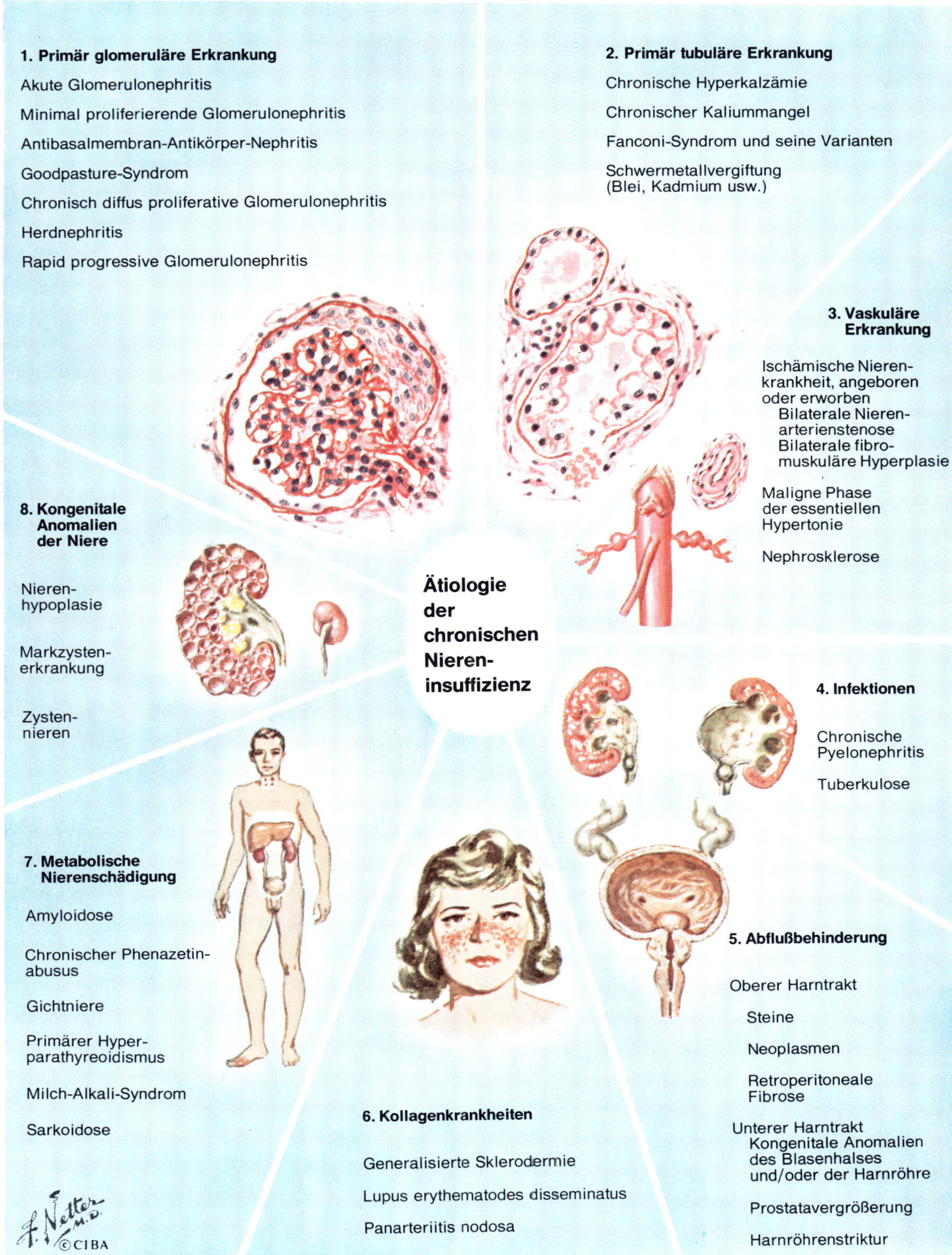


Eine chronische Niereninsuffizienz ist gewöhnlich die Folge einer chronischen Erkrankung der Nieren selbst. Fast jedes fortschreitende bilaterale Nierenleiden kann in einer chronischen Niereninsuffizienz enden. Auch ursprünglich nicht renale Krankheiten wie die obstruktiven Nephropathien (s. S. 185) können schließlich zu einer Erkrankung der Niere und einer chronischen Niereninsuffizienz führen. Die chronische Niereninsuffizienz hat immer intrarenale, die akute Niereninsuffizienz (s. S. 111) kann sowohl extrarenale als auch renale Faktoren zur Ursache haben.

Eine Vielzahl unterschiedlicher Nierenerkrankungen kann gleichartige Nierenfunktionsschädigungen hervorrufen. (Tafel 3 ist als Illustration und nicht als vollständige Übersicht über die Ursachen aufzufassen.) Die funktionellen Konsequenzen von so verschiedenartigen Prozessen wie Ischämie, Drucksteigerung im Nierenbecken, Infektion mit bestimmten Mikroorganismen oder Ablagerung von komplementbindenden Antigen-Antikörper-Komplexen können im Enderfolg bemerkenswert ähnlich sein. Die häufigsten Ursachen einer chronischen Niereninsuffizienz beim Menschen sind allerdings die diffusen, bilateralen, progredienten Formen der Glomerulonephritis und anderer Nephritiden.

**Leichter Nierenfunktionsschaden.** Er läßt sich gewöhnlich nur durch Belastungsproben aufdecken, z.B. im Konzentrationsversuch (s. S. 82) oder mit Substanzen wie p-Aminohippursäure (PAH), für welche die gesunde Niere eine hohe Clearance aufweist (s. S. 43).

Wenn die Nierenfunktion immer mehr nachläßt, kommt es zu einer kontinuierlich fortschreitenden Einschränkung homöostatischer Funktionen und damit zur Niereninsuffizienz.

Das frühe Stadium der Funktionseinschränkung ist gekennzeichnet durch deutliche Reduktion der Flexibilität in der renalen Homöostaseregulation. Hier können viel leichter als beim Gesunden außergewöhnliche diätetische oder metabolische Belastungen vorübergehende Erhöhungen der Konzentration von Stoffwechselendprodukten im Blut hervorrufen.

Sind diese Substanzen bei weiterem Funktionsverlust dann dauerhaft erhöht, ist das Stadium der *Niereninsuffizienz* erreicht. Eine Anpassung der Ausscheidungsfunktion auch nur an die gewöhnlichen metabolischen Bedürfnisse ist nicht mehr möglich.

Als *Urämie* wird das klinische Intoxikationssyndrom im Endstadium der fortgeschrittenen Niereninsuffizienz bezeichnet (s. S. 121 f.).

## Wasserausscheidung

Ein Substanzverlust durch chirurgische Entfernung von Nierengewebe löst eine Hypertrophie und Hyperplasie des verbleibenden Gewebes aus, aber es werden keine neuen Nephrone gebildet. Die einfachste Demonstration dieser strukturellen Adaption an einen Verlust funktionierender Nephrone liefert die binnen Stunden nach einer einseitigen Nephrektomie eintretende Vergrößerung der verbleibenden Niere.

Der gut belegten *strukturellen Hypertrophie* entspricht auch eine *Steigerung der Funktion.* Die verbleibende Niere kann einen effektiven renalen Plasmafluß und ein Glomerulusfiltrat von 80% des Normalwerts für beide Nieren erreichen. Die markantesten Veränderungen zeigen sich im proximalen Tubulus contortus und in der Henle-Schleife, doch ist das ganze Nephron einschließlich des Glomerulus an der Hypertrophie beteiligt. Bei unilateraler Nephrektomie oder Teilexzision zeigt das zurückbleibende Nierengewebe sowohl eine funktionelle als auch eine morphologische Hypertrophie.

Bei der chronischen Niereninsuffizienz des Menschen infolge diffuser bilateraler progredienter Formen der Glomerulonephritis und anderer Parenchymerkrankungen zeigen die noch intakten Nephrone ebenfalls eine Hypertrophie und Hyperplasie, nicht unähnlich den tierexperimentellen Befunden nach Exzision. Aus vielen klinischen Beobachtungen und Tierexperimenten ist daher die Vorstellung hervorgegangen, daß die gemeinsame strukturelle Basis für die Niereninsuffizienz beim Menschen eine *zahlenmäßige Verringerung* der funktionierenden Nephrone ist, mit funktioneller Mehrarbeit pro intaktem Nephron. Diese von Platt überzeugend formulierte und später durch Bricker und Schultze (1972) mit einem geistreichen Modellversuch gestützte Theorie hat man als *»intact nephron hypothesis«* bezeichnet. Man kann allerdings von ihr nicht erwarten, daß sie eine Erklärung für die Störungen liefert, die bei Nierenschäden durch Nephrotoxine oder bei Prozessen mit selektiven Auswirkungen auftreten (s. *Quecksilber-* oder *Dichromatvergiftung,* S. 168, *akute tubuläre Nekrose,* S. 111, oder Varianten des *Fanconi-Syndroms,* S. 247). *(Fortsetzung auf Seite 114)*

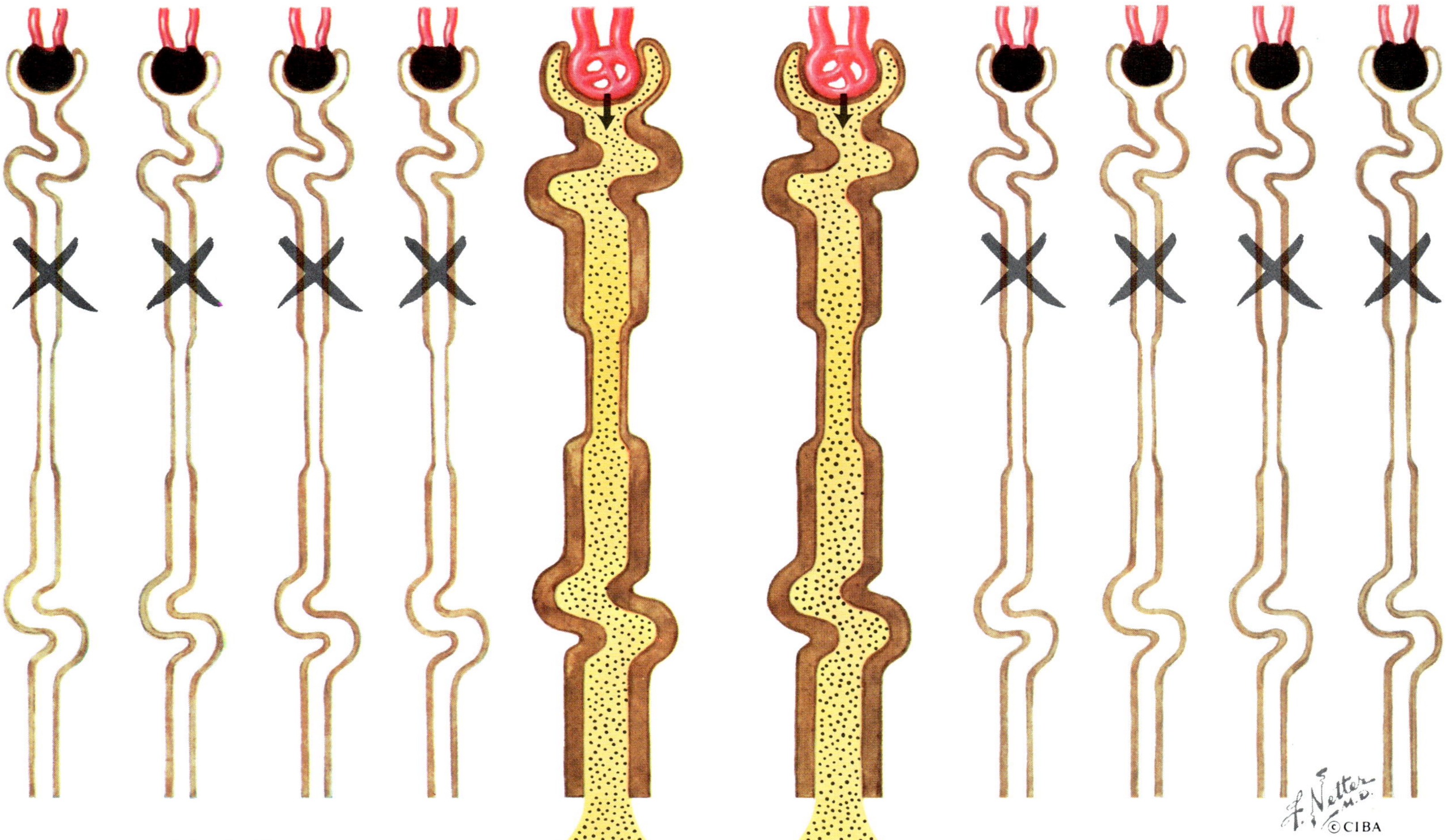


**Wasserausscheidung bei Niereninsuffizienz Hypothese der intakten Nephrone**

Eine kleinere Anzahl intakter funktionierender Nephrone der kranken Niere scheidet praktisch die gleiche Menge gelöster Substanzen aus wie vorher sämtliche Nephrone der gesunden Niere. Es werden daher mehr gelöste Substanzen pro überlebendem Nephron ausgeschieden, was eine osmotische Diurese bewirkt, d.h. Zunahme des Harnvolumens und Abnahme der Konzentration. (Eine verminderte Wasserresorptionskapazität der überlebenden Nephrone infolge einer Tubulusschädigung, wie z.B. bei der Pyelonephritis, kann ebenfalls eine Rolle spielen.) Die Fähigkeit zur Harnverdünnung geht später verloren, aber die wenigen überlebenden Nephrone sind u.U. nicht imstande, die gleiche Gesamtmenge Wasser wie sämtliche Nephrone der gesunden Niere auszuscheiden, so daß die Fähigkeit zur Ausscheidung des angelieferten Wassers beeinträchtigt ist

## Chronische Niereninsuffizienz

*(Fortsetzung von Seite 113)*

Wenn man hier von »intakten Nephronen« spricht, muß betont werden, daß nicht alle Nephrone strukturell gleichartig gebaut sind und daß man logischerweise einen Zusammenhang zwischen Struktur und Funktion annehmen kann. Funktionelle Unterschiede zwischen Nephronen mit kurzen und langen Henle-Schleifen sind beispielsweise gut bekannt (s. S. 51–59), und sicherlich treten unter pathologischen Verhältnissen noch weitere Unterschiede auf. Nichtsdestoweniger hat der Begriff der *Filtrationsrate pro Nephron* (sei es als errechneter Durchschnitt oder als Meßergebnis in einem oberflächlichen kortikalen Nephron) praktischen Wert, genauso wie es einen Sinn hat, vom Glomerulusfiltrat pro Niere zu sprechen. Bei der chronischen Niereninsuffizienz – ob als Folge einer diffusen Nierenkrankheit oder einer Geweberesektion – ist die Vorstellung von einer Population übrigbleibender, aber überlasteter Nephrone eine nützliche Arbeitshypothese, solange keine buchstäbliche Definition der strukturellen Integrität oder Normalität gefordert wird.

Eine Zunahme der ausscheidungspflichtigen osmotisch wirksamen Partikel bedingt bei gesunder und kranker Niere eine Vergrößerung des Harnvolumens pro Minute. Durch den osmotischen Effekt der vermehrt filtrierten gelösten Teilchen, der sich besonders im proximalen Tubulus auswirkt, wird die Resorption des Glomerulusfiltrats reduziert. Das Harnvolumen steigt, und die Osmolalität nähert sich bei weiterer Zunahme der der des Glomerulusfiltrats.

Wenn nun, wie auf Tafel 4, nur zwei von 10 Nephronen funktionstüchtig und deshalb hypertrophiert sind, müssen folgende Funktionsänderungen eintreten:

1. Die Menge ausgeschiedener gelöster Teilchen pro Nephron nimmt zu. Im Experiment bleibt diese Menge pro Niere bis zu einer Funktionsminderung auf 20% der Norm gleich. 2. Das Gesamtglomerulusfiltrat ist reduziert, die Filtrationsrate pro Nephron aber stark erhöht. 3. Die homöostatische Regulierung muß mit 20% der vorgesehenen Funktionseinheiten erbracht werden. Das gelingt allerdings nur durch eine Einschränkung der Wasserresorption, die zu einem *Verlust der Konzentrierfähigkeit,* der *Hyposthenurie* (einem der Frühzeichen der chronischen Niereninsuffizienz) und zur Polyurie führt.

Im weiteren Krankheitsverlauf wird ein Harn mit relativ *fixierter Osmolalität* gebildet – *Isosthenurie.* Mit dem Aufkommen einer *Azotämie* vermehrt sich durch die erhöhte Harnstoffkonzentration noch die Gesamtmenge der osmotisch wirksamen Substanzen.

Die Ausscheidung von Harnstoff, Kreatinin und anorganischem Phosphat wird von der Niere während des fortschreitenden Krankheitsprozesses anfangs aufrechterhalten, weil die Konzentration dieser Substanzen im Plasma erhöht ist. Die Fähigkeit der Restnephrone zur Kompensation metabolischer Sonderbelastungen ist jedoch sehr beschränkt, weil sie die Osmolalität des Harns nur in engen Grenzen variieren können.

### Störungen des Säure-Basen-Haushalts

Ein Verlust von funktionierenden Nephronen bewirkt zunächst keine Veränderung des Blut-pH-Werts, weil die verbliebenen Nephrone ihre Säureausscheidung steigern. Im Frühstadium des renalen Krankheitsprozesses läßt sich daher eine verminderte Säureausscheidung nur mit Säurebelastungsversuchen aufdecken (s. S. 87). Wenn immer mehr Nephrone zugrundegehen, wird die Säureausscheidung jedoch zunehmend eingeschränkt, und es kommt nach und nach zur metabolischen Azidose.

Im Prinzip könnte die Säureausscheidung bei einer Erkrankung der Niere durch Schädigung irgendeines einzelnen oder aller jener Mechanismen, die normalerweise die Säure-Basen-Homöostase aufrechterhalten, beeinträchtigt werden (s. S. 60–64). Die Bikarbonatresorption und die Wasserstoffionensekretion im distalen Tubulus

## Säure-Basen-Regulationsstörungen bei Niereninsuffizienz

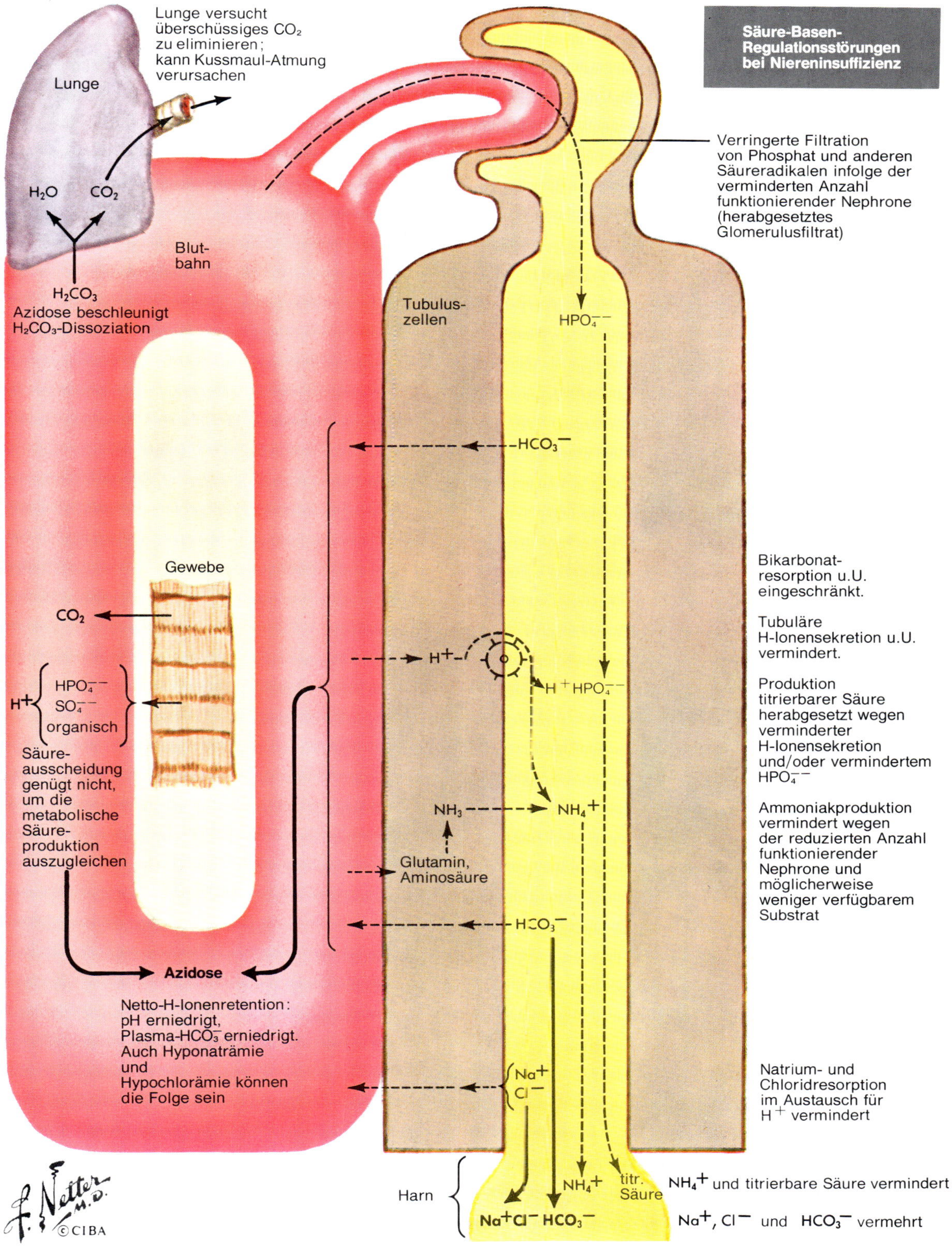


sind jedoch in der kranken Niere gewöhnlich gut erhalten, und der Hauptgrund für die verschlechterte Säureausscheidung liegt darin, daß weniger Ammoniak und Harnpuffer zur Verfügung stehen.

Die erste nachweisbare Anomalie der Säureexkretion ist der Rückgang der Harnammoniumausscheidung. In diesem Stadium ist die Gesamtsäureausscheidung zumeist noch normal, weil Wasserstoffionen, die sich ansonsten mit Ammoniak ($NH_3$) verbunden hätten, in Form von titrierbarer Säure eliminiert werden.

Wenn der Krankheitsprozeß fortschreitet, sinkt die Ammoniumexkretion im allgemeinen ziemlich ab, und die Säureausscheidung wird dann fast vollständig von der Exkretion titrierbarer Säure abhängig. (Tafel 5 zeigt Veränderungen, die in den späteren Stadien der Niereninsuffizienz auftreten.)

Die Ausscheidung titrierbarer Säure bleibt gewöhnlich relativ intakt, bis das Glomerulusfiltrat auf 20% oder sogar 15% des Normalwerts absinkt. Die Stabilität dieses Mechanismus beruht auf der erhaltengebliebenen Wasserstoffionensekretion im distalen Tubulus und der anhaltenden Anlieferung von Phosphat zur Ausscheidung. Die Aufrechterhaltung der renalen Phosphatexkretion hängt von zwei Faktoren ab: 1. Die Serumphosphatkonzentration steigt umgekehrt proportional zum GF-Abfall, so daß die filtrierte Phosphatmenge – das Produkt aus GF und Serumphosphatkonzentration – einigermaßen konstant bleibt. 2. Die Phosphatresorption im proximalen Tubulus geht zurück. Normalerweise werden 80% des filtrierten Phosphats oder mehr wieder resorbiert und erscheinen nicht im Endharn. Mit dem Abnehmen des Glomerulusfiltrats verringert sich dieser Anteil jedoch bis auf 10%, und die Phosphatausscheidung im Harn kann trotz der geringeren filtrierten Menge fast normal bleiben.

Die Abnahme der tubulären Phosphatresorption, die so entscheidend für die Aufrechterhaltung der Säureexkretion bei der fortschreitenden Niereninsuffizienz ist, wird durch eine Steigerung der Parathormonsekretion hervorgerufen. Die Phosphatretention und die sich daraus ergebende verminderte Kalziumabsorption aus dem Gastrointestinaltrakt regen die Parathormonproduktion an (s. S. 119).

Wenn das Glomerulusfiltrat unter 15–20% des Normalwerts sinkt, beginnt die Ausscheidung titrierbarer Säure trotz der beiden Kompensationsmechanismen abzunehmen. Die renale Säureexkretion wird immer unzureichender, so daß sich schließlich eine schwere Azidose entwikkelt (wie Tafel 5 zeigt).

In den allermeisten Fällen verläuft der renale Krankheitsprozeß nach diesem Prinzip – frühzeitiger Rückgang der Ammoniumexkretion, anschließend allmähliche Abnahme der Ausscheidung titrierbarer Säure, fast normales Erhaltenbleiben der Bikarbonatrückgewinnung und Aufrechterhaltung der Wasserstoffionensekretion im distalen Nephron. Gelegentlich ist der Verlauf jedoch abweichend, und es kommt zu Störungen der Bikarbonatresorption oder der Wasserstoffionensekretion. In diesem Fall kann die Säureausscheidung sogar trotz normaler oder nur leicht reduzierter glomerulärer Filtration schwer beeinträchtigt sein.

Wenn das filtrierte Bikarbonat nicht vollständig resorbiert wird, kommt es durch die selektive Verarmung an konjugierter Base (d.h. von $HCO_3^-$ im $CO_2$- und $H_2CO_3$-Puffersystem) zu einer metabolischen Azidose. Da der Harn im distalen Tubulus nicht ausreichend gesäuert werden kann, wird außerdem die Bildung und Ausscheidung von Ammoniumionen direkt behindert und die titrierbare Azidität herabgesetzt.

Störungen der Bikarbonatresorption und der distalen Wasserstoffionensekretion können eine Azidose trotz normalem GF hervorrufen. Es handelt sich dabei um Formen der sogenannten *renalen tubulären Azidose* (RTA), die genauer auf S. 248f. besprochen werden.

Die durch eine Bikarbonatresorptionsstörung bedingte RTA wird oft als *proximale* RTA bezeichnet, weil die Bikarbonatresorption hauptsächlich im proximalen Tubulus contortus stattfindet; man nimmt an, daß der Defekt im proximalen Tubulus liegt.

Eine Störung der Wasserstoffionensekretion wird aus analogen Gründen *distale* RTA genannt. Ein anderer, korrekterer Name dafür ist *Gradienten*-RTA, weil die Wasserstoffionensekretionsrate nicht absolut verringert, sondern der maximale pH-Gradient, der vom Tubulusepithel zwischen Lumenflüssigkeit und Blut erzeugt werden kann, vermindert ist. Normalerweise kann dieser Gradient bis zu 1000:1 betragen; bei der Gradienten-RTA erreicht er nur 100:1 oder weniger.

Selektive Säuerungsdefekte (Formen der RTA) sind für viele Nierenkrankheiten beschrieben worden. Die selten vorkommende proximale RTA ist gewöhnlich mit anderen Störungen im proximalen Tubulus im Rahmen eines vollständigen oder unvollständigen Fanconi-Syndroms verbunden. Die distale RTA ist zumeist eine hereditäre Nierenkrankheit, kann aber bei

(Fortsetzung auf Seite 116)

## Chronische Niereninsuffizienz

*(Fortsetzung von Seite 115)*

einer Vielzahl von erworbenen Nierenerkrankungen vorkommen, so bei obstruktiver Uropathie, Pyelonephritis und interstitieller Nephritis sowie bei Nierenschäden im Rahmen von Systemkrankheiten wie Hyperglobulinämien, Hyperkalzämie, Sichelzellanämie, hepatorenalem Syndrom und Phenazetinabusus.

**Physiologische Auswirkungen.** Ob die Säureretention, wie zumeist, auf einer eingeschränkten Ammoniumexkretion beruht oder, selten, auf Säuerungsdefekten, die physiologischen Auswirkungen sind die gleichen. Retinierte Wasserstoffionen binden alle verfügbaren extra- und intrazellulären Puffersysteme. Die Hauptrolle unter den Puffern der Extrazellulärflüssigkeit spielt das Bikarbonat. Plasmaproteine und intrazelluläre Puffer (deren wichtigster das Hämoglobin ist) beteiligen sich gemeinsam an der Stabilisierung des Blut-pH-Werts. Ein Teil der retinierten Wasserstoffionen verbindet sich mit Knochensalzen; dabei wird Kalzium und Phosphat aus dem Knochen freigesetzt, und der Mineralgehalt des Knochens nimmt ab.

Das Atemzentrum wird von dem erniedrigten Blut-pH über Chemorezeptoren in den großen Gefäßen und im Hirnstamm stimuliert: Die Atmung wird schneller und tiefer. Dadurch wird der Kohlendioxid-Partialdruck herabgesetzt und die Aufrechterhaltung eines fast normalen Blut-pH-Werts auf Kosten einer weiteren Senkung des Plasmabikarbonatgehalts unterstützt. Wenn die Säureretention schwerere Formen annimmt, wird diese respiratorische Kompensation immer entscheidender dafür, daß der Blut-pH-Wert in noch erträglichen Grenzen bleibt. In diesem Stadium beginnt eine schwere Hyperventilation, die sogenannte *Kussmaul-Atmung,* aufzutreten. Sie findet sich gewöhnlich nur bei weit fortgeschrittener Niereninsuffizienz und Urämie.

Die Blut- und Harnbefunde bei Azidose durch Niereninsuffizienz sind charakteristisch. Blut-pH-Wert, $pCO_2$-Wert und Bikarbonatkonzentration sind niedrig; die Serumphosphatkonzentration ist hoch. Andere Anionen, wie Sulfat, sind ebenfalls vermehrt. Infolgedessen vergrößert sich die »Anionenkluft« – die Differenz zwischen Natrium plus Kalium und Chlorid plus Bikarbonat – über die normale Obergrenze von 15 mval/l. Der Harn-pH-Wert ist im allgemeinen ziemlich niedrig, und der Ammoniumionengehalt des Harns ist gering.

Ähnlich sind die Befunde bei dem selten vorkommenden RTA-Syndrom, außer daß dabei noch eine Hyperchlorämie besteht. Die Filtration und Exkretion der Anionen Phosphat und Sulfat sind besser erhalten als die Wasserstoffionenausscheidung. Da die Bikarbonatkonzentration im Plasma sinkt, wird Chlorid (das einzige leicht verfügbare resorbierbare Anion) zur Wahrung der Elektroneutralität des Serums zurückgehalten. Bei der Gradienten-RTA findet sich neben der hyperchlorämischen Azidose noch ein alkalischer oder nicht genügend saurer Harn, ein Ausdruck der zugrundeliegenden Defekte.

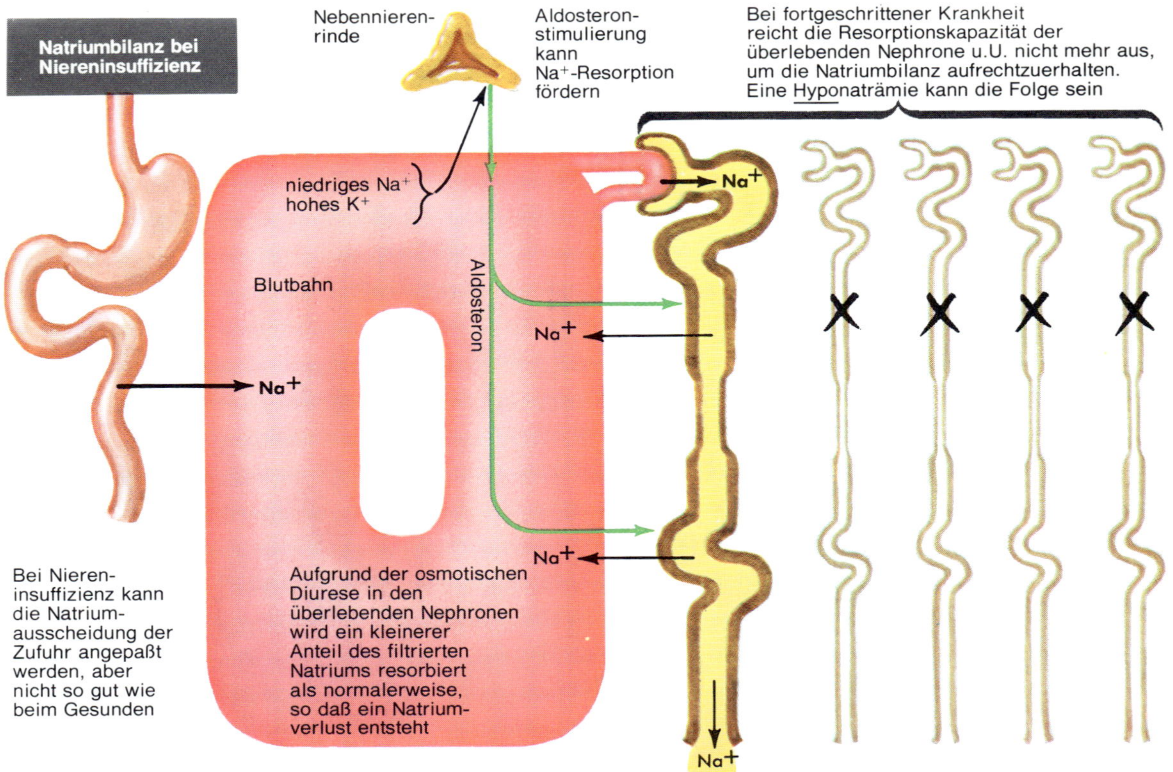


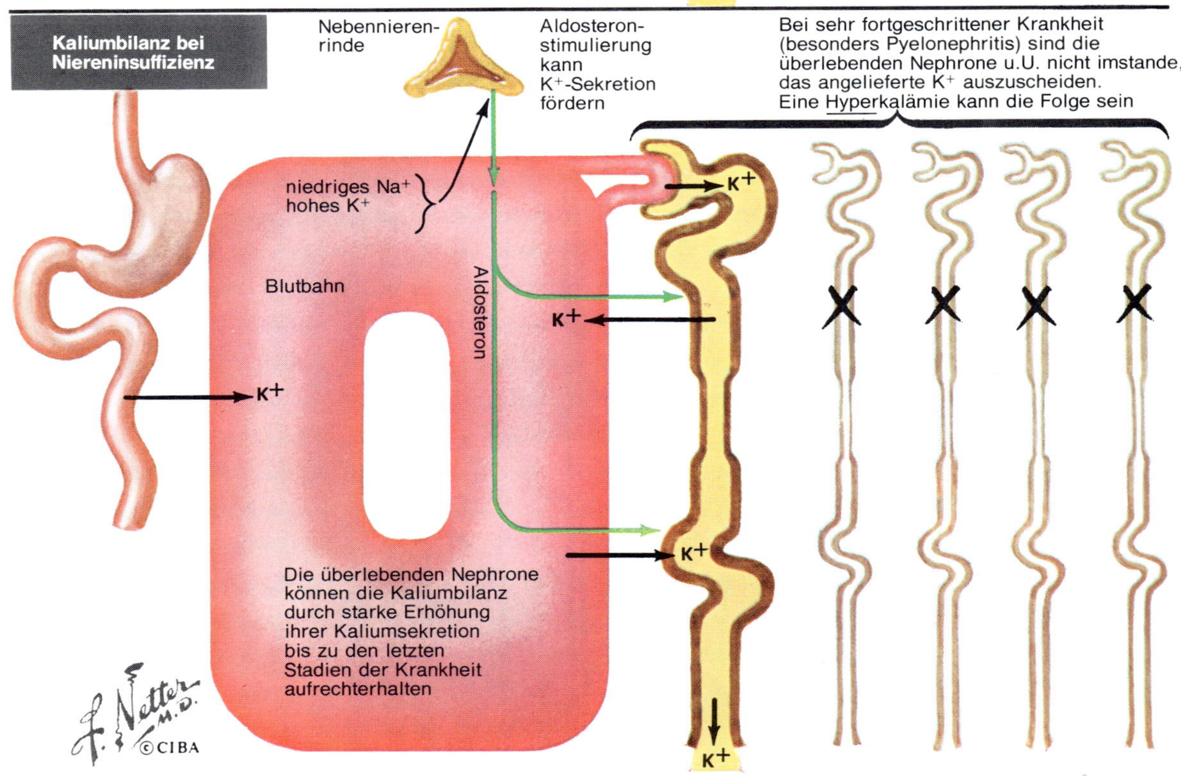


## Natriumbilanz

Die Steigerung des Glomerulusfiltrats pro Restnephron in der geschädigten Niere hat eine Vergrößerung der filtrierten Natriummenge pro Nephron zur Folge. Absolut ist die Natriumresorption pro Nephron daher erhöht, aber insgesamt wird nur ein geringer Teil des Natriums resorbiert (s. S. 46). Daraus ergibt sich, daß die verbliebenen funktionierenden Nephrone Natrium bis zur Grenze ihrer Maximalkapazität resorbieren, jedoch bei zwangsläufig gleichzeitigem *Natriumverlust.* Der Patient mit chronischer Niereninsuffizienz ist deshalb bei beschränkter Natriumzufuhr oder anhaltendem Erbrechen besonders anfällig für eine Natriumverarmung.

Die Einschränkung der Salzzufuhr löst dann eine bekannte Kette von Geschehnissen aus. Natriumkonservierungsstörung und Harnkonzentrierungsschwäche führen zu Natrium- und Wasserverlusten, Hypovolämie und damit zur Verminderung von Nierendurchblutung und Glomerulusfiltrat. Daraus resultiert eine Zunahme der Niereninsuffizienz. Dies läßt sich durch Salz- und Wasserzufuhr in adäquaten Mengen rückgängig machen. Ein Versuch, die Dehydrierung mit Wasser allein zu korrigieren, würde zu einer *Verdünnungshyponaträmie* führen.

Im fortgeschrittenen Krankheitsstadium kann die Niere aber auch die Natriumausscheidung nur mehr begrenzt steigern. Schon etwas mehr Salz in der Kost, das für einen Gesunden nicht zuviel wäre, könnte dann genügen, um eine Herzinsuffizienz oder Ödeme zu erzeugen.

Für die Nettonatriumbilanz spielen auch andere Faktoren eine Rolle. Die Verminderung des Blutvolumens infolge der Natriumverarmung oder ein geringes Plasmavolumen bei einer begleitenden Hypoalbuminämie kann *sekundär* einen *Hyperaldosteronismus* bewirken. Bei schwerer Hypertonie oder Nierenarterienstenose entwickelt sich manchmal ein besonders ausgeprägter sekundärer Hyperaldosteronismus.

## Kaliumbilanz

Der Körper des gesunden Erwachsenen enthält insgesamt etwas weniger Kalium als Natrium (42 mval/kg gegenüber 60 mval/kg); infolge der unterschiedlichen Funktion und Verteilung dieser beiden Ionen stellen sich jedoch grundsätzlich verschiedene Probleme für die renale Homöostase.

Grob 50% des gesamten Natriums finden sich extrazellulär, 10% oder weniger nichtossär *intrazellulär,* und etwa 40% sind im Knochen gebunden. Etwas mehr als die Hälfte der im Knochen enthaltenen Menge ist nicht austauschbar.

Im Gegensatz dazu finden sich 98% des gesamten Kaliums intrazellulär in einer Konzentration von 160 mval/l und sind leicht austauschbar. Die restlichen 2% verteilen sich in der Extrazellulärflüssigkeit in einer Konzentration von nur 4 mval/l, das sind weniger als 3% der extrazellulären Natriumkonzentration. Es könnte sich daher die Verschiebung einer kleinen Kaliummenge aus dem etwa 35 l umfassenden Intrazellulärflüssigkeitskompartiment (Kaliumkonzentration 160 mval/l) in das 20 l umfassende Extrazellulärflüssigkeitskompartiment (Kaliumkonzentration 4 mval/l) ohne einen empfindlichen und schnell reaktionsfähigen Regulationsmechanismus katastrophal auswirken.

Die Niere ist das Hauptorgan für die Ausscheidung des überschüssigen Kaliums, mit Ausnahme eines kleinen Teils, der in gastrointestalen Sekreten abgeht. Unter normalen Umständen ist die Kaliumausscheidung von der glomerulären Kaliumfiltration unabhängig. Viele Versuchsergebnisse sprechen dafür, daß das filtrierte Kalium fast vollständig im proximalen Tubulus contortus resorbiert wird und daß die Ausscheidung des Kaliums hauptsächlich von der sekretorischen Aktivität des Epithels im distalen Tubulus abhängig ist (vgl. S. 50).

Die trotz der eingeschränkten glomerulären Filtration relativ normale Kaliumausscheidung im Frühstadium der Niereninsuffizienz läßt vermuten, daß sich die tubuläre Kaliumsekretionskapazität kompensatorisch gesteigert hat. Die insuffiziente Niere besitzt jedoch ebenso wie bei anderen homöostatischen Funktionen nur eine stark eingeschränkte Reserve. Es bleibt daher die Kaliumausscheidung bis ins Spätstadium der Niereninsuffizienz gewöhnlich normal, solange das *Kaliumangebot* nicht überhöht ist. Dieser Fall tritt bei einer Hyperkalämie ein, die aus verschiedenen Gründen entstehen kann, z. B. durch eine katabolische Reaktion auf Streß, Trauma oder Gewebsnekrose, hämolytische Krisen, Azidose und durch Medikamente wie Spironolacton und Triamteren.

Wie bereits beschrieben (s. S. 50), ist der antikaliuretische Effekt eines verminderten Natriumtransports im distalen Tubulus aus dem Zusammenhang zwischen Natriumkonzentration und intratubulärem negativem Potential sowie aus der Abhängigkeit des distalen Kaliumtransportsystems vom intratubulären Volumen erklärlich. Bei Salzverarmung gelangt weniger Natrium in den distalen Tubulus, und das durch die Salzresorption erzeugte intratubuläre negative Potential ist daher geringer. Außerdem ist der Harnstrom im distalen Tubulus bei Natriumverarmung reduziert. Beide Mechanismen bewirken offenbar eine Verringerung der Kaliumsekretion und lösen dadurch eine Hyperkalämie aus.

Eine Hypokalämie ist im Endstadium der chronischen Niereninsuffizienz selten. Wenn sie auftritt, ist sie gewöhnlich die Folge von Kaliumverlusten durch gastrointenstinale Störungen. In Einzelfällen führt allerdings die Korrektur der Azidose bei normokalämischen Nierenkranken zur Entwicklung einer Hypokalämie. Eine Kaliumverarmung kann auch durch einen aufgepfropften *sekundären Hyperaldosteronismus* hervorgerufen werden (s. Band »Endokrines System« sowie S. 49).

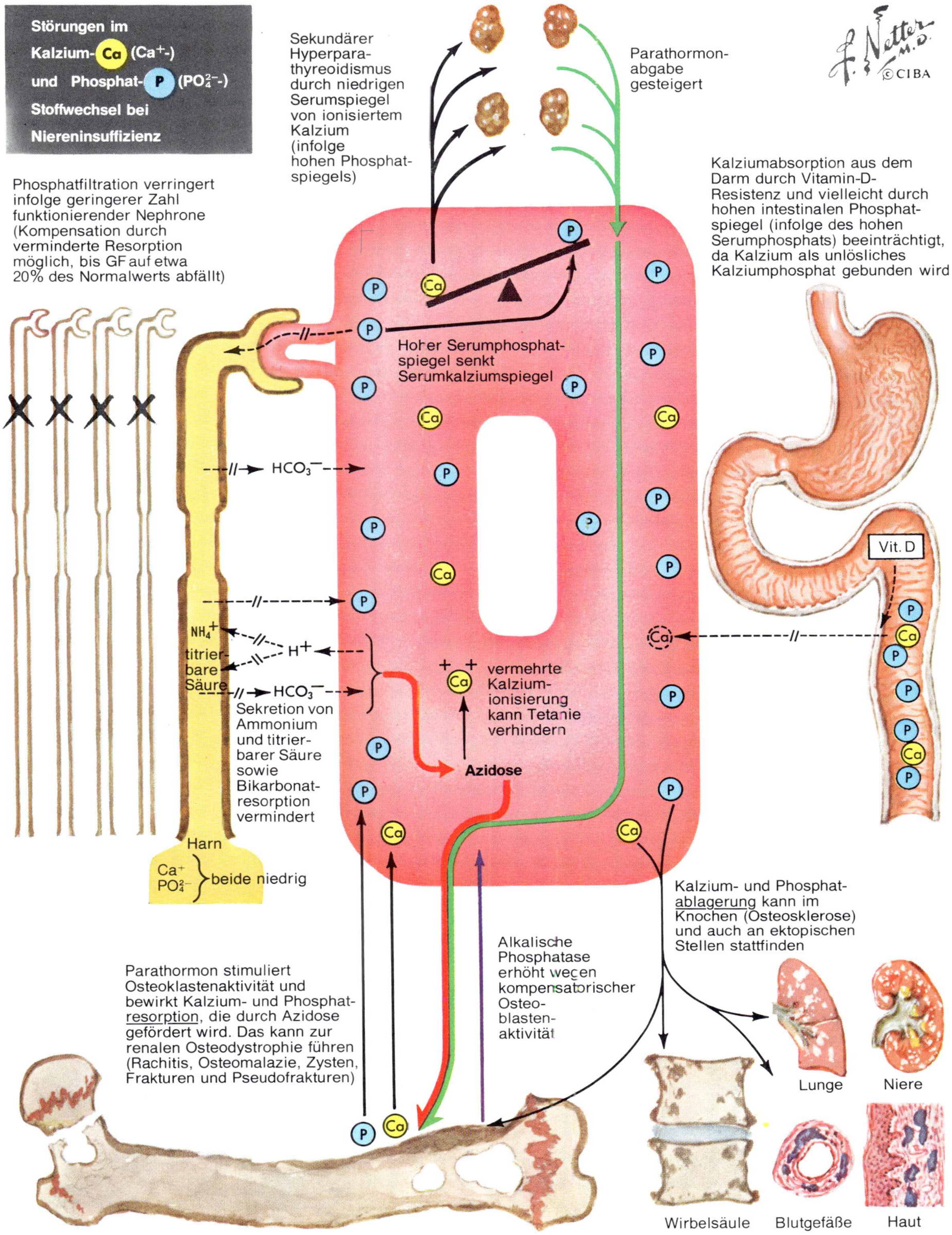


## Störungen im Kalzium- und Phosphorhaushalt

**Normaler Kalzium-Phosphor-Stoffwechsel.** Für die Aufrechterhaltung des Serumspiegels von ionisiertem Kalzium sorgen eine Vielzahl von Faktoren wie Ausmaß von Knochenabbau und -neubildung, Plasmaionenstärke und Plasma-pH-Wert sowie eine Reihe von physikochemischen Wechselwirkungen zwischen gelöstem, festem und eiweißgebundenem Kalzium. Den stärksten Einfluß auf den Serumkalziumspiegel hat jedoch der Serumspiegel des *Parathormons* (PTH).

Ein vollständiger Überblick über die Mechanismen der Kalzium- und Phosphorhomöostase ist im Band »Endokrines System« zu finden. Zur Orientierung folgt eine kurze Zusammenfassung.

Der Hauptreiz, wenn nicht sogar der einzige Reiz für die Parathormonsekretion und -abgabe ist ein

*(Fortsetzung auf Seite 118)*

## Chronische Niereninsuffizienz

(Fortsetzung von Seite 117)

Abfall des *ionisierten* Serumkalziums. Sein Anstieg unterdrückt umgekehrt die Parathormonsekretion. Bei jeder Gesamt-Serumkalziumkonzentration ist der Anteil des ionisierten Kalziums abhängig von Eiweißbindung, Blut-pH-Wert und Serumphosphorspiegel.

Bei einer verringerten Serumeiweißkonzentration kann die Serumkalziumkonzentration *insgesamt* niedriger werden; die Konzentration des *ionisierten* Kalziums bleibt jedoch normal.

Serumphosphor und ionisiertes Serumkalzium stehen mit den festen, vorwiegend im Knochen eingebauten Kalzium-Phosphor-Salzen im Gleichgewicht, so daß das Produkt aus den Serumkonzentrationen von Phosphor und ionisiertem Kalzium ziemlich konstant bleibt. Infolgedessen wird eine Erhöhung der Serumphosphorkonzentration auf eine Senkung des Serumspiegels von ionisiertem Kalzium und ein Abfall des Serumphosphors auf einen Anstieg des ionisierten Kalziums hinwirken. Aufgrund dieser Beziehung wird der Serumphosphorspiegel zu einer Normaldeterminante der Parathormonsekretion, und ein Anstieg der Serumphosphorkonzentration wird eine Zunahme des zirkulierenden Parathormons nach sich ziehen.

Parathormon fördert die Kalziumabsorption aus dem Gastrointestinaltrakt, mobilisiert Kalzium aus dem Knochen und reduziert indirekt die Kalziumausscheidung im Harn durch Steigerung der tubulären Kalziumresorption. Es setzt die tubuläre Phosphorresorption durch eine direkte Wirkung am Tubulus herab, so daß mehr Phosphor im Harn ausgeschieden wird und der Serumphosphor sinkt.

Für bestimmte PTH-Wirkungen ist eine ausreichend hohe Vitamin-D-Aktivität im Serum erforderlich. Für die Kalziumabsorption aus dem Darm und die Mobilisierung des Kalziums aus dem Knochen ist die Vitamin-D-Aktivität unbedingt notwendig. Es ist bis jetzt nicht geklärt, ob die erhöhte renale Kalziumresorption, die vom PTH gefördert wird, von Vitamin D abhängig ist. Bekannt ist jedoch, daß die phosphaturische Wirkung des PTH von Vitamin D unabhängig ist. Trotz geringer oder fehlender Vitamin-D-Aktivität kann daher ein hoher Parathormonspiegel die tubuläre Phosphorresorption herabsetzen und den Serumphosphorspiegel nieder halten.

Bei Niereninsuffizienz liegt gewöhnlich eine Kombination von Hyperparathyreoidismus und einer gewissen Vitamin-D-Resistenz oder -Insuffizienz vor. Um die biochemischen, ossären und Weichteilkomplikationen bei Niereninsuffizienz zu verstehen, sollte man eine klare Vorstellung von den Auswirkungen des Hyperparathyreoidismus und der Vitamin-D-Insuffizienzzustände haben, wenn sie unabhängig voneinander auftreten (s. Band »Endokrines System«).

**Hyperparathyreoidismus.** Hierbei kommt es durch die Aktivität des PTH zu einer Erhöhung der Serumkalziumkonzentration. Gleichzeitig wird die tubuläre Phosphorresorption herabgesetzt und infolgedessen der Serumphosphorspiegel gesenkt. Im Endeffekt ergibt sich eine Erhöhung des Kalzium-Phosphor-Produkts im Blut, was zur Ablagerung von Kalksalzen in der Niere, einer Nephrokalzinose, führen kann. Verkalkungen von anderen Weichteilgeweben sind nicht so häufig.

Durch den hohen Serumkalziumspiegel ist die glomeruläre Kalziumfiltration stärker erhöht als die gleichfalls gesteigerte tubuläre Resorption. Meist wird daher vermehrt Kalzium im Harn ausgeschieden, was als Ursache der häufigen Nierensteinbildung angesehen wird. Durch den Hyperparathyreoidismus werden sowohl Osteoklasten als Osteoblasten zu vermehrtem Umbau stimuliert. Die Osteoklastentätigkeit überwiegt, und es resultiert eine Minderung der Knochensubstanz.

Weil die Resorption im kortikalen Knochen unmittelbar unter dem Periost besonders lebhaft ist, lassen sich die typischen radiologischen Zeichen der Ostitis fibrosa beobachten: strahlendurchlässiger äußerer Rand der Knochenrinde, besonders in den Phalangen und Ossa metacarpalia, und Schwund des Alveolarkamms.

**Insuffizienz der Vitamin-D-Aktivität.** Sie kann die Folge eines ernährungsbedingten Vitamin-D-Mangels oder einer erhöhten Resistenz gegenüber der Vitamin-D-Wirkung sein. Ein ernährungsbedingter Vitamin-D-Mangel ist entweder Teil einer generellen Mangelernährung, besonders bei Kindern, oder er ist durch intestinale Absorptionsstörungen bedingt. Eine erhöhte Vitamin-D-Resistenz kann bei tubulärer Azidose, Niereninsuffizienz und beim Syndrom der familiären hypophosphatämischen Rachitis vorkommen.

Was immer auch die Ursache ist, eine Vitamin-D-Insuffizienz erzeugt eine Hypokalzämie, offensichtlich durch Herabsetzung der intestinalen Kalziumabsorption. Es besteht dabei auch eine Hypophosphatämie, die anscheinend die Folge des von der Hypokalzämie ausgelösten Hyperparathyreoidismus ist.

Eine Vitamin-D-Insuffizienz führt zu pathologischen Knochenveränderungen. Beim Kind nehmen sie

**Knochenmanifestationen des sekundären Hyperparathyreoidismus bei chronischen Nierenleiden**

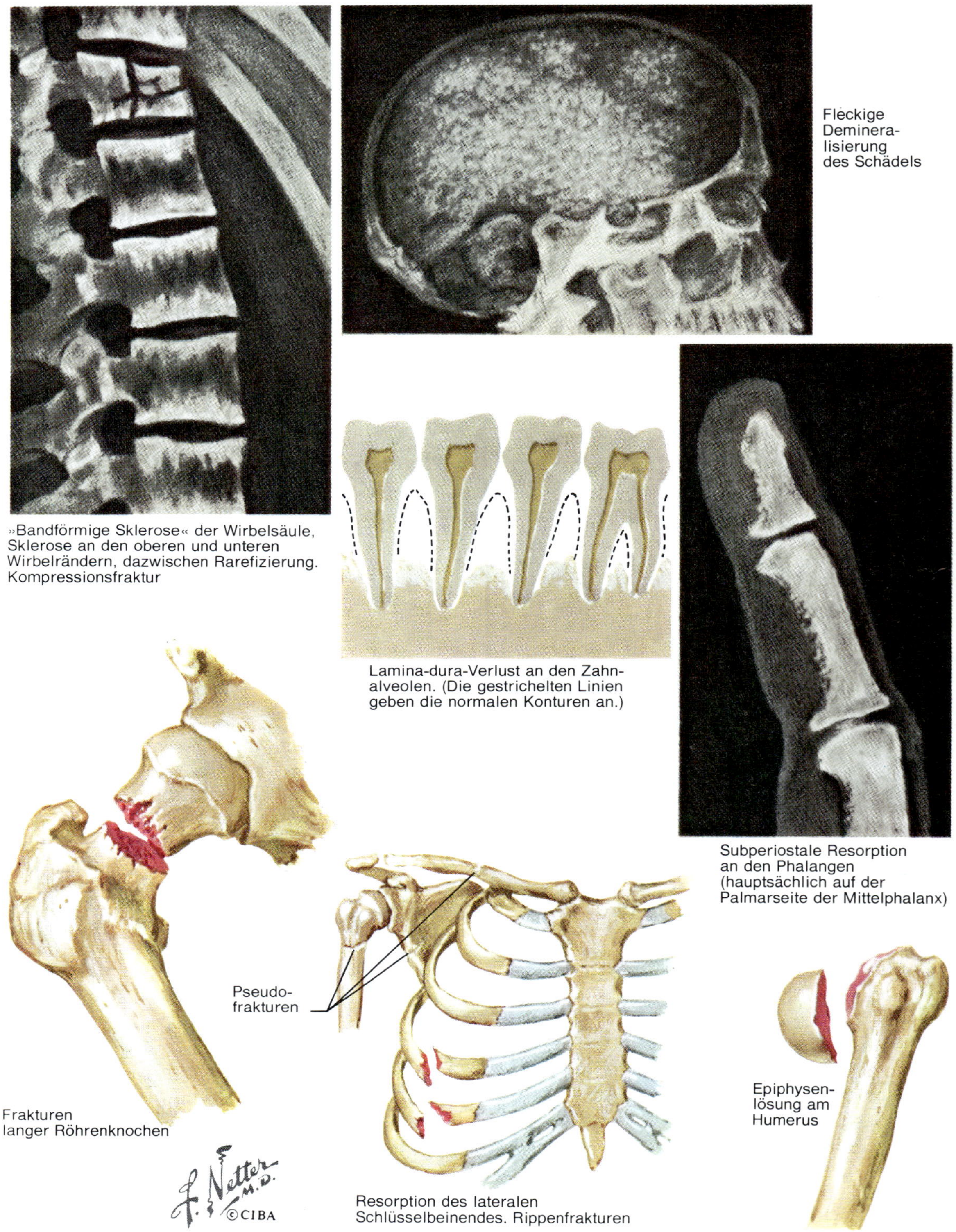

die Form der klassichen Rachitis an, beim Erwachsenen die Form der Osteomalazie. Die totale Knochenmasse ist zwar im allgemeinen normal oder vergrößert, aber die Zusammensetzung des Knochens ändert sich radikal. Der Anteil des unverkalkten Knochengewebes ist viel größer als normal, und die mineralisierte Knochensubstanz ist gewöhnlich mengenmäßig reduziert.

Histologisch sind die Osteoidsäume verbreitert, aber das läßt sich nur an Knochenschnitten im entkalkten Zustand nachweisen. Das primäre radiologische Symptom der Osteomalazie sind die Pseudofrakturen. Sie zeigen sich als lineare Bruchlinien in langen Röhrenknochen und Schulterblättern und gleichen gewöhnlichen Frakturen, außer daß der Knochen sehr dünn und reaktionslos ist.

**Niereninsuffizienz.** Das ionisierte Kalzium im Serum sinkt aufgrund der Hyperphosphatämie und Vitamin-D-Resistenz. Die Hyperphosphatämie ist die Folge der Phosphatretention durch herabgesetzte Filtration. Die Ursache der Vitamin-D-Resistenz ist noch offen. Vielleicht ist ein Unvermögen der Niere, Vitamin D in seine aktive Form umzuwandeln, beteiligt.

Die Hypokalzämie regt die Parathormonsekretion an; PTH gleicht zum Teil die Veränderungen von Serumkalzium- und -phosphorspiegel wieder aus, indem es die intestinale Kalziumabsorption sowie die Mobilisierung des Knochenkalziums fördert und die tubuläre Phosphatresorption hemmt. Wenn das GF weiter abnimmt, ist allerdings ein immer höherer Spiegel von zirkulierendem PTH notwendig, um den Serumkalzium- und -phosphorspiegel auf normaler Höhe zu halten. Bei sehr niedrigem GF werden die Hypokalzämie und die Hyperphosphatämie manifest.

**Klinik.** Die biochemischen und klinischen Erscheinungen im Einzelfall hängen davon ab, ob Hyperparathyreoidismus oder Vitamin-D-Resistenz überwiegen. Wenn der Vitamin-D-Mangel leicht ist, überwiegen die Auswirkungen des Hyperparathyreoidismus. Der Serumkalziumspiegel bleibt relativ hoch, selbst wenn eine Hyperphosphatämie hinzukommt. Infolgedessen wird das Serumkalzium-Phosphat-Produkt außerordentlich hoch. Das kann zur Ablagerung von Kalksalzen in Weichteilgeweben führen, z.B. in Nieren, Lunge, Gelenken, Schleimbeuteln, Blutgefäßen und im Reizleitungssystem des Herzens. Die Herz- und Gefäßverkalkungen können Kreislaufkomplikationen verursachen.

Die pathologischen Knochenveränderungen in Fällen, bei denen der Hyperparathyreoidismus überwiegt, bestehen primär in einer *Ostitis fibrosa,* deren einziges Symptom Knochenschmerzen sind. Zu ihren typischen radiologischen Zeichen gehören die subperiostale Knochenresorption, die Resorption der Schlüsselbeinenden und der Umgebung von Frakturen sowie der Schwund des Alveolarkamms. In Biopsiepräparaten finden sich zumeist typische Zeichen der Ostitis fibrosa.

Am anderen Ende des Spektrums stehen die Fälle, bei denen der Krankheitsverlauf in erster Linie von der Vitamin-D-Resistenz beherrscht wird. Obwohl der Spiegel des zirkulierenden Parathormons extrem hoch sein kann, ist der Serumkalziumspiegel eher recht niedrig und das Kalzium-Phosphor-Produkt nicht sehr groß. Kalkablagerungen in Weichteilgeweben sind für diese Fälle im allgemeinen nicht typisch. Statt dessen ist die Osteomalazie, die Knochenkrankheit der leichten Vitamin-D-Resistenz, die vorherrschende pathologische Knochenveränderung. Klinisch können sich Knochenschmerzen und eine statische Schwäche im Bereich des Beckengürtels finden. Anstelle der subperiostalen Knochenresorption stehen Pseudofrakturen im Vordergrund, und in Biopsiepräparaten zeigen sich verbreiterte Osteoidsäume.

Viele Fälle liegen zwischen diesen beiden Extremen. Das Kalzium-Phosphor-Produkt ist einmal größer und einmal kleiner, und die Weichteilverkalkungen treten unregelmäßiger auf. Am wichtigsten ist aber, daß die Knochenveränderungen eine Mischung aus Ostitis fibrosa und Osteomalazie darstellen, so daß oft radiologische und histologische Merkmale von beiden zugleich vorhanden sind.

Bei manchen Patienten findet man sogar eine *Hyperkalzämie,* obwohl alle Mechanismen, die bei der Niereninsuffizienz einen Hyperparathyreoidismus erzeugen, im Grunde zur Hypokalzämie hin tendieren. Bei manchen Patienten liegt ein *primärer* Hyperparathyreoidismus mit sekundärer Nierenschädigung vor. Bei anderen ist diese Erklärung sicher nicht zutreffend, denn die Hyperkalzämie hat sich nachweislich erst lange nach dem Auftreten der Niereninsuffizienz entwickelt. In solchen Fällen haben die Nebenschilddrüsen infolge der anhaltenden Hypokalzämie eine Aktivität wie bei einem Adenom entwickelt. Die stark überschießende Parathormonsekretion löst die Hyperkalzämie aus. Eine Hyperkalzämie bei Niereninsuffizienz erhöht das Kalzium-Phosphat-Produkt und verursacht Komplikationen durch Verkalkungen. Die zumeist hochgradigen Knochenveränderungen treten als Ostitis fibrosa auf.

*(Fortsetzung auf Seite 120)*

**Verkalkungen in Gefäßen und Weichteilgeweben durch sekundären Hyperparathyreoidismus bei chronischen Nierenleiden**

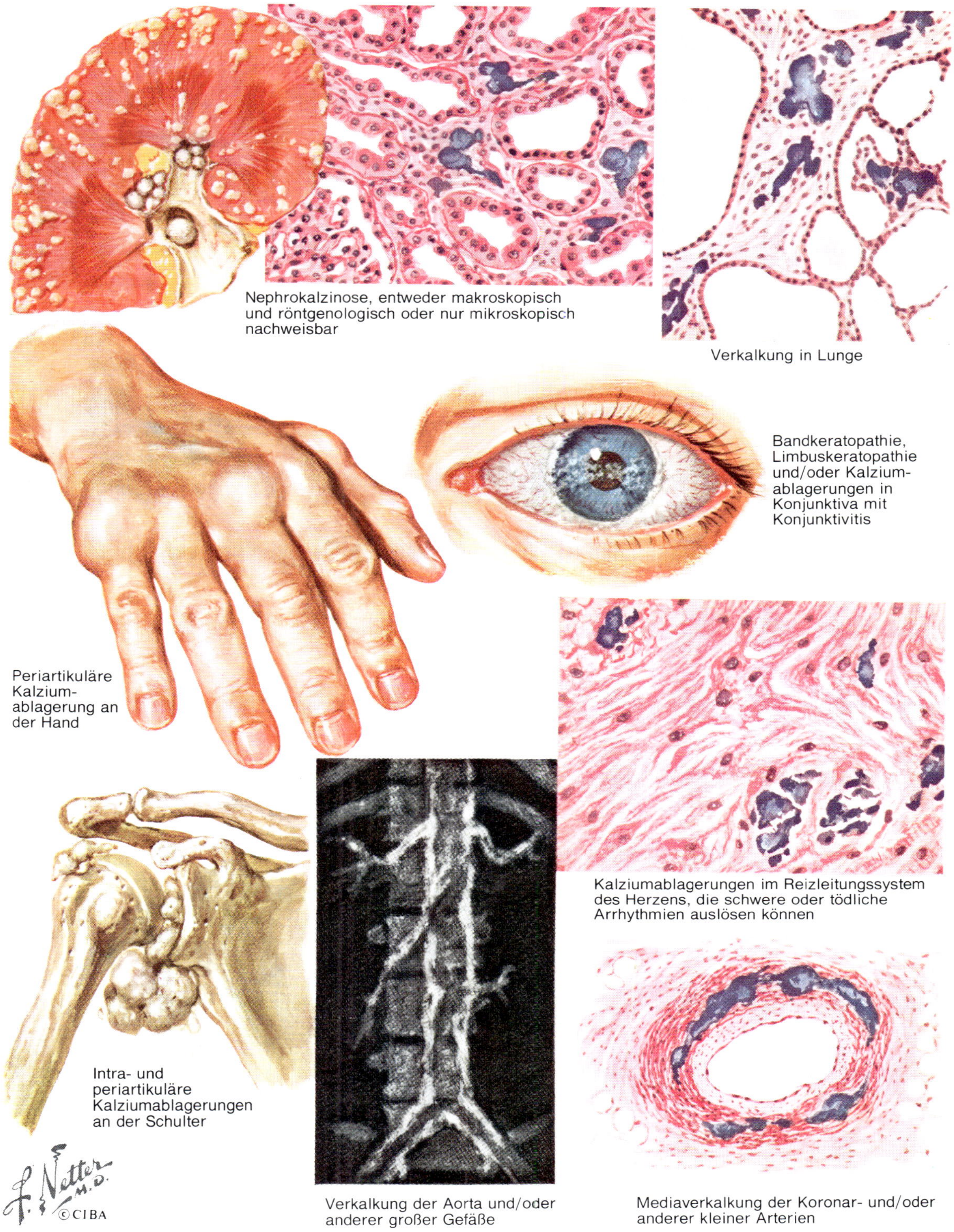

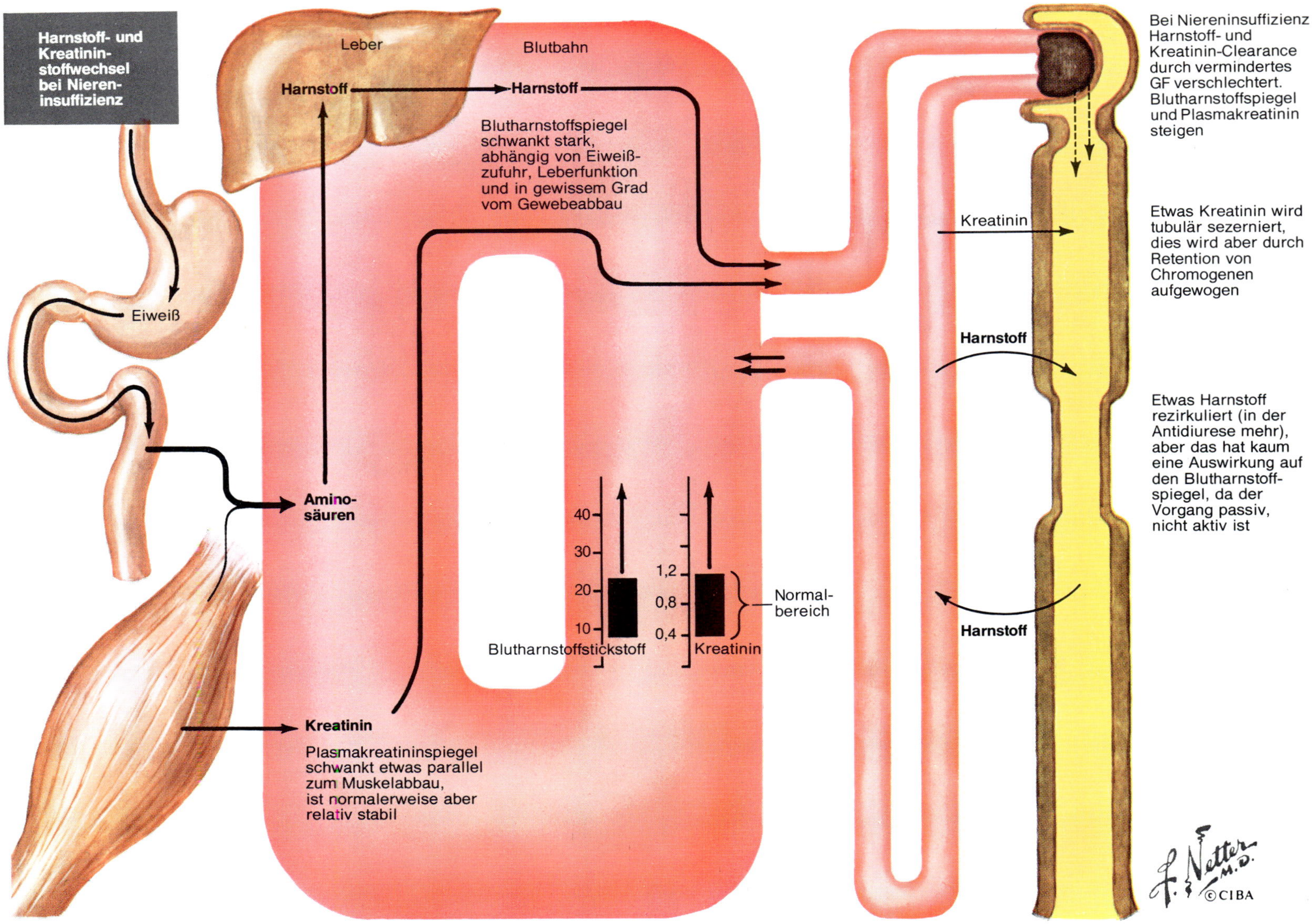


## Chronische Niereninsuffizienz

*(Fortsetzung von Seite 119)*

**Behandlung.** Nach einer allgemeinen Regel, die in fast allen Fällen von Niereninsuffizienz anwendbar ist, soll der Serumphosphorspiegel durch Herabsetzung der Phosphorabsorption aus dem Darm niedrig oder normal gehalten werden; das gelingt am wirkungsvollsten mit nicht absorbierbaren antaziden Gelen. Diese Behandlung soll frühzeitig eingeleitet werden, lange bevor die Hyperphosphatämie manifest wird, denn gerade in diesen frühen Stadien beginnt der Hyperparathyreoidismus.

Im späteren Verlauf der Niereninsuffizienz mit Knochenveränderungen hängt die Behandlung ganz davon ab, ob der Hyperparathyreoidismus oder die Vitamin-D-Resistenz überwiegt. Zu einer genauen klinischen Beurteilung ist eine Knochenbiopsie notwendig. In Fällen mit dominierendem Hyperparathyreoidismus kann eine subtotale Parathyreoidektomie günstig sein, selbst noch bei schweren Weichteilverkalkungen.

Wenn die Osteomalazie im Vordergrund steht, kann eine Vitamin-D-Behandlung Besserung bringen. Dazu sind sehr genaue Laboranalysen erforderlich, denn die meisten Vitamin-D-Präparate können nicht ohne Standardisierung verwendet werden. Ohne genaue Abklärung des Falles inklusive Knochenbiopsie darf Vitamin D niemals gegeben werden, denn es kann den Verlauf der Knochenerkrankung beschleunigen, wenn die Ostitis fibrosa im Vordergrund steht. Eine unkontrollierte Vitamin-D-Therapie könnte auch zu einer schweren Hyperkalzämie führen und die Kalkablagerungen fördern.

Bei der kleinen Gruppe von Patienten, bei denen sich im Verlauf der Niereninsuffizienz eine Hyperkalzämie entwickelt, ist praktisch in allen Fällen eine Parathyreoidektomie erforderlich (s. S. 179).

## Störungen im Harnstoff- und Kreatininstoffwechsel

Kreatininstoffwechsel und -clearance wurden in ihren theoretischen und praktischen Aspekten bereits beschrieben (s. S. 45 und 83).

Der Harnstoff, das Hauptendprodukt des Eiweißabbaus, wird in der Leber durch eine komplexe chemische Reaktionskette gebildet; die freie Energie für diesen Prozeß liefert vorwiegend Adenosintriphosphat. (Harnstoff wurde im Zusammenhang mit der Harnstoff-Clearance auch bereits auf S. 44 und 83 besprochen.) Nach einer Reihe von enzymatisch katalysierten Reaktionen tritt der Stickstoff von den desaminierten Aminosäuren in den Arginin-Ornithin-Zitrullin-Zyklus ein. Der von Arginin abgespaltene Harnstoff gelangt in die Blutbahn und verteilt sich bei ausgeglichener Bilanz im gesamten Körperwasser. Da das Ausmaß der Harnstoffproduktion in direkter Relation zum Eiweißabbau steht, steigt und fällt der Blutharnstoffstickstoff (BUN) bei ausgeglichener Stickstoffbilanz und unter normalen Verhältnissen direkt mit dem Eiweißgehalt der Nahrung.

Die *Azotämie,* die Vermehrung von Nichteiweiß-Stickstoffverbindungen im Blut, ist eines der klassischen Leitsymptome der Niereninsuffizienz. Weil Harnstoff und Kreatinin als die Endprodukte ihres jeweiligen Stoffwechsels gelten, wurde gerade ihnen viel Aufmerksamkeit in der Literatur über die Pathophysiologie der Niereninsuffizienz gewidmet. Es ist zwar naheliegend, daß die Ähnlichkeiten im physiologischen Ursprung, in der Verteilung und dem Endschicksal dieser beiden Verbindungen Interesse erwecken; mehr Aufschlüsse liefern jedoch die Unterschiede, und diese werden im folgenden besprochen.

**Kreatinin.** Ein Gesunder produziert täglich etwa 1,70 g Kreatinin oder 1,18 mg/min. Unter der Voraussetzung einer normalen Kreatinin-Clearance und unter der Bedingung eines stabilen Fließgleichgewichts zwischen Produktion und Ausscheidung ergibt sich nach Clearance-Berechnungen ein Serumkreatininwert von 0,98 mg/100 ml. Dieser Wert kann auch aus der hyperbolischen Beziehung abgelesen werden, die sich ergibt, wenn man graphisch die Plasmakonzentration als Funktion der Kreatinin-Clearance darstellt. Wenn sich nun unter diesen Umständen plötzlich das Glomerulusfiltrat auf ein Zehntel reduziert, sonst aber alles unverändert bleibt, kann wieder aus der Clearance-Formel entnommen werden, daß die Plasmakreatininkonzentration zehnfach, auf 9,8 mg%, ansteigen wird.

Ein Glomerulusfiltrat von 10% der Norm enthält daher Kreatinin in einer zehnfach höheren Konzentration als normal. Die Kreatininausscheidung pro Nephron wird auf diese Weise erhöht, reicht aber nicht aus, um die Kreatininhomöostase aufrechtzuerhalten.

Osmotisch hat Kreatinin wenig Wirkung. Selbst ein Blutkreatininwert von 34 mg% würde nur eine Konzentration von 3 mmol/l bedeuten. Außerdem wird das Harn-Plasmakreatinin-Verhältnis während der osmotischen Diurese bei der Niereninsuffizienz kleiner, so daß Kreatinin weniger als 30 mosm/l zur Harnosmolalität beisteuert.

**Harnstoff.** Eine Normalperson im Stoffwechselgleichgewicht und bei durchschnittlich eiweißhaltiger Ernährung bildet und eliminiert täglich etwa 30 g Harnstoff (entsprechend 14 g Harnstoffstickstoff). Bei einer normalen Harnstoff-Clearance von etwa 75 ml/min ist ein Blutharnstoffstickstoff von 13 mg% zu erwarten. Würde die Nierenfunktion vollständig eingestellt und bliebe der Eiweißstoffwechsel gleich, so würden täglich 14 000 mg Harnstoffstickstoff zum Gesamtkörperwasser, das ungefähr 50 000 ml ausmacht, hinzukommen. Der Blutharnstoffstickstoff würde somit um 28 mg% in 24 Stunden ansteigen – die zusätzliche Harnstoffstickstoffmenge würde etwas mehr als das Doppelte des normalen Blutharnstoffstickstoff-Spiegels ausmachen. Im Gegensatz dazu würde Kreatinin um 3,4 mg% ansteigen, was fast dem Vierfachen des normalen Kreatininspiegels entspricht.

Wenn die Nierenfunktion zwar reduziert ist, aber nicht ganz ausfällt, treffen für den Harnstoff die gleichen Überlegungen zu, wie sie für Kreatinin geschildert wurden. Es stellt sich ein neues dynamisches Gleichgewicht ein, bei dem durch die Erhöhung des Blutharnstoffs die Abnahme des Filtrats kompensiert und damit eine normale Harnstoffausscheidungsrate erreicht wird.

Dem Gewicht nach wird etwa 18mal mehr Harnstoff als Kreatinin pro Tag produziert und ausgeschieden, der osmotischen Wirkung nach jedoch 33mal soviel Harnstoff wie Kreatinin – die Harnstoffausscheidung beträgt grob 500 mosm/Tag. Harnstoff leistet daher im Unterschied zum Kreatinin einen wesentlichen Beitrag zur Osmolalität des Glomerulusfiltrats und damit zur osmotischen Diurese bei Niereninsuffizienz.

Ein weiterer wichtiger Unterschied zwischen Harnstoff und Kreatinin liegt darin, daß ein beträchtlicher Teil des Harnstoffs in den Tubuli resorbiert wird, und zwar in Abhängigkeit von der Flußgeschwindigkeit (s. S. 44). Bei einem mittleren Wassergehalt des Körpers resorbiert der Gesunde etwa 60% des filtrierten Harnstoffs. Während der Wasserdiurese fällt dieser Anteil auf 40% oder weniger ab; dagegen wurde bei osmotischer Diurese eine Resorption von nur 15–20% beobachtet. Andererseits kann bei einem sehr geringen Harnvolumen bei Oligurie die Harnstoffresorption sogar auf mehr als 60 oder 70% ansteigen.

Diese Abhängigkeit der Harnstoffresorption vom Harnvolumen liefert eine Erklärung für die unproportionalen Veränderungen des Blutharnstoff- und -kreatininspiegels in bestimmten klinischen Situationen. Die Dynamik einer vorher gesunden Niere, bei der das Glomerulusfiltrat wegen einer extrarenal bedingten Nierenstörung (z.B. bei Schock oder Herzinsuffizienz) reduziert ist, unterscheidet sich deutlich von der Dynamik einer Niere, die infolge eines Verlustes funktionierender Nephrone ein ebenso geringes Filtrat produziert. Im ersten Fall ist die Filtrationsrate pro Nephron niedriger als normal; im zweiten Fall ist das GF pro funktionierendem Nephron viel größer als normal. Daher ist zwar die Kreatinin-Clearance pro Niere bei diesen beiden klinischen Zustandsbildern gleich, aber die Harnstoff-Clearance pro Niere wird im ersten Fall wegen der stark gesteigerten tubulären Resorption viel niedriger sein, als der Filtrationsrate entspräche (niedriges GF pro Nephron).

Andererseits wird bei hohem GF pro Nephron die Harnstoff-Clearance pro Niere im Verhältnis zum GF hoch sein, weil im Zustand der osmotischen Diurese die tubuläre Resorption stark reduziert ist. Wenn das Harnstoff-Kreatinin-Verhältnis im Blut seinen üblichen Bereich von etwa 10–15 überschreitet, sollte daher die Möglichkeit einer prärenalen Ursache der Azotämie in Betracht gezogen werden (s. S. 111). Ein im Vergleich zum Serumkreatinin unverhältnismäßig hoher Blutharnstoffstickstoff kann auch noch andere Ursachen haben – gesteigerten Gewebeabbau durch Streß, Trauma oder Nebennierenrindenhormone, sehr eiweißreiche Ernährung, großen Blutverlust in den Gastrointestinaltrakt oder in Körperhöhlen und frisch entstandene obstruktive Uropathie.

Nebenbei bemerkt wird nicht allgemein beachtet, daß variable, aber signifikante Harnstoffmengen proportional zur Höhe des Blutharnstoffspiegels in den Gastrointestinaltrakt diffundieren. Dieser Harnstoff wird fast vollständig hydrolysiert, vermutlich durch die Aktion ureaseproduzierender Mikroorganismen. Das aus dieser Harnstoffspaltung hervorgehende Ammoniak wird im Gastrointestinaltrakt absorbiert und aus dem Pfortaderkreislauf rasch durch die Leber eliminiert. Dort tritt es wieder in den Harnstoffzyklus ein. Neuere Untersuchungsergebnisse sprechen dafür, daß dieser Ammoniakstickstoff möglicherweise unter bestimmten Voraussetzungen in Aminosäuren und Eiweißkörper eingebaut wird; diese Beobachtung hat das Interesse für neue Wege zur Lösung der Ernährungsprobleme bei der Niereninsuffizienz angeregt.

## Urämie

Die Urämie ist ein Syndrom klinischer Erscheinungen, die eine schwere Niereninsuffizienz begleiten. Es können alle oder viele ihrer einzelnen Manifestationen in wechselndem Ausmaß vorhanden sein. Die bekannten, durch die Einschränkung der homöostatischen Funktion erzeugten chemischen Veränderungen wurden bereits auf den vorangehenden Seiten dargestellt, und es verbleibt nur noch die Klassifizierung der verschiedenen klinischen Erscheinungen des Status uraemicus.

**Typische biochemische Veränderungen.** Auf Tafel 11, S. 122, sind die biochemischen Abweichungen bei der Urämie zusammengefaßt. Die Kenntnis der Pathomechanismen dieser Veränderungen ist weit vollständiger als auf anderen Gebieten. Die Suche nach einem »Urämietoxin« geht zwar weiter, doch ist die Toxintheorie wahrscheinlich eine zu große Vereinfachung. Letzten Endes lassen sich die Manifestationen der Urämie viel besser aus den Veränderungen der Blutzusammensetzung und des Blutvolumens erklären, die auf dem Ausfall der homöostatischen Funktion, bedingt durch krankheitseigentümliche Funktionsänderungen, beruhen.

**Gastrointestinale Manifestationen.** Sie können den urämischen Patienten schwer belasten und durch den Wasserverlust eine ohnehin minimale Nierendurchblutung zusätzlich vermindern. Appetitlosigkeit, Übelkeit und Erbrechen treten außerordentlich häufig auf; der Mechanismus ihrer Entstehung ist aber noch im dunkeln.

Einige Mikroorganismen der normalen Mundhöhlenflora enthalten Urease und spalten daher Harnstoff. Das hierbei erzeugte Ammoniak spielt vermutlich eine Rolle in der Pathogenese der urämischen Stomatitis; außerdem trägt es zum Foetor urinosus bei.

Ulzera können an jeder Stelle des Gastrointestinaltrakts, oft multipel, vorkommen. Durch Erosion von Blutgefäßen in den Geschwüren können Blutungen auftreten, die von der okkulten Meläna über alle möglichen Zwischenstadien des Blutverlusts bis zum hämorrhagischen Schock führen können. Schock und Oligämie bedrohen das Leben des Urämikers zusätzlich. Eine gastrointestinale Blutung ist häufig der Grund für ein hohes Harnstoff-Kreatinin-Verhältnis im Blut.

**Neurologische Symptome.** Sie sind bunt und wenig geklärt. Meistens besteht Mattigkeit, doch können auch abwechselnd Perioden von Somnolenz und Erregung vorkommen. Es können Konvulsionen auftreten, die im allgemeinen mit der hypertoniebedingten Enzephalopathie zusammenhängen, manchmal aber auch ohne Hypertonie zu beobachten sind. Am Ende stehen beim unbehandelten Patienten Verwirrtheit und Koma.

Die Muskelerregbarkeit ist gewöhnlich gesteigert, was nicht immer durch eine Hypokalzämie oder Hypomagnesämie erklärbar ist. Ferner hat man beobachtet, daß der Hyperparathyreoidismus eine wenig erforschte Form des zentral bedingten Muskelschwunds erzeugen kann. Statische und motorische Störungen (Asterixis) können, wenn sie nicht offen zutage treten, oft durch eine sorgfältige Untersuchung aufgedeckt werden.

Als die Hämodialyse eingeführt wurde, zeigte sich, daß viele der zentralnervösen urämischen Erscheinungen rückbildungsfähig sind. Allerdings lernte man bei einer zu raschen Normalisierung der Retentionswerte das sogenannte *Disäquilibriumsyndrom* kennen, welches vermutlich durch die zeitliche Verzögerung des Ausgleichs an der Blut-Hirn-Schranke ausgelöst wird. Die Dialyse hat auch die Aufmerksamkeit darauf gelenkt, wie häufig sich periphere Neuropathien bei der Urämie entwickeln. Eine sensorische Neuropathie ist bei manchen Patienten nach intensiver Dauerdialyse teilweise reversibel, aber bei der motorischen Neuropathie ist eine Besserung eher die Ausnahme als die Regel.

Nach erfolgreicher Nierentransplantation (s. S. 264) bessert sich die periphere Neuropathie, oft noch nach vielen Monaten. Andere Versuche zur Behandlung der Neuropathie waren vergeblich. Ein Wiederaufleben des Interesses für Substanzen, die in den normalen neuralen Stoffwechsel möglicherweise hemmend eingreifen und die bei Urämie nicht ausreichend ausgeschieden werden, eröffnet vielleicht neue therapeutische Wege. Aktuelle Beispiele sind Guanidosukzinat und eine noch nicht identifizierte niedermolekulare Substanz, welche die Erythrozyten-Transketolase hemmt.

**Kardiovaskuläre Manifestationen.** Früher oder später entwickelt sich im Verlauf der meisten Formen der Niereninsuffizienz eine Hypertonie. Nicht so häufig ist sie bei Nierenamyloidose (s. S. 163), Lupusnephritis (s. S. 141) und obstruktiver Uropathie (s. S. 185). Die Neigung zum Salzverlust bei manchen Formen der chronischen Pyelonephritis (s. S. 191) und besonders bei der Markzystenerkrankung (s. S. 229) könnte das seltenere Vorkommen der Hypertonie bei diesen Krankheiten erklären (s.a. Band 1, Herz, S. 225).

Die sterile fibrinöse Perikarditis bei einer Urämie hatte vor der Dialyse-Ära eine besonders schlechte Prognose. Die manchmal dabei auftretenden, oft sanguinolenten Perikardergüsse können sich nach intensiver Dialyse zurückbilden. Trotzdem droht im akuten Stadium ständig die ernste Gefahr einer Herztamponade.

Die Anämie bei Urämie kann eine bereits eingeschränkte Myokardreserve noch weiter beeinträchtigen. Eine Hämolyse ist zumindest im chronischen Stadium nicht typisch für die Urämie-Anämie, welche auf einer herabgesetzten Produktion und verkürzten Lebensdauer der Erythrozyten beruht. Es ist zu wenig oder gar kein renales Erythropoetin vorhanden (s. S. 65). Extrarenale Quellen für Erythropoetin sind zur Behebung der Anämie nicht ausreichend.

Abgesehen von den üblichen negativen physiologischen Auswirkungen einer Anämie ergibt sich eine zusätzliche Bedrohung für den Patienten, der zur Vorbereitung für eine Nierentransplantation mit Hämodialyse behandelt wird. Trotz peinlichster Sorgfalt beim Waschen der Spendererythrozyten besteht die Möglichkeit, daß Leukozytenantigene in den Kreislauf des Empfängers gelangen. Diese könnten eine Antikörperbildung stimulieren, was leicht zu einer Einschränkung der Auswahl an histokompatiblen Spendern führen könnte.

*(Fortsetzung auf Seite 122)*

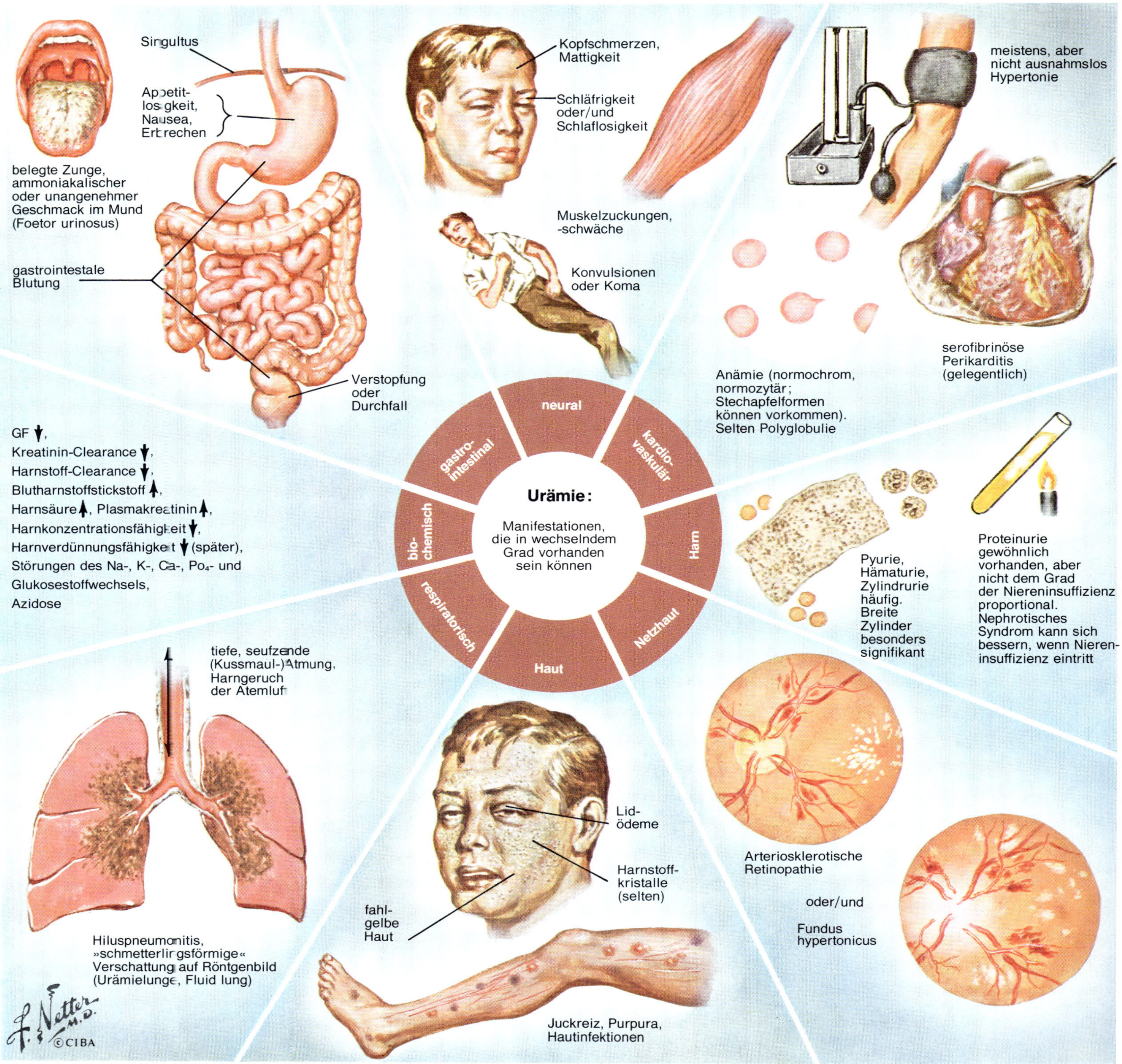


## Chronische Niereninsuffizienz

*(Fortsetzung von Seite 121)*

**Harnbefund.** Er ist im wesentlichen jener der Grundkrankheit. Kurze, dunkle, breite Niereninsuffizienzzylinder und Wachszylinder sind gewöhnlich Zeichen eines langdauernden chronischen Nierenleidens. Wenn ein nephrotisches Syndrom Teil des Krankheitsbildes ist (s. S. 123), geht die Proteinurie nach dem Eintreten einer Niereninsuffizienz nicht selten etwas zurück. Das läßt sich auf die bindegewebige Verödung der Glomeruli und auf die Reduktion der glomerulären Filtration zurückführen. Aus dem gleichen Grund bessert sich der Sedimentbefund zumeist, wenn die Krankheit ihr Endstadium erreicht.

**Retinopathie.** Sie ist identisch mit der des Hypertonikers. Unter Umständen sieht man auch eine Arteriolosklerose, die eine Hypertonie mittlerer Schwere und Dauer begleitet. Die Augenhintergrundveränderungen wurden bereits eingehend an anderer Stelle beschrieben (s. Bd. 1, Herz, S. 227). Die hochdruckbedingten Läsionen sind vollständig reversibel, wenn der Blutdruck unter Kontrolle gebracht wird.

**Dermatologische Manifestationen.** Die Haut des Urämikers hat oft eine eigenartige fahlgelbe Farbe, die durch eine Kombination von Anämie und vermuteten Urochrompigmenten entsteht.

Der sogenannte *urämische Reif* ist eine Kruste von Harnstoffkristallen, die nach dem Verdunsten des Schweißes zurückbleiben. Heute sieht man das nicht mehr so oft, höchstens bei schlechter Pflege.

Eines der quälendsten Symptome der Urämie ist der therapieresistente Juckreiz, der oft ein schwieriges Behandlungsproblem darstellt. Das unaufhörliche Jucken führt zum Kratzen und damit zu Exkoriationen und nachfolgender Infektion. Ein Schwinden des Pruritus nach Parathyreoidektomie wegen eines sekundären Hyperparathyreoidismus ist manchmal zu beobachten. Weitere Hautmanifestationen sind Ekchymosen, Purpura und diverse Medikamentenexantheme.

**Beteiligung des Atmungssystems.** Sie variiert. Die Azidose kann zu der als *Kussmaul-Atmung* (s. S. 116) bezeichneten Hyperventilation führen. Als »urämische Pneumonitis« wird gewöhnlich eine Hilusverschattung beschrieben, die sich wolkig lateral verbreitert und Schmetterlingsform zeigt. Die Meinungen über die Bedeutung dieses radiologischen Befunds gehen jedoch auseinander, da die Verschattung oft nach Digitalisierung oder nach Beseitigung der Flüssigkeitsretention durch Dialyse schwindet (fluid lung). In anderen Fällen schwindet sie nach entsprechender antibiotischer Behandlung.

# Nephrotisches Syndrom

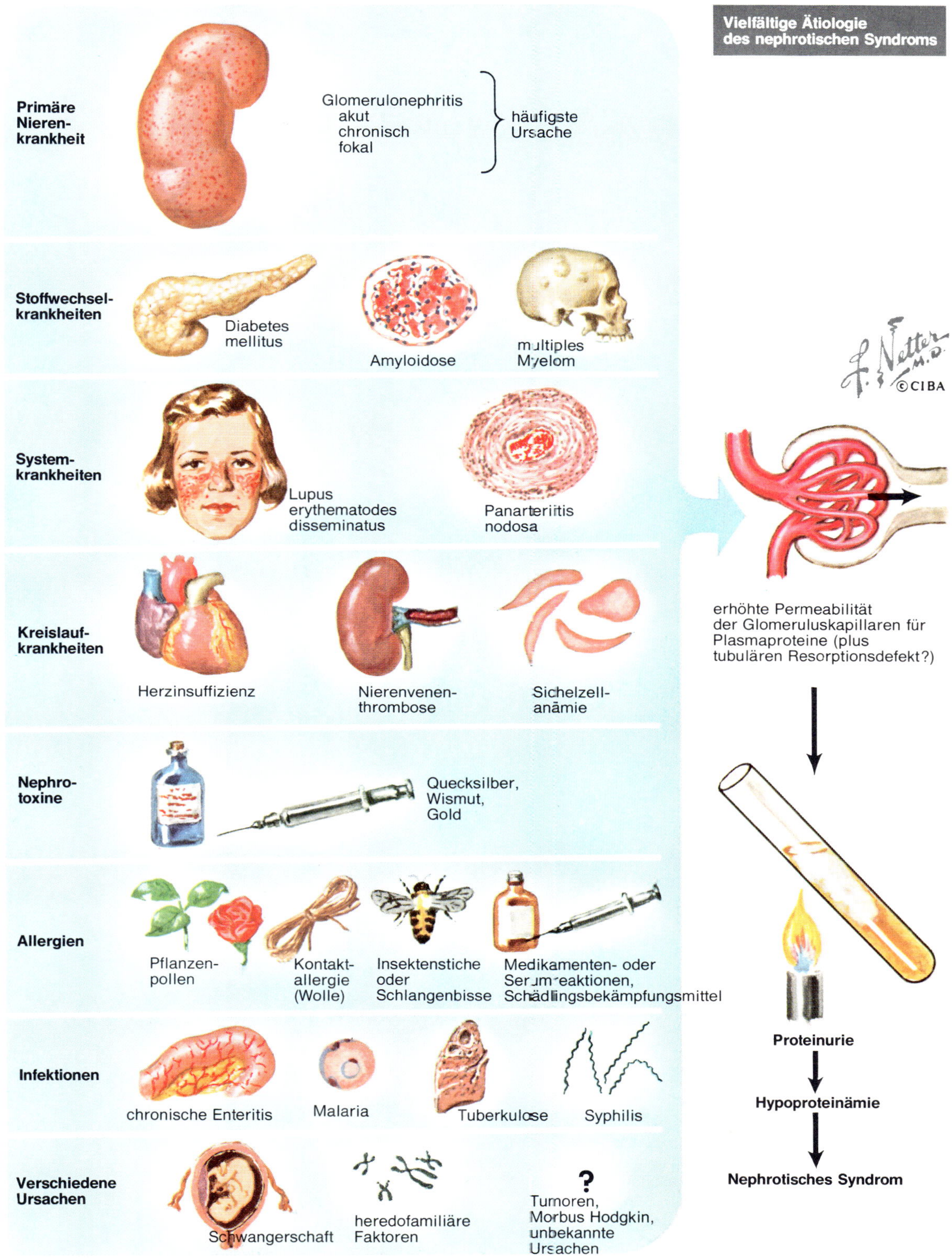


1827 beschrieb Bright das gemeinsame Vorkommen von *Ödem* (Wassersucht), *Proteinurie* und Nierenkrankheit. Später wurde auch über eine begleitende *Hypalbuminämie* und *Hyperlipidämie* berichtet. Mit der Zeit kam es dazu, daß man für die Diagnose eines nephrotischen Syndroms das Vorhandensein aller vier genannten Befunde als notwendig erachtete.

Die Definition ist sehr streng, und es gibt Fälle mit charakteristischen pathologisch-anatomischen Nierenveränderungen, die diese klinischen Kriterien nicht erfüllen. Kark u. Mitarb. (1958) definierten daher das nephrotische Syndrom als die metabolischen, ernährungsmäßigen und klinischen Folgen der andauernden massiven *Proteinurie*. Diagnostisch beweisend ist nach Berman u. Schreiner (1958) eine Proteinurie von über 3,5 g/24 Stunden/1,73 $m^2$ Körperoberfläche bei nicht reduziertem Glomerulusfiltrat und ein Auftreten von doppelbrechenden ovalen Fettkörnchenzellen im Harn.

Die von Kark und Berman u. Schreiner vorgeschlagenen Kriterien scheinen sich besser zur Erfassung aller Formen des nephrotischen Syndroms zu eignen als die übliche Lehrbuchdefinition, die unter Umständen zu eng ist.

## Ätiologie

Die Ursachen des nephrotischen Syndroms lassen sich in sieben Haupt- und eine Mischgruppe einordnen. Die weitaus häufigste Ursache ist die *Glomerulonephritis,* eine primäre Nierenkrankheit. Nach den pathologischen Veränderungen unterscheidet man fünf Formen der Glomerulonephritis: 1. Lipoidnephrose (minimal oder nil changes disease, minimal proliferierende Glomerulonephritis oder Fußfortsatzerkrankung); 2. fokale Glomerulosklerose; 3. perimembranöse Glomerulonephritis (membranous nephropathy); 4. membranoproliferative (mesangiokapilläre, lobuläre) Glomerulonephritis; 5. fokale Glomerulonephritis. Diese Einteilung basiert auf der Beschreibung histopathologischer Befunde. Klinisch können alle fünf Formen eine gewisse Ähnlichkeit haben, wenn auch ihr Verlauf oft divergiert.

Zur zweiten Gruppe von Krankheiten, die eine massive Proteinurie verursachen, gehören der *Diabetes mellitus* (s. S. 149), die *Amyloidose* (s. S. 163) und das *multiple Myelom* (s. S. 180). In allen Fällen ist die Proteinurie die Folge der direkten Nierenbeteiligung an der Grundkrankheit.

Eine dritte Gruppe von Systemkrankheiten, die durch ein nephrotisches Syndrom kompliziert werden können, umfaßt den *Lupus erythematodes* (s. S. 141) und die *Panarteriitis nodosa* (s. S. 167).

Es ist bekannt, daß viertens auch *Nierenvenenthrombose* (s. S. 173), Rechtsherzinsuffizienz (s. S. 175) und Sichelzellanämie eine massive Proteinurie auslösen können. Man weiß nicht ganz sicher, welche Mechanismen hier beteiligt sind, aber möglicherweise spielen der erhöhte Venendruck, Gerinnungsanomalien und/oder Thromben sowie die Ischämie eine Rolle.

Fünftens können *Nephrotoxine* (s. S. 168) wie Gold, Wismut, Trimethadion, Paramethadion und Quecksilberpräzipitatsalbe ein nephrotisches Syndrom erzeugen.

*Allergische Reaktionen* bilden die sechste ätiologische Gruppe. So sind zum Beispiel Insektenstiche und Schlangenbisse, Serumkrankheit und Reaktionen auf amerikanischen Giftefeu als auslösende Ursachen einer Proteinurie beschrieben worden.

Siebtens können *Infektionen* wie Malaria, Syphilis, Tuberkulose (s. S. 196) und chronische Enteritis ein nephrotisches Syndrom direkt oder sekundär über eine intrarenale Amyloidablagerung erzeugen.

In der letzten Gruppe sind *verschiedenartige nosologische Einheiten* zusammengefaßt, wie das familiäre nephrotische Syndrom (s. S. 245), die Schwangerschaft, Tumoren usw.

Allen Formen der massiven Proteinurie gemeinsam ist die *erhöhte Permeabilität der glomerulären Kapillarmembran für Plasmaproteine.* Möglicherweise ist auch die tubuläre Proteinresorption defekt. Es ist dieser enorme Eiweißverlust, der die Kette von Prozessen einleitet, welche zu Hypalbuminämie, Ödem und schließlich zum »nephrotischen Syndrom« führen.

*(Fortsetzung auf Seite 124)*

# Nephrotisches Syndrom

(Fortsetzung von Seite 123)

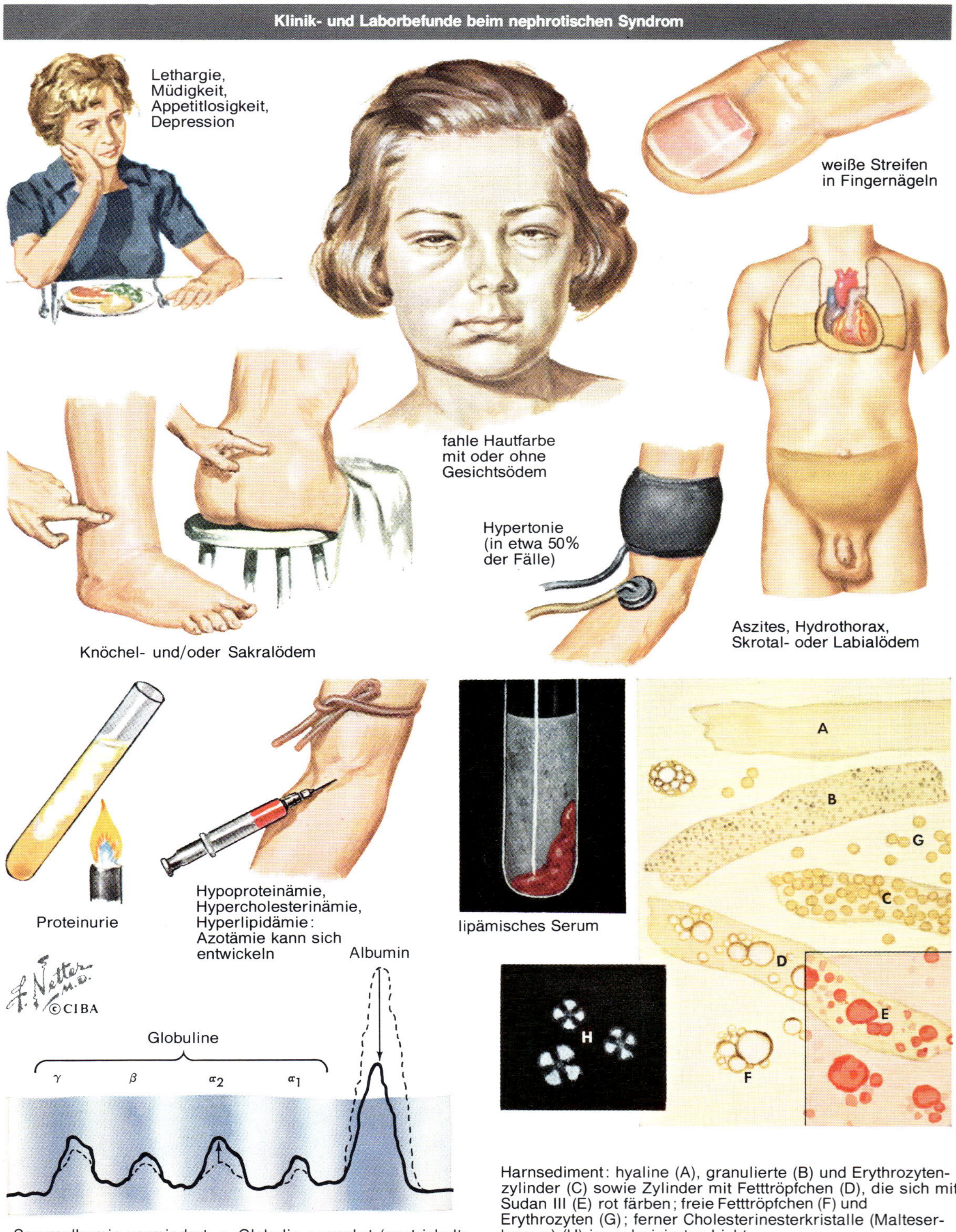


Serumalbumin vermindert, $\alpha_2$-Globulin vermehrt (gestrichelte Linie = Normalwerte)

Harnsediment: hyaline (A), granulierte (B) und Erythrozytenzylinder (C) sowie Zylinder mit Fetttröpfchen (D), die sich mit Sudan III (E) rot färben; freie Fetttröpfchen (F) und Erythrozyten (G); ferner Cholesterinesterkristalle (Malteserkreuze) (H) im polarisierten Licht

## Klinik und Laborbefunde

Bei der Untersuchung fällt an Patienten mit nephrotischem Syndrom eine fahle Hautfarbe und ein Gesichtsödem auf; sie klagen häufig über Apathie, Müdigkeit, Appetitlosigkeit und Depressionen. Diese Symptome können manchmal durch die begleitende Schilddrüsenunterfunktion mitbedingt sein.

Obwohl die Schilddrüsenfunktion beim nephrotischen Syndrom eingehend untersucht worden ist, sind die spezifischen Störungen nicht ganz klar. Es wurde vermutet, daß Schilddrüsenfunktion und Hormonabgabe an das Gewebe normal sind und daß der niedrige Spiegel von eiweißgebundenem Jod (PBI) Ausdruck der verminderten Konzentration (oder Bindungskapazität) der Plasmaproteine ist. Andere Erklärungen für die herabgesetzte Schilddrüsenfunktion wären eine abnorm große Ausscheidung von Schilddrüsenhormon in den Harn sowie eine möglicherweise vorhandene spezifische Drüsenstörung. In Wirklichkeit gibt es vielleicht alle diese Möglichkeiten, aber bis jetzt ist das ganze Problem noch offen.

**Ödeme.** Sie treten bei etwa 66% der erwachsenen Nephrotiker irgendwann im Krankheitsverlauf auf. Bei höhergradiger Wasserretention kann auch ein *Aszites* und *Hydrothorax* vorhanden sein. Die Fingernägel zeigen manchmal weiße Streifen; sie sind aber für das nephrotische Syndrom nicht pathognomonisch und können bei jeder Krankheit vorkommen, die ein Ödem des Nagelbettes erzeugt, z.B. bei einer Leberzirrhose mit Aszites.

**Hypertonie.** Sie ist beim nephrotischen Syndrom nicht häufig, findet sich aber öfter, als man erwarten würde. Dieser Beobachtung kommt zwar wenig Bedeutung zu, wenn Patientengruppen untersucht werden, die unter der Allgemeindiagnose »nephrotisches Syndrom« zusammengefaßt wurden. Sie wird aber sehr interessant, wenn das Vorhandensein einer Hypertonie zu bestimmten histopathologisch definierten Formen des nephrotischen Syndroms in Beziehung gesetzt wird. In ungefähr 50% der Fälle von perimembranöser Glomerulonephritis besteht eine Hypertonie. Bei der chronisch proliferativen Glomerulonephritis (s. S. 135f.), der fokalen Glomerulosklerose (s. S. 152) oder beim Lupus erythematodes disseminatus (s. S. 141) kann die Häufigkeit bis auf 75% oder mehr steigen.

**Proteinurie.** Seit langem kennt man die *massive* Proteinurie und die sich daraus ergebende Hypoproteinämie (hauptsächlich Hypalbuminämie) als Teil des nephrotischen Syndroms. Früher wurde das nephrotische Syndrom als einheitliche Krankheit angesehen und nicht erkannt, daß unterschiedliche pathologische Veränderungen die gleichen Auswirkungen – massive Proteinurie und Hypoproteinämie – haben können.

In jüngster Zeit wurde nachgewiesen, daß eine Korrelation zwischen den Molekulargewichten der ausgeschiedenen Plasmaproteine und den zugrundeliegenden pathologischen Veränderungen besteht und ebenso mit dem zu erwartenden Ansprechen auf eine immunsuppressive Therapie. Parameter für die Beurteilung ist ein Befund, den man als *glomeruläre Selektivität* bezeichnet. Man spricht von einer *selektiven* Proteinurie, wenn vorwiegend Proteine mit niedrigem Molekulargewicht ausgeschieden werden, und von einer *unselektiven,* wenn auch Proteine mit hohem Molekulargewicht den glomerulären Filter passieren. Fälle mit hoher Selektivität sprechen im allgemeinen gut auf eine immunsuppressive Therapie an, und die bei der lichtmikroskopischen Untersuchung nachweisbaren Veränderungen in der Niere sind minimal. Fälle mit unselektiver Proteinurie sprechen sehr schlecht auf die Behandlung an und zeigen ausgeprägte pathologische Veränderungen im Nierengewebe.

Zur quantitativen Erfassung dieses Phänomens hat man das Harn-Plasma-Verhältnis verschiedener Eiweißkörper mit unterschiedlichem Molekulargewicht (Transferrin, IgG, $\alpha_2$M) mit Hilfe einer Immundiffusionstechnik bestimmt. Die so errechneten renalen Clearances der Einzelproteine werden in Prozent der Clearance eines Standardproteins – meist Albumin oder Transferrin – angegeben. Es gibt dann verschiedene graphische oder rechnerische Methoden, aus dem Verhältnis dieser Clearance-Größen zueinander den Selektivitätsgrad der Proteinurie zu bestimmen. Nur die hochselektive Form läßt sich diagnostisch und therapeutisch als Parameter nutzen. Diese Selektivität ist konstant, unabhängig von der ausgeschiedenen Eiweißmenge, seien es 2 g/24 Stunden oder 20 g/24 Stunden.

Der erhöhte Serumspiegel von $\alpha_2$-Makroglobulin ist schwer zu erklären, ist aber sicher in fast allen Fällen massiver Proteinurie vorhanden. Die Vermehrung anderer Proteine, z.B. $\gamma$, $\beta$ und $\alpha_1$, in der Elektrophorese variiert.

**Lipidstoffwechsel.** Das Serum ist aufgrund der *Hyperlipidämie milchig getrübt*, außerdem läßt sich eine *Hypercholesterinämie* nachweisen. Die Ursache dieser Veränderungen ist nicht ganz geklärt. Die primäre Störung des Lipidstoffwechsels beim nephrotischen Syndrom besteht in einer Erhöhung der Triglyzeride und der $\alpha$-Lipoproteine. Anscheinend kann die Umwandlung von großen zu kleinen Lipoproteinfraktionen nicht in vollem Umfang vor sich gehen. Ob dies auf dem Mangel einer spezifischen Substanz beruht oder nicht, ist nicht bekannt. Es wird aber angenommen, daß Albumin als *Akzeptor* in der für die Interkonversion notwendigen Transportkette wichtig ist. Gelegentlich kann bei niedrigem Serumalbuminspiegel eine weniger starke Interkonversion beobachtet werden, ein Phänomen, das möglicherweise die Folge von Veränderungen in der Proteinfraktion ist. Klinisch wurde die Beobachtung gemacht, daß sich die Hyperlipidämie bessert, wenn Albumin zugeführt wird oder wenn eine erfolgreiche immunsuppressive Therapie zu einer Abnahme der Proteinurie und einer Zunahme der Serumalbuminkonzentration führt.

**Harnsediment.** Das Harnsediment (s. S. 75f.) bei einem nephrotischen Syndrom, welches im Gefolge einer primären Nierenerkrankung bzw. Glomerulonephritis auftritt, ist von Interesse, wenn es auch nicht allzu viele Rückschlüsse auf die pathologischen Veränderungen zuläßt. Es finden sich in diesen Fällen Fettkörnchenzellen und Cholesterinester, die im polarisierten Licht Malteserkreuzform zeigen (s. S. 76). Fetttröpfchen lassen sich außerdem durch Rotfärbung mit Sudan III nachweisen. Das Auftreten von Fettsubstanzen war der Grund, warum die Krankheit *Lipoidnephrose* genannt wurde.

Bei allen Formen der Nephritis, die ein nephrotisches Syndrom erzeugen, kann man eine Mikrohämaturie und vereinzelte Erythrozytenzylinder (s. S. 75) finden. Dieser pathologische Sedimentbefund steht jedoch bei Fällen von mesangioproliferativer Glomerulonephritis (s. S. 135) stärker im Vordergrund, während er bei einer minimal proliferierenden Glomerulonephritis (Lipoidnephrose, s. S. 127) praktisch nicht beobachtet wird. Auch granulierte Zylinder sind bei der mesangioproliferativen Glomerulonephritis unter Umständen zu sehen, bei der perimembranösen (s. S. 136) oder bei der minimal proliferierenden Glomerulonephritis aber im allgemeinen nicht.

**Pathophysiologische Faktoren in der Ätiologie des nephrotischen Ödems**

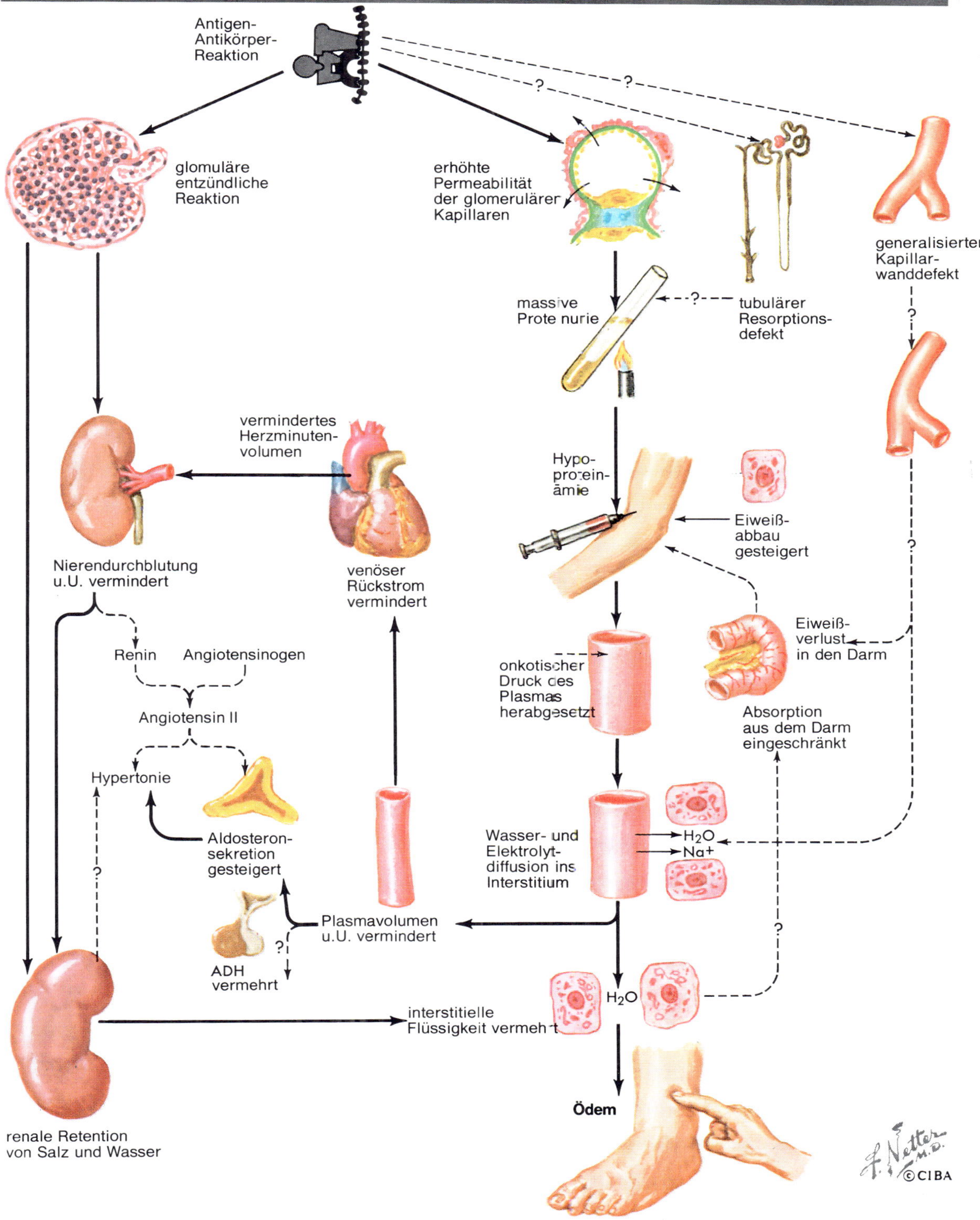


## Pathophysiologie des nephrotischen Ödems

Man nimmt an, daß die Glomerulonephritis, die das nephrotische Syndrom erzeugt, eine *Antigen-Antikörper-Reaktion* (s. S. 131–136) ist. Diese ruft eine entzündliche Reaktion im Glomerulus hervor, welche sich in einer Zellproliferation und Basalmembranveränderungen äußert. In manchen Fällen sind bei der lichtmikroskopischen Untersuchung nur geringfügige Veränderungen zu beobachten. Ob diese als Minimalerkrankung, minimal proliferierende Glomerulonephritis, Lipoidnephrose oder »Fußfortsatz«-Erkrankung beschriebene Form eine Antigen-Antikörper-Reaktion ist, steht nicht ganz fest. Immerhin scheint sie auf eine immunsuppressive Therapie anzusprechen, wobei möglicherweise aber nur die antiphlogistische Komponente der Substanzen wirksam wird. Die glomeruläre entzündliche Reaktion kann in jedem Fall mit einer Salz- und Wasserretention einhergehen, besonders wenn das Glomerulusfiltrat reduziert ist. Die direkte Auswirkung der Entzündung auf die Glomeruli bedingt unter Umständen eine Herabsetzung der Nierendurchblutung, die über den *Renin-Angiotensin-Mechanismus* die Produktion von Angiotensin II auslöst. Die dadurch entstehende Hypertonie kann einen Circulus vitiosus in der Niere in Gang setzen.

*(Fortsetzung auf Seite 126)*

**Minimalerkrankung**
**minimal proliferierende Glomerulonephritis**

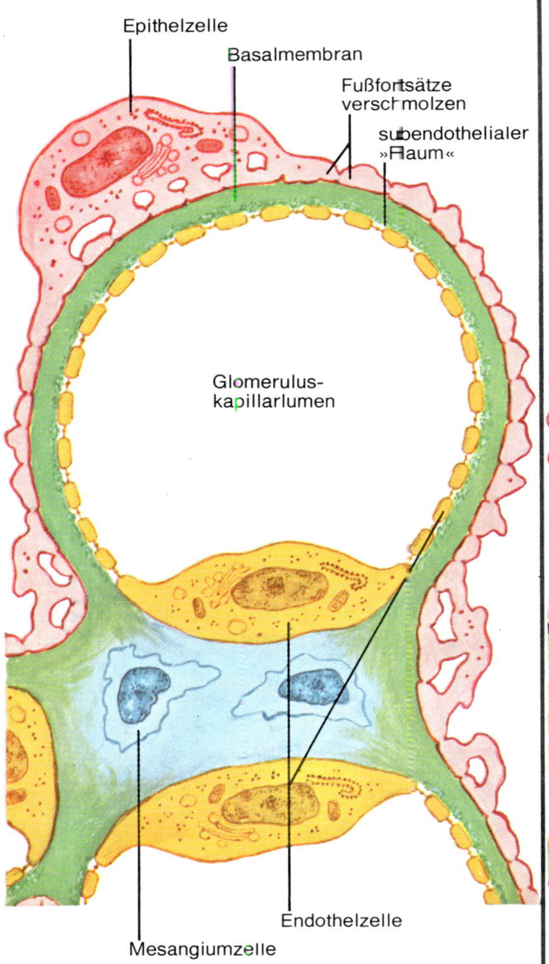


Elektronenmikroskopischer Befund: lediglich Verschmelzung der epithelialen Fußfortsätze und etwas subendothelialer »Flaum«

**Membranöse Erkrankung**
**perimembranöse Glomerulonephritis**

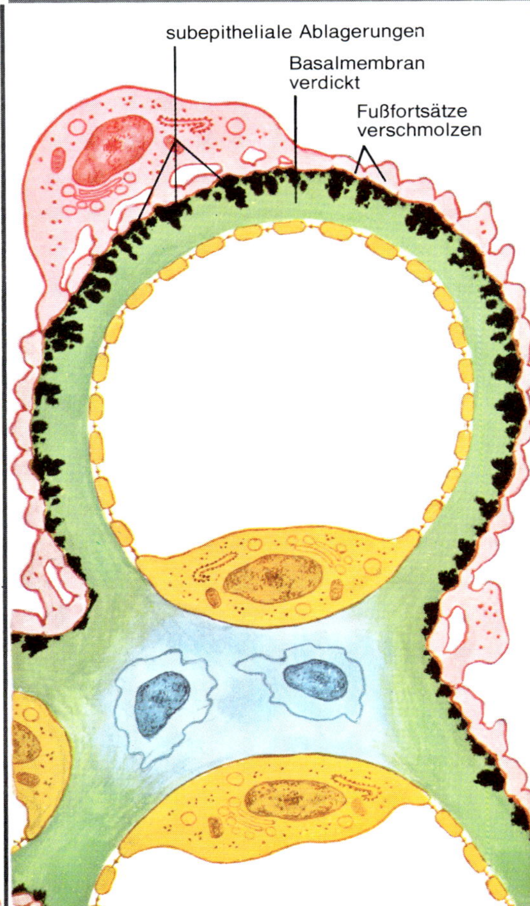


Elektronenmikroskopischer Befund: elektronendichte Ablagerungen unter den Epithelzellen, Verdickung der Basalmembran und Verschmelzung der Fußfortsätze

**Proliferative Erkrankung**
**mesangioproliferative Glomerulonephritis**

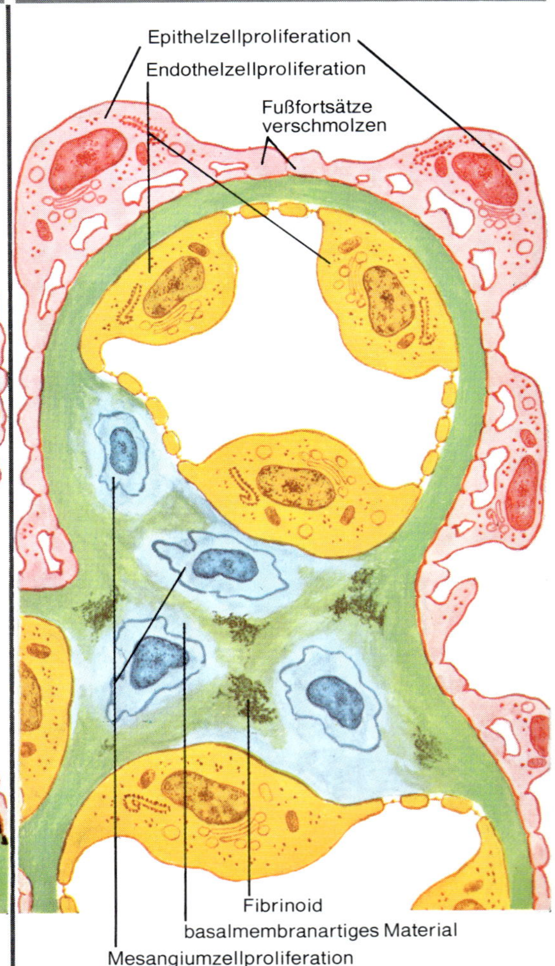


Elektronenmikroskopischer Befund: Epithel-, Endothel- und Mesangiumzellproliferation. Keine oder geringe Verdickung der Basalmembran, aber Ablagerung von basalmembranartigem Material (Mesangiummatrix) im Mesangium in wechselnder Menge. Fußfortsätze verschmolzen



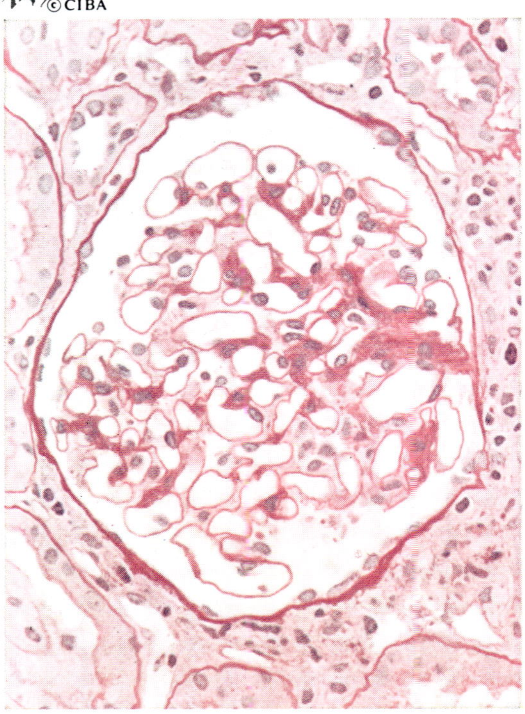

Lichtmikroskopischer Befund: Glomerulus erscheint normal. In den Tubuluslumina kann Eiweiß und in den Tubuluszellen Lipoidtröpfchen vorhanden sein (PAS-Färbung, 250fach)

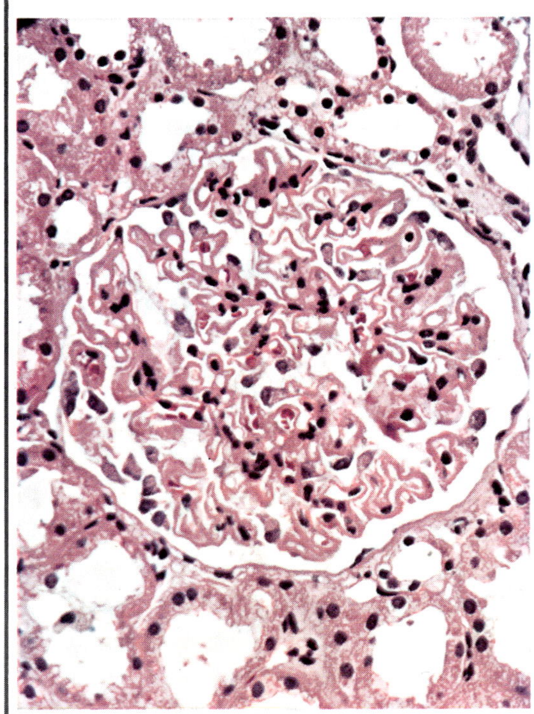

Lichtmikroskopischer Befund: Basalmembran verdickt und eosinophil. Hervortreten, aber keine numerische Zunahme der Epithel-, Endothel- und Mesangiumzellen (HE-Färbung, 250fach)

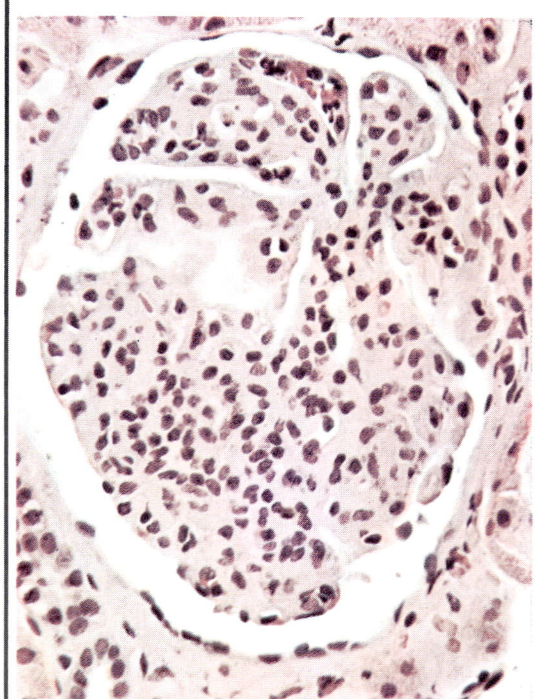

Lichtmikroskopischer Befund: Proliferation der Epithel-, Endothel- und Mesangiumzellen. Basalmembran kaum verdickt (HE-Färbung, 250fach)

## Nephrotisches Syndrom

(Fortsetzung von Seite 125)

Überdies werden die Glomeruluskapillaren abnorm durchlässig und ermöglichen dadurch den großen Eiweißverlust. Eben diese fortwährende *massive Proteinurie* und die sich daraus ergebende *Hypoproteinämie* bilden den Ausgangspunkt für alle nachfolgenden Stoffwechsel- und Ernährungsstörungen.

Es wird vermutet, daß ein *tubulärer Resorptionsdefekt* für Proteine mit niedrigem Molekulargewicht existiert, der aber beim nephrotischen Syndrom quantitativ nicht ins Gewicht fällt.

Die Hypoproteinämie bedingt einen verminderten onkotischen Plasmadruck, der den Austritt von Wasser und Elektrolyten in das Interstitium zuläßt. Diese Flüssigkeitsdiffusion in das interstitielle Gewebe tritt klinisch als *Ödem* in Erscheinung. Die dadurch erzeugte Verkleinerung des Plasmavolumens kann zu einer Reduktion des Herzminutenvolumens und damit zu einer Einschränkung der Nierenfunktion führen. Wenn das Plasmavolumen erheblich eingeengt ist, steigt der Aldosteronspiegel. Eine Behandlung mit aldosteronblockierenden Mitteln ist möglich. Allerdings sind sie beim nephrotischen Syndrom nicht so wirksam wie bei anderen Erkrankungen.

Bei akut entzündlichen Formen der Glomerulonephritis kann ein *Kapillardefekt* als Teilfaktor zur Erklärung lokaler Ödementstehung mit herangezogen werden. Auch der bei Kindern mit nephrotischem Syndrom in Einzelfällen nachgewiesene Proteinverlust in den Darm könnte als Auswirkung eines generalisierten Kapillardefekts gelten oder aber erst durch das Ödem selbst verursacht werden. Eiweißstoffwechselstörungen selbst sind nicht sicher nachgewiesen.

An diesen verschiedenen Faktoren in der Ödemgenese orientiert sich eine pathophysiologisch begründete Ödemtherapie. Der erste Angriffspunkt ist die *Hypoproteinämie.* In akut bedrohlichen und therapieresistenten Situationen kann man salzarmes Albumin verabreichen, um das Plasmavolumen zu vergrößern, damit den onkotischen Druck zu steigern und Flüssigkeit aus dem Interstitium in das intravaskuläre Volumen zu ziehen. Die Vergrößerung des Plasmavolumens wird zu einer Zunahme des Glomerulusfiltrats führen und für eine weitere Salz- und Wasserausscheidung sorgen. Der Effekt ist jedoch wegen der raschen Albuminausscheidung nur sehr kurzdauernd. Eine andere Möglichkeit ist die Blockierung von Aldosteron mit Diuretika, um die Diurese noch mehr zu fördern. Ferner kann die Salz- und Wasserretention beim nephrotischen Syndrom mit Standarddiuretika, Furosemid, Etacrynsäure und Thiaziden (s. S. 253) direkt beeinflußt werden.

Wir kennen die Zusammenhänge bei der Ödembildung zwar noch nicht vollständig, doch sind die erwähnten Faktoren immer oder fast immer dabei verflochten; das klinische Ödem wird nicht von einem Einzelfaktor erzeugt, sondern muß das Ergebnis einer Kombination vieler Faktoren sein.

### Pathologische Anatomie

In Nierenbiopsiepräparaten von Patienten mit einem durch eine Glomerulonephritis bedingten nephrotischen Syndrom fand man pathologische Veränderungen, die fünf verschiedenen Gruppen zugeordnet werden können.

**Lipoidnephrose.** Bei der lichtmikroskopischen Untersuchung sieht man wenig oder gar keine Veränderungen. Elektronenmikroskopisch erkennt man jedoch eine Verschmelzung von Fußfortsätzen der Epithelzellen (s. Tafel 15 nebenan, minimal proliferierende Glomerulonephritis); bei quantitativer Auszählung sind die Mesangiumzellen gering vermehrt. Immunofluoreszenzuntersuchungen bringen wenig zusätzliche Aufschlüsse, abgesehen vom gelegentlichen Nachweis von IgE. Diese Fälle sprechen sehr gut auf Steroide oder eine immunsuppressive Therapie an.

**Lipoidnephrose mit fokaler Glomerulosklerose.** Lichtmikroskopisch sind eine fokale und segmentale Sklerose, elektronenmikroskopisch verschmolzene Fußfortsätze, kollabierte Kapillaren und eine Vermehrung des Mesangiums zu beobachten. Mit Immunfluoreszenz sind gelegentlich Gammaglobulinablagerungen (IgM) nachweisbar. Diese Fälle sprechen sehr schlecht auf die Behandlung an.

**(Peri-)membranöse Glomerulonephritis.** Die Präparate zeigen eine Wandverdickung der glomerulären Kapillaren. Elektronenmikroskopisch werden »Spikes« in der Basalmembran sichtbar, die durch Antigen-Antikörper-Komplexe unterhalb der Epithelzellen an der Außenseite der Basalmembran hervorgerufen werden (s. Tafel 15 nebenan, [peri-] membranöse Erkrankung). Bei der Immunfluoreszenzuntersuchung erweisen sich diese Antigen-Antikörper-Komplexe als diffuse granuläre Ablagerungen von IgG und C3 ($\beta_{1C}$) (Komplement). Auch diese Form ist ziemlich therapieresistent (s.a. S. 136).

**Proliferative Glomerulonephritis.** Die vierte Gruppe der Fälle von massiver Proteinurie bei primär renalen Erkrankungen umfaßt Nephritisformen wie die mesangioproliferative oder membranoproliferative (mesangiokapilläre) Glomerulonephritis bzw. deren Sonderform, die lobuläre Glomerulonephritis (s. S. 135). Die pathologischen Veränderungen bestehen in einer Verdikkung der glomerulären Basalmembran, einer Proliferation des Mesangiums und einer Sklerose. Elektronenmikroskopisch sieht man außerdem ein Einwachsen des Mesangiums in die Kapillarwände sowie subendotheliale Ablagerungen. Mit Immunfluoreszenzuntersuchungen lassen sich C3 ($\beta_{1C}$) und IgG in klumpiger, nichtlinearer Anordnung (s. S. 129) sowie Properdin nachweisen. Für diese Fälle ist keine Behandlung bekannt.

**Fokale Glomerulonephritis.** Licht- und elektronenmikroskopisch sind segmentale entzündliche Nekrosen und Halbmondbildung zu beobachten. Die Immunfluoreszenzbefunde sind recht unterschiedlich. Auch in diesen Fällen hat die Behandlung wenig Erfolg (s. S. 139). Spontanremissionen werden beobachtet.

**Zusammenfassung.** Das nephrotische Syndrom (massive Proteinurie) im Gefolge einer primären Nierenerkrankung (Glomerulonephritis) ist wahrscheinlich eine Antigen-Antikörper-Krankheit. Allerdings fehlen gegenwärtig in vielen Bereichen eindeutige Befunde, die Licht in die Ätiologie dieser Erkrankung bringen könnten.

---

# Immunologische Mechanismen bei glomerulären Erkrankungen (experimentelle Hypersensibilitätserkrankungen des Glomerulus)

Unsere Kenntnisse über allergisch bedingte Erkrankungen des Glomerulus haben in den letzten Jahren rasch zugenommen, vor allem weil verschiedene experimentelle Modelle entwickelt und die dabei beteiligten immunologischen Mechanismen aufgeklärt wurden. Diese experimentellen Arbeiten haben eine Identifizierung der immunologischen Mechanismen bei bestimmten glomerulären Erkrankungen des Menschen ermöglicht.

Es gibt zwei Hauptformen von experimentell immunologisch erzeugten glomerulären Erkrankungen:

1. Die Antibasalmembran-Antikörper-Nephritis, bei der der Antikörper gegen die glomeruläre Basalmembran gerichtet ist – das Antigen ist ein normaler Bestandteil des Glomerulus.
2. Die Immunkomplexkrankheit, bei der im Kreislauf gebildete Antigen-Antikörper-Komplexe im Glomerulus abgelagert werden – das Antigen ist *nicht* Teil des Glomerulus.

Häufig ist es aufgrund bestimmter immunfluoreszenz- und elektronenmikroskopischer Kriterien möglich, diese beiden Hauptformen zu erkennen.

## Antibasalmembran-Antikörper-Nephritis (Anti-GBM-Krankheit)

Diese Krankheit kann entweder durch *heterologe Antikörper* oder durch *Autoantikörper* ausgelöst werden. Am besten bekannt und am eingehendsten untersucht ist die erstgenannte Form, die zunächst besprochen wird.

**Erkrankung durch heterologe Antikörper (Masugi-Nephritis; Nephrotoxin-Serumnephritis).** Es können verschiedene Spezieskombinationen verwendet werden. Als Beispiel wird hier jedoch die Krankheit besprochen, die bei Kaninchen durch Schafantiserum hervorgerufen wird. Die Immunisierung der Schafe erfolgt mit Aufbereitungen aus Kaninchennieren – von groben Nierengewebsextrakten bis zu hochgereinigten Präparaten aus glomerulärer Basalmembran. Nach der Immunisierung wird das gewonnene Schafserum an Kaninchenerythrozyten adsorbiert und Kaninchen intravenös injiziert. Bei hohem Antikörpertiter erzeugt eine relativ kleine Menge (unter 1 ml) des Serums regelmäßig eine schwere Glomerulonephritis.

Die *erste (heterologe) Phase* setzt sofort nach der Injektion ein und resultiert aus der Reaktion der Schafantikörper mit der glomerulären Basalmembran des Kaninchens (Tafel 16a). Die *zweite (autologe) Phase* beginnt nach mehreren Tagen, wenn Kaninchenantikörper gegen das Schafgammaglobulin gebildet werden und sich mit den in den Glomeruli fixierten Schafantikörpern verbinden.

Die zweite (autologe) dieser beiden Phasen ist im allgemeinen die schwerere; es kommt typischerweise zu einer diffusen proliferativen Glomerulonephritis, oft mit auffallender *Halbmondbildung* und rasch eintretender Verödung von Glomeruli. (Die heterologe Phase ist auf Tafel 16a dargestellt. Bei den an der glomerulären Basalmembran angehefteten Antikörpern handelt es sich um Schafantikörper; die Anlagerung von Kaninchenantikörpern, die gegen Schafgammaglobulin gebildet wurden, zeigt das Schema nicht. Tafel 16b illustriert die Gewebereaktion, die in der autologen Phase eintritt.)

Dieses artifiziell erzeugte Modell kann wohl kaum als vollständige Grundlage für die Erklärung einer spontan auftretenden Krankheit dienen, liefert aber sehr wertvolle Aufschlüsse für die Unterscheidung von Anti-GBM-Krankheit und Immunkomplexkrankheit. Erstens zeigt dieses Modell, daß die glomeruläre Erkrankung durch *zirkulierende* Antikörper erzeugt werden kann, im Gegensatz zu den Verhältnissen, die sonst im Organgewebe gewöhnlich anzutreffen sind. Zweitens demonstriert es, daß Gammaglobuline als krankheitsauslösende Antikörper mit Immunfluoreszenz in den Glomeruli leicht nachzuweisen sind:

(Fortsetzung auf Seite 128)

**Hypothese zur Pathogenese der Glomerulusschädigung durch spezifische Antibasalmembran-Antikörper (schematisch)**

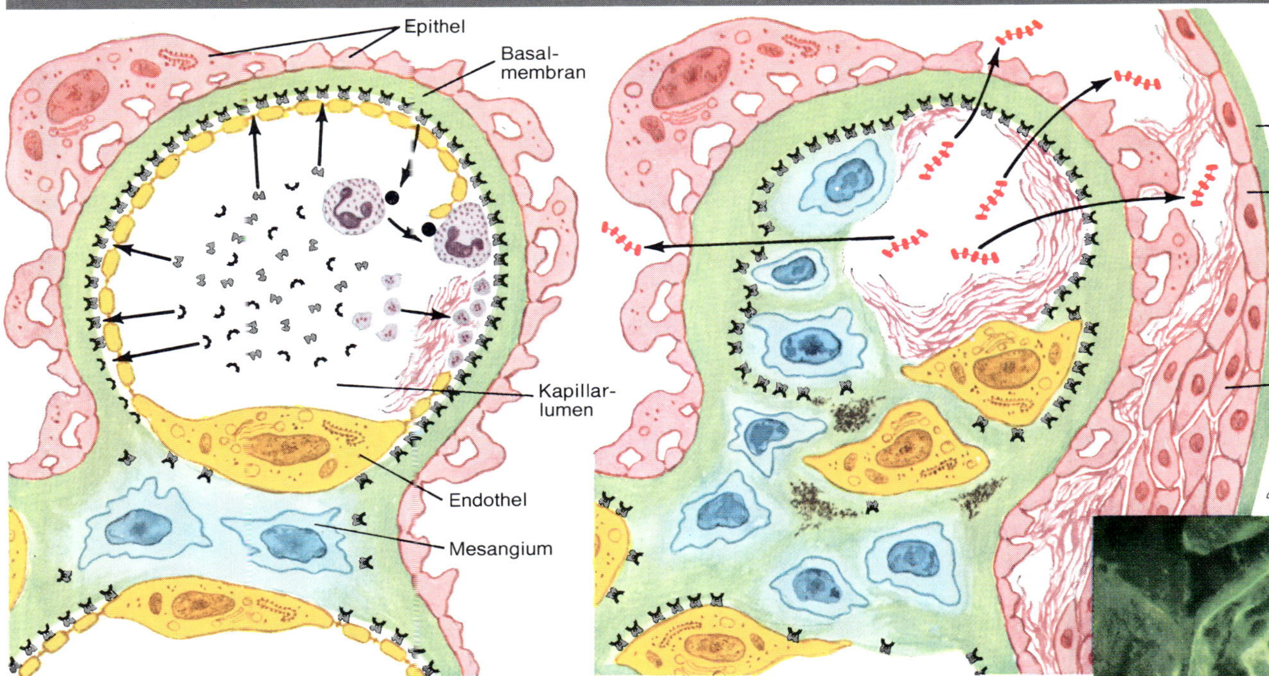


a) Spezifische Antibasalmembran-Antikörper wandern durch das Endothel der Glomeruluskapillaren und heften sich an Rezeptoren der Basalmembran. Komplement lagert sich an Antikörper und Basalmembran. Die Komplementkomponenten C5, C6 und C7 bilden einen Komplex, der chemotaktisch wirkt und polymorphkernige Leukozyten anzieht. Diese greifen das Endothel und die Basalmembran durch Freisetzung proteolytischer Enzyme an. Blutplättchen kleben sich an die Kapillarwand, und Fibrin wird abgelagert

b) Fußfortsätze verschmelzen. Mesangium- und Endothelzellen schwellen an, proliferieren und dringen in das Kapillarlumen ein. Fibrinoid und basalmembranartiges Material (Mesangiummatrix) werden abgelagert. Die geschädigte Kapillarwand läßt Plasmaproteine durchtreten. Dadurch kommt es zur Proteinurie. Es entwickeln sich fibrinöse Kapseladhäsionen und epitheliale Halbmonde

Zeichenerklärung

= Antikörper
= Komplement
= chemotaktischer Faktor
= Blutplättchen
= Fibrin
= Fibrinoid
= Plasmaprotein

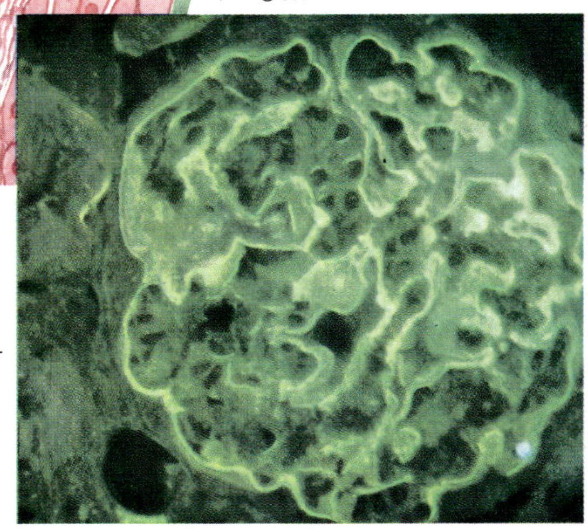

Immunfluoreszenzpräparat, Antibasalmembran-Nephritis (Masugi-Nephritis): »lineare«, nichtgranuläre Ablagerung von Antikörper und Komplement an der Basalmembran

## Immunologische Mechanismen bei glomerulären Erkrankungen (experimentelle Hypersensibilitätserkrankungen des Glomerulus)

*(Fortsetzung von Seite 127)*

Die Verteilung dieser Antikörper ist sehr typisch. Sie bilden längs der Basalmembran eine kontinuierliche Linie. Drittens sind *elektronenmikroskopisch* an der *Endothelseite* der Basalmembran meist nur unauffällige Ablagerungen sichtbar.

Beim Studium der Masugi-Nephritis sind auch einige pathogene Mechanismen klargeworden, die nach der anfänglichen Reaktion des Antikörpers mit dem Antigen in der glomerulären Basalmembran wirksam sind. Immunfluoreszenzuntersuchungen haben zum Beispiel gezeigt, daß *Komplement* längs der Basalmembran abgelagert wird. Außerdem verhindert der Komplementschwund in der Blutbahn, der mehrere Stunden lang anhalten kann, zum Teil eine *Proteinurie* während der ersten Phase.

Ein Weg, auf dem das Komplementsystem zur Schädigung führen kann, ist die Produktion eines *chemotaktischen Faktors* (C 5, 6, 7). Dieser Mechanismus ist wahrscheinlich bei der Ansammlung von Neutrophilen in den Glomeruli in Aktion – ein manchmal auffälliger Befund, besonders während der ersten Phase. Experimentell wurde gezeigt, daß eine Neutrophilenansammlung eine Glomerulusschädigung bewirken kann und daß eine Verminderung der zirkulierenden Leukozyten eine schwächere Proteinurie während der ersten Phase zur Folge hat. Die Schädigung wird von den Leukozyten vermutlich durch Freisetzung von lysosomalen Enzymen hervorgerufen.

In der zweiten Phase bestehen die schwerwiegendsten Veränderungen in der Verödung von Glomeruli, die durch Schwellung und Proliferation von Endothel- und Mesangiumzellen, Ablagerung von basalmembranartigem Material und Halbmondbildung zustandekommt. Eine pathogene Rolle der Leukozyten in der zweiten Phase ist nicht so sicher bewiesen. Außerdem weiß man nicht, ob Komplement noch auf andere Weise zu der Glomerulusschädigung beiträgt, etwa durch einen der Zellyse analogen Prozeß.

Es ist bekannt, daß Fibrin und andere während des Gerinnungsprozesses gebildete Fibrinogenderivate an dem Geschehen beteiligt sind. Elektronenmikroskopisch und mit Immunfluoreszenz lassen sich große Mengen Fibrin- oder Fibrinogenabkömmlinge in oder zwischen proliferierenden Zellen und im Bowman-Kapselraum nachweisen, wo sie anscheinend die Halbmondbildung anregen. Eine gerinnungshemmende Therapie könnte daher vielleicht eine Halbmondbildung und einen Großteil der proliferativen und sklerosierenden Veränderungen verhindern.

**Autoantikörperkrankheit (Steblay-Nephritis).** Eine andere Form der experimentellen Antibasalmembran-Antikörper-Nephritis wird auf vollkommen andere Weise erzeugt. Wenn Aufbereitungen aus heterologer glomerulärer Basalmembran Tieren (meist Schafen) injiziert werden, sind einige der dabei entstehenden Antikörper wegen der strukturellen Ähnlichkeit des Antigens *Autoantikörper,* die mit der eigenen glomerulären Basalmembran des Tieres reagieren.

Obzwar die auslösenden immunologischen Geschehnisse anders sind als bei der Masugi-Nephritis, ist die erzeugte Glomerulonephritis recht ähnlich: Beide Krankheiten entstehen im Grunde durch Antikörper gegen die glomeruläre Basalmembran. Bei beiden zeigt die Immunfluoreszenzuntersuchung Gammaglobulin und Komplement in den Glomeruli in einer sehr charakteristischen, kontinuierlichen (»linearen«) Anordnung längs der Basalmembran. In beiden Fällen handelt es sich typischerweise um eine schwere proliferative Glomerulonephritis mit auffallenden Halbmonden, die oft rasch zur Glomerulosklerose führt. Vermutlich sind bei beiden Krankheiten ähnliche pathogene Mechanismen (Leukozyten, Komplement und Koagulationsfaktoren) in Aktion.

Eine wichtige Beobachtung bei der Erforschung der Autoimmunglomerulonephritis war, daß sich nicht immer Autoantikörper gegen die glomeruläre Basalmembran im Kreislauf nachweisen lassen, solange das Tier seine Niere besitzt. Wenige Tage nach bilateraler Nephrektomie erscheinen sie jedoch im Kreislauf. Das spricht dafür, daß die Autoantikörper generell fortlaufend und rasch durch Vereinigung mit den Antigenen der glomerulären Basalmembran aus dem Kreislauf abgezogen werden.

Es ist auch möglich, die Bildung von Autoantikörpern gegen die glomeruläre Basalmembran durch andere exogene Antigene anzuregen, die ähnliche antigene Eigenschaften besitzen (z.B. Infektionserreger). Überdies kann verändertes autologes Basalmembranmaterial als Stimulans dienen. Beide Mechanismen könnten bei natürlich vorkommenden Krankheiten des Menschen ablaufen; ein Beweis steht jedoch aus.

**Hypothese zur Pathogenese der akuten Glomerulusschädigung durch zirkulierende Immunkomplexe (schematisch)**

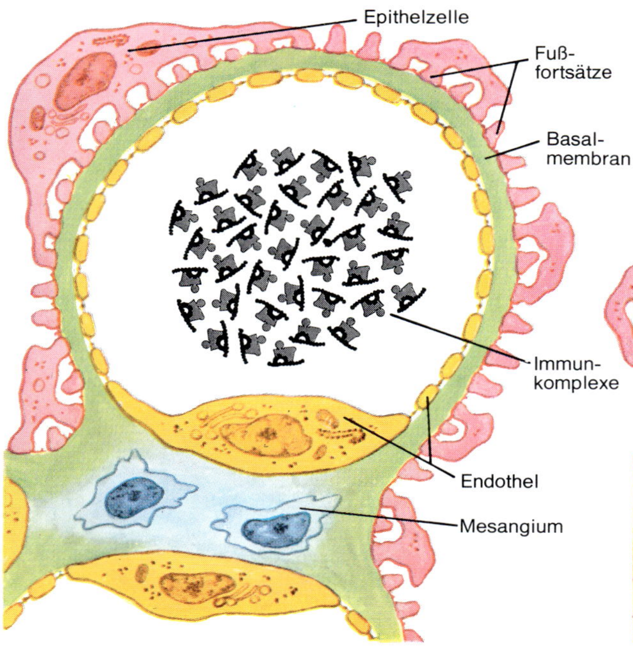


a) Zirkulierende Immunkomplexe, die irgendwo im Körper gebildet wurden und aus Antigen, Antikörper und Komplementkomponenten bestehen, kommen in den Glomeruluskapillaren **in großen Mengen innerhalb kurzer Zeit an**

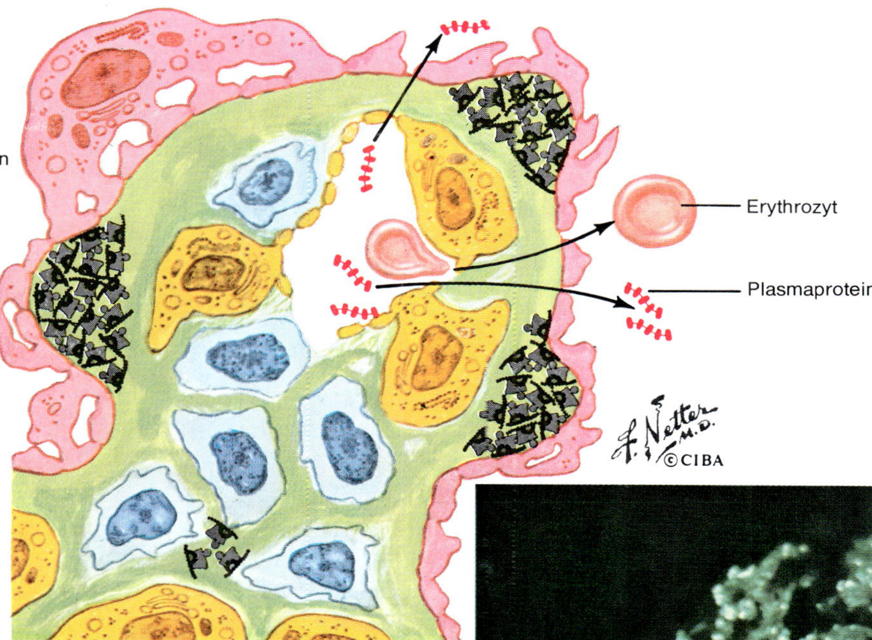


b) Die Komplexe wandern durch Endothel und Basalmembran der Glomeruluskapillaren und bilden große isolierte Ablagerungen (Haufen, humps). Fußfortsätze verschmelzen. Mesangium- und Endothelzellen schwellen an, proliferieren und dringen in das Kapillarlumen ein. Fibrilläres basalmembranartiges Material (Mesangiummatrix) lagert sich zwischen den Zellen ab. Die erhöhte Permeabilität der Kapillarwände ermöglicht den Durchtritt von Plasmaproteinen und Erythrozyten, so daß es zur Proteinurie und Hämaturie kommt

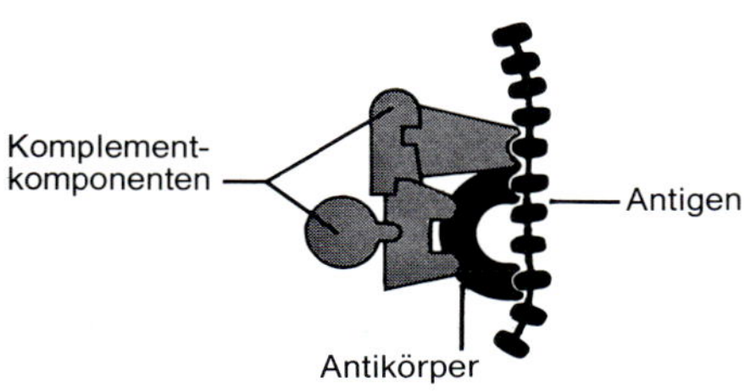


Zusammensetzung der Komplexe

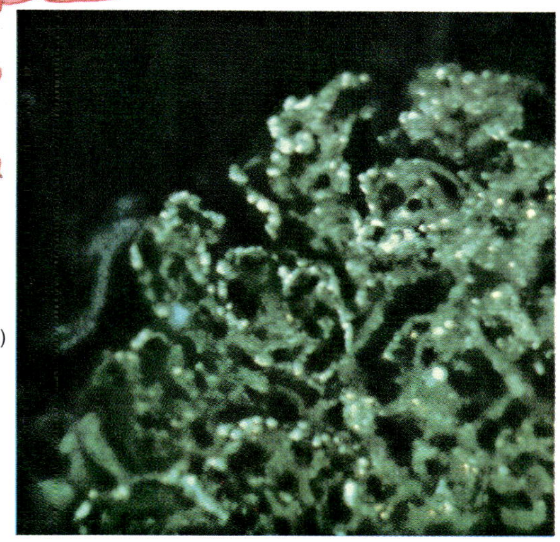

Immunfluoreszenzpräparat, akute Glomerulonephritis: unregelmäßige klumpige Ablagerungen von Gammaglobulin und Komplement, ähnlich wie bei der experimentellen akuten Immunkomplexkrankheit

## Immunkomplexkrankheiten

Die zweite Hauptform der immunologisch ausgelösten glomerulären Erkrankungen wird durch die Ablagerung von Immunkomplexen aus dem Kreislauf verursacht. Im Gegensatz zu Antibasalmembran-Antikörpern fallen die zirkulierenden Komplexe nicht aus immunspezifischen Gründen in den Glomeruli aus, sondern offenbar infolge bestimmter physikalischer Eigenschaften der Komplexe selbst.

**Erkrankungen durch exogene Antigene.** Es gibt mehrere Typen der experimentell, durch exogenes Antigen erzeugten Immunkomplexkrankheit.

Die *akute Serumkrankheit* ist die klassische Form der Immunkomplexkrankheit. Sie wird experimentell bei Kaninchen durch eine einzige intravenöse Injektion einer großen Menge heterologen Serums oder heterologen Plasmaproteins erzeugt. Während der folgenden ersten paar Tage nimmt die Serumkonzentration des injizierten Eiweißes sehr langsam ab, entsprechend einer normalen Umsatzrate des Eiweißes. Nach einigen Tagen produziert das Kaninchen Antikörper gegen das Fremdeiweiß; wenn diese erstmals im Kreislauf freigesetzt werden, treffen sie auf einen Antigenüberschuß und bilden infolgedessen lösliche Antigen-Antikörper-Komplexe. Die meisten werden von Zellen des retikuloendothelialen Systems ziemlich rasch aus dem Kreislauf entfernt und schnell abgebaut. Manche Komplexe lagern sich jedoch auch in Glomeruli und Arterien ab, wo sie eine entzündliche Reaktion auslösen.

Die typischen Veränderungen in den Glomeruli bestehen in einer diffusen, ziemlich einheitlichen Schwellung und Proliferation von Endothel- und Mesangiumzellen mit geringer Neutrophileninfiltration. Mit Immunfluoreszenz lassen sich meist Antikörper und Antigen (d.h. Immunkomplexe) in Glomeruli in Form von verstreuten granulären Ablagerungen längs der Basalmembran nachweisen. Diese Anordnung steht in auffallendem Kontrast zur kontinuierlich linearen Ablagerung bei der Anti-GBM-Krankheit. Elektronenmikroskopisch sieht man ein paar dichte Ablagerungen an der Epithelseite der Basalmembran, die den mit Immunfluoreszenz demonstrierten Ablagerungen entsprechen. Wenn keine weiteren Antigeninjektionen verabreicht werden, normalisieren sich die Glomeruli rasch wieder.

Die *chronische Serumkrankheit* wird experimentell erzeugt, indem man Kaninchen täglich mäßige Mengen Fremdeiweiß Wochen oder Monate hindurch intravenös injiziert. Bei den Kaninchen, die Antikörper nur in mäßigen Mengen bilden, bleiben die entstehenden Komplexe jeden Tag mehrere Stunden oder länger im Kreislauf; bei diesen Tieren entwickeln sich zumeist charakteristische Glomerulusschäden.

In gewöhnlichen histologischen Präparaten ist im allgemeinen nur eine leichte, ziemlich einheitliche Verdickung der glomerulären Kapillarwand zu sehen. Sowohl elektronen- als auch immunfluoreszenzmikroskopisch sind jedoch unzählige Immunkomplexablagerungen an der Epithelseite der Basalmembran nachweisbar. Bei einigen Tieren sind proliferative und sklerosierende Veränderungen zu beobachten.

Die *vireninduzierte Immunkomplexkrankheit* ist ein weiterer Typ, der durch exogenes Antigen ausgelöst wird. Mäuse, denen man bei der Geburt lymphozytäres Choriomeningitisvirus injiziert, bekommen oft Glomeruluslläsionen ähnlich jenen der chronischen Serumkrankheit. Die Glomeruluserkrankung wird offenbar von Immunkomplexen hervorgerufen, die sich zwischen zirkulierender Virussubstanz und Antivirusantikörpern bilden. Interessanterweise sind häufig keine anderen Manifestationen der Viruskrankheit dabei vorhanden.

**Autologe Immunkomplexkrankheit.** Sie hat zwei Repräsentanten, eine experimentell erzeugte und eine bei bestimmten Mäusestämmen natürlich vorkommende Form.

Die *Heymann-Nephritis* ist eine Immunkomplexkrankheit, die durch Bildung zirkulierender Komplexe aus Autoantikörpern und autologem Material entsteht. Dieser Erkrankungstyp wird experimentell erzeugt, indem man Ratten homologes Nierengewebe wiederholt injiziert. Die Glomerulusschäden, die sich mehrere Wochen nach dem Beginn der Injektionen entwickeln, sind jenen der chronischen Serumkrankheit ganz ähnlich.

Zuerst hielt man die Krankheit für eine Form der Autoimmunglomerulonephritis (d.h. für die Folge der Aktion von Autoantikörpern gegen glomeruläre Basalmembran – Steblay-Nephritis). Es ist aber jetzt klargestellt, daß die Autoantikörper gegen ein Protein gerichtet sind, welches normalerweise in den Tubulusepithelien vorhanden ist. Dieses Protein wird ständig in kleinen Mengen in den Kreislauf abgegeben und verbindet sich mit Autoantikörpern. Die entstehenden Immunkomplexe lagern sich ebenso wie die Komplexe von exogenem Antigen aufgrund physikalischer Eigen-

*(Fortsetzung auf Seite 130)*

## Hypothese zur Pathogenese der chronischen Glomerulusschädigung durch zirkulierende Immunkomplexe (schematisch)

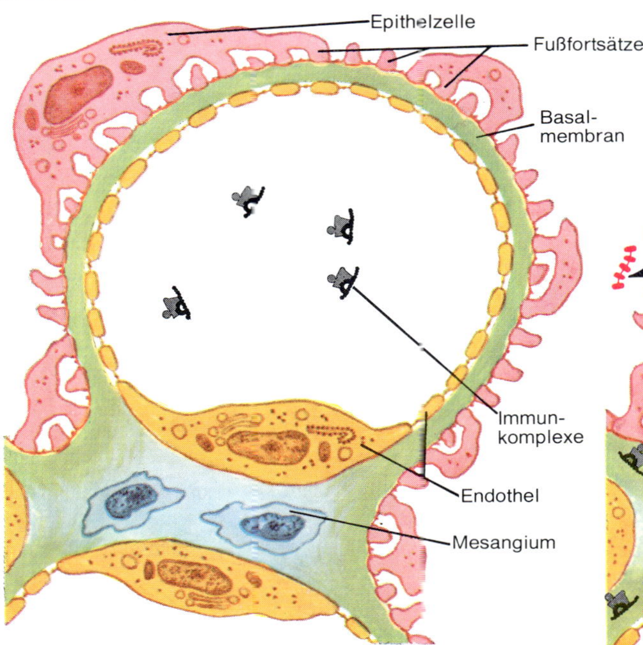


a) Zirkulierende Immunkomplexe, die irgendwo im Körper gebildet wurden und aus Antigen, Antikörper und Komplementkomponenten bestehen, kommen in den Glomeruluskapillaren **in kleinen Mengen über einen langen Zeitraum an**

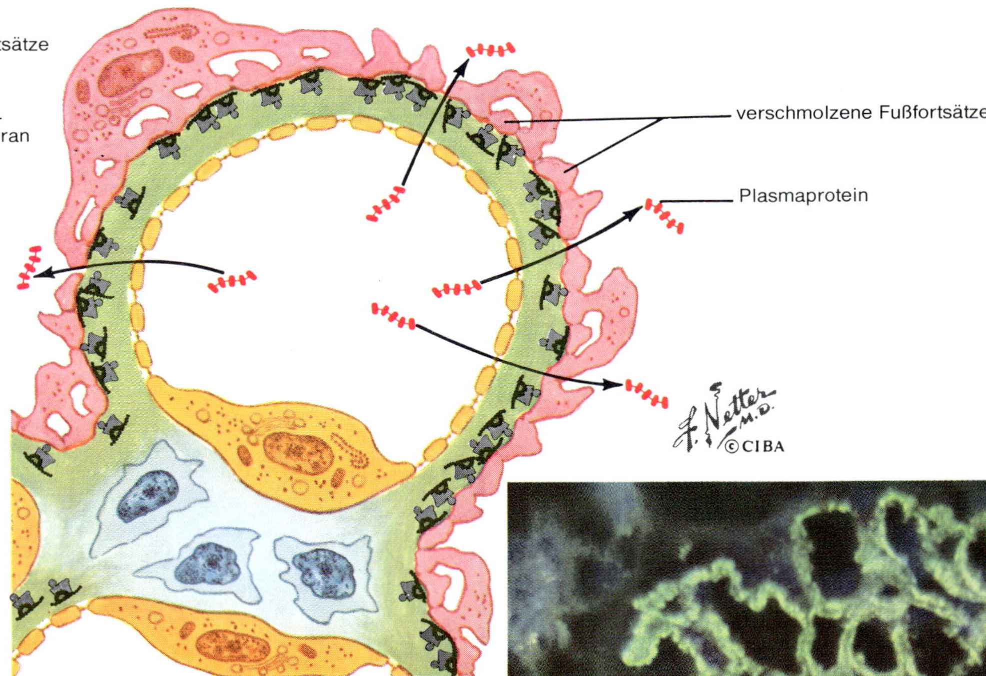


b) Die Komplexe wandern durch Endothel und Basalmembran der Glomeruluskapillaren und bilden diffuse granuläre Ablagerungen. Die Basalmembran proliferiert, um die Ablagerungen einzuschließen. Fußfortsätze verschmelzen. Geringe oder fehlende Proliferation von Endothel- oder Mesangiumzellen. Die erhöhte Permeabilität der Kapillarwände ermöglicht den Durchtritt von Plasmaproteinen, so daß es zur Proteinurie kommt

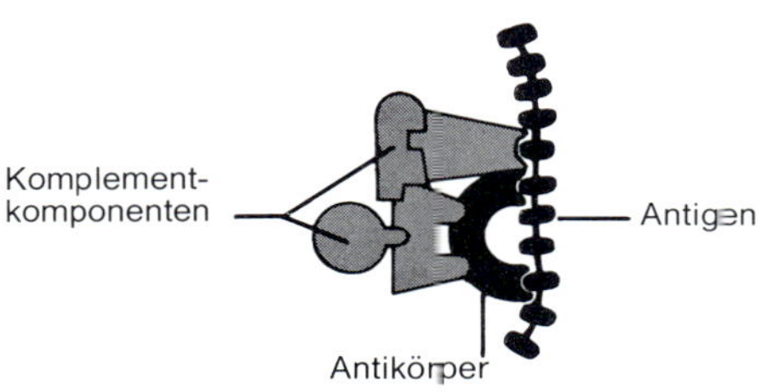


Zusammensetzung der Komplexe

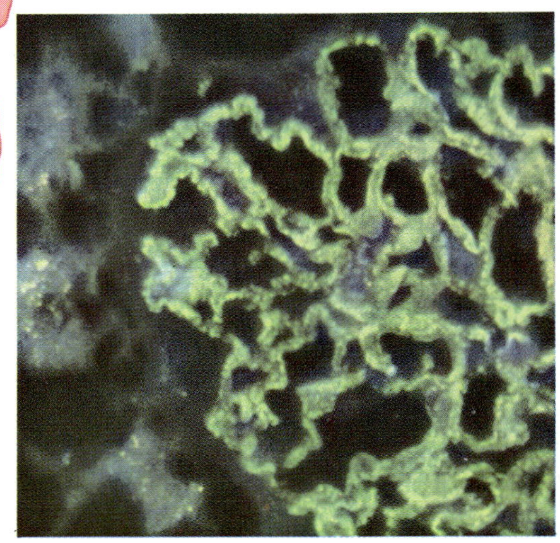

Immunfluoreszenzpräparat, (perimembranöse Glomerulonephritis: diffuse granuläre Ablagerungen an der Basalmembran, ähnlich dem Befund bei der experimentellen chronischen Serumkrankheit

## Immunologische Mechanismen bei glomerulären Erkrankungen (experimentelle Hypersensibilitätserkrankungen des Glomerulus)

*(Fortsetzung von Seite 129)*

schaften in den Glomeruli ab und sind nicht gegen einen Bestandteil des Glomerulus gerichtet.

Die autologe Immunkomplexkrankheit läßt sich wahrscheinlich durch viele andere autologe Antigene erzeugen; es muß jedoch die Autoantikörperbildung angeregt werden und die autologen Antigene müssen in der Blutbahn zirkulieren.

*Glomeruläre Erkrankung der NZB-Mäuse.* Außer den experimentell erzeugten Formen der Immunkomplexkrankheit kennt man eine spontan bei Schwarzen Neuseelandmäusen (New Zealand Black Mice = NZB-Mäuse) und verwandten Stämmen vorkommende Form. Die Glomerulusläsionen werden von zirkulierenden Immunkomplexen hervorgerufen, und einige der beteiligten Antigene sind offenbar autologer Provenienz.

Die Ursache dieser Erkrankung ist unbekannt, doch spielen offensichtlich genetische Faktoren und Virusinfektionen eine Rolle. In vielen Beziehungen ähnelt die Krankheit dem Lupus erythematodes disseminatus (s. S. 141).

## Immunologische Mechanismen bei glomerulären Erkrankungen des Menschen

Es gibt eindrucksvolle Beweise dafür, daß etliche glomeruläre Erkrankungen des Menschen auf der Basis einer Hypersensibilität entstehen. Durch Vergleich mit den beschriebenen experimentellen Modellen hat man jetzt sogar die Möglichkeit, den Typ der daran beteiligten immunologischen Mechanismen zu bestimmen.

**Anti-GBM-Krankheit beim Menschen.** In einigen Fällen von Glomerulonephritis wurde der überzeugende Beweis erbracht, daß die Krankheit von Antibasalmembran-Antikörpern hervorgerufen worden war. Das klinische Bild entsprach in diesen Fällen einer rapid progressiven Glomerulonephritis (s. S. 133) oder aber einem Goodpasture-Syndrom, welches durch Lungenblutungen und eine schwere, rapid progressive Glomerulonephritis gekennzeichnet ist (s. S. 177).

In den untersuchten Fällen zeigte die Immunfluoreszenzuntersuchung eine Immunglobulinablagerung an den glomerulären Basalmembranen in linearer Anordnung, die von der experimentell erzeugten Anti-GBM-Krankheit nicht unterscheidbar war. Außerdem wurde demonstriert, daß sich aus den Glomeruli eluiertes Gammaglobulin mit glomerulärer Basalmembran verbindet.

Zirkulierende Antibasalmembran-Antikörper waren nachweisbar, aber in manchen Fällen nur nach bilateraler Nephrektomie, die zur Vorbereitung auf die Nierentransplantation durchgeführt worden war. Es werden also ebenso wie im Modellversuch ständig Autoantikörper durch Bindung an die glomeruläre Basalmembran aus dem Kreislauf eliminiert.

**Immunkomplexkrankheit beim Menschen.** Verschiedene glomeruläre Erkrankungen werden offenbar durch Ablagerung von zirkulierenden Antigen-Antikörper-Komplexen hervorgerufen, und diese Krankheiten sind viel häufiger als die durch Anti-GBM-Antikörper erzeugten. Am gründlichsten ist dieser Mechanismus beim Lupus erythematodes disseminatus dokumentiert (s. S. 141).

Die Poststreptokokken-Glomerulonephritis (s. S. 131) stellt vermutlich ebenfalls eine Immunkomplexkrankheit dar, da sie der experimentell erzeugten akuten Serumkrankheit beim Kaninchen sehr ähnlich ist; nach dem elektronenmikroskopischen Befund handelt es sich in beiden Fällen um eine diffuse proliferative Glomerulonephritis mit fokalen granulären Immunglobulinanhäufungen an der Epithelseite der Basalmembran. Letztere entsprechen den typischen *dichten haufenförmigen Ablagerungen* (»humps«). Es ist wahrscheinlich, daß das beteiligte Antigen ein Streptokokkenprodukt ist. Das ist bis jetzt aber noch nicht sicher bestätigt.

Eine Immunkomplexbasis ist auch für eine weitere Krankheit wahrscheinlich, nämlich für die Glomerulonephritis bei subakuter bakterieller Endokarditis. Offenbar liegen jedoch keine Immunfluoreszenzuntersuchungen und elektronenmikroskopischen Beobachtungen vor, die diese Deutung stützen könnten. Weiter wurde der Nachweis erbracht, daß eine bei manchen Malariapatienten beobachtete Form der Glomerulonephritis durch Immunkomplexe hervorgerufen wird, die Malariaantigene enthalten.

Andere Krankheiten mit möglicher Immunkomplexpathogenese sind die perimembranöse und die membranoproliferative Glomerulonephritis sowie die Nephritis bei anaphylaktischer Purpura.

# Akute Glomerulonephritis

Die akute Glomerulonephritis ist ein nichteitrig-entzündlicher, die Glomeruli beider Nieren erfassender Prozeß. Im klassischen Verlauf der Erkrankung geht dem plötzlichen Auftreten von Ödem, Hypertonie und pathologischen Harnveränderungen ein Streptokokkeninfekt der Atemwege um etwa 10–14 Tage voran.

Kinder und junge Erwachsene erkranken zwar am öftesten, doch weiß man heute, daß auch ältere Leute häufig befallen werden. Bei dieser Altersgruppe findet sich jedoch eher ein schleichender Beginn mit nur wenig oder keinen klinischen Anhaltspunkten für einen vorangegangenen Streptokokkeninfekt.

## Pathogenese

Die Pathogenese der akuten Glomerulonephritis kann in den meisten Fällen als entzündliche Reaktion der Niere auf eine Infektion mit verschiedenen Typen von $\beta$-hämolysierenden Streptokokken der Gruppe A (Typ 12, 4, 25 und – selten – andere) aufgefaßt werden. In manchen Fällen sind Pneumokokken-, Staphylokokken- und Virusinfektionen beteiligt. Die entzündliche Reaktion der Glomeruli wird anscheinend durch einen immunologischen Mechanismus ausgelöst. Diese Ansicht stützt sich darauf, daß im Frühverlauf der Erkrankung das Serumkomplement niedrig ist und daß Gammaglobulin in der Kapillarwand abgelagert wird. Trotz der beachtlichen experimentellen Zeugnisse für eine immunologische Pathogenese ist diese jedoch nicht eindeutig gesichert.

## Klinik

Die führenden Symptome der akuten Glomerulonephritis sind zumeist Hämaturie, Proteinurie, Ödem und Hypertonie.

Die *Hämaturie* tritt praktisch bei jedem Patienten irgendwann einmal auf, und ist in etwa 40% der Fälle makroskopisch sichtbar.

Ein Rückgang der Blutbeimengung im Harn ist gewöhnlich ein verläßliches Zeichen der Erholung, wenn auch eine Mikrohämaturie noch monatelang fortbestehen kann.

Die manchmal sehr starke *Proteinurie* ist ebenfalls ein charakteristisches Symptom am Beginn des Krankheitsprozesses; sie kann jahrelang anhalten, nachdem die anderen Veränderungen zurückgegangen sind. Ein nephrotisches Syndrom entwickelt sich selten. Meistens besteht auch eine Zylindrurie mit hyalinen, Hämoglobin- und Erythrozytenzylindern. In einigen wenigen Fällen ist der Harnbefund allerdings ganz normal, so daß die Diagnose nur durch eine Nierenbiopsie gesichert werden kann.

Das *Ödem,* das äußere Zeichen der Salz- und Wasserretention, kann mittelgradig bis stark sein. Das Ausmaß des Ödems hängt von der Schwere der glomerulären Entzündung (und der begleitenden Niereninsuffizienz) sowie vom Zeitintervall bis zum Beginn einer diätetischen Salzbeschränkung ab.

Eine *Hypertonie* ist fast immer vorhanden, wenn auch oft nur mäßig. In etwa 5% der Fälle mit starker Blutdruckerhöhung kann eine Enzephalopathie (mit starken Kopfschmerzen, Konvulsionen und Koma) auftreten. Der Hochdruck schwindet zumeist mit dem

**Klinischer Verlauf der akuten Glomerulonephritis**

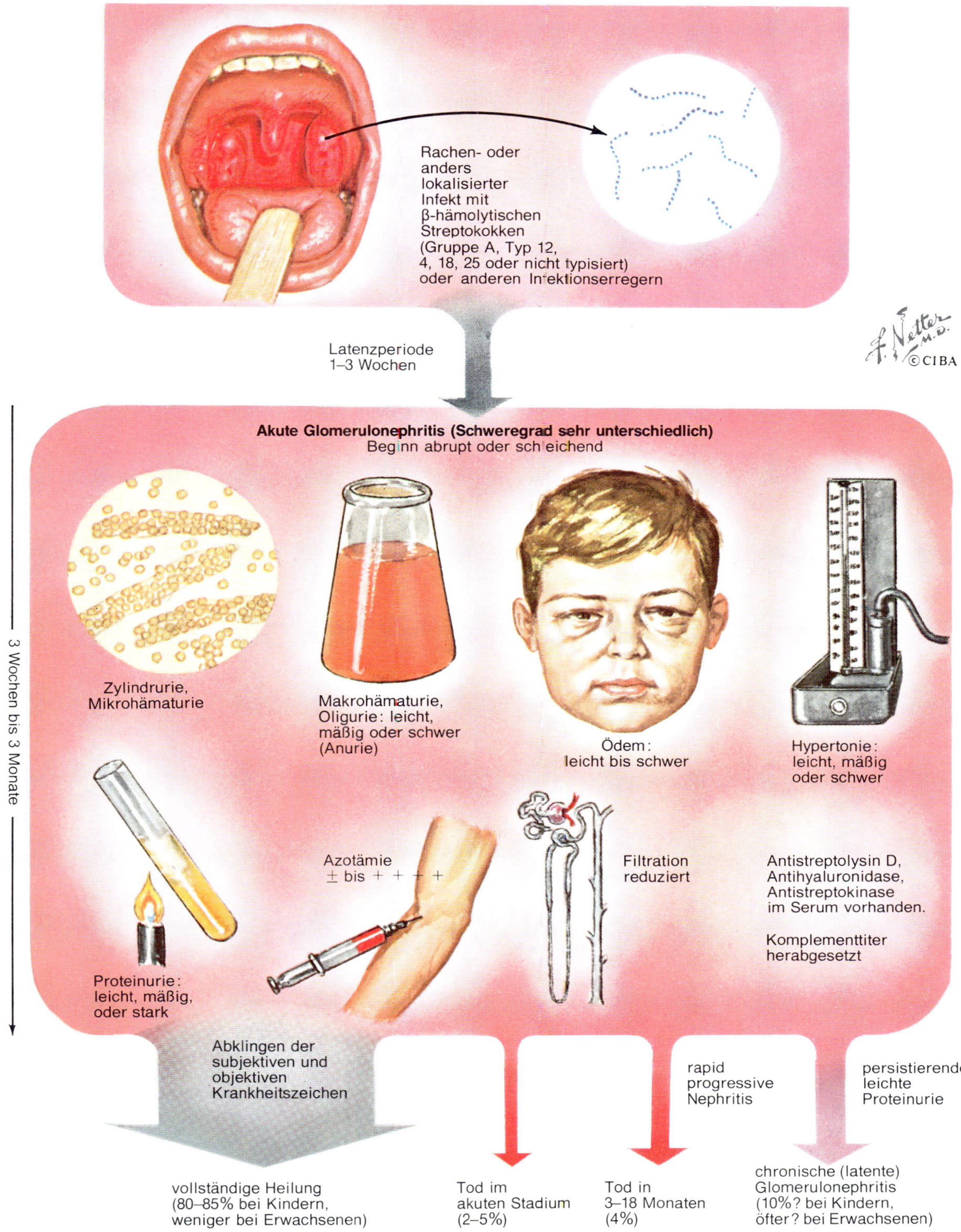


Einsetzen der Diurese, die den Beginn der klinischen Besserung markiert.

Infolge der Hypertonie und der Flüssigkeits- und Salzretention kommt es gewöhnlich zum Auftreten verschiedener kardiovaskulärer Symptome. Es können Dyspnoe und Orthopnoe zu beobachten sein, ferner Rasselgeräusche, Galopprhythmus und ein erhöhter Venendruck.

Die Nierenfunktion ist meist mäßig eingeschränkt. Wie zu erwarten, ist am stärksten die glomeruläre Filtration beeinträchtigt. Eine leichte Harnstoffretention findet sich hauptsächlich während einer Oligurie und bei natriumarmem Harn mit hohem spezifischen Gewicht. Bei 5–10% der Patienten besteht eine schwere Oligurie (weniger als 200 ml/Tag) und eine Niereninsuffizienz. Das klinische Bild unterscheidet sich in solchen Fällen oft nicht von einer akuten Niereninsuffizienz beliebiger Herkunft, besonders wenn die Krankheit schleichend begonnen hat (s. S. 111). Ein tödlicher Ausgang kommt in bis zu 50% der Fälle mit schwerer Oligurie vor und ist bei älteren Patienten offensichtlich häufiger.

Das Einsetzen der Diurese und die Rückbildung des Ödems, der Hypertonie und der kardiovaskulären Erscheinungen zeigen Besserung an. Allerdings können eine Mikrohämaturie und Proteinurie (besonders letztere) noch monate- oder jahrelang anhalten.

In der überwiegenden Mehrzahl der Fälle heilt die Krankheit vollständig aus. Nach einiger Zeit, manchmal nach Wochen und manchmal nach Monaten, ist bei 80–85% der befallenen Kinder der Harnbefund normal, und es sind keine klinischen Manifestationen der Erkrankung nachweisbar. Beim Erwachsenen sind die Heilungsaussichten weniger günstig. Die Gesamtmortalität in allen Altersstufen während des *akuten Stadiums* liegt zwischen 2 und 5%. Bei etwa 4% der Patienten bleiben die klinischen Erscheinungen und der abnorme Harnbefund bestehen, und es entwickelt sich im Laufe von Monaten bis Jahren eine *fort-*

*(Fortsetzung auf Seite 132)*

## Akute Glomerulonephritis

*(Fortsetzung von Seite 131)*

*schreitende Niereninsuffizienz*. Bei einer weiteren kleinen Gruppe von Patienten heilt die Erkrankung nicht vollständig aus und geht in eine sogenannte latente Phase der Glomerulonephritis über, bei der klinische Krankheitserscheinungen fehlen und Hämaturie, Proteinurie und Zylindrurie die einzigen pathologischen Befunde sind. Diese Patienten sind jahrelang gesund, und erst später beginnt sich die Nierenfunktion nach und nach zu verschlechtern, bis die Patienten schließlich an der Urämie sterben.

## Behandlung

Eine spezifische Therapie, die nachweisbar die akute Entzündung oder den Heilungsprozeß beeinflussen könnte, gibt es nicht. Ziel der Behandlung ist es daher, die pathophysiologischen Komplikationen der Krankheit auszuschalten. Gegen Ödem und kardiale Stauung geht man mit diätetischer Salzbeschränkung und – gelegentlich – mit Diuretika vor. Die Hypertonie bessert sich gewöhnlich durch Bettruhe, Sedierung und Salzbeschränkung. In seltenen Fällen sind allerdings blutdrucksenkende Pharmaka erforderlich. Wenn im Verlauf der akuten Glomerulonephritis eine akute Niereninsuffizienz eintritt, reichen zumeist konservative Maßnahmen aus (Flüssigkeits-, Natrium- und Kaliumrestriktion). Nur selten ist eine Dialyse notwendig (s. S. 258).

## Pathologisch-anatomische Veränderungen

Die Morphologie dieser Erkrankung wurde erstmals 1914 von Volhard u. Fahr beschrieben. Obwohl sich diese Beschreibung ausschließlich auf Autopsiematerial bezog, stimmt sie überraschend gut mit den neueren Ergebnissen aus großen Biopsieserien überein. Es sind lediglich einige Details hinzugekommen, die den neuen elektronen- und immunfluoreszenzmikroskopischen Methoden zu verdanken sind.

Makroskopisch sind die Nieren bei der akuten diffusen (Poststreptokokken-) Glomerulonephritis mäßig bis stark vergrößert und blaß. Gelegentlich finden sich punktförmige Blutungen.

**Mikroskopische Untersuchung.** Hierbei erscheinen die Glomeruli groß und zellreich. Alle Glomeruli sind ziemlich gleichmäßig befallen. Sie enthalten wenig Erythrozyten, weil die Kapillarlumina durch die Proliferation und Schwellung der glomerulären Zellen eingeengt sind. Es findet sich eine unterschiedlich starke Vermehrung von polymorphkernigen Leukozyten, besonders im Frühstadium der Erkrankung.

Dünnschnitt-, Serienschnitt-(Jones 1953) und elektronenmikroskopische Methoden zeigen, daß die stärkste Proliferation im Mesangium stattfindet.

Das Mesangium ist bekanntlich eine spezialisierte Form des Bindegewebes, die sich nur im Glomerulus, und zwar im Zentrum jedes Läppchens, findet. Normalerweise besteht es aus ein paar Zellen und einer kleinen Menge (von diesen Zellen produzierter) Matrix, die im Lichtmikroskop als PAS-positives, fibrilläres oder membranartiges Material zu sehen ist (s. S. 7–9).

### Akute Glomerulonephritis

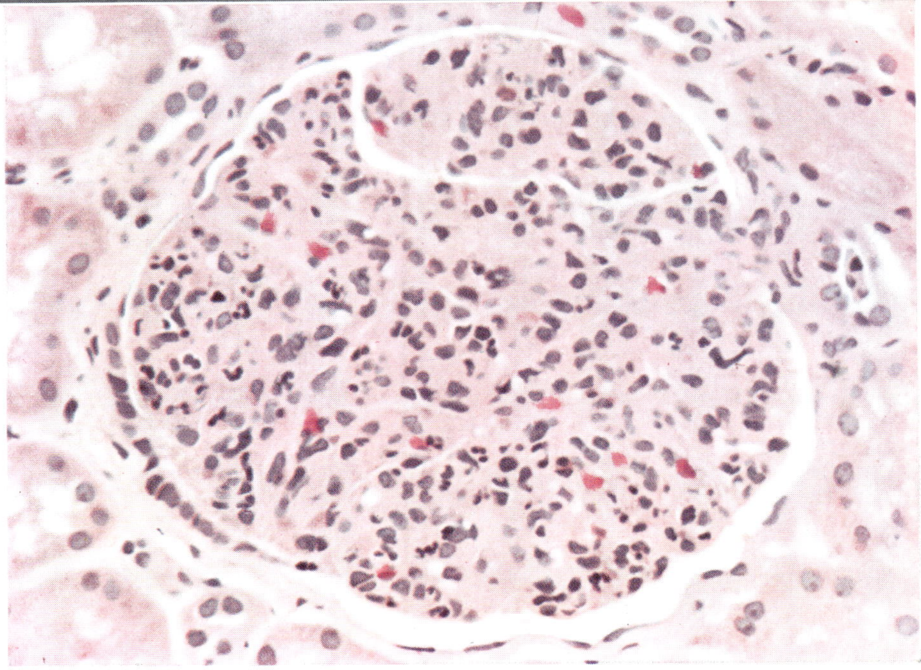

Glomerulus mit starker Vermehrung von Zellen und Mesangiummatrix und fast vollständiger Obliteration der Kapillarlumina. Bei den Zellen handelt es sich hauptsächlich um Mesangiumzellen, daneben um einige polymorphkernige Leukozyten und ein paar Eosinophile

F. Netter M.D.



### Schema der progressiven Veränderungen in Glomerulusläppchen bei akuter Glomerulonephritis

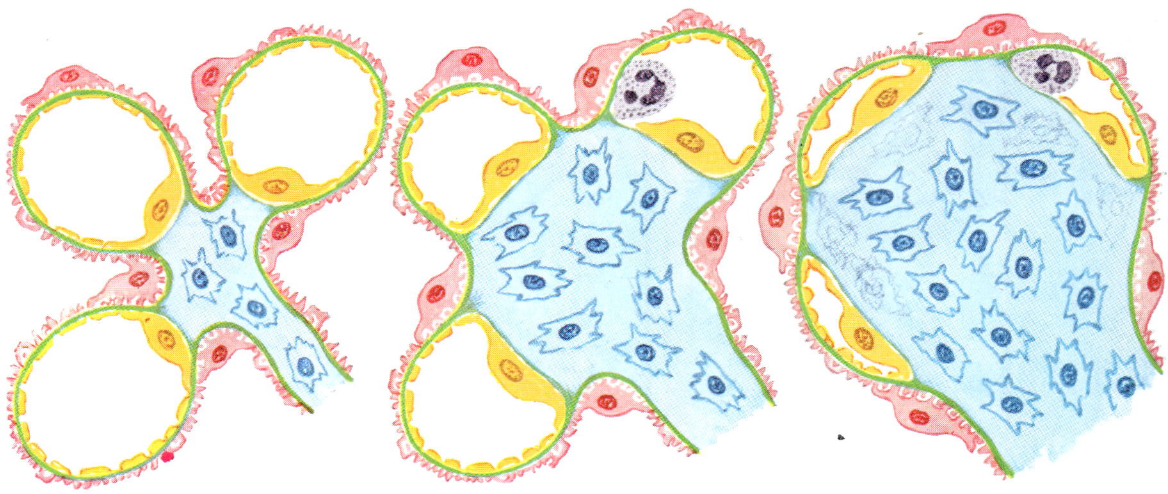

Normales Glomerulusläppchen mit mesangialer Zentralregion und weit offenen, peripher liegenden Kapillaren

Frühstadium der akuten Glomerulonephritis: erhöhter Zellreichtum und Matrixablagerung im Mesangium, dadurch Einengung der Kapillarlumina. Polymorphkerniger Leukozyt in Kapillare

Fortgeschrittene akute Glomerulonephritis: Läppchenzentrum durch Mesangiumzellen und ödematöse Matrix stark verdickt, mit fast vollständiger Kompression der Kapillaren

= Basalmembran  = Mesangium  = Epithel  = Endothel

Bei der akuten Glomerulonephritis proliferieren die Mesangiumzellen je nach der Schwere des Prozesses und scheiden dünne Schichten Matrix ab, die die Läppchenzentren füllen. Die Vergrößerung des mesangialen Läppchenanteils führt nach und nach zu einer Kompression der Kapillaren, welche insbesondere die glomeruläre Filtration behindert.

Auch die Epithelzellen zeigen zumeist eine Schwellung, hyaline Tröpfchen und unter Umständen eine fokale Proliferation, die zur Bildung von zellulären *Halbmonden* führt. Ab und zu finden sich Fibrinthromben in den Kapillarlichtungen. (Halbmonde und Fibrinthromben gelten als schlechtes prognostisches Zeichen.) Wenn besonders viele polymorphkernige Leukozyten zu beobachten sind, sprechen manche Autoren von einer *exsudativen* Form der akuten Glomerulonephritis, im Gegensatz zu der *proliferativen* Form.

Die Tubuli enthalten oft Erythrozyten (manchmal als Zylinder), polymorphkernige Leukozyten oder hyaline Zylinder. Ebenfalls häufig zu beobachten sind hyaline Tröpfchen in Tubulusepithelien.

Das Stroma des Interstitiums ist ödematös und fokal von polymorphkernigen Leukozyten, Lymphozyten oder Histiozyten infiltriert. Die Blutgefäße sind zumeist frei.

Alle beschriebenen Veränderungen sind reversibel und bilden sich auch im allgemeinen zurück, da die akute diffuse Glomerulonephritis in den meisten Fällen vollständig ausheilt, besonders bei Kindern. Es kann eine recht hochgradige mesangiale Proliferation und Matrixausscheidung am Ende restlos resorbiert werden. Die Exsudate polymorphkerniger Leukozyten und die kleinen Halbmonde können verschwinden, während große Halbmonde, Adhäsionen und Fibrinexsudat eher bindegewebig organisiert werden.

**Elektronenmikroskopische Untersuchung.** Hierbei wird eine Vergrößerung aller Zellen sichtbar. Die Endothelzellen verlieren ihre normalen Fenestrae und zeigen große Vakuolen. Die Mesangiumzellen sind zahlreicher und werden von Mesangiummatrix um-

Akute Glomerulonephritis: elektronenmikroskopische Befunde

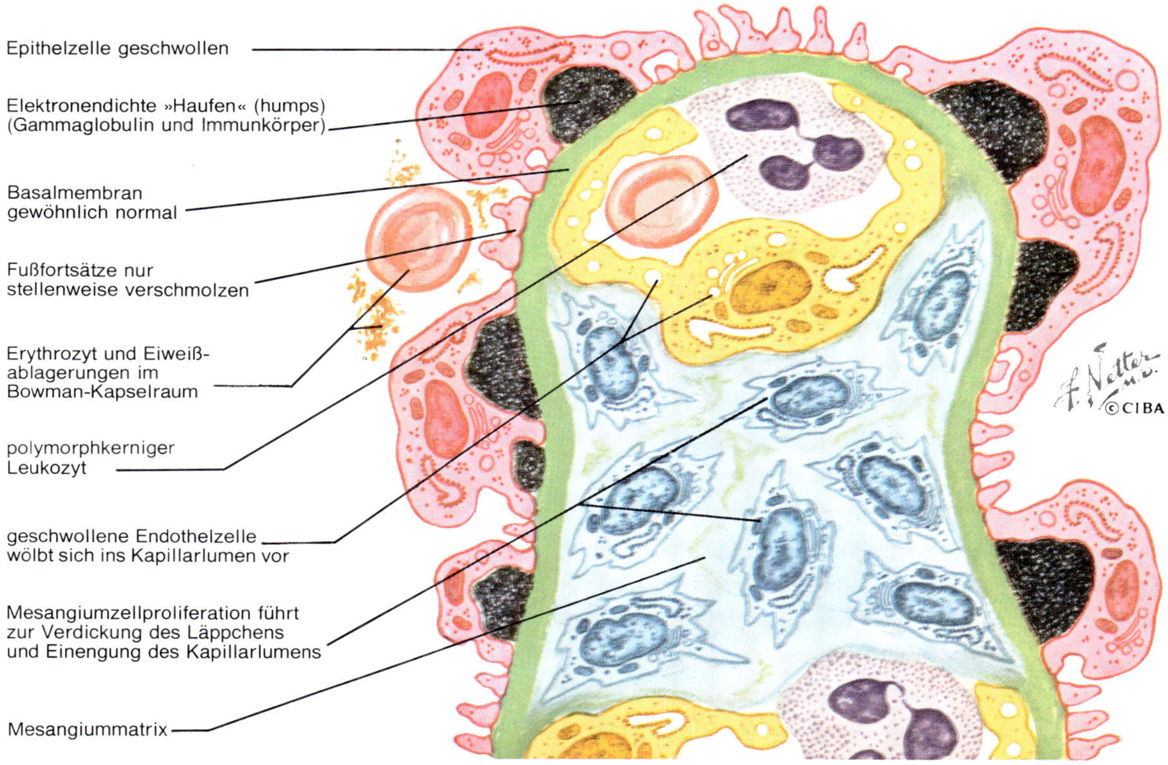


Rapid progressive Glomerulonephritis

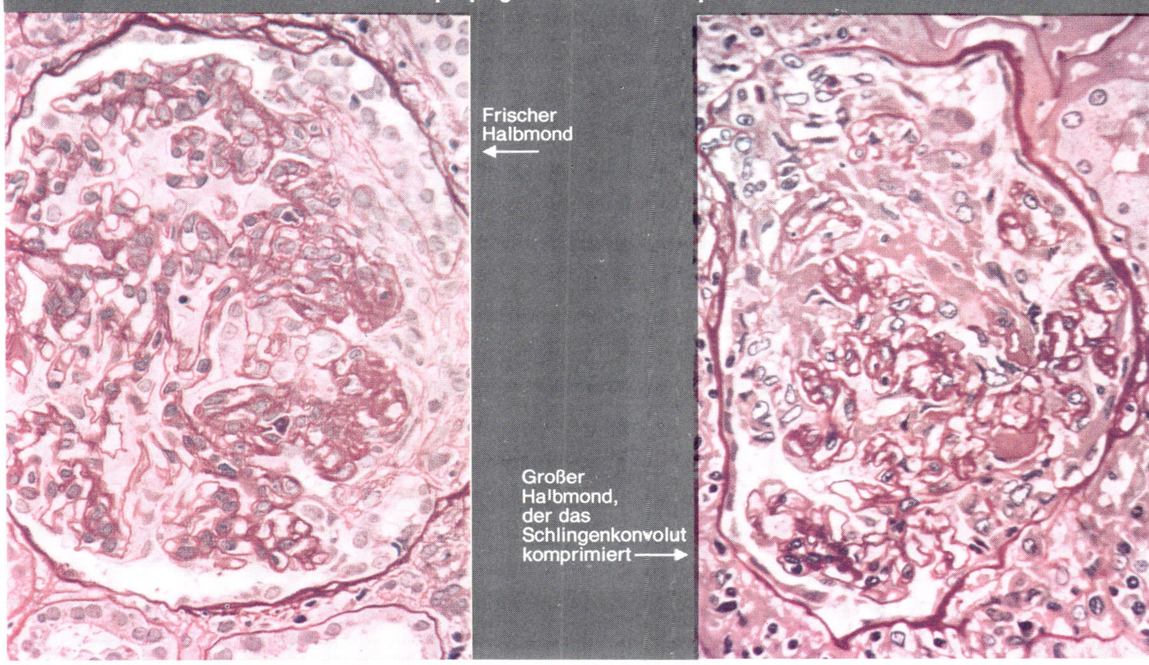


schlossen, die etwa die gleiche Dichte wie die Basalmembran aufweist, aber etwas fibrillärer ist. Eine mehr oder weniger vollständige, aus Mesangiummatrix bestehende Membran trennt die Mesangiumzelle auch von den Kapillarlumina. Die Basalmembran selbst ist, abgesehen von fokalen Verdickungen, kaum verändert. Die Epithelzellen zeigen unter Umständen eine fokale Verschmelzung von Fußfortsätzen. Die Kapillarlumina enthalten polymorphkernige Leukozyten.

Einen wichtigen elektronenmikroskopischen Befund und den einzigen, der von der lichtmikroskopischen Untersuchung nicht bereits bekannt war, stellen die sogenannten »humps« dar – annähernd halbkreisförmige oder dreieckige haufenartige Eiweißablagerungen, die zwischen der Basalmembran und den Epithelzellen liegen. Diese Ablagerungen gelten als pathognomonisch für die akute Poststreptokokken-Glomerulonephritis, obzwar sie auch ab und zu bei der Serumkrankheit und bei akuten Exazerbationen einer chronischen Glomerulonephritis zu finden sind. Sie treten früh im Krankheitsverlauf auf und verschwinden nach einigen Wochen. Es wurde postuliert, daß bei gründlicher Suche während des Frühstadiums praktisch in allen Fällen »humps« nachgewiesen werden könnten.

**Immunfluoreszenzmikroskopische Befunde.** Sie variieren. Das übliche Bild ist eine granuläre Anordnung der Eiweißablagerungen an der Kapillarwand. Die Granula bestehen aus Gammaglobulinablagerungen und entsprechen den elektronendichten subepithelialen Knötchen. Humanes Komplement (C3) wurde an den gleichen Stellen im Glomerulus (BURKHOLDER 1968) und vereinzelt in der Wand von Blutgefäßen nachgewiesen.

Um die Existenz von Antigen-Antikörper-Komplexen an diesen Stellen zu beweisen, müßte man auch das Antigen kennen. Die Lokalisierung und Identifizierung des Antigens haben sich jedoch als außerordentlich schwierig erwiesen. Bei Immunfluoreszenz- und immunelektronenmikroskopischen Untersuchungen beobachteten SEEGAL u. Mitarb. (1965) fokal verteilte Zellwandantigene von Typ-12-Streptokokken an der Kapillarwand, ein Befund, der bis jetzt noch nicht bestätigt wurde.

Möglicherweise gehen Streptokokkenantigene eine Kreuzreaktion mit Basalmembranantigenen ein. Aber wenn auch die Existenz von Antigen-Antikörper-Komplexen in Glomeruli bei der experimentellen Serumkrankheit definitiv gesichert ist (s. S. 130), so können für die akute Glomerulonephritis analoge Verhältnisse nur postuliert werden.

## Rapid progressive Glomerulonephritis

Vor kurzem wurde eine Form der akuten Glomerulonephritis von der akuten Poststreptokokkennephritis abgegrenzt, weil sie sich klinisch, morphologisch und wahrscheinlich ätiologisch von ihr unterscheidet. Es handelt sich um die sogenannte rapid progressive oder *extrakapilläre* Glomerulonephritis.

Früher, als Gewebeuntersuchungen nur im Rahmen der Obduktion vorgenommen werden konnten, wurde diese Form als *subakute Glomerulonephritis* bezeichnet, weil man glaubte, daß sich die Halbmonde ziemlich langsam entwickeln. Die Erfahrungen bei der Nierenbiopsie haben aber gelehrt, daß sich zelluläre Halbmonde schon in den Frühstadien der Krankheit finden können.

Die mikroskopische Untersuchung zeigt viele große zelluläre Halbmonde, die aus proliferierten Epithelzellen der Bowman-Kapsel bestehen und für die rapid progressive Glomerulonephritis charakteristisch sind. Alle Glomeruli sind ziemlich gleich stark befallen. Durch die ausgedehnte Epithelproliferation werden die Glomeruluskapillaren einfach zusammengedrückt. Das hat klinisch eine Oligurie oder Anurie und die rasche Entwicklung einer Niereninsuffizienz zur Folge. Bei der reinen Form dieser Erkrankung existiert praktisch keine Mesangium- oder Endothelzellproliferation und keine Exsudation polymorphkerniger Leukozyten. Es kann jedoch Fibrin zwischen den Zellen des Halbmonds auftreten. Tubuli, Stroma und Blutgefäße zeigen das gleiche Verhalten wie bei der akuten Poststreptokokken-Glomerulonephritis.

Die elektronenmikroskopischen Befunde entsprechen den lichtmikroskopischen. Man sieht eine starke Epithelproliferation, und in den Halbmonden wurde Fibrin mit typischer fibrillärer Struktur und Periodizität identifiziert. Die Kapillaren sind kollabiert, weisen aber nicht die subepithelialen »humps« auf, die sich bei der akuten Poststreptokokken-Glomerulonephritis finden. Immunfluoreszenzmikroskopisch lassen sich manchmal lineare oder öfter unregelmäßige Gammaglobulinablagerungen an den Kapillarwänden beobachten.

Mit dem Fortschreiten der Erkrankung werden die Halbmonde rasch bindegewebig organisiert. Diese Fibrose hindert die Kapillaren, sich wieder zu erweitern, so daß man nach kurzer Zeit (einigen Wochen oder Monaten) viele große bindegewebige Halbmonde findet, die die Überbleibsel komprimierter Kapillaren einschließen. Daraus erklärt sich die rasch entstehende und irreversible Niereninsuffizienz. Eine ebenfalls rasch eintretende Tubulusatrophie ist Vorbote der Entwicklung einer starken interstitiellen Fibrose.

# Chronische Glomerulonephritis

Die chronische Glomerulonephritis ist ein Krankheitsprozeß mit wahrscheinlich multipler Ätiologie, der pathologisch-anatomisch durch eine Sklerosierung und Verödung von Glomeruli und klinisch durch die Manifestationen der Niereninsuffizienz gekennzeichnet ist.

Bei der Mehrzahl der Patienten ist anamnestisch keine vorangegangene Nierenkrankheit bekannt. Wie man vermutet, entstehen etwa 10% der Fälle als Spätmanifestation einer *akuten Poststreptokokken-Glomerulonephritis*. Diese Auffassung ist aber umstritten (s. S. 131). Ferner gibt es manche Fälle, denen eine fokale Glomerulonephritis vorangegangen ist (s. S. 138f.).

## Klinischer Verlauf

Ein schleichender Beginn ohne irgendeinen ersichtlichen auslösenden Grund ist charakteristisch. Der Patient ist im allgemeinen körperlich nicht beeinträchtigt. In seltenen Fällen bemerkt er ein intermittierendes Ödem, und das Bestehen eines Nierenleidens wird zufällig bei einer Routineuntersuchung entdeckt. Eine mäßige Hypertonie und eine permanente Proteinurie sind unter Umständen die einzigen pathologischen Befunde. Nicht selten tritt die Krankheit jedoch mit einem abrupt einsetzenden, voll ausgebildeten nephrotischen Syndrom erstmals in Erscheinung (s. S. 123). Schließlich gibt es jene seltenen Fälle, die schon bei der Erstuntersuchung Zeichen der Urämie aufweisen (s. S. 121f.).

Bestimmend für das klinische Bild und den Krankheitsverlauf ist die Schwere der Niereninsuffizienz. Hypertonie und Ödem sind unter Umständen nur leicht, solange die Azotämie mäßig ist. Intensität und Dauer der nephrotischen Phase variieren. Augenscheinlichen spontanen Remissionen folgen nach Wochen oder Monaten Rezidive. Mit dem Rückgang der Nierenfunktion wird jedoch der Eiweißverlust nach und nach geringer, und das nephrotische Syndrom schwindet. Dann verschlimmert sich oft auch der Hochdruck und führt zur Herzhypertrophie und -dilatation und zur Stauungsinsuffizienz, die die Nierenfunktion noch weiter beeinträchtigt (s. S. 175).

In einem kleinen Prozentsatz der Fälle kommt es zu akuten Exazerbationen der Glomerulonephritis, mit Zunahme von Hämaturie, Proteinurie und Zylindrurie und plötzlicher Verschlechterung der Nierenfunktion. Oft geht ein Infekt der oberen Luftwege mit hämolysierenden Streptokokken der Gruppe A voran. Solche Schübe sind gewöhnlich transitorisch und scheinen oft am schließlichen Fortschreiten der Krankheit unbeteiligt zu sein.

Wenn die Niereninsuffizienz weit fortgeschritten und das Glomerulusfiltrat stark reduziert ist, wird das klinische Bild von einem unterschiedlich ausgeprägten Ödem, einer fixierten diastolischen Hypertonie, einer zunehmenden Azotämie, einer Anämie und einer metabolischen Azidose geprägt. Am Ende steht die manifeste Urämie.

**Klinischer Verlauf der chronischen Glomerulonephritis**

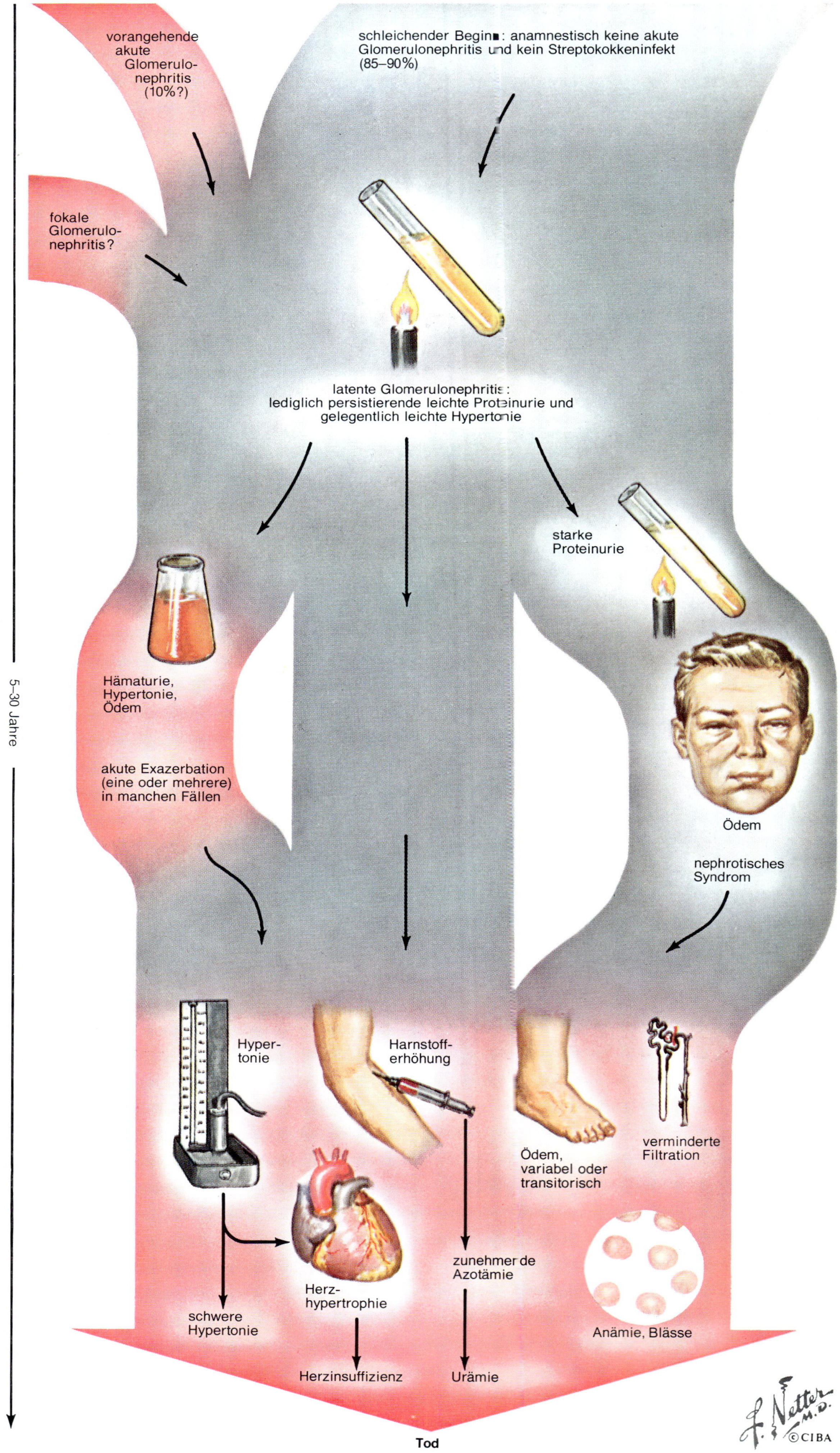

## Frühstadium der chronischen Glomerulonephritis

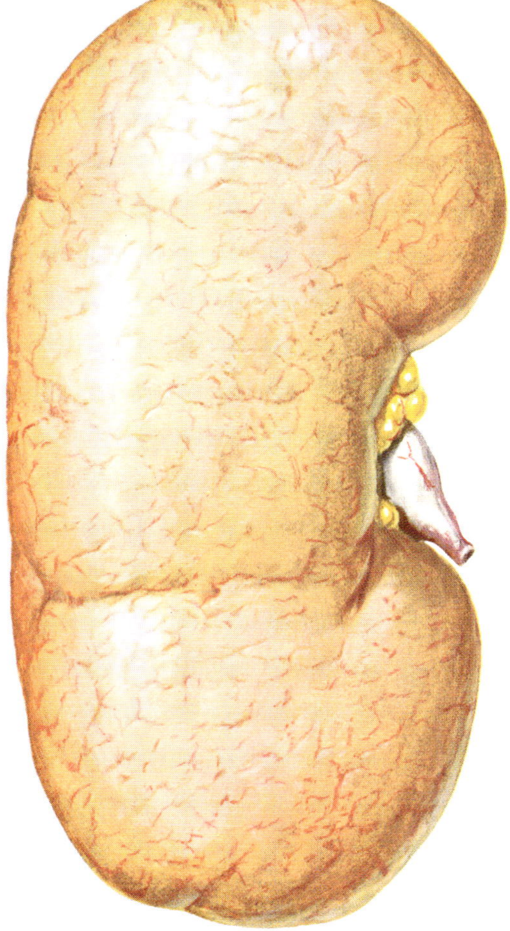

Große, fahlgelbe Niere mit glatter oder nur leicht granulierter Oberfläche

F. Netter M.D. ©CIBA

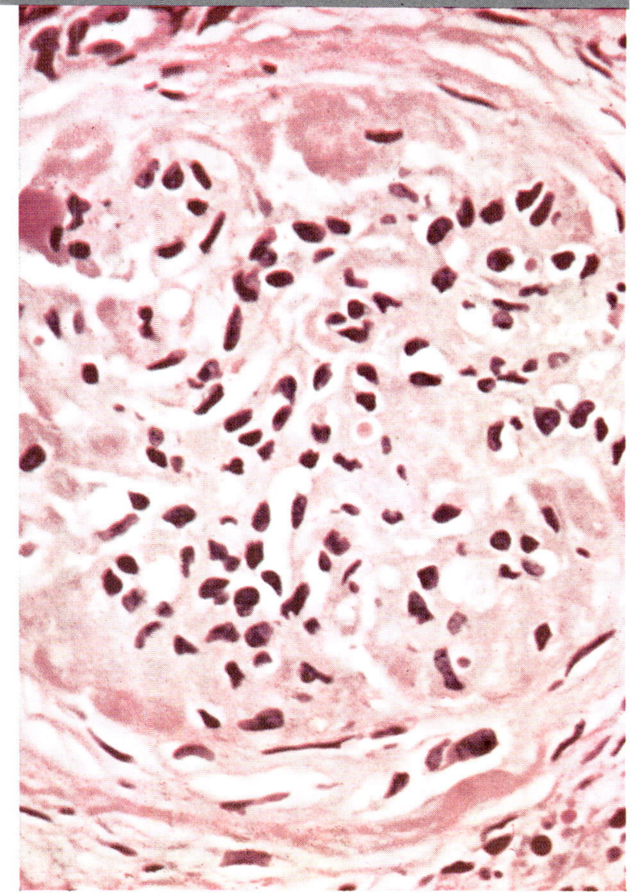

Glomerulus mit mäßiger Zellproliferation und ziemlich ausgedehnter Sklerose

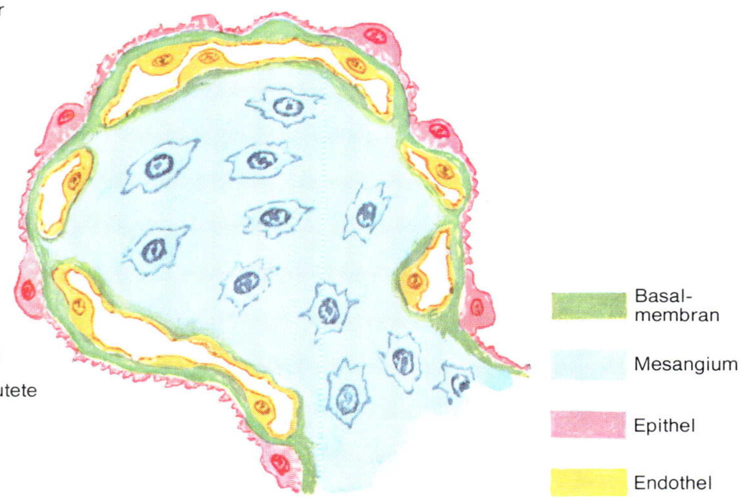


Schematische Darstellung der Veränderungen im Glomerulusläppchen: Interkapillarraum mit Mesangiummatrix gefüllt, gering vermehrte Zellzahl und einige Fasern. Kapillare bildet angedeutete Schlinge um das Läppchen. Basalmembran verdickt

Nachdem die Diagnose zum ersten Mal gestellt wurde, bleibt dem Patienten eine manchmal kürzere, meistens aber lange Zeit (10–30 Jahre) der Symptomlosigkeit. Eine Therapie, die den schicksalhaften Verlauf der chronischen Glomerulonephritis signifikant beeinflußt, kennt man jedoch nicht. Die Behandlung richtet sich daher auf die Vorbeugung von Komplikationen und auf die Behebung der durch die Niereninsuffizienz hervorgerufenen Beschwerden. Wenn sich eine fixierte Hypertonie entwickelt, läßt sich das Fortschreiten der Gefäßschädigung unter Umständen mit Antihypertonika verlangsamen. Eine Steroid- und/oder Immunsuppressivtherapie kann in Einzelfällen den Eiweißverlust beim Nephrotiker vorübergehend herabsetzen, hat aber anscheinend keinen Einfluß auf die Nierenfunktion.

Weil akuten Exazerbationen der Glomerulonephritis oft Streptokokkeninfekte vorangehen, wurde eine routinemäßige Penicillinprophylaxe befürwortet. Es ist aber nicht erwiesen, daß damit das Fortschreiten der Krankheit verlangsamt wird.

Wenn sich durch den Verfall der Nierenfunktion am Ende ein urämisches Syndrom entwickelt, kann das Leben nur mit Hilfe einer Dauerdialyse oder einer Nierentransplantation erhalten werden.

## Frühstadium der chronischen Glomerulonephritis

Die chronische Glomerulonephritis wird als Entzündungsprozeß der Glomeruli definiert, dessen Rückbildung und Normalisierung nicht mehr zu erwarten ist; er neigt im Gegenteil zum Fortschreiten, und die entzündlichen Läsionen werden durch Sklerose und Narben ersetzt.

**Pathologische Anatomie.** Die Nieren können vergrößert, normal groß oder etwas verkleinert sein. Oft sind sie fahlgelb verfärbt. Die Oberfläche ist entweder glatt, besonders bei normal großen Nieren, oder fein granuliert bei kleineren Nieren. Im Schnitt erscheint die Rinde oft blaß und ödematös. Die Pyramiden sind dagegen gewöhnlich dunkler als normal. Ursache der kortikalen Blässe sind einerseits Lipideinlagerungen in den Tubuli und andererseits das interstitielle Ödem, das die Kapillaren komprimiert.

Histologisch weisen die Glomeruli zwei Hauptmerkmale auf: 1. eine Zellproliferation und 2. die Ablagerung von interzellulärem Material (proliferative und sklerosierende Glomerulonephritis). Bei der perimembranösen Glomerulonephritis fehlen Zellproliferation und Sklerose, und die histologischen Veränderungen sind auf die Kapillarwände begrenzt, zumindest im Frühstadium.

Die Proliferation betrifft hauptsächlich Mesangiumzellen, doch können auch Endothelzellen etwas beteiligt sein. Die Sklerose kommt in erster Linie durch eine überschießende Bildung von Mesangiummatrix zustande. Durch diese beiden Prozesse werden die mesangialen Läppchenzentren aufgetrieben, so daß sich die Glomeruli oft abnorm vergrößern. Eine Epithelzellproliferation mit Bildung von epithelialen (und später fibroepithelialen) Halbmonden und Adhäsionen kann vorkommen. Anfangs sind die Tubuli noch erhalten und oft weit. Die Tubuluszellen können hyaline Tröpfchen, wahrscheinlich resorbiertes Eiweiß, und beträchtliche Lipidmengen enthalten.

Für das Fortschreiten der Krankheit ist charakteristisch, daß die Glomeruli weniger Zellen, aber mehr interzelluläres Material enthalten. Eine Hypertonie und die damit verbundene Gefäßsklerose finden sich bei der chronischen Glomerulonephritis häufig; durch die Verengung der Arterien und Arteriolen wird die Durchblutung der Glomeruli noch schlechter und die Sklerosierung beschleunigt. Die Verengung des glomerulären Kapillarbetts hat ihrerseits wiederum eine Ischämie und progressive Atrophie der Tubuli zur Folge.

## Membranoproliferative Glomerulonephritis

Diese Form der chronischen Glomerulonephritis ist unter einer Reihe von Namen bekannt – membranoproliferative, mesangiokapilläre, lobuläre und hypokomplementämische Glomerulonephritis. Sie wird von vielen Nierenspezialisten als eine Form der proliferativen Nephritis klassifiziert, verdient aber aufgrund bestimmter klinischer und pathologischer Besonderheiten spezielle Erwähnung.

Obwohl ziemlich selten, liegt diese Form der Krankheit einer beträchtlichen Zahl der Fälle von nephrotischem Syndrom bei älteren Kindern und Jugendlichen, besonders jungen Mädchen, zugrunde.

**Klinik.** Der Beginn ist gewöhnlich schleichend, und ein Ödem ist oft das erste Symptom, das den Patienten zum Arzt führt. Dem Ödem kann kurz vorher ein harmloser unspezifischer Infekt, besonders eine leichte Angina, vorangegangen sein. Bei manchen Patienten, speziell bei Kindern, ist der Beginn allerdings akut und von einer Poststreptokokken-Glomerulonephritis nicht zu unterscheiden. Es wurde die zwar noch unbestätigte Vermutung ausgesprochen, daß die akute diffuse proli-

*(Fortsetzung auf Seite 136)*

## Chronische Glomerulonephritis

*(Fortsetzung von Seite 135)*

**Mesangiokapilläre (membranoproliferative, lobuläre oder hypokomplementämische) Glomerulonephritis**

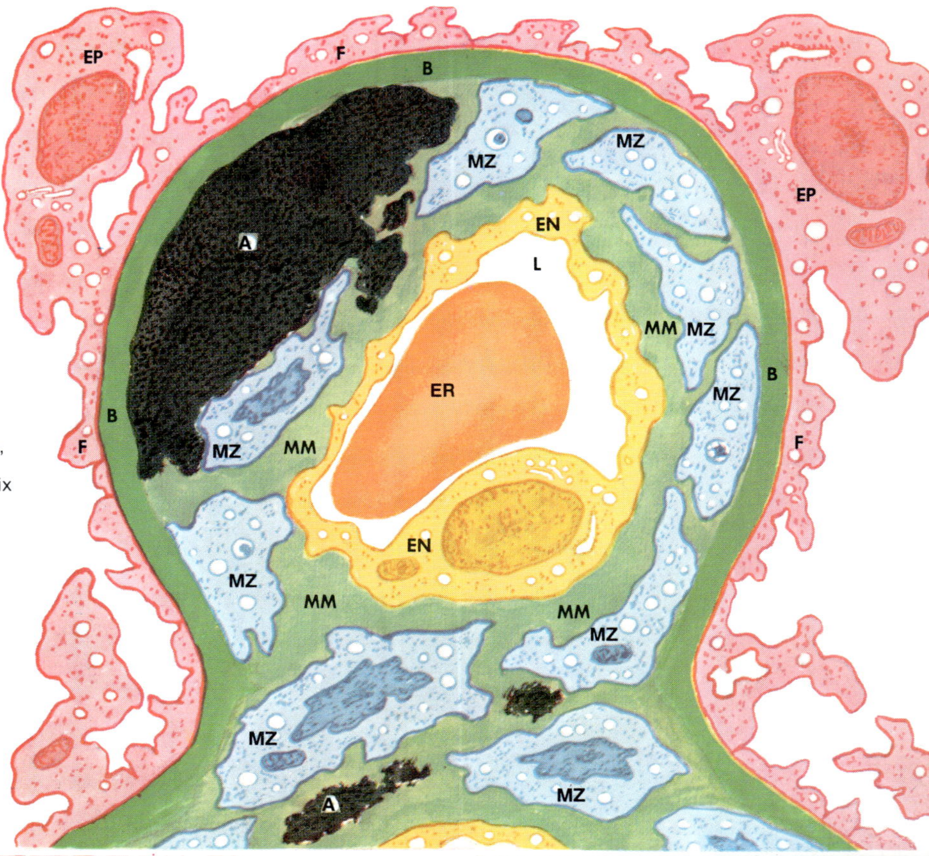


Elektronenmikroskopische Befunde

EP = Epithelzelle
F = verschmolzene Fußfortsätze
B = Basalmembran
A = Ablagerung
MZ = Mesangiumzelle, Zytoplasma
MM = Mesangiummatrix
EN = Endothelzelle
L = Kapillarlumen
ER = Erythrozyt

F. Netter M.D.


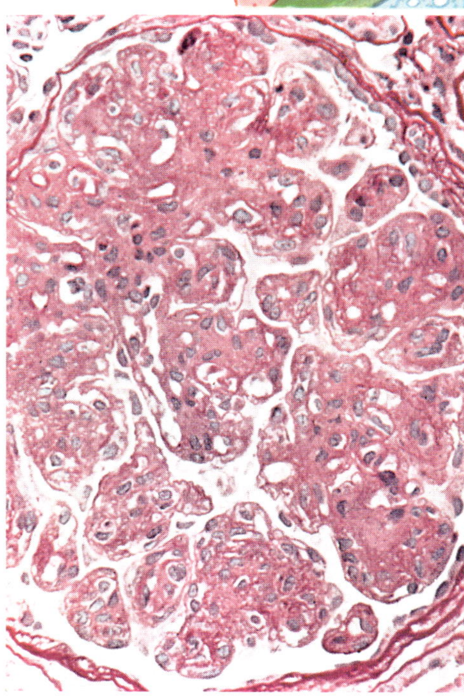

← Typische lichtmikroskopische Befunde: Glomerulus vergrößert, Läppchenzentren hervortretend, mäßige Zellvermehrung, viel Mesangiummatrix (mit PAS rosa gefärbt), Kapillarwände verdickt und Lumina verengt

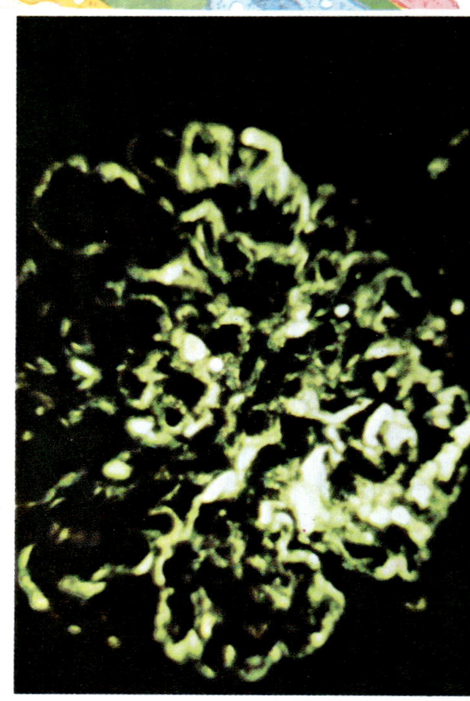

→ Immunfluoreszenzpräparat, Komplement dargestellt: unregelmäßige Ablagerung an den Kapillarwänden

ferative Glomerulonephritis in manchen schweren Fällen zur membranoproliferativen fortschreitet

Klinisch steht eine *massive Proteinurie* im Vordergrund. In den meisten Fällen, aber nicht immer besteht anfangs oder später eine *Hypalbuminämie* und ein *nephrotisches Syndrom*. Die *Hämaturie,* ein wichtiger Befund, ist zumeist nur mikroskopisch feststellbar. Häufig existiert eine *Hypertonie.*

Ein charakteristischer, wenn auch nicht ausnahmslos vorhandener Befund ist die Senkung des Serumkomplements (C3-[$\beta_{1C}$-Komponente), die bei 60–80% der Patienten zu irgendeinem Zeitpunkt zu beobachten ist. Der Grund dafür ist vielleicht, daß das Komplement bei einem immunologischen, mit der Krankheit in Verbindung stehenden Prozeß verbraucht wird oder daß irgendwelche Komplementkomponenten instabil sind und im Gewebe ausfallen.

So wie bei anderen Formen der chronischen Glomerulonephritis schreitet der mesangiokapilläre Prozeß langsam fort, und die Nierenfunktion verschlechtert sich nach und nach. Viele Patienten überleben 10 Jahre oder länger. Eine Behandlung mit Steroiden und anderen Immunsuppressiva scheint ziemlich wirkungslos zu sein. Überdies werden bei begleitender Hypertonie oft keine Steroide vertragen.

**Histologie.** Das Bild ist charakteristisch: Die Glomeruli sind vergrößert und mäßig zellreich, die Läppchenzentren verbreitert und die Kapillarwände verdickt. Die Vergrößerung beruht auf der Vermehrung von Mesangiumzellen und -matrix, die oft zu einer auffallenden »Lobulation« des Glomerulus führt (*lobuläre Glomerulonephritis*). Ein Einwachsen des Mesangiums in die Kapillarwand bewirkt eine Verdickung derselben, eine Abhebung des Endothels von der Basalmembran und eine Verengung des Lumens. Diese am besten elektronenmikroskopisch nachweisbaren Veränderungen scheinen eine Gewebereaktion auf manche Formen der Glomerulusschädigung zu sein. Bei der PAS- oder Silbermethenaminfärbung ergibt sich oft das Bild einer »Eisenbahnschiene«, wobei die eine Schiene von der Basalmembran, die andere von einer Schicht Mesangiummatrix und der helleren Zwischenraum vom mesangialen Zytoplasma repräsentiert wird. Außerdem können sich in der Mesangiummatrix dichte Eiweißeinlagerungen finden, welche die Mesangiumzellen einschließen. Obwohl die Basalmembran aufgrund des »schienenartigen« Bildes verdoppelt erscheinen kann, ist sie zumeist dünn und unverändert. Die proliferierenden Mesangiumzellen verdrängen überdies die Kapillarendothelzellen und umschließen sie teilweise, so daß sie von der Basalmembran abgehoben werden.

Die immunfluoreszenzmikroskopische Untersuchung zeigt, daß die Ablagerungen in der Mesangiummatrix in erster Linie aus Komplement ($\beta_{1C}$) bestehen, wenn auch kleine Mengen Gammaglobulin (IgG, IgM) vorhanden sein können. Die Bowman-Kapsel ist gewöhnlich unverändert, aber die Fußfortsätze der Epithelzellen sind oft weitgehend verschmolzen – ein gewohntes Bild beim nephrotischen Syndrom.

In den Tubuli finden sich die charakteristischen Veränderungen eines nephrotischen Syndroms, nämlich Zylinder, hyaline Tröpfchen und Lipidvakuolen.

Mit dem Fortschreiten des Prozesses kommt es durch Halbmonde, Kapseladhäsionen und durch die diffuse Sklerose zur vollständigen Obliteration der Glomeruli mit nachfolgender tubulärer Atrophie und interstitieller Fibrose.

Histologisch kann die membranoproliferative Glomerulonephritis der diabetischen nodulären Glomerulosklerose ähneln. Für beide ist eine Verdickung der Glomerulusläppchen charakteristisch, aber bei der diabetischen Glomerulosklerose sind zumeist auch die Kapillarbasalmembranen stark verdickt. Zusätzlich existieren bei der diabetischen Glomerulosklerose häufig exsudative (oder insudative) Veränderungen mit hyalinen Ablagerungen in den Glomeruli und einer ausgeprägten hyalinen Arteriosklerose sowohl der afferenten als auch der efferenten Arteriolen. Bei der membranoproliferativen Glomerulonephritis sind derartige Befunde selten. Überdies sind diabetische Knötchen gewöhnlich zellfrei oder zellarm, unterschiedlich groß und eher in den peripheren Läppchen in einiger Entfernung vom Hilus lokalisiert (s. S. 149–152).

## Perimembranöse Glomerulonephritis

Das klinische Bild und das makroskopische Aussehen der Nieren bei der perimembranösen Glomerulonephritis sind ähnlich wie bei der membranoproliferativen Glomerulonephritis. Die perimembranöse Glomerulonephritis ist bei Kindern selten, aber bei Jugendlichen relativ häufig und erreicht ihre größte Häufigkeit in den Altersstufen zwischen 40 und 60 Jahren bei beiden Geschlechtern.

In den Frühstadien der Krankheit sind mit histologischen Standardfärbungen oft nur minimale Abweichungen in den Glomeruli nachweisbar, sehr ähnlich denen der Lipoidnephrose (minimal proliferierende Glomerulonephritis, s. S. 126 f.). (Es gibt jedoch keine

Anzeichen dafür, daß sich aus einer Lipoidnephrose jemals eine perimembranöse Glomerulonephritis entwickelt.)

Die licht- (Silberfärbung) und ganz speziell die elektronenmikroskopische Untersuchung läßt charakteristische Veränderungen in und um die Kapillarbasalmembranen erkennen. Kleine, dichte Eiweißablagerungen, die zwischen der Basalmembran und den darüberliegenden verschmolzenen Fußfortsätzen auftreten (s. S. 126), enthalten Gammaglobulin und Komplement und werden von fokalen Verdickungen oder Erhebungen (»Spikes«) der Basalmembran unterbrochen. Die Ablagerungen werden schließlich von der stark verdickten Basalmembran umschlossen und inkorporiert.

**Chronische Glomerulonephritis: elektronenmikroskopische Befunde**

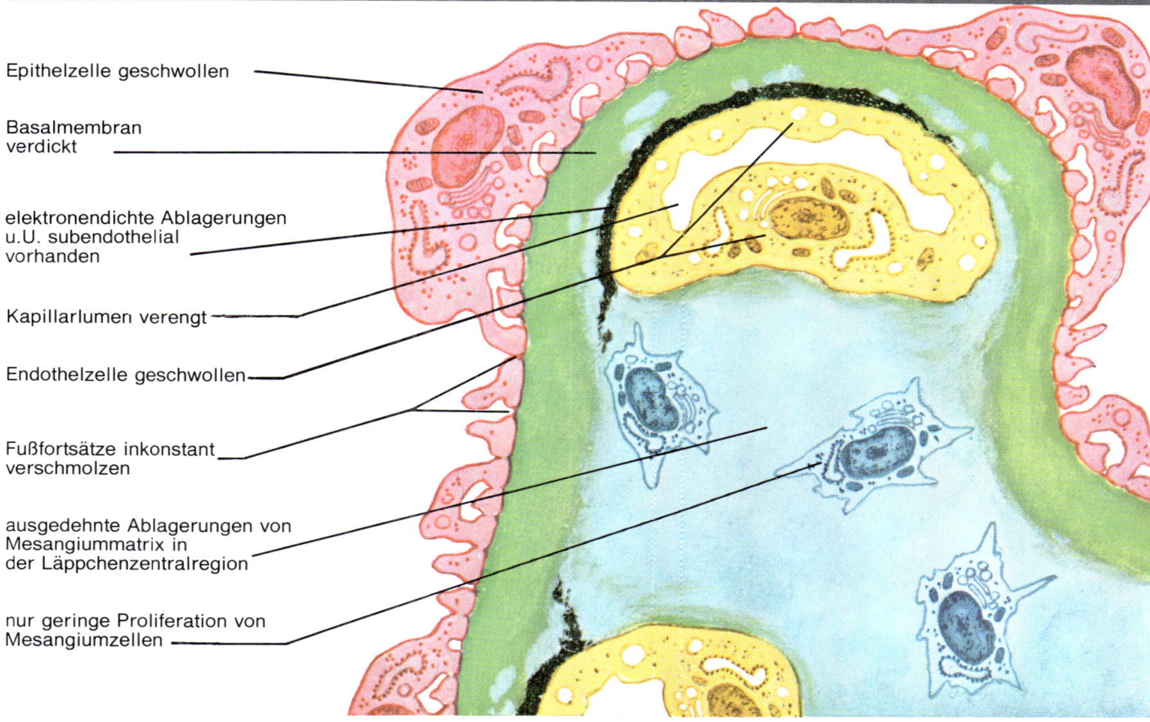


## Spätstadium der chronischen Glomerulonephritis

**Pathogenese, Klinik.** Klinisch ist für das Spätstadium der chronischen Glomerulonephritis die fortschreitende Niereninsuffizienz charakteristisch, pathologisch-anatomisch stehen die Narbenbildung und Atrophie im Vordergrund. Die Krankheit stellt eigentlich den gemeinsamen Spätverlauf vieler diffuser glomerulärer Prozesse dar. Sie kann auch das Endergebnis fokaler, glomerulärer Erkrankungen sein, z.B. einer akuten bakterien- oder virusbedingten Herdnephritis, oder der sogenannten fokalen und segmentalen Glomerulosklerose.

Auch Systemkrankheiten wie der Lupus erythematodes können zu einem unspezifischen Bild der fortgeschrittenen chronischen Glomerulonephritis führen (s. S. 141). Überdies ist es oft schwierig, die chronische Glomerulonephritis im letzten Stadium von der renalen Arteriolosklerose oder der chronischen Pyelonephritis im Endstadium zu unterscheiden.

Die Niere im Spätstadium der chronischen Glomerulonephritis ist klein, bräunlich-grau, fein oder grob granuliert und wiegt weniger als 100 g, manchmal nur 50 g. Die Schnittfläche zeigt eine erhebliche Dickenabnahme des Parenchyms, besonders der blassen Rinde.

**Histologie.** Veränderungen sind in den allermeisten Glomeruli feststellbar. Nur ab und zu sieht man einen normalen Glomerulus. Am meisten fällt die Zerstörung der Läppchenstruktur ins Auge, die in einer unregelmäßigen Verdickung und Deformierung von Lobuli, interlobulären Adhäsionen oder Adhäsionen zwischen Lobuli und Bowman-Kapsel bestehen kann. In einigen Glomeruli sind vielleicht noch die Frühveränderungen einer mesangialen Zellproliferation und Zellhalbmonde zu beobachten, ansonsten überwiegen aber weitaus die Spätveränderungen. Die Glomeruli sind entweder groß, mit Bindegewebshalbmonden und hyalinisierten Kapillarschlingen, oder klein, weil die Kapillaren kollabiert sind. Diese Schrumpfung beruht wahrscheinlich auf der Ischämie und entspricht der Verödung der Glomeruli in arteriolosklerotischen Nieren. Die Zahl der Glomeruli ist vermindert; viele wurden offenbar resorbiert.

**Spätstadium der chronischen Glomerulonephritis**

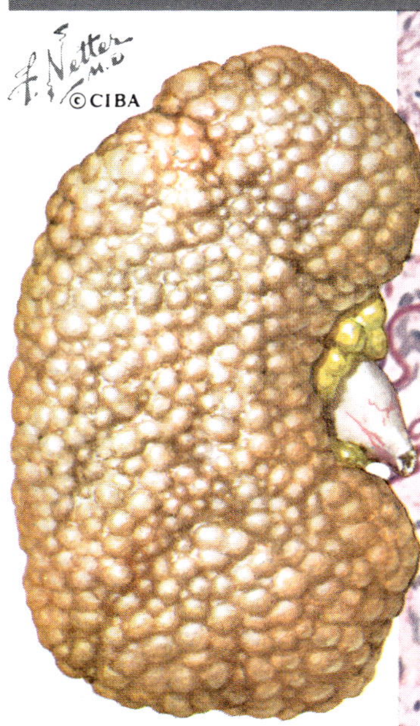


Geschrumpfte blasse, grobhöckerige Niere

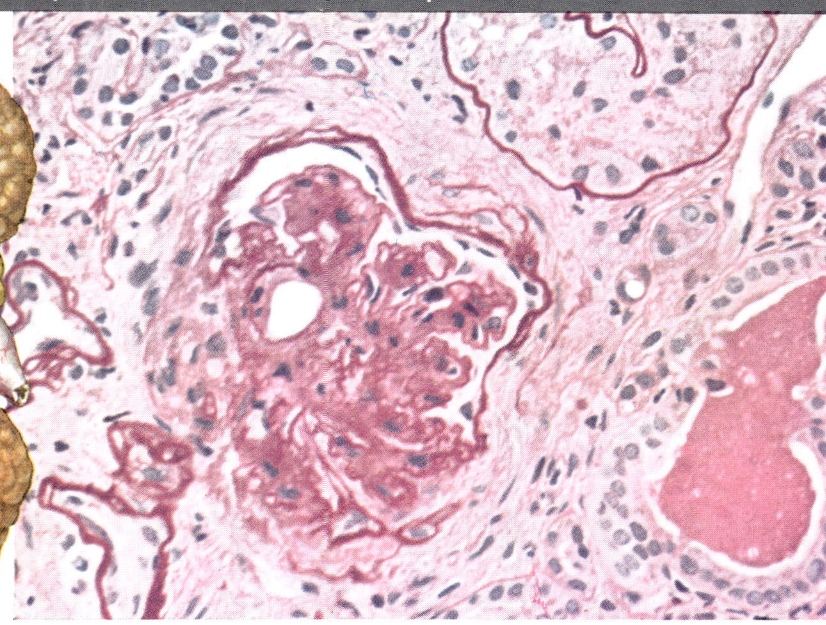

Glomeruli in verschiedenen Stadien der Verödung, Ablagerung von PAS-positivem Material, Hyalinisierung, Bindegewebshalbmondbildung, Tubulusatrophie, interstitielle Fibrose

Viele Tubuli zeigen eine Atrophie, einige wenige sind dagegen hypertrophiert. Man sieht auch stark dilatierte Tubuli, die mit Eiweißpräzipitat gefüllt sind. Nahe der Nierenkapsel wechseln gewöhnlich kleine Nester von atrophierten und hypertrophierten Tubuli miteinander ab.

An den Blutgefäßen sind oft alle Veränderungen der Arterio- und Arteriolosklerose zu beobachten, nämlich bindegewebige Intimaverdickung, Hyalinisierung der Media und Verdoppelung der Elastika. Manchmal sind Veränderungen der malignen Nephrosklerose vorhanden. Zweifellos ist der Glomeruluskollaps teilweise auf diese Gefäßveränderungen zurückzuführen, und es kann schwierig sein, die chronische Glomerulonephritis von primär arterio- und arteriolosklerotischen Nierenveränderungen aufgrund des histologischen Bildes zu unterscheiden.

Im allgemeinen ist die Annahme begründet, daß es sich um eine chronische Glomerulonephritis handelt, wenn die proliferativen und sklerosierenden Veränderungen überwiegen und der ischämische Kollaps dagegen etwas zurücktritt. Andererseits können auch Gefäßveränderungen, besonders die rasch fortschreitende Arteriosklerose, zu einer fokalen glomerulären Proliferation führen. Daraus ergibt sich, daß die Diagnose zuweilen eine subjektive Angelegenheit wird; das gilt besonders für die sogenannte terminale Schrumpfniere.

Die histologische Differentialdiagnose zwischen chronischer Glomerulonephritis und chronischer Pyelonephritis gründet sich auf die Tatsache, daß bei der chronischen Pyelonephritis vorwiegend die Tubuli und das Interstitium Veränderungen aufweisen, während die Glomeruli lange Zeit hindurch relativ intakt bleiben. Die Gefäße können allerdings auch bei der chronischen Pyelonephritis sehr schwer verändert sein.

Weder die Immunfluoreszenz- noch die Elektronenmikroskopie haben einen großen Beitrag zur Differentialdiagnose oder zum Verständnis der chronischen Glomerulonephritis geleistet, und wahrscheinlich wird die Entwicklung dieser Krankheit nur mit Hilfe von Serienrierenbiopsien aufgeklärt werden können.

**Klinischer Verlauf und pathologische Anatomie der fokalen Glomerulonephritis**

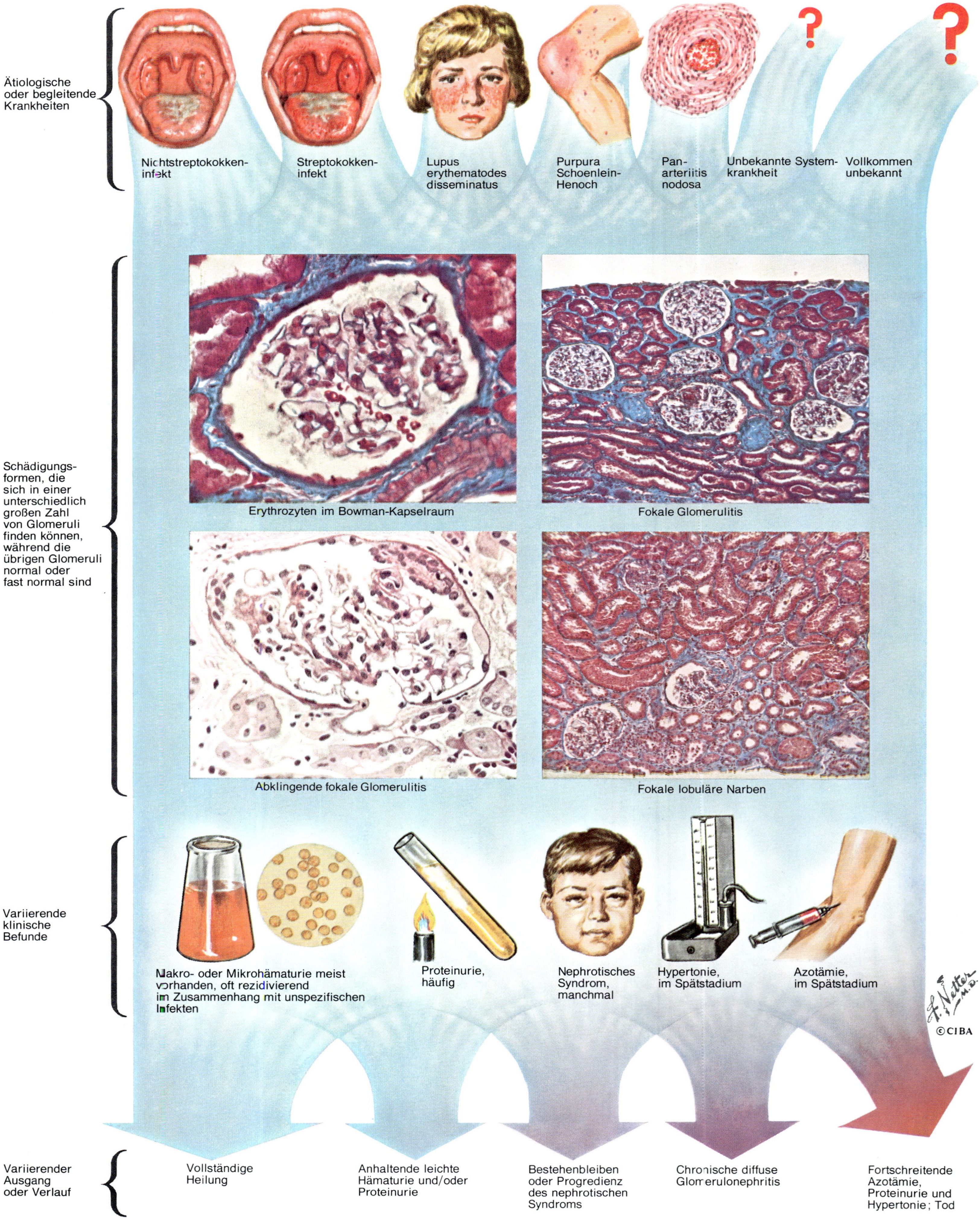

# Fokale Glomerulonephritis

Im Ausdruck »fokale Glomerulonephritis« ist die Definition enthalten, daß einige, aber nicht alle Glomeruli erkrankt sind. In manchen Fällen sind jedoch einzelne Teile sämtlicher Glomeruli befallen, was als »lokale Glomerulonephritis« bezeichnet wird.

Schon seit vielen Jahren weiß man, daß fokale glomeruläre Läsionen bei verschiedenen Systemkrankheiten vorkommen. Am besten bekannt ist vielleicht die »embolische« Herdnephritis der subakuten bakteriellen Endokarditis (s. Bd. 1, Herz, S. 187). Ebenso gut kennt man das Auftreten von fokalen Läsionen bei Lupus erythematodes disseminatus (s. S. 141), Arteriitis (s. S. 167), Diabetes (s. S. 149) und anderen Systemkrankheiten. Überdies haben Nierenbiopsien gezeigt, daß herdförmig verstreute glomeruläre Läsionen in seltenen Fällen einer akuten Poststreptokokken-Glomerulonephritis (s. S. 131) vorkommen, sowie in Fällen, bei denen im Anschluß an Infekte verschiedener Art ein pathologischer Harnbefund auftritt. Die Nierenbiopsie ergab fokale glomeruläre Veränderungen schließlich auch noch bei einer Reihe von Patienten mit Zeichen eines chronischen Nierenleidens, die keine ätiologischen Anhaltspunkte boten.

## Pathologische Anatomie

Fokale glomeruläre Läsionen können proliferativen, exsudativen oder membranösen Charakter aufweisen, in reiner Form oder kombiniert. Sie können so fokal sein, daß man als einziges Zeichen der glomerulären Erkrankung Erythrozyten im Bowman-Kapselraum oder da und dort in Tubuli findet. Manchmal dagegen erreichen ursprünglich fokale Prozesse eine solche Ausdehnung, daß alle Glomeruli schwere Funktionseinbußen erleiden und eine Niereninsuffizienz entsteht, was das ursprünglich fokale Wesen der Krankheit unter Umständen verschleiert. Herde mit exsudativen Veränderungen, Nekrosen oder Kapillarschlingenthrombosen können in Vernarbung übergehen und hyalinisierte Glomeruli oder Lobuli zurücklassen. Retrospektiv ist es kaum möglich, die ursprüngliche Herkunft derartiger Läsionen auf rein histologischer Basis festzustellen. Die Deutung wird noch dadurch erschwert, daß auch der fokale Charakter der vaskulären Nephrosklerose und der Pyelonephritis zu berücksichtigen ist. Diese und verwandte Krankheiten können zur totalen oder lokalen Hyalinisierung einiger Glomeruli führen. Die Nierenbiopsie kann daher zwar die Existenz einer herdförmigen glomerulären Erkrankung bestätigen, aber nur selten eine spezifische oder ätiologische Diagnose liefern. Für die Analyse und Diagnose fokaler glomerulärer Prozesse braucht man unbedingt zusätzliche Informationen.

## Akute Poststreptokokken-Glomerulonephritis

Der typische Nierenbiopsiebefund bei der akuten Poststreptokokken-Glomerulonephritis besteht in diffusen proliferativen oder exsudativen glomerulären Veränderungen. Bei einigen leichten und dann meistens subklinischen Fällen hat die Nierenbiopsie allerdings eine fokale Verteilung der Läsionen ergeben, zumindest im lichtmikroskopischen Bild. Es wird jedoch noch einer sehr eingehenden elektronenmikroskopischen Nachforschung bedürfen, bis festgestellt werden kann, ob es sich um echt fokale Prozesse handelt.

## Benigne akute (nicht streptokokkenbedingte) hämorrhagische Nephritis

Eine »benigne und heilbare Form der akuten hämorrhagischen Nephritis« wurde erstmals 1926 von Baehr beschrieben. 1957 wurde beim Ausbruch von Erkrankungen an akuter hämorrhagischer Nephritis in einer Marine-Übungsstation nachgewiesen, daß sie im Zusammenhang mit eindeutig nicht streptokokkenbedingten Infekten standen. Bei 14 Patienten trat acht (oder weniger) Tage nach einer Pharyngitis eine vorübergehende Makrohämaturie auf. Regelmäßig erfolgte eine rasche, vollständige Heilung. Später wurde über ähnliche sporadische Fälle berichtet, bei denen die Nierenbiopsie eine fokale Glomerulitis aufdeckte. Die Begleitinfekte waren offenbar durch Viren bedingt, doch ist die Ätiologie nicht gesichert.

## Rezidivierende Glomerulitis

Von Zeit zu Zeit wurden Fälle von rezidivierender Makrohämaturie in Verbindung mit einer Vielzahl von unspezifischen Infekten beschrieben. Viele wurden zweifellos für Exazerbationen einer chronischen Poststreptokokken-Glomerulonephritis gehalten. In diesen Fällen tritt jedoch eine akute oder chronische Niereninsuffizienz extrem selten in Erscheinung. Gewöhnlich normalisiert sich der Harnbefund zwischen den akuten Schüben, obwohl Biopsien zeigen, daß immer noch einige schwer geschädigte Glomeruli vorhanden sind. Die Erreger der vorangehenden Infekte sind zahlreich. Man hat noch nicht genügend Fälle mit Immunfluoreszenz-, elektronenmikroskopischen und anderen Methoden untersucht, um die pathogenetischen Beziehungen definieren zu können. Die Prognose ist offenbar sehr gut.

## Chronische fokale Glomerulonephritis

Bei einer Reihe von Patienten, die objektive oder subjektive Symptome einer chronischen Glomerulonephritis – mit oder ohne Zeichen einer Niereninsuffizienz, mit oder ohne nephrotisches Syndrom und ohne ätiologische Anhaltspunkte – aufwiesen, fanden sich bei der Biopsie fokale proliferative Glomerulusveränderungen. Bei diesen Fällen handelt es sich zweifellos um mehrere verschiedene Krankheiten, deren ätiologische und pathogenetische Mechanismen noch nicht mit Sicherheit geklärt sind. Einige sind anscheinend progredient, wie das Auftreten von Niereninsuffizienz und nephrotischem Syndrom zeigt. Auch hier werden noch sorgfältigere Beobachtungen der Ätiologie und Pathogenese unerläßlich sein, bevor man diese Fälle richtig einordnen kann.

## Fokale glomeruläre Läsionen bei Systemkrankheiten

**Subakute bakterielle Endokarditis.** Schon seit langem gehört die »embolische« Herdnephritis als häufige Teilerscheinung zum klassischen Bild dieser Krankheit. Zuweilen sind die glomerulären Veränderungen fokal, dann wieder ziemlich diffus.

Die pathologischen Veränderungen stellen wahrscheinlich eine Antigen-Antikörper-Reaktion dar, und die herdförmige Verteilung könnte durch die embolische Ablagerung des Antigens bedingt sein. Diese Vorstellung bietet auch Raum für die Fälle von diffuser Glomerulonephritis bei subakuter bakterieller Endokarditis, die entstehen könnten, wenn an dem Prozeß reichlicher vorhandene Antigen-Antikörper-Komplexe beteiligt wären oder wenn das bakterielle Antigen dichter gestreut wäre (s. Bd. 1, Herz, S. 187).

**Lupus erythematodes disseminatus.** Aufgrund von Tierexperimenten und vergleichenden Beobachtungen beim Menschen nimmt man an, daß die Lupusglomerulonephritis Ausdruck einer Immunreaktion auf zirkulierende DNS-Anti-DNS-Komplexe ist. Worauf die manchmal fokale Verteilung der begleitenden glomerulären Läsionen zurückzuführen ist, ist nicht klar; vielleicht handelt es sich um große Komplexe von beschränkter Anzahl (s. S. 141).

**Arteriitis.** Wenn auch eine Beteiligung von intrarenalen Arterien bei der Panarteriitis verständlich erscheint, so ist doch bis heute ungeklärt, warum dies zu einer fokalen Glomerulonephritis führen sollte. Die Ischämie an sich kann wohl zu fokalen glomerulären Läsionen führen, aber diese sind im allgemeinen vollkommen blande und stehen zumeist mit Gefäßschäden in Verbindung (s. S. 167).

**Nephrosklerose.** Arteriosklerotische Veränderungen in größeren Gefäßen können schließlich zu einem teilweisen Verschluß führen, welcher unter Umständen eine fokale Ischämie von Glomeruli zur Folge hat. An diesem allgemeinen Prozeß kann ein Diabetes mitwirken und zuweilen auch zu fokalen glomerulosklerotischen Veränderungen führen (s. S. 149).

# Nephropathie bei der Purpura anaphylactica Schoenlein-Henoch

Nephropathie bei der Purpura Schoenlein-Henoch

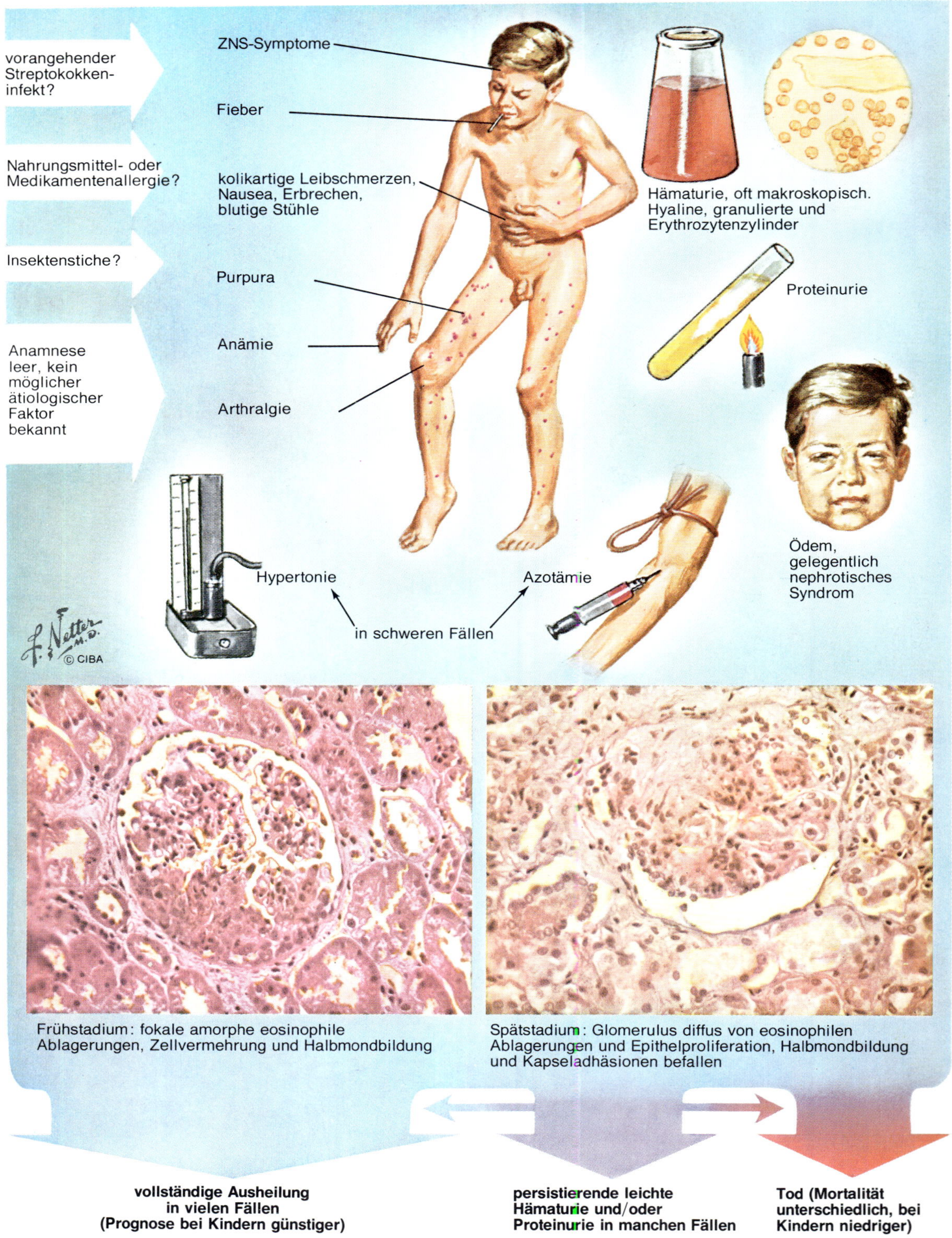


Eine Nierenbeteiligung bei Hypersensibilitätskrankheiten ist im Hinblick auf die Mortalitätsrate von besonderem Interesse und auch, weil sie Analogieschlüsse auf die Pathogenese des Syndroms der Poststreptokokken-Glomerulonephritis (s. S. 131) zuläßt.

Die Ähnlichkeit des Nierenbefalls bei den beiden Zustandsbildern stützt die auf andere Überlegungen gegründete Ansicht, daß die Poststreptokokken-Glomerulonephritis ebenfalls eine Hypersensibilitätsreaktion des Glomerulus auf irgendeine Komponente des ursprünglichen Streptokokkeninfektes darstellt. Diese Analogie ist zwar kein Beweis, bietet aber als Erkrankung des Menschen zumindest eine festere Vergleichsgrundlage als die von UNANUE u. DIXON (1967) beschriebenen Untersuchungen über die experimentelle Nephritis. Wir haben die Nierenbeteiligung bei der allergischen Purpura Schoenlein-Henoch als Beispiel für dieses wichtige Allgemeinphänomen ausgewählt.

**Purpura Schoenlein-Henoch.** Sie ist eine Krankheit, die vorwiegend, wenn auch nicht ausschließlich Kinder befällt. Die Verbindung von punktförmigen Hautblutungen mit einer Arthralgie wurde 1837 von SCHOENLEIN beschrieben und die Verbindung des Syndroms mit viszeralen Manifestationen 1874 von HENOCH. Die Blutplättchen und die übrigen Gerinnungsfaktoren sind normal; Ursache der Blutungen ist eine Angiitis, die mit einem perivaskulären Infiltrat von poly- und mononukleären Zellen einhergeht.

OSLER erkannte die Ähnlichkeit zwischen Purpura Schoenlein-Henoch und Serumkrankheit; die Läsionen der Purpura lassen sich im Tierversuch durch Auslösung einer allergischen Reaktion imitieren.

Die klinische Attacke kann zwar einem Infekt der Atemwege folgen und mit einem erhöhten Serumstreptolysintiter einhergehen, doch kommt dies keineswegs konstant vor. Verschiedenartige Allergene können bei den einzelnen Patienten beteiligt sein.

Die Hauterscheinungen umfassen Urtikaria, makulopapulöse Exantheme, Petechien und Purpura. Die befallenen Gelenke sind schmerzhaft und geschwollen. Das Ödem ist dabei hauptsächlich periartikulär lokalisiert, doch kann auch ein seröser Synovialerguß vorhanden sein. Als gastrointestinale Manifestation finden sich am häufigsten kolikartige Leibschmerzen, doch kommen auch Erbrechen, Hämatemesis und Meläna vor. Auch wenn ausgesprochene Blutstühle fehlen, läßt sich unter Umständen Blut im Stuhl mit chemischen Proben nachweisen. Eine zerebrale Blutung ist eine seltene Komplikation.

In der überwiegenden Mehrzahl der Fälle tritt nach einigen Wochen Heilung ein, aber es kann zu Todesfällen im akuten Schub durch gastrointestinale Blutungen, Niereninsuffizienz oder durch eine Hochdruckenzephalopathie kommen. Die Spätmortalität resultiert aus zurückbleibenden und fortschreitenden Nierenschäden.

**Nierenbeteiligung.** Das klinische Bild hat größte Ähnlichkeit mit der akuten Glomerulonephritis – mit Hämaturie, Ödem und Hypertonie. Die Differentialdiagnose stützt sich in erster Linie auf das Auftreten extrarenaler Manifestationen. Die Makrohämaturie bleibt meist länger bestehen als bei der gewöhnlichen akuten Glomerulonephritis.

Eine leichte Stickstoffretention findet sich häufig, und während des akuten Schubs kann eine schwere Niereninsuffizienz eintreten. Nach Beobachtungen von GAIRDNER (1948) war der Prozentsatz von fortschreitenden Nierenschäden höher als üblicherweise bei der akuten Glomerulonephritis. Es ist aber nicht erwiesen, daß sich diese Beobachtung verallgemeinern läßt. Bei einigen Patienten scheint der Verlauf durch Immunsuppressiva günstig beeinflußt worden zu sein, aber in anderen Fällen konnten sie das Fortschreiten oft nicht aufhalten.

Nierenbiopsien haben gezeigt, daß die Glomeruli in auffallend unterschiedlichem Ausmaß befallen sind. Zwischen 20 und 50% der Glomeruli sahen normal aus. Bei manchen bestand eine Endothelproliferation mit Ansammlungen von amorphem PAS-positivem Material innerhalb des Glomerulus. Die weniger schwer betroffenen Glomeruli wiesen lediglich eine Zellvermehrung auf; bei den schwerer befallenen zeigten sich Adhäsionen an das Parietalblatt der Bowman-Kapsel und sogar die Bildung einiger epithelialer Halbmonde. Auch eine Proliferation von Mesangiumzellen wurde beschrieben. Wenn die Nierenschädigung der Purpura Schoenlein-Henoch fortschreitet, geht der fokale Charakter der glomerulären Läsion verloren.

# Lupusnephritis

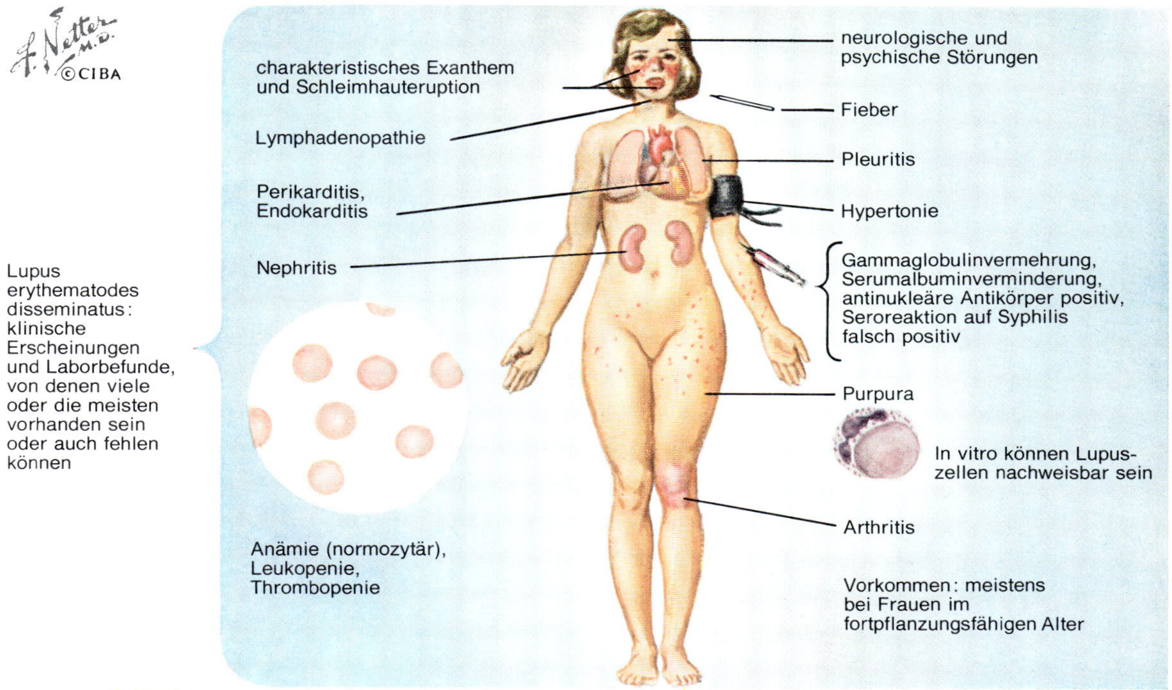


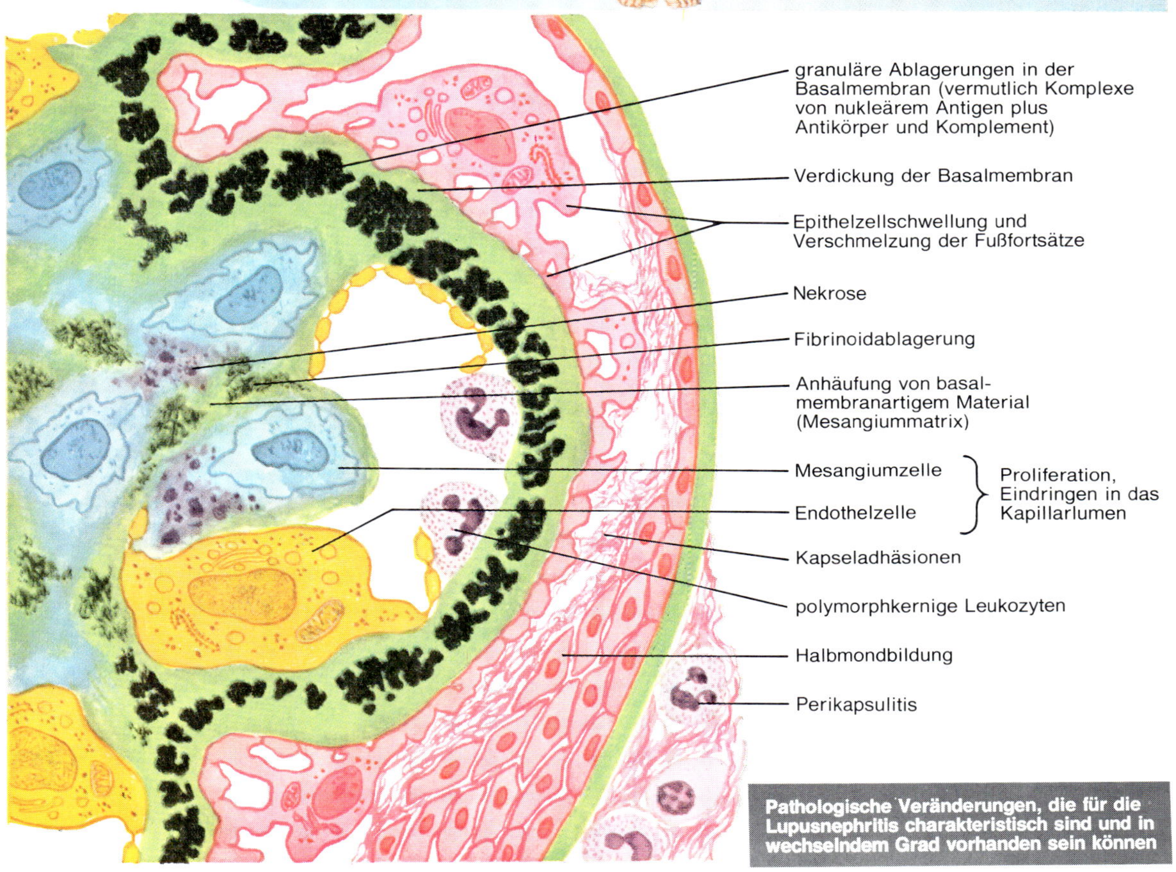


**Pathologische Veränderungen, die für die Lupusnephritis charakteristisch sind und in wechselndem Grad vorhanden sein können**

Der Lupus erythematodes disseminatus (LED) ist eine ziemlich seltene Krankheit unbekannter Ätiologie, die hauptsächlich bei jungen Frauen auftritt. Es werden zwar viele Gewebe und Organe in Mitleidenschaft gezogen, doch ist die Nierenbeteiligung eine der ernstesten Seiten der Krankheit. Die Häufigkeit der klinisch faßbaren Nierenbeteiligung wird mit 50–80% angegeben; bei Berücksichtigung der nur elektronen- oder immunfluoreszenzmikroskopisch erkennbaren feineren glomerulären Veränderungen wäre die Häufigkeit sogar noch größer.

Bestimmte morphologische Merkmale sind für die Lupusnephritis typisch, aber keines ist pathognomonisch (mit der zweifelhaften Ausnahme der selten zu beobachtenden *Hämatoxylinkörperchen*). Die wichtigsten Veränderungen betreffen die Glomeruli und bestehen in Schwellung und Proliferation von Endothel- und Mesangiumzellen, Nekrosen, Fibrinoidablagerungen, Thromben, Neutrophileninfiltration, Halbmondbildung, Zunahme von basalmembranartigem Material (Mesangiummatrix) sowie in Verdikkungen und abnormen Ablagerungen an der Basalmembran, die manchmal das Bild von »Drahtschlingen« erzeugen. Im Elektronenmikroskop erscheinen die Ablagerungen als dichtes granuläres Material, das beiderseits oder innerhalb der Basalmembran liegt; die Basalmembran selbst kann unregelmäßig verdickt oder gespalten sein. Außerdem ist unter Umständen eine Infiltration des Interstitiums mit verschiedenen Leukozytenformen, in erster Linie Lymphozyten und Plasmazellen, zu beobachten.

Typischerweise sind die pathologischen Veränderungen in den einzelnen Glomeruli und von einem Glomerulus zum anderen unregelmäßig verteilt und unterschiedlich kombiniert. Sowohl Ausmaß als auch Schwere des Glomerulusbefalls schwanken. Trotzdem erscheint es sinnvoll, die Lupusnephritis aufgrund der histologischen Befunde zu unterteilen, besonders weil Klinik und Verlauf der Nierenerkrankung einigermaßen dem morphologischen Bild parallel gehen. Es hat sich bewährt, die Lupusnephritis in drei Typen einzuteilen: den *fokal proliferativen*, den *diffus proliferativen* und den *perimembranösen*. »Proliferativ« sagt man der Einfachheit halber, weil die Proliferation von Endothel- und Mesangiumzellen auffällig ist. Es sind jedoch auch andere Merkmale vorhanden. Obwohl die Unterscheidung zwischen diesen Typen oft willkürlich ist und offensichtliche Überschneidungen vorkommen, lassen sich die meisten Fälle leicht einordnen, sogar anhand der Untersuchung von Biopsiematerial.

## Fokal proliferative Lupusnephritis

**Histologie.** Als fokal proliferative Lupusnephritis bezeichnet man Fälle, bei denen nur Teile einiger Glomeruli pathologisch verändert sind. Gewöhnlich sehen viele Glomeruli histologisch normal aus, und bei den meisten erkrankten Glomeruli sind nur relativ kleine Abschnitte befallen. In den Herden können zwar alle der oben erwähnten Charakteristika der Lupusnephritis auftreten, am häufigsten findet man aber eine Schwellung und Proliferation von Endothel- und Mesangiumzellen, Ansammlungen von Neutrophilen und Nekrosen.

**Klinische Erscheinungen.** Sie gehen dem pathologisch-anatomischen Befund meistens parallel und sind im allgemeinen leicht und reversibel. In den meisten Fällen besteht eine Mikrohämaturie; die Proteinurie ist charakteristischerweise minimal, kann allerdings in schweren Fällen massiv sein. Ein mäßiger Blutdruckanstieg kann vorkommen, aber eine Erhöhung des Blutharnstoffstickstoffs ist ungewöhnlich.

Diese Nierensymptome treten gewöhnlich nur während der Phasen auf, in denen aktive Krankheitsprozesse in anderen Organen manifest sind. Sie schwinden im allgemeinen, wenn die Aktivität der Systemkrankheit erlischt, sei es spontan oder nach einer Steroidbehandlung.

Wenn man während der Remissionsphasen Nierenbiopsien macht, findet man entweder keine pathologischen Veränderungen an den Glomeruli oder minimale Restschäden, etwa eine leichte fokale Vermehrung von basalmembranartigem Material. Nicht selten flammt die Aktivität der System- und Nierenkrankheit wieder auf. Diese Rezidive sprechen aber im allgemeinen auf eine kurzfristige, höher dosierte Kortikosteroidbehandlung gut an. Die fokal proliferative Lupusnephritis geht gewöhnlich nicht in einen diffusen Prozeß mit fort-

*(Fortsetzung auf Seite 142)*

*(Fortsetzung von Seite 141)*

schreitender Niereninsuffizienz über. Die Patienten überleben oft viele Jahre und sterben an ihrer Krankheit aus Gründen, die mit der Nierenbeteiligung nichts zu tun haben.

## Diffus proliferative Lupusnephritis

**Histologie.** Der diffus proliferativen Form der Lupusnephritis werden Fälle zugerechnet, bei denen die meisten Glomeruli schwer verändert sind. Die einzelnen morphologischen Charakteristika gleichen weitgehend denen der fokalen Form; allerdings ist die Ansammlung von Basalmembranmaterial in den Glomeruli im allgemeinen viel größer, ausgedehnte Veränderungen der Basalmembran sind häufiger, und die interstitielle Entzündung ist schwerer und ausgedehnter.

**Klinische Erscheinungen.** Sie bestehen in einer starken Proteinurie – fast immer mit einem nephrotischen Syndrom –, Makrohämaturie, Hypertonie und Niereninsuffizienz. Der Verlauf wird im allgemeinen von den permanent vorhandenen Erscheinungen des schweren Nierenleidens mit fortschreitender Niereninsuffizienz geprägt; eine teilweise Remission kann in seltenen Fällen vorkommen.

Es ist ungeklärt, ob die Adrenokortikosteroidtherapie das Fortschreiten der glomerulären Erkrankung signifikant verzögert. Histologisch sind dauernd Zeichen eines aktiven Prozesses nachweisbar, gewöhnlich zugleich mit einer zunehmenden Verödung von Glomeruli, die hauptsächlich auf eine fortschreitende Anhäufung von basalmembranartigem Material zurückzuführen ist. Zumeist tritt innerhalb von einigen Jahren der Tod ein, im allgemeinen durch eine Kombination von Faktoren – in erster Linie die Niereninsuffizienz, der aktive LED, Infekte sowie Komplikationen im Gefolge der Steroidtherapie.

## Perimembranöse Lupusnephritis

**Histologie.** Fälle, die diffuse Veränderungen der Basalmembran als Hauptbefund aufweisen, werden der diffusen perimembranösen Lupusnephritis zugeordnet. Das histologische Bild hat größte Ähnlichkeit mit der idiopathischen perimembranösen Glomerulonephritis (s. S. 127 und 136). In HE-Schnitten findet sich eine diffuse, ziemlich einheitliche Verdickung der Kapillarwand mit relativ geringer Proliferation von Endothel- und Mesangiumzellen. Spezialfärbungen, z.B. mit Azokarmin, zeigen, daß die Verdickung der glomerulären Kapillarwand zum größten Teil durch abnorme Ablagerungen bedingt ist. Elektronenmikroskopisch sieht man, abgesehen von der Verdickung und Spaltung der Basalmembran, daß die Ablagerungen aus dichtem granulärem Material bestehen, welches in oder an der Basalmembran liegt, oft hauptsächlich an der Epithelseite. Diese Ablagerungen entsprechen den Granula, die bei der Immunglobulin- und Komplementanfärbung immunfluoreszenzmikroskopisch zu beobachten sind. Derartige Ablagerungen sind zwar bei allen Formen der Lupusnephritis vorhanden; beim perimembranösen Typ sind sie jedoch zahlreicher und gleichmäßiger an den Basalmembranen aller Glomeruli verteilt.

**Klinische Erscheinungen.** Die Krankheit manifestiert sich zumeist mit einer massiven Proteinurie und einem nephrotischen Syndrom. In manchen Fällen ist die Eiweißausscheidung allerdings nur gering. Gewöhnlich besteht eine Hämaturie und häufig eine Hypertonie. Die Nierenfunktion ist im allgemeinen normal, doch kann sich in Einzelfällen eine fortschreitende Niereninsuffizienz entwickeln. Die meisten Patienten überleben viele Jahre, entweder mit einer permanenten starken Proteinurie oder mit Remissionen, die sich offensichtlich auf die Steroidbehandlung zurückführen lassen.

Der Wert dieser Einteilung liegt ausdrücklich vorwiegend darin, daß sie die Einschätzung der Prognose erleichtert. In der Regel behält die Lupusnephritis den Typ bei, dem sie von Anfang an zugehört. Allgemein herrscht außerdem die Meinung, daß sich ein Nierenleiden beim LED entweder frühzeitig oder überhaupt nicht entwickelt.

## Ätiologie

Man kennt zwar die Ätiologie des LED nicht, weiß aber aus neueren Forschungen, daß die glomerulären Läsionen (und wahrscheinlich bestimmte andere Schädigungen) von zirkulierenden Antigen-Antikörper-Komplexen erzeugt werden. Es ist schon seit einiger Zeit bekannt, daß beim LED zahlreiche zirkulierende Autoantikörper vorhanden sind, die vielfach gegen Zellkernbestandteile gerichtet sind. Es ist nicht klar, auf welchem Weg diese Autoantikörper zu einem Gewebeschaden führen können, da sie unfähig sind, in vivo in gesunde Zellen einzudringen. Sie sind jedoch imstande, sich mit Antigen in der Blutbahn zu Immunkomplexen zu vereinigen. Die Indizien dafür, daß diese autologen Immunkomplexe für die glomerulären

**Histologische und klinisch**

**Fokal proliferativ**

**Pathologische (lichtmikroskopische) Befunde**

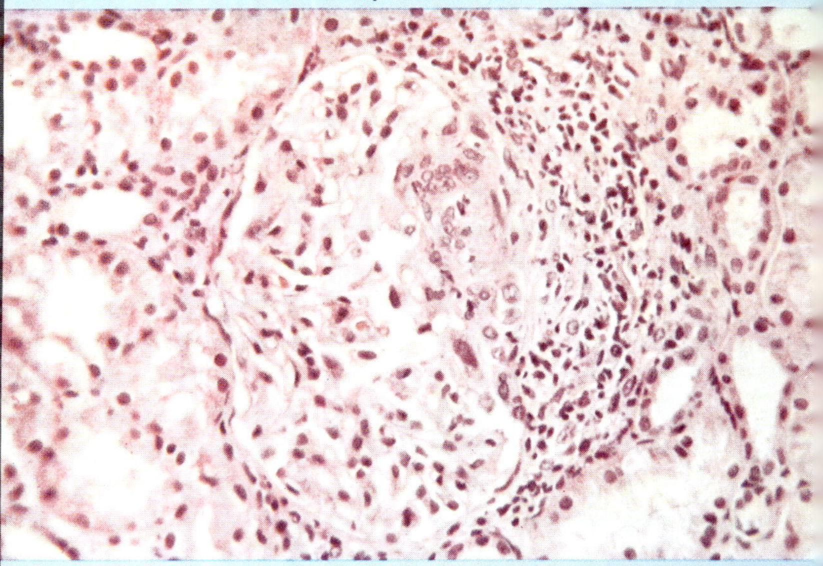

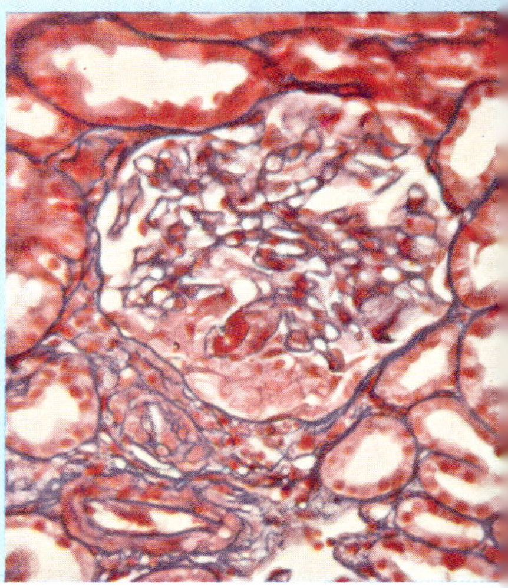

Nur *Teile einiger* Glomeruli sind befallen. Die Mehrzahl sieht normal aus. In den Herden findet sich eine Schwellung und Proliferation von Mesangium- und Endothelzellen, Kapseladhäsionen und eine lokalisierte Periglomerulitis, wie der HE-Schnitt oben zeigt. Nekrose, Fibrinoidablagerungen und Halbmondbildung können, wie im Azokarminschnitt rechts, vorkommen. Gelegentlich sind »Drahtschlingen« und intrakapilläre Thromben zu beobachten (nicht im Bild)

**Klinischer Verlauf**

Mikrohämaturie.
Proteinurie: gewöhnlich leicht, aber gelegentlich stark.
Nephrotisches Syndrom: selten.
Mäßige Hypertonie: gelegentlich.
Harnstofferhöhung: selten.
Remission gewöhnlich vollständig, entweder spontan oder auf Kortikosteroidtherapie. Rückfälle sprechen auf Therapie an, ausgenommen in seltenen Fällen eines Übergangs in die diffus proliferative Form

**Prognose**

Überleben zumeist viele Jahre.
Gewöhnlich nicht Entwicklung einer Niereninsuffizienz oder eines nephrotischen Syndroms

## Einteilung der Lupusnephritis

### Diffus proliferativ

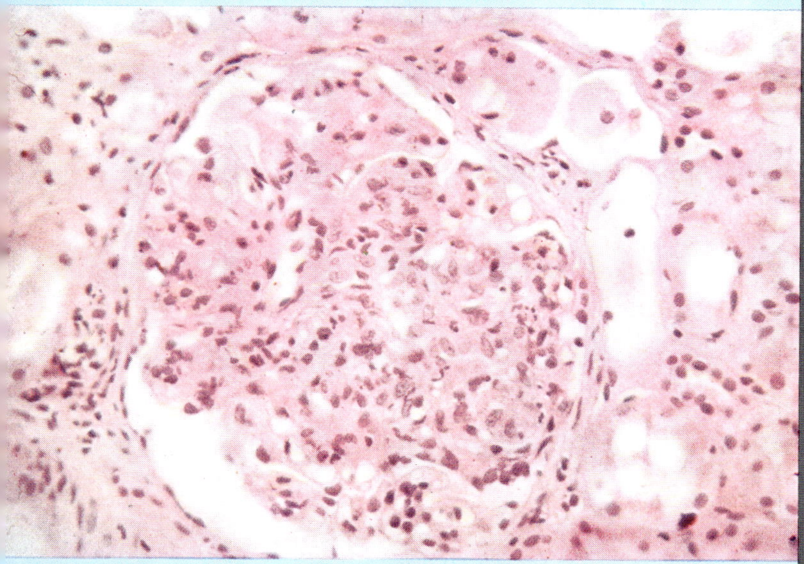

Pathologische Veränderungen der Glomeruli gleichen denen der fokal proliferativen Form, aber *alle oder fast alle Glomeruli sind beteiligt*, und größere Glomerulusanteile sind befallen. Der HE-Schnitt oben zeigt eine schwere ungleichmäßige Schwellung und Proliferation von Endothel- und Mesangiumzellen mit Kapillarobliteration, Nekrose und Karyorrhexis. Hämatoxylinkörperchen und Halbmonde sind manchmal zu beobachten. Der Azokarminschnitt rechts zeigt »Drahtschlinge« (D), Thrombus (T) und massive Ablagerung von basalmembranartigem Material (M)

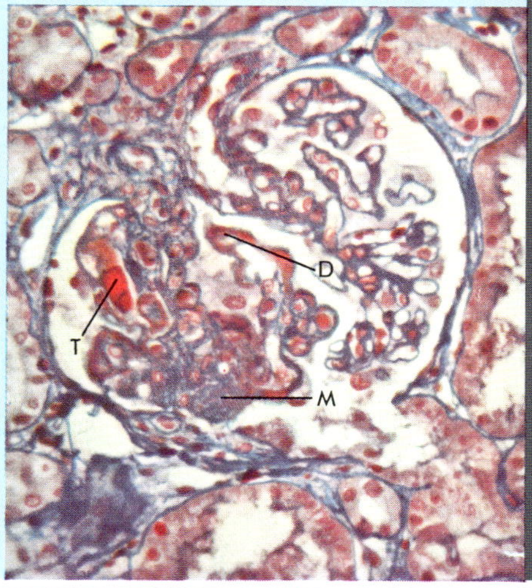


Makrohämaturie.
Starke Proteinurie.
Nephrotisches Syndrom: häufig.
Hypertonie: meistens.
Niereninsuffizienz und Azotämie: meistens.
Remissionen können auftreten, sind aber selten vollständig.
Rückfälle häufig.
Spricht gewöhnlich *nicht* auf Therapie an

Niereninsuffizienz und nephrotisches Syndrom schreiten fort.
Tödlicher Ausgang gewöhnlich innerhalb von 5 Jahren, u.U. auch viel früher. Der Tod ist meist eher die Folge anderer Manifestationen des LED oder seiner Komplikationen als der Urämie

### Perimembranös

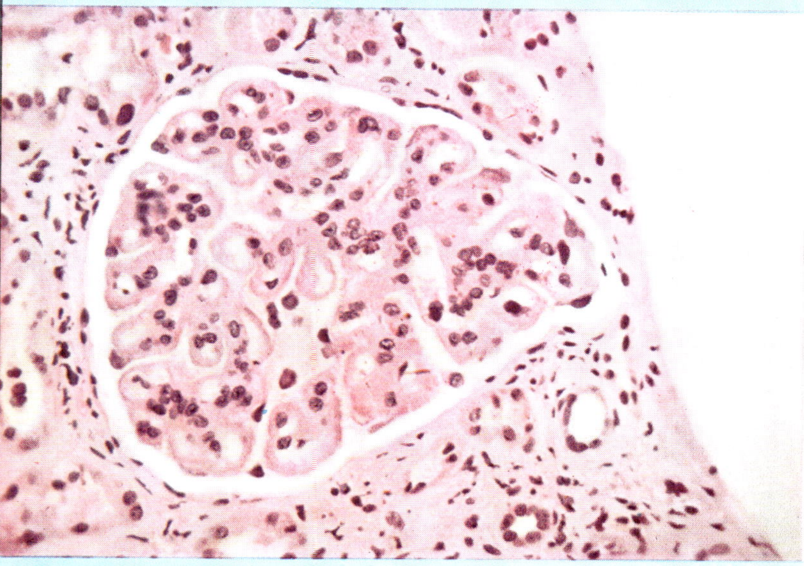

Gekennzeichnet durch eine *diffuse, ziemlich gleichmäßige Verdickung der glomerulären Kapillarwände*, wie der HE-Schnitt oben zeigt. Nekrosen, Neutrophileninfiltration oder Halbmonde *finden sich nicht*, und es ist lediglich eine Mesangiumzellproliferation vorhanden. Wenn die intrakapilläre Zellproliferation im Vordergrund steht, fällt die Erkrankung in die Gruppe »diffus proliferativ«. Im Azokarminschnitt rechts sieht man, daß die diffuse Verdickung der Kapillarwand hauptsächlich durch Ablagerungen von karminophilem Material an der Außenseite der Basalmembran zustandekommt

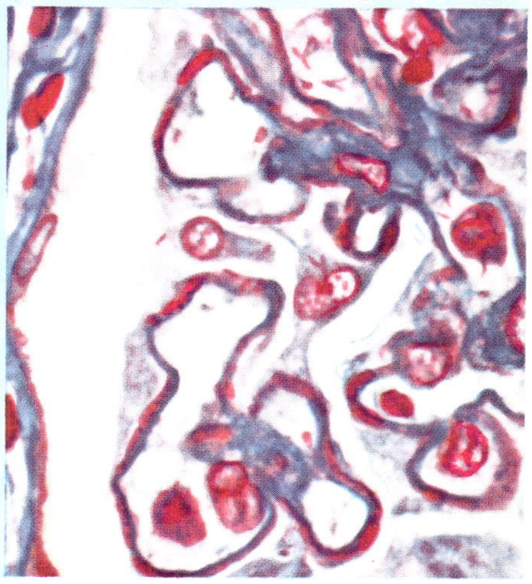

Makrohämaturie.
Starke Proteinurie.
Nephrotisches Syndrom: fast regelmäßig.
Hypertonie: meistens.
Niereninsuffizienz: gelegentlich.
Kann durch Behandlung remittieren, rezidiviert aber gewöhnlich.
Meist gekennzeichnet durch starke Proteinurie mit geringer oder keiner Niereninsuffizienz

Die meisten Fälle überleben viele Jahre.
In manchen Fällen können vollständige Remissionen über lange Perioden aufrechterhalten werden.
Tod durch Urämie selten



Läsionen verantwortlich sind, lassen sich folgendermaßen zusammenfassen:

1. Die immunfluoreszenz- und elektronenmikroskopischen Befunde bei der Lupusnephritis sind oft denen bei der experimentellen Immunkomplexkrankheit sehr ähnlich (s. S. 129). In beiden Fällen finden sich granuläre Ablagerungen von elektronendichtem Material an oder in der Basalmembran. Die Immunfluoreszenz demonstriert, daß diese Ablagerungen Immunglobuline und Komplement enthalten.

2. Gammaglobulin, das bei Lupusnephritis aus Glomeruli eluiert wurde, enthält antinukleäre Antikörper in hoher Konzentration. Diese Beobachtung stimmt mit der Auslegung überein, daß das Gammaglobulin in Form von Immunkomplexen vorliegt und nicht als Präzipitat, das unspezifisch zurückgehalten wurde. Außerdem eliminiert dieser Befund die Möglichkeit, daß die Lupusnephritis eine Antibasalmembran-Antikörper-Nephritis darstellen könnte.

3. In manchen Fällen einer Lupusnephritis findet sich freie DNS im Kreislauf; da bei diesen Patienten zu anderen Zeiten zirkulierende Anti-DNS vorhanden ist, müssen sich immer wieder Immunkomplexe bilden.

4. Schließlich ist es gelungen, in einigen Fällen DNS *innerhalb* der glomerulären Ablagerungen nachzuweisen. Dies kann als direkter Nachweis des Antigenanteils des Komplexes gelten. Wahrscheinlich sind in manchen Fällen auch Autoantikörper, die nicht gegen DNS, sondern gegen andere Bestandteile gerichtet sind, an der Pathogenese der glomerulären Läsionen beteiligt.

Vermutlich wirken einige der sekundären pathogenen Mechanismen, die in den Modellversuchen aufgeklärt wurden, bei der menschlichen Erkrankung mit, nämlich Faktoren, die sich von Leukozyten, Komplement und vom Gerinnungsprozeß herleiten. Diese Mechanismen lassen sich vielfach bei der Lupusnephritis des Menschen nicht direkt nachweisen. Es wurde jedoch immunfluoreszenzmikroskopisch beobachtet, daß Fibrin oder andere Fibrinogenderivate in den aktiven glomerulären Läsionen vorhanden sind. Diese Beobachtung spricht dafür, daß der Koagulationsprozeß vielleicht an den proliferativen und sklerotischen Veränderungen beteiligt ist, so wie es für die experimentelle nephrotoxische Serumnephritis demonstriert wurde.

Die Fortschritte bei der Aufklärung der immunologischen Mechanismen, die dem Glomerulusschaden zugrundeliegen, sind zwar beträchtlich, doch hat man noch nichts Entscheidendes darüber erfahren, warum die Krankheit entsteht oder auf welche Weise die Autoantikörperbildung ausgelöst wird.

# Akute diffuse interstitielle Nephritis

Akute diffuse interstitielle Nephritis

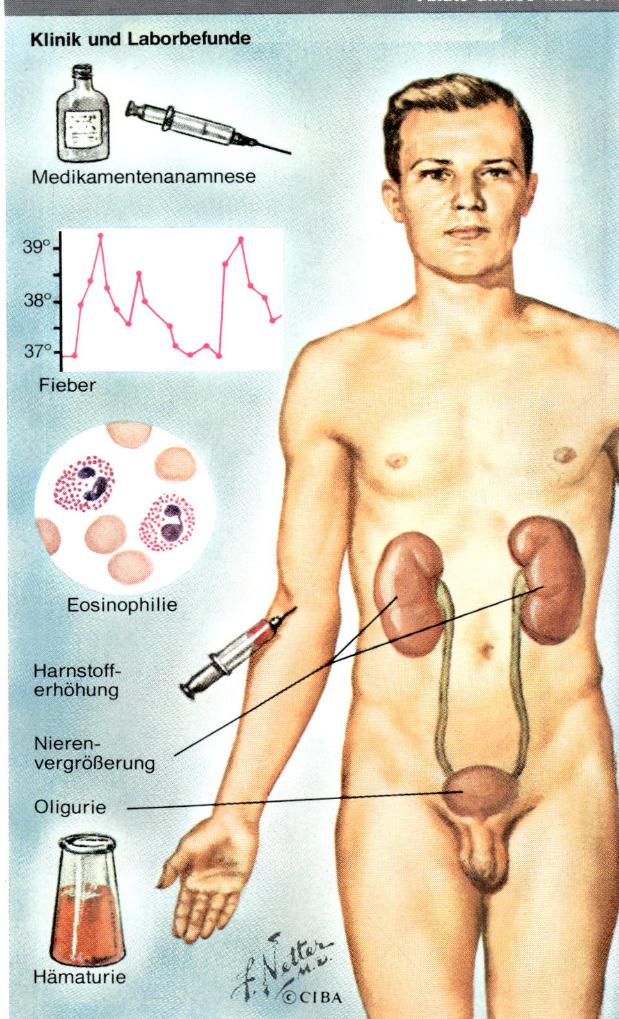


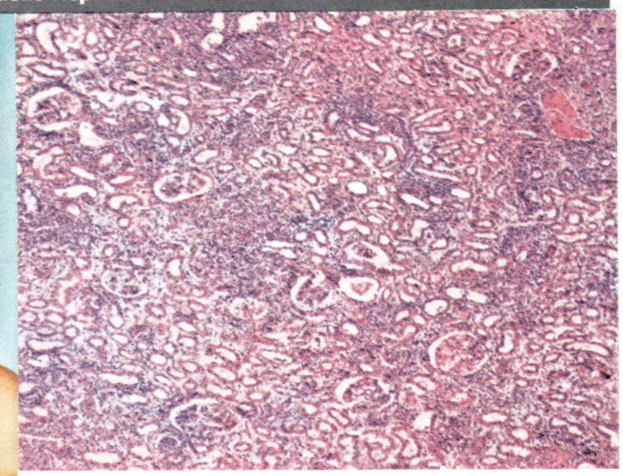

Niere, schwache Vergrößerung: Hervortreten des Interstitiums infolge herdförmiger Zellanhäufungen. Nekrotische Tubuli in der rechten oberen Ecke (HE-Färbung)

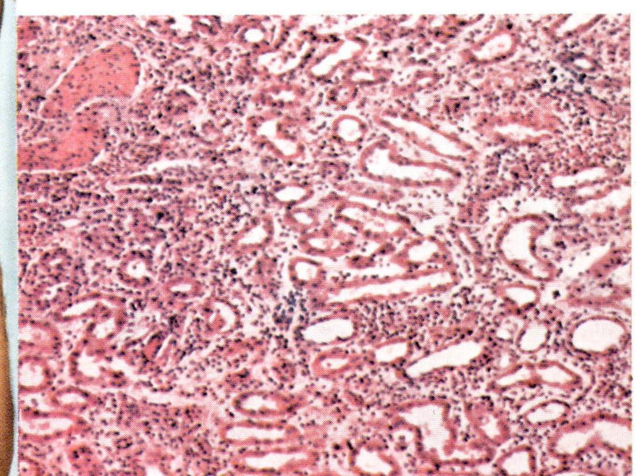

Niere, mittlere Vergrößerung: einheitliches interstitielles Ödem und Zellinfiltration, hauptsächlich durch Lymphozyten. Tubuli relativ normal, abgesehen von den nekrotischen Tubuli links oben (HE-Färbung)

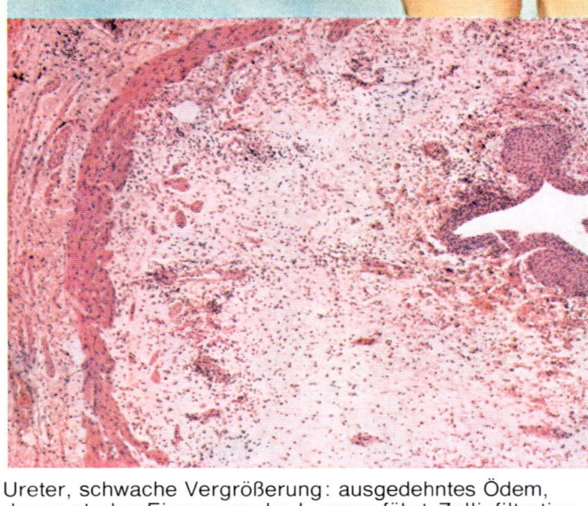

Ureter, schwache Vergrößerung: ausgedehntes Ödem, das zu starker Einengung des Lumens führt. Zellinfiltration in Submukosa und Muskulatur (HE-Färbung)

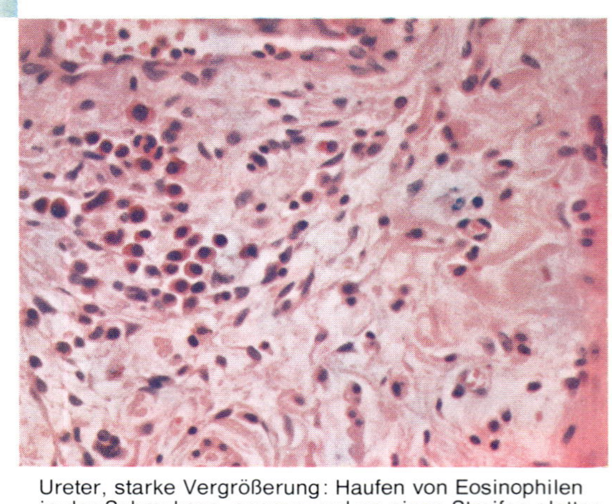

Ureter, starke Vergrößerung: Haufen von Eosinophilen in der Submukosa, angrenzend an einen Streifen glatter Muskulatur (HE-Färbung)

Die akute diffuse interstitielle Nephritis ist eine seltene Krankheit, muß aber bei einem akuten oligurischen Nierenversagen (s. S. 111) unbedingt unter den möglichen Ursachen mitberücksichtigt werden. Diese Nierenerkrankung wurde im Detail erstmals 1898 von COUNCILMAN beschrieben, der über seine Beobachtungen bei 42 Fällen berichtete und die Angaben aus der Literatur referierte. Damals und in den folgenden vier Jahrzehnten galt sie als eine Krankheit, die vorwiegend bei Kindern mit akuten fieberhaften Infekten, besonders Streptokokkeninfekten oder Diphtherie, auftrat. Nach der erfolgreichen Bekämpfung und dem Rückgang der Diphtherie wurden Streptokokkeninfekte zur dominierenden Ursache der akuten diffusen interstitiellen Nephritis.

Die Einführung der Chemotherapeutika brachte es mit sich, daß die Zahl der Fälle, die auf Streptokokkeninfekte zurückgeführt werden konnten, abnahm. Nach diesem Rückgang traten bald Fälle auf, die man für Arzneimittelreaktionen hielt. Sulfonamide und später Penicillin sowie Methicillin wurden als Ursachen der akuten diffusen interstitiellen Nephritis erkannt, als diese Medikamente stärker in Gebrauch kamen.

Die akute diffuse interstitielle Nephritis ist eine gut definierte, aber seltene Kombination von *klinischen* und *morphologischen* Reaktionen auf Streptokokkeninfekte oder Medikamente. Die geläufigeren Formen derartiger pathologischer Reaktionen sind die akute Glomerulonephritis (s. S. 131) und/oder die Panarteriitis (s. S. 167).

Die wesentlichen klinischen Erscheinungen bestehen in Fieber, Hautausschlägen, Eosinophilie, Hämaturie, Oligurie und Stickstoffretention. Die Nieren sind vergrößert, hin und wieder bis fast zum Dreifachen ihres Normalgewichts – ein Ausmaß der Vergrößerung, das radiologisch leicht erkennbar ist.

Im mikroskopischen Bild stehen das ausgeprägte Ödem und die Infiltration des Interstitiums mit Lymphozyten, Eosinophilen und – gelegentlich – Plasmazellen im Vordergrund. So dramatisch diese Veränderungen auch sind, der Parenchymschaden ist gering, und man kann daher erwarten, daß sich die Nierenfunktion bemerkenswert erholt, wenn man den Patienten über die Phase der Oligurie oder Anurie hinwegbringt. Gewöhnlich ist die einzige Parenchymläsion eine fokale tubuläre Nekrose. Die Glomeruli sind wenig verändert und zeigen meist nur eine geringfügige Zellvermehrung. Auch eine Arteriitis fehlt.

Wie gesagt, tritt bei der interstitiellen Nephritis weder eine Glomerulonephritis noch eine Arteriitis als Teilreaktion auf die Penicillinunverträglichkeit auf, obwohl sowohl glomeruläre als auch vaskuläre Läsionen Manifestationen anderer Formen der Penicillinüberempfindlichkeit sein können. Man nimmt an, daß der grundlegende pathogenetische Mechanismus bei der interstitiellen Nephritis eine Arzneimittelüberempfindlichkeit ist, die z.B. durch die Ablagerung von Penicillinhaptenen und IgG in glomerulären und tubulären Basalmembranen, im Tubulusepithel und im Interstitium gekennzeichnet ist.

Da das histologische Bild charakteristisch und leicht von der Glomerulonephritis und/oder Panarteriitis unterscheidbar ist, kann die Nierenbiopsie sowohl diagnostisch als auch prognostisch aufschlußreich sein.

# Endemische Balkannephropathie

**Klinik und Laborbefunde.** Die endemische Balkannephropathie wurde erstmals vor etwa 20 Jahren als eine chronische, langsam fortschreitende Nierenerkrankung erkannt, die Populationen in bestimmten Gebieten von Jugoslawien, Bulgarien und Rumänien befällt. Das klinische Bild ist das einer nach und nach fortschreitenden Niereninsuffizienz ohne erkennbare akute Krankheitsschübe. Die Kranken zeigen eine zunehmende Anämie, eine fahlgelbe bis bräunliche Blässe der Haut, Schwäche und Gewichtsverlust. Der Blutdruck ist zumeist normal, und auch in den späteren Stadien der Erkrankung findet sich kaum ein Ödem. Terminal treten zumeist Lungen- und andere Allgemeininfektionen auf.

Die Eiweißausscheidung ist gering, zumeist weniger als 2 g/Tag, und das Harnsediment enthält wenig Zylinder, Leukozyten oder Erythrozyten. Die elektrophoretische Verteilung des Harnproteins entspricht dem »tubulären« Typ und spiegelt damit die wesentliche anatomische Veränderung wider – einen tubulointerstitiellen Prozeß.

**Histologie.** Makroskopisch zeigen die Nieren zumeist eine konzentrische Atrophie ohne Narben, anders als bei der Pyelonephritis und Arterionephrosklerose. Mikroskopisch findet sich eine ausgedehnte Atrophie der Nierentubuli, besonders in der äußeren Rinde, und eine interstitielle Fibrose ohne Zellinfiltration. Im Stadium der Entwicklung läßt sich die endemische Balkannephropathie von den häufigeren Nierenerkrankungen, die zu einer fortschreitenden Insuffizienz und Parenchymatrophie führen können, unterscheiden. Später kann sich jedoch ein fokaler pyelonephritischer und/oder arteriosklerotischer Parenchymschaden aufpfropfen. Glomeruli und Blutgefäße bleiben lange normal. Wenn die Tubulusatrophie und die interstitielle Fibrose bereits weit fortgeschritten sind, kann eine Glomerulosklerose und eine Arteriosklerose mit Mediaatrophie beobachtet werden.

**Ätiologie.** Der Nachweis eines tubulären Schadens durch Nierenfunktionsuntersuchungen, die Identifizierung eines »tubulären« Typs der Harnproteine und die histologischen tubulointerstitiellen Veränderungen weisen auf ein Nephrotoxin, das an den Tubuli angreift, als Ursache hin.

Die endemische Nephropathie gibt es anscheinend schon seit einer Generation oder länger, die Aufmerksamkeit hat sich aber erst seit etwa einem Jahrzehnt auf sie konzentriert. Es sind keine neuen geographischen Herde der Krankheit aufgetaucht, und die Fälle treten nach wie vor in den ursprünglich identifizierten Gebieten auf. Es erscheint daher unwahrscheinlich, daß die Pathogenese etwas mit den modernen chemischen Düngemitteln, Schädlingsbekämpfungsmitteln, Industrieabfällen, Nahrungsmittelzusätzen, Treibstoffen oder ähnlichen Umwelteinflüssen zu tun hat.

Versuche, die Erkrankung auf der Basis von Heredität, Infektionserregern, Ernährung, Medikamenten und anderen Faktoren zu erklären, blieben erfolglos. Die betroffenen Bevölkerungsgruppen leben weitgehend in Agrargebieten an großen Flüssen, und zwar an der Donau, der Save und ihren Nebenflüssen. In Höhen über 120 m wurden wenig Fälle festgestellt, ausgenommen in Bulgarien, wo sich die meisten Fälle in einer Höhe von 150–450 m fanden.

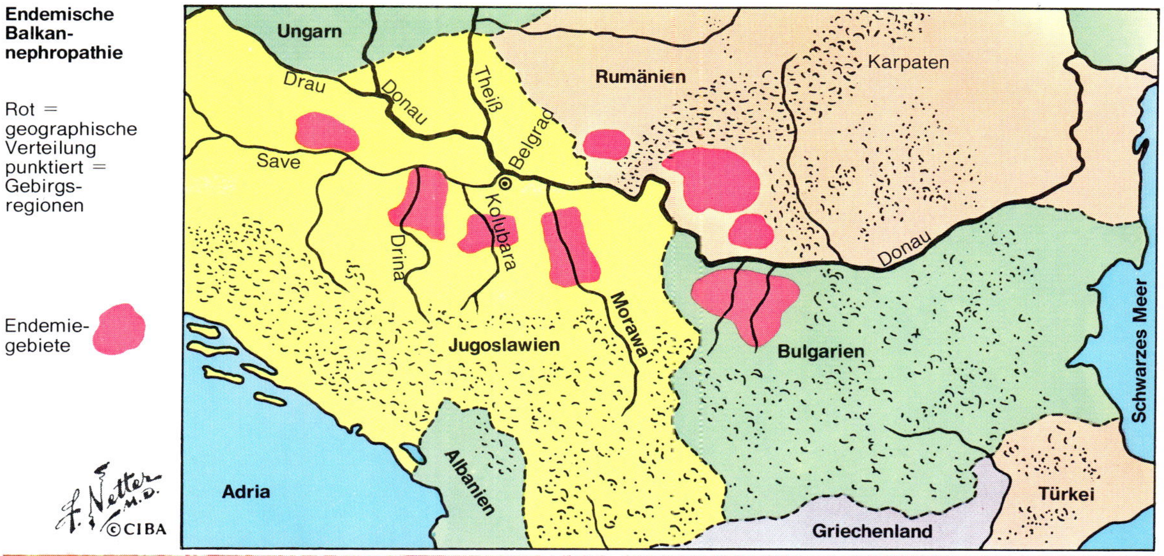


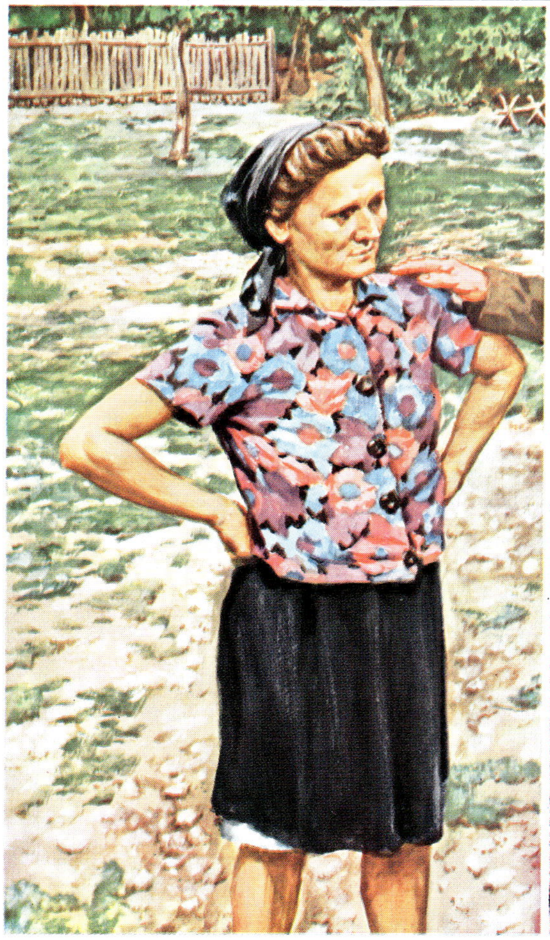

Typisches Bild einer Kranken: fahlgelbe Hautfarbe, mäßige Schwäche und Gewichtsabnahme

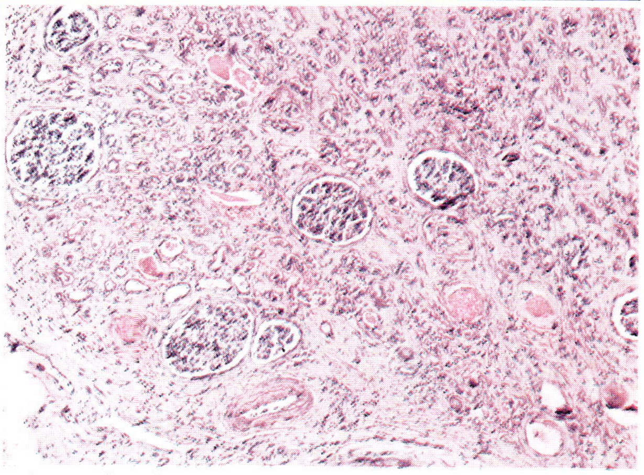

Ausgeprägte Atrophie der Tubuli mit fortgeschrittener interstitieller Fibrose

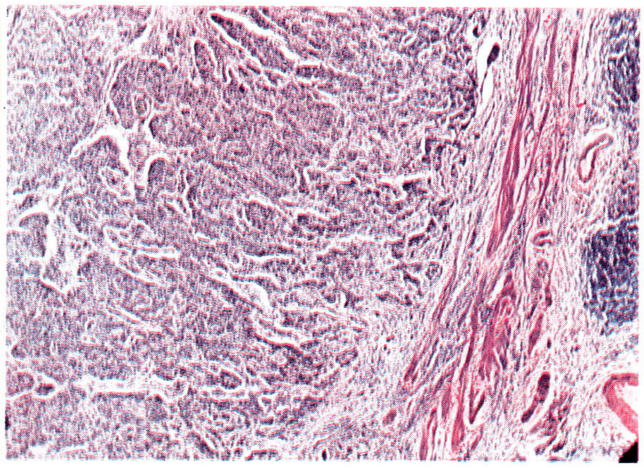

Papilläres Ureterkarzinom bei einem Fall von endemischer Balkannephropathie

Die endemische Nephropathie scheint eine ortsgebundene Krankheit zu sein, die primär bei Landarbeitern in bestimmten landwirtschaftlichen Gebieten gefunden wird, nicht aber bei Landarbeitern in anderen Gebieten. In manchen stark betroffenen Gemeinden hat fast die Hälfte der erwachsenen Bevölkerung eine chronische Niereninsuffizienz.

In seinen Ausgangsuntersuchungen über die endemische Nephropathie wies Hall (1965) nach, daß die ausgeschiedenen Harnproteine ein Molekulargewicht von 10000–50000 hatten – ein Charakteristikum der klassischen tubulären Proteinurie, die primär tubuläre Nierenkrankheiten begleitet. In neuerer Zeit zeigte Hall (1972), daß der klassischen Form ein anderer Typ der tubulären Proteinurie vorangeht, der als Hauptkomponente ein $\beta_2$-Mikroglobulin mit einer Molekülgröße von 11800 besitzt. Auf den Nachweis dieses Mikroglobulins stützt sich nun die Erkennung von Frühfällen.

Aus den Nephropathie-Endemiegebieten Jugoslawiens wurde über ein sehr häufiges Vorkommen von papillären Nierenbecken- und Ureterkarzinomen berichtet. Bei den untersuchten Fällen ist auch eine erhöhte Häufigkeit von *bilateralen* papillären Ureter- und Nierenbeckenkarzinomen und Papillomen feststellbar.

Die Beobachtungen im Vraca-Gebiet Bulgariens zeigen, daß die Gesamtkrebsmorbidität in den Nephropathie-Endemiedörfern höher ist als in Kontrollgemeinden. Überdies machte die Mortalität durch maligne Tumoren des Harntrakts im Endemiegebiet 20% der Gesamtkrebstodesfälle aus, verglichen mit 5% in Kontrollgebieten. Ein gemeinsames Vorkommen von endemischer Nephropathie mit einer Papillomatose des Harntrakts ist ebenfalls häufig (etwa 70%), desgleichen die Verbindung der endemischen Nephropathie mit einem Krebs des Harntrakts (etwa 30%). Diese Zahlen finden ihren Niederschlag in der Gesamtmortalität der Harntrakterkrankungen, die in einigen Gemeinden größer als die Mortalität durch kardiovaskuläre Erkrankungen ist.

Sektion V

# Die Niere bei Systemkrankheiten

von

Frank H. Netter, M. D.

unter Mitarbeit von

D. A. K. Black, M. D., F. R. C. P. Tafel 27

Jacob Churg, M. D. Tafel 10–11

Alan S. Cohen, M. D. Tafel 14–16

John L. Duffy, M. D. Tafel 28–29

David P. Earle, M. D. Tafel 31

Edwin R. Fisher, M. D. Tafel 30

H. O. Heinemann, M. D. Tafel 25

Paul Kimmelstiel, M. D. Tafel 1–3

Willy Mautner, M. D. Tafel 22

F. K. Mostofi, M. D. Tafel 12–13

Conrad L. Pirani, M. D. Tafel 17–18, 23

Solomon Papper, M. D. und Carlos A. Vaamonde, M. D. Tafel 26

George E. Schreiner, M. D. Tafel 19–21

Gerald S. Spear, M. D. Tafel 24

Victor Vertes, M. D. Tafel 4–9

Charakteristische Krankengeschichte bei diabetischer Nephropathie

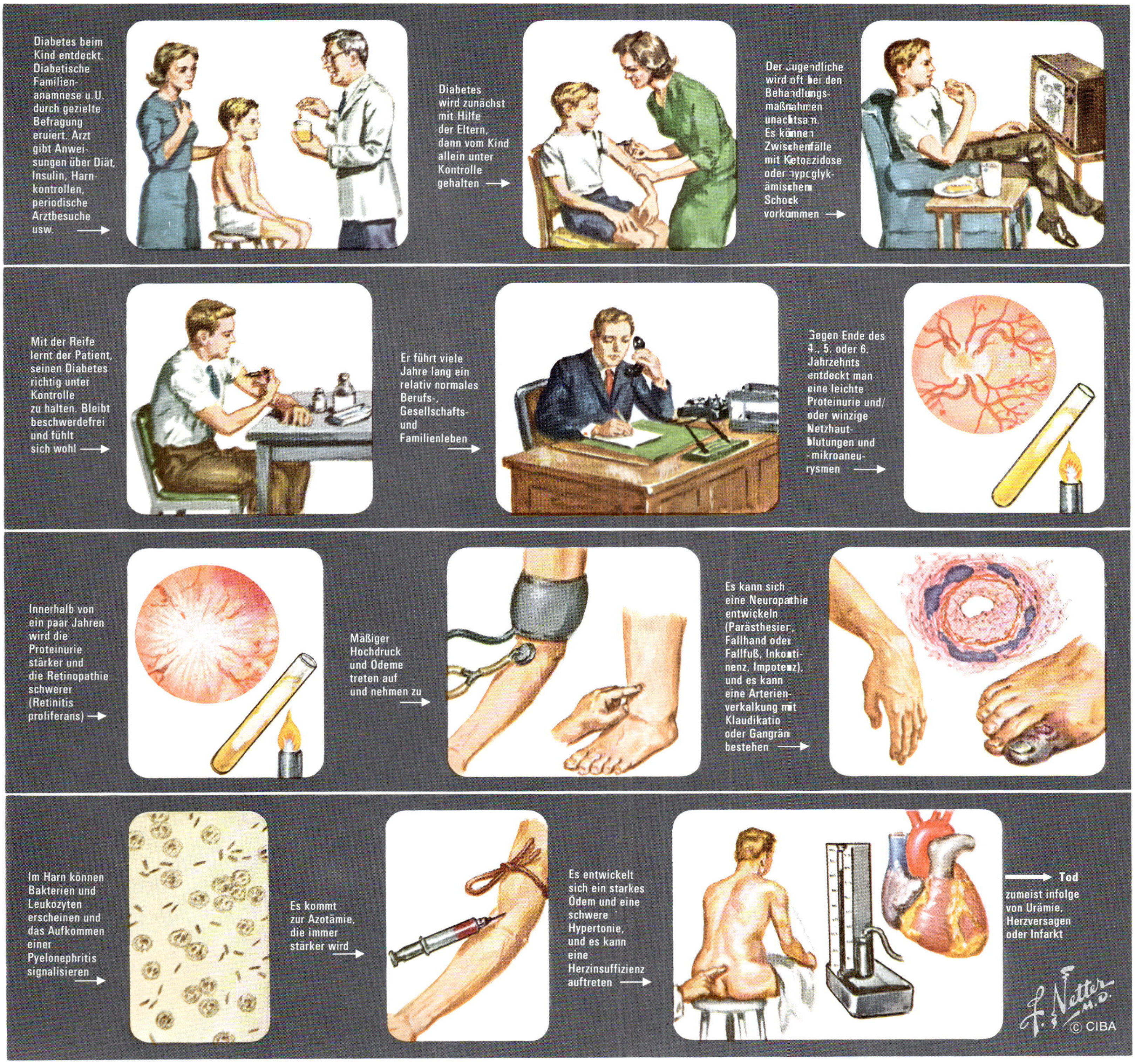


# Diabetische Nephropathie

Von der diabetischen Gewebeschädigung können sämtliche anatomischen Elemente der Niere betroffen sein, aber unterschiedlich schwer. Strukturelle Veränderungen lassen sich an Arterien, Arteriolen, Glomeruli, Tubuli und im Interstitium beobachten. Eine Reihe dieser Veränderungen wird im Band »Endokrines System« beschrieben. Erwartungsgemäß haben in der Zwischenzeit weitere Forschungen mit Hilfe von Nierenbiopsien und elektronenmikroskopischen Untersuchungen unser Wissen beträchtlich erweitert und einige ältere Vorstellungen verändert.

## Arterio- und Arteriolosklerose

Eine Arterio- und Arteriolosklerose der Niere findet sich bei Diabetikern viel häufiger und in schwererem Grad als bei Nichtdiabetikern. Die morphologischen Gefäßveränderungen sind allerdings offenbar die gleichen wie bei Nichtdiabetikern. Der einzige wichtige Unterschied ist die Beteiligung der efferenten Arteriole des Glomerulus. Die *afferente Arteriole* ist bei Diabetikern und Nichtdiabetikern oft von einer Hyalinisierung betroffen. In der *efferenten Arteriole* wird der gleiche Prozeß jedoch kaum beobachtet, wenn kein Diabetes besteht. Die Hyalinisierung der efferenten Arteriole stellt daher ein brauchbares histologisches Kriterium für die Diagnose des Diabetes dar, obzwar sie wahrscheinlich nicht spezifisch ist.

## Diabetische interkapilläre Glomerulosklerose

Man hat erkannt, daß die diabetische Glomerulosklerose einen typischen Prozeß darstellt, und unterscheidet zwischen einer nodulären und einer diffusen Form. Es sind zwar beide nachgewiesenermaßen Manifestationen des gleichen pathogenen Prozesses; sie sollen aber getrennt besprochen werden, da die noduläre Form als solche praktisch spezifisch für Diabetes ist, die diffuse aber nicht.

*(Fortsetzung auf Seite 150)*

*(Fortsetzung von Seite 149)*

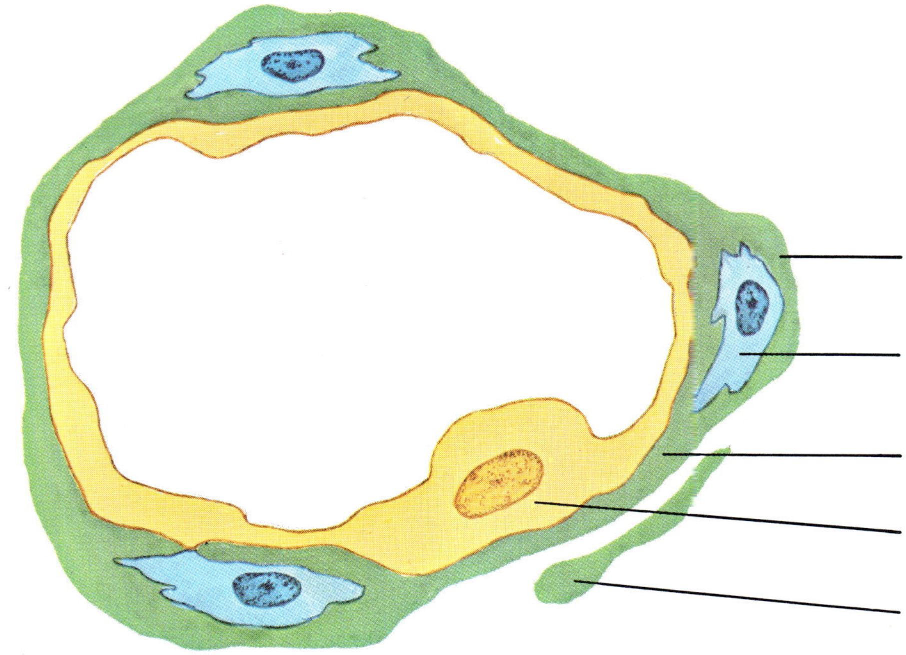


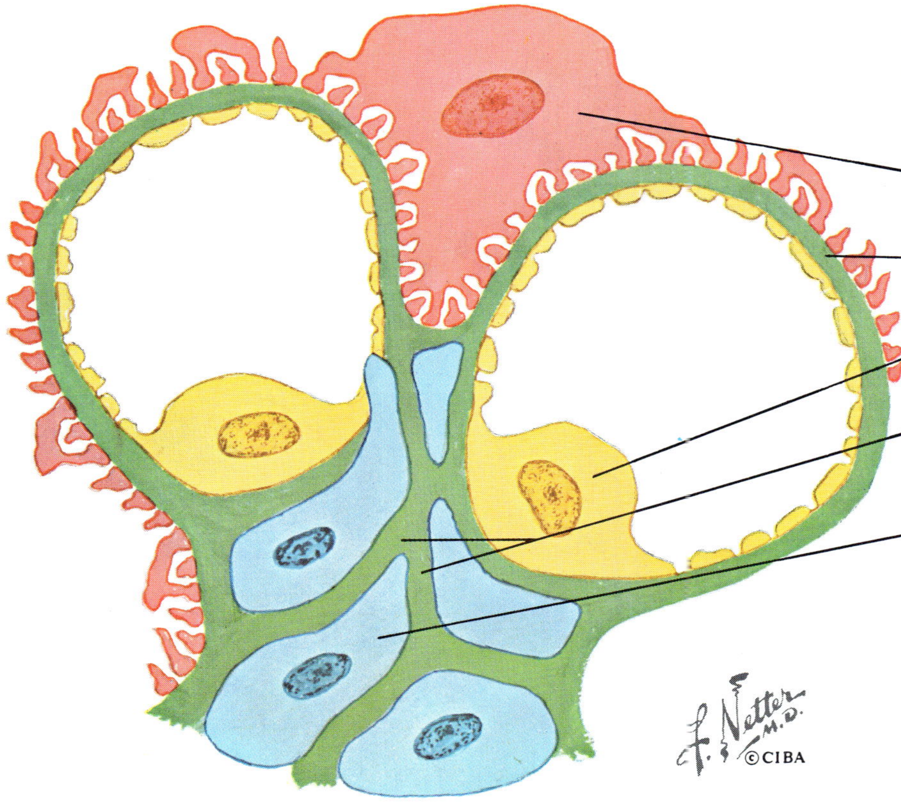


**Noduläre Glomerulosklerose.** Sie wurde ursprünglich als »Hyalin«-Ablagerung im interkapillären Gewebe des Glomerulus beschrieben. Man hielt diese recht auffallende histologische Veränderung für eine Manifestation der klinischen Trias Diabetes, Hypertonie und nephrotisches Syndrom. In den folgenden 25 Jahren nach der ersten Beschreibung war man sich weitgehend darüber einig, daß diese Läsion spezifisch sei, leugnete aber die Existenz eines interkapillären »Mesangiums«. Man glaubte, daß das Knötchen in etwas nebuloser Weise durch eine vorangehende Verdikkung der peripheren Kapillarbasalmembran gebildet würde. Elektronenmikroskopische Untersuchungen von Nierenbiopsiepräparaten und quantitative Analysen haben diese Hypothese aber nicht bestätigt. Es wurden daraufhin folgende Vorstellungen entwickelt.

Die Existenz eines interkapillären Mesangiums ist nun zweifelsfrei gesichert (s. S. 8 f.). Es ist ein Gewebe, das sich strukturell und funktionell von den Endothelzellen, welche die Innenfläche der Glomeruluskapillaren bekleiden, unterscheidet. (Die Endothelzellen besitzen ein abgeflachtes, poröses Zytoplasma.) Das Mesangium befindet sich im Zentrum des Glomerulusläppchens und besteht aus zytoplasmareichen Zellen, die in einem spongiösen Netz von basalmembranartigen Trabekeln, der sogenannten *Mesangiummatrix,* liegen. Diese Trabekel gehen ohne erkennbare Grenze in die darüberliegende Kapillarbasalmembran über.

Die Diskussion über die Beziehungen zwischen Mesangiummatrix und peripherer Basalmembran ist noch nicht abgeschlossen. Die eine Schule glaubt, daß die periphere Basalmembran von Epithelzellen erzeugt wird und daß sie Ausläufer in die Axialregion des Glomerulusläppchens entsendet und so die Mesangiummatrix bildet. Nach der anderen Schule wären genug indirekte Beweise für die Stützung der Hypothese vorhanden, daß die Matrix von den Mesangiumzellen ausgeschieden wird, den einzigen lebenden Zellen, die in direktem Kontakt mit ihr stehen.

Eine exzessive Matrixanhäufung findet sich unter verschiedenen Umständen, besonders bei einer Mesangiumzellproliferation. Ein derartiger Prozeß läßt sich beispielsweise bei bestimmten Formen und Stadien der menschlichen Glomerulonephritis und im Tierexperiment nachweisen (s. S. 127–137).

Die diabetische Glomerulosklerose beruht erwiesenermaßen auf einer vermehrten Ablagerung von Mesangiummatrix. Die Trabekel erscheinen zahlreicher als normal, verklumpen und verschmelzen schließlich zu einem einzelnen Knötchen. Die Mesangiumzellen im Zentrum atrophieren und verschwinden. Das wachsende Knötchen kann einige der angrenzenden Kapillaren in sich aufnehmen.

Quantitative Analysen haben gezeigt, daß die in der Peripherie der Noduli zu beobachtende Vermehrung der Zellkerne auf eine Proliferation des Mesangiums zurückgeht; nur wenige dieser Kerne sind endothelialen Ursprungs und stammen von Kapillaren, die in das Mesangiumknötchen eingeschlossen wurden.

Das Knötchen ist glykoprotein- und lipidreich und enthält viel Hydroxyprolin sowie ab und zu Kollagenfasern. Typischerweise wird der Knoten von einer durchgängigen, manchmal erweiterten Kapillare umgeben, deren Basalmembran normal oder verdickt sein kann.

**Diffuse diabetische Glomerulosklerose.** Sie wurde ursprünglich als primäre Verdickung der peripheren Kapillarbasalmembran mit gleich gefärbten, schlecht abgrenzbaren Ablagerungen in der Axialregion der Läppchen beschrieben. Spätere, unter anderem auch elektronenmikroskopische Untersuchungen zeigten, daß sich diese Form der Glomerulosklerose von der nodulären Sklerose unterscheidet. Die vermehrte Mesangiummatrix ist mehr diffus im Glomerulus verteilt und nicht so sehr an einzelnen Stellen angehäuft. Außerdem ist die periphere Basalmembran stärker verdickt.

Diese Unterschiede sind zwar nicht fundamental, aber ausschlaggebend dafür, daß die Veränderungen der diffusen Glomerulosklerose vielen anderen glomerulären Läsionen ähneln, so daß eine verläßliche Identifizierung ihres diabetischen Ursprungs ohne zusätzliche Kriterien nicht möglich ist. Beide Formen der Glomerulosklerose sind im Wesen gleich und finden sich bei demselben Patienten und sogar im selben Glomerulus häufiger gleichzeitig nebeneinander als jede für sich. In reiner Form trifft man sie nur ausnahmsweise an.

Weitere pathologische Veränderungen, die sich in Verbindung mit einer Glomerulosklerose finden und sehr für Diabetes sprechen, sind:

1. *Hyalinisierung der efferenten Arteriole* (bereits besprochen),

2. *parietale Ablagerungen an der Bowman-Kapsel.* Sie können als wachsartige homogene Substanz imponieren, die sich mit HE und PAS anfärbt. Dieses sudanophile Material hat oft ein schaumiges Aussehen und enthält viel Lipid. Die Ablagerungen, die klein und rundlich wie Tröpfchen oder groß wie Halbmonde sein können, liegen unter dem parietalen Epithel, das von der Kapselmembran abgehoben wird. Wenn die Ablagerungen keine Zellkerne enthalten, sind sie als sehr verdächtig auf Diabetes anzusehen, unabhängig davon, ob der Glomerulus eine noduläre oder diffuse Sklerose aufweist oder nicht.

3. *Verdickung der tubulären Basalmembran, besonders in den proximalen Tubuli contorti.* Die Basalmembran kann so dick sein, daß sie Ähnlichkeit mit Amyloid hat. Eine derartige Verdickung kommt nicht nur beim Diabetes, sondern auch bei vielen anderen Krankheiten vor, am häufigsten bei der Ischämie, und kann daher kaum als spezifisches diagnostisches Kriterium gelten. Eine Verdickung der tubulären Basalmembran spricht nur dann für Diabetes, wenn keine Epithelatrophie dabei besteht. Eine Tubulusatrophie, die auf eine Ischämie oder auf andere Ursachen zurückgeht, manifestiert sich in einer faltigen Basalmembran, die oft stark verdickt ist.

4. *Lipohyaline Ablagerung in Glomeruli.* Sie bestehen aus homogenen »hyalinen« Ablagerungen in den Wänden peripherer Kapillaren und enthalten oft Fetttröpfchen. Diese Veränderung hat geringen diagnostischen Wert, weil sie häufig bei fortgeschrittener Hyalinisierung der Glomeruli im Rahmen einer chronischen Glomerulonephritis und Nephrosklerose vorkommt.

## Pathogenese der Glomerulosklerose

Da die diabetische Glomerulosklerose höchstwahrscheinlich nur *eine* Manifestation der sogenannten diabetischen Mikroangiopathie ist, müssen bei der Besprechung der Pathogenese der Nierenläsionen die allgemeinen Gefäßveränderungen mit berücksichtigt werden. Es ist heute üblich, die generelle diabetische Mikroangiopathie einer Verdickung der Kapillarbasalmembran in vielen Organen gleichzusetzen. Netzhaut, Haut und gestreifte Muskulatur wurden am eingehendsten untersucht.

Bei der elektronenmikroskopischen Untersuchung zeigt sich eine sehr große Ähnlichkeit zwischen Glomeruluskapillaren und Hautkapillaren. Die letztgenannten besitzen eine fast kontinuierliche Basalmembran, die direkt in unregelmäßige, lamelläre basalmembranartige Trabekel übergeht, welche sie außen umhüllen. In das trabekuläre Maschennetz sind *Perithelzellen* eingebettet. Die Funktion dieser Zellen ist nicht ganz geklärt, aber man nimmt allgemein an, daß sie eine wichtige Rolle bei der Produktion und Erhaltung der Basalmembran spielen. Die Kapillaren anderer Organe weisen beträchtliche Unterschiede hinsichtlich der Dichte oder relativen Spärlichkeit von Perizyten und »parakapillären« Trabekeln auf, aber im Prinzip sind sie strukturell gleich gebaut wie die Hautkapillaren.

Die größte strukturelle Komplexität besitzen die Glomeruluskapillaren. Man könnte in diesem Zusammenhang sagen, daß die »Perithelzellen« des Glomerulus auf der einen Seite der Kapillarwand konzentriert sind, und zwar im Zentrum eines darüberliegenden Kapillarschlingenläppchens. Diese Zellen, die im vorangegangenen als Mesangiumzellen bezeichnet wurden, sind in ebenso engem Kontakt mit der Kapillarbasalmembran wie andere Perizyten, entweder direkt oder über die Trabekel der Matrix. In bezug auf Position und Beziehung zur Kapillarbasalmembran unterscheiden sich die Mesangiumzellen im Prinzip nicht von den Perizyten in Haut- oder anderen Kapillaren, wohl aber dadurch, daß ihre Position auch einen direkten Kontakt der Basalmembran mit den Epithelzellen auf der gegenüberliegenden Seite der Kapillarwand ermöglicht (s. Tafel 2 nebenan und S. 8f.).

Wie man sieht, kann man nur durch Analogie darauf schließen, daß die Mesangiumzellen des Glomerulus mit den Perithelzellen anderer Kapillaren identisch sind. Daraus ließe sich auch der generelle Befall der Basalmembran in vielen Kapillaren einschließlich der Glomeruluskapillaren beim Diabetes erklären, vorausgesetzt, man akzeptiert die Hypothese, daß glomeruläre Perithelzellen (Mesangiumzellen) weitgehend für die Erhaltung und Dicke der Basalmembran verantwortlich sind. Die Meinungen über dieses Problem sind noch geteilt, doch die Alternative, daß Epithelzellen die Dicke der Basalmembran regulieren, ist schwer mit den vielen analogen Beobachtungen in Einklang zu bringen.

Beim Diabetes kann sich eine massive Ablagerung von Mesangiummatrix mit oder ohne Verdickung der Basalmembran finden. Eine Dickenzunahme der Basalmembran ohne eine Vermehrung des Mesangiums ließ sich dagegen nicht feststellen. Überdies zeigen die Mesangiumzellen in diesem Fall eine gesteigerte Aktivität, die in der Proliferation zum Ausdruck kommt, wogegen die Epithelzellen zahlenmäßig vermindert sind. Gleichzeitig lassen sich oft Basalmembranverdickungen in den Kapillaren von Haut, Netzhaut und gestreifter Muskulatur beobachten. In den Hautkapillaren kann diese Verdickung auf die Schicht der aufliegenden basalmembranartigen Trabekel begrenzt sein, und die Dicke der eigentlichen Basalmembran bleibt dabei normal – Befunde, die den Veränderungen in den Glomeruli vergleichbar sind.

Diese Beobachtungen lassen vermuten, daß die diabetische Schädigung primär an den Perizyten, auch jenen der Glomeruli, angreift. Das Wesen der Schädigung ist zwar noch unbekannt, doch geht aus quantitativen Untersuchungen hervor, daß sie die Zellen nicht nur zur Proliferation sondern auch zu einer Überproduktion von Matrix anregt, die schon in einem frühen Stadium zur Basalmembranverdickung führen kann. Sehr häufig tritt eine solche Verdickung jedoch erst spät in der Entwicklung der Glomerulosklerose auf.

In der Pathogenese können auch andere Faktoren außer der globalen Kohlenhydratstoffwechselstörung eine Rolle spielen. Einige Autoren denken an die Möglichkeit, daß die Kapillarangiopathie beim Diabetes erblich ist. Messungen an Kapillaren in quergestreiften Muskeln sprechen dafür, daß eine Verdickung der Basalmembran nur beim erblichen Diabetes vorkommt und nicht beim erworbenen Diabetes durch Pankreasnekrose.

Mesangiumproliferation, übermäßige Ansammlung von Matrix und Verdickung der Basalmembran in Glomeruli oder in anderen Kapillaren sind unspezifische Prozesse, die außer beim Diabetes häufig auch bei anderen Krankheiten vorkommen. Warum diese Veränderungen manchmal die eigenartige und fast pathognomonische noduläre Form im Glomerulus annehmen, ist unbekannt.

Die Beobachtung, daß sich die noduläre Läsion ziemlich spezifisch bei Diabetes findet, fußte auf Obduktionsbefunden. Es wurde aber über einzelne Fälle einer nodulären Glomerulosklerose berichtet, bei denen die klinische Untersuchung vor dem Tod keine Anzeichen eines Diabetes ergeben hatte. Selbstverständlich war es retrospektiv nicht mehr möglich, einen Diabetes sicher auszuschließen. Ein endgültiges Urteil über die Spezifität dieser Läsion werden schließlich die ständig wachsenden Erfahrungen bei Nierenbiopsien ermöglichen, denn wenn unerwartet eine diabetische Glomerulosklerose gefunden wird, muß der Ursache mit einer vollständigen klinischen Untersuchung nachgegangen werden. *(Fortsetzung auf Seite 152)*

# Diabetische Nephropathie

*(Fortsetzung von Seite 151)*

**Nierenhistologie bei diabetischer Nephropathie**

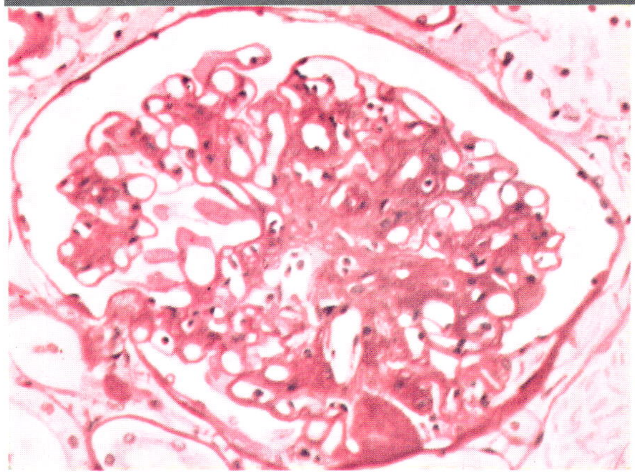

Diffuse interkapilläre Glomerulosklerose (PAS-Färbung)

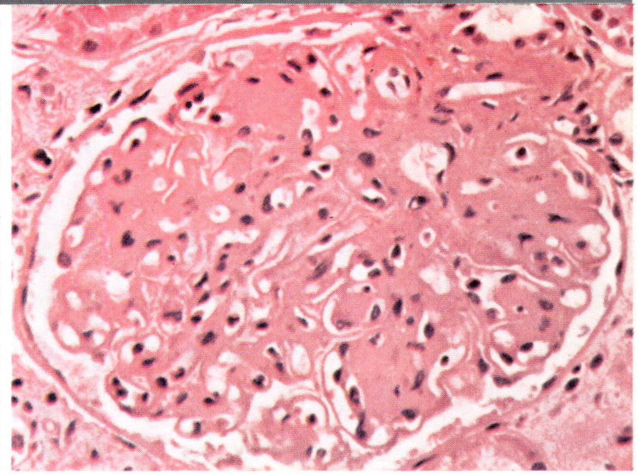

Diffuse interkapilläre Glomerulosklerose (HE-Färbung)

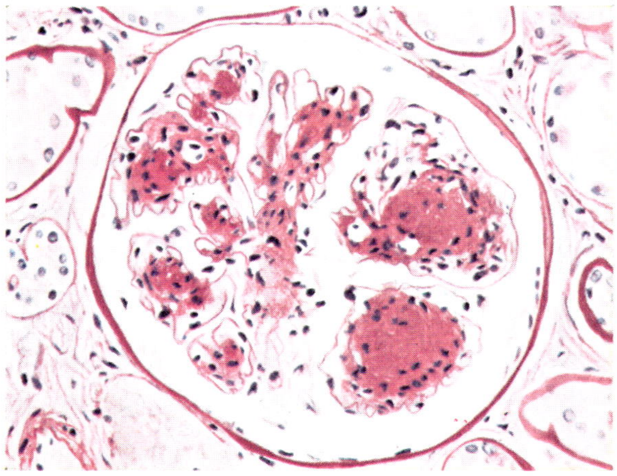

Noduläre interkapilläre Glomerulosklerose (PAS-Färbung)

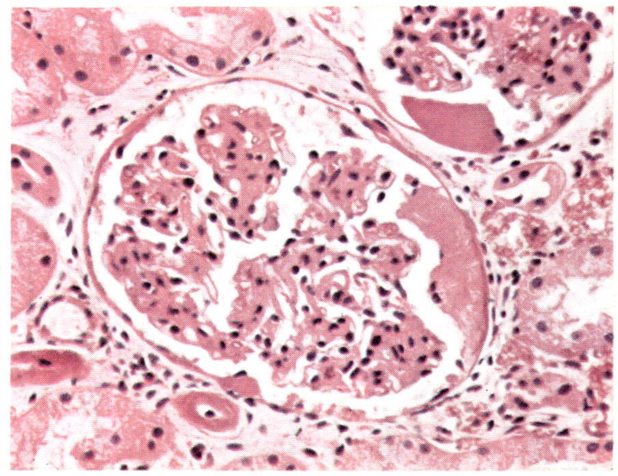

Ablagerungen an der Kapsel (HE-Färbung)



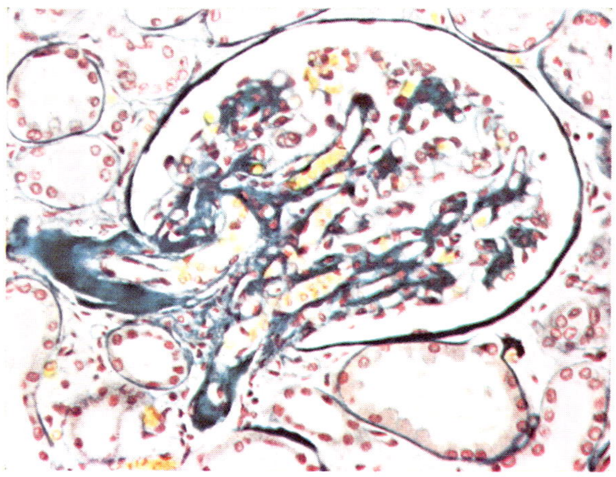

Arteriolosklerose mit Hyalinisierung der efferenten und afferenten Arteriole (Anilinblaufärbung)

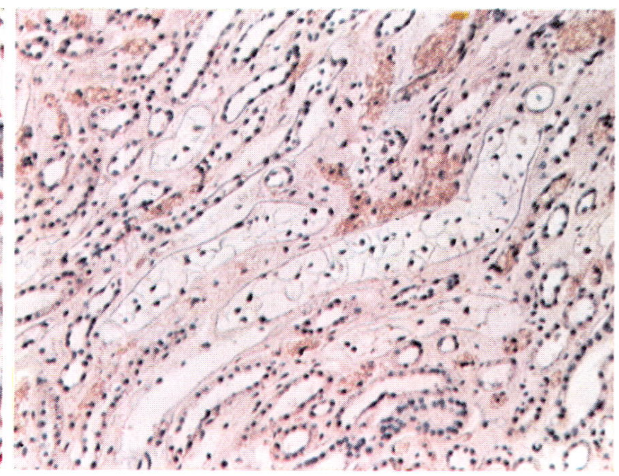

Armanni-Ebstein-Zellen in Nierentubuli (HE-Färbung)

## Tubuläre Veränderungen

Wird der Diabetes von einem nephrotischen Syndrom begleitet, so werden die Epithelzellen des proximalen Tubulus wahrscheinlich sudanophiles Material enthalten. Die einzige Tubulusveränderung, die praktisch pathognomonisch für Diabetes ist, stellt jedoch die Armanni-Ebstein-Zelle dar. Diese glykogengefüllte Epithelzelle tritt typischerweise im distalen geraden Abschnitt des proximalen Tubulus auf. Sie ist in konventionellen HE-gefärbten Präparaten als leere, pflanzenartige Zelle zu erkennen. Diese Zelle läßt sich im experimentellen Alloxandiabetes bei Ratten reproduzieren, aber ihre Pathogenese ist unklar. Die Armanni-Ebstein-Zelle scheint bei Diabetikern mit gut reguliertem Kohlenhydratstoffwechsel weniger oft vorzukommen; eine kontrollierte Untersuchung läuft aber erst seit zwei Jahrzehnten.

## Interstitium

Man hat geglaubt, daß die Pyelonephritis und andere Infektionen bei Diabetikern häufiger vorkommen als in der Gesamtbevölkerung. In den letzten Jahren wurde diese Hypothese allerdings erschüttert. Es wurde bereits darauf hingewiesen, daß sich die klinische und morphologische Diagnose schwierig belegen läßt, wenn die Pyelonephritis nicht im akuten Stadium oder während eines Rezidivschubs angetroffen wird. Kontrolluntersuchungen über die Häufigkeit einer Bakteriurie bei Diabetikern und Nichtdiabetikern haben widersprüchliche Resultate erbracht.

## Klinisch-pathologische Korrelation

Die diabetische Glomerulosklerose wurde als eine pathologische Veränderung beschrieben, die sich bei Diabetikern mit Hypertonie und nephrotischem Syndrom findet. Häufig – und ungenau – bezeichnete man dies als Kimmelstiel-Wilson-(KW-)Syndrom, aber eingehende Untersuchungen haben gezeigt, daß die Verbindung der nodulären Glomerulosklerose mit der klinischen Trias eher ein Zufallsbefund war. Wir wissen heute, daß die Hypertonie in engerem Zusammenhang mit der Arterio- und Arteriolosklerose als mit der Glomerulusläsion steht, und weiter, daß sich nur bei weniger als 50% der Fälle von diabetischer Glomerulosklerose ein nephrotisches Syndrom entwickelt. Überdies kommt ein nephrotisches Syndrom häufiger bei der diffusen oder gemischten Form der Glomerulosklerose vor als bei der nodulären Form.

Die Pathogenese des nephrotischen Syndroms bei der diabetischen Nephrosklerose bleibt jedoch unklar. Man glaubte, daß man in allen diesen Fällen Veränderungen in der glomerulären Kapillarbasalmembran finden kann; das hat sich aber nicht bestätigt. Außerdem ist nicht erwiesen, daß diese Basalmembranveränderungen tatsächlich die Ursache einer erhöhten Durchlässigkeit für Eiweiß sind; sie könnten ebensogut die Folge einer ständigen Eiweißpassage durch die Basalmembran sein. Ebensowenig steht fest, daß die generelle Kapillarangiopathie Funktionsstörungen bewirkt.

Die Häufigkeit der beschriebenen Läsionen beim Diabetes ist tatsächlich auffallend, aber es gibt keinen statistischen oder anderen Beweis dafür, daß sie die Grundlage für funktionelle Störungen in den verschiedenen Organen, in denen sie auftreten, bilden. In Hautbiopsien hat man zum Beispiel beobachtet, daß die Gefäßveränderungen weit über den Bereich spezifischer dermaler und epidermaler Läsionen hinausgehen. Generell kann gesagt werden, daß die Angiopathie am häufigsten allein, ohne andere Läsionen vorkommt, und daß sie nicht spezifisch mit hämodynamischen Störungen in Zusammenhang gebracht werden kann.

Wenn eine progressive Glomerulosklerose mit einer schweren und ausgedehnten Arterio- und Arteriolosklerose, einer Hypertonie und einem langsamen Verfall der Nierenfunktion einhergeht, ist die Prognose ernst. Außerdem hat man noch immer nicht die Sicherheit, daß sich die Proteinurie und das fortschreitende Nierenleiden mildern oder verhüten lassen, wenn die diabetische Stoffwechselstörung frühzeitig und konsequent behandelt wird.

**Benigne essentielle Hypertonie: Nierenpathologie**

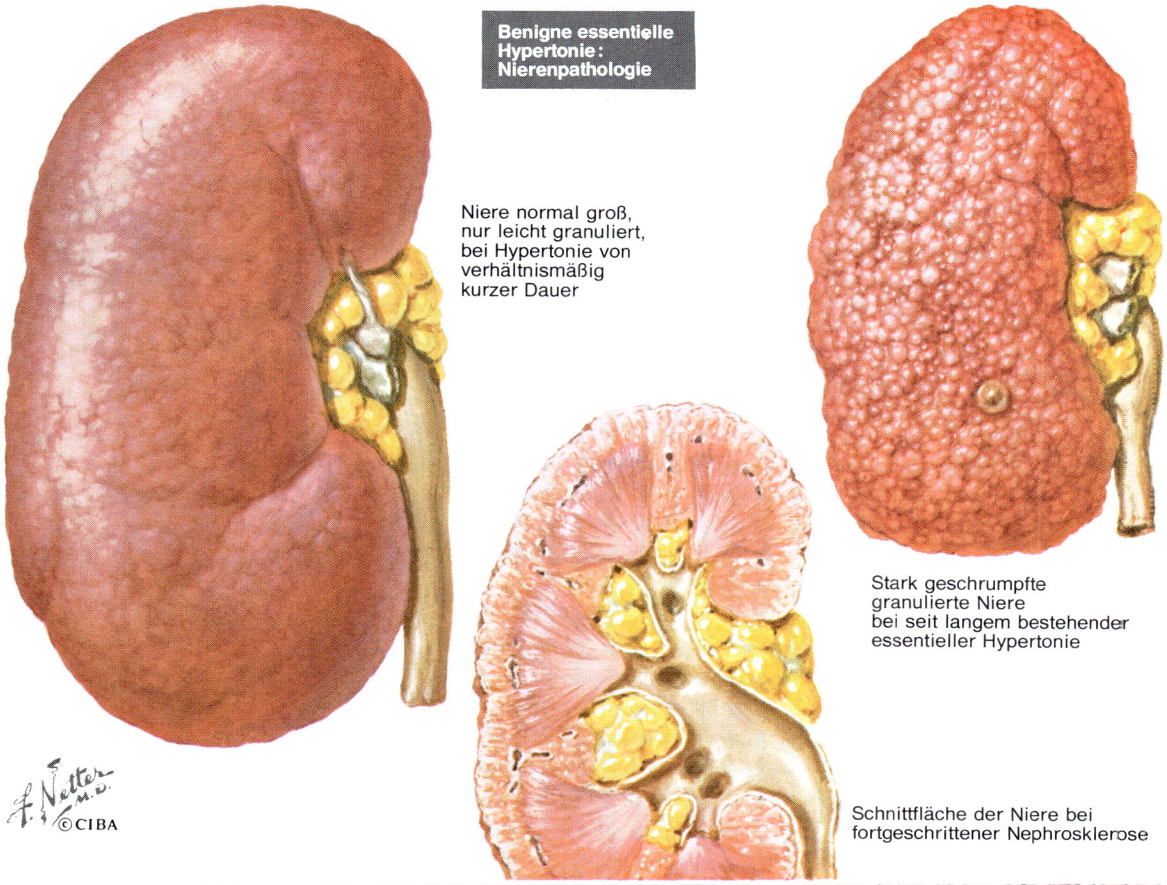


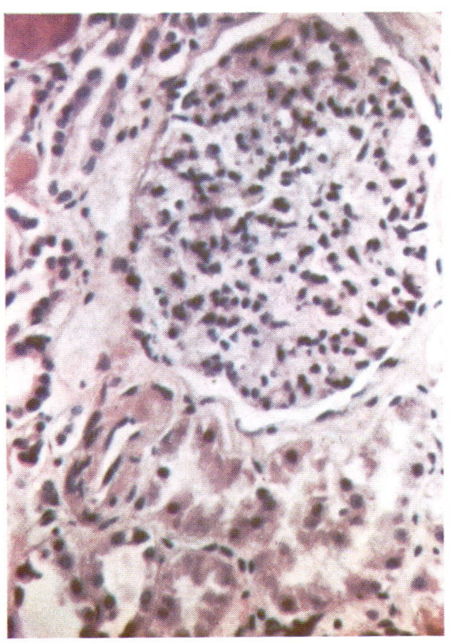

Fibrose und Hyalinisierung einer präglomerulären Arteriole mit Stenose des Lumens (Wand schräg geschnitten). Glomerulus noch unverändert (160fach)

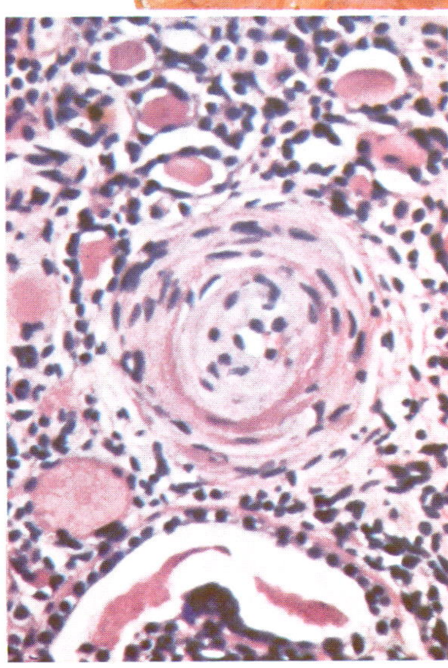

Obliterierende Fibrose und Hyalinisierung (Sklerose) einer kleinen intrarenalen Arterie (160fach)

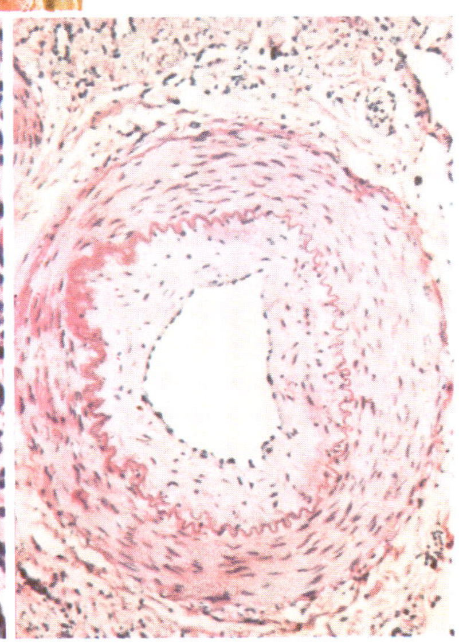

Obliterierende Fibrose und Hyalinisierung (Sklerose) einer mittelgroßen intrarenalen Arterie (160fach)

# Renovaskuläre Hypertonie

Es ist unbestritten, daß eine signifikante Einengung oder Kompression einer oder beider Aa. renales oder ihrer unmittelbaren Äste zu einer Blutdruckerhöhung führen kann (*extrarenale renovaskuläre Hypertonie*). Außerdem mehren sich die Beweise dafür, daß eine intrarenale Arterio- und Arteriolosklerose eine Hypertonie erzeugen kann (*intrarenale renovaskuläre Hypertonie*). Es werden daher beide Krankheitsbilder besprochen.

## Intrarenale renovaskuläre Hypertonie

**Benigne essentielle Hypertonie.** Aufgrund des wechselhaften, langsamen Fortschreitens der intrarenalen vaskulären Läsionen sind die makroskopischen und mikroskopischen Veränderungen bei der intrarenalen renovaskulären Hypertonie variabel. In manchen Fällen sehen die Nieren makroskopisch normal aus. Meistens ist die Oberfläche aber mehr oder weniger stark feingranuliert, infolge der durch die obliterierende Gefäßerkrankung bedingten fokalen kortikalen Atrophie und Fibrose.

Gelegentlich finden sich Veränderungen wie bei einer Pyelonephritis (Schrumpfung, Narben- oder Zystenbildung). Durch die fortschreitende Gefäßerkrankung wird die Schrumpfung und Narbenbildung immer stärker, so daß die Niere unter Umständen am Ende weniger als 75 g wiegt. Die Rindendicke ist dabei erheblich reduziert. Makroskopisch ist die Niere dann von einer Schrumpfniere im Endstadium einer lange bestehenden Glomerulonephritis oft nicht zu unterscheiden.

Das mikroskopische Bild ist ebenso variabel wie das makroskopische. Im Frühverlauf des Gefäßprozesses ist oft nur eine minimale Sklerose der präglomerulären Arteriolen und eine geringgradige Sklerose der größeren intrarenalen Arterienäste zu beobachten. Die Gefäßveränderungen bestehen in Fibrose, Proliferation und unterschiedlich starker Hyalinisierung der Intima. Die Intimaverdickung bewirkt eine Stenosierung des Lumens und oft sogar einen Verschluß.

Tafel 4 zeigt eine (schräg geschnittene) präglomeruläre Arteriole mit leichter Wandfibrose und -hyalinisierung und mäßiger Stenose des Lumens. Es ist besonders zu beachten, daß der Glomerulus in diesem Fall unbeeinflußt bleibt.

*(Fortsetzung auf Seite 154)*

Klinischer Verlauf der benignen und malignen essentiellen Hypertonie

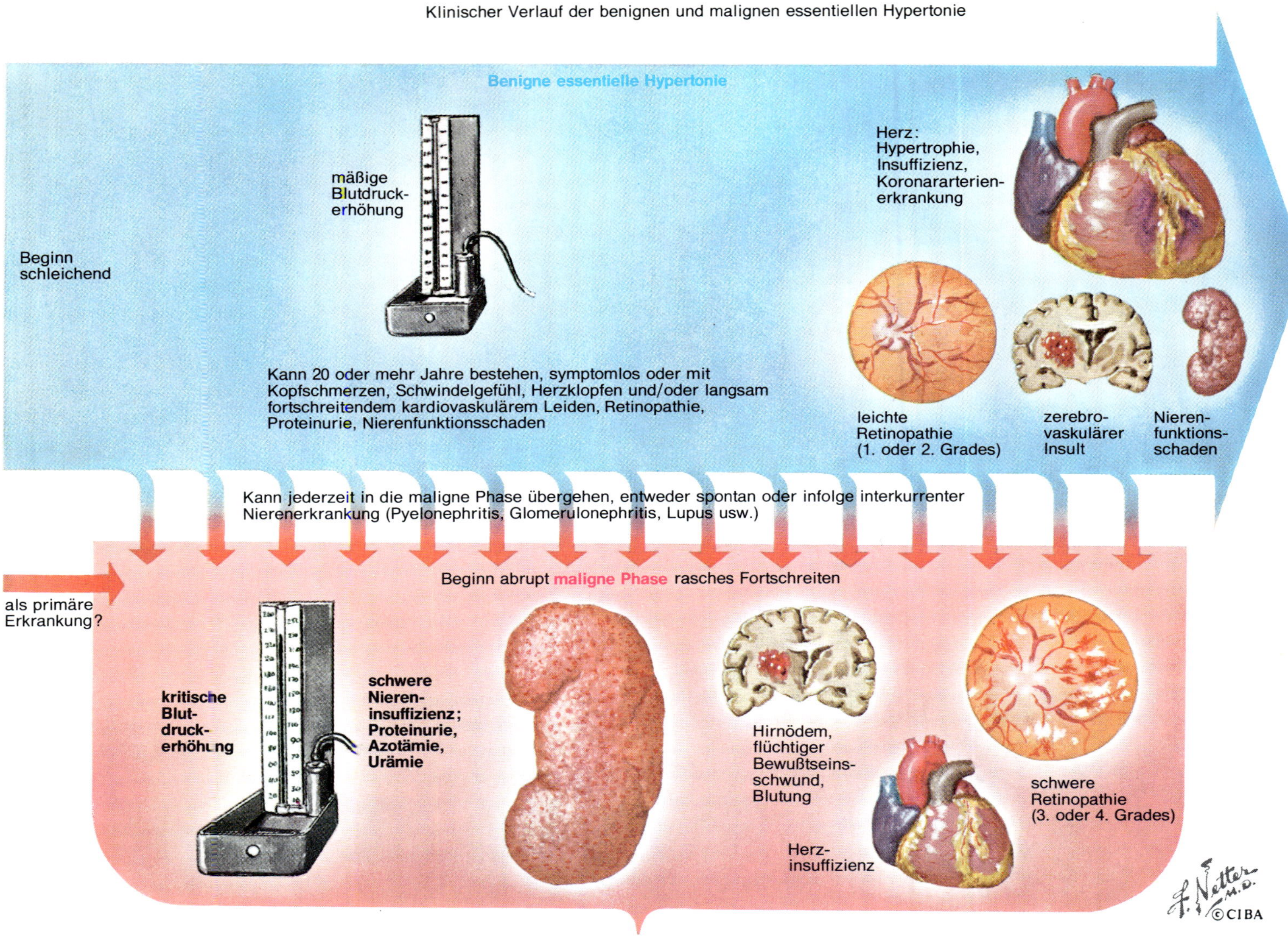


Tod in 3–6 Monaten (unbehandelt)

## Renovaskuläre Hypertonie

*(Fortsetzung von Seite 153)*

Ebenfalls auf Tafel 4 ist eine fortgeschrittene arterioläre Nephrosklerose dargestellt. Das Gefäß weist eine ausgeprägte Hyalinisierung und Fibrose von Intima und Media auf; das Lumen ist praktisch obliteriert. Im dritten Bild ist der gleiche Prozeß in einem etwas größeren Gefäß zu sehen. Auch hier fallen die ausgeprägte obliterierende Fibrose und Hyalinisierung ins Auge.

Die benigne Phase des intrarenalen renovaskulären Krankheitsprozesses beginnt *klinisch* gewöhnlich im Alter zwischen 30 und 50 Jahren und nimmt einen unterschiedlichen Verlauf. Oft ist 20–30 Jahre lang nur ein erhöhter Blutdruck feststellbar. Die Höhe des diastolischen Drucks beträgt im allgemeinen 90–120 mm Hg. Wohl können Kopfschmerzen, Herzklopfen und ein unbestimmtes Angstgefühl vorhanden sein, zumeist aber existieren keine faßbaren Beschwerden, die dem Fortschreiten des Leidens entsprächen.

Einzelne Patienten können zwar trotz ihres Hochdrucks ein vollkommen normales Leben führen; bei den meisten stellen sich aber mit dem Fortschreiten des Prozesses bereits in der benignen Phase kardiovaskuläre Komplikationen ein. Gewöhnlich werden Gehirn, Nieren und Herz geschädigt.

Die Fundusuntersuchung gibt im allgemeinen über die Beteiligung des ZNS Aufschluß. Allerdings können zerebrale Insulte sogar bei Patienten auftreten, die nur eine Retinopathie ersten oder zweiten Grades haben. Insulte sind für 14% der Todesfälle bei der benignen essentiellen Hypertonie verantwortlich.

Bei ungefähr 7% der Fälle entwickelt sich eine Niereninsuffizienz. Die Nierenbeteiligung manifestiert sich in Proteinurie, reduzierter Clearance, Azotämie und terminal in einer Urämie.

Primär wirkt sich die Blutdruckerhöhung jedoch auf das Herz aus, so daß entweder die Koronararterienerkrankung oder die Stauungsinsuffizienz das Krankheitsbild beherrschen. 43% der Patienten sterben am Myokardinfarkt, 36% an der Stauungsinsuffizienz. Um im Einzelfall das Ausmaß der Herzbeteiligung zu beurteilen, wird man neben der körperlichen Untersuchung das Röntgenbild des Thorax und das Elektrokardiogramm heranziehen (s. Bd. 5, Herz, S. 232 f.).

Vorteile und Wert einer antihypertensiven Behandlung in der Frühzeit der benignen Phase wurden in neuerer Zeit aufgezeigt. Es ist aber nicht unwiderleglich erwiesen, daß durch die Regulierung des Blutdrucks eine Weiterentwicklung der arteriolären Nephrosklerose verhindert wird. Wenn es einmal zur Ausbildung der kardiovaskulären Hochdruckkrankheit gekommen ist, kann aber die antihypertensive Behandlung noch sehr wirksam die kardiale Insuffizienz mildern.

**Maligne Phase.** In weniger als 10% der Fälle mit intrarenalem renovaskulärem Hochdruck entwickelt sich eine maligne oder akzelerierte Form der Hypertonie entweder bereits im Frühverlauf der benignen Phase oder später irgendwann. Die maligne Phase kann die Folge einer Nierenischämie, bedingt durch eine schwere obliterierende extrarenale oder eine schwere intrarenale Gefäßsklerose, sein. Sie kann aber auch nach einer Glomerulitis oder einer interstitiellen Entzündung auftreten, welche den mäßig obliterierenden, an sich benignen renovaskulären Prozeß kompliziert.

Die maligne Phase geht *klinisch* mit einer Reihe von typischen subjektiven und objektiven Krankheitserscheinungen einher, im Gegensatz zur benignen Phase, bei der spezifische Symptome fehlen, solange keine Endorganinsuffizienz besteht. Beim Vorliegen der folgenden Trias ist man in der Lage, eine maligne Phase zu diagnostizieren: 1. diastolischer Blutdruck über 120 mm Hg; 2. Retinopathie 4. Grades; 3. Zeichen einer exkretorischen Dysfunktion der Niere – angefangen von einer Proteinurie oder Hämaturie bis zur schweren Azotämie oder Urämie.

In den meisten Fällen einer malignen Hypertonie besteht entweder seit langem ein Hochdruck oder ein anderes chronisches Nierenleiden. Gelegentlich entwickelt sich die maligne Phase allerdings so explosiv, daß sich eine Blutdruckerhöhung anamnestisch nicht eruieren läßt und die Krankheit offenbar neu entstanden ist.

Häufig bestehen konstante Kopfschmerzen im Hinterkopf, die gewöhnlich am Morgen am schwersten sind. Sie werden oft von Appetitlosigkeit, Übelkeit und Erbrechen begleitet, und es kann ein schwerer, unerklärlicher Gewichtsverlust eintreten. Eine Retinopathie vierten Grades gilt zwar als unbedingt notwendig für die Diagnose; die explosive Entwicklung der Krankheit kann jedoch den Patienten schon zu einer Zeit zum Arzt führen, wenn erst eine Retinopathie dritten Grades vor-

## Maligne Phase der essentiellen Hypertonie: Nierenpathologie

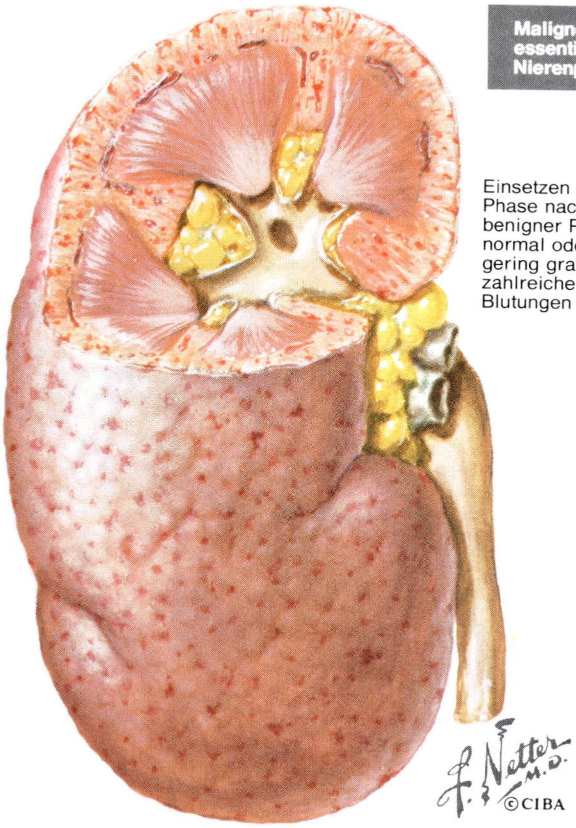

Einsetzen der malignen Phase nach relativ kurzer benigner Phase: Niere normal oder übergroß, gering granuliert, zahlreiche kleine Blutungen

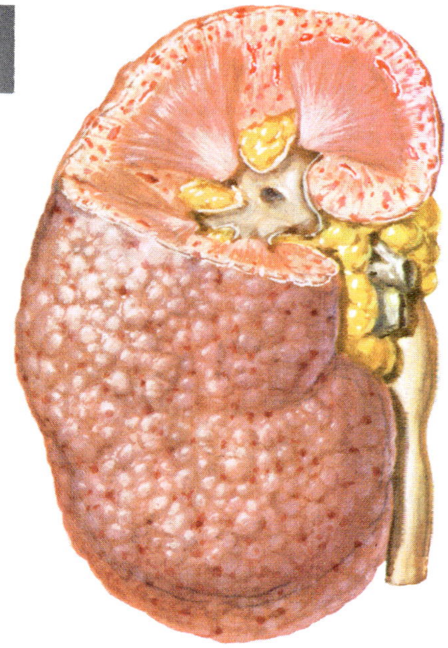

Maligne Phase auf lang anhaltende benigne Phase aufgepfropft

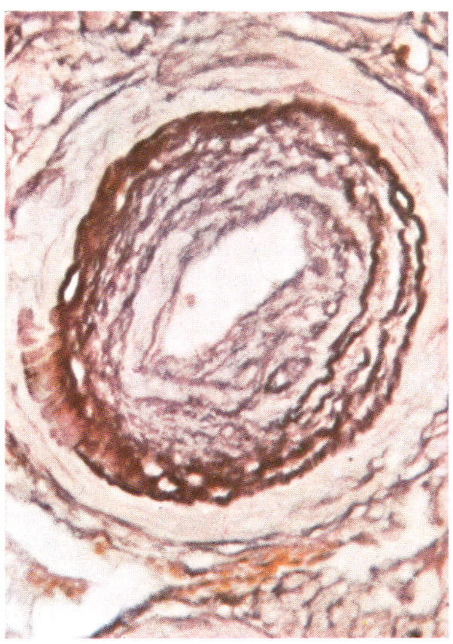

Obliterierende endarterielle Fibroelastose einer mittelgroßen intrarenalen Arterie, gewöhnlich in Verbindung mit einer chronischen Pyelonephritis, aber häufiger mit der malignen Phase der Hypertonie (160fach)

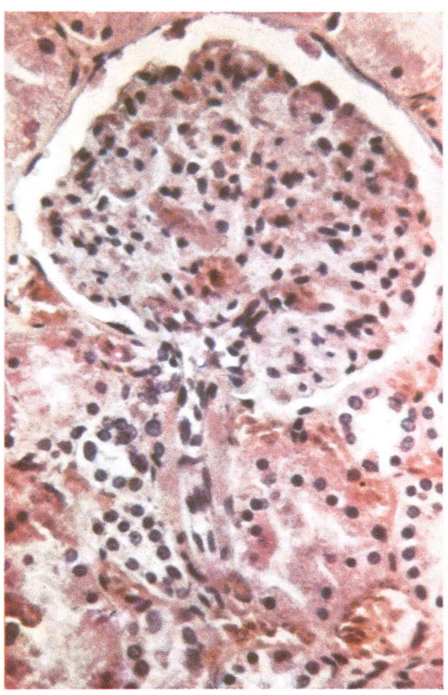

Frühstadium der malignen Hypertonie: subendotheliale Fibrinablagerung in präglomerulärer Arteriole (160fach)

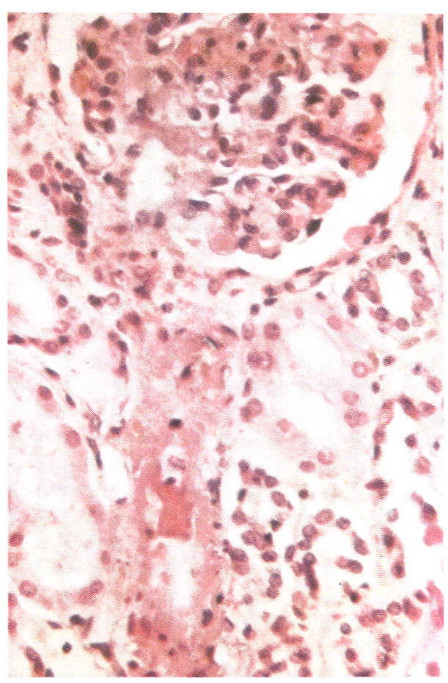

Späteres Stadium: Wandnekrose in präglomerulärer Arteriole (160fach)

handen ist (mit typischen weißen Exsudaten und flammenförmigen Hämorrhagien).

Das makro- und mikroskopische Aussehen der Nieren bei maligner Hypertonie ist weitgehend von Art und Ausmaß des zugrundeliegenden Nierenprozesses abhängig. Die Niere kann normal groß und minimal granuliert sein, mit einigen Petechien infolge von Arteriolenrupturen. Sie kann aber auch geschrumpft und narbig sein.

Eine der charakteristischen, aber nicht spezifischen Veränderungen im mikroskopischen Bild ist eine proliferative endarterielle Fibroelastose, die häufig mit einer komplizierenden chronischen Pyelonephritis in Zusammenhang steht. Der obliterierende Gefäßprozeß schreitet oft rasch fort und führt zur hochgradigen Stenosierung der Gefäße sowie zu ischämischen Parenchymveränderungen. Durch die subendotheliale Transsudation von Blutplasma und die Ablagerung von Fibrin in den präglomerulären Arteriolen sowie in den Glomeruli entwickelt sich die sogenannte fibrinoide Degeneration oder Nekrose der Arteriolen und Glomeruluskapillaren. Es kann zu Thrombosen und oft auch zu Rupturen der Gefäße kommen, die hämorrhagische Läsionen in der Niere oder auf ihrer Oberfläche erzeugen.

In den von befallenen Blutgefäßen versorgten Glomeruli können sich ebenfalls subendotheliale Fibrinpräzipitate finden, die schließlich zur hyalinen Degeneration des Glomerulus führen.

Tafel 6 (unten, Mitte) zeigt das Frühstadium der subendothelialen Fibrinablagerung in einer präglomerulären Arteriole. In einem etwas fortgeschritteneren Stadium dieses Prozesses (unten, rechts) sieht das Gefäß infolge der Nekrose und einer beginnenden Beteiligung des Glomerulus in der unmittelbaren Nachbarschaft der Arteriole wie »verwischt« aus. Der Prozeß hat sich auch in den proximalen Teil des Glomerulus ausgedehnt.

Fast alle unbehandelten Patienten mit maligner Hypertonie sterben innerhalb von 2 Jahren nach dem vermutlichen Beginn der Erkrankung, und annähernd 66% erliegen ihr in den ersten neun Monaten. Es muß daher in jedem Fall sogleich eine Behandlung eingeleitet werden, damit es nicht zu einem zerebrovaskulären Insult oder einer akuten kardialen Stauungsinsuffizienz kommt. Anschließend ist eine antihypertensive Erhaltungstherapie erforderlich.

Bei der malignen Hypertonie kommt es in einer Reihe von Fällen zu einer schweren Minderung der renalen Ausscheidungsfunktion unter 5% ihrer normalen Leistung und zur Entwicklung einer Urämie.

Wenn eine Niereninsuffizienz eingetreten ist und der Patient nicht auf antihypertensive Medikamente anspricht und wenn sich ein erhöhter Plasmareninspiegel findet, ist die bilaterale Nephrektomie in Erwägung zu ziehen.

*(Fortsetzung auf Seite 156)*

**Ausschlaggebende Befunde für die operative Behebung einer einseitigen Nierenarterienstenose oder -kompression bei Hypertonie**

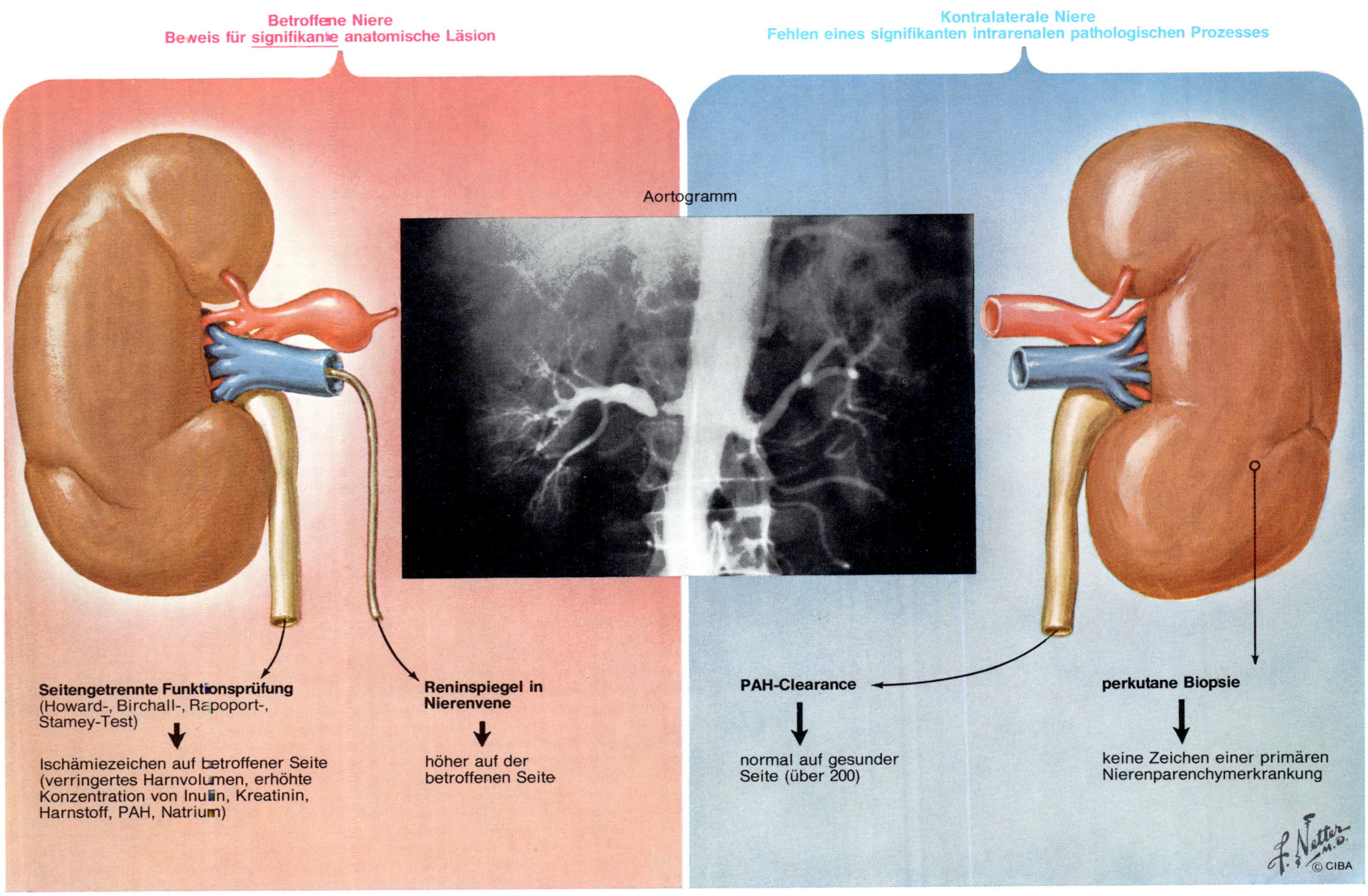


## Renovaskuläre Hypertonie

*(Fortsetzung von Seite 155)*

## Extrarenale renovaskuläre Hypertonie

**Klinik und Laborbefunde.** Arteriographische Untersuchungen haben gezeigt, daß es verschiedene stenosierende oder obstruierende Veränderungen der extrarenalen Gefäße gibt, die oft zur Hypertonie führen. Dazu gehören arteriosklerotische Plaques (häufiger im höheren Alter), fibromuskuläre Hyperplasie und Intimafibroplasie (häufiger in den jüngeren Altersgruppen), Einengung durch Kompression oder Narbenbildung und pathologische Veränderungen des Nierenarterienbaumes im Gefolge eines perirenalen Traumas.

Die genannten Veränderungen kommen wahrscheinlich bei weniger als 1% aller Hypertoniker vor. Da die Möglichkeit chirurgischer Korrekturen besteht, müssen entsprechende Untersuchungen erfolgen, wenn Anamnese, Untersuchungsbefund oder Laborergebnisse eine extrarenale Genese der Hypertonie vermuten lassen. Verdachtsmomente sind: 1. Beginn der diastolischen Hypertonie vor dem 30. oder nach dem 50. Lebensjahr; 2. plötzlicher Beginn oder Verschlimmerung einer präexistenten Hypertonie; 3. eine Hypertonie, die sich medikamentös nicht oder nur mit vielen Nebenwirkungen beherrschen läßt; 4. Trauma der Nierenregion in der Anamnese; 5. thromboembolische Prozesse in der Anamnese.

Ein arterielles systolisches Geräusch in der Gegend einer A. renalis ist unter Umständen der einzige physikalische Befund, der den Verdacht auf die extrarenale Ursache der Hypertonie lenkt. Da derartige Gefäßgeräusche jedoch auch bei einer Stenosierung jeder anderen Arterie im Abdomen hörbar sein können, ist dies ein etwas unverläßliches Symptom.

In jedem Verdachtsfall soll als einleitendes Suchverfahren ein intravenöses Frühurogramm angefertigt werden (s. S. 95). Es können damit signifikante Abweichungen der Nierengröße sowie Seitenunterschiede im Auftreten und Verschwinden des Kontrastmittels in den Nieren sichtbar gemacht werden. Bis zu 85% der extrarenalen Nierengefäßstenosen lassen sich mit dieser Methode aufdecken.

Wenn Anamnese und Untersuchungsbefund für eine extrarenal bedingte renovaskuläre Hypertonie sprechen und das Frühurogramm pathologisch ist (s. S. 95), muß eine transfemorale Aortographie (s. S. 100) durchgeführt werden. Eine sorgfältige Auswertung der Ergebnisse ermöglicht den Nachweis der Läsion, ihrer Lokalisation und Art. Als Beispiel zeigt die Röntgenaufnahme auf Tafel 7 eine Stenose und poststenotische Dilatation der rechten A. renalis. Das bloße Vorhandensein einer anatomischen Veränderung läßt jedoch noch keine prognostischen Schlüsse zu. Nierenarterienveränderungen finden sich oft als Zufallsbefund bei Patienten mit normalem Blutdruck, und es ist daher notwendig, die *funktionelle* Signifikanz jeder Läsion nachzuweisen (s. S. 85f.). Die vielleicht einfachste, aber nicht beweisende Methode zur Beurteilung der Signifikanz einer Stenose ist die Bestimmung des Plasmareninspiegels: Ein erhöhter Plasmareninspiegel spricht für eine signifikante Drosselung der Nierendurchblutung (Nierenischämie). Eine zweite, verläßlichere (aber viel eingreifendere) Methode zur Feststellung der Signifikanz einer Stenose ist die Reninspiegelbestimmung in der linken und rechten V. renalis. Ein ausgeprägter Seitenunterschied in der Höhe des Reninspiegels ist ein positiver Beweis für die funktionelle Signifikanz einer Gefäßverengung.

**Indikationen zur Operation.** Wenn die Anamnese und/oder der physikalische Befund für eine extrarenale Ursache des Hochdrucks sprechen, intravenöses Pyelogramm und Aortogramm pathologisch und die funktionelle Signifikanz der Stenose erwiesen sind, bestehen gute Aussichten, daß der Blutdruck nach einer operativen Korrektur zumindest etwas heruntergeht. Will man mit der Operation jedoch eine Dauerheilung des Hochdrucks erreichen, ist außerdem eine präzise Beurteilung der exkretorischen Funktion sowie der strukturellen Integrität des intrarenalen Gefäßsystems unerläßlich. Nachgewiesenermaßen kann eine Korrektur der extrarenalen Gefäßveränderung den Hochdruck nicht auf die Dauer beseitigen, wenn eine signifikante intrarenale Störung vorhanden ist.

Der Zustand des intrarenalen Gefäßsystems läßt sich am genauesten mit einer Nierenbiopsie beurteilen (s. S. 107f.). Sowohl die offene als auch die Blindpunktion sind jedoch mit einer gewissen Morbidität belastet. Als Alternative zur Biopsie kommt die getrennte Funktionsprüfung nach Sta-

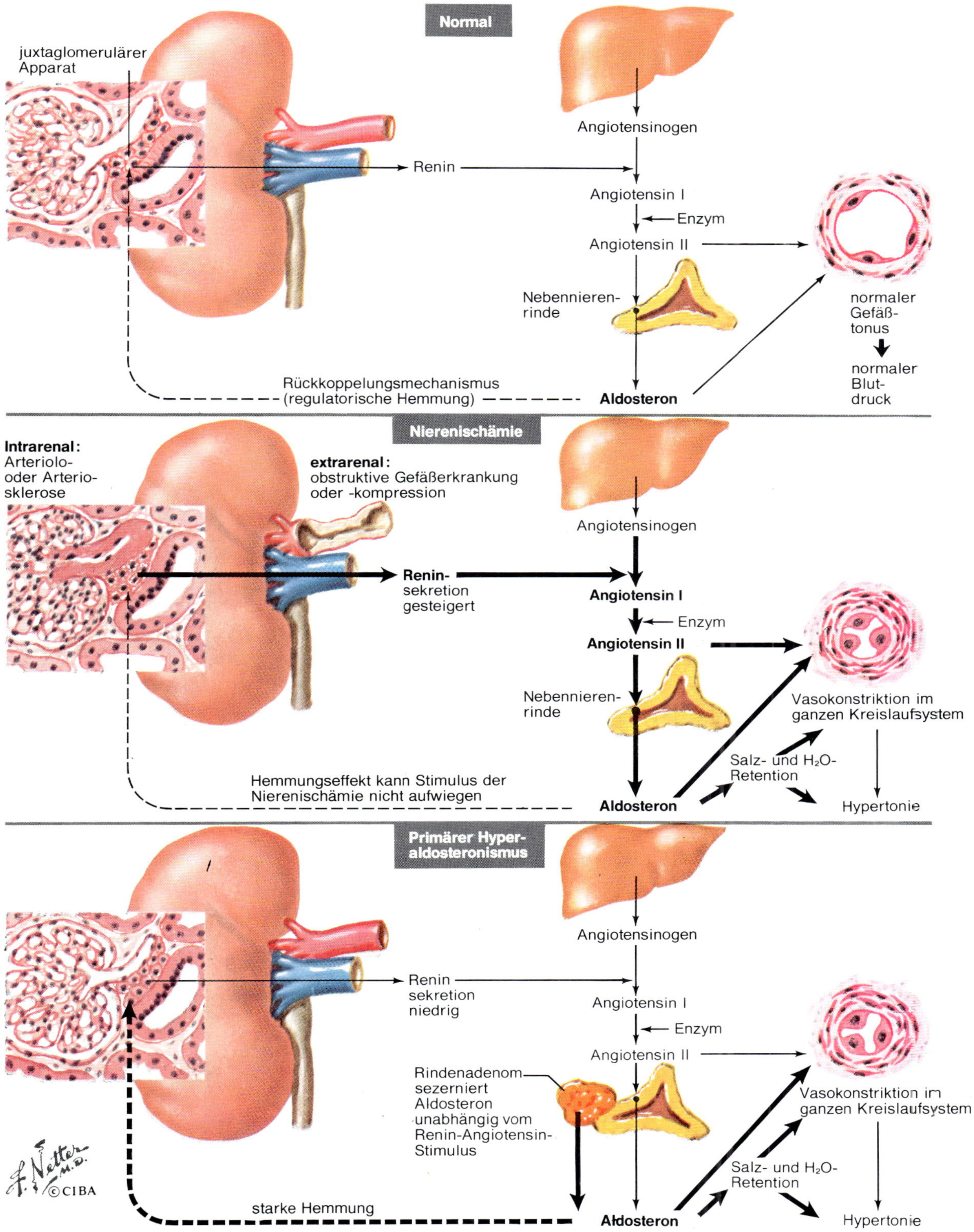


mey in Betracht, vornehmlich unter Benützung der p-Aminohippursäure-(PAH-)Clearance-Werte (s. S. 86). Obwohl der Stamey-Test primär zur Feststellung der funktionellen Signifikanz einer Nierenarterienstenose entwickelt wurde (und auch dazu verwendet werden kann), vermag er auch Informationen über den Gefäßzustand der Niere zu liefern, die keine extrarenale Gefäßstenose hat.

Es genügt, wenn das Bestehen eines Gefäßprozesses in *einer* Niere belegt ist, weil die Progression in den meisten Fällen symmetrisch ist. Wenn die PAH-Clearance auf der Seite ohne Stenose unter 200 ml/min liegt, existiert ein schwererer intrarenaler Gefäßprozeß in dieser Niere, und eine Operation wird keine Dauerheilung bewirken. Ist die PAH-Clearance größer als 200 ml/min, so läßt sich ein intrarenaler Prozeß mit diesem Test nicht ausschließen, und es ist eine Nierenbiopsie notwendig. Falls sich bei der Biopsie zeigt, daß die Niere im wesentlichen normal ist, kann man von der operativen Entfernung der Niere mit der Nierenarterienstenose eine dauernde Heilung erwarten.

Gelegentlich findet man bei Hypertonikern bilaterale Stenosen im Aortogramm. In diesen Fällen ist der Wert der Reninspiegelbestimmung sowie auch der PAH-Clearance fragwürdig. Es ist daher eine Nierenbiopsie erforderlich. Wenn kein intrarenaler Prozeß vorliegt, empfiehlt sich eine operative Korrektur.

Einer operativen Korrektur zugänglich ist auch eine Hypertonie bei *unilateralem intrarenalem* Prozeß. Das Frühurogramm wird bei einem unilateralen Nierenprozeß pathologisch sein, das Aortogramm dagegen normal. Auch hier ist der Zustand der *kontralateralen Niere* von entscheidender Bedeutung, und wenn festgestellt werden kann, daß sie im wesentlichen normal ist, läßt sich mit einer unilateralen Nephrektomie die Heilung der Hypertonie erreichen.

## Renin-Angiotensin-System bei der renovaskulären Hypertonie

Unter den vielen Faktoren, die potentiell an der renovaskulären Hypertonie beteiligt sind, spielt das Renin-Angiotensin-System vermutlich eine wichtige Rolle. Die Quelle des Enzyms *Renin* ist offenbar der juxtaglomeruläre Apparat (s. S. 6f.). Der eigentliche Stimulus für Produktion und Abgabe von Renin ist zwar noch nicht mit Sicherheit bekannt; man hält jedoch Barorezeptoren, Chemorezeptoren, den mittleren arteriellen Druck und Veränderungen des Pulsdrucks für mögliche Faktoren. Klinisch ist bekannt, daß eine Zu- oder Abnahme der Natriumzufuhr oder des Plasmavolumens die Reninproduktion stimuliert oder hemmt. Außerdem steht fest, daß beim Gesunden nach der Reninabgabe ein Rückkoppelungsmechanismus ausgelöst wird.

*(Fortsetzung auf Seite 158)*

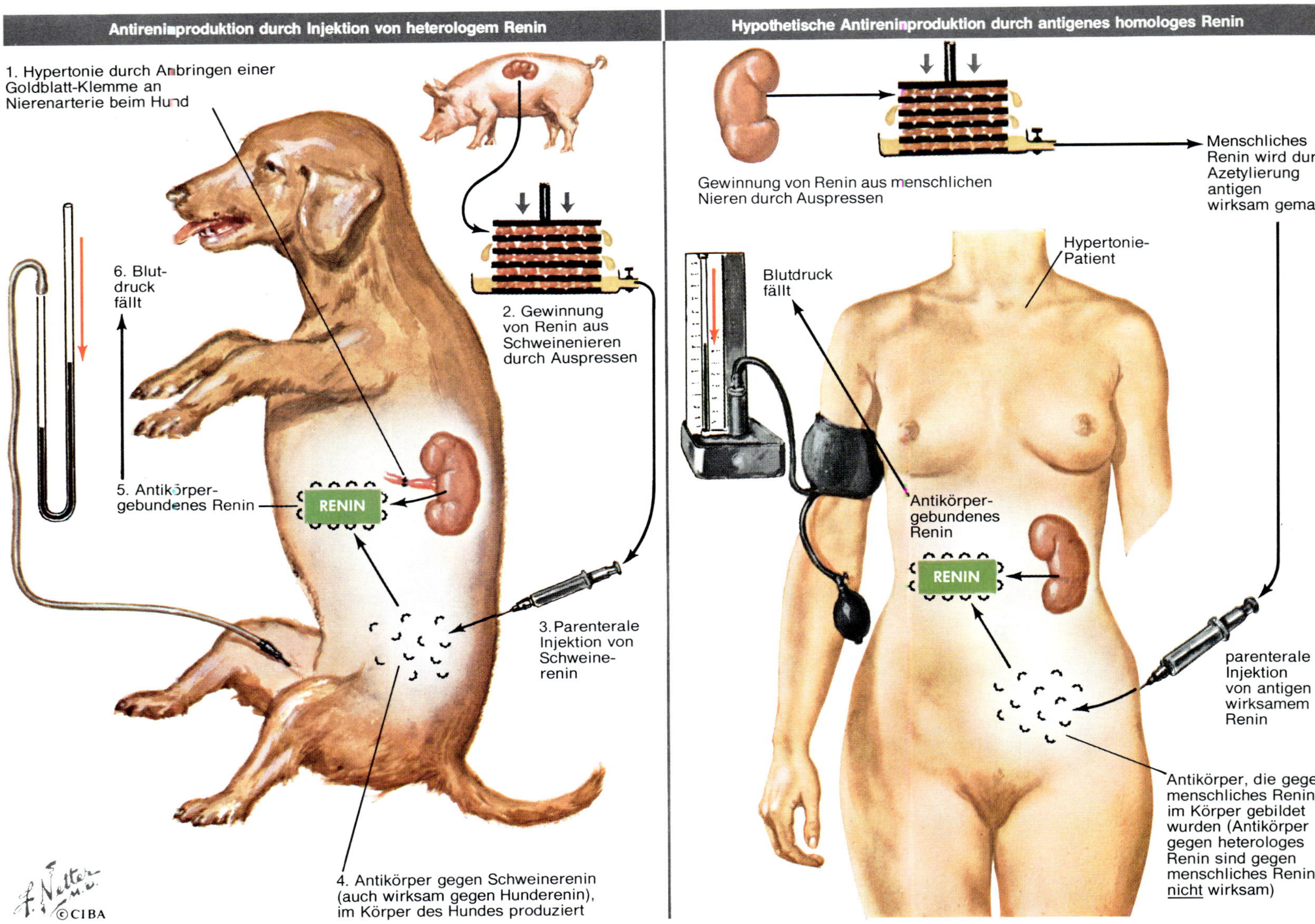


## Renovaskuläre Hypertonie

*(Fortsetzung von Seite 157)*

Das Substrat *Angiotensinogen* wird durch Renin in *Angiotensin I,* ein Dekapeptid, umgewandelt, welches in die venöse Blutbahn eintritt. Ein Umwandlungsenzym, das vermutlich in der Lunge produziert wird, verwandelt Angiotensin I zu *Angiotensin II,* das in die arterielle Blutbahn gelangt und generell eine Vasokonstriktion der Arteriolen erzeugt. Außerdem regt Angiotensin II die Nebennierenrinde zur Erzeugung des Mineralokortikoids Aldosteron an, welches beim Gesunden eine Retention von Natrium und Wasser und eine Blutdrucksteigerung bewirkt. Diese Effekte setzen die Stimulierung des juxtaglomerulären Apparats zur Reninbildung herab und vervollständigen damit den Rückkoppelungszyklus (s. Bd. »Endokrines System und Bd. »Herz«, S. 224–226).

Störungen dieses Zyklus sind bei zwei Krankheitszuständen dokumentiert. Beim *primären Hyperaldosteronismus* wird der Rückkoppelungsmechanismus durch einen Nebennierentumor mit autonomer Aldosteronüberproduktion verändert. Durch den Aldosteronüberschuß wird die Reninabgabe gehemmt, und der Plasmareninspiegel ist daher typischerweise niedrig.

Im Gegensatz dazu wird bei der zweiten Krankheit, der *extrarenalen renovaskulären Hypertonie,* durch eine signifikante Nierenarterienstenose eine erhöhte Reninproduktion in der betroffenen Niere ausgelöst, und die Plasmareninwerte sind hoch. Anfangs fördert das vermehrte Renin den normalen Ablauf der Vorgänge und damit die Steigerung der Aldosteronproduktion. Der Fortbestand der Stenose läßt jedoch den normalen Rückkoppelungsmechanismus nicht wirksam werden, und die Überproduktion von Renin hält an.

Bei der intrarenalen renovaskulären Hypertonie sind keine Störungen des Renin-Angiotensin-Systems belegt. Der Plasmarenintiter liegt fast durchweg im Normalbereich, trotz der Tatsache, daß die vielen stenosierenden oder obturierenden Läsionen in den Arteriolen eigentlich den gleichen Effekt haben sollten wie eine einzige schwere Stenose in der A. renalis selbst, da beide proximal vom juxtaglomerulären Apparat liegen.

## Antirenin

Um die scheinbar widersprüchlichen Befunde aufzuklären, wurde ein Experiment, das ursprünglich dazu bestimmt war, die Bedeutung des Renin-Angiotensin-Systems bei der extrarenalen renovaskulären Hypertonie aufzuzeigen, für die intrarenale renovaskuläre Hypertonie adaptiert. Im Originalversuch wurde bei Hunden durch Verengung der Nierenarterien mit Goldblatt-Klemmen ein Hypertonus erzeugt. Die Abklemmung bedingte eine funktionell signifikante extrarenale Durchblutungsdrosselung. Die subkutane oder intramuskuläre Injektion von heterologem (Schweine-) oder azetyliertem homologem (Hunde-)Renin bewirkte die Entwicklung von *Antirenin* und die Normalisierung des Blutdrucks. Wenn die Renininjektionen abgesetzt wurden, sank die Antireninkonzentration im Blut auf niedrige Werte ab, und der Blutdruck erreichte mit der Zeit wieder Hypertonieniveau. Diese Resultate ließen sich wiederholt am gleichen Tier erzielen.

Leider kommt bei Versuchstieren keine arterioläre Nephrosklerose vor, so daß das oben beschriebene Verfahren nicht im Tierversuch zur Feststellung der Rolle von Renin und Angiotensin bei intrarenalen Prozessen herangezogen werden konnte. Man hat daher Menschen heterologes (Schweine-)Renin injiziert. Es wurde bei Hypertonikern ein hoher Antirenintiter gegen heterologes (Schweine-)Renin erzeugt, aber dieses Antirenin war gegen menschliches Renin nicht wirksam, und die Hypertonie hielt an. Später fand man, daß azetyliertes menschliches Renin beim Menschen antigen wirkt und die Antireninproduktion anregt. Da aber die Herstellung von azetyliertem menschlichem Renin beschränkt ist, verfügt man nur über vorläufige Ergebnisse. Einige wenige Hypertoniker erhielten azetyliertes menschliches Renin subkutan oder intramuskulär injiziert, worauf sich ein niedriger Antirenintiter gegen menschliches Renin entwickelte und der Blutdruck etwas herunterging.

Auch wenn wahrscheinlich weitere renale Faktoren an der Entwicklung der Hypertonie mitwirken, bestätigen diese Versuche jedoch offenbar die Bedeutung des Renin-Angiotensin-Systems bei der renovaskulären Hypertonie extrarenalen wie auch intrarenalen Ursprungs.

# Hämolytisch-urämisches Syndrom (intravaskuläre Gerinnung und thrombotische Mikroangiopathie)

**Intravaskuläre Blutgerinnung, hämolytisch-urämisches Syndrom und thrombotische Mikroangiopathie**

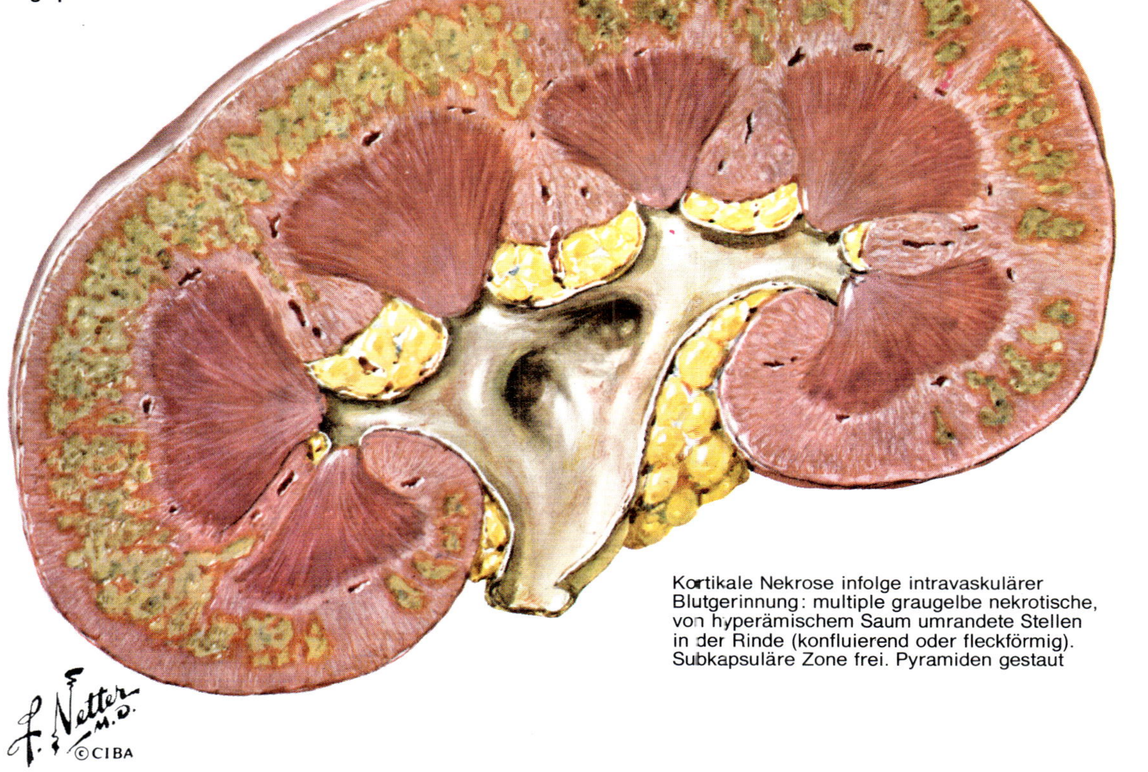


Kortikale Nekrose infolge intravaskulärer Blutgerinnung: multiple graugelbe nekrotische, von hyperämischem Saum umrandete Stellen in der Rinde (konfluierend oder fleckförmig). Subkapsuläre Zone frei. Pyramiden gestaut

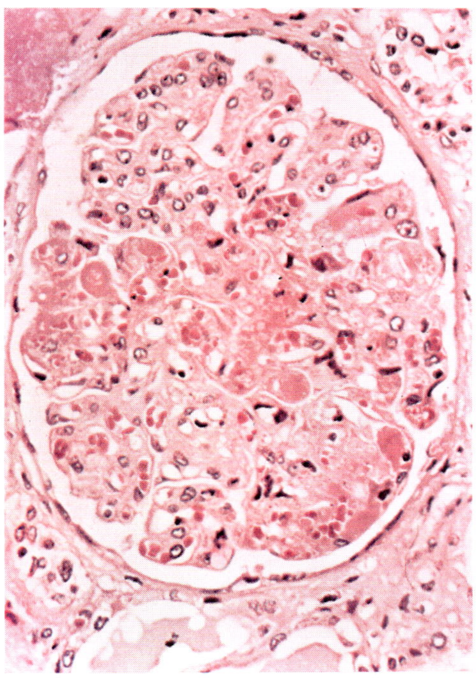

Glomerulus mit Thromben (rosa gefärbt) in Kapillarlumina (HE-Färbung, 100fach)

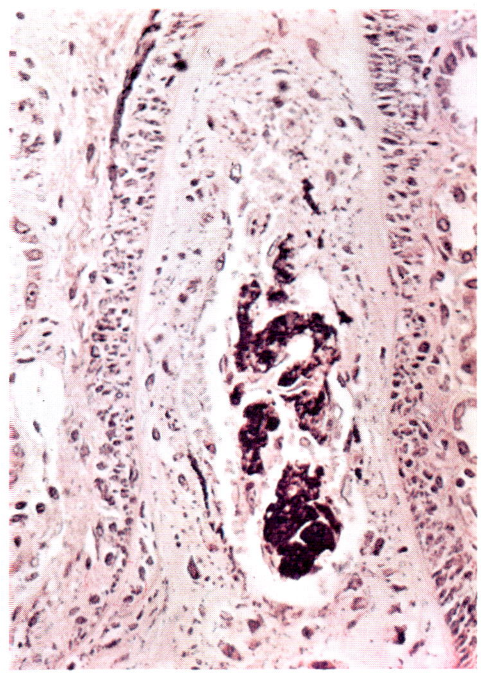

Kleine intrarenale Arterie, durch Fibrinthrombus (violett gefärbt) verstopft (Phosphorwolframsäure, Hämatoxylinfärbung, 100fach)

Die intrarenale Gerinnung ist eine häufige Begleiterscheinung renaler Krankheitsprozesse. Kleine Mengen Fibrin und Blutplättchenklumpen können bei einer Reihe von Nierenerkrankungen in den Glomeruluskapillaren gefunden werden, so z. B. bei der akuten diffusen Glomerulonephritis (s. S. 131) und bei der Lipoidnephrose (s. S. 123). Sie sind oft am Fortschreiten der Glomerulusschädigung mitbeteiligt. Die Gerinnung ist auch ein wichtiger Faktor bei bestimmten Formen der fokalen Glomerulonephritis (s. S. 139) und der rapid progressiven Glomerulonephritis (s. S. 133); sie führt zur segmentalen Nekrose des glomerulären Schlingenkonvoluts und zur Halbmondbildung.

Beim akuten Defibrinierungssyndrom, das in Verbindung mit verschiedenen Schwangerschafts- und Entbindungskomplikationen (abgestorbener Fetus, Fruchtwasserembolie, vorzeitige Plazentalösung) auftreten kann, kommt es zu einer raschen Thrombosierung von Glomeruli. Gewöhnlich werden die Thromben nachher aufgelöst, und es tritt eine Verarmung an verschiedenen Gerinnungsfaktoren und Blutungsneigung ein.

## Hämolytisch-urämisches Syndrom (HUS)

Bei diesem Syndrom, das durch Hämolyse, Thrombopenie, Hypertonie und Niereninsuffizienz in verschiedenen Kombinationen gekennzeichnet ist, verläuft die Thrombose schleichender und persistierender. Das vollständige Syndrom wird als hämolytisch-urämisches Syndrom (HUS) bezeichnet und kommt entweder als idiopathische Krankheit vor oder tritt im Verlauf verschiedener Systemkrankheiten auf, zu denen maligne Hypertonie, Eklampsie und disseminierte Karzinomatose gehören.

Das idiopathische HUS kommt hauptsächlich bei Säuglingen und Kleinkindern vor, kann sich aber auch bei älteren Kindern und Erwachsenen finden. Oft geht ihm eine fieberhafte Erkrankung mit gastrointestinalen oder respiratorischen Symptomen voran. Nach wenigen Tagen folgen eine hämolytische Anämie mit deformierten Erythrozyten *(Schistozyten), Retikulozytose und Thrombopenie* sowie leichtere oder höhergradige Niereninsuffizienz und Hypertonie. Gerinnungsfaktorendefizite sind nicht konstant und können ganz fehlen. Die Mortalität ist hoch – 30–50% bei Kindern und bei Erwachsenen sogar noch mehr. Bei vielen Überlebenden entwickelt sich schließlich eine schwere Hypertonie und eine chronische Niereninsuffizienz.

Weil die Nierenläsionen eine gewisse Ähnlichkeit mit den Veränderungen haben, die vom Endotoxin beim generalisierten Shwartzman-Phänomen erzeugt werden, ist als möglicher Mechanismus eine Infektion mit gramnegativen Erregern denkbar. Ätiologisch hat man weiter Viren, Rickettsien und allergische Impfreaktionen in Betracht gezogen. Die Schwangerschaft scheint zum HUS zu prädisponieren, welches eine häufige Komplikation der Eklampsie bildet. Es kann jedoch auch einer normalen Schwangerschaft folgen, oft Tage, Wochen oder sogar Monate nach der Entbindung.

Wie wirksam die heute verfügbare Therapie ist, läßt sich schwer beurteilen, weil der Krankheitsverlauf von Natur aus variiert. Berichten zufolge hat man mit Heparin einige Erfolge erzielt, aber es muß so früh wie möglich nach dem Beginn verabreicht werden. Eine Dauerdialyse bringt oft den Kranken über die akute Phase hinweg, verhindert aber möglicherweise nicht die Entwicklung eines chronischen Nierenschadens.

**Pathologische Anatomie.** Ursprünglich nahm man an, daß das HUS eine unspezifische Manifestation verschiedener nicht verwandter Nierenkrankheiten sei. Es hat aber jetzt den Anschein, daß das pathologische Bild einmalig und ganz spezifisch ist. Im akuten Stadium sind die Nieren vergrößert und ödematös. Bei tödlichem Ausgang sieht man fast ausnahmslos eine diffuse oder fleckförmige kortikale Nekrose; bei Patienten, die die Krankheit überstehen, kann diese aber minimal sein oder ganz fehlen. Thromben werden in kleinen Arterien, Arteriolen und Glomeruluskapillaren angetroffen. Sie werden manchmal von einer fibrinoiden Nekrose der Gefäßwände begleitet, die wahr-

*(Fortsetzung auf Seite 160)*

## Hämolytisch-urämisches Syndrom (intravaskuläre Gerinnung und thrombotische Mikroangiopathie)

*(Fortsetzung von Seite 159)*

**Intravaskuläre Blutgerinnung, hämolytisch-urämisches Syndrom und thrombotische Mikroangiopathie (Fortsetzung)**

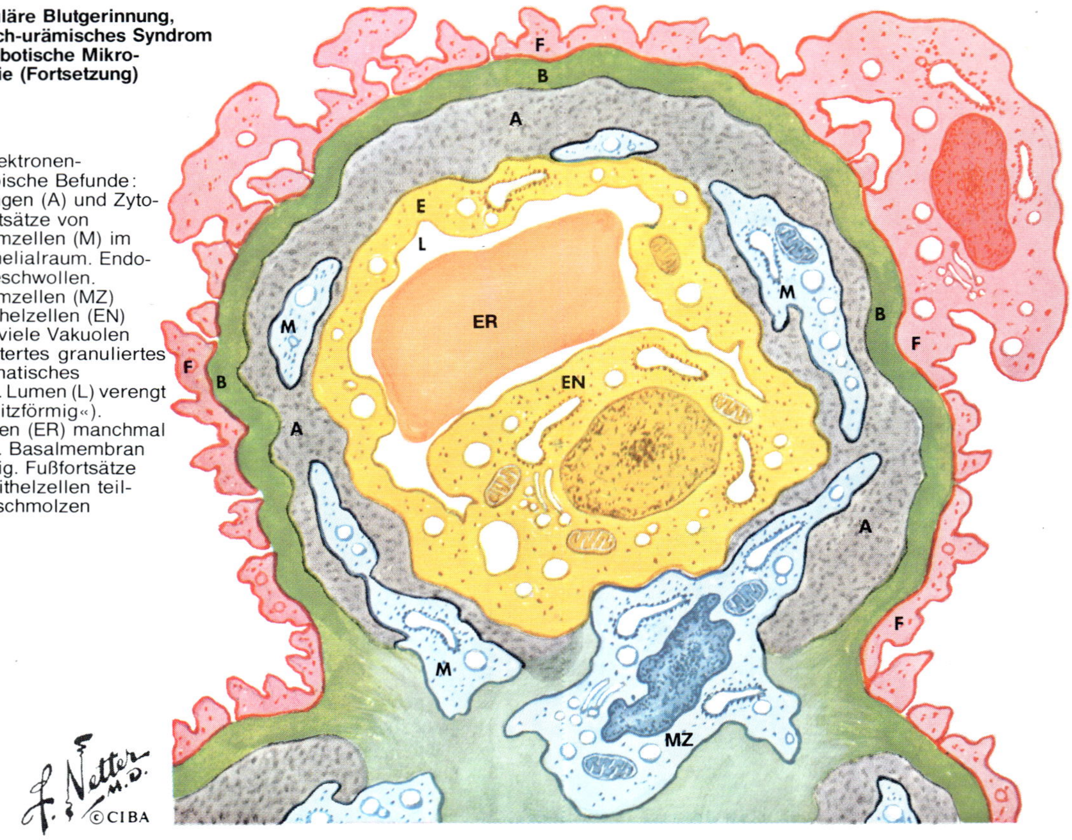


Übliche elektronenmikroskopische Befunde: Ablagerungen (A) und Zytoplasmafortsätze von Mesangiumzellen (M) im Subendothelialraum. Endothel (E) geschwollen. Mesangiumzellen (MZ) und Endothelzellen (EN) enthalten viele Vakuolen und erweitertes granuliertes endoplasmatisches Retikulum. Lumen (L) verengt (u.U. »schlitzförmig«). Erythrozyten (ER) manchmal im Lumen. Basalmembran (B) oft faltig. Fußfortsätze (F) der Epithelzellen teilweise verschmolzen

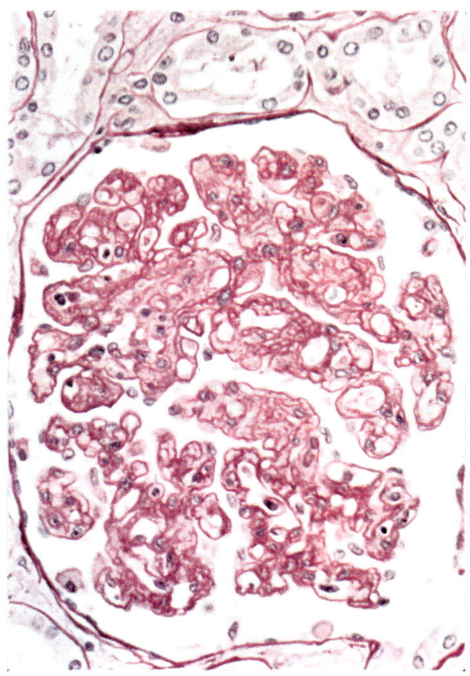

← Glomerulus mit Verdickung der Kapillarwände und teilweisem Kollaps der Kapillaren (PAS-Färbung, 160fach)

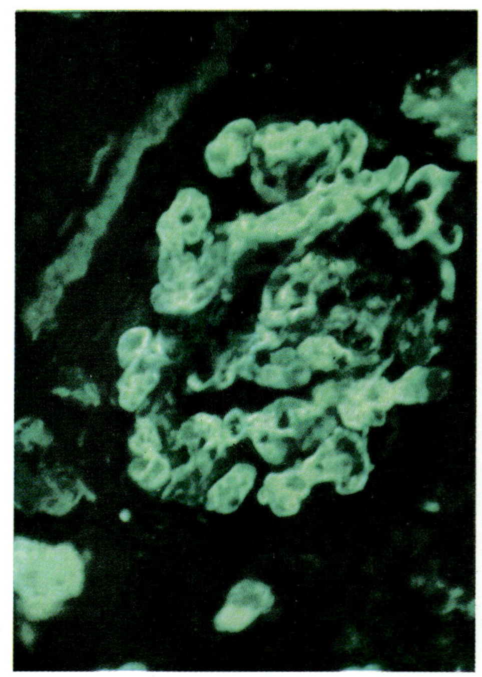

→ Fibrinogenablagerung an den Kapillarwänden des Glomerulus (Immunfluoreszenzpräparat, markiertes Antifibrinogenserum, 100fach)

scheinlich durch eine Insudation* von Serumproteinen, darunter auch Fibrinogen, in die Wand bedingt ist. Das geschädigte Gefäß erweitert sich manchmal zu einem kleinen Aneurysma.

Ein wichtiges Merkmal ist die Ansammlung einer blassen, feingranulierten oder fibrillären Substanz zwischen dem Endothel und der Basalmembran der Glomeruluskapillaren. Diese Substanz färbt sich nicht mit den üblichen Fibrinfarbstoffen, gibt aber bei der Immunfluoreszenzuntersuchung eine starke Reaktion mit Antifibrinogenserum, zumindest im Frühstadium der Erkrankung. Sie besteht wahrscheinlich aus Fibrinogen oder seinen unvollständig polymerisierten Abkömmlingen. Andere Proteine, z.B. Globuline, fehlen zumeist.

Die befallenen Kapillarwände verdicken sich, und die Lumina werden entsprechend eng. Diese Kombination von arteriolärer Thrombose und Kapillarwandverdickung wird als *thrombotische Mikroangiopathie* bezeichnet. Sie behindert die glomeruläre Durchblutung und Filtration und führt zum Kollaps und schließlich zur Sklerose des Schlingenkonvoluts ohne nennenswerte zelluläre Reaktion.

In Fällen, in denen sich eine schwere Hypertonie entwickelt, kann die Gefäßnekrose über die Thrombose dominieren, und die Abgrenzung von der primären malignen Hypertonie (s. S. 155) ist dann sehr schwierig.

**Pathogenese.** Die Pathogenese der Hämolyse und der Thrombopenie ist unbekannt. Man hält aber für möglich, daß die Zellen geschädigt werden, wenn sie Gefäße mit klebrigem Fibrinbelag passieren. Eine andere Möglichkeit wäre, daß die Hämolyse eine Fibrinablagerung durch Freisetzung von Thromboplastin aus den geschädigten Zellen bewirkt.

Das HUS ist manchmal schwer von der *thrombotisch-thrombozytopenischen Purpura (TTP, Moschcowitz-Syndrom)* zu unterscheiden, die hauptsächlich bei Erwachsenen beobachtet wird. Die hämatologischen Erscheinungen und histologischen Veränderungen sind beim HUS und bei der TTP sehr ähnlich, und möglicherweise werden beide von den gleichen Mechanismen ausgelöst. Beim HUS sind die Gefäßläsionen jedoch fast ausschließlich auf die Nieren beschränkt, während sie bei der TTP weit gestreut sind und in zahlreichen Systemen Manifestationen erzeugen. Nierensymptome sind bei der TTP zwar häufig, ein Nierenversagen aber selten.

Die maligne Hypertonie geht häufig mit einem HUS einher. In einem neueren Bericht wurden Hämolyse und Thrombopenie bei 16 von 24 einschlägigen Hypertoniefällen dokumentiert. Auch im Tierversuch wurde bei Ratten mit DOCA-induzierter Hypertonie ein HUS beobachtet. Es ist aber nicht ganz klar, welche Geschehnisse ablaufen, wenn ein HUS und eine maligne Hypertonie zusammen auftreten. Die Zerstörung von Erythrozyten und Blutplättchen könnte durch den vorher erwähnten Mechanismus – die Passage von Zellen durch geschädigte Blutgefäße – erklärt werden. Andererseits ist es absolut möglich, daß bei einer gewissen Anzahl von Patienten die idiopathische oder primäre maligne Hypertonie die Folgeerscheinung des HUS darstellt. Das HUS kann in solchen Fällen erkannt worden sein, oder es ist unentdeckt vorbeigegangen.

Beim Lupus erythematodes disseminatus sind Hämolyse und Thrombopenie bekannte Begleiterscheinungen, und das vollständige Syndrom, entweder HUS oder TTP, ist nicht selten. Überdies findet man bei einem Gutteil der Fälle von TTP oder HUS beim Erwachsenen positive LE-Präparate. Tatsächlich ist manchmal eines der beiden Syndrome die Erstkrankheit, die anderen Lupusmanifestationen um Monate oder Jahre vorangeht (s. S. 141).

Bei Patienten mit fortgeschrittenen zehrenden Krankheiten wie der disseminierten Karzinomatose oder schweren entzündlichen Prozessen kann unter Umständen ein sekundäres HUS beobachtet werden. Oft sind diese Patienten bereits anämisch, aber im Vordergrund des Krankheitsbildes steht das Nierenversagen. Bei der Untersuchung entdeckt man dann eine hämolytische Komponente der Anämie und eine Thrombopenie. Die Diagnose kann wie bei allen Fällen von HUS durch den Nachweis von Ablagerungen reinen Fibrinogens in den Nierenglomeruli bestätigt werden.

* Siehe Erklärungen am Schluß des Bandes.

# Strahlenschäden der Niere

Erst vor kurzem hat man erkannt, daß die Niere wahrscheinlich das strahlenempfindlichste aller Abdominalorgane ist. Über die Pathologie und Pathogenese der Strahlenschäden besteht noch immer Verwirrung und Unklarheit, und die verwendeten diagnostischen Termini sind zahlreich: Klinisch spricht man von akuter und chronischer Strahlennephritis und Strahlennephropathie, pathologisch-anatomisch von Glomerulosklerose, arterieller und arteriolärer Nephrosklerose, nekrotisierender Vaskulitis und Glomerulonephritis, *Nephroendotheliose, sklerosierender Nephrose* und *Nephroglomerulose.*

Die uneinheitliche Terminologie ist entstanden, weil fast alle pathologisch-anatomischen Beobachtungen beim Menschen auf Untersuchungen im Endstadium basieren und nur selten mit kontrollierten Serienversuchsergebnissen korreliert wurden. Die Bezeichnungen müssen jedoch etwas über die Dosis und das Zeitintervall, das seit der Bestrahlung verstrichen ist, aussagen. Außerdem sollten individuelle Abweichungen und präexistente Nierenschäden, die die Art der Reaktion vielleicht beeinflussen, berücksichtigt werden.

Die Nieren werden meistens nicht von Strahlen erreicht, weil sie von der Bauchwand abgeschirmt werden. Bei einer Radiotherapie maligner Tumoren des Oberbauches, der Beckenorgane oder der Hoden, bei einer Ganzkörperbestrahlung oder einer Behandlung mit Schwermetall-Radioisotopen können die Nieren jedoch Strahlen erhalten. Diese Besprechung beschränkt sich auf die Auswirkungen einer regionalen therapeutischen Bestrahlung auf die Nieren.

## Nephroendotheliose

Obwohl lange behauptet wurde, daß für die Nierengegend eine Strahlendosis unter 2500 R unbedenklich ist, zeigt sich bei vielen Patienten während einer Bestrahlung der Nierenregion im Laufe der Behandlung eine Proteinurie. Es wurde über Störungen des renalen Plasmaflusses (s. S. 43), der glomerulären Filtration (s. S. 39) und der Tubulusfunktion berichtet, die bei 400 R beginnen und während des Bestrahlungsverlaufs anhalten. Wenn auch beim Menschen keine histologischen Befunde in Verbindung mit den physiologischen Veränderungen beschrieben wurden, vermutet der Autor, daß Schädigungen des Endothels und Tubulusepithels, begleitet von einem transitorischen Ödem und einer Stauung, vorhanden sind. Dieser Zustand wird als Nephroendotheliose bezeichnet. Ob die Veränderungen reversibel oder irreversibel sind, hängt von der totalen Strahlenmenge und möglicherweise auch von anderen Faktoren ab.

## Sklerosierende Nephrose

**Leichte Formen.** Mehrere Monate bis Jahre nach der Bestrahlung bleiben die Patienten bis auf eine leichte Proteinurie oft symptomfrei. Die Nieren sind kleiner als normal, aber ihre Architektur ist gut erhalten. Mikroskopisch sehen Tubuli und Gefäße bei der konventionellen HE-Färbung normal aus. Bei Silber-, Trichrom- und PAS-Färbung sind die Tubuli zwar normal konturiert, aber klein und kollabiert. Interstitielle Fibrose und Gefäßsklerose finden sich in wechselndem Ausmaß (Tafel 12 a).

**Strahlenschäden der Niere**

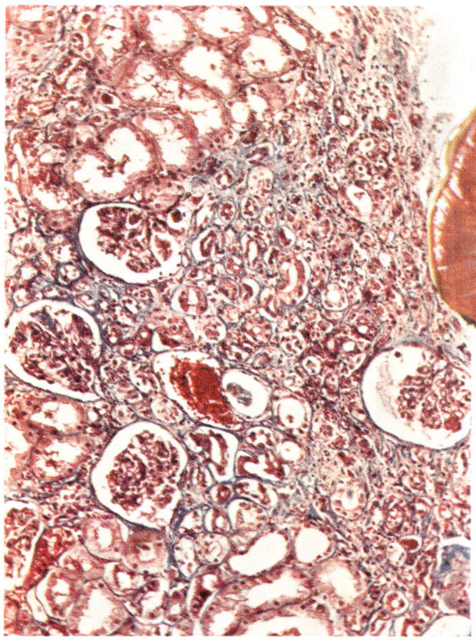

a) Leichte sklerosierende Nephrose: Verschmälerung der Nierenrinde. Tubuli klein und von niederkubischem Epithel ausgekleidet (Masson-Trichromfärbung, 115fach)

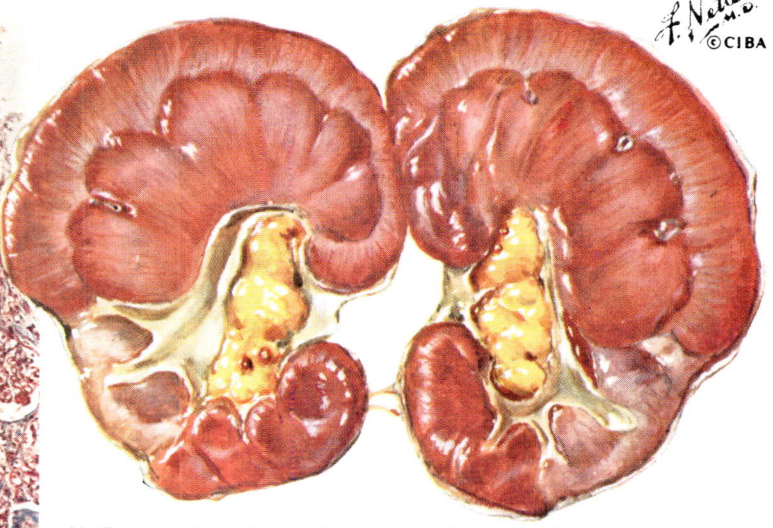


b) Niere von Versuchstier 5 Monate nach Röntgenbestrahlung des unteren Segments (Gesamtdosis 2500 R). Bestrahltes Gebiet scharf demarkiert, grau, fibrotisch und eingesunken

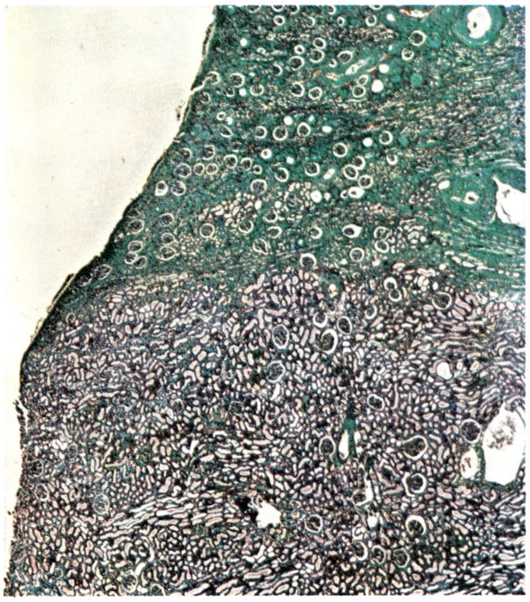

c) Schwere sklerosierende Nephrose: scharfe Demarkierungslinie zwischen bestrahltem und nichtbestrahltem Gebiet (Masson-Trichromfärbung, 11fach)

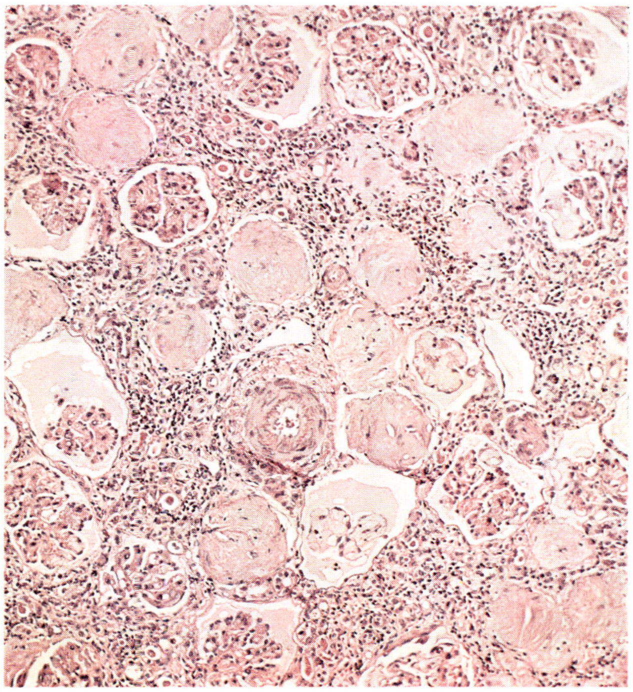

d) Schwere sklerosierende Nephrose: ausgeprägte Atrophie der Tubuli und Kollaps des Nierenparenchyms. Viele Glomeruli hyalinisiert, andere normal. Sklerose der Arterien (HE-Färbung, 80fach)

**Schwere Formen.** Bei manchen Patienten tritt eine schwerere Schädigung des Nierengewebes in Erscheinung, sei es infolge einer höheren Strahlendosis, sei es wegen einer gesteigerten Strahlenempfindlichkeit ihrer Nieren. Außer zu einer Proteinurie kommt es in solchen Fällen noch zu einer zunehmenden Schwäche, Anämie und langsam fortschreitenden Verschlechterung der Nierenfunktion. Bei etwa der Hälfte der Fälle besteht eine Hypertonie. Je nach dem Ausmaß des Nierenbefalls leben die Patienten oft viele Jahre mit einer chronischen Niereninsuffizienz und/oder Hypertonie.

Die makro- und mikroskopischen Veränderungen in der Niere stellen ein fortgeschrittenes Stadium der Läsionen dar, die für die symptomlose leichte sklerosierende Nephrose beschrieben wurden. Ist die ganze Niere betroffen, so ist sie klein und narbig; wenn es sich nur um ein Segment handelt, ist die bestrahlte Zone scharf demarkiert (Tafel 12 b und c). Histologisch finden sich eine schwere Tubulusatrophie und interstitielle Fibrose, aber keine nennenswerte entzündliche Infiltration (Tafel 12 d). Einige Glomeruli sind wohl hyalinisiert, in der Mehrzahl sehen sie aber normal aus. Es besteht eine Gefäßsklerose, die zumeist mäßig bis schwer ist.

Die Pathogenese läßt sich kurz zusammengefaßt so darstellen: Die vaskuläre Reaktion ist die gleiche, wie sie auch andernorts als Bestrahlungsfolge beobachtet wird. Die Tubulusschädigung ist zum größten Teil direkt durch die Bestrahlung bedingt, ein wenig aber auch durch die Gefäßschädigung. Die Glomerulusveränderungen, die ziemlich spät im Krankheitsprozeß auftreten, sind die Folge der tubulären und vaskulären Veränderungen. Die interstitielle Fibrose ist wahrscheinlich eine Reaktion auf die Tubulusschädigung und den Stromakollaps oder eine direkte Auswirkung der Bestrahlung auf das bindegewebige Stroma.

Dieser Prozeß wurde beim Menschen allgemein als chronische Strahlennephritis bezeichnet, und zwar als primäre, wenn sie sich von Anfang an entwickelte, oder als sekundäre, wenn sie einer sogenannten akuten Strahlennephritis folgte. Diese Terminologie ist jedoch unbefriedigend, da keine Zeichen einer Entzündung vorhanden sind.

Die im Tierversuch beobachteten Läsionen bezeichnete man als Nephrosklerose. Auch dies ist irreführend, weil bei der üblichen Nephrosklerose die glomerulären, tubulären und interstitiellen Veränderungen

*(Fortsetzung auf Seite 162)*

## Strahlenschäden der Niere

*(Fortsetzung von Seite 161)*

den vaskulären Läsionen nachfolgen. Überdies können die Gefäßläsionen der echten Nephrosklerose allein existieren, während die glomerulären Veränderungen mit der Gefäßsklerose und Tubulusatrophie Hand in Hand gehen. Bei einer Strahlenschädigung der Nieren geht aber die Tubulusatrophie der Gefäßsklerose voran, und zwischen Tubulusschwund und Entwicklung der Glomerulushyalinisierung verstreicht ziemlich viel Zeit. Man verwendet daher für Tubulusnekrose, interstitielle Fibrose und Sklerose den Ausdruck *sklerosierende Nephrose.*

## Nephroglomerulose

Die eben beschriebene sklerosierende Nephrose ist gewöhnlich zusammen mit einer Gefäßsklerose der am häufigsten beobachtete Strahlenschaden der Niere. Auf die Basis dieser pathologischen Veränderungen aufgepfropft ist eine dritte Manifestation, die vom Autor als Nephroglomerulose, generell aber als akute Strahlennephritis bezeichnet wird.

Klinisch tritt bei den Patienten etwa 3–12 Monate nach der Bestrahlung eine Nierenschädigung in Erscheinung. Es bestehen neben der Proteinurie Anämie, Schwäche, fortschreitende Knöchel- oder Gesichtsödeme, Belastungsdyspnoe, Kopfschmerzen, Hypertonie und Niereninsuffizienz.

Makroskopisch zeigen die großen, geschwollenen Nieren eine glatte Rinde und zahlreiche kortikale Petechien (Tafel 13e). Im mikroskopischen Bild sind die Glomeruli groß und zellarm, mit verschmolzenen Kapillarschlingen und einer auffallenden Verdickung der Kapillarwände durch eine eosinophile fibrilläre Substanz, die ein »schmierig« verdicktes Aussehen der Basalmembran vortäuscht (Tafel 13f).

In dünnen, mit PAS, Masson-Trichrom oder PAMS* gefärbten Schnitten ist die Basalmembran eindeutig zart. Die Verdickung betrifft offenbar das Kapillarendothel. Das Zytoplasma der Endothelzellen und in geringerem Ausmaß das der Epithelzellen wirkt ödematös und ist vakuolisiert. Bei der elektronenmikroskopischen Untersuchung hat sich gezeigt, daß auf der Endothelseite der Kapillaren basalmembranartiges Material in beträchtlichen Mengen vorhanden ist, und die Endothelzellen erscheinen von einer lamina-densa-artigen Substanz umgeben oder förmlich eingeschlossen (Tafel 13g).

Praktisch in allen Fällen, in denen eine Nephroglomerulose diagnostiziert wurde, besteht eine sklerosierende Nephrose. Es sind jedoch weder die Tubulusatrophie noch die interstitielle Fibrose so fortgeschritten wie bei den Patienten, die an der sklerosierenden Nephrose sterben.

Man weiß noch nichts über die Pathogenese der Nephroglomerulose, nicht einmal, wann sie genau beginnt. Es wurde jedoch die Hypothese aufgestellt, daß die Veränderungen vielleicht eine Reaktion der Endothelzellen auf einen pathologischen Reiz darstellen, wobei

**Strahlenschäden der Niere (Fortsetzung)**

F. Netter M.D.



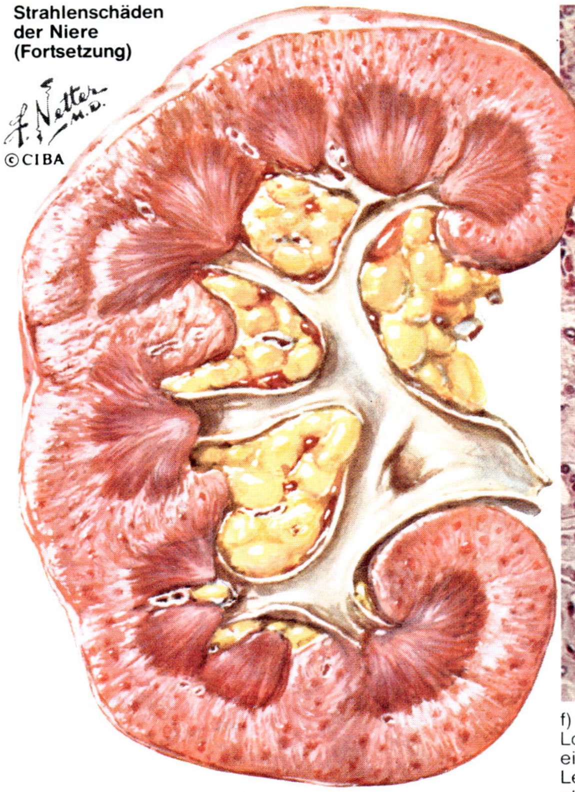

e) Nephroglomerulose: Niere geschwollen, zahlreiche Petechien

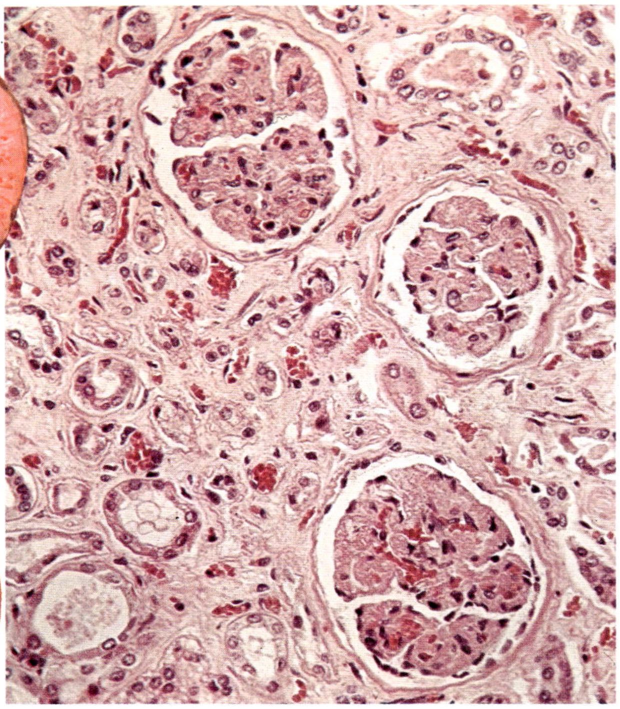

f) Nephroglomerulose: Glomeruli groß und zellarm. Verringerte Lobulation und auffallende Verdickung der Kapillarwände, die eine membranoproliferative Glomerulonephritis simulieren. Leichtgradige sklerosierende Nephrose, die sich in einer Tubulusatrophie und interstitiellen Fibrose manifestiert (HE-Färbung, 180fach)

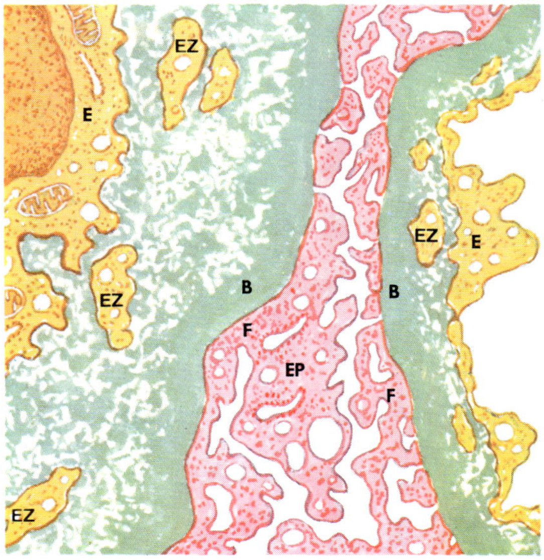


g) Nephroglomerulose, elektronenmikroskopische Befunde: endotheliale Zytoplasmafortsätze (EZ) eingebettet in lamina-densa-artiges Material von variierender Dicke auf der Endothelseite der Basalmembran (B). Fußfortsätze (F) verschmolzen. E = Endothel, EP = Epithel

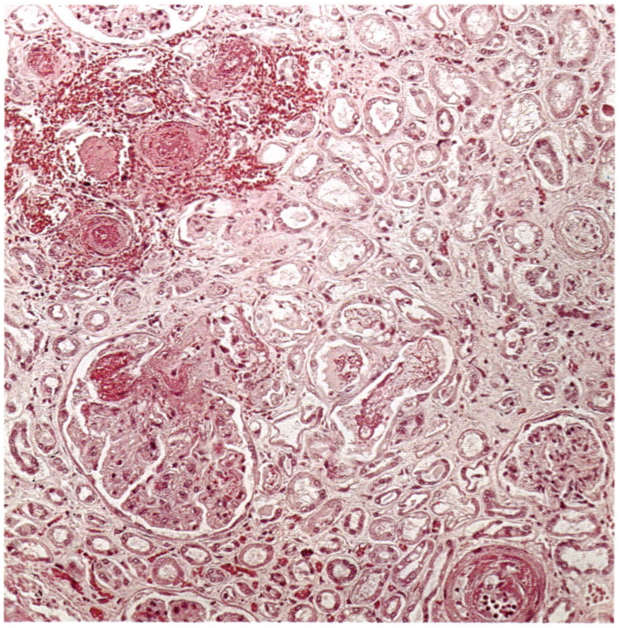

h) Nephroglomerulose mit leichter sklerosierender Nephrose und schwerer nekrotisierender Vaskulitis. Interstitielle Blutung (HE-Färbung, 180fach)

basalmembranartiges Material im Überschuß gebildet wird. Es könnte auch eine Ablagerung von Bluteiweiß, die einen Zerfall bestimmter zellulärer Eiweißmoleküle bewirkt, diesen Reiz bilden. Eine dritte Möglichkeit wäre, daß die Läsionen die Folge einer direkten Strahlenwirkung auf die Kapillarbasalmembran sind.

Wie bereits erwähnt, wurde die Nephroglomerulose als akute Strahlennephritis oder als »perimembranöse Glomerulonephritis« bezeichnet. Beides ist aber irreführend, da der Prozeß nicht akut ist. (Bevor klinische Symptome beginnen, vergehen drei oder mehr Monate.) Es existiert keine Nephritis, und die Basalmembranen sind zart. Überdies sagen diese Benennungen nichts über die beobachteten endothelialen und tubulären Veränderungen aus.

## Nekrotisierende Vaskulitis

Eine nekrotisierende Vaskulitis, die klinisch mit einer malignen Hypertonie in Erscheinung tritt, kann sich sowohl auf die sklerosierende Nephrose mit Nephrosklerose als auch auf die Nephroglomerulose aufpfropfen. Sie hat einen sehr ungünstigen Einfluß auf die Prognose.

Luxton (1963a, b) hat die unmittelbare Prognose bei der Nephroglomerulose zum Auftreten und zur Schwere einer malignen Hypertonie in Beziehung gesetzt. In einer Serie von 20 Patienten bekamen 8 eine Hypertonie, von denen 6 innerhalb von 3–12 Monaten starben. Einschließlich dieser 6 malignen Hypertoniefälle starben insgesamt 10 Patienten am Nierenleiden: 3 mit chronischer Niereninsuffizienz 7–11 Jahre nach der Bestrahlung und einer an einer hochdruckbedingten Hirnblutung 4 Jahre nach der Bestrahlung. Ein weiterer Patient starb an ausgedehnten Metastasen. 10 Jahre nach dem Beginn waren also noch 9 Patienten am Leben, litten aber an einer chronischen Niereninsuffizienz.

* Siehe Erklärungen am Schluß des Bandes.

# Amyloidose

| Klassifizierung der Amyloidosen | Besondere Kennzeichen |
|---|---|
| **Heredofamiliär** | |
| Familiäre Amyloidneuropathie | |
| Portugiesischer Typ | Neuropathie (untere Extremitäten), gastrointestinal und kardial |
| Andere Typen | Glaskörpertrübungen, Karpaltunnelsyndrom |
| Amyloidnephropathie des familiären Mittelmeerfiebers | Nephropathie (plus ausgedehnter Blutgefäßbeteiligung) |
| Familiäre Amyloidkardiopathie | schwere Herzamyloidose (geringe Systembeteiligung) |
| Familiäre Amyloidnephropathie | Urtikaria, Taubheit, Nierenleiden (Hohlfuß, Glaukom) |
| Familiäres Hautamyloid | nur fokal |
| Familiäres medulläres amyloidproduzierendes Schilddrüsenkarzinom | in Verbindung mit Phäochromozytom |
| Gitterartige Hornhautdystrophie | schmerzloser fortschreitender Verlust des Sehvermögens |
| **Primär** | |
| Lokal | Herde an fast jeder beliebigen Stelle |
| Systemerkrankung | Herz oft beteiligt, aber auch andere Organe befallen; u.U. weit ausgedehnt |
| **Altersamyloid** | sehr häufig, besonders im Herz bei über 65jährigen; senile Plaques des Zentralnervensystems |
| **Krankheiten mit komplizierender Amyloidose (sekundäre Amyloidose)** | zumeist weit gestreut, Nierenbeteiligung oft am folgenschwersten |
| Chronische Infektionen | |
| Tuberkulose | |
| Lepra | |
| Syphilis | |
| Osteomyelitis | |
| Bronchiektasien | |
| Chronisch entzündliche Krankheiten | |
| Rheumatoide Arthritis und Varianten | |
| Andere Bindegewebserkrankungen | |
| Neoplasmen | |
| Morbus Hodgkin | |
| Multiples Myelom | |
| Nierenzellkarzinom | |
| Medulläres Schilddrüsenkarzinom | |
| Andere | |
| Stoffwechselkrankheiten | |
| Diabetes mellitus | |

©CIBA

Die Amyloidose ist eine Systemkrankheit, die durch die Ablagerung von Massen eines feinfibrillären Proteins im Bindegewebe gekennzeichnet ist. Diese Ablagerungen treten spontan *(primäres Amyloid)* oder in Zusammenhang mit einer Vielzahl von infektiösen oder entzündlichen Krankheiten *(sekundäres Amyloid)* auf.

## Sekundäre Amyloidose

Bei etwa 25% der obduzierten Fälle von rheumatoider Arthritis fand man eine Amyloidose, und man hat sie auch in Verbindung mit anderen Kollagenosen beobachtet. Die Amyloidose ist eine geläufige Komplikation von chronischer verkäsender Tuberkulose, chronischer Osteomyelitis und Lepra.

Bezüglich der Lepra wurde kürzlich festgestellt, daß im Krankenhaus des Öffentlichen Gesundheitsdienstes der Vereinigten Staaten in Carville, Lousiana, bei mehr als 33% des Patientenguts eine Amyloidose besteht. Sie fand sich außerdem bei etwa 40% der Paraplegiker, die ihr erstes Jahr überlebten, aber schließlich verstarben und obduziert wurden; eine Amyloidose ist auch bei 10–20% der verstorbenen Myelompatienten nachweisbar, und sie kommt gehäuft in Verbindung mit Morbus Hodgkin, Nierenkarzinom und medullärem Schilddrüsenkarzinom vor. Die Amyloidose ist bei diesen Krankheiten oft die Todesursache, weil sie zur Nierenschädigung (und fortschreitenden Urämie), zu gastrointestinalen Symptomen (und massiver Blutung) oder zu kardialen Arrhythmien (und plötzlichem Tod) führen kann.

## Primäre Amyloidose

Außer diesem gehäuften Vorkommen der sekundären Amyloidose in Verbindung mit einer bekannten Krankheit wird in einer steigenden Zahl von Fällen im Krankengut von Krankenhäusern eine primäre Amyloidose nachgewiesen. Ferner wurden auch mehrere interessante erbliche Typen der Amyloidose beschrieben. Klinisch signifikante Amyloidablagerungen können sehr häufig im Gewebe alter Menschen beobachtet werden, speziell in Herz, Pankreas und Gehirn. Es hat sich erwiesen, daß die hyalinen Veränderungen, die sich bei der Mehrzahl der Diabetiker im Pankreas finden, eindeutige Zeichen einer Amyloidinfiltration bieten.

Das Amyloid ist nicht immer ein belangloser Zufallsbefund, und oft mag die Amyloidablagerung eine Mitursache, wenn nicht sogar Hauptursache des Todes sein. Eine neuere Untersuchung über Amyloideinlagerungen im Altersherz zeigte, daß bei 25% der älteren Kranken, die an einer kardialen Stauungsinsuffizienz litten und verstarben, offensichtlich das kardiale Amyloid kausal beteiligt war.

Schließlich wurde noch angegeben, daß sich Amyloid bei einem erstaunlich hohen Prozentsatz der Kranken findet, die verschiedene Formen von Schwachsinn aufweisen. Wenn die Zahlen stimmen und wenn, wie vermutet wird, das Amyloid irgendeinen Anteil an der Demenz hat, ist die Amyloidose als eine der häufigsten Ursachen einer Hospitalisierung dieser Patienten anzusehen.

*(Fortsetzung auf Seite 164)*

# Amyloidose

*(Fortsetzung von Seite 163)*

**Amyloidablagerungsstellen und -manifestationen in verschiedenen Kombinationen**

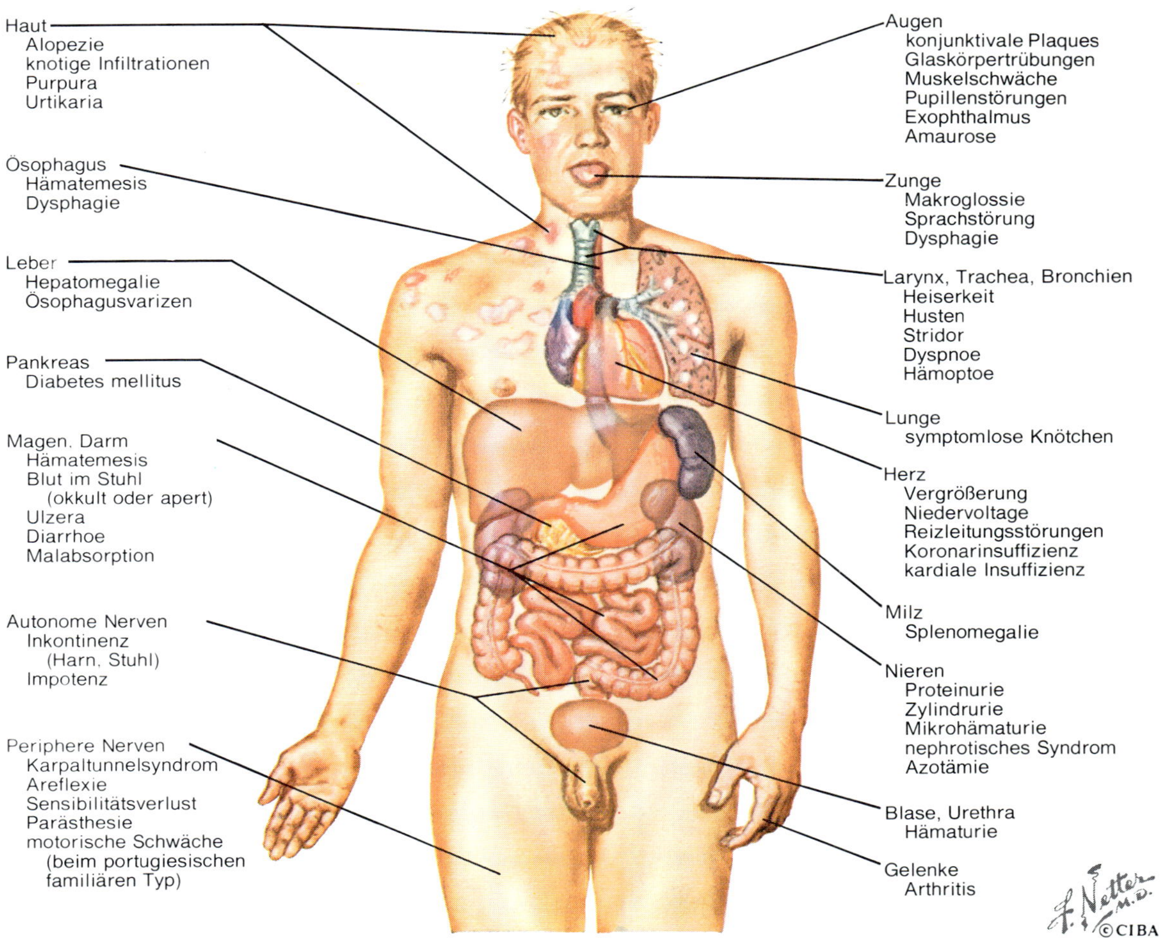


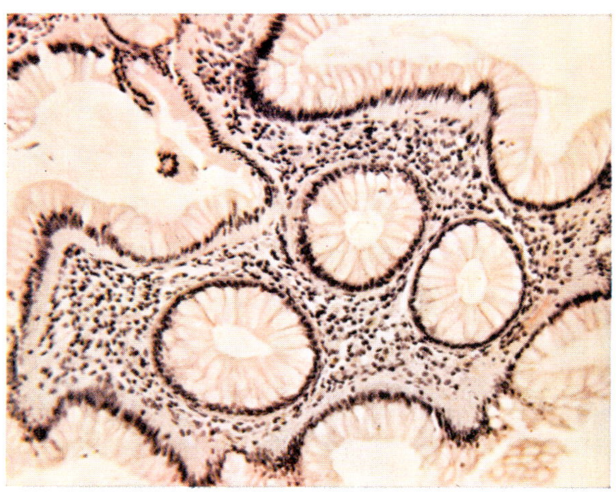

Rektumbiopsie: mit Kongorot und Hämatoxylin gefärbtes Präparat zeigt im Lichtmikroskop Amyloidablagerungen

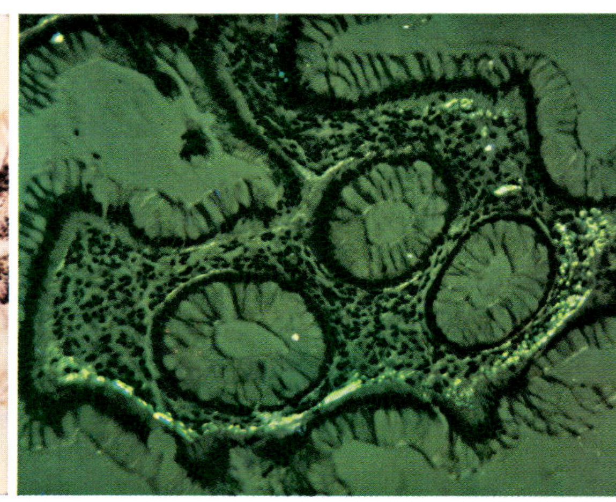

Im polarisierten Licht zeigt die gleiche Stelle grüne Doppelbrechung, die beweisend für Amyloid ist

## Diagnose

Für die Erkennung einer Amyloidose ist selbstverständlich der klinische Verdacht von ausschlaggebender Bedeutung. Sehr suspekt ist der Kranke, der bei einer chronisch entzündlichen oder infektiösen Krankheit eine *Hepatomegalie, Splenomegalie* oder einen pathologischen Harnbefund (besonders eine *Proteinurie*) bekommt. Da 1. kein spezifischer Klinik- oder Laborbefund beweisend für die Amyloidose ist, 2. der Kongorotprobe gewisse Nachteile anhaften und 3. die Diagnose der Amyloidose letzten Endes auf dem Auffinden von Amyloid im Gewebe beruht, ist zweifellos die Biopsie und entsprechende Färbung der Präparate am besten zur Feststellung einer Amyloidose geeignet.

Biopsien zum Zweck der Sicherung einer Amyloidose wurden erstmals 1925 durchgeführt. Seither wurden sie an Haut, Rektum, Gingiva, Leber, Niere, Milz, Atmungstrakt und Dünndarm vorgenommen. Wenn man eine Biopsie in Betracht zieht, muß man sich die Möglichkeit von Zwischenfällen durch Blutungen aus brüchigem Amyloidgewebe, die begrenzte Zugänglichkeit bestimmter Verdachtsstellen und die Tatsache, daß eine negative Biopsie nicht unbedingt das Vorhandensein von Amyloid ausschließt, vor Augen halten. Es gibt jedoch leicht zugängliche Stellen, z.B. die Rektumschleimhaut, wo die Prozedur einfach und schmerzlos, die Häufigkeit der Blutungen minimal und die Aussicht auf einen positiven Befund groß ist (falls irgendein Typ von Amyloid im Körper vorkommt).

Die Biopsieschnitte werden am besten mit Kongorot gefärbt und im polarisierten Licht mikroskopisch untersucht, wobei sich vorhandenes Amyloid durch eine einzigartig leuchtend grüne Doppelbrechung zu erkennen gibt. Diese positive Form der Doppelbrechung ist für alle Amyloidtypen (primäres, sekundäres, Amyloid bei multiplem Myelom, heredofamiliäres usw.) charakteristisch. Die Doppelbrechung ist, abgesehen von ihrem diagnostischen Wert, ein Zeichen dafür, daß das Amyloid eine organisierte Molekularstruktur besitzt. Dies ließ sich auch elektronenmikroskopisch bestätigen: Dabei zeigt sich, daß Amyloid aller Typen aus feinen Fibrillen besteht, die sich aus dünnen, starren Filamenten zusammensetzen.

Lichtmikroskopisch findet man oft subendotheliale Amyloideinlagerungen in Blutgefäßen im ganzen Körper, in unmittelbarer Nähe der renalen Mesangiumregion oder zwischen den Kupffer- und Parenchymzellen der Leber (s. Band Verdauungssystem, Teilband 3). Amyloid ist eosinophil und lichtbrechend, färbt sich mit Kongorot und zeigt Kristallviolett-Metachromasie.

## Klinische Manifestationen

Da in jedem Organ Amyloideinlagerungen vorkommen können, sind die Manifestationen vielgestaltig. Die Amyloidose kann bei beiden Geschlechtern und bei allen Rassen sowie in fast jeder Altersstufe auftreten, der Häufigkeitsgipfel liegt aber zwischen 50 und 60 Jahren. Das führende Symptom der renalen Amyloidose ist eine massive Proteinurie, und in 60% der Fälle kommt es zu einem voll ausgebildeten nephrotischen Syndrom. Eine Mikrohämaturie ist nicht selten. Die Röntgenuntersuchung zeigt oft, aber nicht immer eine Vergrößerung der Nieren. Der Blutdruck ist nur selten erhöht.

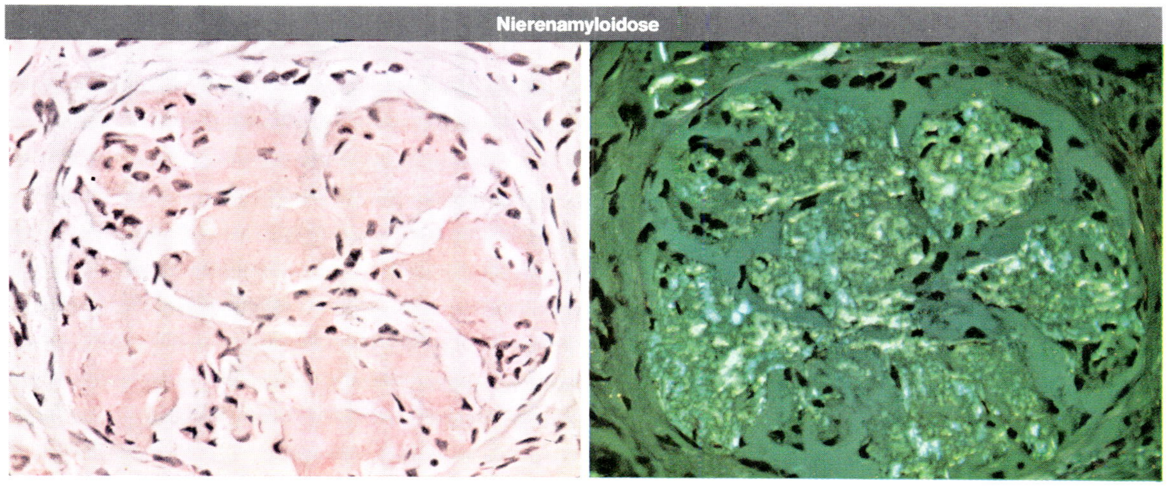


Massive Amyloideinlagerung im Glomerulus einer menschlichen Niere (Kongorot- und Hämatoxylinfärbung)

Der gleiche Schnitt zeigt im polarisierenden Licht grüne Doppelbrechung

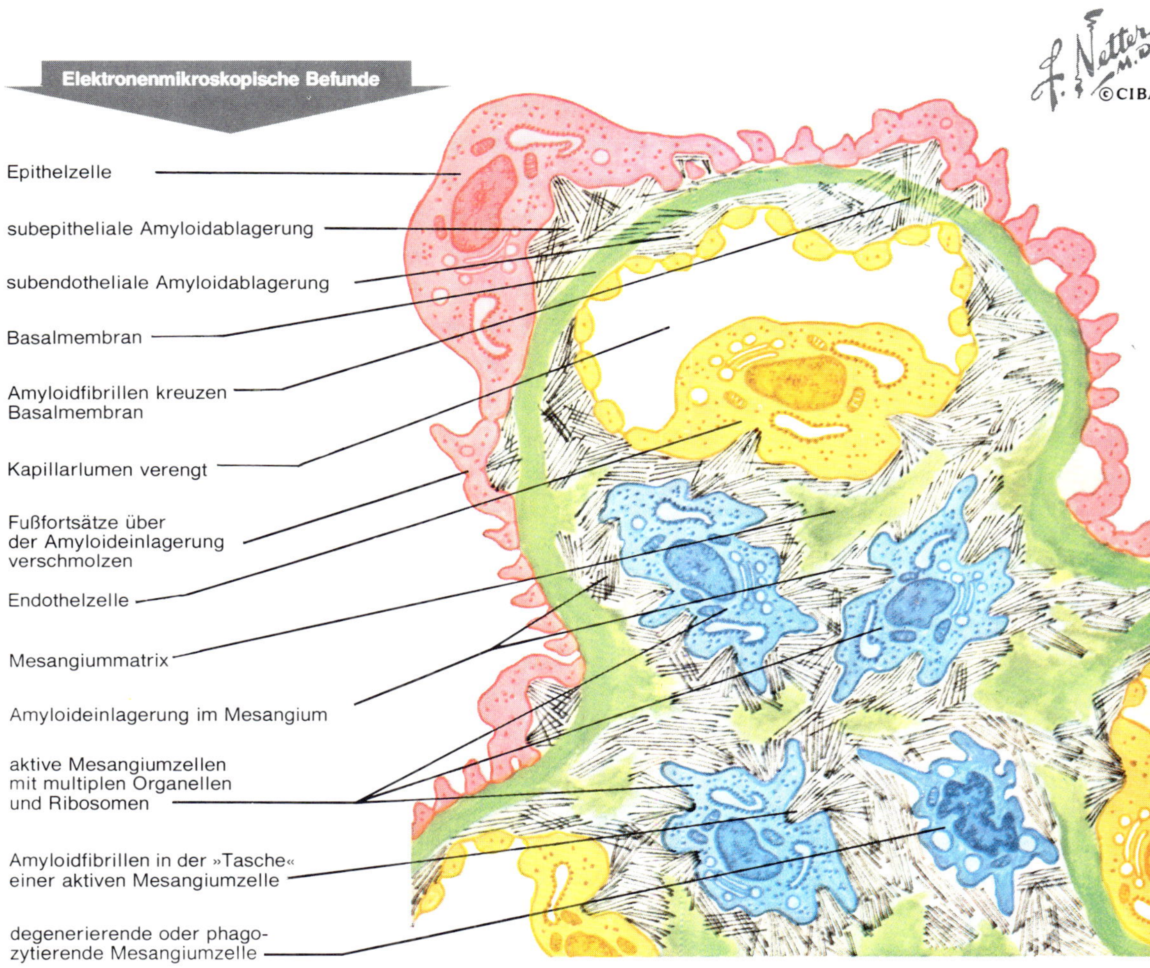


Eine Beteiligung des Magen-Darm-Trakts kann sich mit Durchfällen, Verstopfung und Blutungen im oberen und unteren Verdauungstrakt äußern. Die auffälligste Manifestation ist vielleicht die Makroglossie (s. Band »Verdauungssystem«, Teilband 3). Ferner wurde eine Malabsorption beschrieben. Eine Hepatomegalie ist bei der primären und bei der sekundären Form der Erkrankung häufig, aber die meisten Leberfunktionsproben sind normal. Eine Ausnahme bildet der Sulfobromphthalein-(BSP-)Test, bei dem eine vermehrte Retention nachweisbar sein kann, und die alkalische Serumphosphatase, die unter Umständen erhöht ist.

Eine kardiale Beteiligung ist bei jedem Typ der Amyloidose häufig. Sie kann mit den subjektiven und objektiven Krankheitszeichen einer Myokardinsuffizienz, Reizleitungsstörung oder Koronarerkrankung in Erscheinung treten. Amyloideinlagerungen in der Haut sind entweder lokal und isoliert oder disseminiert (besonders bei der primären Amyloidose). Außerdem kommen noch Funktionsstörungen des autonomen Nervensystems, des Tonus von Sphinktermuskeln, das Karpaltunnelsyndrom und verschiedene andere Symptome vor.

Neuere Ergebnisse sprechen dafür, daß sich die 5-Jahre-Überlebensrate bei Amyloidosefällen (mit Ausnahme der Myelomfälle) mit der zunehmenden Anwendung unterstützender Allgemeinmaßnahmen gebessert hat. Es gibt jedoch keine spezifische Behandlung der Amyloidose in allen ihren Varianten, abgesehen von der Beseitigung der Grundkrankheit (z.B. einer Osteomyelitis).

## Pathogenese

Nach allgemeiner Ansicht ist der Hauptbestandteil der Amyloidmasse ein fibrilläres Glykoprotein, das eine ganz spezielle Ultrastruktur, chemische Zusammensetzung und kristallographische Struktur hat. Isolierte Fibrillen zeigen unter dem Elektronenmikroskop eine Länge von etwa 7,5 nm und eine Substruktur aus kleineren Einheiten. Im Vergleich zu anderen fibrillären extrazellulären Proteinen ist es ein sehr schwaches Antigen.

Ob zwischen Immunglobulinen und Amyloid eine Beziehung besteht, war früher ungewiß. Bei Patienten mit primärer Amyloidose entwickelt sich zwar nicht selten eine monoklonale Gammopathie, und Myelompatienten bekommen oft Amyloidablagerungen, doch bei sekundärer oder heredofamiliärer Amyloidose wurden keine spezifischen oder konstanten Immunglobulinabweichungen gefunden. Es wurde außerdem nachgewiesen, daß ein Protein, welches aus primärem Amyloid isoliert wurde, eine Aminosäurensequenz hat, die mit einem Abschnitt des variablen Anteils der Immunglobulin-L-Kette übereinstimmt, während ein solches aus sekundärem Amyloid die Sequenz eines neuen und möglicherweise einmalig vorkommenden Proteins hat.

In menschlichem amyloidhaltigem Gewebe hat man noch eine zweite Komponente (die pentagonale Einheit oder »P«-Komponente) mit anderen elektronenmikroskopischen, chemischen und immunologischen Eigenschaften in sehr kleinen und wechselnden Mengen entdeckt. Ihre Natur und ihre Rolle in der Amyloidentstehung ist bis jetzt ungeklärt.

# Generalisierte Sklerodermie und rheumatoide Arthritis

**Generalisierte Sklerodermie**

1

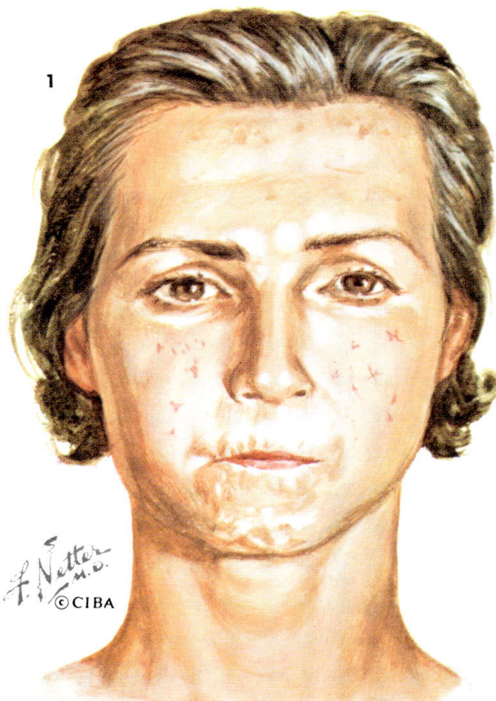


Charakteristische Verdickung, Verhärtung und Starre der Gesichtshaut mit kleinem zusammengezogenem Mund und schmalen Lippen in der atrophischen Phase der Sklerodermie

2

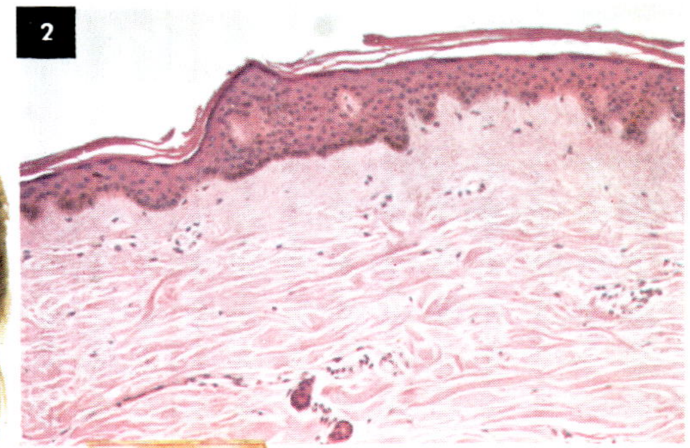

Typische Hautveränderungen bei Sklerodermie: extensive Kollagenablagerung und leichte Epidermisatrophie

3

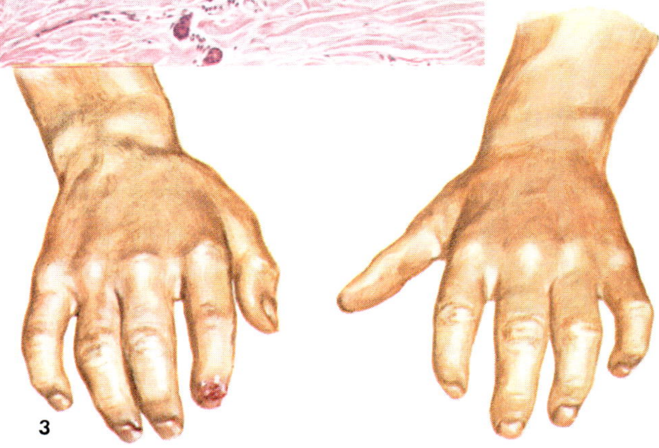

Sklerodaktylie: Finger teilweise in Semiflexion fixiert. Endphalangen atrophiert. Fingerspitzen zugespitzt und ulzeriert

4

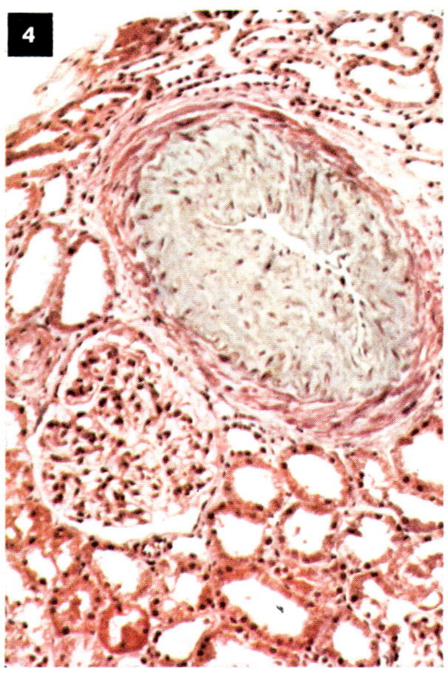

Mukoide Intimaschwellung in mittelgroßer Nierenarterie, am häufigsten bei akuten Fällen zu beobachten

5

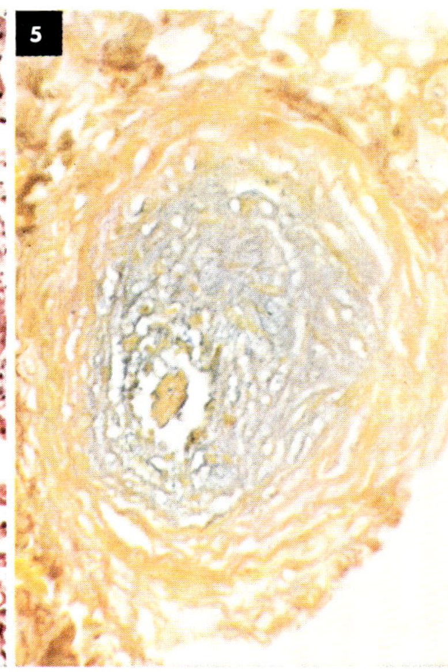

Die Färbung mit kolloidalem Eisen zeigt, daß die Intimaschwellung hauptsächlich aus Mukopolysacchariden besteht

6

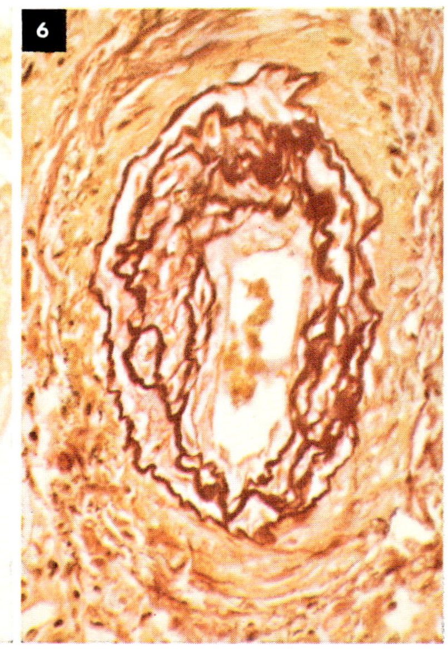

A. arcuata bei chronischer Sklerodermie: starke Intimaverdickung, die aus dichter lamellärer Matrix mit reichlich elastischen Fasern und wenig Kollagen besteht

**Generalisierte Sklerodermie.** Sie ist eine Systemkrankheit, die durch Hypertrophie und Hyperplasie von Kollagenfasern, Gefäßläsionen und (in viel geringerem Ausmaß) durch Entzündung gekennzeichnet ist. Ausgedehnte Veränderungen finden sich in Haut, Herz, Lunge, Niere, Muskeln, Synovia und im Magen-Darm-Trakt, besonders im Ösophagus. Gefäßschäden wurden in einer Reihe von Organen beschrieben. Sie sind in der Niere besonders auffallend (s. Band »Herz«, S. 205).

Klinisch unterscheidet man zwei Formen der generalisierten Sklerodermie: a) die *akute*, für die Fieber, Gewichtsverlust, Panarteritis, schwere Hautveränderungen und eine frühe viszerale Beteiligung mit rasch fortschreitendem Nierenprozeß typisch sind, und b) die *chronische*, bei der die Hauterscheinungen im Vordergrund stehen (s. Bild 1 und 2) und eine viszerale Beteiligung erst nach mehreren Jahren entsteht. Wenn die Nierenbeteiligung einmal klinisch in Erscheinung tritt, schreitet sie rasch fort, auch bei der chronischen Form, und es entwickeln sich eine maligne Hypertonie, eine Retinopathie, eine Enzephalopathie und schließlich eine Niereninsuffizienz.

Es ist interessant, daß sogar bei Patienten, die klinische Zeichen einer Nierenbeteiligung vermissen lassen, autopisch oder bioptisch oft Veränderungen an den Nierengefäßen zu entdecken sind (s. Bild 4). In Fällen mit schwerer Hypertonie zeigen die Nieren zumeist normale Größe und eine gesprenkelte rötlichgelbe Oberfläche mit kleinen Blutungen oder Infarkten – ein Aussehen, das von einer malignen Nephrosklerose (s. S. 155) nicht zu unterscheiden ist.

Mikroskopisch lassen sich auffallende Veränderungen in den Arterien beobachten. Die Aa. arcuatae zeigen eine starke Wandverdickung (s. Bild 6), in erster Linie durch eine mukoide Intimaschwellung (s. Bild 4), mit einer Fibrose und einer Verdoppelung elastischer Fasern (s. Bild 6). Das Arterienlumen wird dadurch hochgradig eingeengt. In Fällen von schwerer Hypertonie und Niereninsuffizienz besteht gewöhnlich eine arterioläre Nekrose (s. Bild 5). Dieser Prozeß kann sich auf die Glomeruli ausdehnen, mit Bildung von Fibrinthromben in den Kapillaren und fokalen proliferativen und/oder sklerotischen Veränderungen. Mit immunhistologischen Untersuchungen lassen sich Fibrinogen und Gammaglobulin in der Wand der geschädigten Gefäße nachweisen. Diese Befunde unterscheiden sich jedoch nicht von der malignen Nephrosklerose.

Ätiologie und Pathogenese der generalisierten Sklerodermie stehen offenbar in Zusammenhang mit einem abnormen Immunstatus, der durch eine Erhöhung des Serumgammaglobulin- und antinukleären Antikörperspiegels sowie durch den Nachweis positiver antinukleärer Reaktionen im befallenen Gewebe belegt ist.

**Rheumatoide Arthritis.** Eine Nierenbeteiligung ist bei dieser Krankheit viel seltener und geringer als beim Lupus erythematodes disseminatus (LED), bei der Panarteriitis nodosa oder generalisierten Sklerodermie. Obwohl der rheumatoiden Arthritis anatomisch eine Vaskulitis der kleinen Arterien und Venen zugrunde liegt, sind die Nieren nicht wesentlich von diesem Prozeß betroffen.

Klinisch zeigt sich bei der rheumatoiden Arthritis nicht selten eine leichte Proteinurie und ein pathologisches Harnsediment. Wenn man jedoch eine starke Proteinurie und eine Niereninsuffizienz in signifikantem Ausmaß findet, muß man an andere Ursachen denken. Zu diesen gehören die Amyloidose in 10–20% der Fälle (s. S. 163), die Lupusnephritis (s. S. 141), eine nekrotisierende Vaskulitis, die möglicherweise zu einer Kortikosteroidtherapie in Beziehung steht oder im Rahmen des pathologischen Immunstatus dieser Patienten auftritt, eine interstitielle Nephritis, die vielleicht mit einem Phenazetinabusus zusammenhängt (s. S. 144), und eine perimembranöse Glomerulonephritis in Verbindung mit einer Goldtherapie (s. S. 136).

Morphologisch war in manchen Fällen mit klinisch geringer oder fehlender Nierenbeteiligung eine leichte, primär durch eine Mesangiumzellproliferation bedingte Zellvermehrung in den Glomeruli zu beobachten. Von den oben genannten Möglichkeiten kommt die Amyloidose bei weitem am häufigsten vor. Verteilung und histochemische Eigenschaften des Amyloids bei der rheumatoiden Arthritis entsprechen dem sekundären Typ. Oft enthält die Niere nur sehr wenig Amyloid, und man muß mit Spezialfärbungen und Polarisationsmikroskop gezielt danach suchen.

# Panarteriitis nodosa

## Nierenbeteiligung bei der klassischen Form der Panarteriitis nodosa

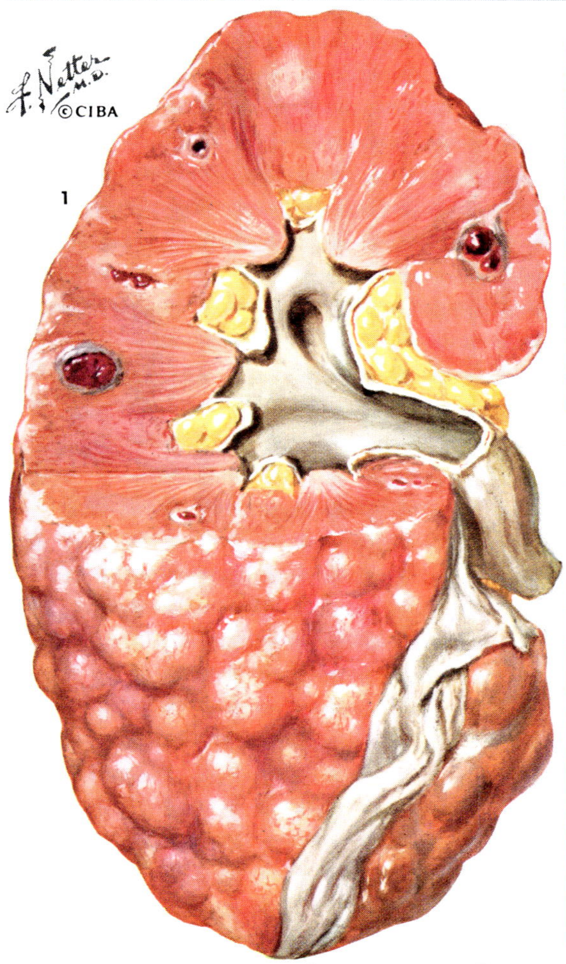


1

Grobknotige, unregelmäßig narbige Niere: Der Schnitt zeigt in Organisation begriffene Infarkte und thrombosierte Aneurysmen in der kortikomedullären Region

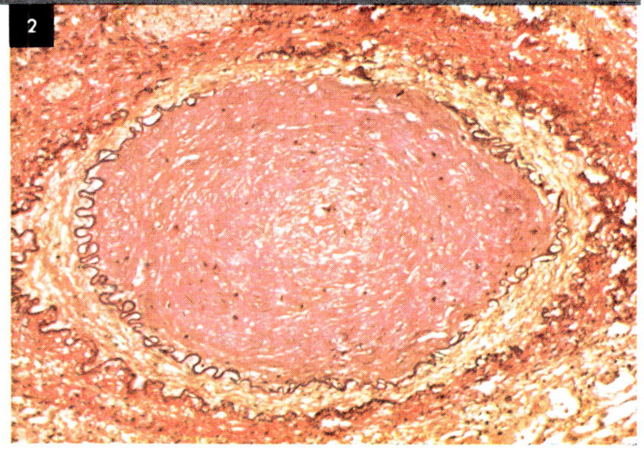

Lumen der A. arcuata durch Intimafibrose fast vollständig obliteriert. Elastica interna zerfallen, Mediafibrose (Gieson-Färbung, 100fach)

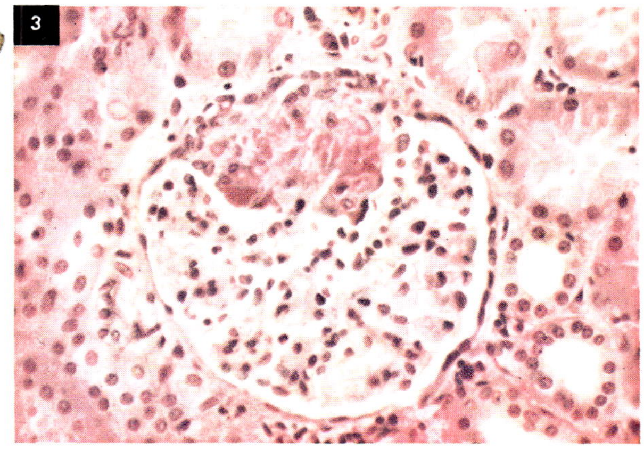

Fokale Glomerulusläsion: Glomerulusschlingen segmental durch nekrotischen Prozeß mit viel Fibrin und leichter zellulärer Reaktion zerstört. Todesursache Darmperforation (HE-Färbung, 200fach)

## Nierenbeteiligung beim Hypersensibilitätstyp der Panarteriitis nodosa

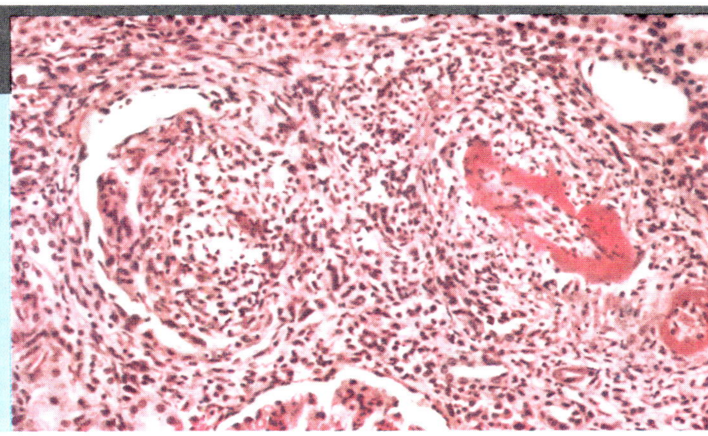

4

Nekrotisierende (fibrinoide) Veränderungen in kleiner Arterie rechts im Bild. Alle Schichten von Zellen akuter und chronischer Entzündung infiltriert. Der Entzündungsprozeß hat sich in das Interstitium und den benachbarten Glomerulus ausgebreitet (HE-Färbung, 100fach)

Unter dem allgemeinen Begriff Panarteriitis nodosa werden die entzündlichen und nekrotisierenden Prozesse zusammengefaßt, die als generalisierte Gefäßerkrankung mittelgroße und kleine Arterien befallen. Diese Krankheitsprozesse sind als *Periarteriitis, Hypersensitivitätsangiitis* und *nekrotisierende Angiitis* in der Literatur beschrieben. Nieren, Magen-Darm-Trakt und Herz (in abnehmender Häufigkeitsfolge) sind die Organsysteme, die bevorzugt beteiligt sind. Typisch für den Verlauf der Erkrankung sind Remissionen und Exazerbationen. Infolgedessen können alle Krankheitsstadien gleichzeitig vorhanden sein, oft in ein und derselben Arterie. Die Krankheit führt fast regelmäßig im Laufe von einigen Monaten oder Jahren zum Tod.

Klinisch bieten sich bei der Panarteriitis nodosa Krankheitserscheinungen zahlreicher Organsysteme. Das Harnsediment enthält rote und weiße Blutkörperchen sowie verschiedene Zylinder (sogenannte Teleskopformen), aber es besteht gewöhnlich keine stärkere Proteinurie. Oft kommt es zur Oligurie, Niereninsuffizienz und schließlich zum Nierenversagen. Eine häufige Manifestation ist die Hypertonie, unter Umständen in der »malignen« Form mit Papillenödem und Enzephalopathie.

Pathologisch-anatomisch zeigen die Nieren, falls mittelgroße oder größere Arterien von dem Gefäßprozeß befallen sind, oft eine grobe Granulierung oder unregelmäßige Narben durch große ischämische Bezirke und Infarkte, die sich in verschiedenen Stadien der Organisation befinden. Im Schnitt sind oft kleine Aneurysmen zu erkennen, besonders in Nähe der Rinden-Mark-Grenze. Wenn vorwiegend kleine Arterien befallen sind, weist die relativ glatte Nierenoberfläche zahlreiche Blutungen auf. Mikroskopisch zeigen die Arterien in der akuten Phase fibrinoide Veränderungen, eine Medianekrose und eine entzündliche Zellinfiltration mit primärer Lokalisation in der Adventitia. Das entzündliche Exsudat enthält polymorphkernige Leukozyten, darunter auch Eosinophile, und Plasmazellen. Gelegentlich finden sich granulomatöse Prozesse. In der chronischen Phase bestehen die Veränderungen in Fibroblastenproliferation, Granulation und schließlich Fibrose mit Intimaverdickung und Obliteration des Lumens. Mit der Vaskulitis geht fast regelmäßig ein glomerulonephritischer Prozeß einher. Er kann segmental und herdförmig begrenzt sein, nicht selten aber ist er diffus und generalisiert. In den Glomeruli sind häufig nekrotisierende und granulomatöse Veränderungen zu beobachten.

Die meisten klinischen und experimentellen Befunde sprechen dafür, daß die Panarteriitis nodosa eine Hypersensibilitätskrankheit ist. Klinisch findet man als Begleitkrankheiten nicht selten Asthma, Heufieber und Urtikaria, desgleichen Infektionen – besonders solche des Atmungstrakts oder des Mittelohrs – und Medikamentenüberempfindlichkeit. Unter den vielen Medikamenten, die dabei beteiligt waren, finden sich Sulfonamide, Sulfathiazol, Penicillin, Jodide und Diphenylhydantoin. Experimentell hat sich die Krankheit durch wiederholte Injektionen von heterologem Protein hervorrufen lassen. Darüber hinaus spricht die nicht seltene Verbindung der Panarteriitis nodosa mit anderen Kollagenkrankheiten für einen immunologischen Mechanismus in der Pathogenese.

**Wegener-Granulomatose.** Die Merkmale dieser Erkrankung sind nekrotisierende granulomatöse Läsionen in den Nasensinus und im Atmungstrakt, verbunden mit einer ubiquitär auftretenden herdförmig nekrotisierenden Vaskulitis. In der Niere sind oft segmentale und fokale nekrotisierende Glomerulusläsionen zusammen mit einer granulomatösen und nekrotisierenden Arteriolitis zu beobachten. Die Erkrankung nimmt einen rasch fortschreitenden Verlauf und führt unaufhaltsam zum Tod. Die klinische und histologische Abgrenzung der Wegener-Granulomatose vom hämorrhagischen pulmorenalen Syndrom und von anderen Kollagenkrankheiten ist unter Umständen außerordentlich schwierig.

# Toxische Nephropathie

Toxische Nephropathie

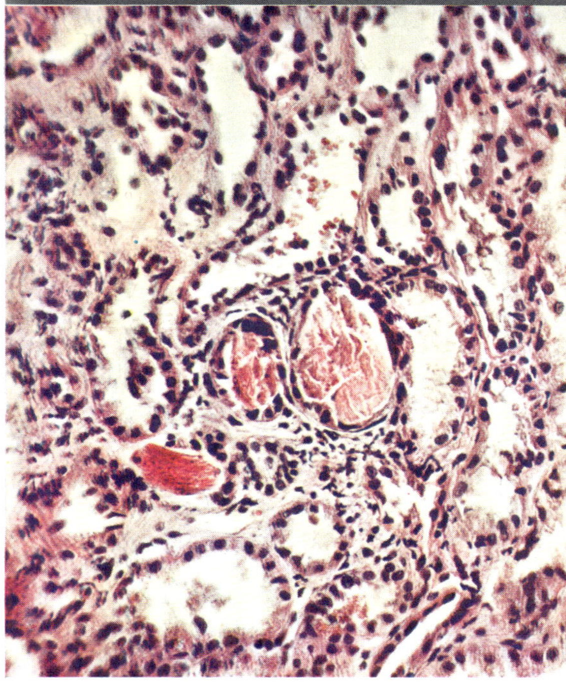

Akute Tubulusnekrose und Ablagerungen in den Tubuluslumina in einem Biopsiepräparat aus der diuretischen Frühphase einer Quecksilbervergiftung

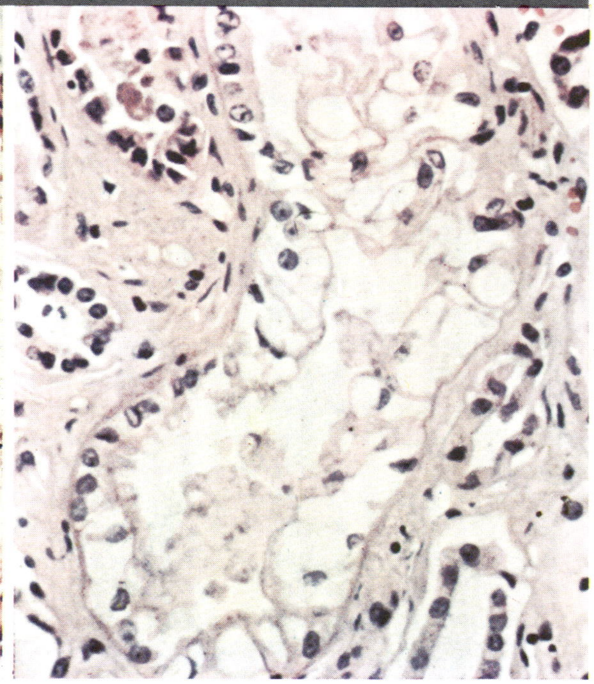

Ausgeprägte Degeneration und Vakuolisierung proximaler Tubuli bei Quecksilbervergiftung



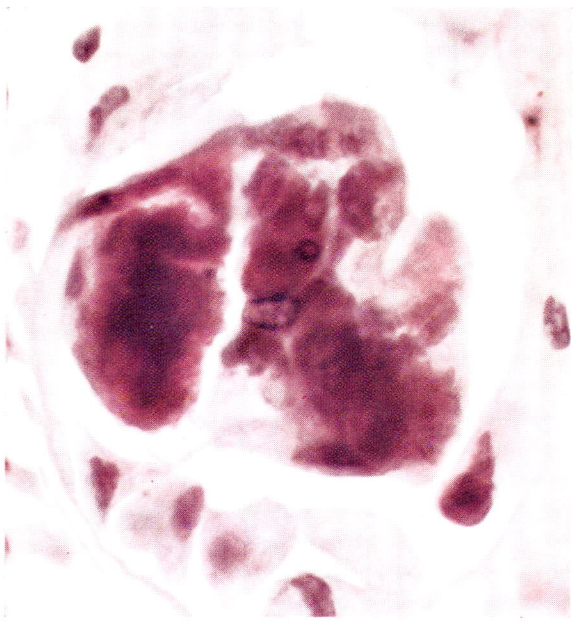

Dichte Verkalkung in einem nekrotischen Tubulus aus der Niere eines 61jährigen Mannes, der 10 Tage nach Einnahme von anorganischem Quecksilber starb

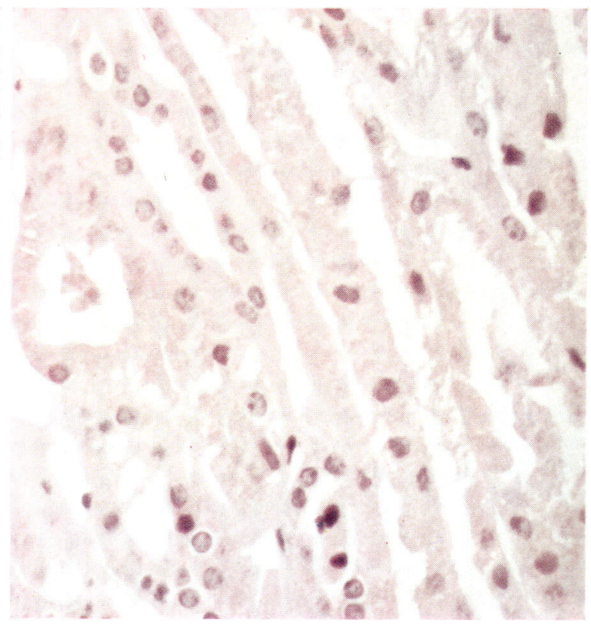

Tubulusdegeneration und Kerneinschlußkörperchen bei Bleivergiftung

Unter den Begriff toxische Nephropathie fallen alle pathologischen funktionellen oder strukturellen Veränderungen in der Niere, die von einem chemischen oder biologischen Produkt hervorgerufen werden. Das gilt auch für die bekannten nierenschädigenden Wirkungen von an sich physiologischen Substanzen, die im Körper normalerweise zirkulieren, unter Umständen jedoch in abnormer Konzentration. Das ist beispielsweise der Fall bei Nephropathien, die im Zusammenhang mit einer Hyperkalzämie, Hyperurikämie (sekundäre Gicht), Hypokalämie und Hypomagnesämie stehen.

Die Niere ist gegen zirkulierende Toxine sowie gegen überhöhte Konzentrationen von Pharmaka und biologisch aktivem Material in der Blutbahn besonders empfindlich. Sie erhält im Verhältnis zu ihrem Gewicht sehr viel Blut zugeführt (20–25% des Herzminutenvolumens), hat die größte endotheliale Oberfläche aller Organe und weist einen sehr hohen Sauerstoffverbrauch und eine sehr hohe Glukoseproduktion auf.

Die Resorption von Salz und Wasser in den Tubuli führt zur Konzentrierung der nichtresorbierbaren gelösten Substanzen an der Lumenoberfläche der Tubuluszellen. Außerdem werden viele Toxine und Chemikalien, die im menschlichen Evolutionsprozeß der Filtration und Resorption keinen Platz haben, sogar von der Niere sezerniert (z.B. Harnsäure, Penicillin, jodierte Kontrastmittel). Diese Moleküle liegen während ihres Transports durch das Epithel eine Zeitlang intrazellulär.

Im Nierenmark ist die interstitielle Flüssigkeit hyperosmolar, mit hoher Natriumkonzentration, als Resultat der physiologischen Aktion des Gegenstrom-Konzentrierungsmechanismus (s. S. 52). Pharmaka, die in die medulläre interstitielle Flüssigkeit gelangen, können daher durch die Konzentrierung hier einen weit höheren Spiegel als im Blut, in der Lymphe oder in anderen Körperflüssigkeiten erreichen. Mit Ausnahme des ersten Phenazetin-Metaboliten, N-Azetyl-p-Aminophenol (APAP), das im Mark in höherer Konzentration als im Blut auftritt, wurden wenig Medikamente in dieser Richtung untersucht.

Erst in jüngster Zeit wurden verschiedene Möglichkeiten der Nierenschädigung durch toxische Substanzen erkannt. Oft verliefen die Folgekrankheiten bis ins Spätstadium unerkannt oder wurden als Formen metabolischer oder chronischer Nierenerkrankungen angesehen. So fand man z.B. kürzlich in einigen Krankenhäusern, daß nicht weniger als 75% der jährlichen Gichtzugänge in Wirklichkeit eine chronische Bleivergiftung haben, wobei die nephrotoxische Wirkung des Bleis eine primäre pathogene Rolle in der Entwicklung der saturninen Gicht spielt.

Ferner waren in den letzten 20 Jahren etwa 20% der Fälle von akutem Nierenversagen, auf die sich unsere Erfahrungen im Georgetown-Universitätskrankenhaus erstrecken, Nephrotoxinen zuzuschreiben. Eine Klassifizierung der Art und Weise, wie Toxine Nephropathien erzeugen können, gibt Tab. 1, S. 171.

**Quecksilber.** Es wirkt als Gift der angegebenen Klassen 1, 2 und 4 und erzeugt eine tubuläre Nekrose mit Niereninsuffizienz, ein nephrotisches Syndrom und einen chronischen Nierenschaden. Die löslichste Form ist Quecksilberdichlorid oder Sublimat, das am häufigsten eine tubuläre Nekrose erzeugt. Andere Quecksilberverbindungen sind Jodid, Oxid, Zyanid und Salizylat.

Chlorid-, Jodid-, Oxid- und andere Quecksilberverbindungen sind in vielen Bereichen in Verwendung, als Abortiva, für wissenschaftliche Instrumente, in der Hutfabrikation, in Farben, zur Bronzierung, in Substanzen zur Holzkonservierung bei Schiffen usw., in Lösungen zur Photogravur und zur Spiegelversilberung. Auch Nahrungsstoffe können mit Quecksilberverbindungen kontaminiert sein, besonders solche aus den maritimen biologischen Nahrungsketten. Die Harnausscheidung liegt normalerweise zwischen 0,1 und 1,0 µg/l bei nicht exponierten Individuen und kann bis auf Werte über 300 µg/l bei gewerblich chronisch exponierten Personen ansteigen.

Die pathologischen Veränderungen im Biopsiepräparat auf Tafel 19 bestehen in einer granulären und vakuolären Degeneration im proximalen Tubulus und in einem Zerfall und einer Nekrose von Epithelzellen. In den ersten Heilungsphasen sieht man oft Mitosefiguren und eine Basophilie des Zytoplasmas. Am Ort der Nekrose kann frühzeitig eine Verkalkung eintreten; sie ließ sich bei Hunden bereits innerhalb von 24 Stunden nachweisen. Die degenerierten Nierenepithelien enthalten weniger Mitochondrien, wie man elektronenmikroskopisch beobachtet hat,

**Nephropathie bei Analgetikaabusus**

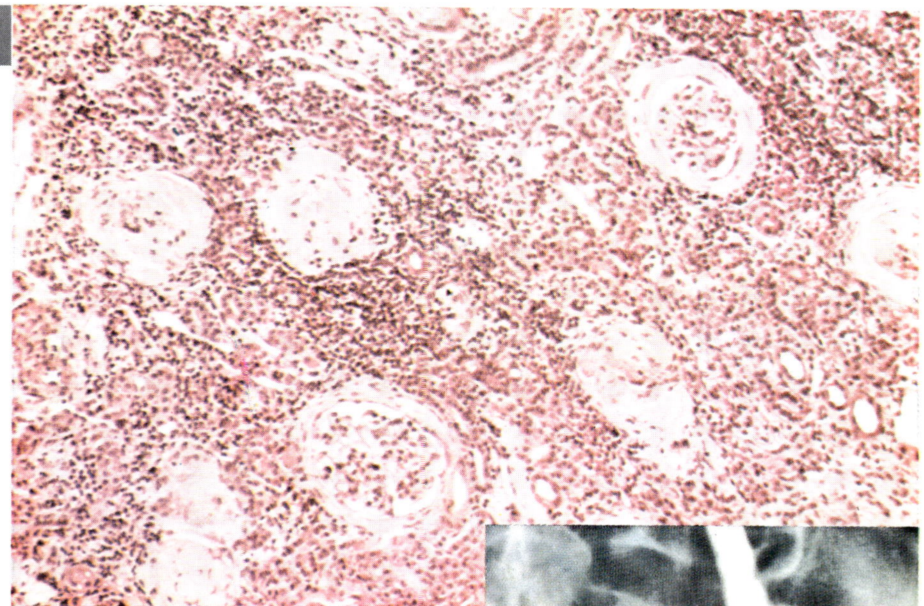

Schwere interstitielle Entzündungsreaktion mit Hyalinisierung der Glomeruli und starker Verdickung der tubulären Basalmembran

F. Netter M.D. ©CIBA

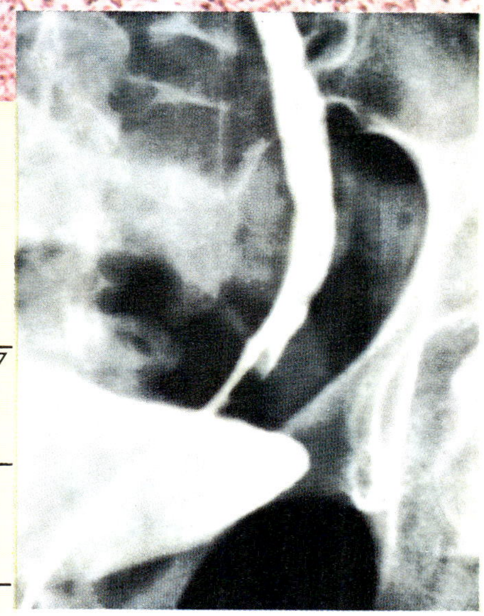

Füllungsdefekt im unteren Ureter infolge Verstopfung durch abgestoßene Papille

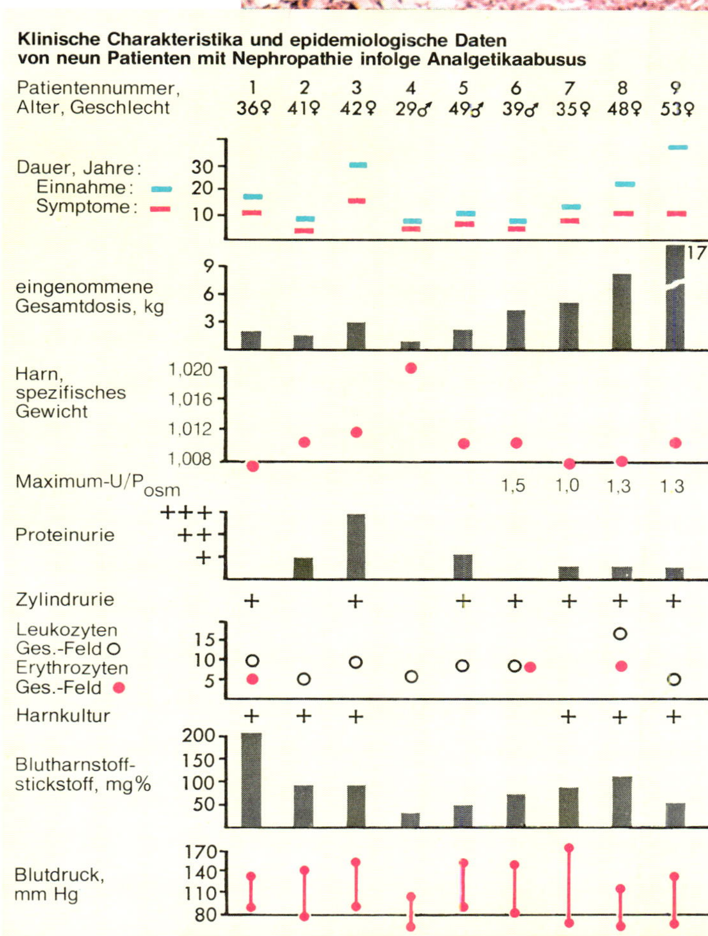


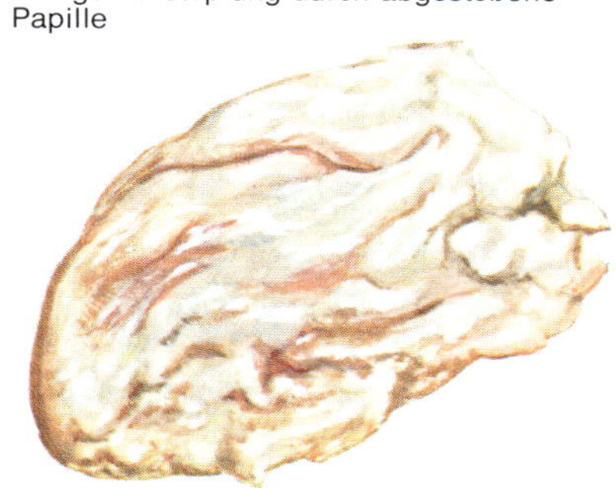

Abgestoßene Papille, instrumentell aus der im obigen Röntgenbild erkennbaren Stelle entfernt

haben eine niedrigere Enzymkonzentration und sind gegen eine neuerliche Zufuhr des Nephrotoxins resistent. Es können alle Segmente des Tubulus befallen sein, und in schweren Fällen kann eine fleckförmige Tubulusnekrose eintreten. An extrarenalen Veränderungen findet man bei der Obduktion eine Indurierung der Pharynx-, Ösophagus- und Magenschleimhaut, erosive Gastritis, Schwächung der Darmmuskulatur, schwere Kolitis, Leber- und Milzstauung, Myokarddegeneration sowie fokale Blutungen an der Basis der Hirnrinde.

Der Vergiftete klagt eventuell über einen bitteren metallischen Nachgeschmack, gefolgt von substernalem Brennen. Der Hals ist ihm wie zugeschnürt, er glaubt zu ersticken. Es kommt zu Leibschmerzen, Nausea, Erbrechen und Durchfall. Ösophagitis, Gastritis, Schock, Oligurie und Anurie können vorkommen. Auch Stomatitis, Erethismus, hyperkinetische Zustände, Koordinationsstörungen, unleserliche Handschrift und psychotische Manifestationen wurden beobachtet. Häufig besteht eine Leukozytose aufgrund der Gewebsnekrose. Unter den Laborwerten ist bei der Quecksilbervergiftung ein gegenüber dem Kreatinin unverhältnismäßig hoher Anstieg des Harnstoffs ein besonders auffälliger Befund. Die Therapie der Wahl ist die Verabreichung von Dimerkaprol (BAL) und Hämodialyse zur Entfernung des Dimerkaprol-Quecksilber-Komplexes. Nach der Hämodialyse kann noch weiter Dimerkaprol zugeführt werden. Sowohl die Peritonealdialyse als auch die Hämodialyse (s. S. 258) sind bewährte lebenserhaltende Maßnahmen bei der akuten tubulären Nekrose durch Quecksilbervergiftung. Adrenokortikosteroide wie Prednison eignen sich zur Behandlung des nephrotischen Syndroms, das von organischen Quecksilberverbindungen und weißer Quecksilberpräzipitatsalbe hervorgerufen wird.

**Analgetika.** Analgetische Mischtabletten, besonders phenazetinhaltige, waren in den letzten 20 Jahren an der regionalen Zunahme der interstitiellen Nephritis (s. S. 144) sowie an dem häufigen Vorkommen von Papillennekrosen bei Patienten ohne Diabetes oder Harnstauung (s. S. 194) beteiligt. Im Vordergrund der morphologischen Veränderungen steht eine chronische interstitielle Nephritis mit Fibrose, Zellinfiltration und einem histologischen Bild, das schwer von der chronischen Pyelonephritis (s. S. 191) zu unterscheiden ist. Allerdings besteht eine größere Neigung zur Papillennekrose, die in manchen Fällen steril ist und von einer oberflächlichen Erosion bis zur Nekrose der Pyramidenbasis reichen kann. In den Sammelrohren finden sich manchmal Kalziumsalze und Zylinder. (Wir haben 11 Patienten mit diesem speziellen Bild beobachtet.) Zu den extrarenalen pathologischen Manifestationen gehört ein gelbes granuläres Pigment in Epithelzellen, besonders in der Leber.

Die Pathogenese der Läsionen bei Analgetika-Abusus ist im einzelnen nicht bekannt, doch ließ sich im Tierversuch zeigen, daß extrem hohe Dosen der in Betracht kommenden Pharmaka Veränderungen in den Papillen erzeugen, die denen beim Menschen gleichen. Möglicherweise besteht ein Zusammenhang zwischen den Läsionen und der Anreicherung des ersten Phenazetinmetaboliten in der hypertonen Interstitiumflüssigkeit durch den Gegenstrommechanismus. Andere Phenazetinmetaboliten (z.B. Paraphenetidin) sind starke Methämoglobinbildner und stehen möglicherweise mit der Erkrankung in Beziehung. Außerdem ist Hämoglobin an sich ein Nephrotoxin.

Die meisten Erkrankungsfälle sind in Skandinavien, Australien und Südafrika aufgetreten. Die Behandlung besteht in Entzug des Medikaments, entsprechender Psychotherapie für Patienten, die chronisch Tabletten nehmen (manchmal Tausende), Hydrierung, Beseitigung der Azidose, antibiotischer Therapie einer aufgepfropften Infektion und in Fällen, bei denen der Nierenschaden bis zur Niereninsuffizienz fortgeschritten ist, in Hämodialyse und Peritonealdialyse als lebenserhaltenden Maßnahmen.

Tafel 20 zeigt die klinischen Symptome und epidemiologischen Daten von neun Patienten mit Analgetika-Nephropathie und das histologische Bild der interstitiellen Nephritis im Biopsiepräparat. Das Röntgenbild stammt von einer Patientin, die während einer Flugreise eine totale Anurie bekam. Anamnestisch lag ein chronischer Analgetika-Mißbrauch vor, und eine Niere war wegen einer Pyelonephritis entfernt worden. Der Füllungsdefekt im Ureterendstück stammte von einer abgestoßenen Subpapille, die anschließend instrumentell entfernt wurde. Die Diurese kam daraufhin in Gang, und die verbliebene Niere nahm ihre Funktion wieder auf.

*(Fortsetzung auf Seite 170)*

# Toxische Nephropathie

*(Fortsetzung von Seite 169)*

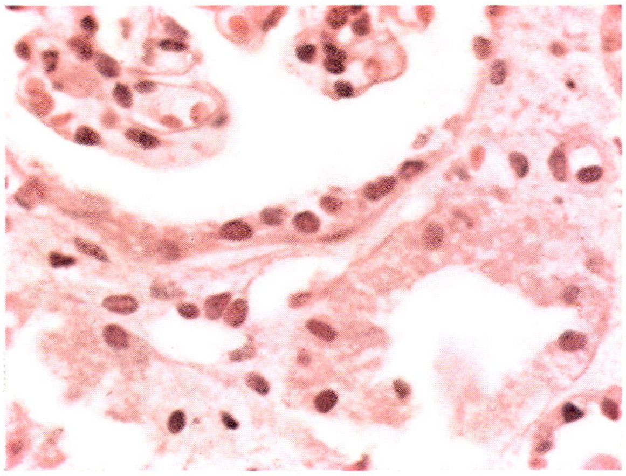

Tubulusnekrose nach Einnahme von Tetrachlorkohlenstoff

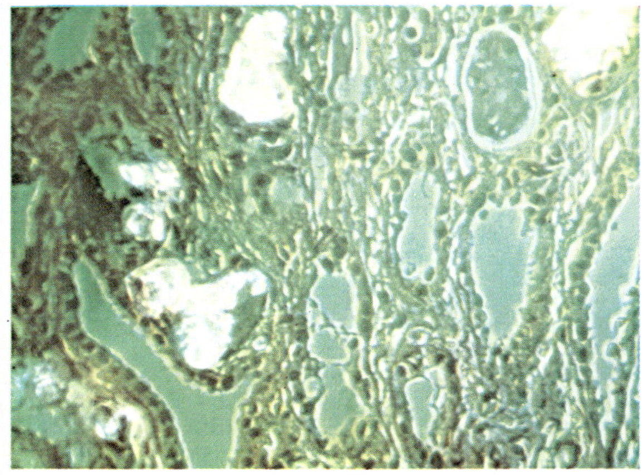

Äthylenglykolvergiftung: doppelbrechende Kalziumoxalatkristalle im Tubulusepithel im polarisierten Licht

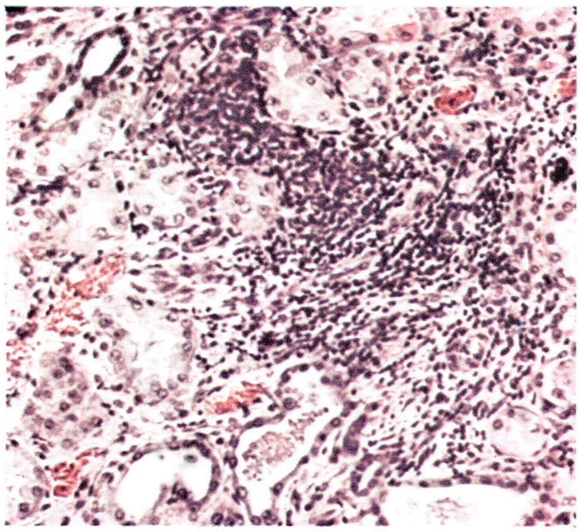

Schwere interstitielle Entzündungsreaktion und Tubulusnekrose bei akutem Nierenversagen durch Sulfathiazolvergiftung

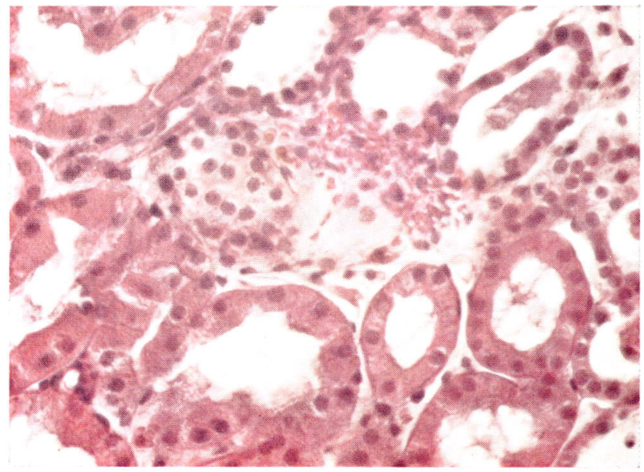

Interstitielle Blutung und lokale Frühreaktion bei Sportler durch kombinierte Wirkung von 6 g Sulfadiazin und metabolischer Azidose nach Belastung

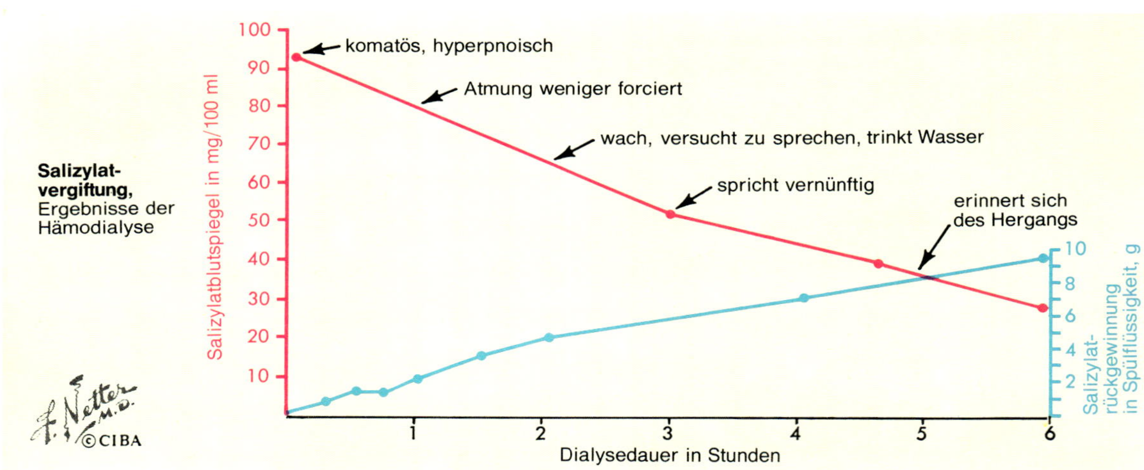


**Tetrachlorkohlenstoff-Vergiftung.** Die Einatmung oder Einnahme von Tetrachlorkohlenstoff kann einen schweren Nierenschaden zur Folge haben. In Washington, einem nicht industrialisierten Gebiet, ist er infolge seiner verbreiteten Verwendung als Haushaltreinigungsmittel, Wurmmittel und in Feuerlöschern das am häufigsten anzutreffende Nephrotoxin. Tetrachlorkohlenstoff ist eine flüchtige Flüssigkeit, schwerer als Luft und daher schwierig durch Lüften zu entfernen.

Zu Vergiftungen kommt es oft in tiefliegenden Gebäudeteilen. Konzentrationen von über 1:10000 Teilen sind toxisch. Die Resorption erfolgt über Lunge, Haut und Dünndarm und wird durch gleichzeitigen Alkohol- oder Fettgenuß potenziert. Alkohol verstärkt sogar in verhältnismäßig niedriger Dosierung, wie sie dem Genuß eines Biers oder Cocktails entspricht, den nephrotoxischen Effekt von eingeatmetem Tetrachlorkohlenstoff bedeutend.

Die Initialsymptome einer akuten Tetrachlorkohlenstoff-Vergiftung sind eine Reizung am Ort der Einwirkung (z.B. Augen oder Haut), ein brennendes Gefühl im Mund und Ösophagus, Kopfschmerzen, Verwirrtheit, Koma und Konvulsionen. Die Nierenschädigung setzt oft schleichend ein. Die Anurie entwickelt sich unter Umständen erst nach einer Woche, und die Gastrointestinalsymptome können zur Verfolgung einer falschen Spur verleiten. Die Anurie währt von einem Tag bis zu mehreren Wochen, im Durchschnitt 8 Tage in unserer Serie. Die längste Dauer war 67 Tage. Der Harnbefund ist mit Proteinurie, Zylindrurie, Pyurie, Hämaturie und Veränderungen der Tubulusepithelzellen typisch für ein akutes Nierenversagen (s. S. 111). Eine begleitende Leberinsuffizienz kann sich in Ammoniakintoxikation und Störung der Harnstoffsynthese äußern. Oft kommt es zu Blutungserscheinungen, etwa Sklera- und Periorbitalblutungen, desgleichen Epistaxis und Gastrointestinalblutungen.

Morphologische Veränderungen treten in erster Linie im proximalen Tubulus auf; man hat aber auch eine distale Nekrose beobachtet. Die Tubuli sind erweitert, haben ein geschwollenes Epithel und enthalten sudanophiles Material. Es kann zu einer Koagulationsnekrose des proximalen Tubulus kommen, die in der äußersten Rindenzone am stärksten ausgeprägt ist. Die Kerne sind oft entweder pyknotisch oder fehlen überhaupt, und das schwach eosinophile Zytoplasma zeigt unter Umständen Zerfallserscheinungen. Die Basalmembran bleibt intakt. Distal werden Zylinder beobachtet, die zuweilen Fett enthalten. Die Glomeruli wirken gewöhnlich normal, aber im Bowman-Kapselraum kann Eiweiß vorhanden sein. (Tafel 21 zeigt als Beispiel ein Nierenbiopsiepräparat von einem Patienten mit Tetrachlorkohlenstoff-Vergiftung.)

Eine Rettung der Patienten ist in einem sehr großen Prozentsatz möglich, wenn sie mit Peritoneal- oder Hämodialyse so lange am Leben erhalten werden können, bis die Schäden abheilen.

## Tabelle 1. Substanzen, die eine toxische Nephropathie erzeugen

| Klasse | Beschreibung | Beispiel |
|---|---|---|
| 1 | Nephrotoxine, direkte chemische Einwirkung auf das Nephron | Sublimat |
| 2 | Allergische Erkrankung (Überempfindlichkeitsreaktion), die als nephrotisches Syndrom oder Nephritis abläuft | Aminonukleosid und Nephroallergene |
| 3 | Überempfindlichkeitsreaktionen, die als Angiitis oder Vaskulitis ablaufen | Sulfonamide |
| 4 | Chronische langsame Nephrotoxizität | chronische Bleinephropathie |
| 5 | Toxine, die präexistente oder koexistente Nierenkrankheiten anderer Ätiologie verschlimmern oder die zu anderen Nierenkrankheiten, etwa Pyelonephritis, prädisponieren | Diuretika, die Hypokalämie oder hyperurikämische Nephropathie auslösen; Laxantien, die Hypokalämie und Pyelonephritis auslösen |

## Tabelle 2. Nephrotoxintypen

| Typ | Beispiele |
|---|---|
| Schwermetalle und ihre Verbindungen | Quecksilber (organisch und anorganisch); Wismut; Uran; Kadmium; Blei; Gold; Arsen und Arsenverbindungen; Eisen; Silber; Antimon, Kupfer; Thallium; Beryllium |
| Organische Lösungsmittel | Tetrachlorkohlenstoff; Tetrachloräthylen; 2-Äthoxyäthanol; Methanol |
| Glykole | Äthylenglykol; Äthylenglykoldinitrat; Äthylendichlorid; Diäthylenglykol |
| Physikalische Einwirkungen | Bestrahlung; Hitzschlag; Elektroschocktherapie |
| Diagnostika | Hochkonzentrierte Substanzen zur Pyelographie und Aortographie |
| Therapeutika | Antibiotika (Sulfonamide, Penicillin, Cephalosporin, Cephaloridin, Streptomycin, Kanamycin, Amphotericin, Vankomycin, Bacitracin, Polymyxin, Colistin, Neomycinsulfat, Tetrazyklin, Amphotericin B, Puromycin); Analgetika (Salizylate, Aminosalizylsäure, Phenazetin, Phenylbutazon); Antikoagulantien (Phenindion); Antikonvulsiva (Trimethadion, Paramethadion); Antihypertonika (Hydralazinhydrochlorid); verschiedene Pharmaka (blutdruckerhöhende Substanzen, Diuretika, Laxantien, Kantharidin, Methoxyfluran, Penicillamin, Cyclophosphamid) |
| Verschiedene Chemikalien | Kohlenmonoxid; Äther; Schlangen-, Spinnen-, Bienen- und andere Gifte; Pilzgifte; Giftefeu; «Nephroallergene»; Kreosol; Anilin und einige andere Methämoglobinbildner; Hämolysine |
| Schädlings- und Unkrautbekämpfungsmittel | Diphenyl, chlorierte Kohlenwasserstoffe; Phosphor; Paraquat |
| Abnorme Konzentration physiologischer Substanzen | Kalzium (Hyperkalzämie); Harnsäure (Hyperurikämie); Kalium (Hypokalämie) |

# Schwangerschafts-toxikose

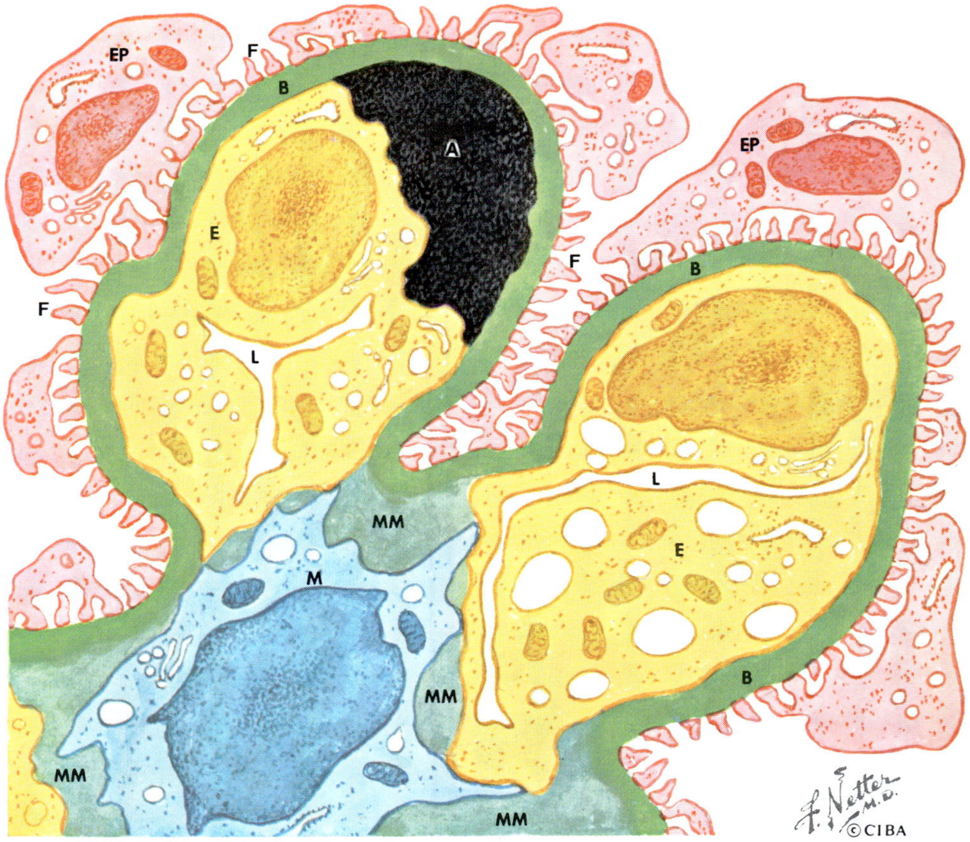


Präeklampsie. Charakteristische elektronenmikroskopische Befunde in Glomeruluskapillaren: starke Schwellung der Endothelzellen (E), die das Kapillarlumen (L) komprimieren. Basalmembran (B) im wesentlichen normal. Dichte Eiweißablagerungen (A) zwischen Basalmembran und Endothelzelle. Fußfortsätze (F) der Epithelzellen (EP) normal oder stellenweise verschmolzen, Mesangiumzellen (M) geschwollen, Mesangiummatrix (MM) unverändert

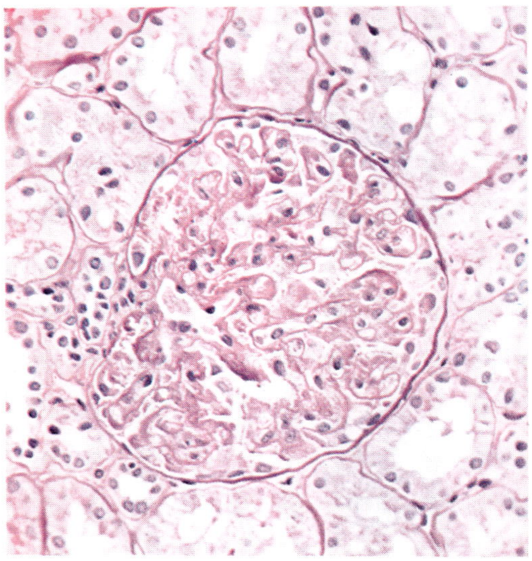

Lichtmikroskopisches Bild eines typischen Glomerulus ohne Kapillarlichtungen mit Zytoplasmaschwellung und Hervortreten des Mesangiums. Keine Zellproliferation. Bowman-Kapselraum verkleinert, aber nicht obliteriert. Kapillarwände, Bowman-Kapsel und umgebende Tubuli normal (PAS-Färbung)

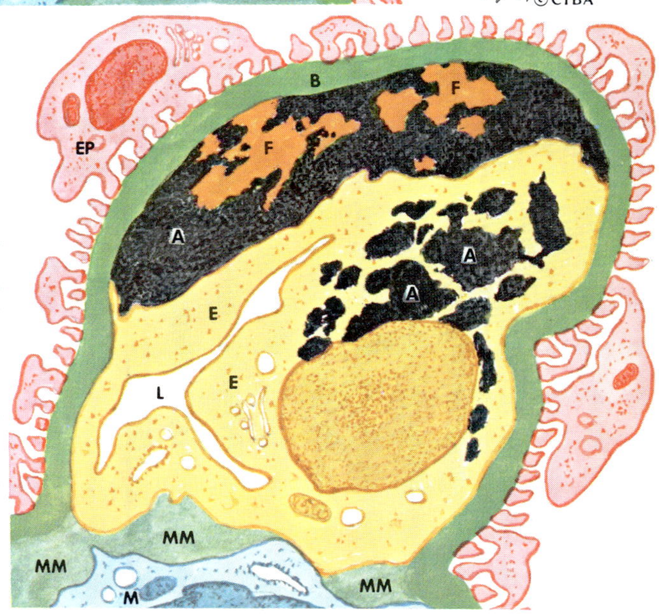


Einzelne dichte Eiweißablagerungen (A) sowohl innerhalb von Endothelzellen als auch zwischen Endothel und Basalmembran, sehr selten Fettablagerungen (F) innerhalb der subendothelialen Eiweißablagerungen

Wie schon der Name sagt, ist die Schwangerschaftstoxikose eine Erkrankung, die ausschließlich an die Schwangerschaft gebunden ist. Die klassische Einteilung unterscheidet ein Frühstadium, die sogenannte *Präeklampsie,* mit Ödem, Proteinurie und Hypertonie, und ein späteres Stadium, die *Eklampsie,* bei der es außerdem zu Konvulsionen kommt (s. Band 3, Genitalsystem). Die Entwicklung konvulsiver Symptome ist aber nicht allein ein Zeichen für die Schwere der pathologischen Veränderungen, sondern eher die Folge mangelnder Behandlung. Die Unterteilung in ein nichtkonvulsives und ein konvulsives Stadium hat also mehr klinische als pathologisch-anatomische Bedeutung.

**Klinisches und pathologisch-anatomisches Bild.** Das erste Symptom der Schwangerschaftstoxikose ist eine übermäßige Gewichtszunahme durch Ödembildung. In dieser Frühphase ist die einzige pathologische Veränderung in der Niere eine Schwellung der glomerulären Kapillarendothelzellen. Mit der Quellung des Endothelzytoplasmas verschwinden die endothelialen Poren. Die zunehmende Verdickung des Endothelzytoplasmas bewirkt eine Verengung der Kapillarlumina, die schließlich vollkommen verschlossen werden können oder im besten Fall als spaltförmige Öffnungen erhalten bleiben. Gleichzeitig schwellen auch die Mesangiumzellen an. Dadurch verbreitert sich die Mesangiumregion und engt die Lumina noch zusätzlich ein. Die Mesnagiummatrix ist so ödematös zersetzt, daß sie in PAS-gefärbten histologischen Schnitten fibrillär wirkt.

Wie zu erwarten ist, bewirkt die Verkleinerung der glomerulären Kapillarlumina eine Minderung der Nierendurchblutung. Diese Ischämie, die die Glomeruli in Toxikosefällen bei der lichtmikroskopischen Untersuchung blutleer erscheinen läßt, ist vielleicht einer der Gründe für die Hypertonie, die dieses Syndrom häufig begleitet.

In schweren Fällen entwickelt sich vor oder nach der Entstehung der Hypertonie eine Proteinurie. Die Glomeruluskapillaren zeigen in solchen Fällen subendotheliale Einlagerungen einer granulären Substanz (zwischen der Basalmembran und der geschwollenen Endothelzelle). Sie enthalten Serumproteine, wie sich fluoreszenzmikroskopisch nachweisen läßt. Auch diese Eiweißeinlagerungen tragen zu einer Verkleinerung des glomerulären Kapillarlumens und damit zu der Durchblutungsstörung bei. Mitunter findet sich eine den subendothelialen Einlagerungen gleichende granuläre Substanz innerhalb der Endothelzellen.

Wie schwer die Endothel- und Mesangiumschwellung auch sein mag – die glomeruläre Basalmembran zeigt bei einer Toxikose, die nicht durch andere Nieren- oder Systemkrankheiten kompliziert wird, ein im wesentlichen normales Aussehen. Auch die epithelialen Fußfortsätze bleiben normal, sofern keine schwere Proteinurie vorhanden ist; in diesem Fall sind die Fußfortsätze verschmolzen. Diese Unversehrtheit der Basalmembran und der Fußfortsätze ermöglicht im allgemeinen eine Unterscheidung der pathologischen Veränderungen der Toxikose, die vollständig reversibel sind, von bereits präexistenten Nierenkrankheiten, die dem Prozeß zugrundeliegen und durch die Schwangerschaft verschlimmert wurden und die zumeist progredient und irreversibel sind.

**Differentialdiagnose.** Die Unterscheidung zwischen einer essentiellen Hypertonie und der Hypertonie, die dem Frühstadium der Präeklampsie zugehört, kann Schwierigkeiten bereiten. Ebenso wie die Schwangerschaftstoxikose erzeugt auch die essentielle Hypertonie keine membranösen oder epithelialen Veränderungen. Bei der essentiellen Hypertonie sind jedoch die glomerulären Kapillarendothelzellen nicht geschwollen, mit Ausnahme jener 25% der Fälle, bei denen sich eine Präeklampsie aufgepfropft hat.

Sowohl die chronische Glomerulonephritis (die während der Gravidität exazerbieren und eine Präeklampsie imitieren kann) als auch die akute Glomerulonephritis (die in der Schwangerschaft außerordentlich selten ist) und die Lupusnephritis weisen eine Zellproliferation und Basalmembranveränderungen auf und lassen sich dadurch von der Schwangerschaftstoxikose unterscheiden. Eine in der Schwangerschaft auftretende Pyelonephritis ist im allgemeinen durch die klinischen Zeichen der Infektion und den Sedimentbefund abgrenzbar.

**Behandlung.** Die Behandlung besteht in erster Linie in Salzentzug, Förderung der Diurese, Sedierung und Ruhe. Mit einer salzarmen, kalorienarmen Diät, intermittierenden Gaben von Diuretika, Bettruhe und Sedierung nach Bedarf gelingt es in 80–90% der Fälle, die Krankheit zu beherrschen. In seltenen Fällen sind bei persistierender Hypertonie blutdrucksenkende Mittel erforderlich. Wenn sich jedoch Hypertonie und Proteinurie mit konservativen Maßnahmen nicht beherrschen lassen, ist eine Beendigung der Schwangerschaft zu erwägen, da sonst die Entwicklung einer Eklampsie mit Krampfanfällen zu befürchten ist.

# Nierenvenenthrombose

1

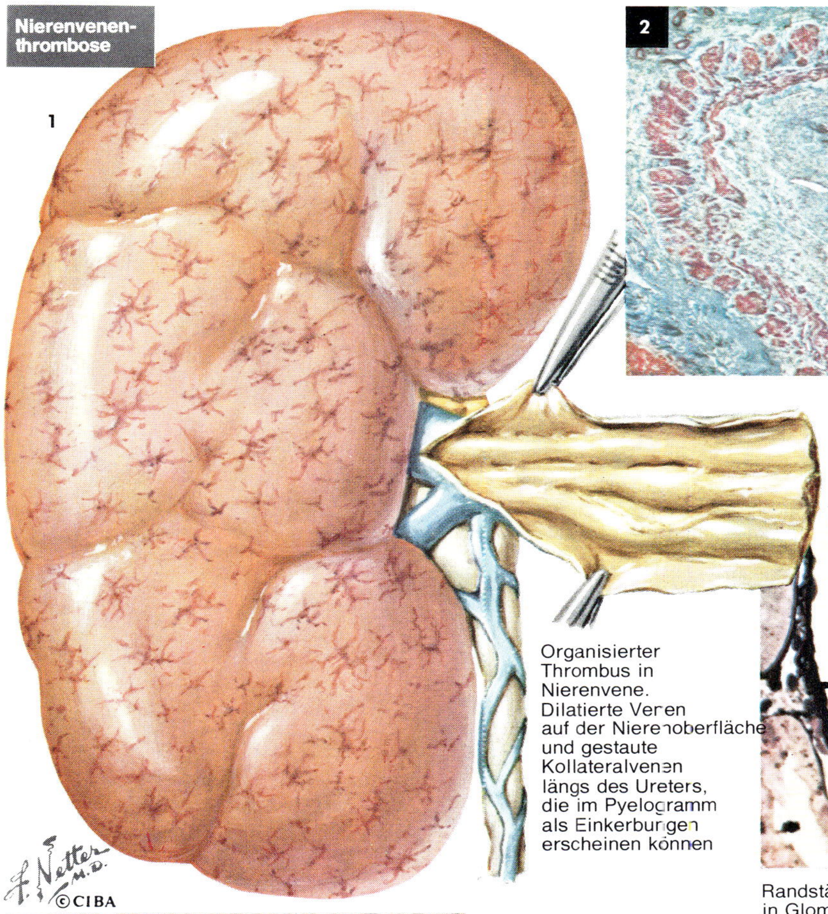


Organisierter Thrombus in Nierenvene. Dilatierte Venen auf der Nierenoberfläche und gestaute Kollateralvenen längs des Ureters, die im Pyelogramm als Einkerbungen erscheinen können

2

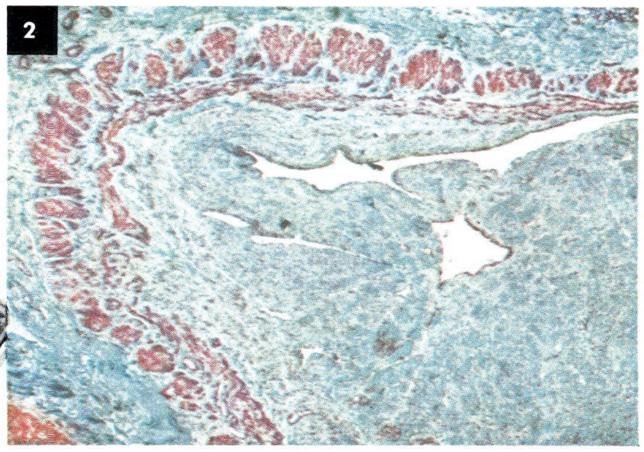

Organisierter, kanalisierter Thrombus in Nierenvene (Masson-Trichromfärbung)

3

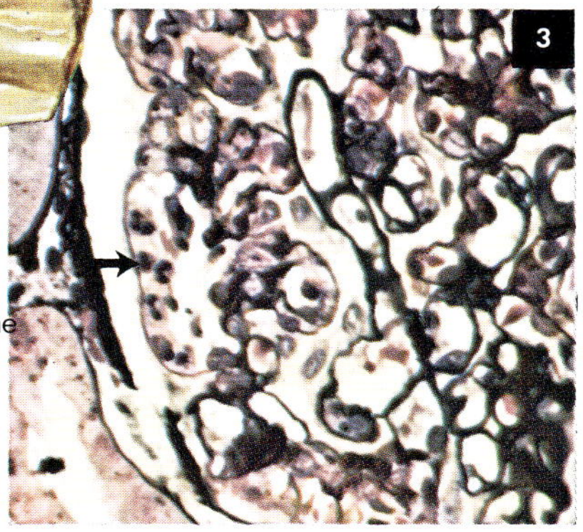

Randständige Leukozyten (Stase) in Glomeruluskapillare (Pfeil) (Silbermethenamin-Färbung)

4

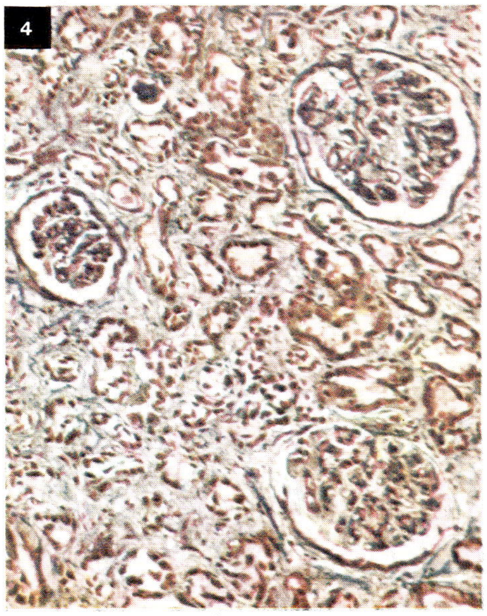

Starkes interstitielles Ödem (Masson-Trichromfärbung)

5

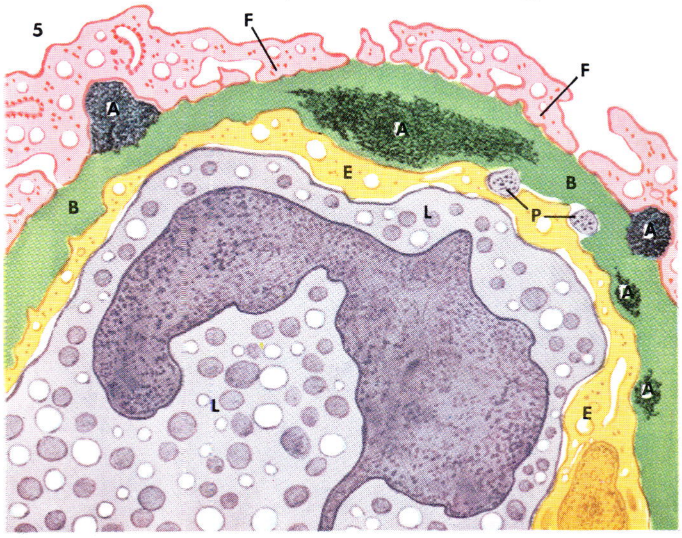


Elektronenmikroskopische Befunde: Fußfortsätze (F) teilweise verschmolzen, Ablagerungen (A) in Basalmembran (B), Leukozyt (L) im Lumen, Endothel (E) geschwollen, Blutplättchenablagerung (P)

Die Nierenvenenthrombose kann als primäre Krankheit oder als Komplikation einer präexistenten Nierenkrankheit auftreten.

In der primären Form ist die Krankheit eher bei Patienten anzutreffen, die zur Venenthrombose neigen, sowie nach einem akuten oder chronischen Trauma der Nierenregion oder als Folge einer Kompression der V. renalis durch Tumoren oder Adhäsionen.

Die sekundäre Form der Nierenvenenthrombose, die eine Komplikation anderer Nierenkrankheiten darstellt, findet man etwas häufiger bei Amyloidose (s. S. 163) und idiopathischer (peri-)membranöser Glomerulonephritis (s. S. 136), doch wurde auch über eine Nierenvenenthrombose bei Lipoidnephrose (s. S. 127), akuter Glomerulonephritis (s. S. 131) und verschiedenen anderen Krankheiten berichtet.

Die Nierenvenenthrombose tritt bei Kindern im Verhältnis häufiger auf und führt zumeist zur Rindennekrose. Sie wird daher eher eine Niereninsuffizienz als ein nephrotisches Syndrom erzeugen. Eine Dehydrierung, aus welchen Gründen immer, scheint eine wichtige Rolle in der Pathogenese der infantilen Form zu spielen.

Häufiger zu beobachtende klinische Begleiterscheinungen der Nierenvenenthrombose sind eine massive Proteinurie, Schmerzen und Druckempfindlichkeit im Epigastrium und Kostovertebralwinkel, thromboembolische Prozesse sowie ein pathologisches Harnsediment mit Mikrohämaturie, Pyurie, hyalinen und granulierten Zylindern und ovalen Fettkörnchenzellen.

Den größten diagnostischen Aussagewert hat die Röntgenuntersuchung. Das intravenöse Pyelogramm (s. S. 91) zeigt unter Umständen eine erhebliche Vergrößerung der betroffenen Niere sowie Eindellungen oder Kerben an Nierenbecken und Ureter durch aufliegende erweiterte periureterale Venen. Eine Phlebographie der V. cava inferior und der Vv. renales (s. S. 102) oder die venöse Phase eines Arteriogramms ermöglicht die definitive Diagnose.

Die perkutane Nierenbiopsie (s. S. 107) ergibt oft unspezifische histologische Veränderungen, die dennoch sehr suspekt auf eine Nierenvenenthrombose sind. Die Glomeruli sind geringfügig vergrößert und zeigen eine leichte Kapillarwandverdickung. In den Kapillarlumina sieht man oft Leukozyten liegen oder am Rand kleben. Das oft starke interstitielle Ödem bewirkt eine weite Auseinanderdrängung und eine leichte bis mäßige Atrophie der Tubuli contorti. In mehr chronischen Fällen entwickeln sich eine interstitielle Fibrose und eine schwerere Tubulusatrophie.

Bei der Autopsie sieht man oft extrem vergrößerte Nieren mit kleinen, erweiterten Venen an der Oberfläche. Frische Thromben in den Vv. renales sind leicht zu erkennen. Sie werden oft von Wandthromben in der V. cava inferior begleitet. In chronischen Fällen können die Nieren kleiner als normal sein.

Organisierte und rekanalisierte Thromben können dem Prosektor eher entgehen, da sie longitudinale bindegewebige Verdickungen oder Stränge in der Venenwand bilden. Wenn man die organisierten Thromben der Länge nach aufschneidet, findet man weite Rekanalisierungen, welche die ursprüngliche Vene darzustellen scheinen. Interessanterweise ist die Thrombose gewöhnlich auf die Vv. renales und ihre Hauptäste beschränkt und greift nur selten auf die kleinen Parenchymäste über. Elektronenmikroskopische Untersuchungen an den Glomeruli haben ergeben, daß neben einer Verschmelzung der Fußfortsätze dichte osmiophile Einlagerungen an beiden Seiten und – selten – innerhalb der Basalmembran vorhanden sind. Mit Immunfluoreszenzuntersuchungen wurde nachgewiesen, daß diese Einlagerungen aus IgG, IgM, $\beta_{1C}$ (C 3) und Fibrin-Fibrinogen bestehen.

Die *Pathogenese* der Nierenvenenthrombose liegt im dunkeln. Möglicherweise spielen hämodynamische sowie koagulierende und immunologische Faktoren eine Rolle. Unsicher ist auch der Mechanismus der Proteinurie bei dieser Erkrankung, doch scheint der erhöhte Druck in den Vv. renales von primärer Bedeutung zu sein, da auch bei anderen spontan beim Menschen auftretenden oder tierexperimentell erzeugten Krankheitszuständen, die zu einer schweren passiven Nierenstauung führen, ein nephrotisches Syndrom aufgetreten ist.

Rezidivierende Thromboembolien sind die häufigste und ernsteste Komplikation der Nierenvenenthrombose. Es wird daher allgemein eine langfristige Behandlung mit Antikoagulantien empfohlen. Die Prognose ist jedoch ungünstig, besonders in Fällen, die mit einer Niereninsuffizienz und/oder thromboembolischen Manifestationen einhergehen.

# Glomeruläre Veränderungen bei kongenitalen Herzfehlern mit Zyanose

**Glomerulusveränderungen bei kongenitalen Herzfehlern mit Zyanose**

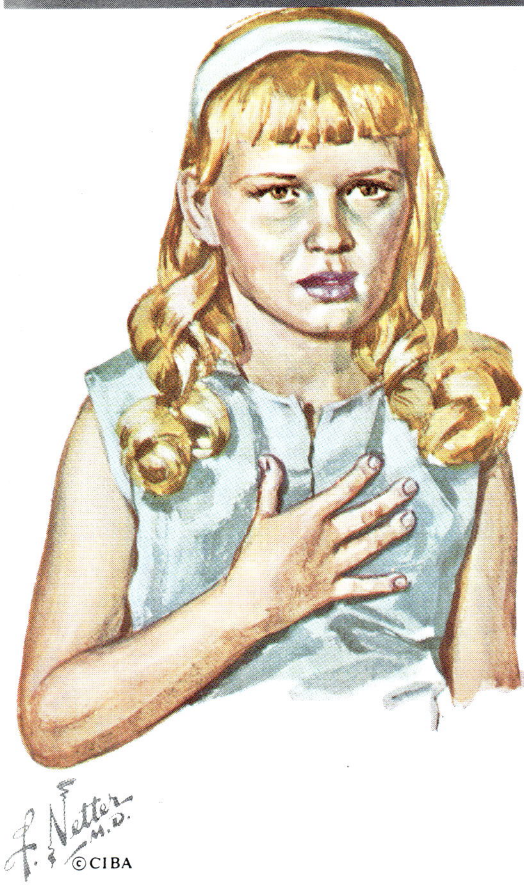


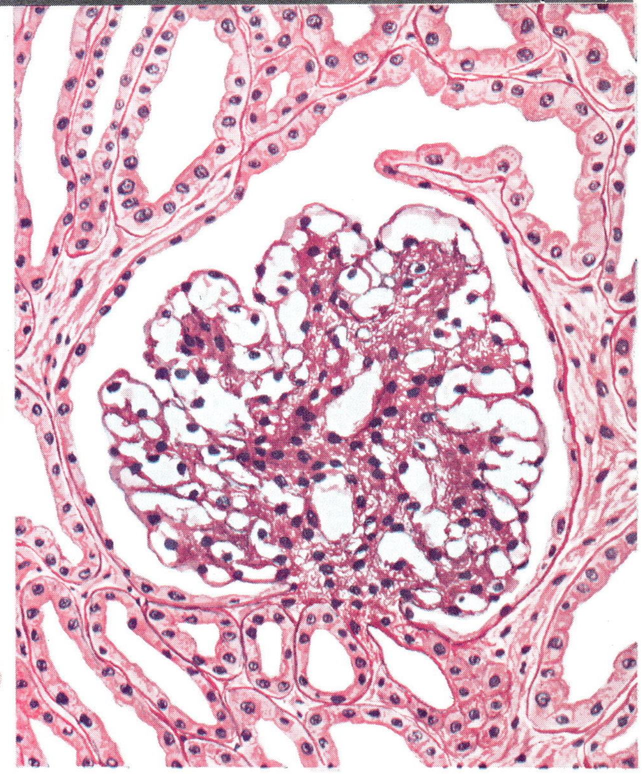

Fibrilläres Material in Massen im Mesangium abgelagert, besonders im Läppchenzentrum. Periphere Kapillaren dilatiert. Leichte Mesangiumzellvermehrung (PAS-Färbung, 350fach)

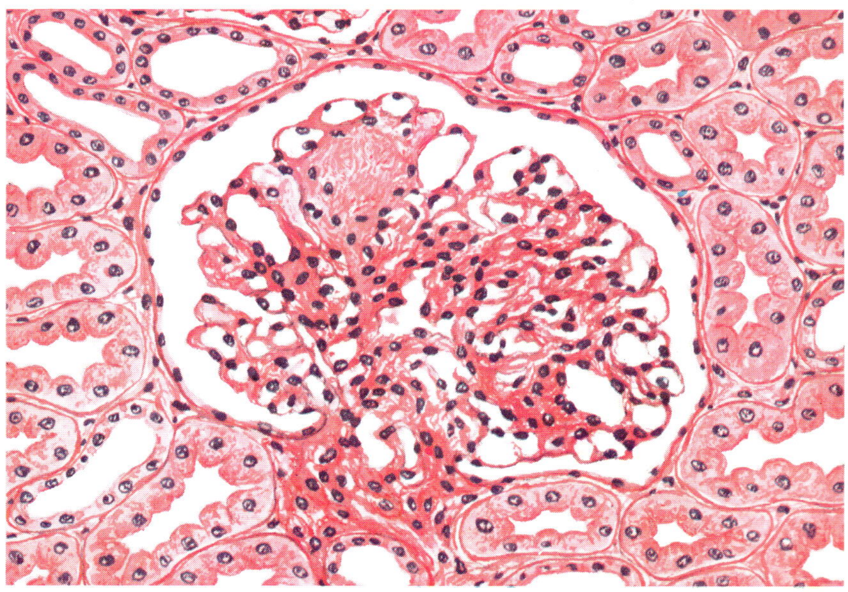

Massenhaft interkapilläres Material und Zellvermehrung vorwiegend im Läppchenzentrum, ungleicher Befall der Schlingen, Hyalinisierung der Interkapillarregion in der obersten Schlinge links von der Mitte. Außenwände der peripheren Kapillarschlingen erscheinen gespalten. Juxtaglomerulärer Apparat prominent (HE-Färbung, 350fach)

Bei kongenitalen Herzfehlern mit Zyanose treten neben den Auswirkungen von Thrombosen, Embolien und bakterieller Endokarditis auf die Nieren in manchen Fällen pathologische Veränderungen der glomerulären und vaskulären Struktur (mit begleitenden Nierenfunktionsstörungen) auf, deren Pathogenese und Verlauf allerdings unbekannt sind.

**Stukturelle Veränderungen.** Bei manchen Patienten mit zyanotischen kongenitalen Herzfehlern sind die Nieren frei von Veränderungen. Bei anderen findet man jedoch eine Vergrößerung der Glomeruli sowie eine Erweiterung und Anschoppung der Kapillaren bei einer möglicherweise erhöhten Anzahl von Kapillarschlingen. Das Mesangium enthält mehr Zellen als normal sowie massenhaft granulofibrilläres Material. Überdies können die Glomeruli eine generalisierte Zellvermehrung aufweisen. Unter Umständen ist eine fokale Glomerulosklerose zu beobachten, desgleichen eine Verdickung oder Verdoppelung der glomerulären Basalmembran. Die afferenten Arteriolen sind zuweilen erweitert, und sowohl die afferenten als auch die efferenten Arteriolen zeigen gelegentlich eine Hyalinisierung. Der juxtaglomeruläre Apparat kann hervortreten oder narbig verändert sein, aber an den Tubuli findet man nur geringfügige oder belanglose Veränderungen. Man nimmt zwar allgemein an, daß die Tubuli nicht erweitert sind, weiß es aber nicht mit Sicherheit.

Wie bereits erwähnt, sind nicht in allen Fällen von kongenitalen Herzfehlern mit Zyanose Nierenveränderungen vorhanden, und das Auftreten oder die Koexistenz der verschiedenen glomerulären und vaskulären Läsionen ist inkonstant und läßt sich nicht voraussagen. Bei primärer pulmonaler Hypertonie können eine ähnliche Stauung und Vergrößerung der Glomeruli oder Mesangiumveränderungen vorkommen. Aufgrund des histologischen Bildes sind differentialdiagnostisch folgende Krankheiten abzugrenzen: abklingende akute und latent chronische Glomerulonephritis (s. S. 132), lobuläre Glomerulonephritis (s. S. 135), minimal proliferierende Glomerulonephritis (Lipoidnephrose) beim nephrotischen Syndrom (s. S. 123), Lupusnephritis (s. S. 141), diabetische Nephropathie (s. S. 149), abgeheilte fokale Glomerulonephritis (s. S. 138), fokale Glomerulosklerose (s. S. 139) und Glomerulusläsionen im Rahmen einer Leberzirrhose (s. S. 176).

**Funktionelle Abweichungen.** Wie häufig Nierenfunktionsstörungen bei kongenitalen Herzfehlern mit Zyanose auftreten, steht noch nicht fest. Eine Proteinurie ist allerdings oft vorhanden. Der effektive renale Plasmafluß ist vermindert und die Filtrationsfraktion erhöht. Es kann eine leichte Hypertonie bestehen, unter Umständen auch Azotämie und Hämaturie. Doch auch bei starken pathologischen Veränderungen an den Glomeruli stirbt der Patient nicht an der Niereninsuffizienz. Untersuchungen über die glomeruläre Filtration und die Nierendurchblutung haben inkonstante Ergebnisse geliefert.

**Pathogenese.** Die Ursache der Nierenläsionen ist noch unklar. Einzelne Aspekte der Läsionen sind mit der Hypoxie, Hyperkapnie, dem erhöhten postglomerulären Widerstand, dem »Grad der Zyanose«, der Polyzythämie, dem Alter des Patienten oder der Drucksteigerung im rechten Herzen in Zusammenhang gebracht worden. Dessenungeachtet ist die Frage der Pathogenese bislang noch offen.

# Die Nieren bei Stauungsherzinsuffizienz

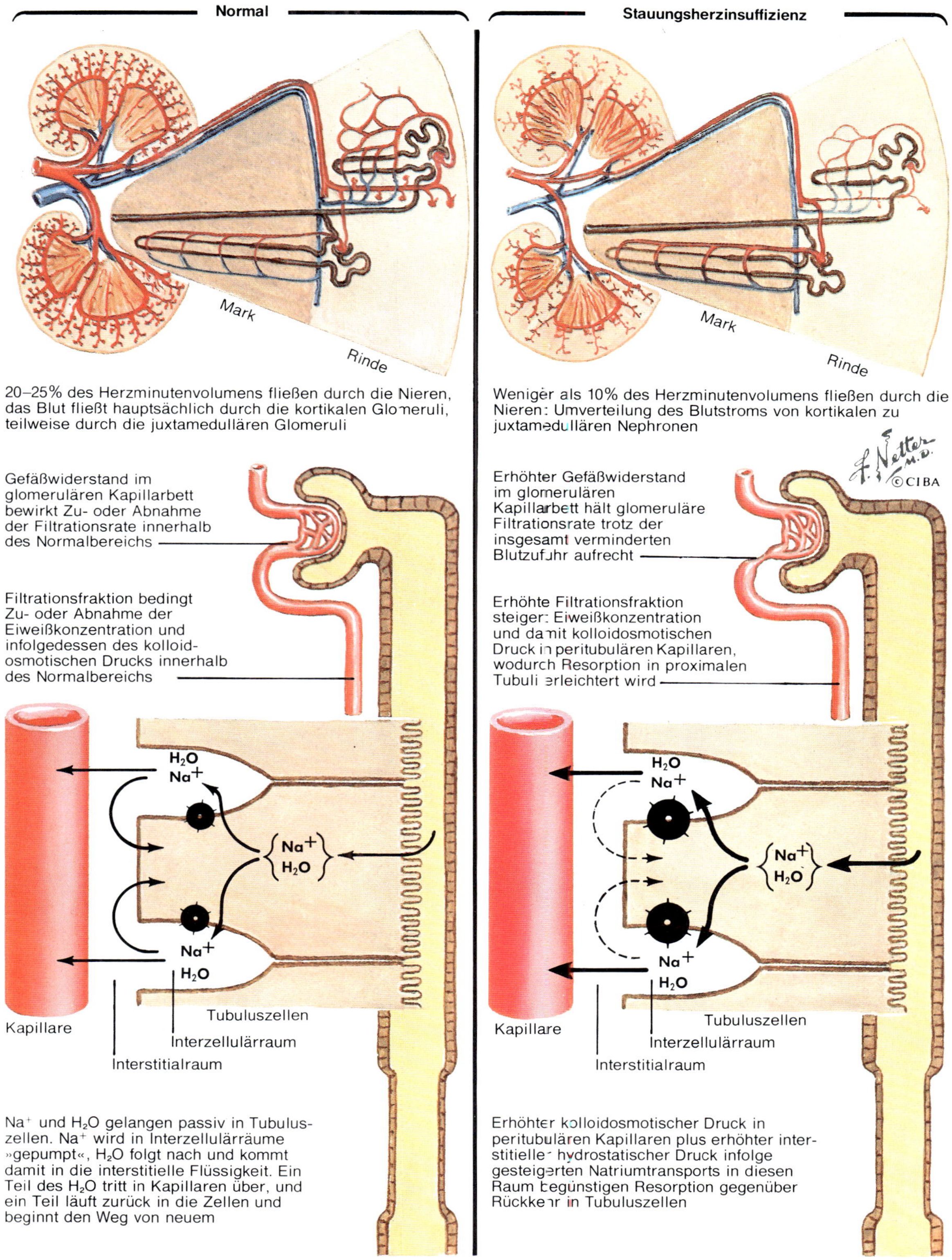


Normalerweise fließen 20–25% des Herzminutenvolumens durch die Nieren. Diese hohe Durchblutung steht mit der primären Funktion der Nieren, ständig für die Wiederherstellung der Extrazellulärflüssigkeit zu sorgen, in Zusammenhang und wird nicht von der metabolischen Aktivität des Nierengewebes diktiert. Sie wird vom sogenannten autoregulatorischen Mechanismus der Nieren trotz weiter Schwankungen des systemischen Blutdrucks aufrechterhalten. Wenn die Gewebe in bestimmten Situationen (z.B. während körperlicher Tätigkeit oder bei Stauungsherzinsuffizienz) jedoch zu wenig Sauerstoff bekommen, wird die Blutzufuhr zu Geweben mit niedriger Sauerstoffextraktion (Haut, Nieren, Splanchnikusgebiet) zugunsten von Geweben mit hoher Sauerstoffextraktion (Gehirn, Herz, Skelettmuskel) gedrosselt. Dabei kann die Nierendurchblutung auf oder unter 10% des gesamten Herzminutenvolumens absinken.

Diese Minderung der Nierendurchblutung im ganzen geht mit einer intrarenalen Strömungsumleitung des verbleibenden Blutes einher, die bewirkt, daß im Verhältnis weniger Blut in die Nierenrinde gelangt. Normalerweise erhalten die kortikalen Nephrone mit kurzen Henle-Schleifen den größten Teil des Nierenblutes, aber bei Stauungsherzinsuffizienz wird ein größerer Prozentsatz der juxtamedullären Nephrone mit langen Henle-Schleifen durchströmt. Da die Natriumresorptionskapazität der juxtamedullären Nephrone größer ist als die der kortikalen Nephrone, trägt die Umverteilung des Blutstroms zur Regulierung der Natriumbilanz in ihrer Gesamtheit bei (s. S. 56).

Während die Niere insgesamt weniger Blut erhält, steigt zugleich der Gefäßwiderstand im postglomerulären Kapillarsystem. Mit Hilfe dieses erhöhten glomerulären Kapillarwiderstands soll die glomeruläre Filtration aufrechterhalten werden. Durch die erzielte Vergrößerung der Filtrationsfraktion steigt jedoch die Eiweißkonzentration – und damit der kolloidosmotische Druck – in dem Blut, das in die postglomerulären Kapillaren gelangt. Der höhere kolloidosmotische Druck begünstigt die Flüssigkeitsresorption im proximalen Tubulus unabhängig von aktiven Transportmechanismen. Überdies wird Natrium von den Zellen des proximalen Tubulus vermehrt aktiv resorbiert.

Nach den heute geltenden Vorstellungen über die Nierenphysiologie führt ein vermehrter aktiver Natriumtransport in der vom Lumen abgewandten Zone der Tubuluszellen zu einer Ansammlung von Natrium in der peritubulären interstitiellen Flüssigkeit. Diese erhöhte Natriumkonzentration im Interstitium fördert wiederum den Wasserübertritt aus der Zelle in den Interzellulärraum (s. S. 48). Das hat zur Folge, daß der hydrostatische Druck in den interzellulären und interstitiellen Räumen steigt, wodurch der Übergang von Flüssigkeit in die peritubulären Kapillaren begünstigt wird. Sowohl der erhöhte intravaskuläre kolloidosmotische Druck als auch der erhöhte hydrostatische Druck der interstitiellen Flüssigkeit erleichtern also die Flüssigkeitsresorption im proximalen Tubulus.

Infolge der gesteigerten Resorption im proximalen Tubulus gelangt weniger Flüssigkeit in die weiter distal gelegenen Abschnitte des Nephrons, wo die Zusammensetzung der Tubulusflüssigkeit unter normalen Umständen durch Resorptions- und Sekretionsvorgänge noch weiter verändert wird, bevor der endgültige Harn entsteht. Wenn weniger Flüssigkeit zu den distalen Segmenten des Nephrons angeliefert wird, muß die Sekretion bestimmter Bestandteile der Körperflüssigkeit, z.B. Kalium, zurückgehen; eine weitere Folge ist die Verkleinerung des Volumens und die Erhöhung der Konzentration des Endharns.

# Nierenversagen bei Leberleiden

Nierenversagen bei Leberleiden

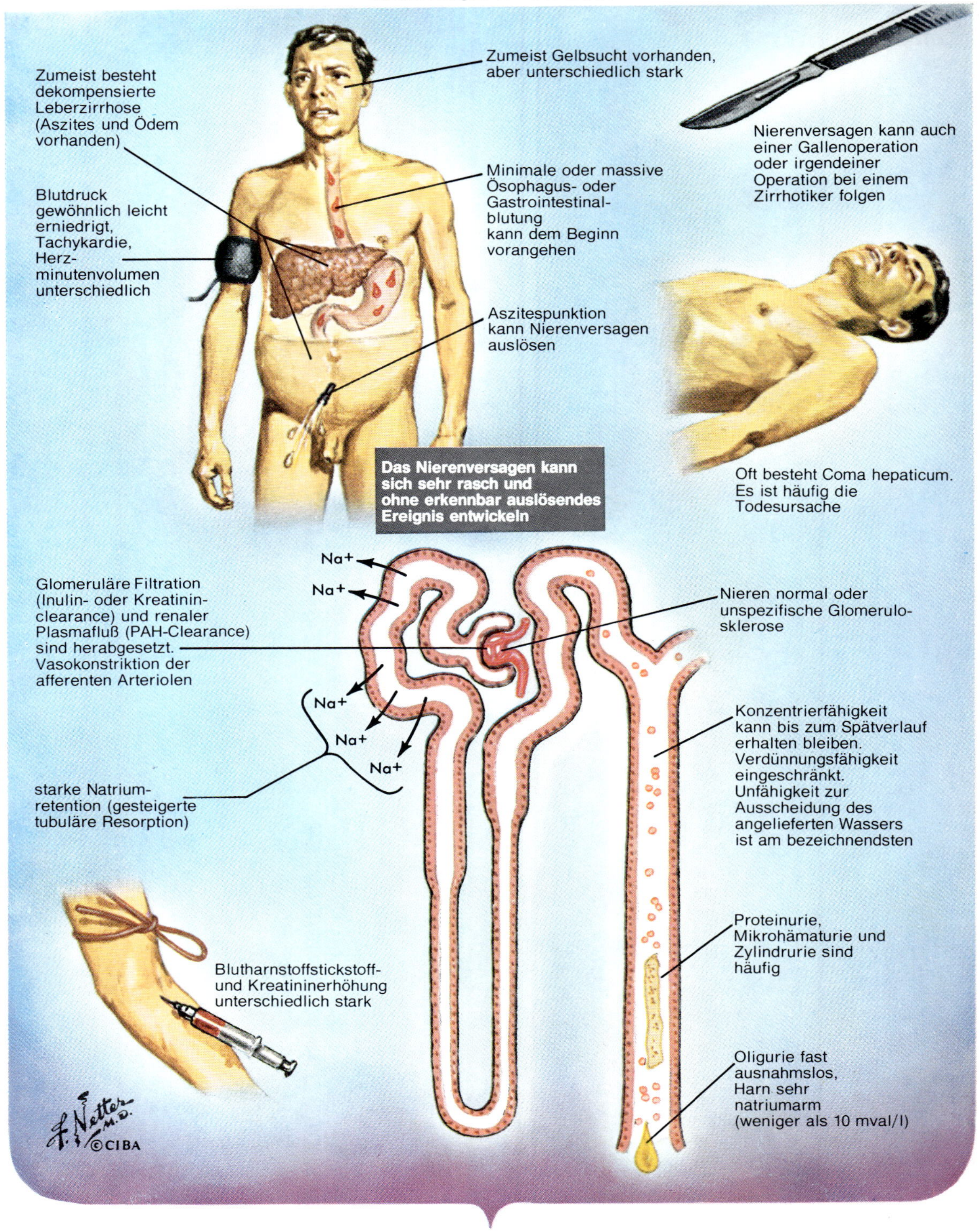


**Prognose sehr ernst**
Todesursache oft andere oder zusätzliche Faktoren und nicht das Nierenversagen an sich

Bei bestimmten klinischen Zustandsbildern, etwa bei Tetrachlorkohlenstoff-Vergiftung (s. S. 170), Morbus Weil, Gelbfieber, Schwangerschaftstoxikose und Kreislaufkollaps, kommt es zu einer gleichzeitigen Schädigung von Leber und Niere (s. Bd. Verdauungssystem, Teilbd. 3). Außerdem kann sich bei Leberleiden während des Krankheitsverlaufs aus unbekannter Ursache ein Nierenversagen entwickeln.

Diese klinischen Zustandsbilder sowie die weniger exakt definierte Beobachtung, daß ein Nierenversagen im Gefolge einer Gallenoperation auftreten kann, sind unter dem Sammelbegriff *hepatorenales Syndrom* zusammengefaßt worden. Da dieser Ausdruck jedoch eine unbelegte gemeinsame Pathogenese impliziert, ziehen wir es vor, jeden der genannten Fälle gesondert zu betrachten und im speziellen bei Zirrhotikern von einer *Niereninsuffizienz bei Zirrhose* zu sprechen.

Das Leitsymptom des Syndroms ist eine fortschreitende und schwere Oligurie, doch haben wir auch mehrere Fälle ohne Oligurie beobachtet. Die Niereninsuffizienz kann sich sehr rasch entwikkeln – in Monaten, Wochen oder Tagen – ohne ersichtliches auslösendes Ereignis. Manchmal tritt sie auch nach Aszitespunktion, Operation sowie nach schwereren oder auch nur okkulten Gastrointestinalblutungen auf. Aszites, Ödem und Gelbsucht sind zumeist vorhanden, variieren aber im Ausmaß. Ein Nierenversagen kann sich sogar noch entwickeln, wenn die Gelbsucht schon zurückgeht. Es besteht eine mäßige, aber eindeutige Blutdrucksenkung und eine Tachykardie. Bei mehr als 50% der Patienten entwickelt sich ein Coma hepaticum, das meist die Todesursache bildet.

Das Glomerulusfiltrat und der renale Plasmafluß sind auffallend stark herabgesetzt. Die zuführenden Gefäße sind dabei verengt, und vorwiegend die Nierenrinde ist unterdurchblutet. Im Gefolge der gesteigerten tubulären Resorption kommt es zu einer beträchtlichen Natrium- und Wasserretention.

Ganz typisch ist das Unvermögen, das angelieferte Wasser auszuscheiden, was teilweise die Verdünnungshyponaträmie erklären kann. Der Blutharnstoffstickstoff- und der Kreatininspiegel sind unterschiedlich stark erhöht, erreichen jedoch im allgemeinen nicht die Werte, die man im Endstadium primärer Nierenkrankheiten findet.

Der Harn ist im allgemeinen sauer und enthält häufig etwas Eiweiß, Erythrozyten sowie hyaline und granulierte Zylinder. In vielen Fällen wird der Harn bereits früh im Verlauf des Nierenversagens spärlich und ziemlich konzentriert, woran sich bis zum Tod nichts mehr ändert. Bei den meisten Patienten zeigt sich allerdings eine schrittweise Abnahme der Konzentration. Die Natriumkonzentration im Harn ist typischerweise sehr niedrig, im allgemeinen unter 10 mval/l.

Bei der Autopsie sind die Nieren entweder vollkommen normal oder zeigen eine unspezifische »biliäre Nephrose«, eine Glomerulosklerose oder Läsionen von zweifelhafter funktioneller Bedeutung. Wenn solche Nieren Patienten mit terminalen Nierenleiden implantiert werden, nehmen sie sofort ihre Funktion auf.

Die Entwicklung eines Nierenversagens im Verlauf einer Zirrhose ist prognostisch sehr ernst zu bewerten. Von fast 100 unserer Patienten hat sich nur einer spotan erholt. Auch von anderen Autoren gibt es nur wenige Heilungsberichte. Die Patienten sterben eher *in* als *an der* Niereninsuffizienz. Es hat den Anschein, daß das Nierenversagen ein Ausdruck oder Teil einer breiteren, fundamentaleren Störung ist.

Die Pathogenese des Nierenversagens bei Zirrhose ist unbekannt. Die zur Zeit vorliegenden Untersuchungsergebnisse sprechen für einen zirkulatorischen Mechanismus, wobei die Niere infolge einer Verengung der intrarenalen Gefäße nicht ausreichend durchblutet wird. Es ist zwar sicherlich möglich, daß eine Verkleinerung des effektiven Plasmavolumens bei manchen Patienten ein hämodynamisch signifikanter Faktor ist. Eine Auffüllung des Volumens hat aber nur eine vorübergehende Wirkung und scheint keinen Einfluß auf den ungünstigen Krankheitsverlauf zu haben. Man sollte daher an andere Mechanismen denken, z.B. an Störungen der intrarenalen Zirkulation.

Der deletäre Verlauf des Syndroms ließ sich nach unserer Erfahrung durch keine Behandlung beeinflussen. Auch wiederholte Versuche zur Vergrößerung des Plasmavolumens und die Dialyse blieben erfolglos.

# Lungenpurpura mit Nephritis (Goodpasture-Syndrom)

Während der Grippepandemie 1918 beobachtete Goodpasture einen Patienten mit einer auffallenden Hämoptoe, die zwei Monate nach einer klassischen Grippeattacke auftrat. Klinisch trat keine Nierenbeteiligung in Erscheinung, aber bei der Autopsie zeigten die Nieren »einige kleine Blutungen in der Rinde und ein mäßiges Ödem«. Es bestand eine glomeruläre Nephropathie »mit einem fibrinösen Exsudat in der Bowman-Kapsel und einer Zellproliferation im glomerulären Schlingenkonvolut«. Man hielt den Lungenprozeß und überhaupt die ganze Krankheit für entzündlich.

## Nomenklatur

Parkin u. Mitarb. (1955) beschrieben 7 ähnliche Fälle, von denen 4 eine Panarteriitis nodosa hatten, deren Lungenprozeß aber noch immer für entzündlich gehalten wurden. Stanton u. Tange (1958) berichteten über 9 Fälle und schlugen die Benennung *Goodpasture-Syndrom* vor, da man nichts über die Ätiologie der Erkrankung wußte.

Dieser Name hat sich zwar seither weitgehend durchgesetzt; er sagt aber nichts aus und ist vielleicht sogar eine Fehlbezeichnung, wenn man bedenkt, wie spärlich die Belege dafür sind, woran Goodpastures Patient wirklich gelitten hat. Der von Rusby u. Wilson (1960) vorgeschlagene Ausdruck *Lungenpurpura mit Nephritis* ist dem Autorennamen vorzuziehen.

Ein weiteres terminologisches Problem ergibt sich aus der Bezeichnung *idiopathische pulmonale Hämosiderose* (IPH) für eine massive Hämoptoe, verbunden mit schattengebenden Hämosiderinablagerungen in der Lunge. Dieses Syndrom geht zwar oft mit einer Glomerulonephritis einher, kann aber auch ohne Nierenbeteiligung vorkommen. Es erschiene daher sinnvoll, den Ausdruck IPH für die unkomplizierte Krankheit zu reservieren und den Terminus Goodpasture-Syndrom – oder besser Lungenpurpura mit Nephritis – auf jene Fälle zu beschränken, wo sowohl eine Lungen- als auch eine Nierenbeteiligung vorliegen, wenn auch nicht notwendigerweise gleichzeitig nebeneinander.

Hamburger u. Mitarb. (1968) betonen, daß »die Autonomie des Goodpasture-Syndroms hauptsächlich im Fehlen jeglicher Gefäßläsionen liegt«. Im Hinblick auf die Schwierigkeit, den negativen Nachweis rigoros zu führen, würden viele das Syndrom lieber als Variante der nekrotisierenden Angiitis oder der Panarteriitisgruppe betrachten; es besteht kein Zweifel, daß Fälle mit der typischen Histologie der Panarteriitis nodosa (s. S. 167) auch alle klinischen Merkmale des Syndroms aufweisen.

## Allgemeine klinische Symptomatik

Die kennzeichnendste Erscheinung ist eine massive *Hämoptoe,* die zu einer schweren Anämie und zum praktisch vollständigen Schwund des Transporteisens bei ausgesprochen niedrigem Serumeisenspiegel führt. Auch wenn keine aktive Blutung existiert, kann der Husten fortdauern. Das Sputum ist dabei zumeist purulent. Gewöhnlich besteht Atemnot, hauptsächlich aufgrund des Lungenprozesses, zweifellos aber verstärkt durch die Anämie.

Lungenpurpura mit Nephritis (Goodpasture-Syndrom)

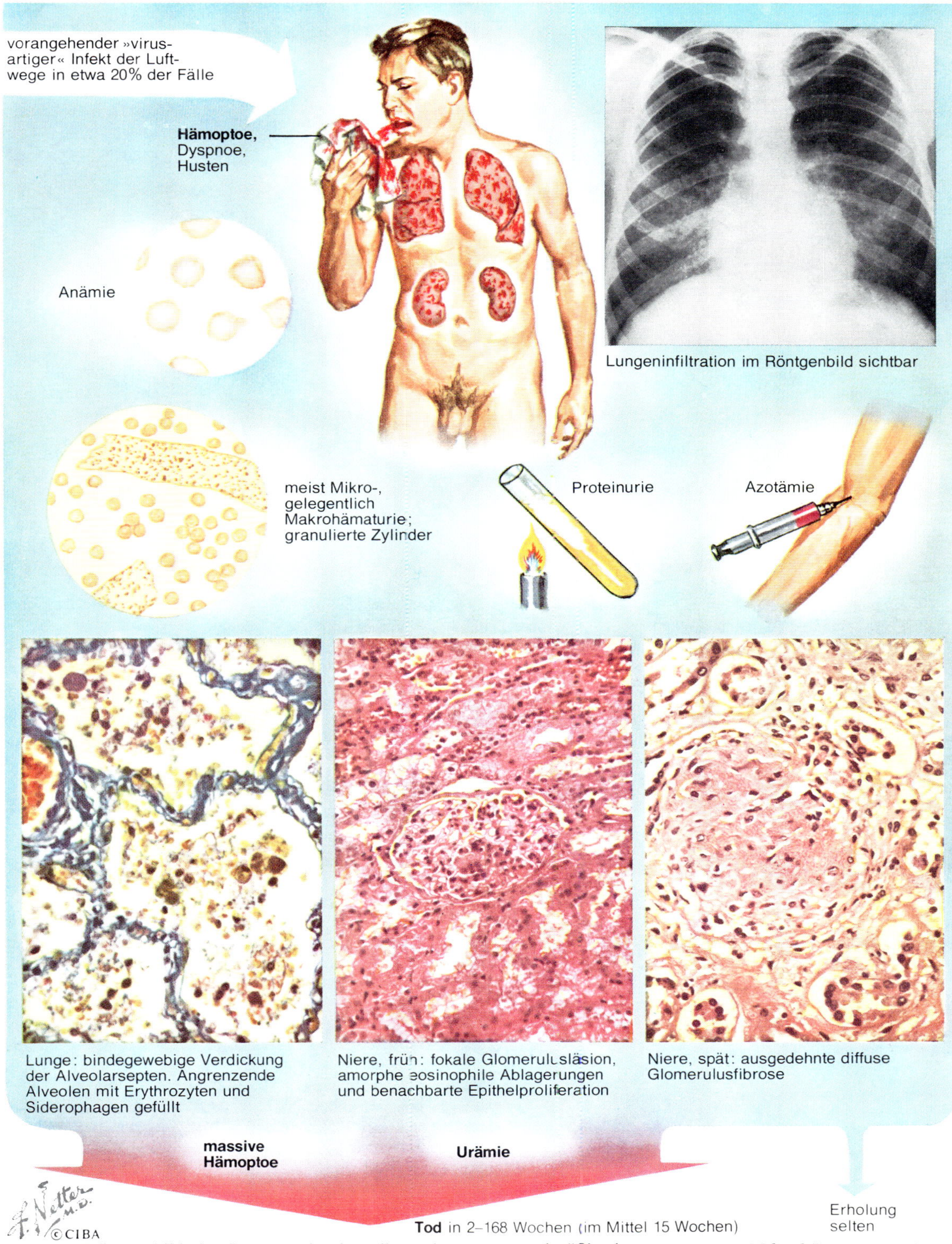


Das Röntgenbild der Lunge zeigt im allgemeinen eine *Kardiomegalie* und sehr auffallende fleckförmige oder konfluierende *Lungenverschattungen.* Die meisten Patienten sterben entweder an einer massiven Hämoptoe oder an Niereninsuffizienz innerhalb eines Jahres. Bei der Autopsie bietet die Lunge eine *hämorrhagische Alveolitis* mit vielen mit Eisenpigment beladenen Makrophagen. Zur Behandlung wurden Prednison, Azathioprin und andere Immunsuppressiva verwendet. Dauerhafte Remissionen sind jedoch sehr ungewöhnlich, wenn auch manche Patienten mehrere Jahre überlebt haben.

## Nierenbeteiligung

Manchmal gehen die Lungenerscheinungen allen Anzeichen einer Nierenbeteiligung um Wochen oder sogar noch länger voran, aber in anderen Fällen ist bereits sowohl eine Lungen- als auch eine Nierenbeteiligung vorhanden, wenn der Patient erstmals zur Beobachtung kommt. Häufig besteht eine Makrohämaturie, und sobald die Nieren einmal befallen sind, findet man regelmäßig eine permanente *Mikrohämaturie* und *Proteinurie.* Es können fleckförmig Glomeruli von nekrotisierenden und proliferativen Prozessen ergriffen werden. Diese ursprünglich fokalen Veränderungen schreiten unter Umständen zu einem diffusen Befall der Glomeruli fort.

Nebenbei erwähnt, fehlt eine Hypertonie im allgemeinen; in diesem Punkt besteht eine Ähnlichkeit mit dem Panarteriitis-nodosa-Typ der »mikroskopischen« oder kleinen Gefäße und ebenso mit der Wegener-Granulomatose (s. S. 167).

In Hinblick auf die Frage der Pathogenese ist zu sagen, daß die Nierenläsionen offenbar ähnlich sind wie bei anderen Formen der Angiitis, und ein Zitat aus Goodpastures eigenem Obduktionsbefund ist vielleicht nicht ganz irrelevant: »Schnitte durch die hämorrhagischen Punkte im Darm zeigen fokale Läsionen in der Wand der Arteriolen mit fibrinösem Exsudat und einigen Polymorphkernigen.«

Die Mikrophotos verdanken wir Dr. G. Williams, Department of Pathology, University of Manchester, England, und Dr. G. Berlyne, Central Negev Hospital, Israel.

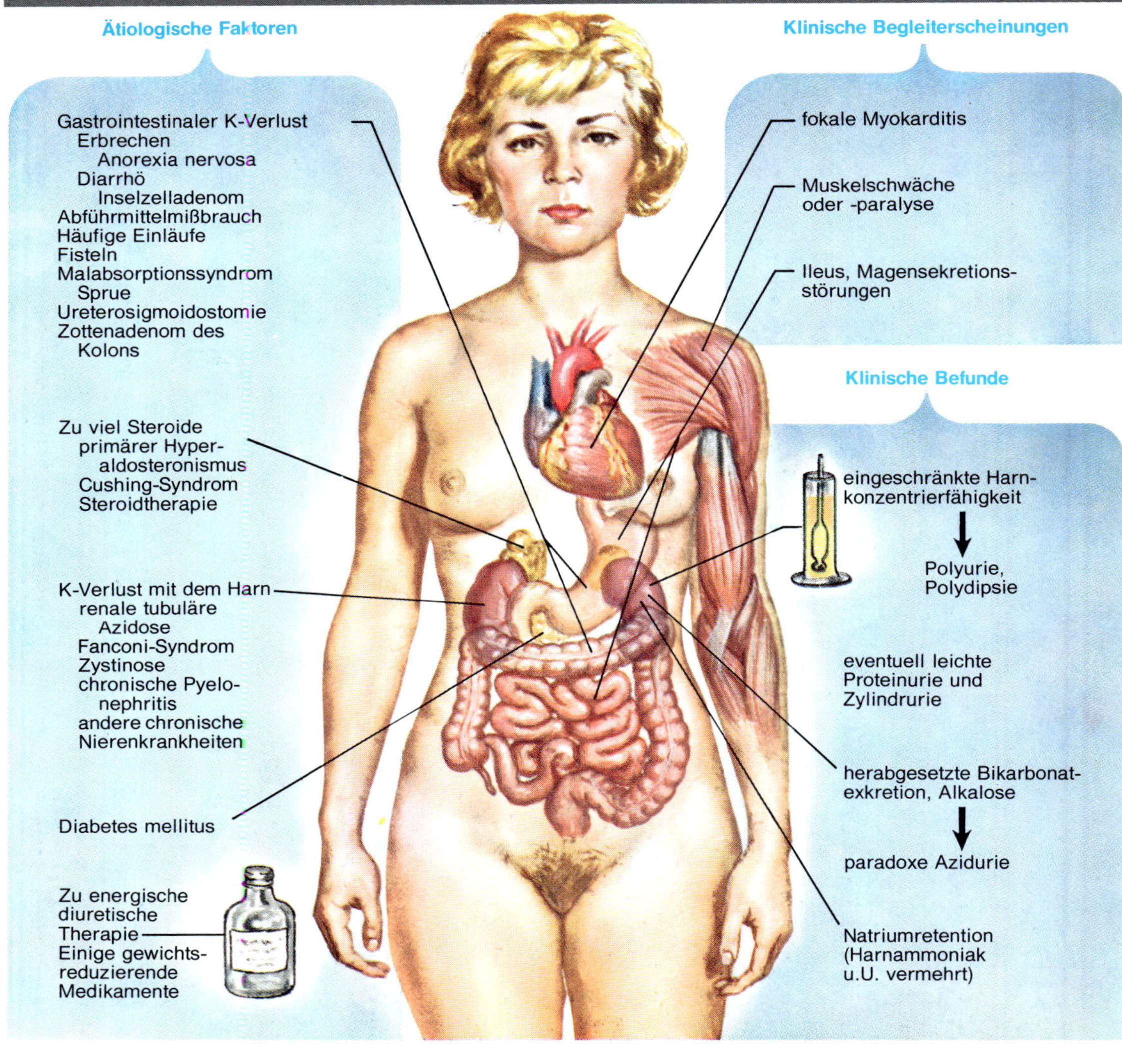


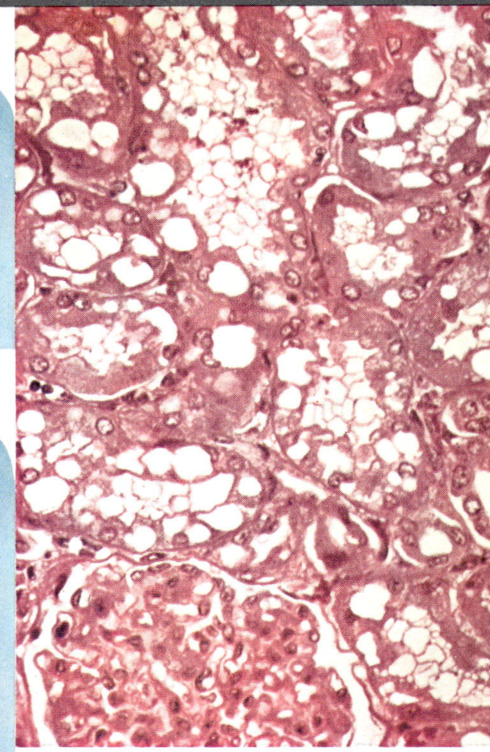

Ausgedehnte Vakuolisierung der Tubuli bei hypokalämischer Nephropathie (HE-Färbung, 250fach)

F. Netter M.D.



# Hypokalämische Nephropathie

**Ätiologie.** Eine Nephropathie durch Kaliumverarmung kann unter verschiedenen Bedingungen entstehen, die sich in vier Gruppen einteilen lassen:

1. Hoher Kaliumverlust über den Gastrointestinaltrakt durch Erbrechen, Durchfall, Abführmittelmißbrauch, häufige Einläufe, Fisteln, Malabsorptionssyndrom, Ureterosigmoidostomie, Zottenadenom des Kolons, Inselzelladenom mit Diarrhoe und Anorexia nervosa (s. Bände »Verdauungssystem«).

2. Hoher Kaliumverlust in den Harn bei tubulärer Azidose (s. S. 248), Fanconi-Syndrom, Zystinose (s. S. 247), chronischer Pyelonephritis (s. S. 191) und anderen chronischen Nierenkrankheiten.

3. Überhöhter Steroidspiegel, besonders Aldosteron und Hydrokortison betreffend (primärer Hyperaldosteronismus, Morbus Cushing, Steroidtherapie; s. Band »Endokrines System«).

4. Verschiedenes (Einnahme von Chlorothiazid, Hydrochlorothiazid und bestimmten gewichtsvermindernden Medikamenten; Diabetes mellitus).

Der Kaliummangel kann neben der Nephropathie Muskelschwäche oder sogar -lähmung, fokale Myokarditis, Ileus und Magensekretionsstörungen verursachen.

**Klinische Befunde.** Wahrscheinlich muß die Kaliumverarmung rund einen Monat bestehen, bevor es zu Krankheitserscheinungen kommt. Am Anfang steht eine Einschränkung der Harnkonzentrierfähigkeit, die sich mit antidiuretischem Hormon (ADH) nicht beheben läßt. Bei hochgradiger Kaliumverarmung kann auch die Verdünnungsfähigkeit beeinträchtigt sein. Klinisch sind Polydipsie, Polyurie und Nykturie zu beobachten. In der Folge kann es zu einer Herabsetzung der Bikarbonatexkretion kommen, die zu Alkalose und sogenannter paradoxer Azidurie führt. Das Harnammoniak ist eventuell vermehrt. Unter Umständen ist eine Natriumretention vorhanden, die stärker ist, als nach dem Kaliumverlust zu erwarten wäre, und offensichtlich auf den Ersatz von intrazellulärem Kalium durch Natrium und auf eine Vermehrung der extrazellulären Flüssigkeit zurückzuführen ist. In manchen Fällen ist das Glomerulusfiltrat (GF) vermindert, besonders bei Dehydration.

Bei vielen Patienten ist eine – zuweilen geringfügige und intermittierende – Proteinurie und eine Zylindrurie zu beobachten, was den Verdacht auf ein chronisches Nierenleiden lenkt. Mitunter finden sich Erythrozyten und Leukozyten im Harn.

**Histologie.** Das histologische Charakteristikum ist eine extreme Vakuolisierung des Tubulusepithels, die im proximalen Tubulus contortus ausgeprägter als im distalen ist. Die typische Vakuole ist klar und enthält keine signifikanten Fett- und Glykogenmengen. Elektronenmikroskopisch sieht es so aus, als ob die Vakuolen Erweiterungen der Zwischenräume zwischen den Einfaltungen der basalen Zellmembranen wären. In einem Untersuchungsbericht wurde eine fast vollständige Separierung der benachbarten Zellen im proximalen Tubulus beschrieben, bei der nur die Integrität der juxtaluminären Zonulae occludentes erhalten war. Die Vakuolen können zwar sicher durch die Vermehrung der extrazellulären Flüssigkeit entstehen, doch bei zumindest einem Patienten mit schwerer Kaliumverarmung lagen große Vakuolen offenbar vollständig intrazellulär ohne nachweisbare Verbindung zu basalen Einfaltungen. Eine Verdikkung der Basalmembran des Tubulusepithels in Rinde und Mark sowie eine diffuse mitochondriale Schwellung wurden ebenfalls beschrieben.

Bei langem Bestehen findet man unter Umständen eine aktive Pyelonephritis oder eine interstitielle Fibrose und chronisch entzündliche Veränderungen. Diese Patienten scheiden oft sogar trotz schwerer Verarmung Kalium aus. Allerdings ist nicht entschieden, ob die Kaliumverarmung zur chronischen Pyelonephritis prädisponiert, und der Beweis, daß eine Kaliumverarmung allein eine Niereninsuffizienz bewirken kann, muß erst erbracht werden.

Wenn die Grundkrankheit behoben ist und keine Pyelonephritis oder andere Komplikation existiert, ist im allgemeinen mit einer Normalisierung der Nierenfunktion innerhalb von 6 Wochen bis 4 Monate nach der Kaliumverarmung zu rechnen. Ob strukturelle Nierenveränderungen eintreten oder nicht, hängt von der Dauer der Kaliumverarmung ab (Auswirkungen einer Niereninsuffizienz auf den Natrium-Kalium-Stoffwechsel s. S. 116).

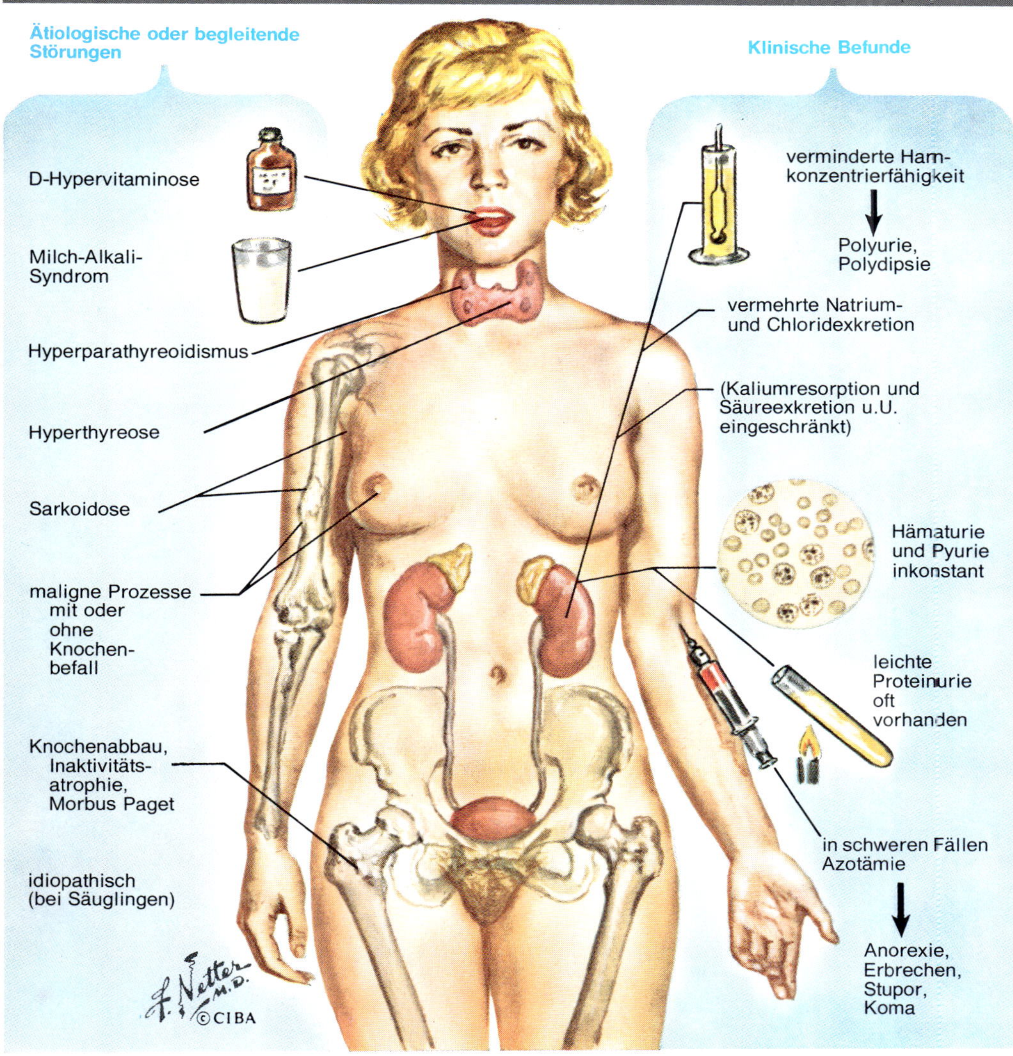


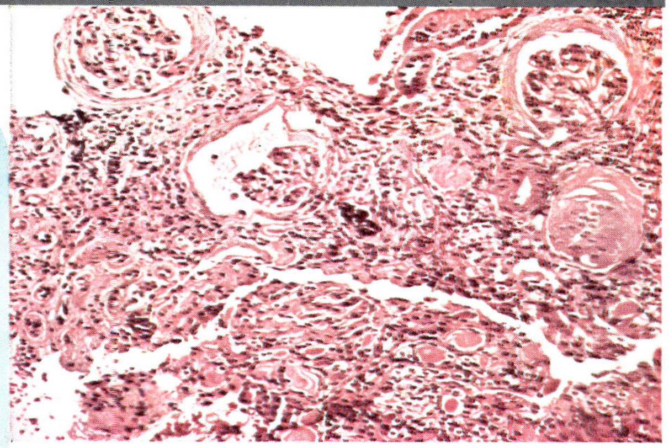

Hyperkalzämische Nephropathie: periglomeruläre Fibrose und unterschiedlich starke Glomerulushyalinisierung, multifokale Kalziumablagerungen. Intratubuläres Eiweißmaterial erzeugt thyreoideaähnliches histologisches Bild (HE-Färbung, 100fach)

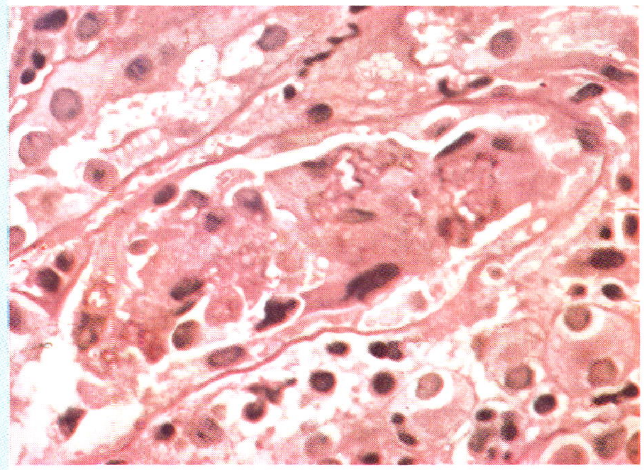

Tubulus mit intraluminaler Ansammlung von Kalzium und Zelltrümmern (PAS-Färbung, 400fach)

# Hyperkalzämische Nephropathie

Eine hyperkalzämische Nephropathie kann bei Hyperparathyreoidismus, Sarkoidose, Vitamin-D-Intoxikation, Milch-Alkali-Syndrom, idiopathischer Hyperkalzämie, Hyperthyreose, malignen Prozessen (mit oder ohne Knochenbefall) und Zuständen, die einen Knochenabbau begünstigen, wie Inaktivitätsatrophie und Morbus Paget, vorkommen (s. andere Bände, besonders Band »Endokrines System«). Bestimmend für die resultierenden funktionellen und strukturellen pathologischen Nierenveränderungen sind, unabhängig von der Grundkrankheit, vor allem Grad und Dauer der Kalziumschädigung.

**Klinische Befunde.** Als erstes kommt es zu einer Einschränkung der Harnkonzentrierfähigkeit (mit damit verbundener Polyurie und Polydipsie), die innerhalb weniger Tage und ohne Verminderung des Glomerulusfiltrats (GF) entstehen kann. Die Clearance von osmotisch freiem Wasser (Freiwasserclearance) ist ebenfalls gestört, und die Natrium- und Chloridexkretion ist erhöht. Diese Veränderungen scheinen reversibel zu sein.

Eine schwere akute Hyperkalzämie kann die rasche Entwicklung einer Niereninsuffizienz und einer Azotämie (sogenannte hyperkalzämische Krise) mit Appetitlosigkeit und Erbrechen, Apathie, Benommenheit und schließlich Koma bewirken. Die distalen Tubuli können so geschädigt werden, daß die Säureausscheidung gestört ist. Bei einer längerdauernden Hyperkalzämie ist oft die Kaliumkonservierung herabgesetzt. Eine chronische oder rezidivierende Hyperkalzämie kann zu einer fortschreitenden Niereninsuffizienz führen, die oft durch chronische Pyelonephritis, Hypertonie und/oder Nephrolithiasis kompliziert wird. Es können eine Hämaturie und eine Pyurie vorkommen, nicht selten auch eine leichte Proteinurie.

Wenn die Ursache der Hyperkalzämie behoben wird, kann sich die Funktion wieder normalisieren, sogar wenn eine Nephrokalzinose zurückbleibt. In manchen Fällen tritt jedoch eine fortschreitende Verschlechterung ein. Welchen Ausgang das Leiden nimmt, hängt offensichtlich vom Ausmaß der Verkalkung und Narbenbildung wie auch von der Existenz einer Pyelonephritis und/oder Nephrosklerose ab.

**Histologie.** In Biopsiepräparaten vom Menschen läßt sich oft eine multifokale Verkalkung des Interstitiums, der distalen Tubuli contorti und der Sammelrohre beobachten, mit Kalzium in den Lumina, Epithelzellen und Basalmembranen. Die Glomeruli sind häufig teilweise bis vollständig hyalinisiert. Oft sind unterschiedliche, meist mäßige bis starke intertubuläre und periglomeruläre Fibrosen vorhanden. Chronisch entzündliche Veränderungen sind ebenfalls ein geläufiger Befund, sind aber beim Hyperparathyreoidismus und bei der Sarkoidose anscheinend stärker ausgeprägt.

**Pathogenese.** Sie ist beim Menschen nicht belegt. Zur folgenden Beschreibung tierexperimenteller Ergebnisse sei ausdrücklich darauf hingewiesen, daß vergleichbare Daten vom Menschen nicht vorliegen.

Bei Hunden, die mit Nebenschilddrüsenextrakt behandelt werden, entwickelt sich binnen 24 Stunden eine Epitheldegeneration im distalen Nephron, gefolgt von Nekrose, Verkalkung und Abstoßung von Zellen ins Lumen. Hier bilden die Zellen einen Kern für die Bildung von Kalkzylindern. Die entstehende Verstopfung geht mit einer Erweiterung der proximalen Tubuli einher. Diese Veränderungen sind eher fokal, zumindest im Frühstadium, und sind daher wahrscheinlich nicht die Ursache der häufig vorkommenden Frühschädigung der Nieren.

Bei Ratten beobachtet man innerhalb von 24 Stunden nach Vitamin-D-Verabreichung eine offensichtlich gesteigerte pinozytotische Aufnahme von Kalzium in den proximalen Tubuli contorti, gefolgt von mitochondrialen Veränderungen und der Ansammlung dichter zytoplasmatischer Körperchen. Danach erscheinen Kalziumablagerungen in den zytoplasmatischen Vakuolen, Mitochondrien und Basalmembranen. Gleichzeitig ist eine Reduktion der oxidativen Phosphorylierung in isolierten Mitochondrien feststellbar. Ähnliche Veränderungen können bei Ratten innerhalb von einer Stunde nach der intraperitonealen Verabreichung von Kalziumglukonat entstehen. Wenn diese Veränderungen auch beim Menschen vorkommen sollten, könnten sie die klinischen Frühsymptome erklären.

Eine anhaltende Hyperkalzämie führt bei Hunden zu einer ständigen Verstopfung distaler Tubuli, die mit einer Epithelzellproliferation einhergeht. Im Gegensatz dazu atrophiert das Epithel des proximalen Tubulus. Schließlich erfaßt die Verkalkung das Interstitium. Sie wird von einer Fibrose und von den Zellelementen der chronischen Entzündung begleitet. (Auswirkungen einer Niereninsuffizienz auf den Kalzium-Phosphor-Stoffwechsel s. S. 117–119.)

# Myelom

## Multiples Myelom mit Nierenbeteiligung

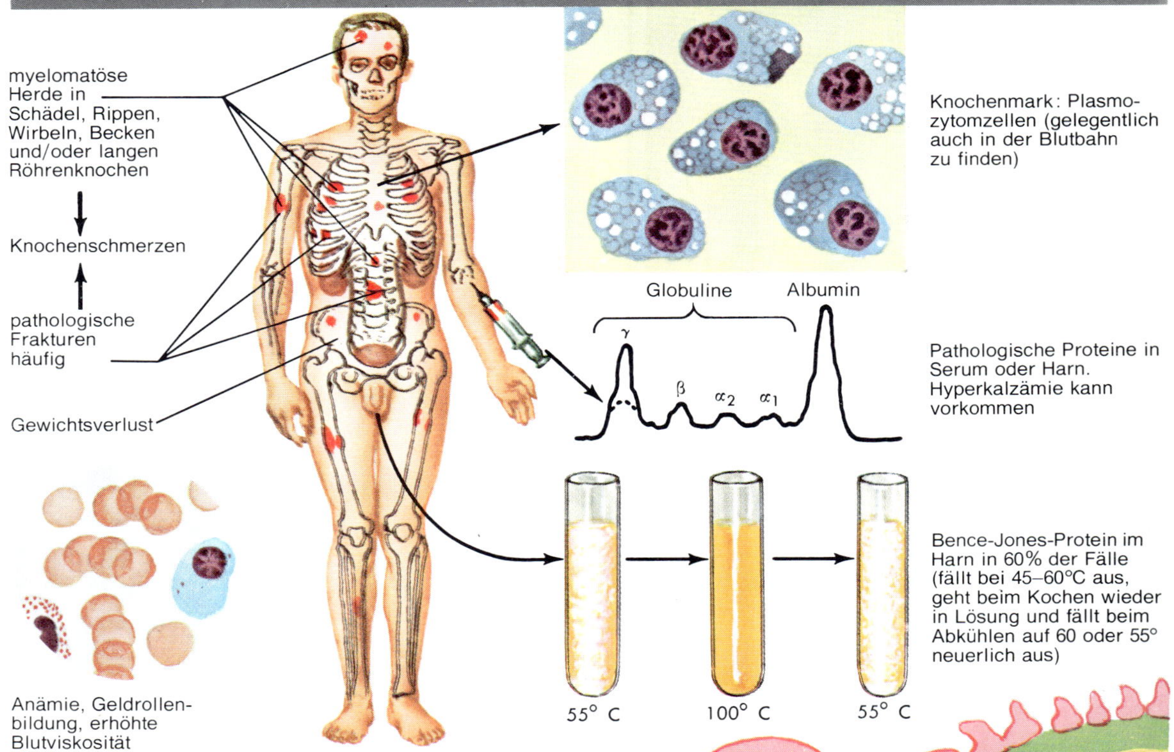


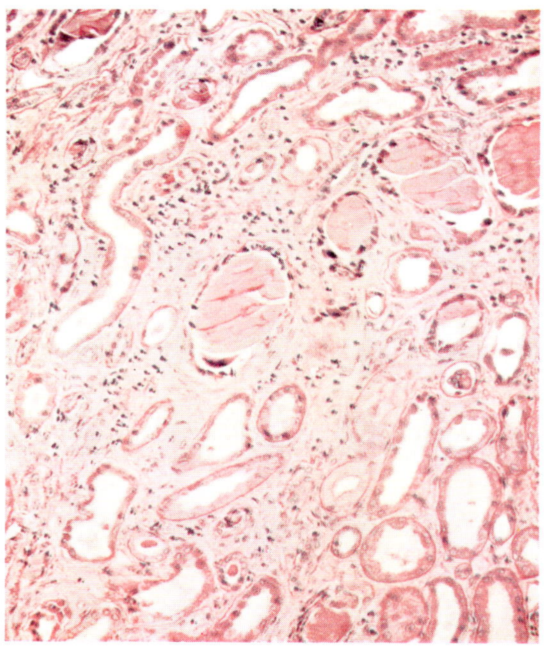

Myelomniere: viele dilatierte Tubuli mit eosinophilen amorphen Zylindern, Atrophie des Epithels, Riesenzellbildung

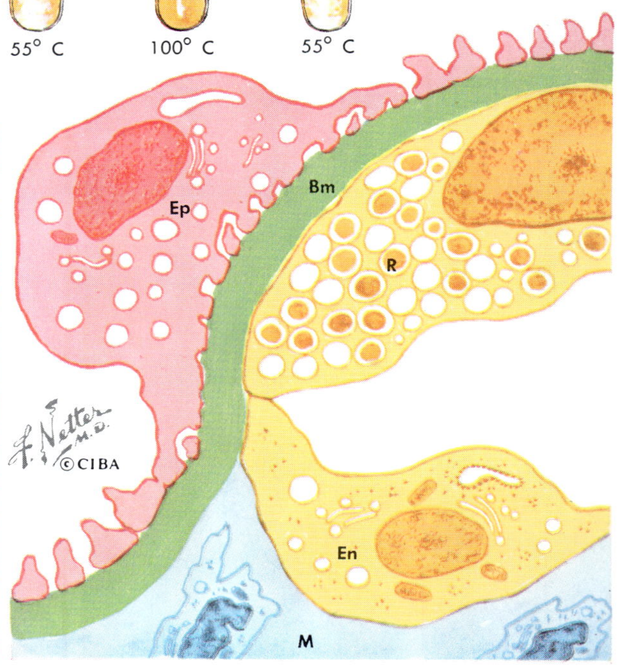


Diagramm der elektronenmikroskopischen Befunde in Glomeruli: Epithelzellen (Ep) und Endothelzellen (En) sowie Mesangium (M) zeigen Veränderungen, wie sie oft bei anderen mit Proteinurie verbundenen Krankheiten beobachtet werden. Fokaler Schwund oder Verschmelzung von Fußfortsätzen. Basalmembran (Bm) verdickt, aber ohne Einlagerungen. Einzelne Zelle an Lumenwand suspekt auf umgewandelte Plasmazelle mit Russell-Körperchen (R)

Das multiple Myelom (Plasmozytom) wird heute als *eine* Form des unter dem Begriff *Paraproteinämien* zusammengefaßten klinischen Spektrums von Krankheiten betrachtet, bei der neoplasmatische Plasmazellen nicht nur Knochen, Lymphknoten, verschiedene Weichteilgewebe und, selten, das Blut infiltrieren, sondern auch abnorme Serumproteine produzieren. Diese Proteine können in der Serumelektrophorese eine spitze Gammazacke erzeugen, wie die Abbildung zeigt.

Versuche, das ultrastrukturelle Erscheinungsbild der Knochenmarksplasmazellen zu speziellen serologischen Myelomtypen in Beziehung zu setzen, wurden zwar unternommen, blieben aber erfolglos. Darüber hinaus ließ sich auch keine Korrelation zwischen Zelltypen und klinischen Stadien der Erkrankung (d.h. symptomlos, beginnend oder fortgeschritten) beobachten. *Eine* Korrelation wurde jedoch festgestellt: In Fällen, in denen die Plasmazellen Russell-Körperchen enthalten, fehlt eine Bence-Jones-Proteinurie, und in Fällen, bei denen sich dieser abnorme Eiweißkörper (L-Kette) im Harn findet, fehlen Plasmazellen mit Russell-Körperchen. Das spricht dafür, daß Russell-Körperchen vielleicht eine Anhäufung von L-Ketten darstellen, die in der Biosynthese vollständiger Globulinmoleküle nicht verwertet werden.

Bei etwa 15% der Myelompatienten besteht auch eine Amyloidose (s. S. 163), die im Hinblick auf die färberischen Reaktionen und auf ihre Prädilektion für mesenchymale Gewebe Merkmale aufweist, die im allgemeinen als charakteristisch für die sogenannte primäre Amyloidose angesehen werden.

Neben der komplizierenden Amyloidose und den Auswirkungen des neoplastischen Prozesses (schwere Anämie und genereller Kräfteverfall) auf den Zustand des Myelompatienten kann am tödlichen Ausgang eine Niereninsuffizienz mitbeteiligt sein. Es ist nicht ganz klar, welche strukturellen Veränderungen ihr zugrundeliegen. Solche Nieren weisen häufig tubuläre Veränderungen auf, die aus einer Umwandlung von Epithel in Riesenzellen und dem gleichzeitigen Auftreten von dichten hyalinen Zylindern im Lumen bestehen; die Riesenzellen dringen oft ins Interstitium ein. Diese Umwandlung wurde als Reaktion auf abnorme Harnproteine aufgefaßt, ist aber nicht durchweg an die Bence-Jones-Proteinurie gebunden. Trotzdem gilt das Vorkommen einer Riesenzellumwandlung als pathognomonisch für das multiple Myelom, als Kennzeichen der sogenannten Myelomniere.

Weniger Aufmerksamkeit hat man dem glomerulären Defekt, der beim multiplen Myelom vorkommt, geschenkt. Die relativ unspezifische Verdickung der Glomeruluskapillaren ist schon mit dem Lichtmikroskop beobachtet worden, und Nierenfunktionsprüfungen haben eine Herabsetzung der glomerulären Filtration und der tubulären Exkretionskapazität ergeben. Da der Abfall der glomerulären Filtration jedoch nicht konstant ist, kann man ihn eigentlich nicht primär für die Nierenfunktionsstörung verantwortlich machen.

Elektronenmikroskopische Untersuchungen an Glomeruli von Myelompatienten ohne manifeste Niereninsuffizienz haben eine Vergrößerung und Vakuolisierung glomerulärer Epithelzellen und einen unterschiedlich starken Schwund von Fußfortsätzen ergeben. Eine Endothel- und Mesangiumzellvermehrung ist weniger deutlich. Die Lamina densa ist nach den Beobachtungen etwa zweimal so dick wie normal, sonst aber unverändert. Es besteht keine Beziehung zwischen diesen glomerulären Veränderungen und irgendeinem immunologischen Typ des Plasmazellmyeloms oder der Existenz bzw. dem Fehlen einer Bence-Jones-Proteinurie. Andererseits könnte eine Korrelation zwischen der Schwere der Veränderungen und dem Grad der Hyperproteinurie hergestellt werden.

Die beschriebenen Veränderungen sind mit solchen bei anderen proteinurischen Zuständen verschiedener Ätiologie beim Menschen vergleichbar. Wegen dieser Tatsache sowie auf Grund experimenteller Ergebnisse nimmt man an, daß derartige ultrastrukturelle Veränderungen eher die Folge als die Ursache der Proteinurie sind. Das trifft nicht nur auf das Myelom zu, sondern auch auf andere Krankheiten, die mit einer Proteinurie in Erscheinung treten.

Die glomerulären Veränderungen sind zwar offenbar nicht spezifisch für das multiple Myelom, doch hat man bei manchen Patienten Zellen, die Plasmazellelemente mit Russell-Körperchen ähnlich sind und wahrscheinlich vom glomerulären Endothel stammen, gefunden. Diese Beobachtung stellt einen einmaligen Befund in der Nierenpathologie dar.

# Epidemisches hämorrhagisches Fieber

Das epidemische hämorrhagische Fieber ist eine akute Infektionskrankheit; der Krankheitserreger, obzwar filtrierbar, wurde jedoch noch nicht identifiziert. Seit 1935 wurde die Krankheit in ländlichen Gebieten des Amurbeckens in Sibirien und der Mandschurei beobachtet, und 1951 tauchte sie in Korea auf. In der Folge ist sie westwärts durch die UdSSR vorgedrungen. Die Krankheit wird auf den Menschen von der Trombicula-Milbe übertragen, einem Parasiten einer Wühlmausart, die nur nördlich des 38. Breitengrades lebt. Die Inkubationsperiode beträgt gewöhnlich 14 Tage, kann aber zwischen 9 Tagen und 5 Wochen schwanken.

Die Schwere der Krankheit variiert. Gegenwärtig beträgt die Gesamtmortalität bei behandelten Patienten zwischen 5 und 7%, bei unbehandelten bis zu 20%. Die meisten Todesfälle ereignen sich während der ersten 10 Tage, am häufigsten durch einen *Schock*. Bei Kranken, die später im Krankheitsverlauf sterben, sind akutes Nierenversagen, Lungenödem und sekundäre Infektionen an der Mortalität beteiligt. Die wesentlichen pathologischen Veränderungen bestehen in Kapillardysfunktion, ischämischer Nekrose und mononukleärzelliger Reaktion. Außerdem ist ein charakteristischer Autopsiebefund bei Kranken, die während der Frühphase am Schock sterben, eine massive retroperitoneale Ansammlung einer Flüssigkeit mit dem gleichen Eiweißgehalt wie Serum. Bei allen verstorbenen Kranken weisen die Nieren eine extreme, im Mark lokalisierte Stauung auf. Eine Nekrose von Tubuli und manchmal von Pyramiden kann vorkommen. Der rechte Vorhof, der Hypophysenvorderlappen und das Nebennierenmark wirken ebenfalls hämorrhagisch. Dieses hämorrhagische Aussehen beruht auf der extremen Kapillarstauung. Es kommt auch zu einer Stauung der Milz und des Gastrointestinaltrakts, und Petechien und Ekchymosen sind häufig. Eine ernste viszerale Blutung ist jedoch eine Seltenheit.

Wie erwähnt, ist der Krankheitsverlauf unterschiedlich schwer. Viele Patienten bieten nur die Symptome einer leichteren fieberhaften Erkrankung mit einer schweren Proteinurie. In etwa 25% der Fälle nimmt die Krankheit einen schwereren Verlauf, der in *fünf aufeinanderfolgende Phasen* mit jeweils anderen typischen pathophysiologischen Veränderungen eingeteilt werden kann.

Die initiale 3–8tägige *febrile Phase* ist durch Fieber, Krankheitsgefühl, Rötung von Gesicht und Hals sowie Augen- und Gaumenentzündung gekennzeichnet. Gegen Ende des Fieberstadiums erscheinen Petechien. Die Blutplättchen verringern sich. Es entwickelt sich eine Proteinurie, und der Hämatokrit beginnt anzusteigen.

Die *hypotone Phase* entwickelt sich plötzlich und dauert 1–3 Tage. Es besteht eine schwere Proteinurie. Der Hämatokrit kann als Ausdruck des Plasmaverlusts in den Retroperitonealraum und andere Gewebe stark ansteigen. Übelkeit und Erbrechen, Leib- und Rückenschmerzen können Äußerungen dieser Vorgänge sein. Trotz Hypovolämie und Schock bleiben die Extremitäten warm, was für eine Dysfunktion der Arteriolen spricht. Oligurie und Niereninsuffizienz nehmen während dieser Phase ihren Anfang.

Epidemisches hämorrhagisches Fieber

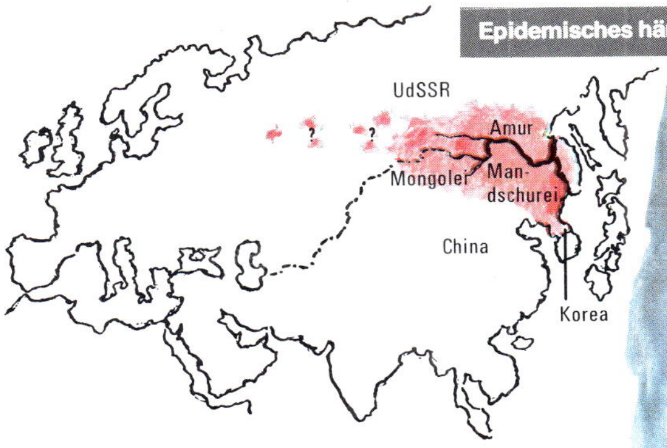

Geographische Verteilung (rot)

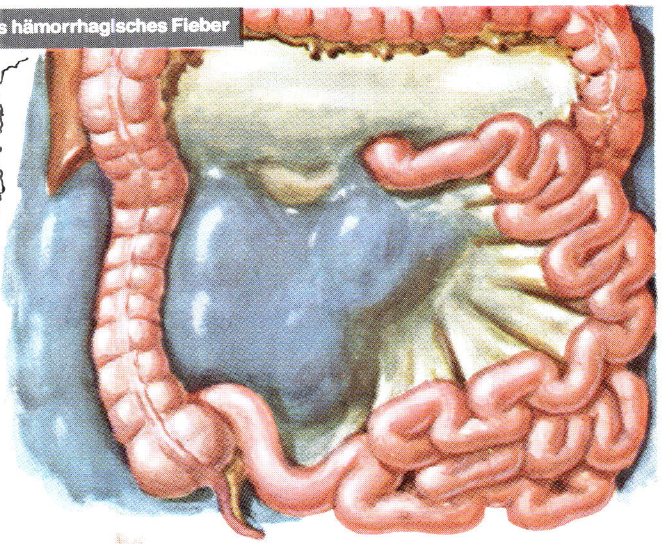
Retroperitoneales Ödem
(blau gefärbt infolge vorheriger Einbringung von Evans-Blau)

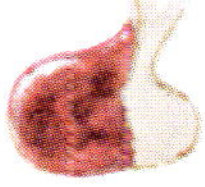
Stauung und Blutung in Hypophyse

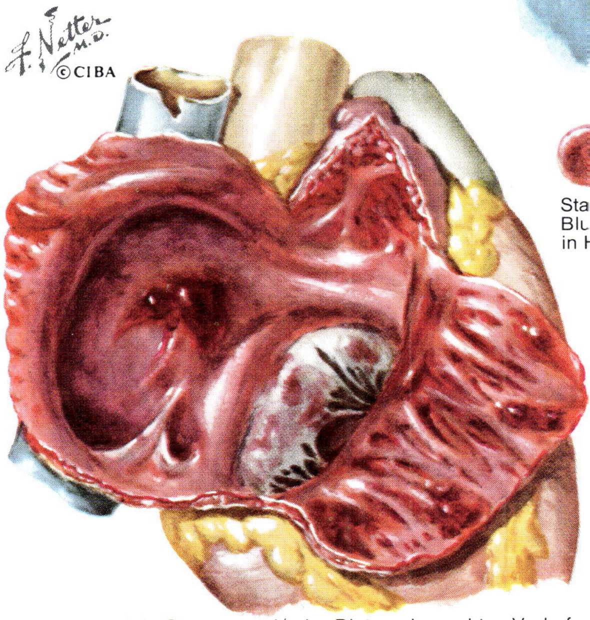

Subendokardiale Stauung und/oder Blutung im rechten Vorhof

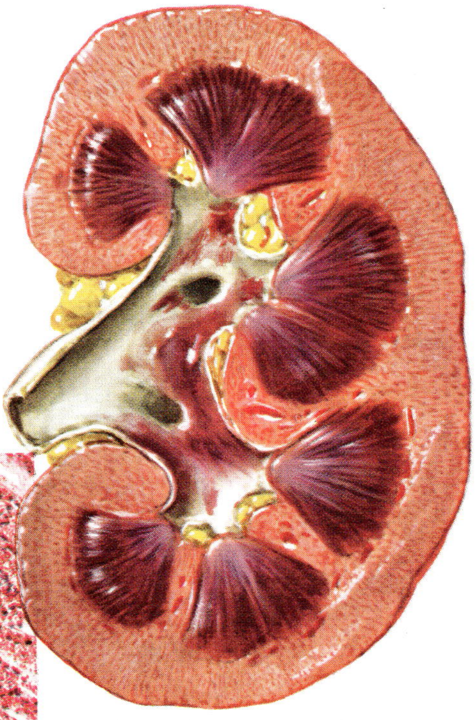
Intensive Markstauung und subepitheliale Blutungen in Kelchen und Nierenbecken

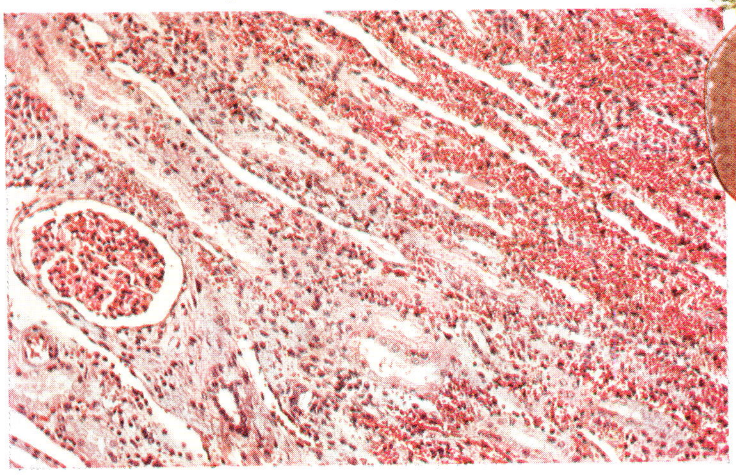
Tubuli durch Massen von Erythrozyten komprimiert und deformiert, außerdem Hämoglobinzylinder

Die *oligurische Phase* beginnt, wenn das ausgetretene Plasma wieder in das Gefäßsystem zurückkehrt. Es entwickelt sich eine zunehmende Niereninsuffizienz, mit Stickstoffretention, Erbrechen und Dehydratation. Eine Hyperkalämie ist häufig. Trotz des Rückgangs früher aufgetretener Symptome kann es zu Verwirrtheit, Unruhe und Hypertonie kommen. In manchen Fällen sind sie die Folge einer relativen Hypervolämie, die durch einen Aderlaß behoben werden kann. Blutungen in Haut, Gastrointestinaltrakt, Lungen und Nierenbecken kommen vor, erreichen aber selten ein gefährliches Ausmaß. Diese oligurische Phase hält gewöhnlich 3–5 Tage an.

Die *diuretische Phase* leitet die klinische Heilung und die rasche Besserung der Nierenfunktion ein. Eine Diurese, bei der täglich bis zu 8 l Harn gebildet werden, stellt jedoch für die Patienten mit ihrer wenig stabilen Flüssigkeits- und Elektrolythomöostase eine ernste Bedrohung dar. Der Zustand kann rasch zwischen Schock und Lungenödem wechseln. Die Todesfälle in dieser Phase machen ein Drittel der Gesamtsterblichkeit aus und sind dem Dehydratationsschock und Lungeninfektionen anzulasten.

Die *Phase der Rekonvaleszenz* nimmt gewöhnlich 3–12 Wochen in Anspruch. Bleibende Folgezustände sind außerordentlich selten, selbst in Fällen mit sehr schwerem Verlauf.

Da keine spezifische Therapie existiert, besteht die Behandlung ausschließlich in unterstützenden Maßnahmen. Während der hypotonen Phase scheint die Verabreichung von konzentrierten Lösungen menschlichen Serumalbumins und manchmal von pressorischen Substanzen günstig zu wirken. Während der oligurischen Phase ist eine strenge Kontrolle der Flüssigkeits- und Nahrungsaufnahme notwendig. Die Hypervolämie macht unter Umständen einen Aderlaß erforderlich. In den akuten Phasen muß man außerdem mit Lungeninfektionen rechnen. Unerläßlich ist in der diuretischen Phase ein adäquater und streng kontrollierter Ersatz von Flüssigkeit und Elektrolyten.

Sektion VI

# Krankheiten der ableitenden Harnwege

von

Frank H. Netter, M.D.

unter Mitarbeit von

Thomas Doxiadis, M.D. Tafel 13

Paul Kimmelstiel, M.D. Tafel 5–10

J. Stauffer Lehman jun., M.D., M.P.H. Tafel 14–15

J. U. Schlegel, M.D. Tafel 1–4, 11–12, 16–19, 21–36

Maurice B. Strauss, M.D. Tafel 20

# Obstruktive Uropathie

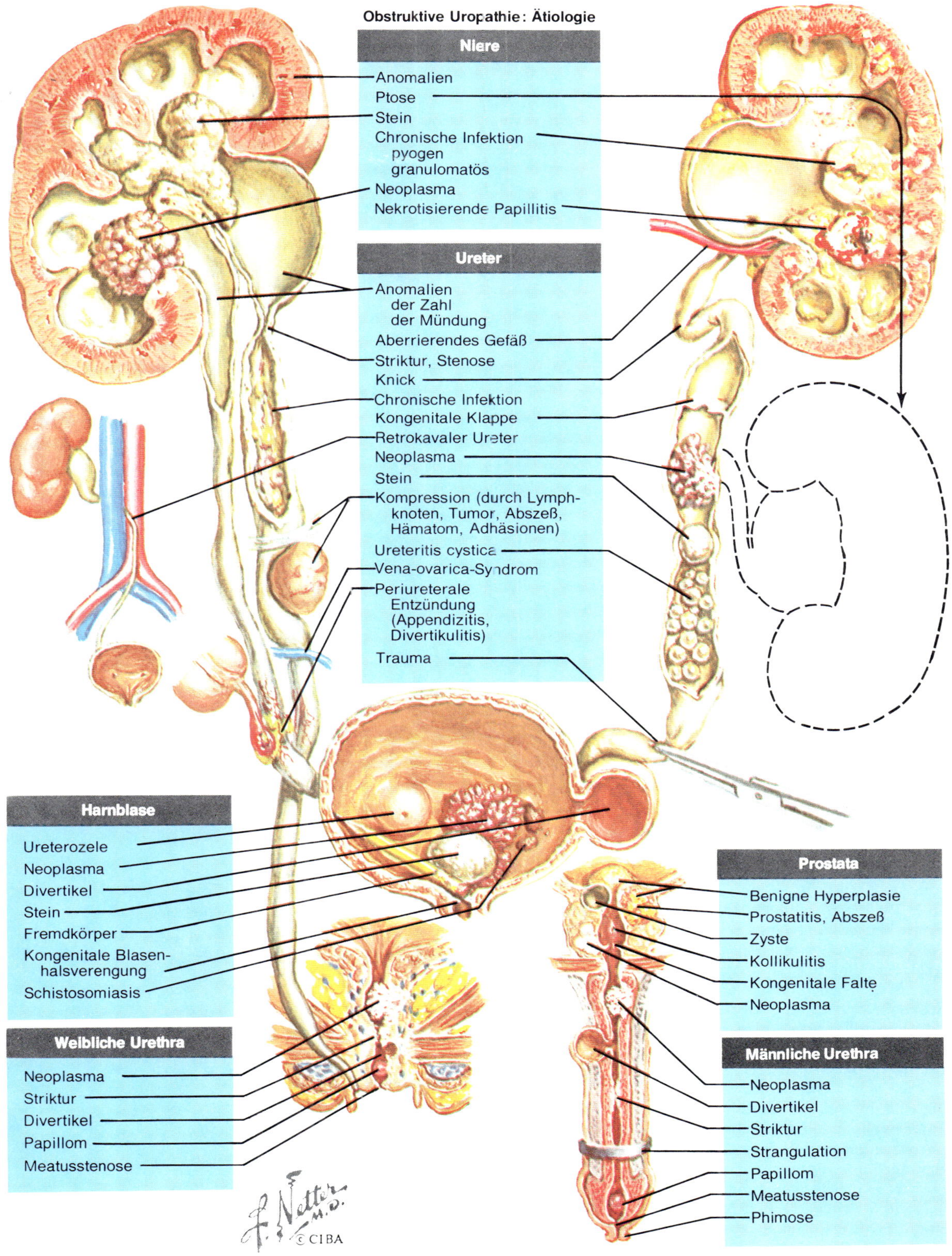


Eine Behinderung des Harnabflusses hat pathologische Veränderungen in den Harnwegen zur Folge, die als obstruktive Uropathie bezeichnet werden, und führt schließlich – wenn sie nicht behoben wird – zur obstruktiven Nephropathie. Die Prognose wird äußerst ungünstig, wenn eine Infektion hinzukommt. An der Morbidität und Mortalität durch Nierenkrankheiten ist die obstruktive Uropathie sehr oft ursächlich beteiligt.

Eine obstruktive Uropathie kann von einer Vielzahl angeborener und erworbener Läsionen ihren Ausgang nehmen (Tafel 1), und das Passagehindernis kann sich an jeder Stelle des Harnwegs befinden, angefangen von einem Nierenkelch bis zur Urethramündung. Je nach dem Sitz der Obstruktion ist die Störung unilateral oder bilateral.

Proximal von der Stenose entwickelt sich eine kompensatorische Hypertrophie der Wandmuskulatur. Wenn diese versuchte Kompensation zur Überwindung des Passagehindernisses jedoch nicht ausreicht, kommt es zur Dekompensation und Dilatation und mit der Zeit zu einer Druckatrophie von Nierenparenchym. Außerdem begünstigt die Harnstauung das Ausfallen gelöster Salze, und es bilden sich Konkremente, die den destruktiven Prozeß eventuell noch verschlimmern. Die Hauptgefahr der Abflußstauung liegt nicht nur im direkten Effekt der gestörten Urodynamik, sondern auch in der damit verbundenen erhöhten Gefahr einer Sekundärinfektion, die den Untergang von Nierengewebe stark beschleunigen und im Umfang vergrößern kann.

Während eine *akute* Harnabflußstörung klinisch oft mit klaren Symptomen in Erscheinung tritt, kann die *chronische* Obstruktion viel schleichender verlaufen und bleibt oft stumm. Häufig macht eine schon lange bestehende obstruktive Uropathie erst durch das Auftreten einer Infektion oder einer akuten Harnverhaltung auf sich aufmerksam; die Nierenzerstörung kann bereits weit fortgeschritten sein. Das ist besonders bei Kindern der Fall. Wenn die obstruktive Uropathie im Kindersalter Symptome verursacht, bestehen diese oft eher nur in einem vagen Unbehagen im Bauch als in Lendenschmerzen oder Miktionsbeschwerden. Beim Erwachsenen können die Symptome von vagen, uncharakteristischen Beschwerden bis zu Kolikschmerzen mit akuter Harnverhaltung reichen.

Wenn das Passagehindernis im unteren Harntrakt liegt und einen bilateralen Nierenschaden erzeugt hat, sind unter Umständen Serumkreatinin und Blutharnstoffstickstoff erhöht. Es kann allerdings eine fortgeschrittene bilaterale Hydronephrose existieren, speziell bei Kindern, ohne daß die Retentionswerte im Serum pathologisch verändert wären.

Man muß daher die Aufmerksamkeit auch auf geringfügigere Anzeichen einer obstruktiven Uropathie richten – vermindertes Harnkonzentriervermögen, Enuresis, Dysurie, Polyurie, Nykturie, Abnahme der Dicke und Kraft des Harnstrahls. Auch eine Hämaturie und andere pathologische Harnbefunde liefern diagnostische Hinweise. Da hinter einer Harntraktinfektion oft ernstere pathologische Veränderungen stecken, sollte man immer das Bild von Tafel 1 vor Augen haben.

Die Diagnose einer obstruktiven Uropathie muß so früh wie möglich gestellt werden, wenn die Behandlung vielleicht noch einfach und eine bleibende Nierenschädigung verhütbar ist. Es ist dies eine lohnende Aufgabe, denn es geht um die Erhaltung von Nierenparenchym. Als Beispiel seien pathologische Veränderungen der Urethra genannt, etwa die Meatusstenose bei Kindern beiderlei Geschlechts und die distale Urethrastriktur bei Mädchen, die häufig vorkommen und oft zu einer bakteriellen Pyelonephritis führen (s. S. 189 und Bd. »Endokrines System«). Derartige Veränderungen sind einfach zu erkennen und leicht zu korrigieren.

Da die chronische obstruktive Uropathie oft klinisch stumm ist, läßt sich das präventivmedizinische Problem ihrer frühzeitigen Erfassung vielleicht am besten durch den Einsatz der Szintillationskamera lösen (s. S. 104). Nach unserer Auffassung eignen sich aber auch die üblichen Isotopen-Scan-Methoden für Screening-Tests auf verborgene Nieren- und Harnwegerkrankungen. Sobald auch nur geringe Zeichen den Verdacht auf eine obstruktive Uropathie erwecken, kann man sich anschließend anderer Untersuchungsmethoden bedienen, um die Diagnose zu klären.

Eine Harntraktinfektion läßt sich mit einer medikamentösen Behandlung ohne Korrektur einer vorhandenen Harnabflußstörung gewöhnlich nicht auf die Dauer beseitigen. Oft wird dadurch nur eine adäquate Therapie kompliziert und eventuell sogar das Leben des Patienten gefährdet.

*(Fortsetzung auf Seite 186)*

## Obstruktive Uropathie

*(Fortsetzung von Seite 185)*

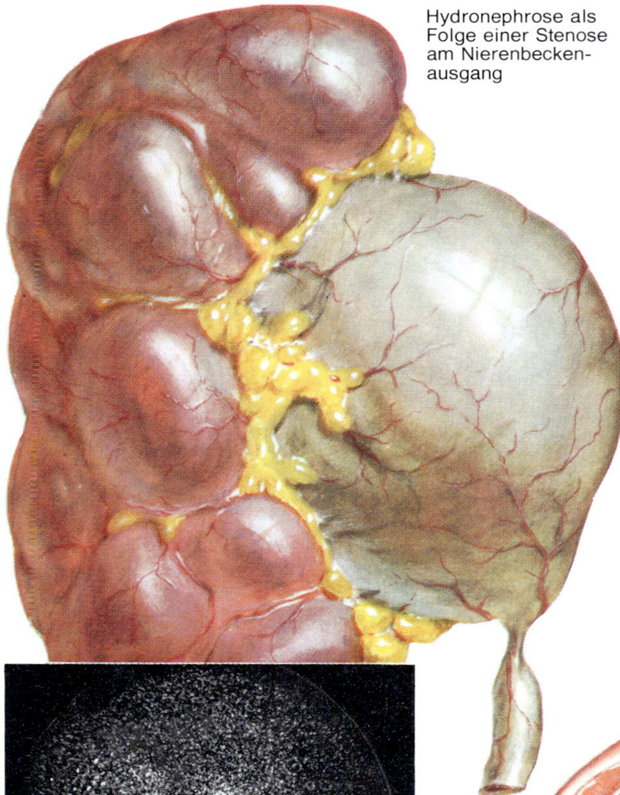

Hydronephrose als Folge einer Stenose am Nierenbeckenausgang

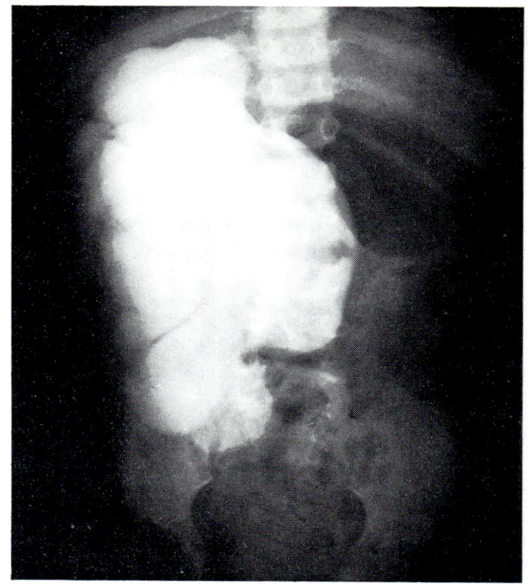

Pyelogramm: 2jähriges Kind mit großer Hydronephrose

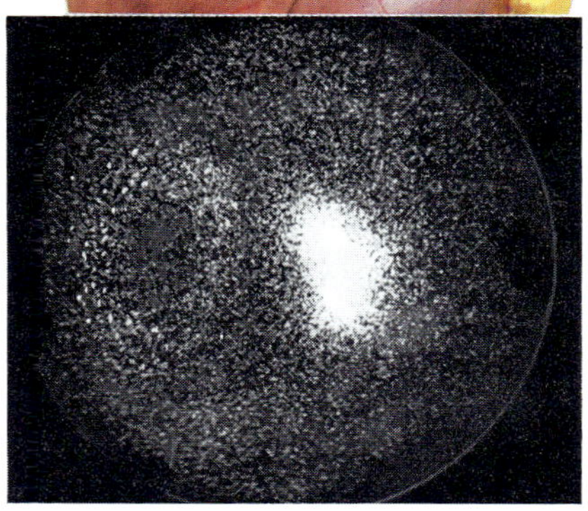

Radiohippuran-Scan, 2 Minuten: linke Niere normal, rechte Niere zeigt lediglich einen Rand von Parenchym mit »kaltem« Zentrum

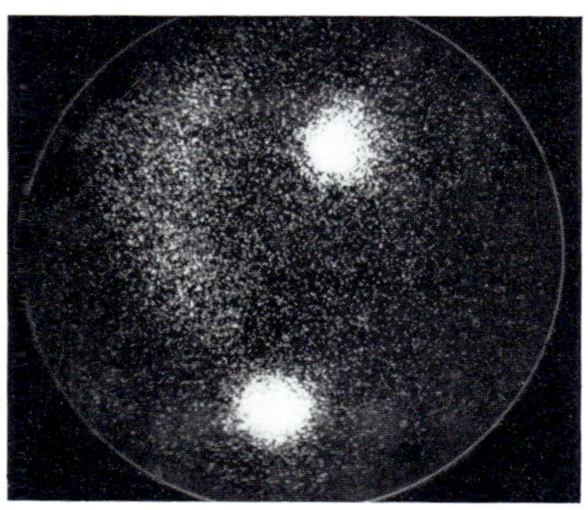

25 Minuten: Ansammlung von radioaktivem Harn im riesigen Hydronephrosesack rechts (auch in der Blase)

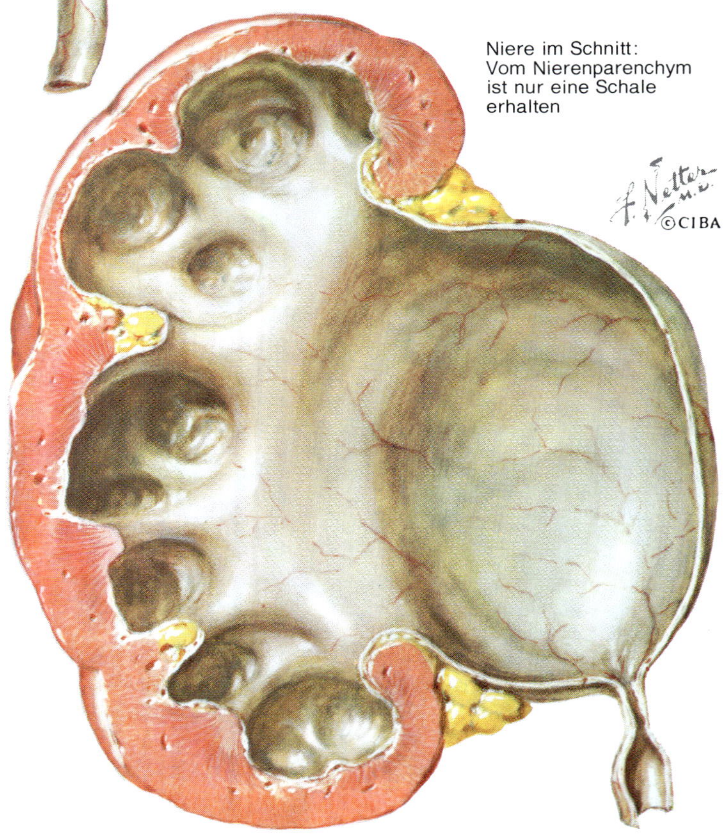


Niere im Schnitt: Vom Nierenparenchym ist nur eine Schale erhalten

## Hydronephrose

**Pathogenese und Klinik.** Die Hydronephrose ist eine Erweiterung des Nierenbeckenkelchsystems, die durch eine Behinderung des Harnabflusses entsteht. Umgekehrt führt jedoch eine Harnstauung nicht immer zur Hydronephrose. Manchmal liegt das Passagehindernis distal von der Blase, die sich erweitert und eine Pufferzone bildet und auf diese Weise die Bildung einer Hydronephrose verhindert. In den meisten übrigen Fällen wird eine obstruktive Uropathie früher oder später zur Entwicklung einer Hydronephrose führen. Mitunter kann die Nierenerweiterung mit mehreren Litern Harn im Hydronephrosensack gigantische Ausmaße erreichen.

Fast jede Veränderung im Harntrakt, die eine obstruktive Uropathie zur Folge hat, kann schließlich eine Hydronephrose erzeugen; je nachdem, wo das Passagehindernis liegt, ist die Hydronephrose bilateral oder unilateral. Wenn keine Infektion besteht, kann die Erweiterung des Nierenbeckenkelchsystems klinisch weitgehend oder vollkommen bedeutungslos sein, bis es zu Kompression und Atrophie des Nierenparenchyms kommt. Ein kompletter Verschluß mit langsamer Erweiterung des Nierenbekkenkelchsystems wird letzten Endes zur vollständigen Atrophie führen. Dieser Extremfall wird zumeist bei kongenitaler Hydronephrose (s. S. 233) beobachtet, die glücklicherweise oft unilateral ist. Nebenbei erwähnt, kann eine kongenitale Hydronephrose einen palpablen Tumor bilden und differentialdiagnostische Probleme aufwerfen (s.u.).

Bei Erwachsenen findet sich oft eine symptomlose oder stumme geringgradigere Hydronephrose. Häufig wird man durch ein leichtes Trauma, das eine Blutung in den Hydronephrosensack und damit eine Hämaturie verursacht, darauf aufmerksam. Kleinere Hydronephrosen sind in erster Linie gerade wegen ihrer Trauma- und Infektionsanfälligkeit bedeutungsvoll, die sehr ernste klinische Situationen heraufbeschwören können. Es sollte daher in solchen Fällen operiert werden, entweder zur Entfernung der hydronephrotischen Niere oder zur Beseitigung der Stenose am Nierenbekkenausgang; entscheidend ist dafür unter anderem das Ausmaß der kompensatorischen Hypertrophie der kontralateralen Niere.

Bei einer relativen Verengung des Nierenbeckenausgangs führt mitunter eine reichliche Flüssigkeitsaufnahme zu einer intermittierenden Hydronephrose, die sich in kolikartigen Schmerzen, Übelkeit und Erbrechen äußern kann.

**Differentialdiagnose.** Wenn man bei einem Kind einen palpablen Tumor in der Nierengegend findet, stellt sich das differentialdiagnostische Problem der Unterscheidung zwischen Neoplasma, multizystischer Erkrankung und unilateraler Hydronephrose. Meistens handelt es sich bei einem Nierenneoplasma des Säuglings um einen Wilms-Tumor (s. S. 212). Ein Wilms-Tumor bewirkt eine Deformierung des Nierenbeckenkelchsystems der befallenen Niere, die sich mit der intravenösen Pyelographie nachweisen läßt. Die Unterscheidung zwischen einer benignen Veränderung, wie es die Hydronephrose ist, und einem malignen Wilms-Tumor ist deshalb wichtig, weil man im letzteren Fall eventuell präoperativ bestrahlt.

Die Abgrenzung einer unilateralen multizystischen Erkrankung (s. S. 227) von einer unilateralen Hydronephrose läßt sich mit Palpation, Durchleuchtung und Isotopenuntersuchung (s. S. 104) treffen. Gelegentlich gelingt die Differenzierung zwischen multizystischer Erkrankung und unilateraler Hydronephrose mit der intravenösen Pyelographie, aber oft ist der Befund diagnostisch nicht eindeutig, und der endgültige Nachweis ist erst mit der chirurgischen Exploration und Entfernung des krankhaft veränderten Gewebes zu erbringen.

# Zystitis

**Ätiologische Faktoren der Zystitis**

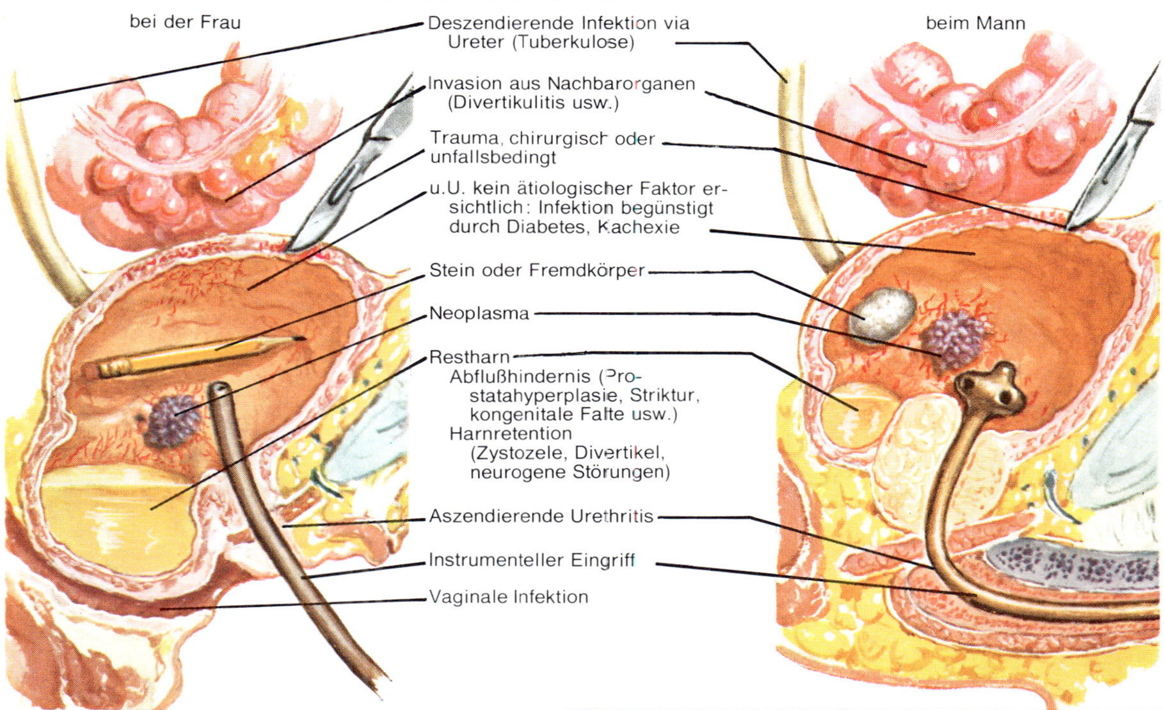


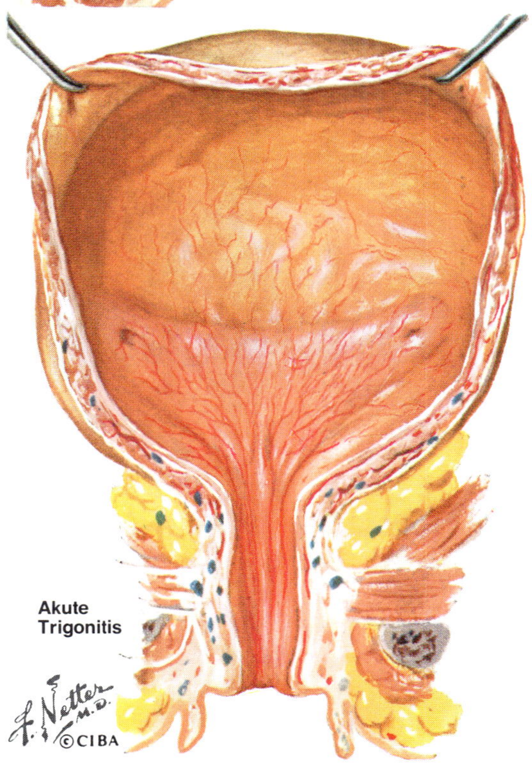


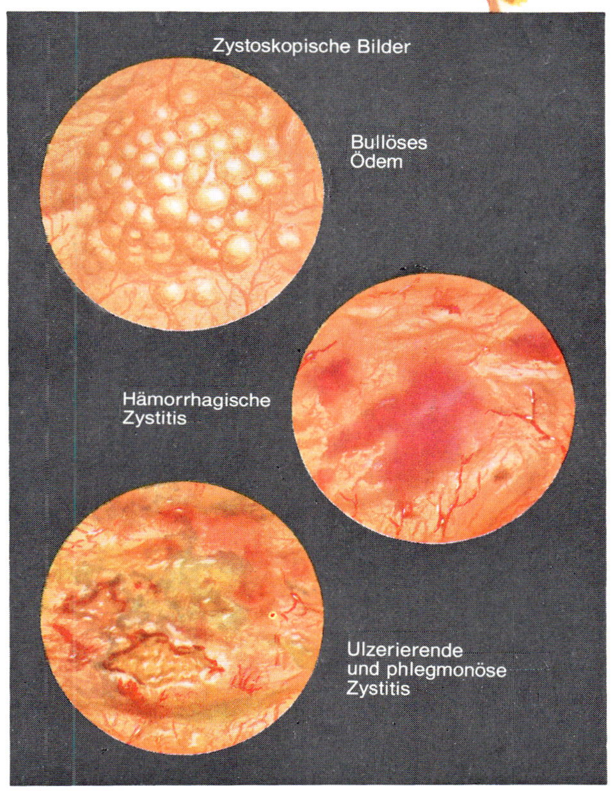


**Ätiologie und Pathogenese.** Eine Entzündung der Harnblase kann eine leichte, von selbst ausheilende Erkrankung sein, in anderen Fällen aber ein schwerer Krankheitsprozeß, der schließlich auf die Niere und den oberen Harntrakt übergreifen und zum Tod in der Urämie führen kann. Glücklicherweise ist eine Zystitis in den meisten Fällen recht harmlos.

Bei der erwachsenen Frau ist eine Zystitis, besonders wenn sie auf das Trigonum beschränkt ist, oft die Folge einer aufsteigenden Urethritis. Die Entzündung kann in seltenen Fällen zu einer schweren, fulminanten, ulzerierenden oder gangränösen Zystitis fortschreiten, gelegentlich mit alkalischen Inkrustationen. Im allgemeinen nimmt sie jedoch einen unkomplizierten Verlauf und spricht in den meisten Fällen auf viele verschiedene antibakterielle Medikamente gut an.

Beim erwachsenen Mann und bei Kindern, auch Mädchen, bedeutet eine Zystitis zumeist, daß eine auslösende anatomische oder funktionelle Anomalie vorhanden ist. Es ist daher eine gründliche diagnostische Abklärung erforderlich.

Wie erwähnt, entsteht eine Zystitis im allgemeinen durch eine aufsteigende Infektion. Sie kann aber auch von einem Infektionsprozeß in den Nieren ausgehen, z.B. Tuberkulose (s. S. 196), Schistosomiasis (s. S. 198) oder primären Niereninfektionen anderer Art (s. S. 189). Die Erreger der Zystitis sind gewöhnlich die gramnegativen Darmbakterien, aber ab und zu findet man auch Staphylokokken und spezifische Mikroorganismen wie *Gonokokken, Treponema pallidum, Trichomonas vaginalis* und andere.

Ein wichtiger Faktor für die Entwicklung einer Zystitis ist eine Behinderung des Harnabflusses. (Restharn bildet ein Medium für das Bakterienwachstum.) Weitere prädisponierende Faktoren sind Steine, Neoplasmen und Fremdkörper in der Blase.

Ein *Blasen-* oder *Urethratrauma,* sei es durch einen Unfall oder als Folge instrumenteller oder operativer Eingriffe, begünstigt direkt oder indirekt die Entwicklung einer Zystitis. Es erscheint daher in solchen Fällen gerechtfertigt, antibakterielle Substanzen zur Erzielung eines ausreichend hohen Harnspiegels zu verabreichen, um eine Infektion zu verhindern. Ein entweder sehr verdünnter oder sehr konzentrierter Harn bietet offenbar eine natürliche Barriere gegen bakterielle Infektionen, da er kein geeignetes Medium für ein Bakterienwachstum bildet. Das trifft jedoch bei Diabetikern nicht zu. Glukose im Harn fördert vielmehr die Möglichkeit der Bakterienvermehrung. Außerdem ist bei Diabetikern die Geweberesistenz gegenüber bakteriellen Infektionen herabgesetzt.

Die *Symptome* einer akuten Zystitis bestehen in Schmerzen bei der Miktion, Pollakisurie und Hämaturie. Zumeist ist der Allgemeinzustand nicht beeinträchtigt, und es ist kein oder höchstens leichtes Fieber vorhanden. Die Hauptgefahr der Zystitis liegt in der Möglichkeit eines Aufsteigens der Infektion in die Niere.

Nicht selten findet sich ein vesikoureteraler *Reflux.* Die Ursache ist offenbar eine Mitbeteiligung des intramuralen Abschnitts der Ureteren und der Ureterostien. Wenn der Blasenharn dabei Bakterien enthält, ist verständlicherweise eine Infektion der Niere mehr oder weniger unvermeidlich. Unter diesen Umständen ist daher unbedingt eine sofortige und langfristige antibakterielle Behandlung geboten. Wenn sich der Reflux nicht erfolgreich beheben läßt, ist gegebenenfalls eine operative Verpflanzung der Ureteren notwendig.

Allerdings können Bakterien anscheinend auch ohne Reflux aszendierend die Niere erreichen. Diese Möglichkeit ist besonders bei Diabetikern, Schwangeren oder bei Patienten mit präexistenten Anomalien im oberen Harntrakt gegeben.

**Behandlung.** Aus diesen Gründen ist es wichtig, daß Urethritis und Trigonitis behandelt werden, bevor es zu einer vollentwickelten Zystitis oder Pyelonephritis kommt. Bei Frauen muß außerdem jede Infektion der Zervix oder Vagina, die in Verbindung mit dem Geschlechtsverkehr ein auslösender Faktor bei einer aszendierenden Urethritis sein kann, beseitigt werden.

Für eine wirksame Chemotherapie der Zystitis sind bakterizide Konzentrationen des Medikaments im Harn notwendig. Ein zu großes Harnvolumen kann die Erreichung dieses Ziels vereiteln, desgleichen eine Harnkonzentrierungsschwäche.

Bei den verschiedenen antibakteriellen Medikamenten muß der Wirkungsmechanismus berücksichtigt werden, vor allem im Hinblick darauf, wie sie von der Niere ausgeschieden werden. Eine ausreichende Harnkonzentration muß mit einer Dosis erreichbar sein, die noch keinen toxischen Serumspiegel bewirkt. Eine Substanz, die nicht primär von den Nieren ausgeschieden, sondern vorher in der Leber zu Verbindungen mit schwacher antibakterieller Wirkung abgebaut wird, eignet sich kaum zur Behandlung von Harntraktinfek-

*(Fortsetzung auf Seite 188)*

*(Fortsetzung von Seite 187)*

tionen. Außerdem ist zu bedenken, daß viele antibakterielle Mittel ihre beste Wirkung entweder im sauren oder im alkalischen Milieu entfalten. Ein optimaler Therapieeffekt läßt sich daher oft durch gleichzeitige Verabreichung von geeigneten säuernden oder alkalisierenden Medikamenten erzielen.

Bei obstruktiver Uropathie muß zuerst die Grundkrankheit entsprechend behandelt werden, bevor eine Beseitigung der Zystitis in Angriff genommen wird.

## Klinische und pathologisch-anatomische Varianten

Eine Entzündung der Blasenschleimhaut kann sehr verschiedene Bilder bieten, je nach der Virulenz der Erreger und der Widerstandskraft des Organismus. Die sogenannte bullöse Zystitis ist eine Variante der *polypösen Zystitis;* sie entsteht durch ein entzündliches Ödem, welches die Blasenschleimhaut abhebt. Das kann als schwere Reaktion bei einer aszendierenden Zystitis vorkommen oder die Folge einer von einem Nachbarorgan übergreifenden Infektion sein.

Die *ulzerierende* und die *akut hämorrhagische* Form der Zystitis sind Manifestationen einer massiven Infektion. Sie bedürfen einer sofortigen energischen Behandlung.

Bei Urethritis und Trigonitis ist der Harn bei der Routineuntersuchung oft normal und beim Kulturversuch in gewöhnlichen Medien steril. In einem solchen Fall erhebt sich die Frage, ob die Urethral- und Trigonaldrüsen Keime beherbergen, die klassische Infektionserreger sind, oder ob *L-Formen, Mykoplasmen* oder andere Mikroorganismen, die auf Standardkulturmedien nicht wachsen, die Infektion verursachen. Wir haben Staphylokokken-L-Formen aus frischen Harnproben von Patienten gezüchtet, die an Urethritis und Zystitis litten, aber auch nie Chemotherapeutika erhalten hatten. Ob derartige L-Formen in manchen Fällen von Trigonitis und Urethritis als Erreger anzusprechen sind, bleibt noch offen. Bei Frauen mit schweren Symptomen einer Urethritis und Trigonitis, die einen sterilen Harn haben, findet sich jedenfalls häufig eine Entzündung und ein Ödem der Urethra und des Trigonums bei der endoskopischen Untersuchung.

Eine weitere Form der Zystitis mit Epithelproliferation ist die sogenannte *glanduläre* oder *zystische Zystitis,* bei der die Blasenschleimhaut mit klaren oder trüben Bläschen übersät ist. Wenn die Blasen groß sind, spricht man von einer *Cystitis cystica.* Neben der Harnblase können Ureter und Nierenbecken ein- oder beidseitig befallen sein. Bei der Pyelographie zeigen sich eventuell multiple kleine Füllungsdefekte, die ein »mottenfraßartiges« Bild ergeben. Die Zysten enthalten oft eine geronnene Flüssigkeit und müssen von den Bläschen der *Cystitis emphysematosa* unterschieden werden, die Kohlendioxid enthalten, ein Befund, der in erster Linie bei Diabetikern beobachtet wird.

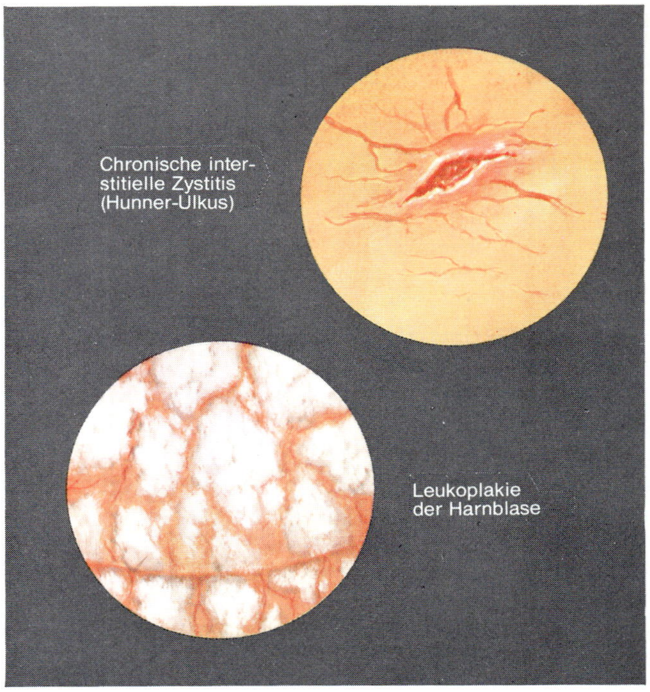


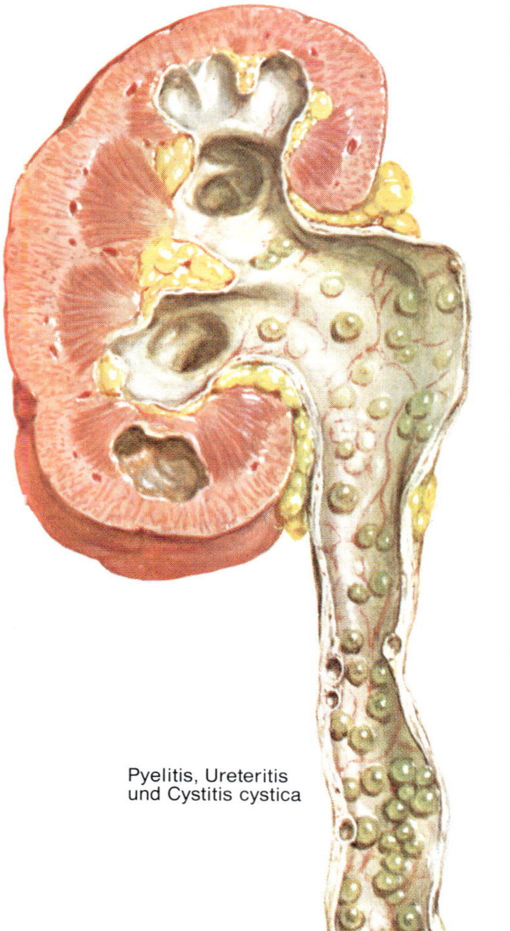

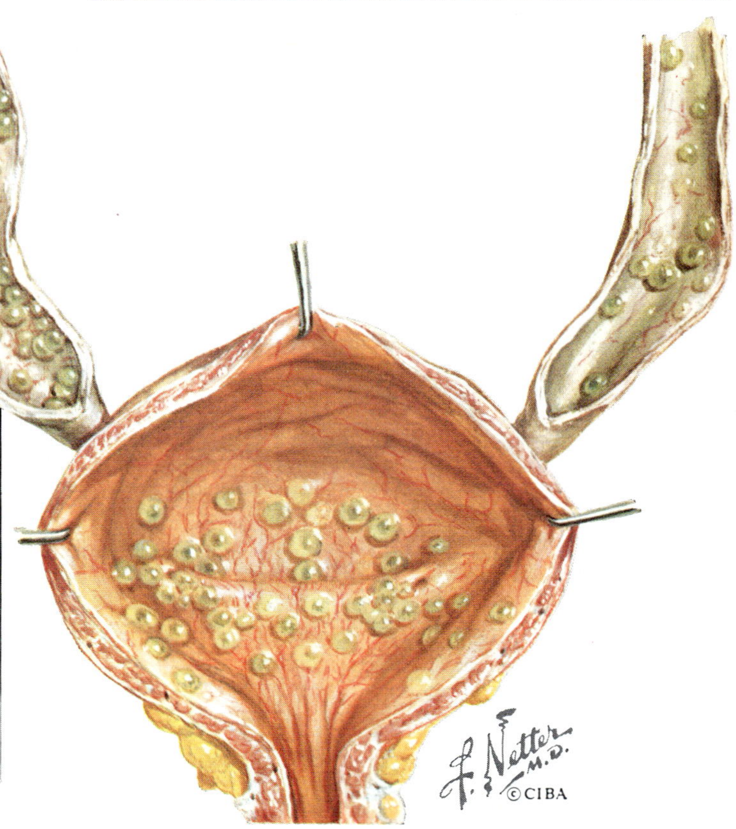


Pyelitis, Ureteritis und Cystitis cystica

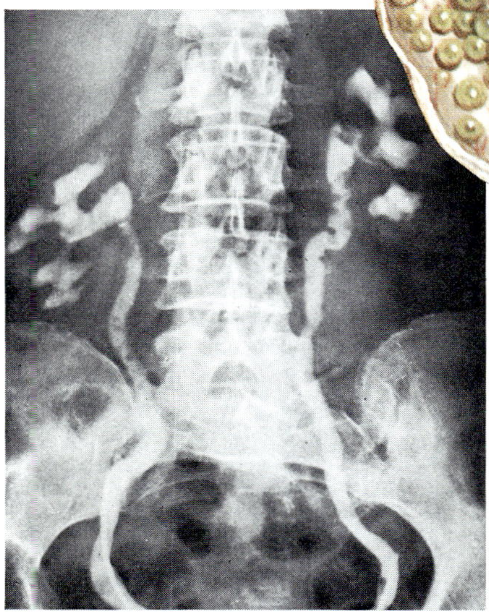

Bilaterales retrogrades Pyelogramm, Ureteritis cystica

Die *chronische interstitielle Zystitis,* auch *Hunner-Ulkus* genannt, ist eine wenig erforschte abakterielle Erkrankung, bei der eine chronische Entzündung aller Blasenwandschichten besteht. Zystoskopisch ist eine Geschwürsbildung feststellbar, besonders bei gedehnter Blase. Das Hunner-Ulkus muß von der Leukoplakie abgegrenzt werden, die eine epidermoide Umwandlung des normalen Blasenepithels im Gefolge einer chronischen Entzündung darstellt. Bei einer Leukoplakie läßt sich jedoch meistens eine langdauernde Pyurie und oft eine mechanische Reizung, sei es durch Fremdkörper oder durch Restharn infolge eines Abflußhindernisses, nachweisen.

Ein Hunner-Ulkus findet sich vorwiegend bei Frauen und führt, wenn es nicht behandelt wird, zu einer langsamen, schwerwiegenden Einschränkung der Blasenkapazität. Wenn die Blasenschrumpfung ein solches Ausmaß erreicht, daß sie die Patientin schwer behindert, kann schließlich eine Operation zur Ableitung des Harns notwendig werden. Es ist keine kurative Behandlung bekannt. Unter Umständen hilft eine Blasendehnung unter Anästhesie. Nach den Erfahrungen des Autors lassen sich Frühfälle oft am besten beeinflussen, wenn man die Kranken auffordert, nicht gleich dem ersten Harndrang nachzugeben, sondern zu versuchen, den Harn so lange wie möglich zu halten.

Wenn auch die Häufigkeit von Blasentumoren bei Patienten mit Hunner-Ulkus offenbar nicht höher ist als in der Gesamtbevölkerung, muß bedacht werden, daß jeder einen Blasentumor bekommen kann (s. S. 209). Wir haben Patienten gesehen, bei denen Blasentumoren übersehen wurden, weil sie jahrelang auf interstitielle Zystitis behandelt wurden und weil darüber hinaus keine besonderen Symptome zu bemerken waren. Überdies geht eine chronische Zystitis oft dem Auftreten eines Blasentumors voran und kann sogar mitunter ein ätiologischer Faktor sein, ebenso wie die Existenz eines Restharns.

# Pyelonephritis

**Mögliche Wege der Niereninfektion**

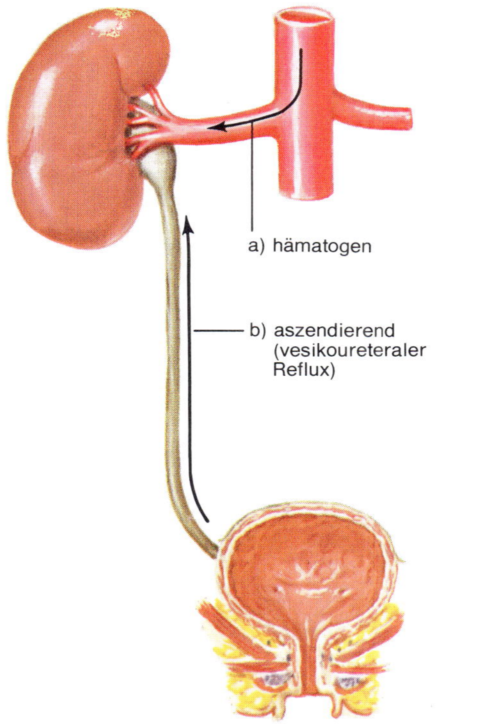


**Prädisponierende Faktoren bei der akuten Pyelonephritis**

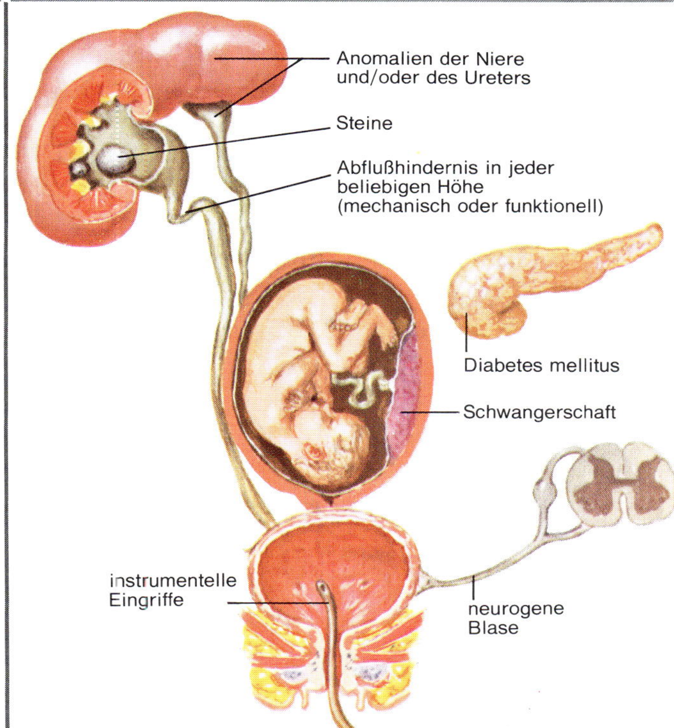


**Klinisches Bild und Laborbefunde bei akuter Pyelonephritis**

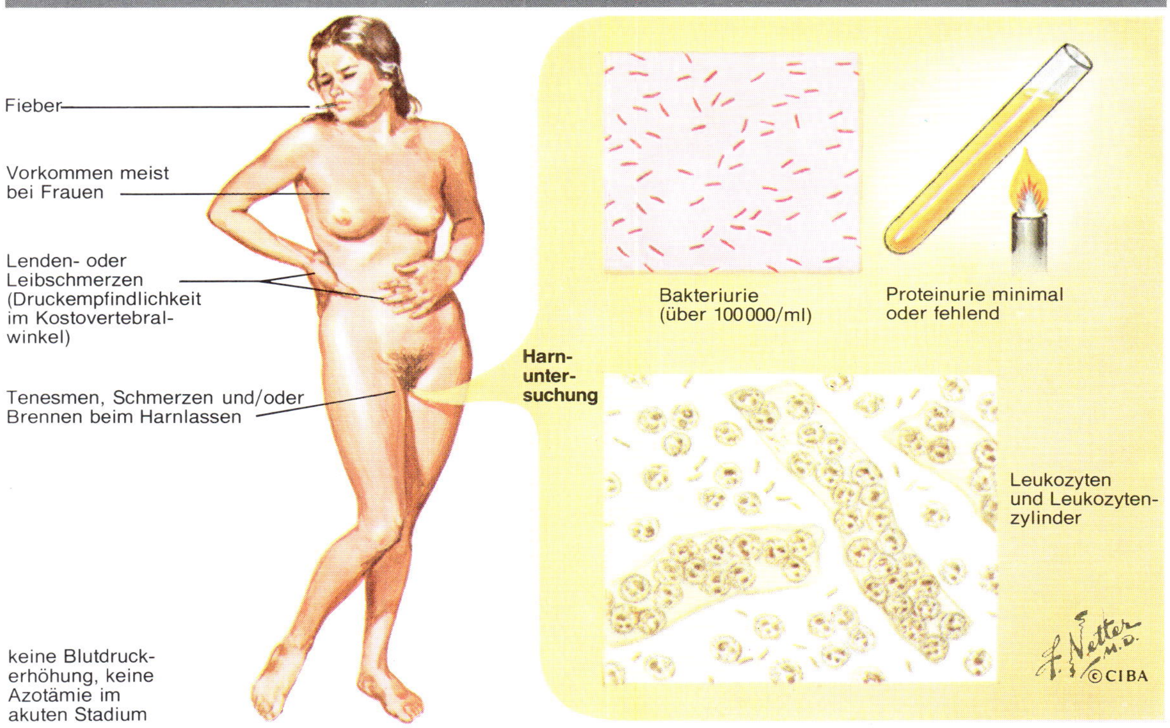


Kennzeichnend für die Pyelonephritis, die als bakterielle Entzündung der Niere definiert wird, ist eine primär interstitielle Entzündung, die sekundär die Tubuli und – in den späteren Stadien – die Gefäße und Glomeruli erfaßt.

Der Name bringt zum Ausdruck, daß die Entzündung der Niere und des Nierenbeckens Teile des gleichen Prozesses sind. So ist es auch in vielen Fällen, aber die bakterielle interstitielle Nephritis ist nicht regelmäßig mit einer Pyelitis kombiniert. Das Fehlen einer Pyelitis kann allerdings nicht als Kriterium für die Diagnose einer nichtbakteriellen interstitiellen Nephritis herangezogen werden. Ebensowenig ist das Vorhandensein einer Pyelitis zur Erhärtung der Diagnose einer Pyelonephritis zu verwerten. Die Pyelonephritis unterscheidet sich von anderen, ganz ähnlichen interstitiellen Nephritiden durch die Invasion pathogener Mikroorganismen und ihr immer purulentes Anfangsstadium. Es ist gebräuchlich, die *akute* von der *chronischen* Pyelonephritis abzugrenzen.

## Akute Pyelonephritis

**Klinische Befunde.** Die klinischen Erscheinungen umfassen *Fieber, Leukozytose, Krankheitsgefühl, Rückenschmerzen, Druckempfindlichkeit in der Kostovertebralregion, Pyurie* und *Bakteriurie.* Wenn sich bei einem derartigen klinischen Bild *Leukozytenzylinder* im Harn finden, spricht dies stark für eine Pyelonephritis. Die Zylinder sind ein Zeichen dafür, daß die polymorphkernigen Leukozyten von einem Entzündungsprozeß in der Niere stammen und nicht vom Nierenbecken oder den unteren Harnwegen. Miktionsbeschwerden und häufiger Harndrang stehen meist mit einer Reizung im unteren Harntrakt in Zusammenhang (s. S. 187), sind aber bei der akuten Pyelonephritis nicht ungewöhnlich. Säuglinge können lokale Krankheitszeichen vermissen lassen und lediglich allgemeine Krankheitserscheinungen mit Erbrechen, Durchfall und Fieber aufweisen.

Je nachdem, in welchem Ausmaß das Nierenparenchym befallen ist, kann die Nierenfunktion beträchtlich reduziert sein. Da eine interstitielle Nephritis die Tubuli mehr als alle anderen anatomischen Elemente in Mitleidenschaft zieht, ist die wichtigste und oft einzige Funktionsstörung im akuten Stadium die Konzentrierschwäche der Niere.

Die akute Pyelonephritis kann bei beiden Geschlechtern und in jedem Alter vorkommen, findet sich aber in der jüngeren Altersgruppe häufiger bei Kindern und Frauen; in der älteren tritt sie zumeist bei Männern mit Prostatahyperplasie auf. Eine akute Pyelonephritis kann sich unabhängig davon entwickeln, ob ein Harnabflußhindernis vorhanden ist; dennoch sollte in jedem Fall gründlich exploriert werden, ob irgendwo ein Passagehindernis besteht (s. S. 185), da ohne Behebung der Abflußstörung kein Erfolg von der Behandlung zu erwarten ist. Bei Kindern sind oft angeborene Mißbildungen kausal beteiligt (s. Sektion VII); bei Erwachsenen dominieren dagegen Konkremente, Strikturen oder raumfordernde Prozesse.

Häufig klingt die akute Pyelonephritis von selbst ab. Man darf sie aber nicht als ausgeheilt betrachten, bevor nicht mit wiederholten Harnkulturen sichergestellt ist, daß keine Keime mehr vorhanden sind. Genaue Kontrolluntersuchungen haben Infektionsrezidive mit den gleichen oder mit anderen Erregern öfter aufgedeckt, als man vermutet hatte.

In manchen Fällen geht die Erkrankung schleichend oder mit akuten Exazerbationen in ein chronisches Stadium über. Eine intensive antibakterielle Behandlung ist daher nicht nur deshalb indiziert, um eine solche Entwicklung möglichst zu verhindern, sondern auch, um der gefürchteten Komplikation einer Septikämie mit gramnegativen oder anderen Erregern vorzubeugen. Die purulente interstitielle Entzündung kann in die intrarenalen Venen einbrechen und eine Thrombophlebitis erzeugen, die unter Umständen einen Herd für die Aussaat von Keimen in die Blutbahn bildet.

*(Fortsetzung auf Seite 190)*

## Pyelonephritis

*(Fortsetzung von Seite 189)*

**Pathologische Anatomie.** Typisch für die akute Pyelonephritis ist das Bild einer geschwollenen Niere mit multiplen kleinen Abszessen auf der Oberfläche. Auf der Schnittfläche sind in der Rinde die gleichen Abszesse zu finden, die oft in ziemlich schlecht abgegrenzte, lineare, von der Rinden-Mark-Grenze zur Oberfläche hin ausstrahlende gelbliche Streifen übergehen. Wenn sie besser abgegrenzt sind, setzen sich diese Linien oder Streifen durch das Mark in die Papillen fort. Zwischen den Streifen sieht das Rindenparenchym normal aus. Die Pyelonephritis ist demnach eine fokale Erkrankung der Niere. Diese Eigenheit ist differentialdiagnostisch wichtig und wird im chronischen Stadium eher noch auffälliger.

*Mikroskopisch* finden sich massive interstitielle Infiltrate, die vorwiegend aus polymorphkernigen Leukozyten bestehen. Der Prozeß schreitet häufig bis zur Einschmelzung fort, wobei Nekroseherde in der Rinde den makroskopisch sichtbaren Abszessen entsprechen. Überall in Rinde und Mark sind zerstörte Tubulussegmente zu beobachten, und in den Lumina distaler Tubuli treten dichte Ansammlungen polymorphkerniger Leukozyten auf. Die Leukozyten sind durch eine eiweißartige Substanz miteinander verklebt und werden als Zylinder in den Harn ausgeschwemmt. Gelegentlich sieht man mikroskopisch ziemlich vereinzelte Herde von tubulären und interstitiellen Koagulationsnekrosen; diese erwecken den Verdacht, daß der Erreger höchstwahrscheinlich *Proteus mirabilis* ist.

Das Infiltrat ist fleckförmig und läßt dazwischen normales Parenchym frei, kann aber mit zunehmender Schwere der Erkrankung mehr konfluieren. Auffallend ist, daß Glomeruli und Gefäße aller Kaliber selbst dort, wo ein massives Infiltrat besteht, erhalten bleiben. Nur vereinzelt ist ein Glomerulus durch Invasion der Bowman-Kapsel von außen her zerstört.

**Ätiologie.** Gewöhnlich trifft man bei der akuten Pyelonephritis Erreger der koliformen Gruppe an, am häufigsten *Escherichia coli,* gefolgt von *Klebsiella* und Parakolibakterien. Es können sich auch andere Erreger finden, z.B. Proteus-Arten. Diese sind aber öfter erst nach einer antibiotischen Behandlung der Initialphase oder nach einem instrumentellen Eingriff zu beobachten.

Es ist interessant, daß im Harn von Pyelonephritispatienten Protoplasten nachgewiesen worden sind. Protoplasten sind zellwandfreie Formen von Mikroorganismen, die in hypertonen Medien, wie es das Nierenmark ist, überleben. Vielleicht vermag die Konservierung von Mikroorganismen in Protoplastenform den Fortbestand einer scheinbar sterilen, antibiotikaresistenten Entzündung zu erklären.

**Pathogenese.** Mikroorganismen können die Niere über die Blutbahn oder durch Aufsteigen aus dem unteren Harntrakt erreichen. Daß eine Pyelonephritis durch hämatogene Aussaat verursacht werden kann, zeigen Experimente, bei denen es zur Absiedlung von intravenös injizierten Keimen in der Niere kommt; hier erzeugen sie, wenn der Harnabfluß vorübergehend blockiert wird, die charakteristischen Veränderungen einer Pyelonephritis. Der aufsteigende Infektionsweg läßt sich experimentell durch Injektion von Mikroorganismen in die Harnblase demonstrieren.

Akute Pyelonephritis: pathologische Anatomie

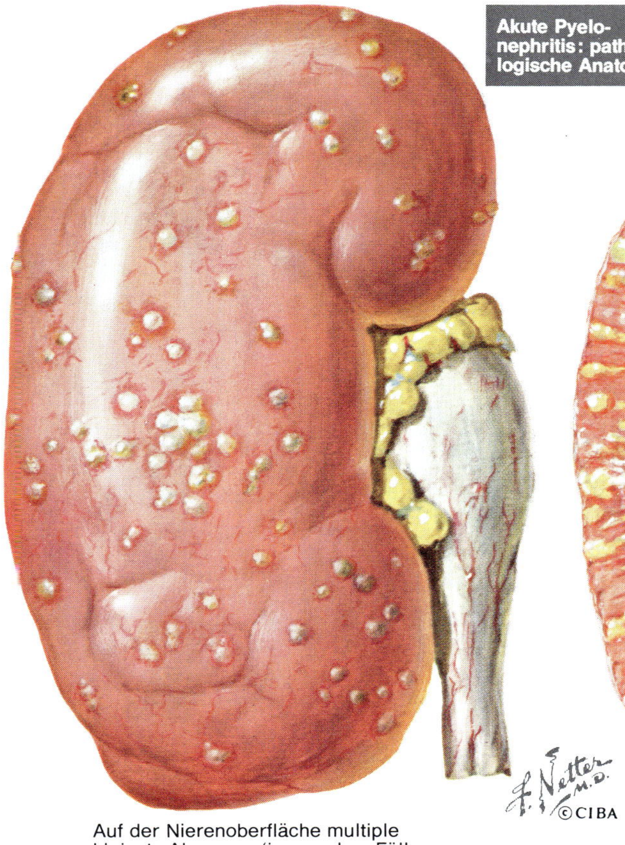


Auf der Nierenoberfläche multiple kleinste Abszesse (in manchen Fällen kann die Oberfläche relativ normal aussehen)

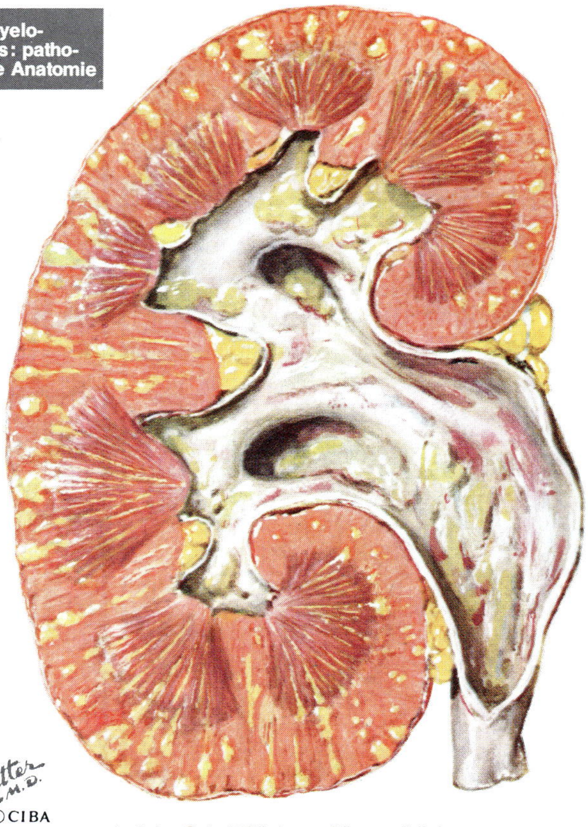

Auf der Schnittfläche radiäre gelblich-graue Streifen in den Pyramiden und Abszesse in der Rinde. Mäßige Hydronephrose mit Infektion. Verplumpung der Kelche (aszendierende Infektion)

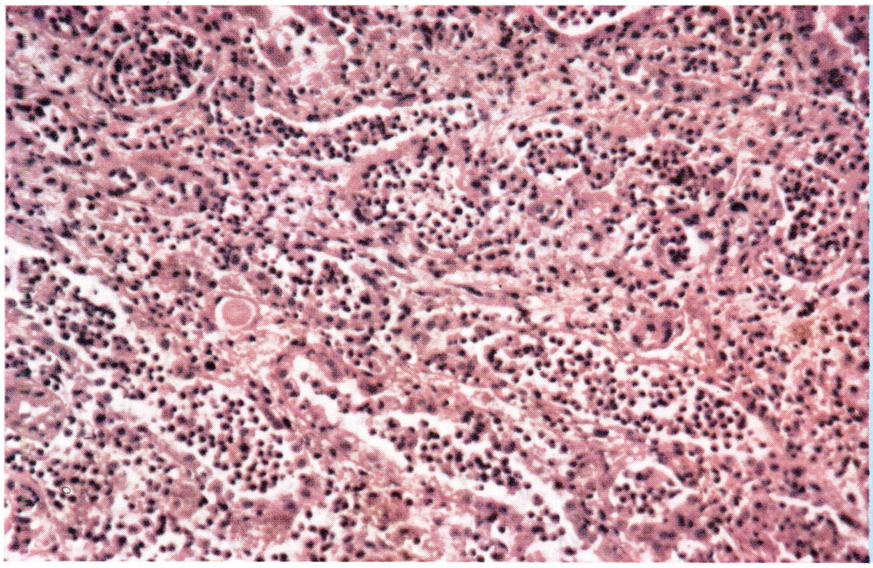

Akute Pyelonephritis mit Exsudat, hauptsächlich aus polymorphkernigen Leukozyten, im Interstitium und in den Sammelrohren

Diese Experimente sagen jedoch nichts über die Pathogenese der Pyelonephritis im einzelnen Erkrankungsfall beim Menschen. Die Pyelonephritis kommt bei Harnabflußstauung häufiger vor, aber das ist kein Beweis für eine aszendierende Infektion, denn es könnte in jedem solchen Fall einer partiellen Obstruktion eine flüchtige, klinisch stumme Bakteriämie eine hämatogene Streuung auslösen. Klinisch sieht man nicht selten eine Bakteriämie bei Operationen von Urethrastrikturen, die eine Pyelonephritis zur Folge haben kann.

Auch ohne Harnabflußhindernis kann eine Urethrakatheterisierung, besonders mit Verweilkathetern, bekanntermaßen zu Zystitis und Bakteriurie führen, gegebenenfalls mit nachfolgender Pyelonephritis. Es ist zwar nicht klar, über welchen Weg die pathogenen Keime in die Niere gelangen. Man kann aber mit gutem Grund annehmen, daß die Bakteriämie Folge eines Kathetertraumas ist, denn das ist experimentell belegt. Die Literatur ist jedoch auffallend arm an entsprechenden Dokumentationen über die Häufigkeit einer Bakteriämie nach Katheterisierung, obwohl das »Katheterfieber« den Urologen gut bekannt ist.

Ebensogut kann man sich vorstellen, daß eine Zystitis die Funktion des Ureterostiums beeinträchtigen und einen vesikoureteralen Reflux verursachen kann, so daß infizierter Harn in das Nierenbecken hinaufgepreßt wird. Radiologisch wurde das Vorkommen eines solchen vesikoureteralen Refluxes bei Erwachsenen nachgewiesen; häufiger ist er aber bei Harntraktinfektionen von Kindern.

Wenn eine Pyelonephritis ohne Harnabflußstörung und ohne vorangegangene Manipulation an der Urethra auftritt, müssen andere pathogene Faktoren in Erwägung gezogen werden. Es ist bekannt, daß der Pyelonephritis eine Bakteriurie vorangeht, die bei Frauen viel häufiger als bei Männern auftritt. Das kann mit den anatomischen Verhältnissen der weiblichen Urethra zusammenhängen. Keime der normalen Urethraflora können vermutlich leicht in die Blase eindringen (z.B. »Flitterwochenzystitis«). In solchen Fällen ist eine aszendierende Pathogenese der resultierenden Pyelonephritis wahrscheinlich. Ferner kann bei Störungen der normalen Ureterperistaltik der Harnfluß im unteren Harntrakt auch ohne mechanischen Verschluß sehr verlangsamt sein; man spricht von funktioneller Obstruktion, im Gegensatz zur mechanischen Obstruktion.

Die Rolle der bakterienhemmenden Eigenschaften des Harns und der lokalen Abwehrmechanismen der Blase (z.B. Immunglobuline) muß noch näher untersucht werden. Zusammenfassend läßt sich sagen, daß man weitgehend auf Rückschlüsse angewiesen ist, wenn man die Pathogenese der Pyelonephritis im Einzelfall klären will.

**Bakteriurie.** Die Bakteriurie verdient besondere Erwähnung, weil ihre Bedeutung oft falsch interpretiert wurde. Normaler Harn ist steril. Bakterien, die sich aus einem unter sterilen Kautelen aufgefangenen Mittelstrahlharn züchten lassen, können von der Urethraflora stammen (s. S. 81). Wenn die Keimzahl einer solchen Harnprobe unter 10000 pro Milliliter liegt, kann eine Kontamination angenommen werden. Keimzahlen zwischen 10000 und 100000 sind nicht aussagekräftig, und die Untersuchung muß wiederholt werden. Mehr als 100000 Keime pro Milliliter sind pathologisch und werden als signifikante Bakteriurie bezeichnet. Wenn der Harn mittels suprapubischer Blasenpunktion (s. S. 71) gewonnen wird, darf er normalerweise überhaupt keine Bakterien enthalten, aber eine niedrige Keimzahl kann in seltenen Fällen Zeichen einer Kontamination sein.

In nahezu allen Fällen einer akuten Pyelonephritis findet sich eine signifikante Bakteriurie, außer wenn bei einer einseitigen Niereninfektion ein vollständiger Verschluß des Ureters besteht. Welche Bedeutung ist jedoch einer asymptomatischen Bakteriurie, die bei einer Routineuntersuchung entdeckt wird, zuzumessen? Sie kann Zeichen einer Zystitis, Prostatitis oder präexistenten Pyelonephritis sein. Andererseits kann ihr eine Pyelonephritis folgen, und in diesem Fall könnte man logischerweise annehmen, daß sie die Ursache der nachfolgenden aszendierenden Pyelonephritis ist.

Die Beurteilung der Kausalbeziehung zwischen Bakteriurie und Pyelonephritis kann im Einzelfall Schwierigkeiten machen. Im Fall der akuten Pyelonephritis tritt das klinische Leitsymptom des Schmerzes und der Klopfempfindlichkeit erst auf, wenn die interstitielle Nephritis eine größere Ausdehnung erreicht. Beim Fehlen einer interstitiellen Nephritis ist es praktisch unmöglich, die Existenz einer fokalen akuten Pyelonephritis auszuschließen oder zu beweisen. Man sollte auch daran denken, daß eine asymptomatische Bakteriurie ohne Pyurie, d.h. ohne faßbare Entzündungserscheinungen, vorkommen und spontan wieder verschwinden kann. In diesem Fall bleibt die Bedeutung der Bakteriurie wohl unklar.

Es kann nicht genug betont werden, daß das Fehlen einer signifikanten Bakteriurie – d.h. weniger als 100000 Keime pro Milliliter – eine Pyelonephritis nicht ausschließt und daß umgekehrt die Existenz einer Bakteriurie kein unbedingter Beweis für eine Pyelonephritis ist. Der Arzt in der Praxis sollte außerdem nicht übersehen, daß eine einmalige negative Bakterienkolonien-Zählung nicht verläßlich ist; es sollten mindestens zwei Zählungen durchgeführt werden.

**Klinisches Bild und Laborbefunde bei chronischer Pyelonephritis**

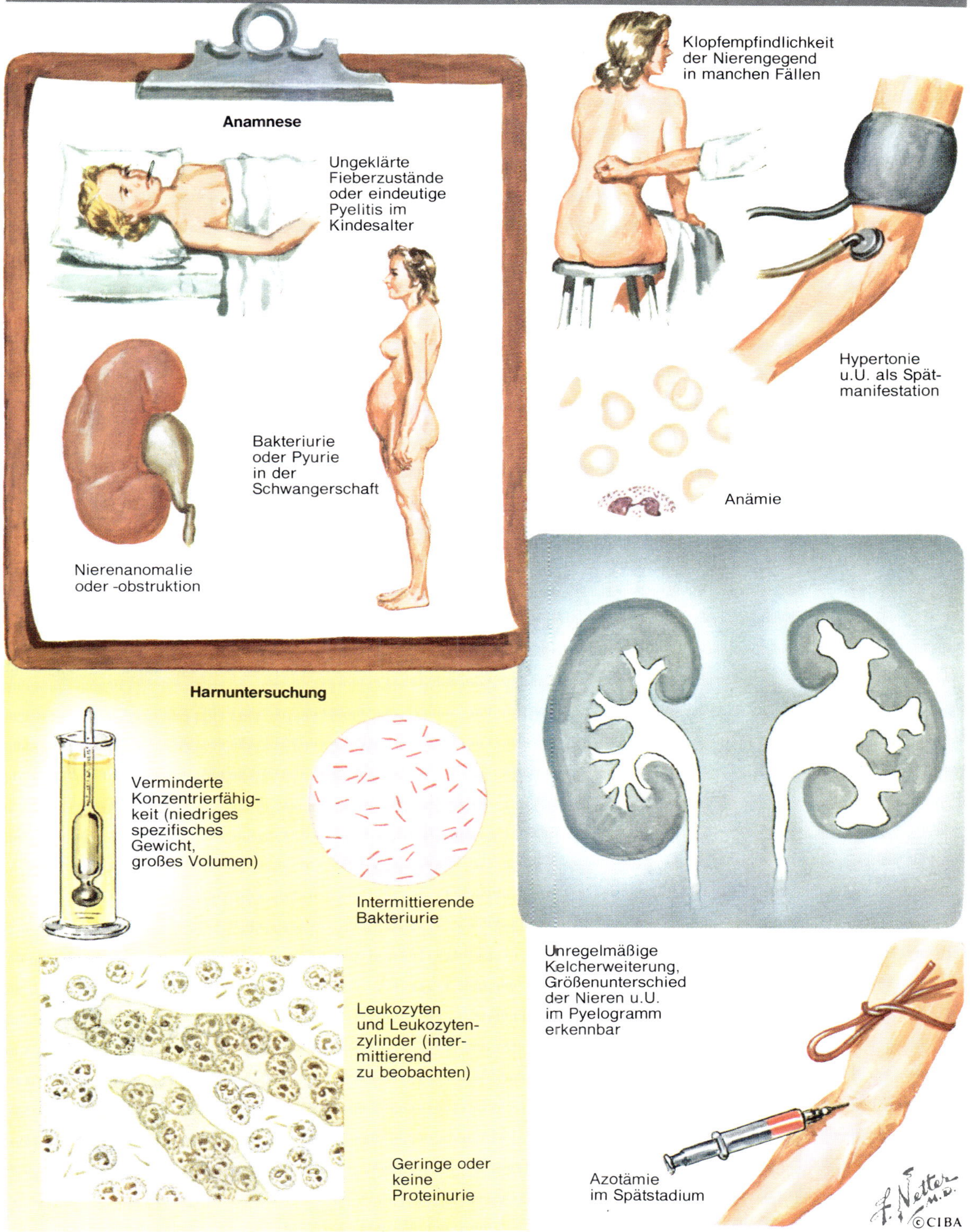


## Chronische Pyelonephritis

**Klinik.** Die subjektiven und objektiven Krankheitserscheinungen der akuten Pyelonephritis lassen sich in den meisten Fällen mit charakteristischen strukturellen Nierenveränderungen in Zusammenhang bringen. Für die chronische Pyelonephritis trifft dies aber nicht zu, und die klinischen Symptome sind oft recht vage.

In der Minderzahl der Fälle folgen einem entsprechend belegten akuten Beginn immer wieder schubweise Exazerbationen, zwischen denen Monate oder Jahre der Gesundheit liegen. In solchen Fällen tritt die Niereninsuffizienz erst im Spätstadium zutage, wenn der Nierenparenchymverlust infolge Narbenbildung nicht mehr vom verbleibenden intakten Nierengewebe kompensiert werden kann. Natürlich kommt es in den nicht seltenen Fällen einer unilateralen Pyelonephritis eventuell niemals zu einer solchen Dekompensation.

Ob dem chronischen Stadium frische Schübe vorangehen oder ob es ganz schleichend beginnt – klinisch gehören zum Spätstadium der Pyelonephritis eine Azotämie und eine spät eintretende Hypertonie. Diesem Stadium geht eine Minderung des Harnkonzentriervermögens voran, die im Vergleich zum Parenchymverlust größer ist als die Abnahme der glomerulären Filtration.

Eine chronische Pyelonephritis steht häufig mit einer Harnabflußstauung in Verbindung. Bakteriurie und Pyurie können vorhanden sein, sind aber nicht notwendigerweise renalen Ursprungs. Sie fehlen häufig in Fällen, bei denen die Diagnose einer chronischen Pyelonephritis auf rein morphologischer Basis gestellt wurde – anhand des Röntgenbefunds, bei der Nephrektomie oder bei der Autopsie.

Eine *Proteinurie* ist bei chronischer Pyelonephritis häufig. Differentialdiagnostisch spricht jedoch eine über 3,5 g/Tag hinausgehende Eiweißmenge für ein nephrotisches Syndrom mit Glomerulusveränderungen und gegen eine chronische Pyelonephritis (s. S. 123). Nephrotisches Syndrom und Pyelonephritis sind selten vergesellschaftet.

*(Fortsetzung auf Seite 192)*

*(Fortsetzung von Seite 191)*

## Chronische Pyelonephritis: pathologische Anatomie

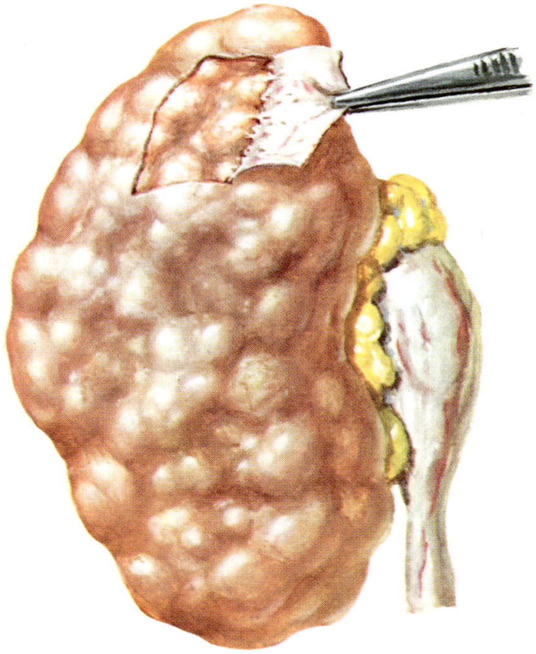

Grobhöckerige Schrumpfniere mit stumpf U-förmigen Einziehungen, die manchmal bei chronischer Pyelonephritis zu beobachten sind. In vielen Fällen ist die Niere von einer nephrosklerotischen Niere nicht zu unterscheiden. Die verdickte Kapsel ist adhärent

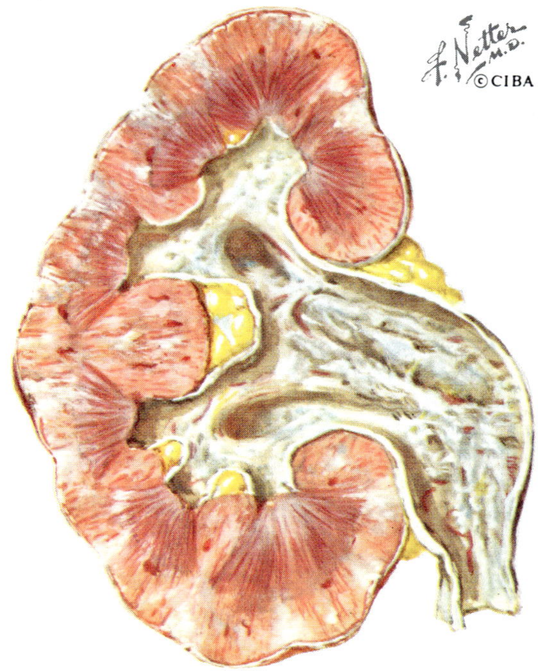


Verschmälerung des Nierenparenchyms mit keilförmigen subkapsulären Narben. Rinden-Mark-Grenze undeutlich. Nierenbecken und Kelche erweitert und fibrös verändert (in vielen, aber nicht in allen Fällen)

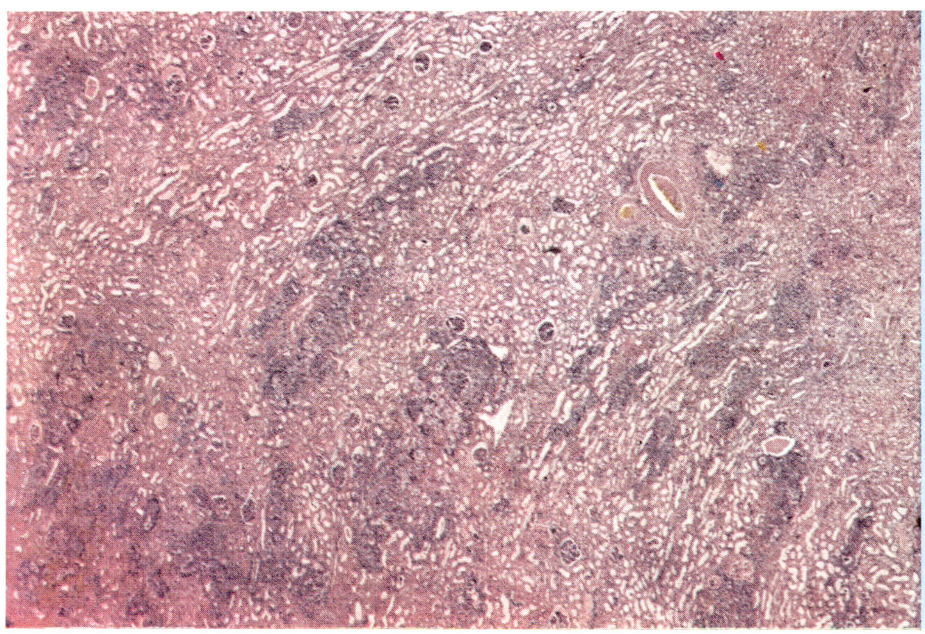

Im Schnitt ist bei schwacher Vergrößerung der fokale Befall zu erkennen: lymphozytär infiltrierte Bezirke wechseln mit relativ normalen Parenchymbezirken ab

**Pathologische Anatomie.** Bei der voll ausgebildeten chronischen Pyelonephritis sind die strukturellen Veränderungen ganz charakteristisch. Sie bestehen in einer breit gestreuten herdförmigen Infiltration des Interstitiums mit Lymphozyten, Plasmazellen, Histiozyten und mehr oder weniger zahlreichen polymorphkernigen Leukozyten. Viele Tubuli sind zerstört, und die verbliebenen Tubuli in den Krankheitsherden sind erweitert, haben ein abgeflachtes Epithel und sind mit einer homogenen eiweißartigen Substanz gefüllt, ein Bild, das an Schilddrüsenalveolen erinnert. Fast immer besteht eine markante Arteriosklerose, aber keine auffällige Arteriolosklerose. Viele Glomeruli weisen eine Verdickung der Bowman-Kapsel, d.h. eine periglomeruläre Fibrose, auf. In anderen Glomeruli finden sich eigenartige intrakapsuläre Einlagerungen eines sauren Mukopolysaccharids, welche den Glomerulus zu einem exzentrischen Ball von kollabierten und dickwandigen Kapillaren komprimieren.

Die histologischen Veränderungen entsprechen dem makroskopischen Bild einer extrem ungleichmäßigen Schrumpfung einer oder beider Nieren. Die Nierenoberfläche ist uneben und höckerig mit deutlichen breiten, flachen Narben.

Die groben Formveränderungen sind radiologisch nachweisbar. Durch die Parenchymschrumpfung und die Retraktion der Papillen kommt es auch zu Erweiterung der Kelche und »Verplumpung« der Papillen. Diese röntgenologischen Zeichen, die im retrograden Pyelogramm (s. S. 96) zu beobachten sind, sind für die chronische Pyelonephritis typisch. Von allen erworbenen Nierenkrankheiten, die eine Nierenschrumpfung hervorrufen, kann die chronische Pyelonephritis zur stärksten Verkleinerung führen.

**Pathogenese.** Nach der allgemein geltenden Auffassung kann eine akute Pyelonephritis nach ihrem Rückgang schleichend fortschreiten, ohne daß sich pathogende Keime nachweisen lassen. Der Pathomechanismus dafür ist allerdings unbekannt. Wie bereits gesagt, wandeln sich möglicherweise Bakterien in Protoplasten um, die mit Hilfe von modifizierten Züchtungsmethoden erfaßt werden können. Systematische Studien über den Nachweis von Protoplasten bei »abakterieller« chronischer Pyelonephritis liegen nicht vor.

Divergierende Ansichten bestehen auch darüber, ob der Fortbestand der interstitiellen Nephritis die Folge einer fortdauernden Antigen-Antikörper-Reaktion ist. In einzelnen Berichten wurde die Möglichkeit dieser Pathogenese erörtert, und man hat experimentell eine Pyelonephritis durch Injektion von abgetöteten Bakterien in das Nierenbecken oder die Nierenbeckenwand bei vorher sensibilisierten Tieren erzeugt. Die immunogene Entstehung der chronischen Pyelonephritis ist aber noch hypothetisch.

Eine schwere Sklerose der Aa. interlobares, arcuatae und interlobulares ist bei der chronischen Pyelonephritis die Regel und kann eine wichtige Rolle in der Pathogenese der Hypertonie spielen. Es ist aber schwer zu verstehen, warum eine schwere Arteriosklerose bei der chronischen Pyelonephritis so häufig ist. Es wurde angenommen, daß sie die Folge einer Arterienentzündung während des akuten Stadiums der Pyelonephritis ist, aber nach den Erfahrungen anderer Autoren ist das Vorkommen einer Arteriitis ebenso selten wie das einer »invasiven Glomerulitis«.

Die Diagnose einer chronischen Pyelonephritis wird in vielen Fällen bei der Autopsie aufgrund der oben als charakteristisch für das Spätstadium der Krankheit angeführten Kriterien gestellt. Diese Kriterien sind jedoch nicht pathognomonisch, wie nachstehend erläutert wird, und die Schwankungsbreite bei der Bewertung der Häufigkeit der chronischen Pyelonephritis ist daher außerordentlich groß. Man kann mit Sicherheit behaupten, daß die chronische Pyelonephritis zu oft diagnostiziert wurde.

**Chronische Pyelonephritis: Histologie**

©CIBA

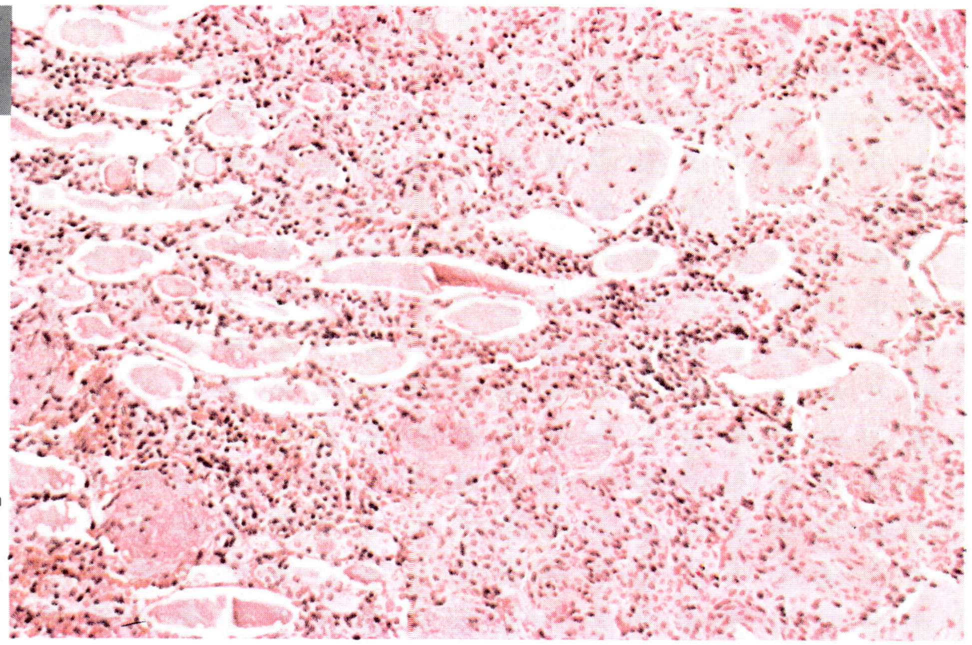

Tubuli mit abgeflachtem atrophischem Epithel und Kolloidzylindern im Lumen erzeugen ein thyreoideaartiges Bild. Lymphozyten- und Plasmazell-infiltration des Interstitiums mit Hyalinisierung der Glomeruli

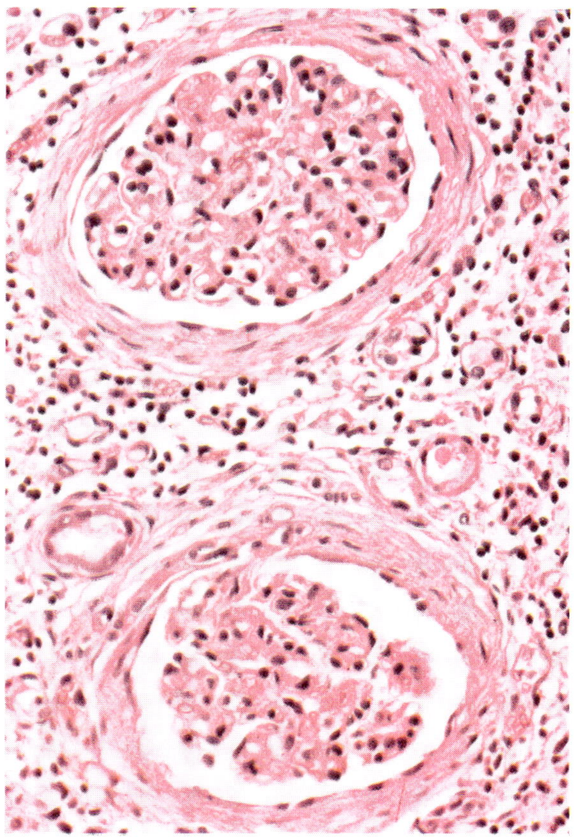

Perikapsuläre Glomerulusfibrose mit Tubulusatrophie und interstitieller Entzündung

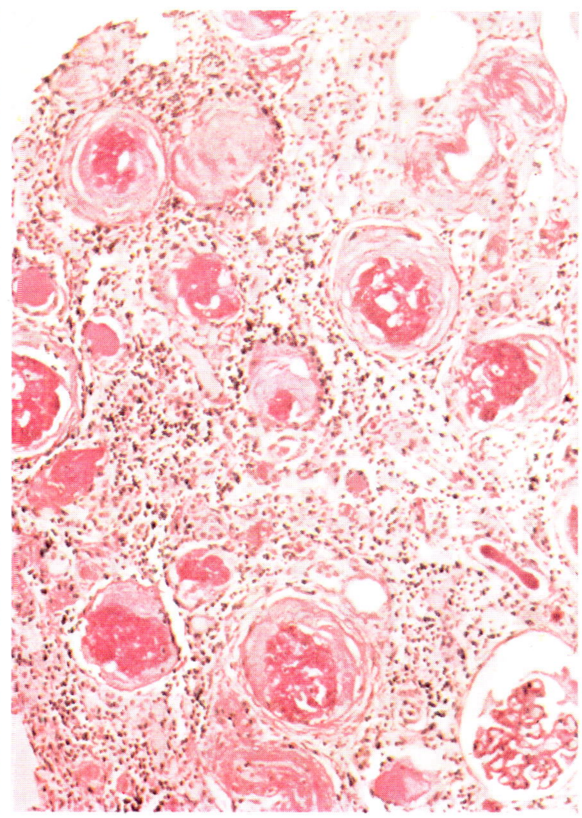

Intrakapsuläre hyalinisierende Glomerulusfibrose: PAS-positive Substanz im Bowman-Kapselraum mit komprimiertem Schlingenkonvolut

Man hat die chronische Pyelonephritis oft für eine auf andere Nierenkrankheiten aufgepfropfte Erkrankung gehalten. Eine interstitielle Nephritis mit Tubulusatrophie, sogar mit »Thyreoidisierung«, kann vielerlei Gründe für ihre Entstehung haben und sollte nicht als Pyelonephritis angesprochen werden, wenn nicht ihr infektiöser Ursprung erwiesen ist.

**Differentialdiagnose der chronischen Pyelonephritis.** Von der chronischen Pyelonephritis sind zwei Hauptgruppen von Erkrankungen abzugrenzen – primär glomeruläre und primär vaskuläre. Beide können zu Azotämie, Hypertonie und extremer Destruktion des Nierenparenchyms führen. Die Azotämie kann so schleichend einsetzen, daß ihr Beginn und ihre Dauer differentialdiagnostisch wenig verwertbar sind. Wenn allerdings die Hypertonie bedeutend früher als eine signifikante Azotämie auftritt, fällt dies schwer gegen eine chronische Pyelonephritis ins Gewicht, da bei ihr die Hypertonie eine Spätmanifestation darstellt.

Wie bereits erwähnt, ist der früheste Funktionsdefekt bei der Pyelonephritis – im Gegensatz zu primär glomerulären oder vaskulären Prozessen – die Einschränkung der Harnkonzentrierungsfähigkeit. Dieser Befund kann zur Sicherung der Diagnose beitragen. Im Spätstadium der chronischen Pyelonephritis, besonders wenn eine Harnstauung fehlt und keine vorangegangenen Infektionsschübe belegbar sind, stützt sich die Diagnose jedoch auf den Röntgenbefund, der den herdförmigen Charakter der Nierenerkrankung, d.h. die grobe Unregelmäßigkeit der narbigen Schrumpfung, aufzeigt.

Wenn wir versuchen, die chronische Pyelonephritis nach rein morphologischen Gesichtspunkten von primär glomerulären und vaskulären Erkrankungen abzugrenzen, müssen wir berücksichtigen, daß alle Nierenveränderungen, die in dokumentierten Fällen von chronischer Pyelonephritis vorkommen, auch bei chronischer Glomerulonephritis und Ischämie zu beobachten sind. Eine langsam zunehmende Ischämie wie im Fall der Arteriosklerose hat auf das Nierenparenchym in erster Linie den Effekt einer Atrophie und einer Destruktion der Tubuli, wobei die Glomeruli erhalten bleiben. Ferner entstehen interstitielle Infiltrate, in denen Lymphozyten dominieren. Diese strukturellen Veränderungen im Gefolge der Ischämie sind im wesentlichen die gleichen wie bei der chronischen Pyelonephritis, abgesehen vom Charakter des interstitiellen Infiltrats, das bei der chronischen Pyelonephritis sehr pleomorph ist. Wieviel vom interstitiellen Infiltrat, der »Thyreoidisierung«, den glomerulären Veränderungen und der Tubulusschädigung in belegten Fällen von chronischer Pyelonephritis tatsächlich auf die ursprüngliche Infektion und wieviel auf die immer vorhandene Arteriosklerose zurückgeht, läßt sich nur durch Rückschlüsse und nicht aufgrund der Morphologie abschätzen.

Bei terminalen Schrumpfnieren ist eine chronische Glomerulonephritis anzunehmen, wenn die überwiegende Zahl der nichthyalinisierten Glomeruli Zeichen aktiver Entzündung, teilweise Hyalinisierung oder zumindest multiple Synechien aufweist. Bei der primären Arterio- und Arteriolosklerose sind Veränderungen an den verbleibenden Glomeruli viel seltener oder fehlen überhaupt. Das überzeugendste Kriterium für die Diagnose der Pyelonephritis ist der Charakter des interstitiellen Infiltrats, das mehr Plasmazellen enthält als bei anderen Erkrankungen. Das Infiltrat wird auf chronische Pyelonephritis verdächtig, wenn verklumpte polymorphkernige Leukozyten auftreten.

Allgemein gesprochen sind rein morphologische Veränderungen eher als suspekt auf eine chronische Pyelonephritis anzusehen und nicht so sehr als pathognomonisch. Für die endgültige Diagnose ist der Nachweis einer ehemaligen oder gegenwärtig bestehenden Niereninfektion unerläßlich.

# Papillennekrose

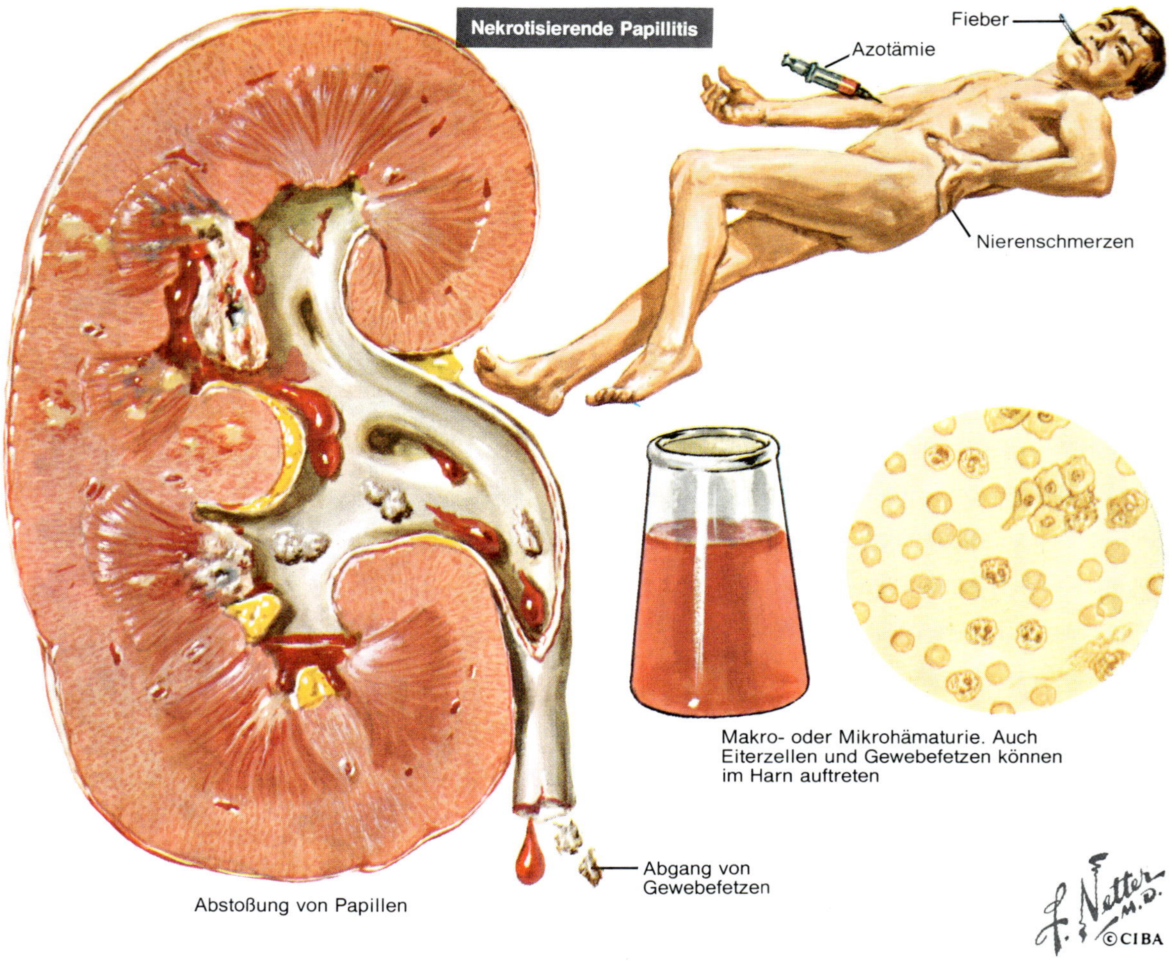


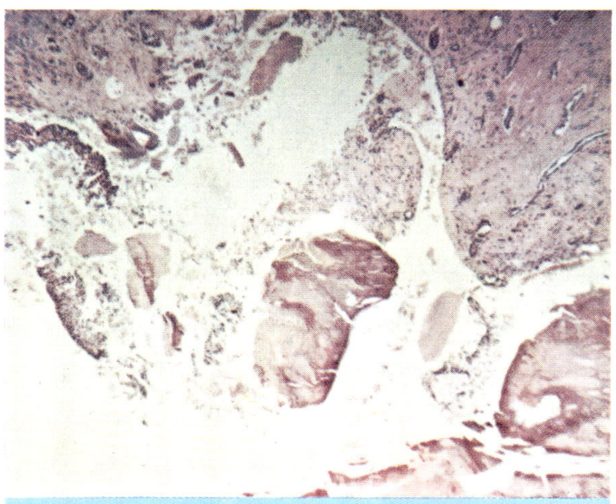

Nekrose und Abstoßung der Papille mit Hinderlassung eines konkaven Gewebsdefekts im Markkegel. Abgestoßene Stückchen toten Gewebes sind im Harn zu finden

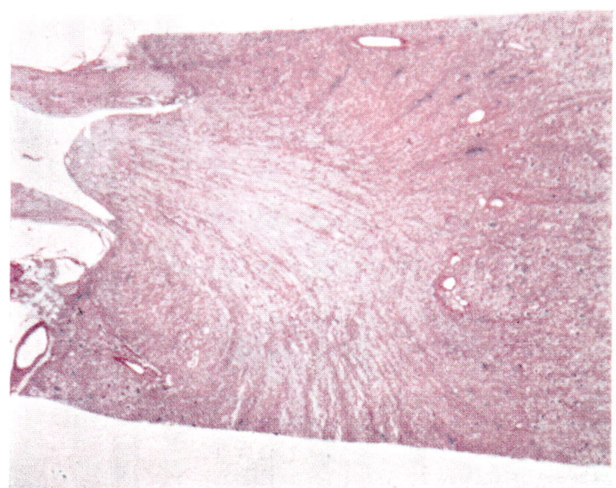

Papillennekrose ohne entzündliche Reaktion: wird von manchen als charakteristisch für die Analgetika-Papillennekrose angesehen

**Klinische Befunde.** Wenn es zu einer Koagulationsnekrose von Papillen und Markabschnitten kommt, kann das abgestorbene Gewebe ins Nierenbecken abgestoßen werden und mit dramatischen klinischen Folgen abgehen. Es kann ein kritischer Zustand mit Fieber, Nierenkolik, Oligurie und Azotämie eintreten, unter Umständen sogar der Tod in der Urämie. Eine Hämaturie bei einem derartigen klinischen Bild ist ein wichtiges Warnsignal für den Kliniker, an die Möglichkeit einer Papillenabstoßung zu denken.

Bei manchen Patienten, besonders wenn sie schon lange azotämisch sind, läßt sich eine Abstoßung von Papillen beobachten, die sich über einen längeren Zeitraum hinzieht, ohne daß es zur akuten Niereninsuffizienz kommt. In solchen Fällen hängt die Prognose von der Schwere der begleitenden Nierenkrankheit ab. Eine definitive klinische Diagnose kann mit Hilfe der Pyelographie sowie durch das Auffinden von Fragmenten nekrotischer Papillen im Harn gestellt werden, der durch ein Tuch geseiht wird.

Die Papillennekrose ist schon seit vielen Jahren bekannt. Sie findet sich häufiger bei älteren Menschen sowie bei Diabetikern und Pyelonephritiskranken, besonders solchen mit einem Abflußhindernis im unteren Harntrakt.

**Pathologische Anatomie.** *Makroskopisch* ist die nekrotische Papille brüchig, gelblich gefärbt und scharf gegen das benachbarte Gewebe abgegrenzt. Unter Umständen wird auch ein Teil der Markpyramide abgestoßen. Die Nekrose kann in einer oder in mehreren Papillen auftreten. Wenn sich das nekrotische Gewebe abstößt, bleibt der konkave Innenrand des Marks zurück, der sich nach und nach epithelisieren kann. Dieser Defekt erzeugt einen charakteristischen Ringschatten im retrograden Pyelogramm.

*Mikroskopisch* zeigt sich zumeist eine vollständige Nekrose des Papillengewebes. Bei unvollständiger Nekrose kann das Papillargangsepithel erhalten bleiben. An der Demarkierungszone findet sich oft eine massive Infiltration mit polymorphkernigen Leukozyten. Unter bestimmten Umständen tritt keine entzündliche Reaktion auf; dennoch ist die Demarkierung scharf.

**Ätiologie.** Über die Ursache der Papillennekrose weiß man wenig. Früher galt die Pyelonephritis als Ursache. Neuere Befunde sprechen aber dafür, daß sich eine Papillennekrose auch ohne Pyelonephritis finden kann. Die Rolle der Pyelonephritis in der Pathogenese ist daher unklar. Auch die Annahme, daß die Papillennekrose die Folge einer Ischämie sei, wurde niemals entsprechend erhärtet.

In den letzten Jahren haben sich unsere Vorstellungen über die Pathogenese der Papillennekrose bedeutend verändert. Während früher eine Papillennekrose nur bei 0,2% der routinemäßigen Autopsien beobachtet wurde, ist ihre Häufigkeit in Skandinavien, der Schweiz und Australien steil angestiegen und liegt nun zwischen 1 und 3%. Aufgrund indirekter Indizien vermutet man, daß diese Zunahme mit einem Analgetikaabusus in Zusammenhang steht. Ursprünglich hielt man Phenazetin für die Substanz, welche die häufig mit der Papillennekrose verbundene interstitielle Nephritis erzeugt. In neuerer Zeit wurde jedoch die Auffassung vertreten, daß (nicht phenazetinhaltige) Analgetika einen primär nekrotisierenden Effekt an der Papille entfalten (wo sie in hoher Konzentration vorhanden sind) und daß die interstitielle Fibrose und Entzündung in der Rinde Folgeerscheinungen der Papillennekrose sind. Bei diesen Voraussetzungen kann eine Infiltration mit polymorphkernigen Leukozyten an der Demarkierungszone fehlen.

Die Hypothese, daß Analgetika – bei übermäßigem Konsum – primär auf die Papillen einwirken, hat viel für sich. Experimentell läßt sich zeigen, daß Injektionen bestimmter chemischer Verbindungen (z.B. 2-Bromäthylamin-Hydrobromid) in optimaler Dosierung eine nichtentzündliche Papillennekrose erzeugen, ohne die übrige Niere oder ein anderes Organ in irgendeiner Weise nachweisbar zu beeinflussen. Es müssen aber erst weitere bestätigende Befunde zeigen, ob die chronische interstitielle Nephritis oder Pyelonephritis, die als eine charakteristische Manifestation des Analgetikamißbrauchs beschrieben wird, eine Folgeerscheinung der Papillennekrose ist.

# Nierenkarbunkel und perirenaler Abszeß

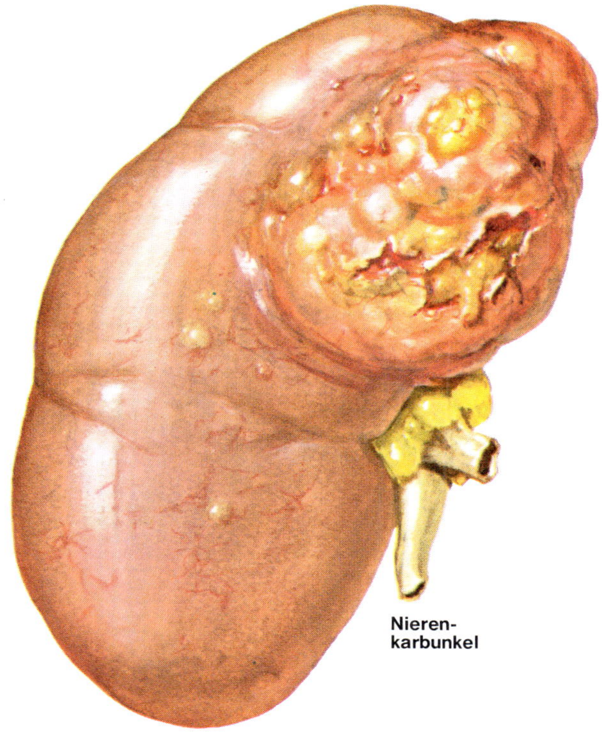


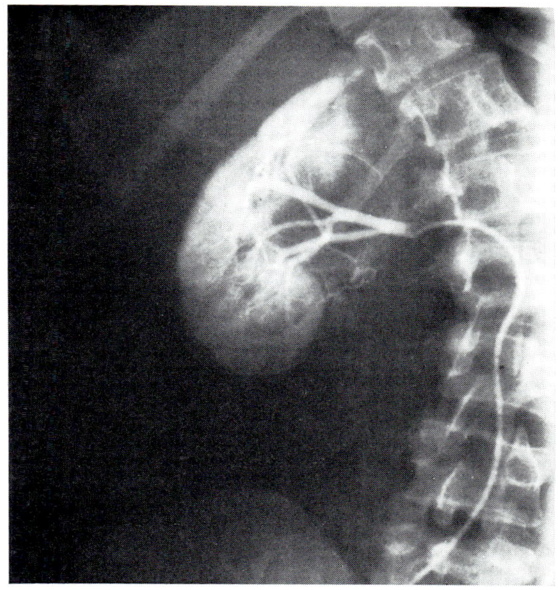

Arteriogramm: zahlreiche Gefäße rund um einen raumfordernden Prozeß, der von einer homogenen Anfärbung im oberen Nierenpol umgeben wird. Befund suspekt auf entzündlichen Prozeß (Karbunkel). Starke lumbale Skoliose

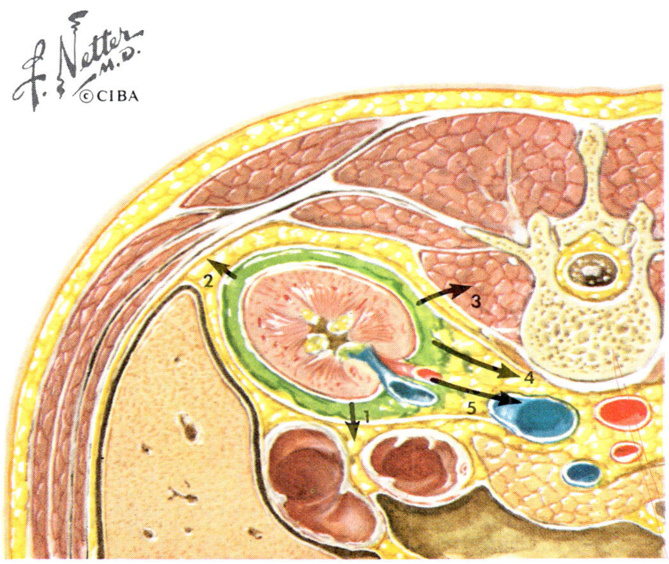


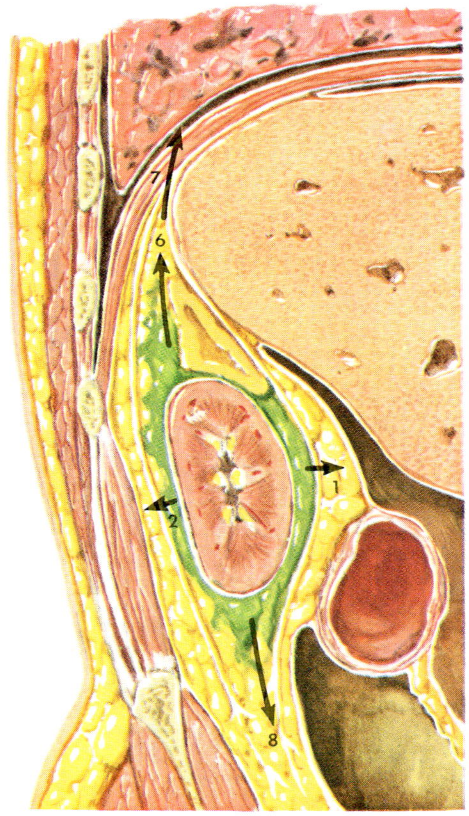


**Perirenaler Abszeß**
Ausbreitungswege:
1 = durch die Fascia renalis in das retroperitoneale Gewebe, 2 = zur Flanke, 3 = zum M. psoas, 4 = zur Mittellinie (prävertebral), 5 = zur V. cava inferior, 6 = in das retrohepatische und subphrenische Gebiet, 7 = durch das Zwerchfell in die Pleurahöhle, 8 = in das retroperitoneale Gewebe des Beckens

Nierenkarbunkel und perirenaler Abszeß sind septische Prozesse, die klinisch mit Schüttelfrost und Fieber, einseitigem Lendenschmerz und starker Druckempfindlichkeit im Kostovertebralwinkel in Erscheinung treten. In beiden Fällen sind die Erreger oft Staphylokokken, die auf hämatogenem oder lymphogenem Weg in das renale oder perirenale Gewebe gelangen. Der *Ausgangsherd* ist gewöhnlich ein Hautfurunkel oder eine Hauteiterung anderer Art, deren Bedeutung vom Patienten verkannt wird; sie kann bereits Monate zurückliegen.

Ein *Nierenkarbunkel* ist ein Abszeß in der Nierenrinde, der sich zumeist durch Verschmelzung mehrerer kleinerer Abszesse bildet. Mitunter kommt es zu einem Einbruch in das Nierenbeckenkelchsystem oder zum Durchbruch durch die Kapsel, so daß ein perirenaler Abszeß entsteht.

Ein *perirenaler Abszeß* kann also von einem durchgebrochenen Nierenkarbunkel ausgehen. Häufiger aber ist die Niere selbst dabei frei, und der Abszeß bildet sich primär im perirenalen Fett innerhalb der Fascia renalis.

**Radiologische Befunde.** Bei einem perirenalen Abszeß zeigt die Durchleuchtung oft einen Hochstand und eine schlechte Verschieblichkeit des Zwerchfells auf der kranken Seite. Auf der Röntgenaufnahme ist unter Umständen der M. psoas nicht abgrenzbar, eine Erscheinung, die sich beim Nierenkarbunkel nicht findet. Außerdem ergibt die Röntgenuntersuchung oft eine funktionelle Skoliose; die Konkavität der Krümmung ist dabei gegen die kranke Seite gerichtet. In manchen Fällen läßt eine weichteildichte Verschattung auf die Lage des Abszesses schließen.

Die intravenöse und ebenso die retrograde Pyelographie können für die Unterscheidung der beiden Prozesse wichtige Aufschlüsse liefern. Manchmal kommt allerdings ein Rindenabszeß im intravenösen Pyelogramm als Elongation eines großen Kelches zur Darstellung und kann so mit einem Neoplasma (s. S. 205) verwechselt werden. Wenn ein kortikaler Abszeß durchgebrochen ist, kann sich ein Kontrastmittelextravasat bilden. In einem solchen Fall läßt sich das Ausmaß der Perinephritis am Fehlen einer Ptose der betroffenen Niere beurteilen. Überdies kann die normale respiratorische oder durch Lagewechsel bedingte Verschieblichkeit der Niere vermindert sein oder vollständig fehlen. Diese Befunde sprechen für einen entzündlichen Prozeß im perirenalen Fett, besonders bei einer Ausbreitung über die Fascia renalis hinaus.

**Laborbefunde.** Sowohl Nierenkarbunkel als perirenaler Abszeß erzeugen gewöhnlich eine sehr starke Leukozytose. Das Harnsediment ist in den meisten Fällen, in denen der Abszeß durch hämatogene Aussaat entstanden ist, im Bereich der Norm. Ein Nierenabszeß kann sich jedoch auch in einer pyelonephritischen Niere bilden und unter Umständen weiter zu einem perirenalen Abszeß fortschreiten; in solchen Fällen wird der Harn infiziert sein, besonders wenn der Harnweg durch Nierensteine teilweise verlegt ist.

**Behandlung.** Eine Drainage des Abszesses ist zum frühestmöglichen Zeitpunkt indiziert. Wenn die Ableitung des Eiters nach außen unterbleibt, kann es zum Durchbruch des Abszesses kommen, und sein infizierter Inhalt kann sich in mehrere Richtungen ausbreiten, wie die Illustration veranschaulicht.

# Tuberkulose des Harntrakts

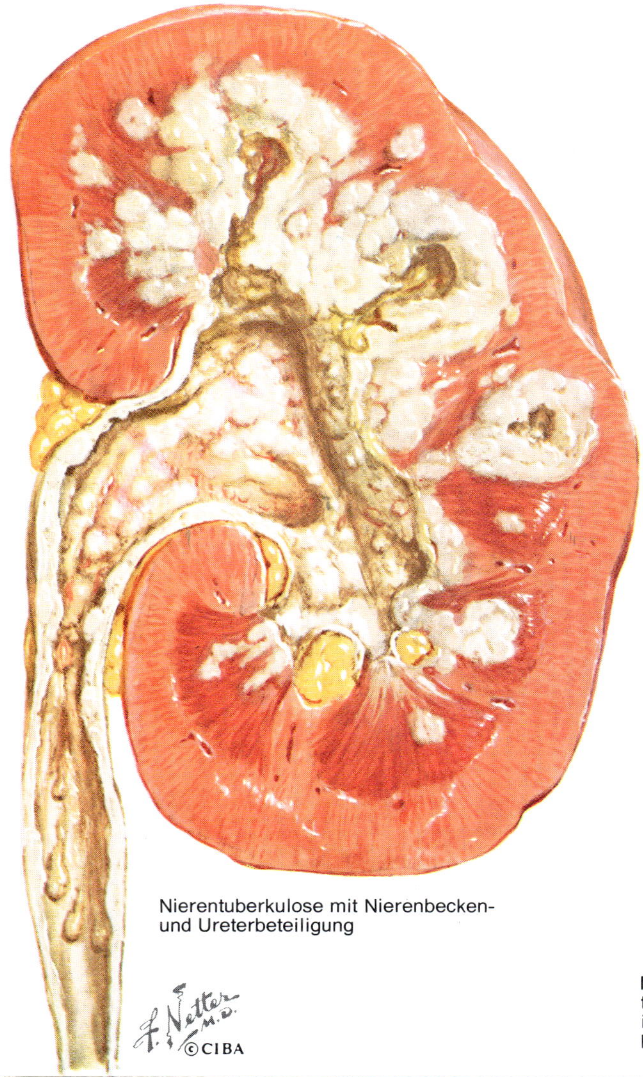

Nierentuberkulose mit Nierenbecken- und Ureterbeteiligung

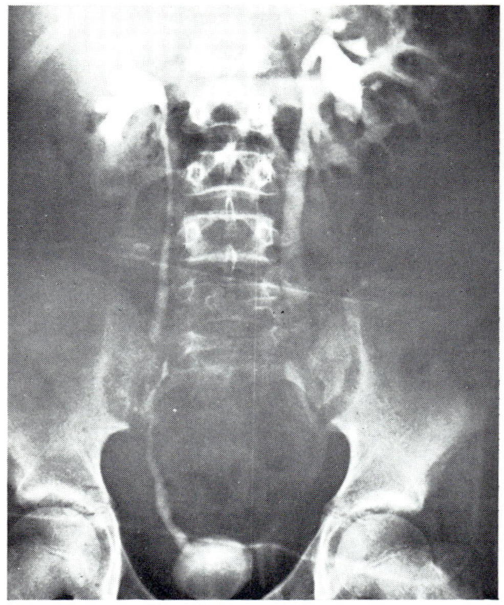

Intravenöses Pyelogramm: Nierentuberkulose, Deformierung des Nierenbeckenkelchsystems und Erweiterung des Ureters, am stärksten links

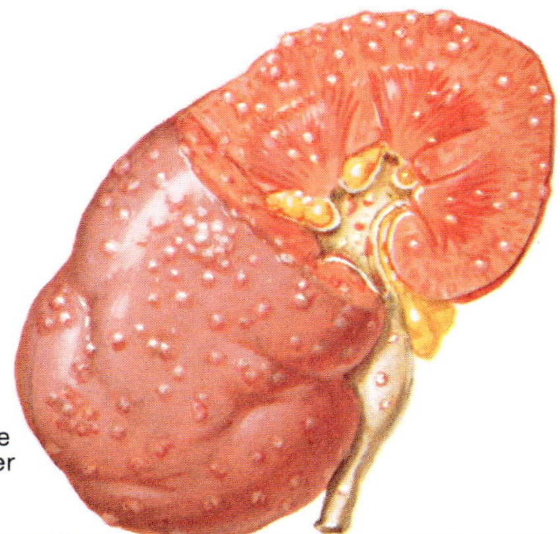

Miliar-tuberkulose in kindlicher Niere

Blasentuberkulose, zystoskopische Bilder

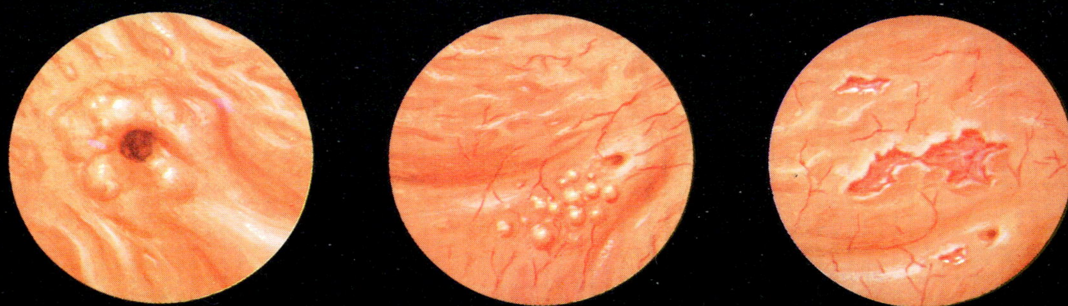

Einziehung des Ureterostiums (»Golfloch«-Ostium) mit Ödem und Starre der umgebenden Blasenwand

Tuberkel nahe am Ureterostium

Große und kleine tuberkulöse Geschwüre in der Harnblase

Die Harntrakttuberkulose findet sich öfter bei Männern und hat einen Häufigkeitsgipfel in der Altersgruppe zwischen 30 und 50 Jahren. In Ländern, in denen die Rindertuberkulose erfolgreich bekämpft worden ist, bildet die Nierentuberkulose zumeist eine Komplikation der pulmonalen Form. Bei hämatogener Streuung von Tuberkelbakterien kommt es oft zu einer Absiedlung in den Nieren, was nicht überrascht, da die Nieren etwa ein Viertel des Herzminutenvolumens erhalten.

Dementsprechend sind im allgemeinen beide Nieren befallen, wenn auch unter Umständen in unterschiedlichem Ausmaß. Warum sich tuberkulöse Herde allerdings gewöhnlich im oberen Nierenpol entwickeln, kann man sich nicht recht erklären.

Eine Tuberkulose von abführenden Harnwegen, Prostata, Samenblasen, Samenleiter, Nebenhoden und Hoden ist fast immer Folge einer Nierentuberkulose.

**Pathologische Anatomie.** Die renalen Manifestationen der Tuberkulose variieren enorm, je nach der Virulenz der Erreger und der Abwehrlage des Organismus. Wie bereits erwähnt, ist der Erreger in Ländern mit strengen Milch- und Molkereikontrollen gewöhnlich der Typus humanus; in vielen anderen Teilen der Welt überwiegt aber der Typus bovinus. Die tuberkulösen Veränderungen in der Niere sind bei beiden Erregertypen offenbar die gleichen und sind ebenso wie in der Lunge entweder vorherrschend nodulär, fibrotisch mit schwerer Narbenbildung oder käsig und kavernös. In älteren Herden finden sich nicht selten Verkalkungen. Mit dem Fortschreiten der Erkrankung können unregelmäßige Kavernen im Nierengewebe auftreten. Außerdem kann sich eine Hydronephrose oder ein perirenaler Abszeß bilden.

Die tuberkulöse Ureteritis verursacht Fibrose und narbige Schrumpfung, die zu einer Verkürzung des Ureters führen. Diese bewirkt eine Einziehung des Ureterostiums, das dann bei der Zystoskopie »wie ein Golfloch« aussehen kann. Bei Beteiligung der Harnblase kommt es zu Ulzeration und Fibrose der Blasenwand und Einschränkung der Blasenkapazität.

**Klinische Befunde.** Die Nierentuberkulose erzeugt oft nur uncharakteristische Beschwerden. Wenn die ableitenden Harnwege befallen sind, besonders die Blase, sind Harndrang, Brennen beim Harnlassen und Tenesmen unter Umständen die ersten Erscheinungen, die der Patient bemerkt. Oft wird die Harnwegtuberkulose aber erst Jahre nach dem Auftreten des Nierenprozesses manifest. Man sollte unbedingt immer nach einer möglichen Nierenbeteiligung fahnden, wenn eine Tuberkulose in irgendeinem Organ festgestellt worden ist. Tatsächlich sind bei Miliartuberkulose die Harnkulturen in zahlreichen Fällen positiv. Viele männliche Patienten mit Harntrakttuberkulose kommen mit Beschwerden zum Arzt, die auf eine tuberkulöse Epididymitis (s. Band »Genitalsystem«) zurückgehen.

Die häufig anzutreffende Hämaturie verdient spezielle Erwähnung. Wenn bei der mikroskopischen Standarduntersuchung eine Hämaturie und Pyurie gefunden werden und keine Bakteriurie, so ist dies immer verdächtig auf eine Harntrakttuberkulose. Man muß dann ausdauernd und sorgfältig nach säurefesten Stäbchen im Harn suchen und unbedingt Kulturen anlegen. Allerdings ist bei Patienten mit Harntrakttuberkulose auch eine Superinfektion mit den üblichen uropathogenen Keimen häufig, besonders in fortgeschrittenen Fällen. Die als Sekundärkeime auftretenden gramnegativen Erreger sind schwer auszumerzen, solange die Primärerkrankung nicht beseitigt ist. Bevor man eine Hämaturie als harmlosen Zufallsbefund gelten lassen kann, muß die Existenz einer Harntrakttuberkulose, eines Neoplasmas (s. S. 206) oder einer anderen ernsten pathologischen Nieren- oder Harnwegsveränderung ausgeschlossen werden (s. S. 73).

Auf der Röntgenaufnahme können bei einer Harntrakttuberkulose Verkalkungen in der Niere zu beobachten sein. Die intravenöse oder retrograde Pyelographie zeigt oft eine Verplumpung der Kelche, besonders der oberen, und ein typisches »Mottenfraß«-Bild. In fortgeschrittenen Fällen finden sich eventuell auch die radiologischen Zeichen einer Hydronephrose (s. S. 186) oder eines perirenalen Abszesses (s. S. 195).

In Anbetracht der außerordentlichen Wirksamkeit der Chemotherapie ist heute ein chirurgisches Vorgehen zur Behandlung einer Harntrakttuberkulose selten indiziert, abgesehen von bestimmten fortgeschrittenen Fällen, besonders solchen mit Sekundärinfektionen.

# Echinokokkose

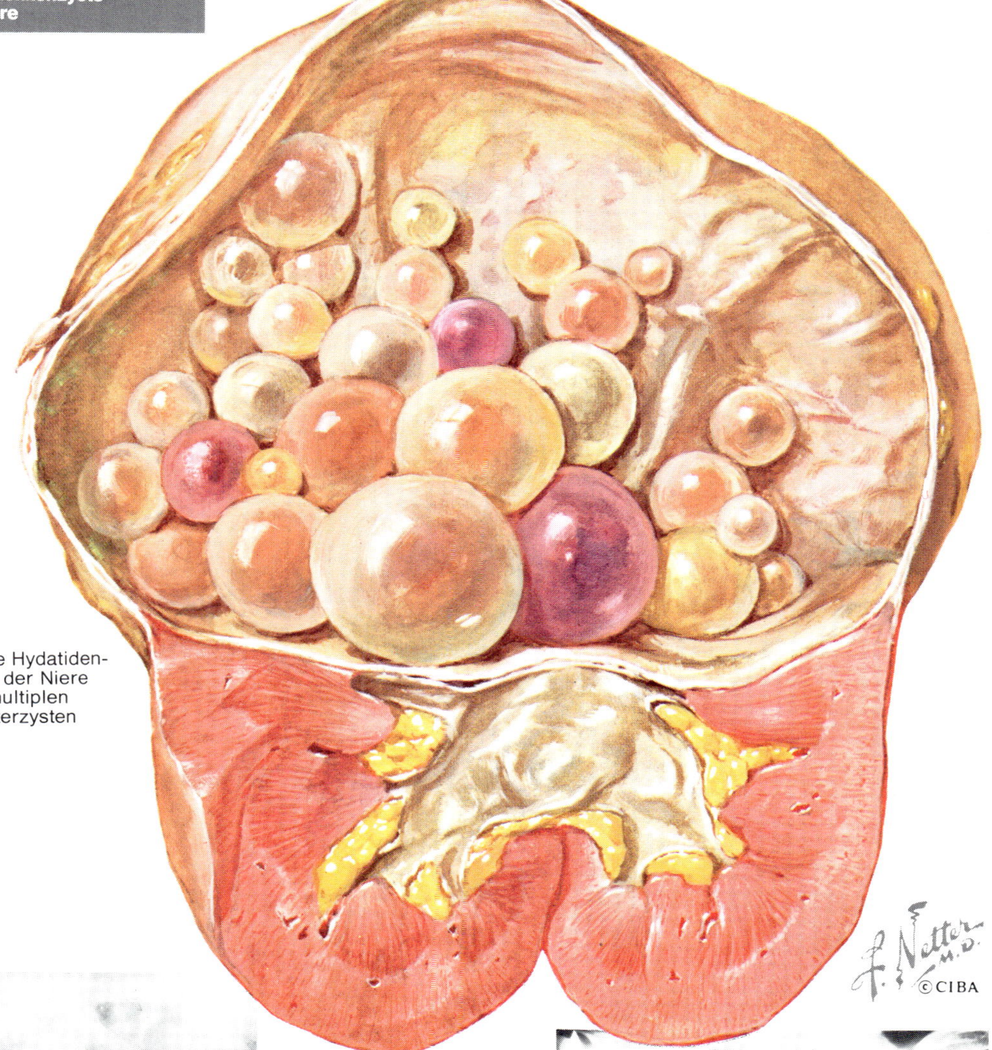


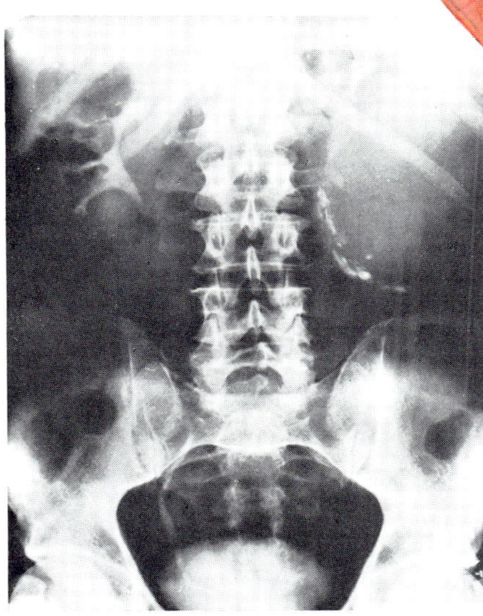

Intravenöses Pyelogramm: Hydatidenzyste der linken Niere mit Verkalkung

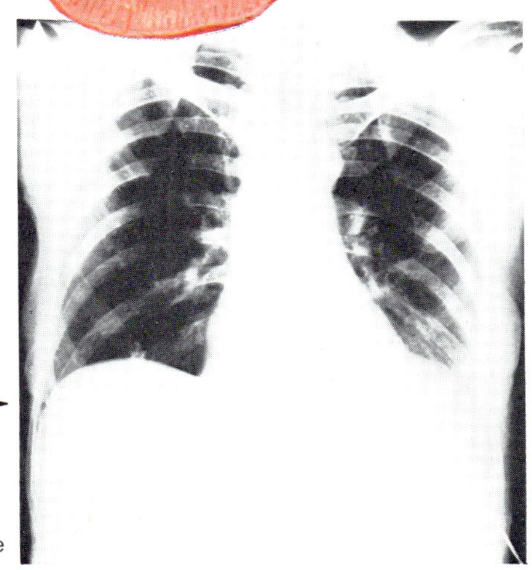

Zwerchfellhochstand infolge Hydatidenzyste der linken Niere

**Ätiologie und Pathogenese.** Die *Taenia echinococcus* (oder *Echinococcus granulosus*) ist ein Bandwurm, der allerdings sehr klein ist; das erwachsene Tier erreicht nur 3–5 mm Länge. Die Bandwürmer leben im Dünndarm von Hunden und anderen Canidae, die sich entweder bei der Nahrungsaufnahme durch scoliceshaltige Eingeweide anderer Tiere, vor allem Schafe, oder durch kontaminiertes Wasser infizieren.

Im Hundedarm entwickeln sich die Scolices zu reifen Tänien. Der Bandwurm besteht aus einem Kopf, einem kurzen Hals und nur wenigen Segmenten, von denen der letzte (dritte) Proglottid bis zu 500 Eier enthält. Diese werden mit den Fäzes ausgeschieden und in der Folge vom *Larven-* oder *Zwischenwirt* in den Verdauungstrakt aufgenommen. Schafe, Rinder, Schweine und Menschen können sich auf diese Weise infizieren.

Im Darm des Zwischenwirts schlüpfen die Larven aus den Eiern und wandern zur Leber. Die Leber wird am häufigsten von Echinokokken befallen. Einige Larven passieren sie jedoch und infizieren andere Organe, darunter auch das Urogenitalsystem. Die Niere ist in etwa 2% der Infektionsfälle betroffen.

Wenn eine Larve in ein Organ gelangt, entwickelt sie sich zu einer *Hydatidenzyste,* die aus einer äußeren festen fibrösen Kapsel (das Ergebnis einer entzündlichen Reaktion des Wirtsorgans), einer Mittelschicht aus vorwiegend elastischen Fasern und einer inneren Keimschicht besteht. Die Mittelschicht ist eine Membran, die dem Schutz und der Ernährung des Scolices in der Zyste dient und daher für den Wirt ein Fremdgewebe ist. Aus der Keimschicht entwickeln sich die embryonalen Scolices, entweder direkt oder nach Bildung von Einstülpungen (Brutkapseln), die schließlich von *endogenen Tochterzysten* werden. Durch fortwährende Einstülpung und Entwicklung von aufeinanderfolgenden Generationen von Tochterzysten füllt sich die ursprüngliche Zyste mit Hunderten Tochterzysten verschiedener Größe.

Es können auch Tochterzysten als Ausbuchtungen der Hauptzystenwand oder in den umgebenden Geweben beobachtet werden. Ab und zu implantieren sie sich im Peritonealüberzug des Mesenteriums oder auf dem Nierenbecken bzw. einem Kelch. Die letztgenannte Lokalisation findet sich hauptsächlich bei Erwachsenen, wahrscheinlich nur nach Erwerbung der Krankheit im Kindesalter.

Echinokokkosen kommen am häufigsten in Ländern mit Schafzucht vor, unabhängig von den klimatischen Verhältnissen.

**Klinische Befunde.** Die Symptome einer Echinokokkenzyste der Niere werden von der Größe der Zyste oder dem Auftreten einer Infektion oder Ruptur bestimmt. Während die Zyste in der Nierenregion wächst, sind manchmal ein dumpfer oder leichter Schmerz und ein Völlegefühl im Abdomen in der Flanken- oder Lumbalregion der betroffenen Seite spürbar. Wenn die Zyste so groß ist, daß sie andere Organe verdrängt, können klinische Symptome auftreten, die durch die Funktionsstörung dieser Organe bedingt sind. Bei fortgesetztem Wachstum der Hydatidenzyste innerhalb der Niere wird das benachbarte Nierenparenchym komprimiert und schließlich die Wand eines Kelches oder das Nierenbecken selbst arrodiert. Man muß dann mit einer Ruptur rechnen, und wenn diese eintritt, entsteht eine Fistel zwischen der Zyste und dem Harnweg. Die Ruptur wird gewöhnlich durch einen scharfen, stechenden Schmerz in der Flanke signalisiert, den eine Hämaturie begleitet und dem kolikartige Schmerzen folgen, wenn Scolices und Gewebestücke durch den Ureter abgehen.

Die offene Verbindung zwischen Harnweg und Zyste wird schließlich eine Infektion der Zyste zur Folge haben, aus der sich dann ein Nierenabszeß entwickeln kann. Spätestens in diesem Augenblick ist die operative Entfernung geboten, denn sonst ist die Prognose bedenklich.

**Diagnose.** Sie ist gesichert, wenn man Hydatidenstücke im Harn findet. Gelingt das nicht, so gibt die Röntgenuntersuchung wichtige Aufschlüsse. Die radiologischen Symptome sind jedoch unterschiedlich, je nachdem wie groß die Zyste ist und ob eine Fistel zwischen der Zyste und den Kelchen oder dem Nierenbekken vorhanden ist oder nicht. Es ist nicht immer möglich, eine Hydatidenzyste von anderen zystischen Erkrankungen oder Neubildungen im Nierenparenchym abzugrenzen. Intradermaltests und Komplementbindungsreaktion können diagnostisch weiterhelfen.

**Behandlung.** Es wird allgemein die chirurgische Entfernung der befallenen Niere gefordert, da Hydatidenzysten praktisch die ganze Niere zerstören, wenn man sie beläßt. Die Operation kann mühsam sein, und man muß sehr vorsichtig vorgehen, damit ein Auslaufen des Zysteninhalts in die offene Wunde vermieden wird. Nach der Entfernung der Zyste wird die Komplementbindungsreaktion schließlich negativ. Wenn sie ein Jahr nach der Operation negativ ist, kann der Patient als geheilt betrachtet werden.

# Schistosomiasis urogenitalis

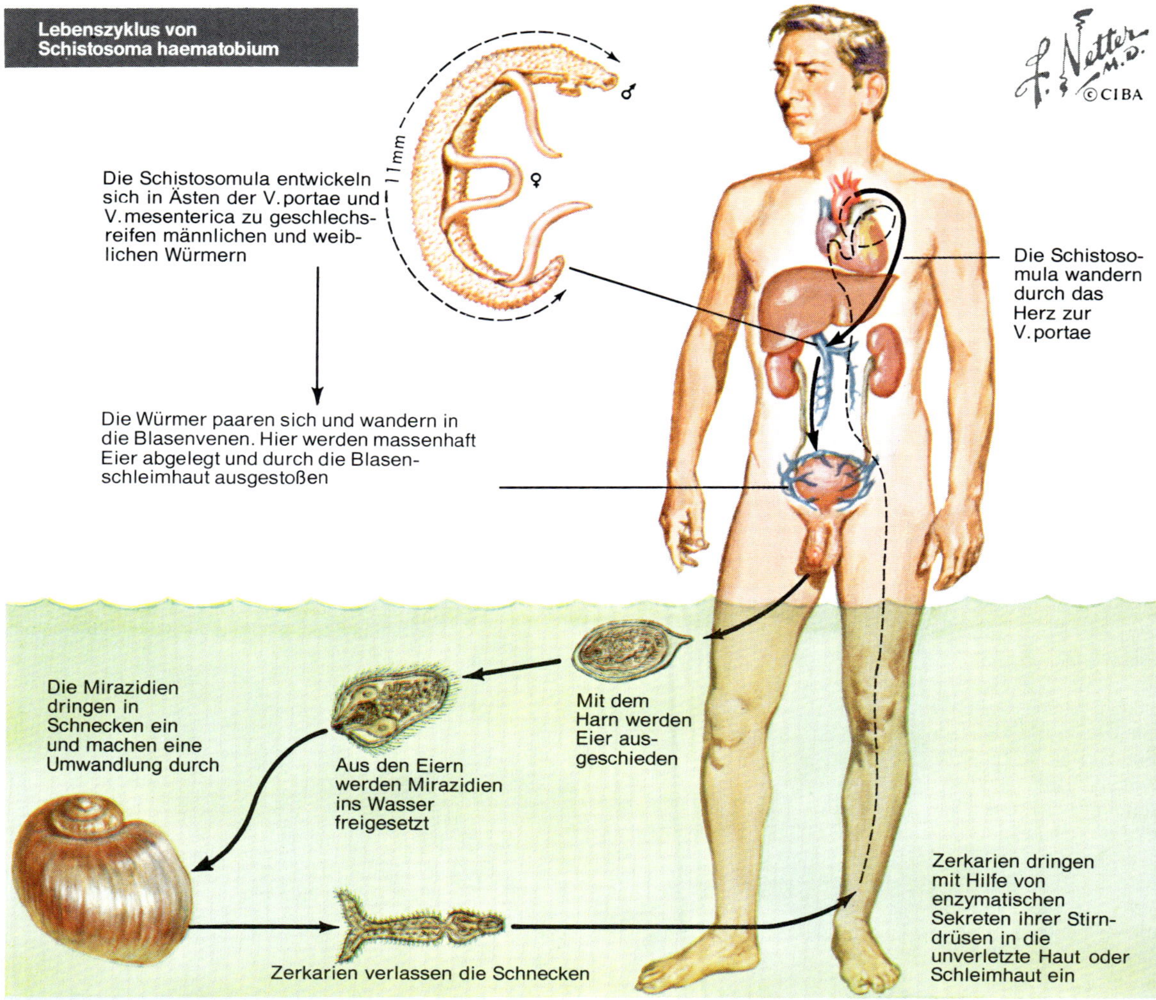


Geographische Verteilung der Schistosomiasis

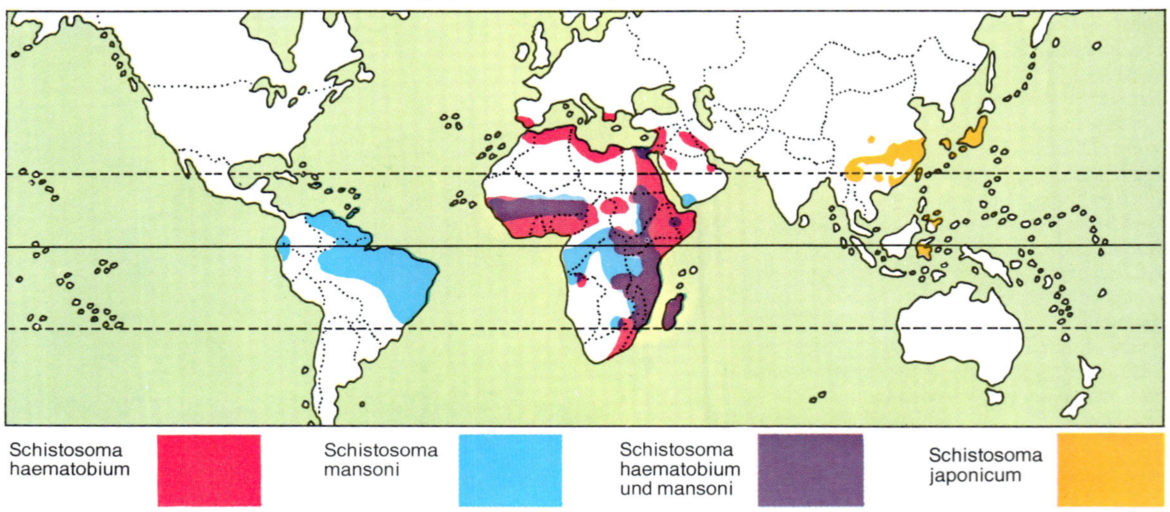


**Erregerarten.** Die Schistosomiasis urogenitalis entsteht durch Infektion mit dem Pärchenegel *Schistosoma haematobium.* Andere Parasiten dieser Trematodengattung, die den Menschen befallen, sind *Schistosoma mansoni* und *Schistosoma japonicum,* die eine Schistosomiasis der Eingeweideorgane hervorrufen.

*Schistosoma haematobium* findet sich in fast ganz Afrika und dem Mittleren Osten sowie auf Madagaskar und Mauritius. Wahrscheinlich setzt sich die Spezies, die als *Schistosoma haematobium* bezeichnet wird, in Wirklichkeit aus mehreren morphologisch ähnlichen Formen zusammen. *Schistosoma mansoni* kommt in Teilen Afrikas und des Mittleren Ostens, auf einigen karibischen Inseln und fast überall in den nördlichen und östlichen Gebieten Südamerikas vor. *Schistosoma japonicum* ist gebietsweise in China, auf den japanischen Inseln, den Philippinen und Celebes verbreitet.

**Lebenszyklus.** Die verschiedenen Schistosomaarten haben im Prinzip den gleichen Lebenszyklus, für den ein *Wassertransport* zur Übertragung der Infektion zwischen Mensch und Schnecke erforderlich ist. Ein infizierter Mensch kontaminiert Süßwasserläufe mit eierhaltigem Harn (*Schistosoma haematobium*) oder Fäzes (*Schistosoma mansoni* und *Schistosoma japonicum*). Aus den Eiern schlüpfen sofort *Mirazidien,* frei schwimmende *Wimperlarven,* die binnen 16–32 Stunden geeignete Wirtsschnecken auffinden und befallen müssen.

In der Schnecke erfolgt eine Umwandlung der Mirazidien in einen *Sporozystenzustand,* in dem sich im Laufe von 6 Wochen *Ruderlarven,* sogenannte *Zerkarien,* entwickeln. Ein Mirazidium kann ungeschlechtlich viele Tausende Zerkarien bilden, die aus der Wirtsschnecke ins Wasser auswandern und etwa 3 Tage Zeit haben, um einen menschlichen Wirt zu finden.

Die Zerkarien bohren sich in die unversehrte menschliche Haut oder Schleimhaut teils mechanisch, teils mit Hilfe enzymatischer Sekretionen ihrer Stirndrüsen ein. Als *Schistosomula* (Entwicklungsstadium) wandern sie durch das Lymph- und Blutgefäßsystem über das Herz zur Pfortader, wo sie zu zweigeschlechtlichen erwachsenen Würmern heranreifen. Diese paaren sich dann und wandern in die vesikalen *(Schistosoma haematobium)* oder Mesenterialvenen (*Schistoma mansoni* und *Schistoma japonicum*) ein, um mit der Eiablage zu beginnen. Die Eier erscheinen erstmals 4–9 Wochen nach der ursprünglichen Infektion im Harn oder Stuhl.

**Wesen der Infektion.** Die Infektion ist chronisch, da die Würmer bekanntermaßen eine Lebensdauer von 20–30 Jahren haben. Wiederholte Reinfektionen sind in Gegenden mit schwer verseuchten Gewässern häufig. Die Krankheitserscheinungen im menschlichen Wirtsorganismus werden von den Eiern und nicht von den Würmern hervorgerufen. Die weiblichen Würmer, die in kleinen Venen leben, stoßen Eier durch die Gefäßwände und durch die Schleimhaut in die Harnblase oder das Darmlumen aus. Die Eier erzeugen dabei eine Reizung und Mikrohämorrhagien der Schleimhaut. Noch bedeutsamere Schäden entstehen aber durch Eier, die im Gewebe zurückbleiben oder Leber und Lunge embolisieren. Bei der *Schistosoma-haematobium*-Infektion ist die lokale Eiablage der wichtigere pathogene Prozeß, der zu Veränderungen im Harntrakt führt. Bei der *Schistosoma-mansoni-* und *Schistosoma-japonicum*-Infektion ergibt sich die Hauptmorbidität dagegen aus dem Einbruch von Eiern in das Pfortadersystem, der eine Lebererkrankung zur Folge hat.

Anfangs kommt es zu granulomatösen Reaktionen rund um die Schistosomaeier, welche die Bildung von *Pseudotuberkeln* bewirken. Die Eier von *Schistosoma haematobium* haben eine bemerkenswerte Verkalkungstendenz, die zuweilen zur Verkalkung der gesamten Blase führt. Die fortschreitenden Veränderungen gehen später in ein fibrotisches Stadium über, welches häufig mit einer anatomischen Deformierung des Urogenitaltrakts einhergeht.

Die Konsequenzen der *Schistosoma-haematobium*-Infektion ergeben sich wahrscheinlich aus der beschriebenen pathologisch-anatomischen Progredienz. Die granulomatösen und fibrotischen Veränderungen führen zu Ureterstenose, mangelhafter Schlußfähigkeit der

**Schistosomiasis der Harnblase**

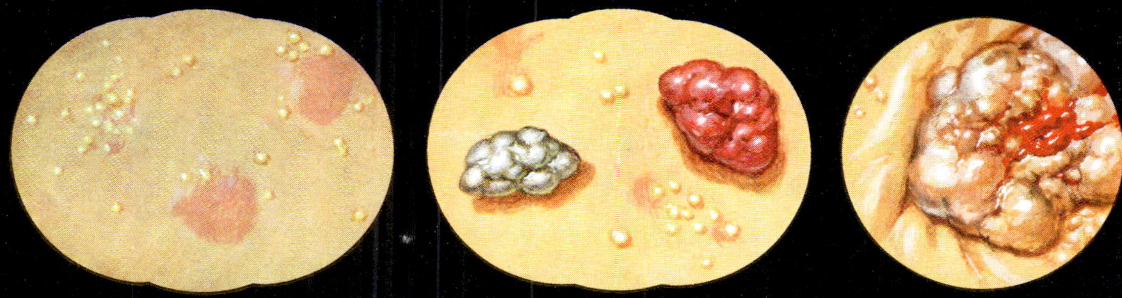

Blasenschistosomiasis mit Knötchen und unspezifischen Flecken durch örtliches Ödem und Stauung

Blasenschistosomiasis mit Papillomen und Knötchen

Noduläres Karzinom bei Blasenschistosomiasis

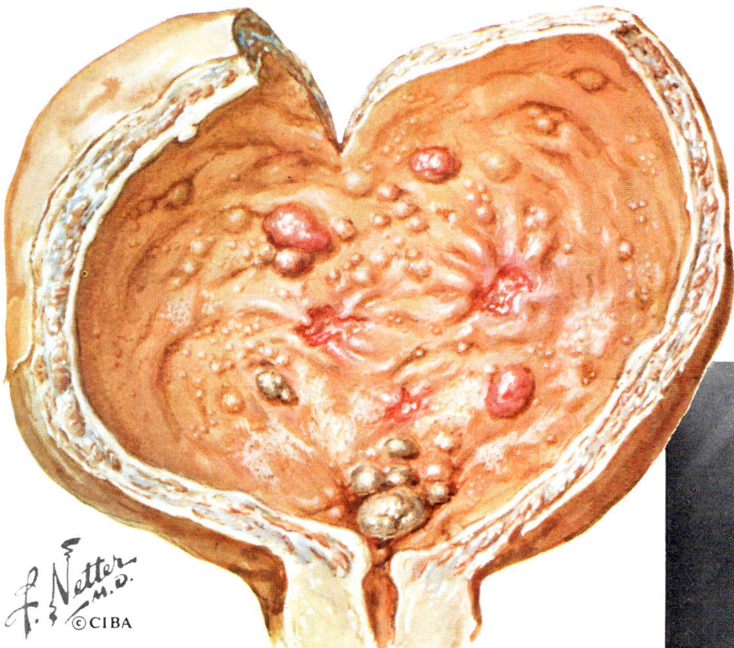


Blasenschistosomiasis im Endstadium: Fibrose und Verkalkung der Blasenwand, zahlreiche Papillome und Knötchen, sandige blaßgelbe gefäßlose Flecken, chronische Geschwüre, Inkrustation, Einengung des Blasenhalses und des linken Ureterostiums

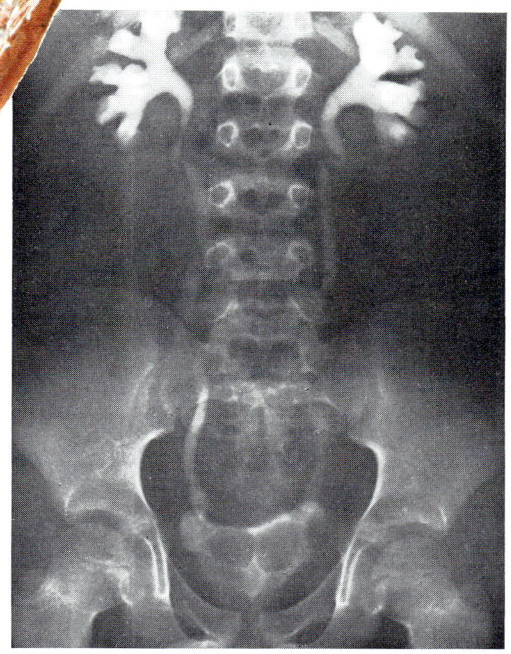

Intravenöses Pyelogramm: Füllungsdefekte der Blase, Hydroureter und Hydronephrose

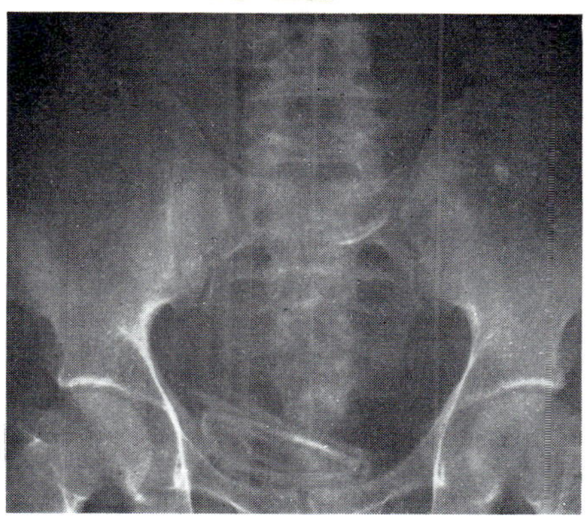

Nativaufnahme: Verkalkung der Blase

Ureterostien, Blasenhalsverengung und Blasenschrumpfung. Eine weitere Folge sind Hydroureter und Hydronephrose sowie unter Umständen eine Niereninsuffizienz. Es kann zu einer Beteiligung von Urethra, Prostata und Samenblasen, bei Frauen von Vagina und Uterus kommen.

Die Diagnose kann gestellt werden, wenn man Eier von *Schistosoma haematobium,* die am Ende einen Stachel haben, im Harn findet oder wenn man bei der Zystoskopie oder bei der intravenösen Pyelographie typische Veränderungen beobachtet. Die zystoskopische Untersuchung zeigt im Frühstadium eine hyperämische und ödematöse Blasenschleimhaut mit Knötchen und Polypen. Im chronischen Stadium ist die Schleimhaut häufig blaß und granuliert, mit sandartigen Flecken und chronischen Geschwüren. Oft findet sich eine Blasenhalsverengung. Zu den typischen urographischen Befunden zählen Blasenverkalkung, Füllungsdefekte in der Blase, Ureterstenose, Hydroureter und Hydronephrose.

**Klinische Befunde.** Die Erkrankung kann in ein akutes und ein chronisches Stadium eingeteilt werden. Das Eindringen der Zerkarien bewirkt oft ein lokales Hauterythem und Juckreiz. Vier bis sechs Wochen später kann ein fieberhafter und toxischer Zustand eintreten, der mit einer Eosinophilie und anderen allergischen Erscheinungen einhergeht. Diese Phase geht meist von selbst vorüber, obwohl die reifen Würmer fortgesetzt Eier ablegen.

Die chronische Krankheit tritt Monate oder Jahre später auf und resultiert hauptsächlich aus den von den Eiern erzeugten Gewebeschäden. Sie ist durch intermittierende terminale Hämaturie und Dysurie gekennzeichnet. Blasen- oder Nierenkoliken sind häufig. Der Allgemeinzustand wird aber nicht entscheidend beeinträchtigt, und die Krankheit kann ziemlich stumm bis zur bilateralen obstruktiven Uropathie mit Niereninsuffizienzerscheinungen fortschreiten und letzten Endes zur Urämie und zum Tod führen.

Die Tubulusfunktion, besonders das maximale Konzentriervermögen, wird als erstes geschädigt. Die Glomerulusfunktion bleibt bis in den Spätverlauf der Krankheit hinein normal. Für die Entstehung einer fortgeschrittenen Niereninsuffizienz spielt wahrscheinlich eine bakterielle Superinfektion des Harntrakts eine bedeutende Rolle.

In einigen Ländern Nordafrikas und des Mittleren Ostens, vor allem in Ägypten, will man einen Zusammenhang des Plattenepithelkarzinoms der Blase mit der Blasenschistosomiasis festgestellt haben. In manchen dieser Länder wird tatsächlich eine besondere Häufigkeit des Blasenkrebses beobachtet.

Die ernstesten Manifestationen der Schistosomiasis urogenitalis sieht man in Ägypten, wo die Krankheit endemisch und die Intensität der Infektion wahrscheinlich groß ist. Viele andere Teile Afrikas und des Mittelmeergebietes haben endemische Herde, und es sind vielleicht 200 Millionen Menschen infiziert. In manchen Gegenden sind Kinder und Jugendliche ebenso häufig und schwer befallen wie Erwachsene.

Es ist wahrscheinlich, daß die Morbidität und die Mortalität in bestimmten Entwicklungsländern in einem beträchtlichen Ausmaß auf die Schistosomiasis urogenitalis zurückzuführen sind, aber es sind keine brauchbaren gesundheitsstatistischen Unterlagen vorhanden. Häufig sind die Erkrankten in solchen Ländern unterernährt und gleichzeitig mit anderen Helminthen und mit Protozoen infiziert, wodurch es noch schwerer wird, die Bedeutung der Schistosomiasis urogenitalis abzuschätzen.

**Behandlung.** Zur Behandlung verwendet man allgemein trivalente Antimonverbindungen; den besten Erfolg hat intravenös verabreichtes Antimonyl-Kaliumtartrat (Brechweinstein). Diese medikamentöse Behandlung ist langwierig, und Medikamentenreaktionen sind häufig. Bei jungen Patienten ist nach den bisherigen Erfahrungen eine orale Behandlung mit dem nichtmetallischen Medikament Niridazol erfolgsversprechend.

Die noch ungelösten Probleme der Aufklärung und Erziehung, der sanitären Verhältnisse und der Schneckenausrottung sind für die Bekämpfung der Schistosomiasis von ausschlaggebender Bedeutung.

# Steine im Harntrakt

Nierensteine

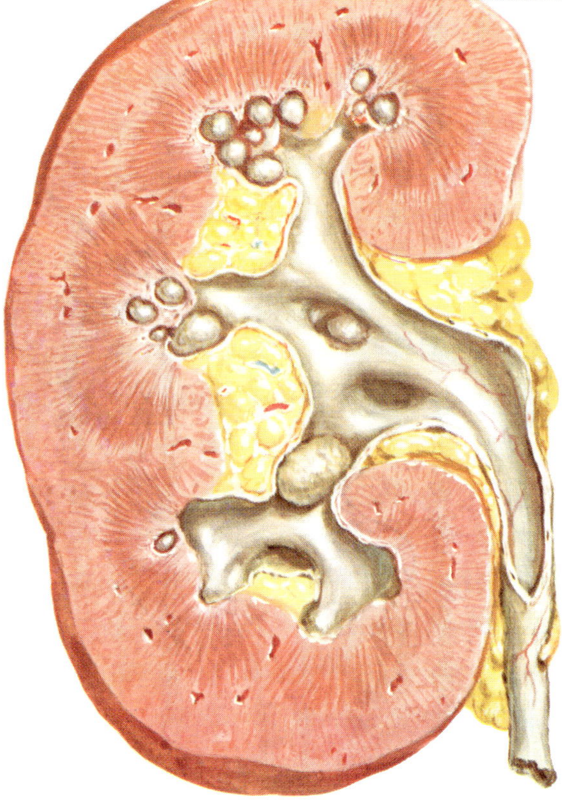

Multiple kleine Steine

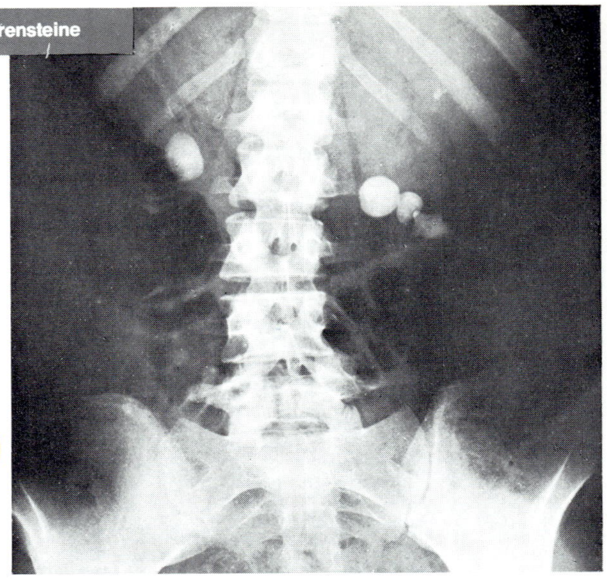

Nativaufnahme: multiple Nierensteine

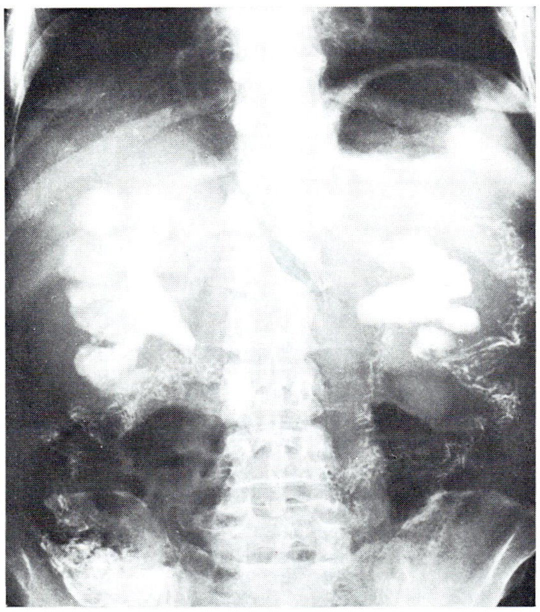

Bilaterale Ausgußsteine

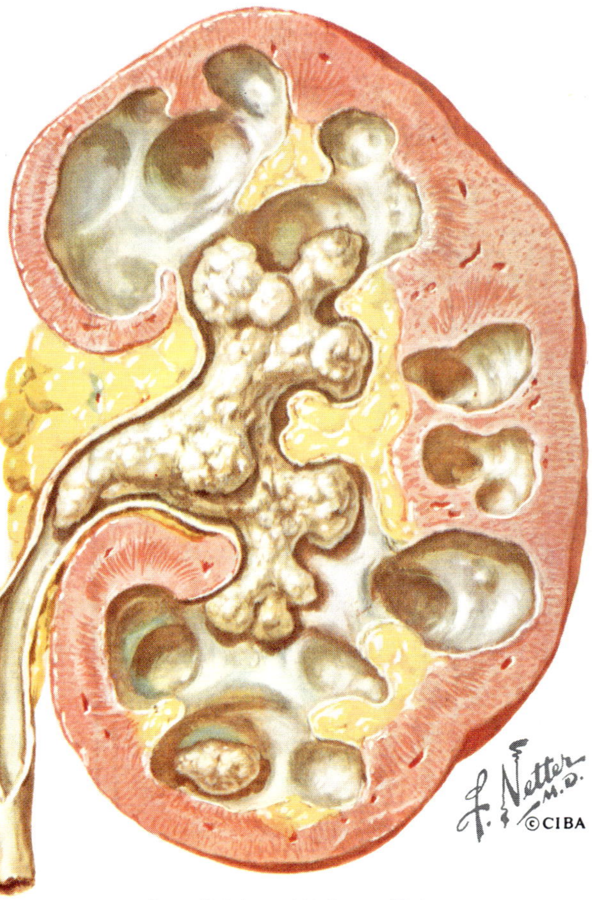


Ausgußstein und kleinerer Stein

Harnsteine sind schon seit mindestens sechs- oder siebentausend Jahren eine Plage der Menschheit. In einer auf 4800 v. Chr. datierten ägyptischen Mumie wurde ein Harnstein gefunden, der aus einem Harnsäurekern mit Kalziumphosphat-, Kalziumkarbonat- und Magnesiumammoniumphosphatschichten bestand, wie die Analyse ergab.

Trotz verfeinerten Forschungsmethoden und erweitertem Verständnis für Krankheitsprozesse bilden Harnsteine auch heute noch ein großes Problem. Einige Autoren geben die Häufigkeit von Nierensteinen bei Autopsien mit etwas über 1% an, andere sprechen sogar von 5%. In dieser Zahl sind jedoch auch kleine, bedeutungslose Konkremente inbegriffen. In nur 0,4% der Fälle waren Nierensteine die direkte oder indirekte Todesursache.

Keine Altersgruppe bleibt verschont, und auch bei Kindern können sich Steine finden, in erster Linie sind jedoch 20–55jährige betroffen.

## Ätiologie

Noch steht keine klar definierte Ätiologie der Nierensteine fest. Es wurden sogenannte geographische »Steingürtel« beschrieben, in denen Harnsteine besonders häufig sind. Von diesen »Steingürteln« abgesehen begünstigt außerdem heißes Klima die Steinbildung. Das gilt besonders für Personen, die zum ersten Mal Umweltbedingungen ausgesetzt sind, unter denen der Wasserverlust durch Perspiratio insensibilis groß ist. Wenn sie dann nicht genügend Flüssigkeit zu sich nehmen, wird sich die Harnausscheidung verringern; dadurch nimmt die Konzentration des Harns zu, und es kann eher zur Ausfällung gelöster Salze kommen.

Die meisten Steine entstehen in der Niere und werden von einem Gerüst aus einer organischen Matrix gebildet, in welches in der Mehrzahl der Fälle Kalziumoxalat, Kalziumphosphat oder Magnesiumammoniumphosphat in wechselnder Mischung eingelagert sind. Gelegentlich ist in Harnkonkrementen Harnsäure oder Zystin enthalten. Manche Steine haben auch einen Harnsäure- oder Zystinkern mit Kalziumoxalatschichten rundherum. In anderen Fällen wird ein zentraler Kalziumphosphatkern von Magnesiumammoniumphosphatschichten umgeben.

Bestimmte Stoffwechselkrankheiten gehen mit der Bildung besonderer Steintypen einher. So ist zum Beispiel bei der *Zystinurie* die tubuläre Absorption der Aminosäuren Zystin, Lysin, Arginin, Ornithin und Homozystin gestört; da Zystin wenig löslich ist, fällt es leicht im Harn aus und bildet Konkremente. Auf die gleiche Weise können bei der hereditären *Glyzinurie* Glyzinsteine entstehen.

Bei der seltenen *Hyperoxalurie* können Oxalatsteine auftreten, aber es ist zu betonen, daß die meisten Träger von Oxalatsteinen keine übermäßige Oxalatausscheidung aufweisen.

Bei *Gicht*kranken bilden sich strahlendurchlässige Harnsäuresteine im sauren Harn; oft geht auch Harngrieß oder -sand aus multiplen kleinen Harnsäurekonkrementen ab. Bei den meisten Uratsteinträgern findet sich aber keine Hyperurikämie oder vermehrte Harnsäureausscheidung. Sie neigen vielmehr aus unbekannten Gründen besonders dazu, einen extrem sauren Harn zu produzieren; in diesem sauren Milieu fällt die Harnsäure in normaler Konzentration leichter aus.

Viele Kalziumsteinträger scheiden vermehrt Kalzium im Harn aus. Das kann eine Reihe von Gründen haben, z.B. Hyperparathyreoidismus, Milch-Alkali-Syndrom, Vitamin-D-Überdosierung und bestimmte Knochenkrankheiten. In manchen Fällen ist allerdings keine Ursache feststellbar. Bei den meisten Patienten mit rezidivierender Steinbildung ist die Ausscheidung von Kalzium und Phosphor im Harn aber normal.

Eine Harntraktinfektion begünstigt die Steinentwicklung, besonders wenn außerdem Harnstauung und Hydronephrose bestehen. Umgekehrt kann ein Stein eine Harnwegverlegung und -stauung verursachen, die dann eine Infektion begünstigen (s. S. 185).

Obwohl die Existenz bestimmter Krankheitszustände bei manchen Patienten eine plausible Erklärung für ihr Steinleiden liefert, wie oben beschrieben, darf man nicht vergessen, daß es bei diesen Krankheiten keinesfalls immer zur Steinbildung kommt. Darüber hinaus ist bei etwa der Hälfte der Steinträger kein prädisponierender Faktor zu finden. Es erhebt sich daher die logische Frage, warum das so ist. Eine

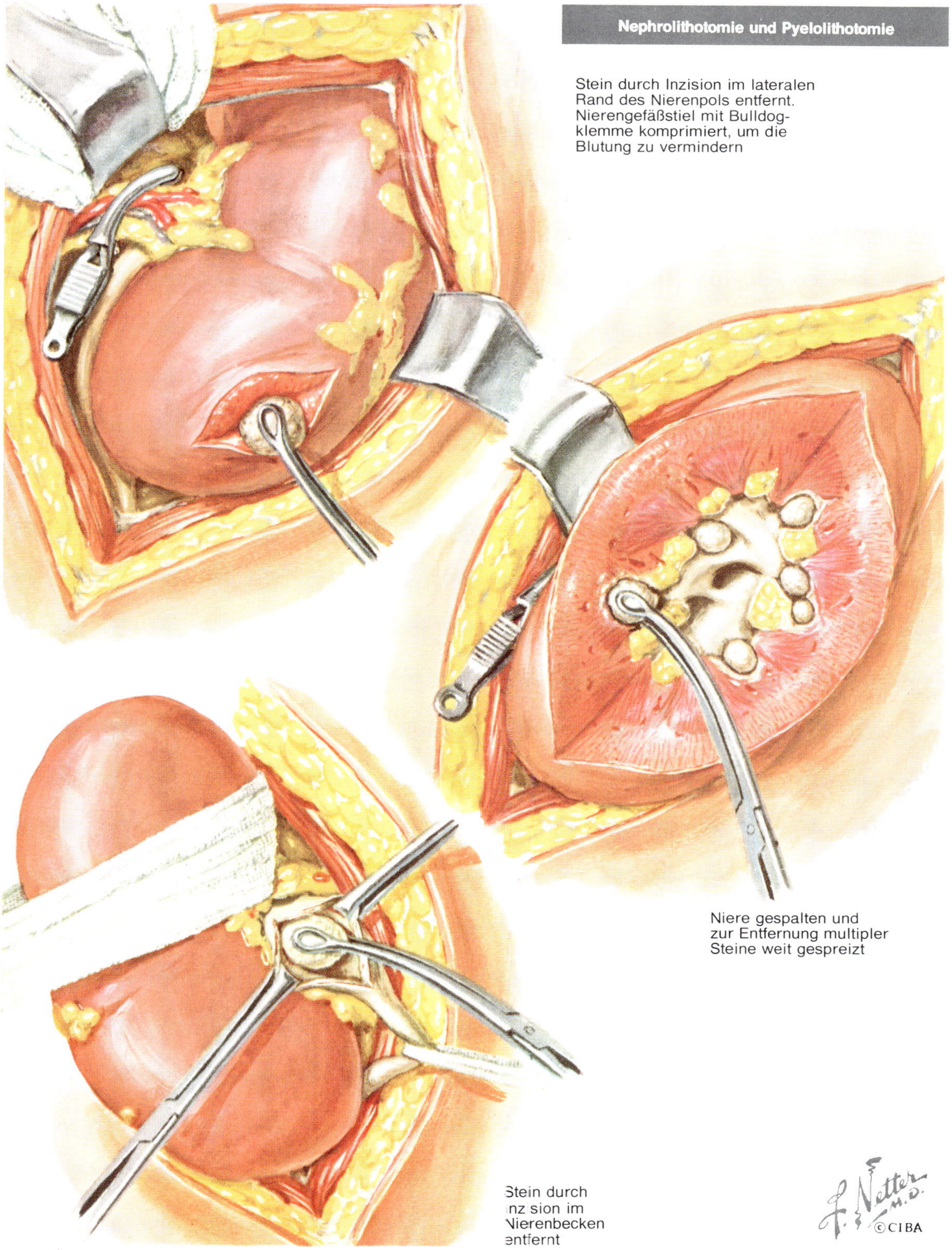

Stein durch Inzision im lateralen Rand des Nierenpols entfernt. Nierengefäßstiel mit Bulldogklemme komprimiert, um die Blutung zu vermindern

Niere gespalten und zur Entfernung multipler Steine weit gespreizt

Stein durch Inzision im Nierenbecken entfernt

F. Netter M.D.
©CIBA

Antwort zeichnet sich zur Zeit nicht ab. Die Sicherung der Ätiologie wird wohl erst durch interdisziplinäre Forschungen ermöglicht werden.

Unabhängig davon, welche pathologischen Zustände der Steinbildung zugrundeliegen, gilt allgemein das Prinzip, daß durch ein großes Harnvolumen eine Verdünnung aller Substanzen, die ausfallen könnten, bewirkt und damit die Wahrscheinlichkeit der Steinbildung vermindert wird.

## Nierensteine

Nierensteine können einzeln oder in der Mehrzahl auftreten und entweder im Nierenbecken liegenbleiben oder durch den Ureter abgehen. Ein in der Niere verbleibender Stein kann zu erheblicher Größe anwachsen und schließlich als sogenannter Ausgußstein das gesamte Nierenbeckenkelchsystem ausfüllen.

Wenn der Stein durch seine Größe eine Drucknekrose verursacht oder durch seine Lage den Harnabfluß behindert und damit zu einer Hydronephrose führt, kann eine Nierenparenchymschädigung eintreten. Wie bereits erwähnt, begünstigt eine Harnstauung eine Infektion, die ihrerseits die Zerstörung des Nierenparenchyms beschleunigen kann. Gleichzeitig wird durch die Harnstauung – ob mit oder ohne Infektion – das weitere Anwachsen des Steins gefördert. Aus diesem Grund soll ein Stein, der den Harnweg verlegt, unbedingt entfernt werden.

**Klinische Befunde.** Symptome können vollständig fehlen. Ein Stein macht sich selten durch Schmerzen bemerkbar, solange er nicht im Nierenbeckenausgang eingeklemmt ist. Manchmal wird allerdings über ständige vage Leib- und Lendenschmerzen geklagt. Wenn der Stein schattengebend ist, wird er vielleicht im Laufe einer aus anderen Gründen durchgeführten Röntgenuntersuchung des Abdomens entdeckt. Manchmal bietet der Patient Symptome, die durch eine Obstruktion oder Infektion bedingt sind.

In anderen Fällen kann der Abgang des Steins in den Ureter typische Nierenkoliksymptome hervorrufen (s.u.). Eine häufige Begleiterscheinung von Nierensteinen ist eine Makro- oder Mikrohämaturie. Bei einer infizierten Hydronephrose ist eventuell auch eine Pyurie zu beobachten.

**Behandlung.** Es sei betont, daß die allgemeine therapeutische Regel, einen verdünnten Harn durch reichliche Flüssigkeitszufuhr zu erzielen, für die Prophylaxe aller Harnsteine Gültigkeit hat, unabhängig von ihrer Ätiologie (s.u.). Kleine Harnsäure- oder Zystinsteine, die im sauren Harn ausfallen, können durch Alkalisierung des Harns aufgelöst werden. Zusätzlich bewährt sich oft eine Behandlung mit Allopurinol zur Senkung des Harnsäurespiegels im Serum und Harn. Eine bessere Löslichkeit von Zystin scheint die Verabreichung von d-Penicillamin durch Bildung eines Zystin-Penicillamindisulfids, das löslicher ist als Zystin allein, zu versprechen.

Wenn eine Infektion besteht, sei es als primärer oder als sekundärer Faktor, ist eine antibakterielle Behandlung von größter Wichtigkeit. Ohne Entfernung des Steins kann man sich allerdings im allgemeinen keine bakteriologische Sanierung erwarten.

Ein *operatives* Vorgehen wird notwendig, wenn die Steine zu groß sind, um spontan abzugehen, und eine Verkleinerung nicht möglich ist. Es handelt sich dabei meist um Steine aus Kalziumoxalat, Kalziumphosphat oder Magnesiumammoniumphosphat, gemischt mit Kalziumoxalat, aber auch um Matrixsteine.

Falls bei großen Nierensteinen oder bei Ausgußsteinen die Entfernung durch das Nierenbecken und den Hilus nicht durchführbar ist, muß man unter Umständen das Nierenparenchym spalten. Wenn Steine aber primär im Polgebiet einer Niere lokalisiert sind, ist häufig eine Polresektion unter Mitnahme des Steins oder der Steine vorteilhafter. Ein Stein, der in einem Kelch steckt, läßt sich meist durch eine Nephrotomie mit Freilegung des Kelchs entfernen. Dieser Weg ist vorzuziehen, da der Versuch, den Stein vom Nierenbecken her zu entfernen, oft zu einer Verletzung des Infundibulums mit nachfolgender Narbenbildung und postoperativer Stenose führt. Ein im Nierenbecken liegender Stein kann durch eine Pyelotomie entfernt werden. Wenn sowohl in den Kelchen als auch im Nierenbecken Steine vorhanden sind, kombiniert man gewöhnlich die beschriebenen Verfahren.

*(Fortsetzung auf Seite 202)*

# Steine im Harntrakt

*(Fortsetzung von Seite 201)*

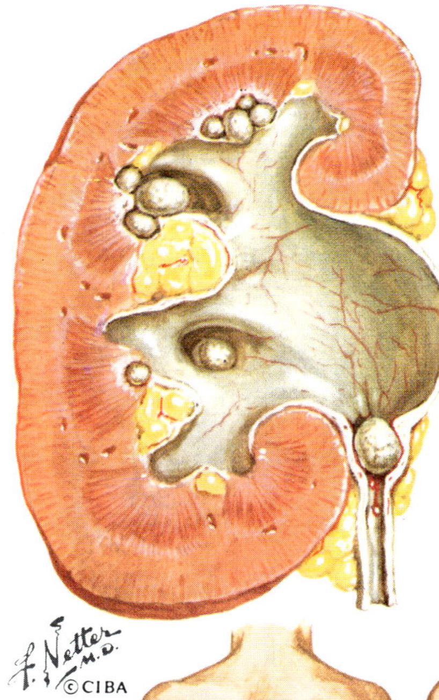


Steineinklemmung oben im Ureter am Nierenbeckenausgang mit resultierender Hydronephrose. Weitere Steine in der Niere und im Nierenbecken

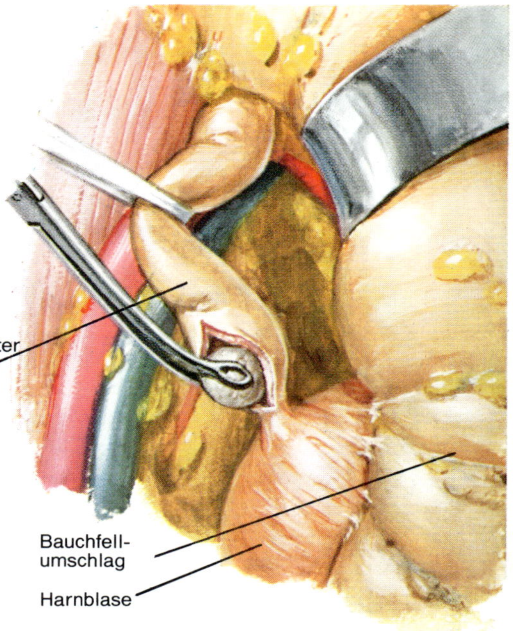


Entfernung des Steins aus dem unteren Ureterende durch Ureterostomie

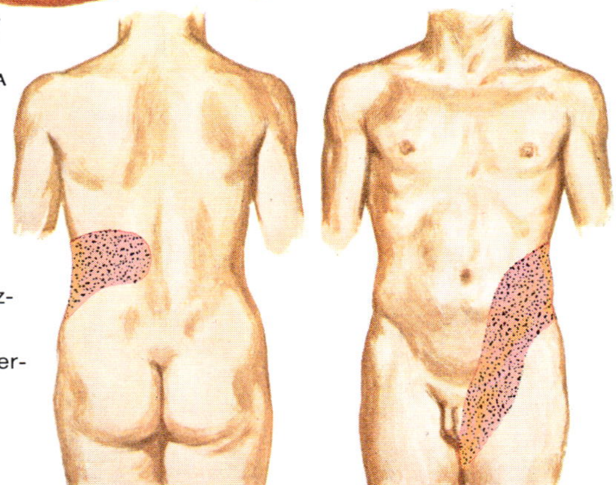

Schmerzzonen bei Harnleiterkolik

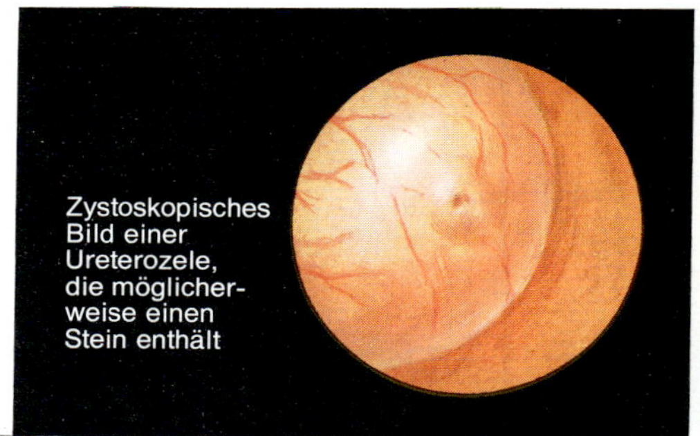

Zystoskopisches Bild einer Ureterozele, die möglicherweise einen Stein enthält

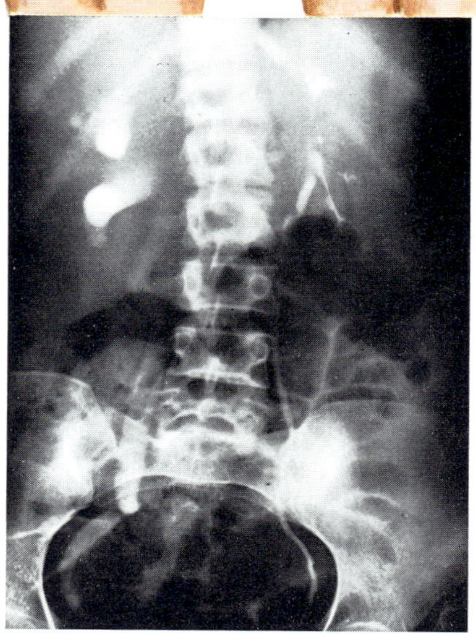

Intravenöses Pyelogramm bei akuter Abflußbehinderung rechts mit Harnstauung in Ureter und Niere durch prävesikalen Stein

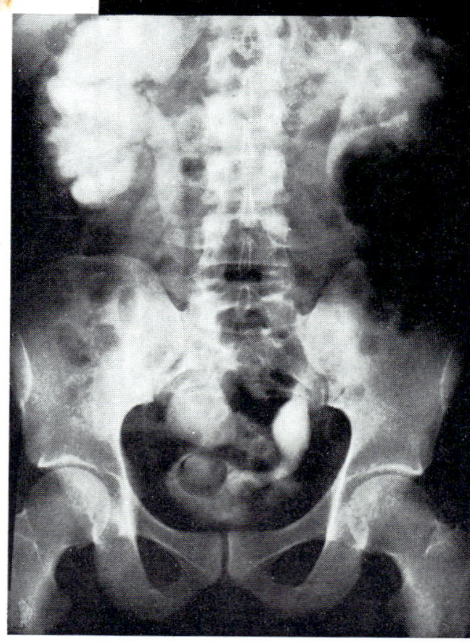

Intravenöses Pyelogramm bei bilateraler Abflußbehinderung durch bilaterale Ureterozele

## Harnleitersteine

Gelegentlich kommt es zu einer Konkrementbildung im Ureter, zumeist infolge einer Harnstauung bei einer Ureterozele, Divertikeln oder anderen kongenitalen oder erworbenen Veränderungen. Öfter aber ist die Niere der Entstehungsort eines Harnleitersteins, der bei seinem Abgang entweder im Ureter steckenbleibt oder in die Blase ausgeschwemmt wird, je nach seiner Größe und Oberflächenbeschaffenheit. Wenn ein Stein den Ureter verlegt, treten gewöhnlich schwere kolikartige Schmerzen auf; tatsächlich werden ja Steine oft gerade dadurch klinisch manifest. Wenn sich jedoch bei einer eingeschränkten Nierenfunktion kein großer Harndruck proximal vom Stein entwickelt und der Ureter kaum gedehnt wird, fehlt das Symptom der Kolik. Man muß sich daher vor Augen halten, daß bei bilateralen chronischen Nierenprozessen sogar eine bilaterale Blockierung der Ureteren durch Steine unter Umständen fast schmerzlos abläuft. Das Auftreten einer Anurie ohne Schmerz könnte daher Anzeichen eines bilateralen Verschlusses oder einer Abflußblockierung bei einer Solitärniere sein. Es ist in solchen Fällen wichtig, daß ein Verschluß ausgeschlossen wird.

Wenn die Nieren normal ausscheiden, können die Ureter- und Nierenkoliken außerordentlich schwer sein. Die in Wellen kommenden Schmerzen sind in der Nieren- und Ureterregion der betroffenen Seite lokalisiert. Bei Steinen im oberen Harntrakt sind die Koliken eventuell mit Übelkeit und Erbrechen verbunden. Wenn der Stein im Bereich der beiden unteren Ureterdrittel steckt, können die Schmerzen in das Skrotum (oder die Labien) und längs der Innenseite des Oberschenkels ausstrahlen (s. Bild). Unter Umständen ist eine Makro- oder Mikrohämaturie zu beobachten, und wenn eine Infektion besteht, meist auch eine Pyurie. Oft besteht gleichzeitig ein vermehrter Harndrang, besonders bei einer Begleitinfektion oder wenn der Stein bereits in Blasennähe ist.

Bei der Röntgenuntersuchung wird ein schattengebender Stein meist schon auf der Abdomennativaufnahme sichtbar, aber zur genauen Lokalisation des Steins bzw. der Stenose braucht man eine intravenöse Pyelographie mit Spät- und Schrägaufnahmen. Falls sie zu wenig aufschlußreich ist, kann die retrograde Pyelographie noch weitere Informationen liefern.

Bei reinen Harnsäuresteinen, die strahlendurchlässig sind, kann es vorkommen, daß man zwar die Stelle des Verschlusses lokalisieren, nicht aber seine Ursache klären kann. In solchen Fällen hilft es weiter, wenn man einen Ureterenkatheter, dessen Spitze in Wachs getaucht wurde, bis zum Hindernis einführt. Wird er dann herausgezogen, kann man mit der Lupe oft verräterische Kratzer, die der Stein in das Wachs gemacht hat, feststellen.

Wegen eines Steins, der den Harnweg teilweise oder vollständig verlegt, muß man nicht sofort operieren, außer es bestünde eine Infektion proximal von der Stenose, oder der Abfluß von der einzigen funktionstüchtigen Niere des Patienten wäre behindert. Im allgemeinen gehen Steine mit glatter Oberfläche und einem Durchmesser unter 6 mm spontan ab, ohne einen bleibenden Schaden an Niere oder Ureter zu hinterlassen (vorausgesetzt, es ist keine Infektion vorhanden), sogar wenn ein vollständiger Verschluß 5–10 Tage anhält. Wenn der Stein jedoch eine rauhe Oberfläche hat oder so groß ist, daß ein spontaner Abgang nicht mehr möglich erscheint, wenn eine Begleitinfektion proximal vom Verschluß besteht oder aber wenn der Stein den Abfluß aus einer Solitärniere blockiert, ist seine ehestmögliche operative Entfernung angezeigt.

Bei Papillennekrose (s. S. 194) geht nicht selten eine Papille ab und verursacht mitunter einen Harnleiterverschluß mit Symptomen, die von denen eines Harnleitersteins nicht zu unterscheiden sind. Da bei einer Papillennekrose zumeist eine fulminante Infektion besteht, ist eine sofortige Behebung des Verschlusses außerordentlich wichtig. Oft genügt es, wenn man einen Ureterenkatheter an dem Hindernis vorbei hinaufschiebt. Gleichzeitig muß eine energische Behandlung der begleitenden Pyelonephritis eingeleitet werden. Wird der Katheter nach 4 oder 5 Tagen herausgezogen und die abgestoßene Papille geht noch immer nicht ab und blockiert den Harnweg weiterhin, so ist ihre chirurgische Entfernung notwendig. Meistens wird eine nekrotische Papille aber in die Blase abgehen. Zuletzt findet man sie dann oft im Harn.

## Blasensteine

Die meisten Blasensteine stellen Konkremente dar, die sich in der Niere gebildet haben und in die Blase abgegangen sind, aber nicht bei der Miktion ausgeschwemmt wurden. Zur Retention des Steins in der Blase trägt auch oft ein Passagehindernis im unteren Harntrakt bei, etwa eine benigne Prostatahyperplasie oder eine Urethrastriktur. Blasensteine können sich aber auch in der Blase selbst in Divertikeln (s. S. 218) oder um Fremdkörper (s. S. 219) entwickeln. Sie können einzeln oder multipel vorkommen und zuweilen zu beträchtlicher Größe anwachsen.

In der westlichen Welt sind Blasensteine heutzutage relativ selten; sie finden sich in erster Linie bei älteren Männern. Vor etwas mehr als hundert Jahren jedoch waren Blasensteine in Europa außerordentlich häufig. In Indien und China ist auch heute noch ein hoher Prozentsatz der Bevölkerung von Blasensteinen befallen; man findet sie dort oft bei Kindern zusammen mit Nierensteinen.

Die Krankheitserscheinungen bei Blasensteinen sind weitgehend vom Ausmaß der begleitenden Zystitis sowie von der Oberflächenbeschaffenheit des Steins abhängig, und häufig ist eine Hämaturie zu beobachten.

Blasensteine können meist röntgenologisch diagnostiziert werden, vorausgesetzt, sie sind groß genug und bestehen nicht vorwiegend aus Harnsäure, so daß sie strahlendurchlässig wären. Die Diagnose sollte zytoskopisch bestätigt werden.

Die chirurgische Entfernung ist unbedingt notwendig, da eine Behandlung der begleitenden Zystitis sonst nutzlos ist. Die Entfernung wird entweder endoskopisch oder mit einer suprapubischen Inzision durchgeführt (s. Bild). Der Stein kann mit dem Lithotripter zertrümmert werden, falls er nicht zu groß und die Blase weit genug ist.

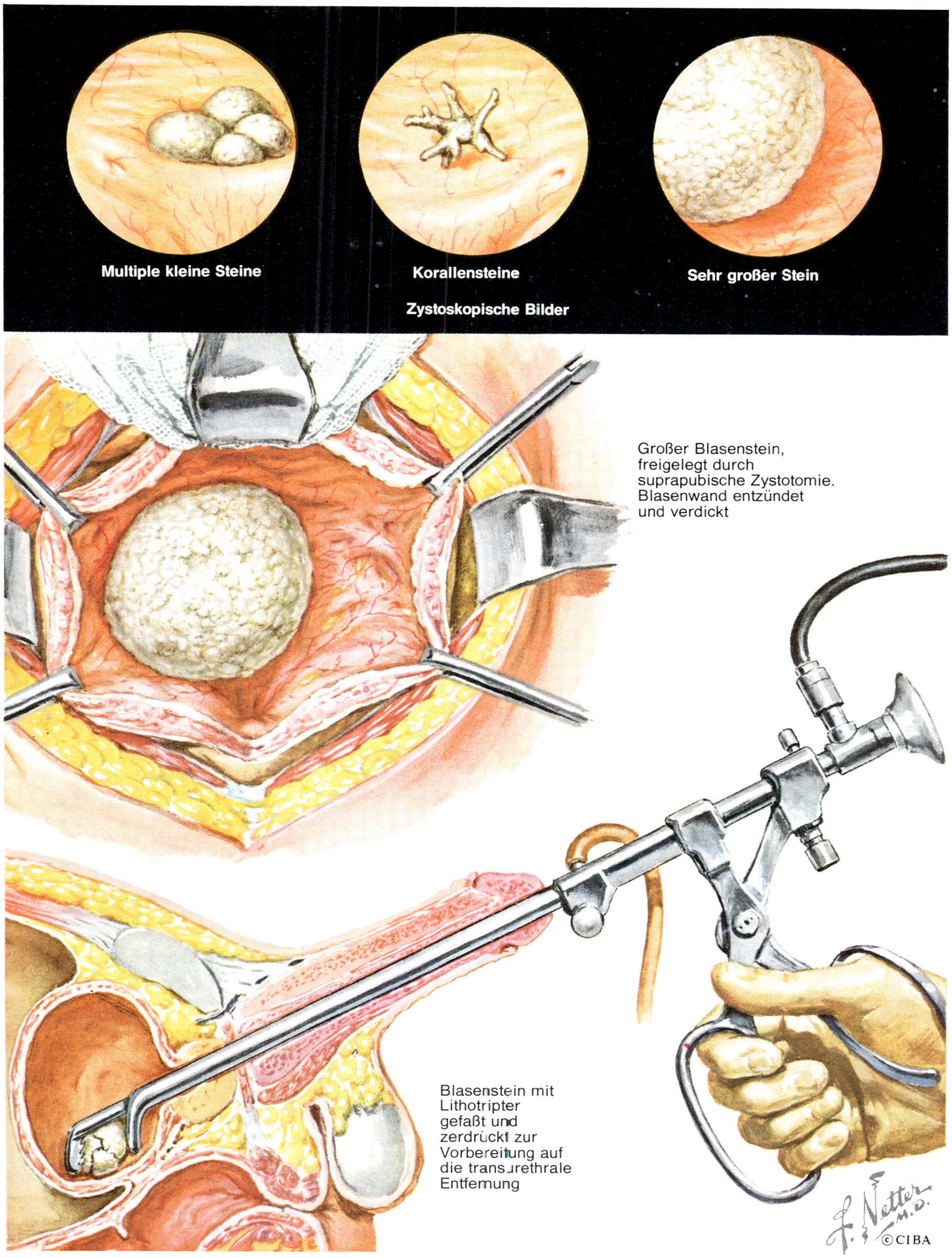


## Vorbeugung und Behandlung

Die prophylaktische Bedeutung einer reichlichen Flüssigkeitszufuhr, unabhängig von der Ätiologie, kann nicht genug hervorgehoben werden. Dennoch findet man bei vielen Steinträgern einen konzentrierten Harn, obwohl sie angewiesen wurden, viel zu trinken. Offenbar verstehen die Patienten den Sinn solcher allgemein gefaßter Anweisungen nicht. Besonders im heißen Klima, wo der Wasserverlust durch die Perspiratio insensibilis trotz scheinbar ausreichender Flüssigkeitsaufnahme groß ist, wird das Harnvolumen oft zu gering. Die Folge ist, daß Harnbestandteile wie Kalzium, Harnsäure oder Zystin ausfallen.

Es hat mehr praktischen Wert, wenn man dem Patienten einschärft, daß er ein großes Harnvolumen erreichen muß, denn es fällt dem Patienten leichter, seine Harnausscheidung zu kontrollieren als seine Trinkmenge. Nicht außer acht lassen sollte man den Umstand, daß der Harn normalerweise während der Nacht am stärksten konzentriert ist. Vom therapeutischen Gesichtspunkt aus ist wünschenswert, daß der Patient spät abends nochmals viel trinkt. Wenn er nachts ein- oder zweimal Harn lassen muß, ist das ein gutes Zeichen dafür, daß er genug Flüssigkeit zu sich genommen hat. Außerdem sollte er immer Wasser neben dem Bett stehen haben, das er dann beim Aufstehen trinken kann. Auf diese Weise wird ein ausreichendes Volumen verdünnten Harns für den Rest der Nacht gesichert. Unter einem großen Harnvolumen sind mindestens 2, besser 3 l in 24 Stunden zu verstehen.

Neben der Erreichung eines großen Harnvolumens ist das zentrale Problem für die Prophylaxe rezidivierender Steine die Kenntnis ihrer chemischen Zusammensetzung. Unter Ausnutzung dieser Kenntnis kann man versuchen, einen Harn-pH-Wert zu erreichen, der für die betreffende Substanz die höchstmögliche Löslichkeit gewährleistet. Darüber hinaus sollten Stoffwechseldefekte beseitigt werden, soweit das überhaupt geht. Wichtig ist auch, daß bestehende Steine entfernt werden, die als Kern für die weitere Steinentwicklung dienen.

*Verweilkatheter.* Besonders zu erwähnen sind die Fälle, in denen Verweilkatheter notwendig sind, und sei es nur für kurze Zeit. Hier besteht die Gefahr einer Infektion mit harnstoffspaltenden Bakterien und die Möglichkeit der Entwicklung von Steinen durch Inkrustationen am Verweilkatheter. Mit geeigneten Pflegemaßnahmen lassen sich derartige Inkrustationen verhindern. Es muß für ein großes Harnvolumen und für einen relativ häufigen Katheterwechsel gesorgt werden. Außerdem muß die Blase mit einer gepufferten Lösung regelmäßig gespült werden, damit sich kleine kalziumhaltige Plaques auflösen.

Es ist leicht einzusehen, daß verkalkte, von einem Verweilkatheter abgelöste Plaques die gleiche Wirkung wie Fremdkörper in der Blase haben können. Dieselbe Bedeutung haben zurückbleibende Gummistückchen von einem geplatzten Katheterballon, die unter Umständen als Kern für eine Konkremententwicklung dienen. Aus diesem Grund muß ein Ballonverweilkatheter, der wegen eines Ballondefekts herausfällt, genau inspiziert werden, damit man sichergeht, daß keine Stückchen fehlen.

Bei Männern ist für eine Dauerdrainage der Blase oft ein suprapubischer Katheter die befriedigendere Lösung. Hinsichtlich der Vorsichtsmaßregeln usw. gilt aber das gleiche wie für den Verweilkatheter.

# Schwammniere

Die Schwammniere wurde erstmals vor mehr als 60 Jahren als Zufallsbefund bei vier Patienten beschrieben, die aus nichtrenalen Gründen gestorben waren. In den letzten 30 Jahren wurde über mehrere hundert weitere Fälle berichtet, die aufgrund des Röntgenbefunds diagnostiziert und in etwa 10% histologisch verifiziert wurden.

Die Schwammniere ist vollständig symptomlos, solange es nicht zum Abgang von Steinen oder zu einer Infektion kommt. Die Nierenfunktion ist in unkomplizierten Fällen im allgemeinen normal; Defekte des Säuerungsvermögens, der Ammoniumsekretion und Hyperkalzurie wurden beobachtet. Zwei Drittel der Fälle treten bei Patienten im Alter von 30–50 Jahren auf, ohne rassen-, familien- oder geschlechtsgebundene Präponderanz.

In etwa einem Drittel der Fälle sind eine oder beide Nieren mäßig vergrößert. Meistens sieht man auf der Nativaufnahme *schattengebende* Steine verschiedenster Größe – von kaum sichtbaren bis zu großen von mehr als 5 mm Durchmesser, vom Solitärstein bis zu Hunderten. Bei der intravenösen Pyelographie füllen sich als erstes *Hohlräume*, besonders nach Ureterenkompression. Die Hohlräume wirken oft wie stark erweiterte Sammelrohre und können rund, oval, dreieckig oder unregelmäßig geformt sein und Steine enthalten.

Die Hohlräume sind ausnahmslos auf die Pyramiden beschränkt, hauptsächlich auf den Papillenbereich, und reichen praktisch niemals bis zur Rinden-Mark-Grenze. Manchmal ist nur eine einzige Pyramide einer Niere befallen, dann wieder alle Pyramiden beider Nieren. Die betroffenen Pyramiden und dazugehörigen Kelche sind meist verbreitert. Der Befund bleibt im allgemeinen lange Zeit hindurch unverändert, aber Zahl und Größe der Konkremente wachsen.

Bei der *retrograden Pyelographie* kommen selten so viele Hohlräume zur Darstellung wie bei der intravenösen Pyelographie. Wenn Steine einen Kelch arrodiert haben, lassen sich unter Umständen Zysten nachweisen. Bei der intravenösen Pyelographie nicht sichtbare Hohlräume, die sich bei der retrograden Untersuchung füllen, öffnen sich vermutlich in einen Kelch, haben aber nicht mehr Anschluß an funktionierende Nephrone.

Die größte beschriebene Einzelserie sind die 44 Patienten, die Ekström u. Mitarb. (1959) langfristig beobachtet haben. 8 Patienten hatten eine stumme Makro- oder Mikrohämaturie, 25 akute Nierenkoliken, 7 eine Harntraktinfektion, und 4 waren symptomlos.

In unkomplizierten Fällen zeigt die Niere makroskopisch und mikroskopisch ein typisches Bild. Die Pyramiden, auf welche sich die Veränderungen beschränken, sind blasser als normal und unregelmäßig begrenzt. Die Papillenregion enthält Hohlräume in wechselnder Zahl, kaum sichtbare bis zu 7–8 mm große. Ihr Inhalt ist klar bis trüb, flüssig, geleeartig oder klumpig. Häufig finden sich auch blaßgelbe bis schwarze Steine mit glatter Oberfläche in den Hohlräumen. Wenn keine Sekundärinfektion besteht, ist die Schleimhaut im Nierenbeckenkelchsystem normal.

**Schwammniere**

a) Intravenöses Pyelogramm: an die Kelche anschließende kontrastmittelgefüllte Bezirke verschiedener Form und Größe. Die Nativaufnahme hatte in diesen Bezirken mehrere Steine gezeigt

b) Retrogrades Pyelogramm: Die meisten in a) dargestellten Hohlräume sind nicht gefüllt

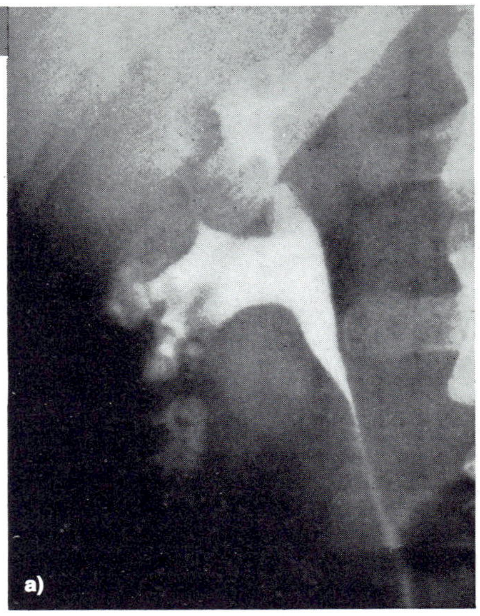


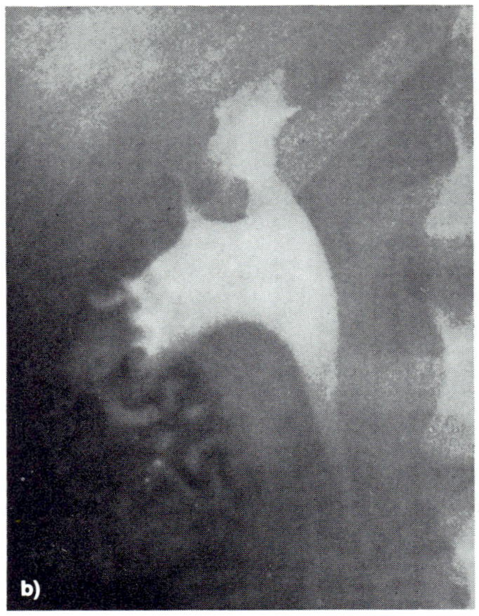


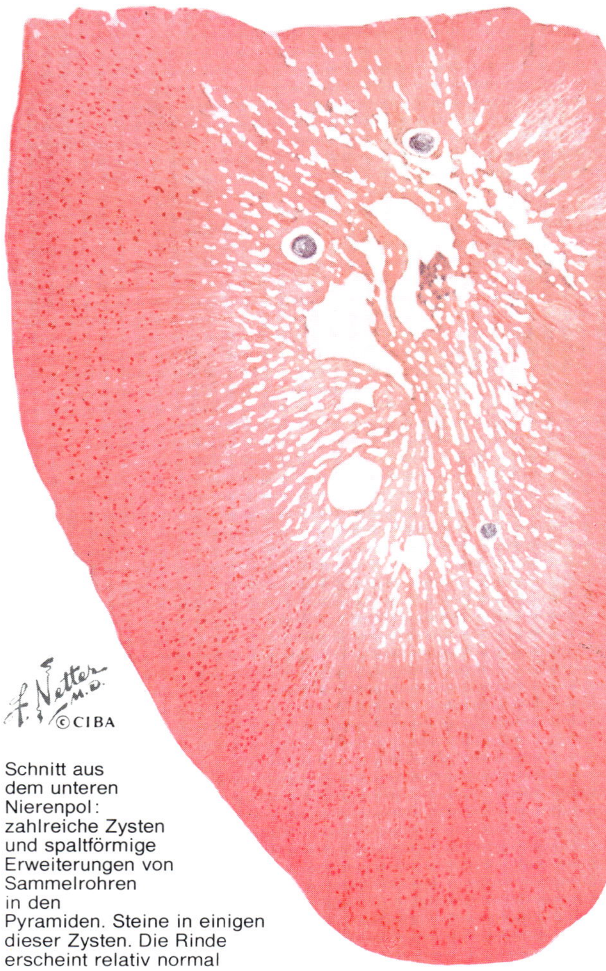


Schnitt aus dem unteren Nierenpol: zahlreiche Zysten und spaltförmige Erweiterungen von Sammelrohren in den Pyramiden. Steine in einigen dieser Zysten. Die Rinde erscheint relativ normal

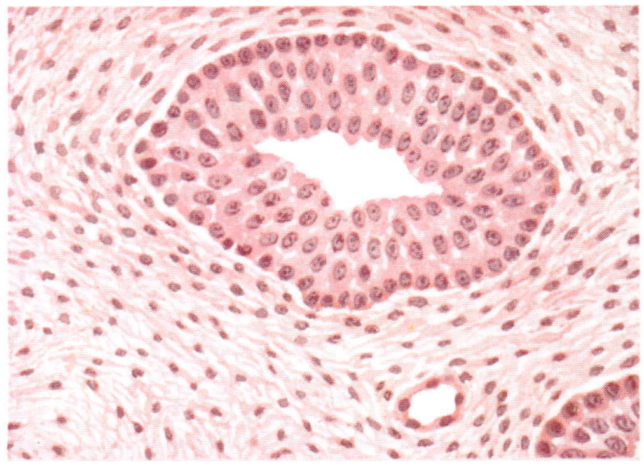

Sammelrohr mit drei- oder mehrschichtigem Zylinderepithel. Proliferation des Interstitiums

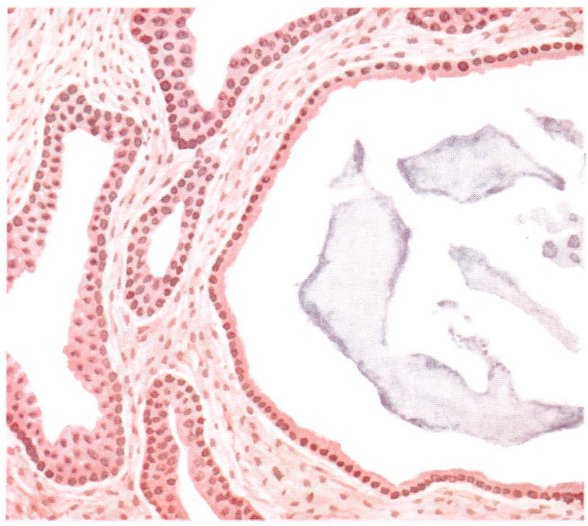

Mit einschichtig kubischem Epithel ausgekleidete Zyste enthält bläulich angefärbte Substanz (Kalzium?). Erweiterte Sammelrohre mit mehrschichtigem Epithel

Mikroskopisch sieht man eine Dilatation der Sammelrohre sowie rundliche oder unregelmäßig begrenzte Zysten, zuweilen mit deutlicher Verbindung zu Sammelrohren oder Kelchen, manchmal offenbar isoliert. Die Zysten enthalten oft desquamierte Zellen, ausgefallene Kalziumsalze oder solide Konkremente. Die dilatierten Sammelrohre sind mit normal aussehenden Zellen oder zylindrischem Epithel vom Typ des Übergangsepithels ausgekleidet.

Wenn keine Begleitinfektion vorhanden ist, zeigt die Rinde normalerweise keine Veränderungen. In den befallenen Gebieten ist das Interstitium jedoch mit Rundzellen und zuweilen mit Eosinophilen infiltriert, auch ohne Infektion.

Die meisten Probleme, die sich bei Patienten mit Schwammnieren ergeben, sind eine Folge der Steinbildung; man kennt jedoch keine Möglichkeit, diese zu verhindern. Steineinklemmung und Harntraktinfektion werden ebenso behandelt wie auch sonst. In Einzelfällen wurde bei wiederholtem Steinabgang und Beschränkung der Veränderungen auf einen Pol oder auf eine Niere eine Polresektion bzw. eine Nierenexstirpation durchgeführt. Wenn eine massive Hämaturie auftritt, kann eine Bluttransfusion notwendig werden, aber nephrektomieren mußte man deshalb noch nie.

Zum Unterschied von der urämischen Form der Markzystenerkrankung (s. S. 229) ist die Prognose gut. Bei 21 von den 44 von Ekström u. Mitarb. (1959) 5–15 Jahre verfolgten Fälle traten keine Todesfälle durch Niereninsuffizienz ein. Bei 5 Patienten führten rezidivierender Steinabgang, Hydronephrose infolge Harnwegblockierung und rezidivierende Pyelonephritis zu einem Nierenfunktionsschaden.

Bei 4 Patienten, die einer unilateralen Nephrektomie unterzogen wurden, entwickelten sich in der Restniere schwere pathologische Veränderungen. Als Richtschnur für die Behandlung sollten daher offenbar konservatives Vorgehen und Vermeiden unnötiger instrumenteller Eingriffe gelten.

# Benigne Nierentumoren



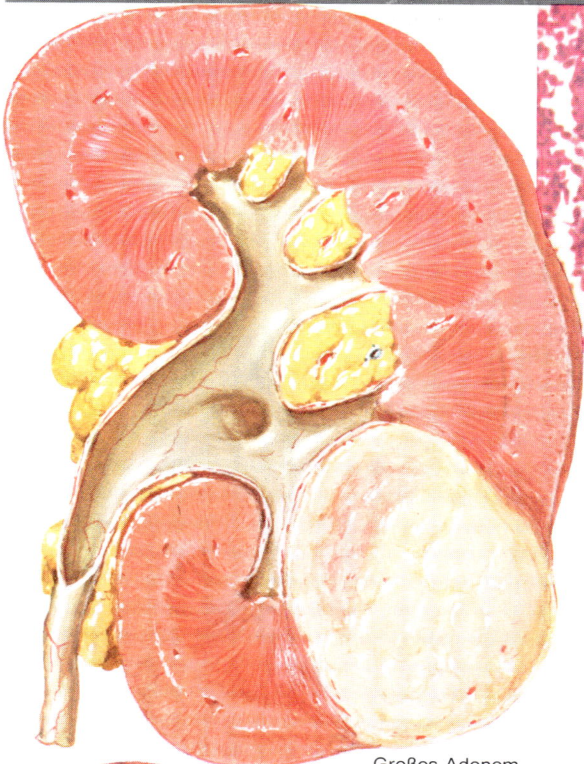

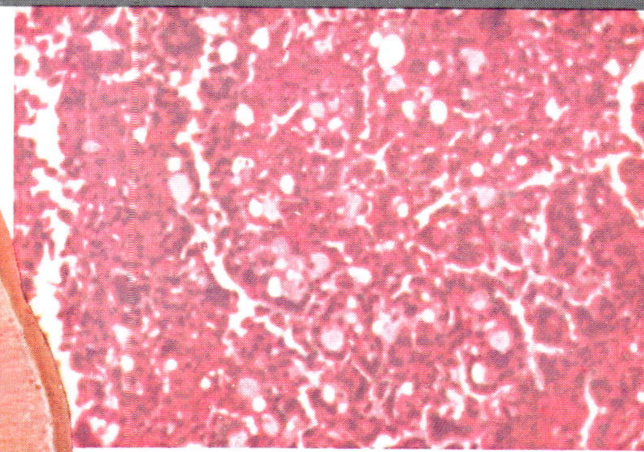

Nieren-
adenom

Großes Adenom im unteren Nierenpol

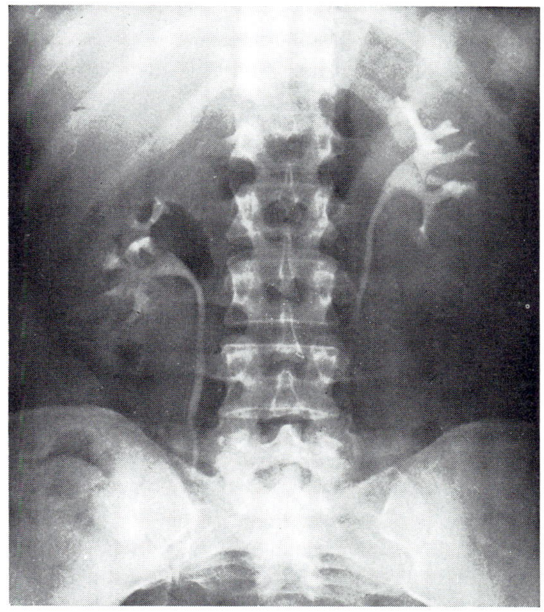

Intravenöses Pyelogramm: untere Kelche der linken Niere durch Tumor deformiert, der sich als Adenom erwies

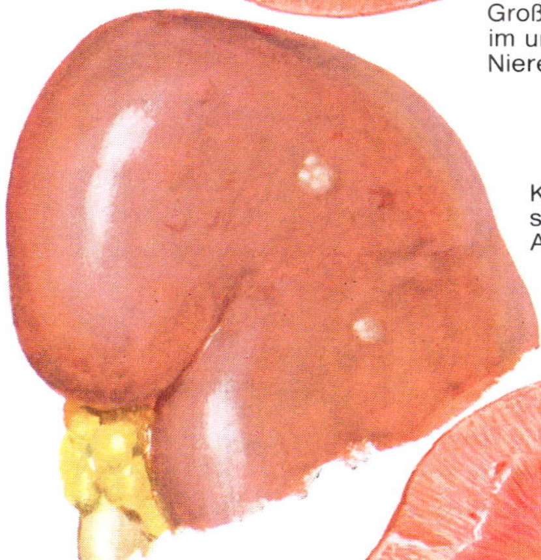

Kleine subkapsuläre Adenome

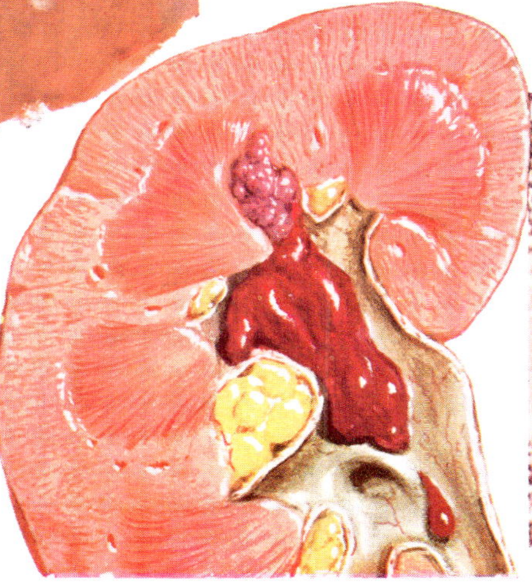

F. Netter M.D. ©CIBA

Hämangiom mit Blutung (Gerinnsel) in Kelchen und Nierenbecken

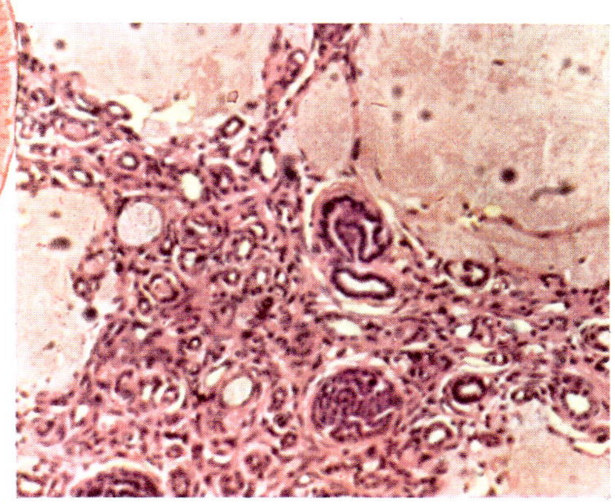

Hamartom der Niere

Sie sind klinisch von Interesse, weil sie unter Umständen maligne Tumoren vortäuschen oder in der Differentialdiagnose gegenüber einer Nierenzyste (s. S. 227 f.) ein Problem darstellen. Sie können vom Nierenparenchym, von der Kapsel oder vom Nierenbecken ausgehen; letzteres wird gesondert besprochen (s. S. 208).

**Nierenadenome.** Sie sind meistens symptomlose kleine Knötchen, die als Nebenbefund bei der Autopsie gefunden werden. Sie kommen bei älteren Menschen vor, und nicht selten bieten die Nieren, in denen sie entstehen, Zeichen einer chronischen Pyelonephritis oder Arteriosklerose. Ab und zu sieht man ein großes einzelnes Adenom.

Diese Tumoren wachsen oft innerhalb kleiner Zysten. Sie sind zumeist papillomatös gebaut, zuweilen auch tubulär oder alveolär, und es können in ein und demselben Tumor oder an verschiedenen Stellen ein und derselben Niere verschiedene Strukturformen zu finden sein. Das Wachstum ist regelmäßig, und eine Anaplasie kommt nicht vor.

Die Adenomzellen sind gewöhnlich kubisch und morphologisch gut differenziert. Vakuolen, die offensichtlich Lipide oder Cholesterin enthalten, sind häufig vorhanden. Das alveoläre Adenom ist von einem Adenokarzinom der Niere oft schwer zu unterscheiden, und tatsächlich können beide Tumoren in der gleichen Niere nebeneinander vorkommen. Es besteht außerdem der Verdacht, daß ein alveoläres Adenom zur malignen Entartung neigt. Man sollte es daher wahrscheinlich als präkanzerös betrachten, wenn es so groß ist, daß es röntgenologisch diagnostiziert werden kann.

Das papilläre Nierenadenom gilt im allgemeinen als gutartig, aber wenn bei einer Inzision sein Inhalt in das Wundgebiet verschleppt wird, kann der irreführende Eindruck eines malignen Tumors entstehen. Papilläre Zystadenome sind zumeist klein, werden aber in Einzelfällen so groß, daß sie klinische Symptome hervorrufen.

**Bindegewebstumoren.** Zu den von der Niere ausgehenden Bindegewebstumoren gehören Fibrome, Lipome, Myome und Hämangiome. Der kleine Tumor, den man sehr oft im Mark findet, ist ein *Fibrom.* Auch in den peripheren Rindenzonen kann ein Fibrom entstehen. Es wird selten groß. *Lipome* kommen im Nierenparenchym selten vor. Eine Lipomatose des Nierenhilus, d.h. eine übermäßige Ansammlung von Fettgewebe, kann allerdings bei der intravenösen Pyelographie mit polyzystischen Veränderungen (s. S. 227) oder mit einem Neoplasma verwechselt werden. *Myome* sind ebenfalls seltene Tumoren, die gewöhnlich erst bei der Autopsie entdeckt werden. Sie sind unter Umständen schwer von Fibromen zu unterscheiden. Myome neigen jedoch zur malignen Entartung.

*Hämangiome* können die Basis einer Pyramide umgeben oder an der Spitze einer Pyramide direkt unter der Kelchschleimhaut sitzen. Meistens sind sie solitär, mitunter auch multipel. Die klinische Bedeutung eines Hämangioms liegt darin, daß es häufig Anlaß zu einer stärkeren Hämaturie gibt, unter Umständen einer so schweren, daß eine Nephrektomie erforderlich wird. Es ist fraglich, ob ein Hämangiom einen echten Tumor darstellt oder vielmehr ein Konglomerat kleiner dünnwandiger Blutgefäße, die sich im Rahmen der Heilungsvorgänge nach einem Trauma oder einer Infektion gebildet haben. Wie dem auch sei, Hämangiome sind schwierig zu diagnostizieren, weil sie oft zu klein sind, um im intravenösen Pyelogramm oder Angiogramm sichtbare Veränderungen zu erzeugen. Bevor bei einer Hämaturie, die anders nicht erklärt werden kann, die Diagnose eines Hämatoms gestellt und operiert wird, sollten daher auch unbedingt diverse nichtrenale Ursachen einer Hämaturie (z.B. Sichelzellanämie oder Gerinnungsanomalien) ausgeschlossen werden (s. S. 75).

Das *Angiomyolipom* (Hamartom) ist ein mesenchymaler Tumor, der aus Blutgefäßen, Fett und Muskelgewebe besteht. (Unter Hamartom versteht man eine tumorartige Überentwicklung verschiedener normalerweise an der betreffenden Stelle vorkommenden Gewebeelemente in einem abnormen Mengenverhältnis, aber ohne Zeichen aktiven Wachstums.) Die Bedeutung dieses Tumors liegt in seiner Blutungsbereitschaft. Wenn er entsprechend groß ist, kann er eine massive retroperitoneale Blutung verursachen. Hamartome finden sich oft bei der seltenen kongenitalen *tuberösen Hirnsklerose;* etwa 50 Prozent der Sklerosekranken haben Nierenhamartome.

**Nierenkapseltumoren.** Sie sind den Tumoren des gleichen Zelltyps, die vom Parenchym ausgehen, ähnlich. Es ist daher oft schwer zu sagen, ob ein Fibrom oder Myom von der Kapsel oder vom Parenchym ausgegangen ist. Tumoren dieser Art haben keine besondere pathologische Bedeutung.

# Maligne Nierentumoren

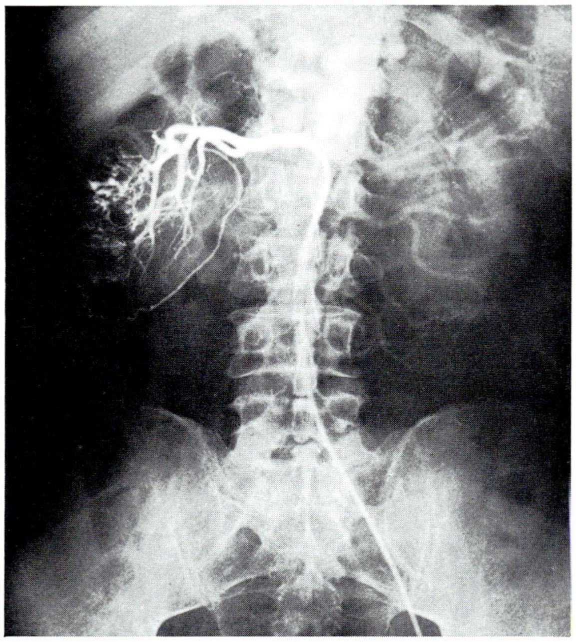

Selektives Nierenarteriogramm rechts: typisches Tumorgefäßbild, charakteristisch für ein Adenokarzinom (Hypernephrom)

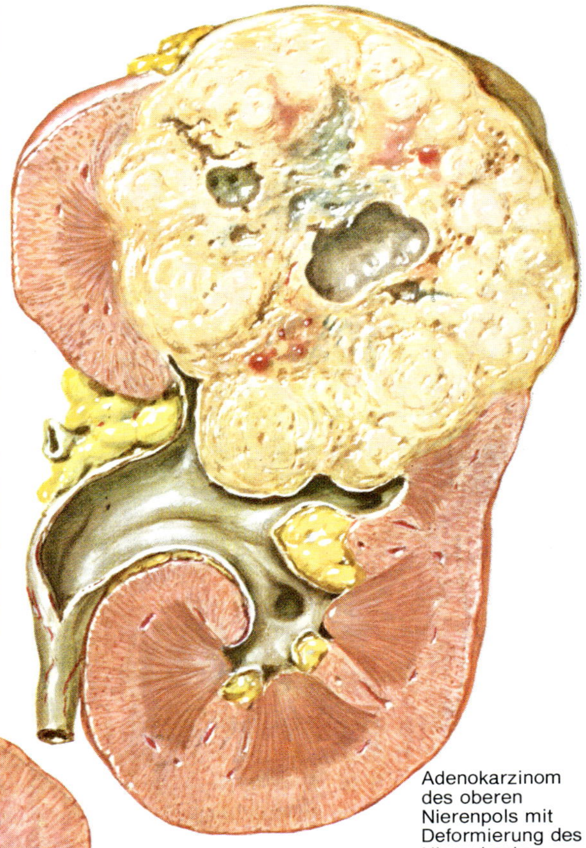

Adenokarzinom des oberen Nierenpols mit Deformierung des Nierenbeckenkelchsystems

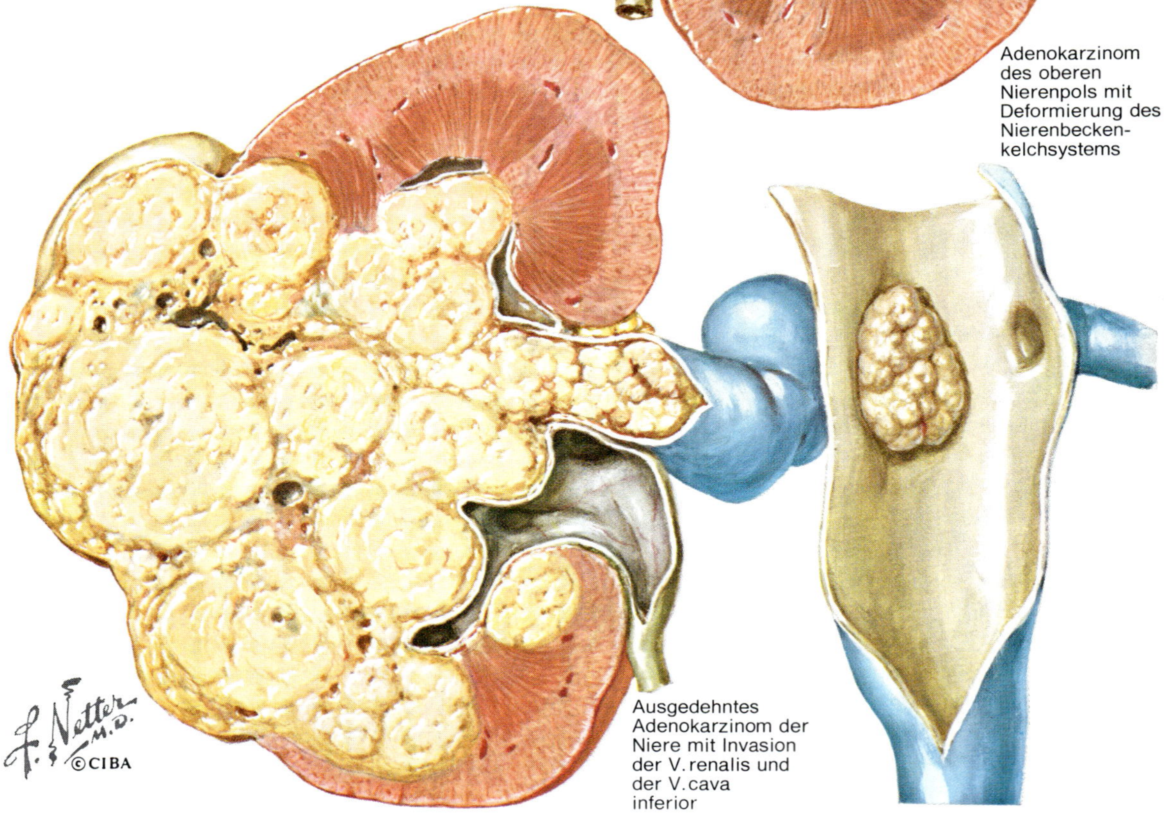


Ausgedehntes Adenokarzinom der Niere mit Invasion der V. renalis und der V. cava inferior

Maligne Nierentumoren können vom Parenchym, vom Nierenbecken oder von der Kapsel ausgehen. Sie können auch Metastasen anderer Primärtumoren sein. Zu den letzteren gehören Lymphom, Leukämie, Myelom, Morbus Hodgkin, Retikulosarkom sowie primäre Lungen-, Brustdrüsen- und Magenkarzinome. Ein metastatischer Befall ist meist beidseitig. Wenn aber nur eine Niere betroffen ist, besteht die Möglichkeit einer Verwechslung mit primären Nierentumoren.

Fibrosarkom, Myosarkom, Liposarkom und Angioendotheliom sind seltene Tumoren, die von der Nierenkapsel oder vom Nierenparenchym ausgehen können. Die malignen Tumoren der ableitenden Harnwege und das Nephroblastom (Wilms-Tumor) werden gesondert besprochen (s. S. 208 und 212).

## Adenokarzinom der Niere

Drei Viertel aller malignen Neubildungen der Niere sind Adenokarzinome. Dieses häufigste Neoplasma der Niere ist unter verschiedenen Namen bekannt – Hypernephrom, granulärzelliges Karzinom, hellzelliges Karzinom, Nierenzellkarzinom und Alveolarzellkarzinom. Unter dem Ausdruck Adenokarzinom sind also alle malignen epithelialen Nierentumoren parenchymatöser Herkunft zusammengefaßt.

Das Adenokarzinom tritt meistens nach dem 50. Lebensjahr auf und wird bei Kindern nur sehr selten angetroffen. Männer sind doppelt so oft wie Frauen befallen. Der Tumor kann sich bilateral entwickeln, öfter aber ist er unilateral und solitär; er kann von einem der Pole oder vom Nierenzentrum ausgehen.

**Pathologische Anatomie.** Das Neoplasma ist meist abgekapselt, von fester Konsistenz und solid. Mitunter wird es nekrotisch, was die Diagnose erschwert. Die Zellen können granulär, hell oder anaplastisch sein. Es gibt Tumoren, in denen verschiedene Zellarten vermischt vorkommen, und andere, in denen nur eine Zellart vorherrscht. (Die Ähnlichkeit der Zellen eines hellzelligen Karzinoms mit den Zellen der Nebennierenrinde ist der Grund für den ursprünglichen Namen dieses Tumors – Hypernephrom.)

**Klinische Befunde.** Frühsymptome sind spärlich oder fehlen überhaupt. Oft bringen erst Beschwerden, die auf Metastasen zurückzuführen sind, den Patienten zum Arzt. In der Lendengegend kann ein Tumor *tastbar* sein, aber zumeist erst spät im Krankheitsverlauf. Bei über der Hälfte der Patienten ist eine *Mikro- oder Makrohämaturie,* die einen Einbruch in das Nierenbeckenkelchsystem signalisiert, ein Frühzeichen. Schmerzen treten eigentlich nur auf, wenn abgehende Blutklumpen den Ureter verstopfen. Dumpfe Lendenschmerzen können jedoch vorhanden sein. Das Auftreten von *Fieber* ist im allgemeinen ein schlechtes prognostisches Zeichen. Die Ursache dieses Fiebers ist ungeklärt. Es ist nicht unbedingt durch eine Nekrose des Tumors bedingt. Zu einem *Gewichtsverlust* kommt es zumeist erst in einem ziemlich fortgeschrittenen Stadium – oft zeigt er Fernmetastasen an.

In 2–3% der Fälle tritt eine Polyzythämie auf. Sie kann sich auch finden, *nachdem* der primäre Nierentumor *entfernt* worden ist, und geht dann offenbar auf die Erythropoetinproduktion metastatischer Herde zurück.

**Radiologische Befunde.** Ein Nierentumor ist im intravenösen Pyelogramm gewöhnlich leicht zu erkennen. Abgesehen von der Veränderung des Nierenschattens durch den Tumor ist meist auch eine Deformierung des Nierenbeckenkelchsystems vorhanden. Überdies läßt sich ein Tumor im allgemeinen beim Nierenszintigramm mit $^{197}$Hg- oder $^{203}$Hg-markier-

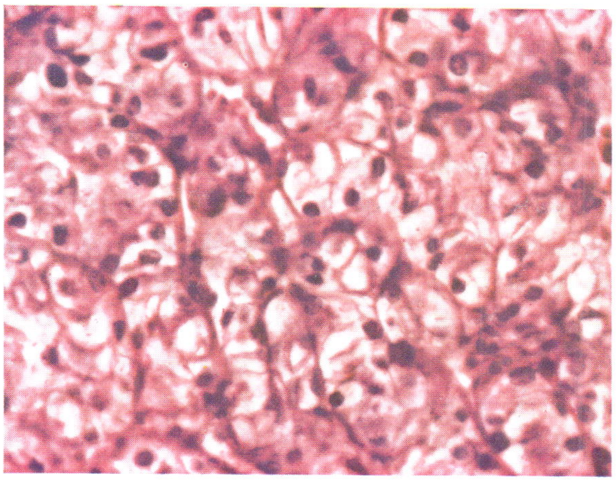

Hellzelliges Adenokarzinom der Niere (HE-Färbung). Dieser Typ wird zuweilen als »Hypernephrom« bezeichnet

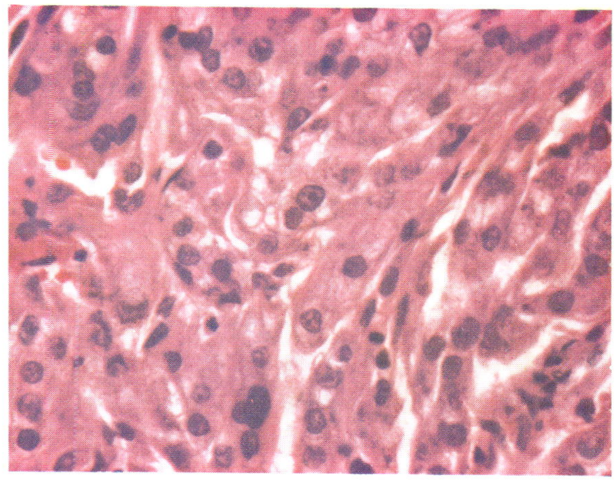

Adenokarzinom der Niere, bestehend aus granulären Zellen, welche Zellen des distalen Tubulus ähneln (HE-Färbung)

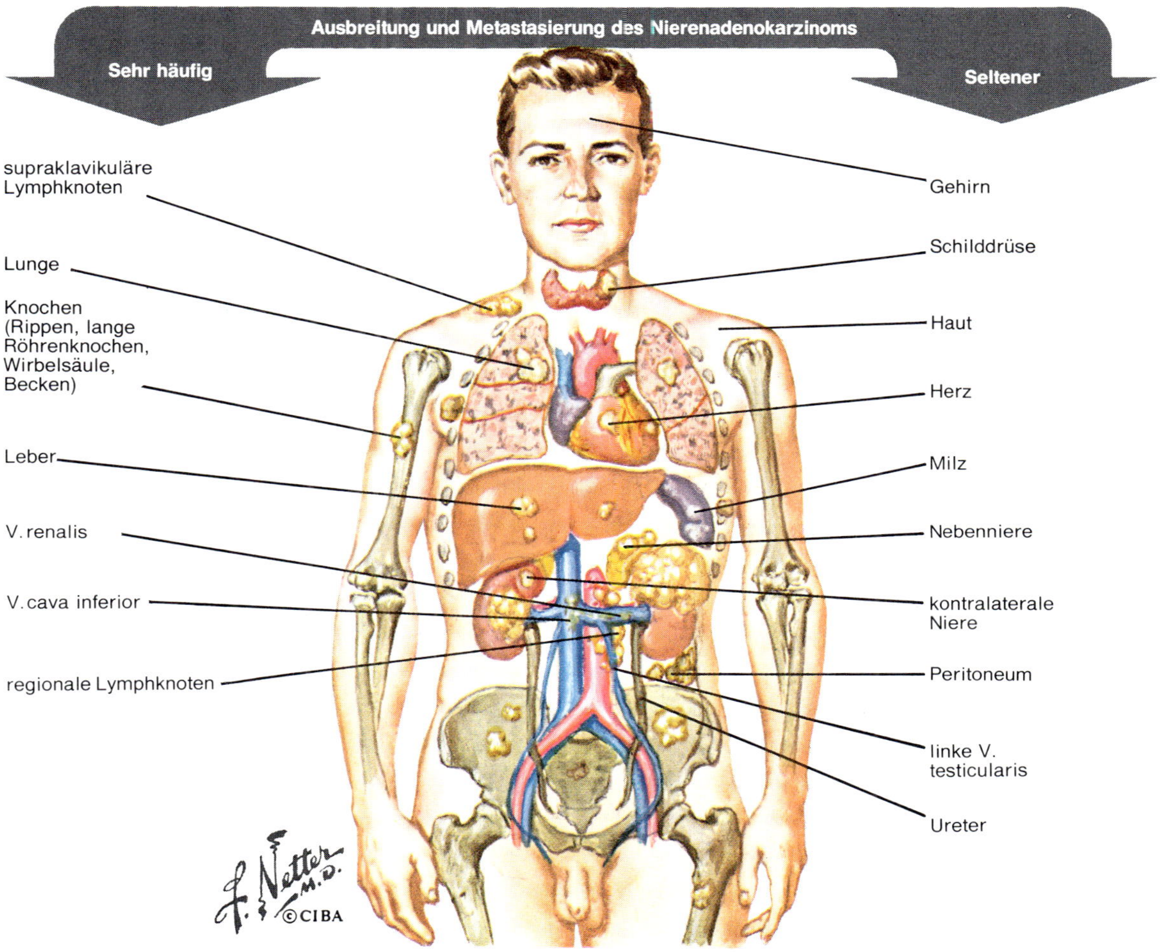


tem Chlormerodrin oder $^{131}$J-markiertem Natriumjodhippurat unschwer nachweisen. Die Untersuchung erfolgt bei Verwendung der Jodverbindung mit der Szintillationskamera (s. S. 103–106). Ein raumfordernder Prozeß in der Niere wird sich auf dem Nierenszintigramm als »kalte« Stelle zeigen. Ein zusätzliches Technetiumszintigramm mit der Szintillationskamera wird eine benigne Zyste von einem Adenokarzinom differenzieren helfen. Beim Adenokarzinom kommt es sofort zur Technetiumanreicherung (falls der Tumor nicht nekrotisch ist); bei der Zyste ist der Füllungsdefekt mit der »kalten« Stelle im Jod- oder Quecksilberszintigramm identisch.

Ergänzende Röntgenuntersuchungen sind die retrograde Pyelographie (falls mit der intravenösen Pyelographie keine vollständige Darstellung des Nierenbekkenkelchsystems gelungen ist), die Angiographie und die Nierentomographie. Wie bereits gesagt (s. S. 100), kann die Angiographie, besonders die selektive, das typische Bild eines vaskularisierten Tumors zeigen; durch die Ansammlung des Kontrastmittels in den abnormen Tumorgefäßen treten sogenannte »Pfützen« oder »Blutseen« auf. Eine weitere Verfeinerung der Angiographie bietet die Injektion von Vasokonstriktoren, die eine Verengung der normalen Arterien der Niere, aber nicht der Tumorgefäße bewirkt. Damit wird der diagnostische Wert des Angiogramms noch erhöht.

Sehr aufschlußreich ist oft das Tomogramm (s. S. 98) während der Kontrastmitteluntersuchung, da eine Zyste als strahlendurchlässiger, nicht kontrastmittelgefüllter, raumfordender Prozeß zur Darstellung kommt, während ein Neoplasma im allgemeinen schattendicht ist, oft sogar noch etwas mehr als das angrenzende normale Nierenparenchym.

**Diagnostik.** Von den meisten Urologen wird zwar eine chirurgische Exploration bei einem raumfordernden Prozeß befürwortet, auch wenn es sich wahrscheinlich um eine Zyste handelt, doch bei Risikopatienten sollten alle Anstrengungen unternommen werden, um die Diagnose präoperativ so genau wie möglich abzuklären. Leider wird das Problem durch das gelegentliche Vorkommen eines kleinen soliden Karzinoms in der Wand einer Zyste kompliziert. Dennoch läßt sich die Diagnose durch die perkutane Punktion einer Zyste (s. S. 102) mit Ableiten und Auffangen der Flüssigkeit präzisieren. (Die Zystenflüssigkeit muß zytologisch untersucht werden – s. S. 79). Zur Gewinnung zusätzlicher Informationen kann man anschließend die Zyste direkt mit Kontrastmittel füllen. Unter Ausschöpfung aller diagnostischen Möglichkeiten sollte es somit gelingen, in 95–98% der Fälle eine genaue Diagnose zu stellen.

Manchmal wird die perkutane Biopsie vorgeschlagen (s. S. 107); sie kann aber zu einer Verschleppung von Tumorzellen in den Stichkanal führen. Man benützt sie daher selten. Im Gegensatz dazu ist bei einer perkutanen Nierenpunktion lediglich zur zytologischen Untersuchung mit einer dünnen, scharfen Nadel die Gefahr der Tumorenaussaat wahrscheinlich unbedeutend.

Das Adenokarzinom der Niere metastasiert oft hämatogen, zuweilen auch lymphogen. (Tafel 23 zeigt die Prädilektionsstellen der Metastasen.) Sobald die Diagnose eines Nierenzellkarzinoms feststeht oder zumindest als sehr wahrscheinlich gilt, soll – falls kein Anzeichen für Fernmetastasen spricht – die chirurgische Exploration (mit Vorbereitung des Patienten zur Nephrektomie) vorgenommen werden. Nicht selten findet man aber bereits eine Invasion der V. renalis oder ihrer Äste vor. Es ist daher außerordentlich wichtig, daß bei der Operation die V. renalis geöffnet und auf die Entfernung vielleicht vorhandener Tumoremboli geachtet wird.

# Nierenbecken- und Harnleitertumoren

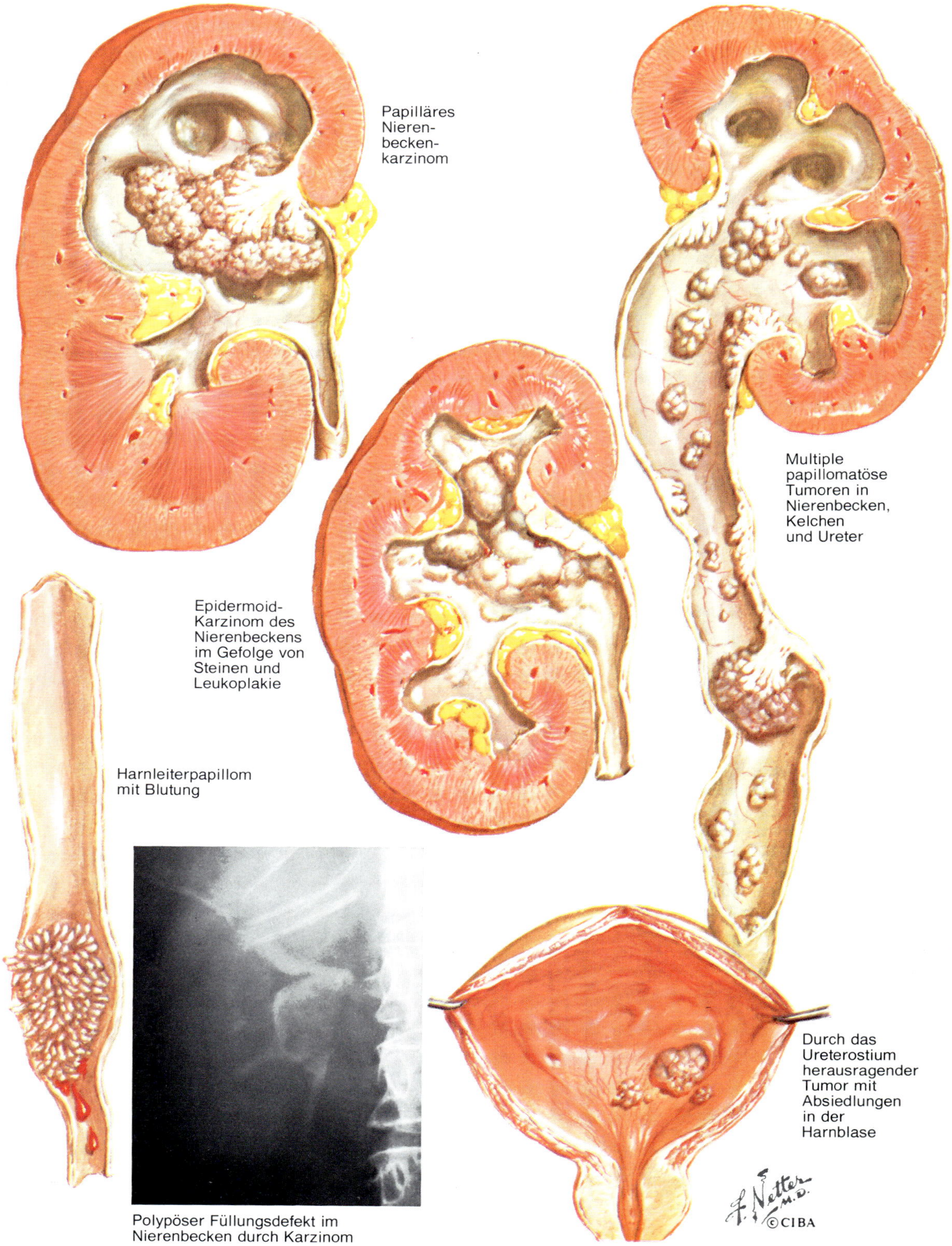

Polypöser Füllungsdefekt im Nierenbecken durch Karzinom

**Pathologische Anatomie.** Sieben bis acht Prozent aller Nierentumoren sind epitheliale Neoplasmen des Nierenbeckenkelchsystems, die damit die wichtigsten Nierentumoren sind. Histologisch handelt es sich in den meisten Fällen um Übergangsepithelpapillome oder Übergangsepithelkarzinome, selten auch um metastatische Tumoren. Weniger häufig ist das Plattenepithelkarzinom und ganz selten das Adenokarzinom. Das Übergangsepithelpapillom (ob in Nierenbecken, Ureter oder Blase) ist histologisch gutartig, muß aber als potentiell bösartig angesehen werden.

Übergangsepitheltumoren des Nierenbeckens kommen in erster Linie bei älteren Menschen vor; es wurden aber auch ein paar Fälle bei Kindern beobachtet. Die Häufigkeit ist beim männlichen Geschlecht viel größer. Das gilt auch für die Harnleiter- und Blasentumoren.

Übergangsepitheltumoren sind in der Mehrzahl papillomatös gebaut und finden sich solitär oder multipel und im allgemeinen unilateral, vereinzelt auch bilateral. Der Tumor kann sich in einem Kelch, im Infundibulum oder im Nierenbecken bilden und Tochtergeschwülste im Ureter und in der Blase, oft rund um das gleichseitige Ureterostium, erzeugen. Er kann aber auch primär vom Ureter ausgehen und metastasiert in diesem Fall zumeist recht früh, wahrscheinlich wegen der Dünne und des Lymphgefäßreichtums der Ureterwand.

Das Plattenepithel-(Epidermoid-)Karzinom ist gewöhnlich flach, fest und oft ulzeriert. Es neigt früh zur Metastasierung und wächst nicht selten in das Nierenparenchym ein. Aus diesem Grund hält man es oft für bösartiger als Übergangsepitheltumoren. In vielen Fällen findet man bei einem Plattenepithelkarzinom daneben Nierensteine und eine Infektion.

**Klinische Befunde.** Bei Kelch-, Nierenbecken- oder Harnleitertumoren sind die Symptome im Frühstadium überraschend gering. Schmerzen stehen primär nicht im Vordergrund, sondern treten meist sekundär bei Harnwegverlegung und Hydronephrose oder beim Abgang von Blutgerinnseln auf. Bei Harnleitertumoren kommt es allerdings häufiger zu Schmerzen, da eine teilweise Blockierung des Ureters durch den Tumor eher eintreten kann.

Eine Mikro- oder Makrohämaturie ist ein häufiges Ereignis; zuweilen ist sie sogar profus. Im allgemeinen ist sie intermittierend und unter Umständen mit Nierenkoliken verbunden. Da die Hämaturie ein so geläufiges Symptom von Nierenbecken- und Harnleiterneoplasmen ist, sollte man bei jeder Hämaturie eingehend im gesamten Harntrakt nach einem Tumor fahnden.

Bei Verdacht auf ein Harntraktneoplasma muß eine intravenöse Pyelographie durchgeführt werden. Es ist außerordentlich wichtig, daß das gesamte Nierenbeckenkelchsystem zur Darstellung kommt, weil ein kleiner papillärer Tumor sonst dem Nachweis entgehen kann. Wenn ein Übergangsepithelkarzinom der Niere übersehen wird, liegt das häufig daran, daß das intravenöse Pyelogramm als normal fehlinterpretiert wird, wenn es technisch mangelhaft ist. Man darf ein intravenöses Pyelogramm niemals nur deshalb als normal bewerten, weil man keine pathologischen Deformierungen sehen kann. Als normal sollte ein Pyelogramm nur dann gelten, wenn alle Teile des Nierenbeckenkelchsystems gut zur Darstellung kommen und tatsächlich normal konfiguriert sind. Die diagnostischen Qualitäten eines Pyelogramms lassen sich mit einer Ureterenkompression und mit der Infusion größerer Kontrastmittelmengen (s. S. 91) sehr verbessern, und man sollte sich bei jedem Verdacht auf ein Übergangsepithelkarzinom der Niere dieser Möglichkeiten bedienen. Natürlich muß man auch darauf achten, daß der Ureter in seiner ganzen Länge zur Darstellung kommt, damit ein Harnleitertumor ausgeschlossen werden kann.

Wenn mit der intravenösen Pyelographie keine vollständige Darstellung des Nierenbeckenkelchsystems zu erreichen ist, sollte eine retrograde Pyelographie durchgeführt werden, am besten im Zuge der Zystoskopie, die bei einer Hämaturie unerläßlich ist. Wenn der Ureterenkatheter im Nierenbecken der suspekten Niere liegt, kann außerdem gleich Harn für die zytologische Untersuchung (s. S. 79) entnommen werden. Ein zytologisch positiver Befund wäre für die Sicherung der Diagnose selbstverständlich ungemein wertvoll.

Harntraktkarzinome metastasieren in regionale und fern liegende Lymphknoten sowie auf dem Blutweg in Lunge, Leber und Knochen. Unbegründet ist die Annahme, daß ein Karzinom im Frühstadium nicht geheilt werden könne. Die Frühdiagnose ist jedoch von entscheidender Bedeutung, besonders bei Harnleitertumoren, die zu einer noch früheren Metastasierung als Kelch- oder Nierenbeckenkarzinome neigen. Es soll so rasch wie möglich eine Radikaloperation vorgenommen werden, vorausgesetzt, daß keine Zeichen von Metastasen vorhanden sind.

# Harnblasentumoren

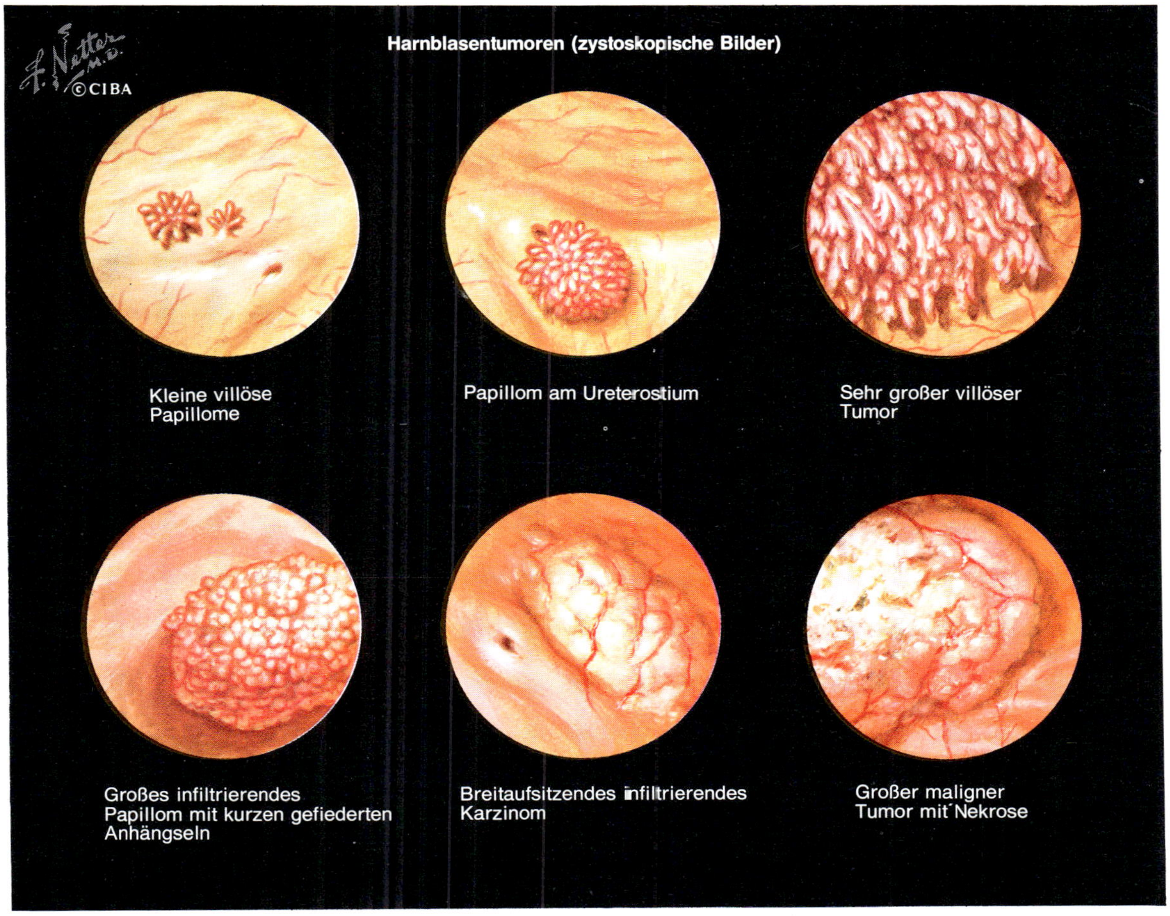


**Harnblasentumoren (Histologie)**

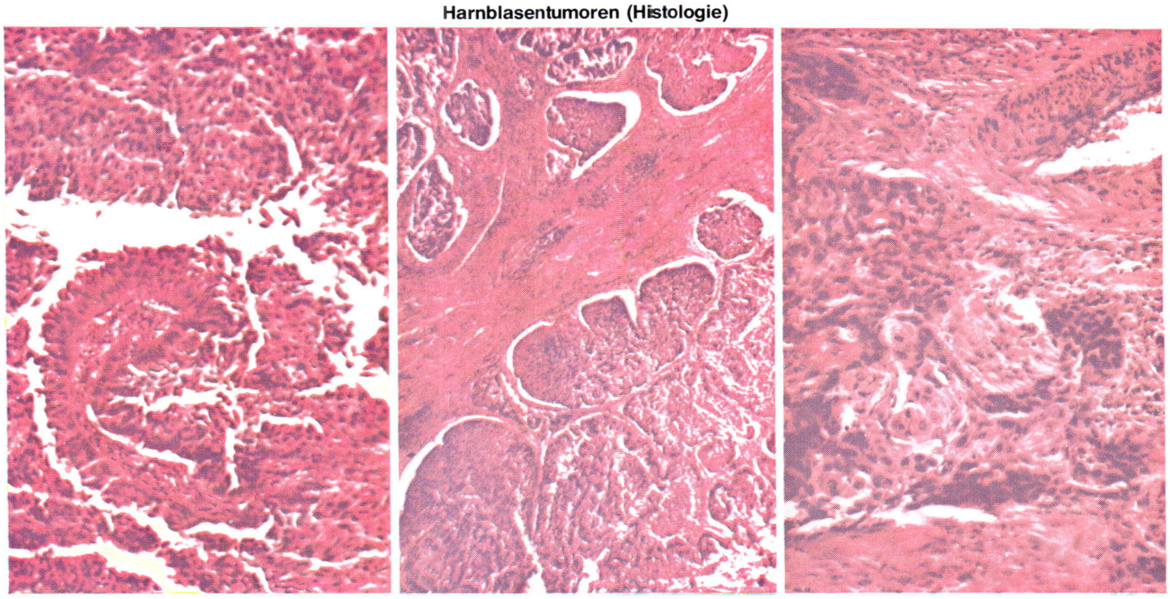

Papilläres Karzinom — Infiltrierendes Karzinom — Plattenepithelkarzinom

Die meisten Blasentumoren gehen von der Schleimhaut aus und sind mit wenigen Ausnahmen vom Typ des Übergangsepithels. Es können gutartige Papillome, (die als präkanzerös zu betrachten sind), bösartige Papillome (papilläre Karzinome), nichtinvasive breitbasige Karzinome und undifferenzierte Karzinome vorkommen. Plattenepithel-(Epidermoid-) Karzinome finden sich gelegentlich in Leukoplakieherden. Das selten auftretende Adenokarzinom kann eine Schleimproduktion aufweisen. Noch seltener sind epitheliale mesenchymale Tumoren.

Ebenso wie die Tumoren des Nierenbeckenkelchsystems und der Ureteren kommen auch die Blasentumoren hauptsächlich bei älteren Menschen, vorwiegend Männern, vor. Bei 25% der Fälle sind die Geschwülste multipel.

**Ätiologie.** Blasenneoplasmen bieten auf dem Gebiet der Krebsätiologie ein wichtiges Forschungsfeld. Bestimmte chemische Stoffe erzeugen Blasentumoren sowohl tierexperimentell als auch klinisch beim Menschen; es gibt wohlbekannte industrielle Karzinogene. Von ähnlichem Interesse ist die erhöhte Blasenkrebshäufigkeit in Schistosomiasisgebieten, und in den Balkanländern ist das Harntraktkarzinom offenbar bei Patienten mit Balkannephropathie (s. S. 145) bedeutend häufiger. Ferner scheint der Blasenkrebs bei Zigarettenrauchern öfter als bei Nichtrauchern aufzutreten. Bei Blasenekstrophie (s. S. 243) kann ein Adenokarzinom in Verbindung mit einer Cystitis glandularis vorkommen.

Eine Beobachtung, der noch näher nachgegangen werden muß, ist die Tatsache, daß Tumoren der ableitenden Harnwege bevorzugt Männer befallen. Das kann mit dem häufigeren Vorkommen einer obstruktiven Uropathie beim Mann infolge einer Prostatavergrößerung zusammenhängen; vielleicht sind aber vielmehr hormonale Faktoren ausschlaggebend.

1895 sprach Rehn den Verdacht aus, daß die Ursache der Blasentumoren, die bei Arbeitern einer Anilinfabrik auftraten, in den Anilindämpfen zu suchen seien. Das war das erstemal, daß ein Zusammenhang zwischen einem Karzinogen und einem Tumor vermutet wurde. Es hat sich inzwischen herausgestellt, daß nicht Anilin das primäre Karzinogen ist, sondern in Wirklichkeit $\beta$-Naphthylamin. Diese Verbindung hat sich beim Menschen und bei bestimmten Tieren, vor allem beim Hund, als karzinogen erwiesen. Arbeiter in der Anilinfarbindustrie sind besonders exponiert.

Seit Rehns bahnbrechenden Beobachtungen wurden noch andere Chemikalien in einen ursächlichen Zusammenhang mit Blasentumoren bei Personen, die mit diesen Substanzen Umgang haben, gebracht. Diese exogenen Chemikalien erscheinen schließlich als o-Aminophenolverbindungen im Harn. Recht oft werden derartige Karzinogene in der Leber mit Schwefelsäure oder Glukuronsäure gekoppelt, und es wurde vermutet, daß vielleicht eine Abspaltung des freien Karzinogens im Harn durch die Enzyme Sulfatase und Glukuronidase stattfindet. Außerdem hält man es für möglich, daß die Abspaltung des freien o-Aminophenols durch die Existenz eines Restharns gefördert wird, denn die Enzyme könnten in diesem Fall länger auf die Verbindung einwirken.

Verschiedene Metaboliten der essentiellen Aminosäure Tryptophan werden im Harn als o-Aminophenol-Verbindungen ausgeschieden. Aus diesem Grund vermuteten Price u. a., daß diese Metaboliten zumindest einige der spontan auftretenden Blasenkarzinome beim Menschen verursachen, weil bei vielen Blasenkarzinompatienten eine vermehrte Ausscheidung von o-Aminophenol-Metaboliten nach oraler Zufuhr von Tryptophan gefunden wurde.

Vor kurzem wurde vom Autor die Hypothese ventiliert, daß der Gehalt des Harns an oxidationshemmenden Stoffen möglicherweise ein wichtiger Faktor für die Verhütung einer Krebsentstehung ist. Die bekannten Blasentumoren erzeugenden Karzinogene sind inaktiv, wenn sie keinen Sauerstoff zur Verfügung haben. Wenn man nun so viel Askorbinsäure verabreicht, daß sie im Harn zur Ausscheidung kommt, wird sie mit den potentiellen Karzinogenen in Wettbewerb um den

*(Fortsetzung auf Seite 210)*

(*Fortsetzung von Seite 209*)

**Prognose von Blasentumoren nach dem Ausmaß der Invasion (Klassifikation nach Jewett)**

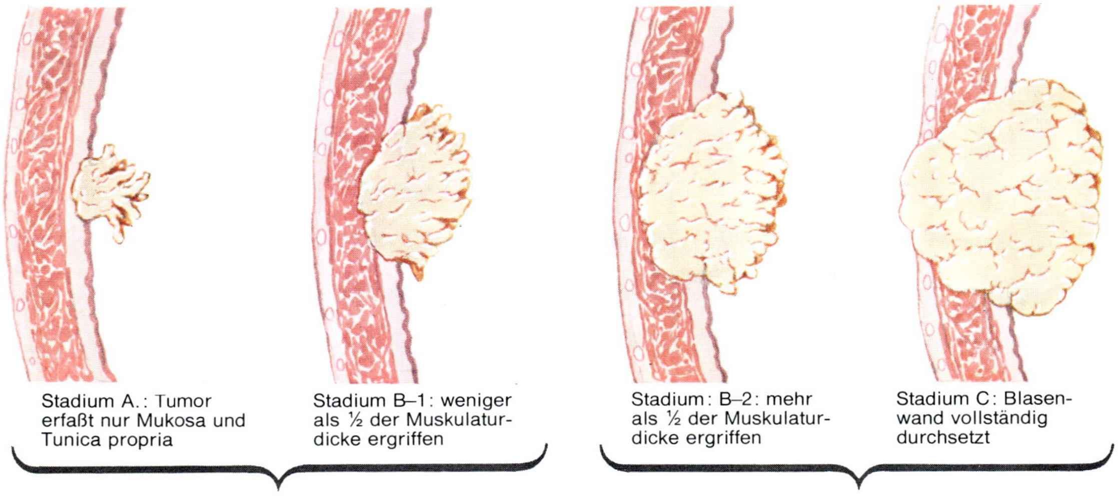


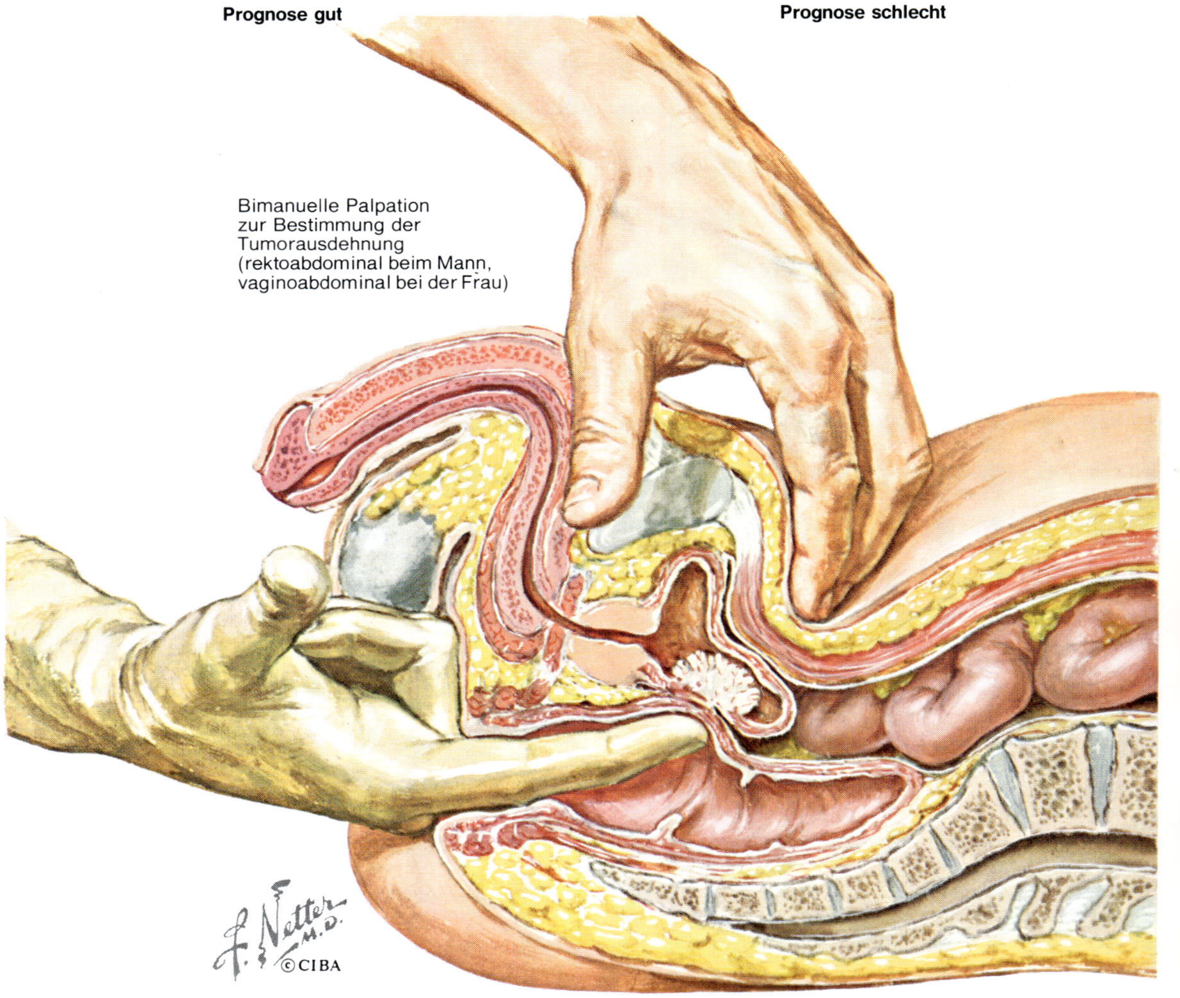


Sauerstoff treten. Diese Verdrängung der Karzinogene könnte sich besonders dann positiv auswirken, wenn bei einer Entzündung der Blasenwand der Sauerstoffzustrom größer als normal ist. Die Verwendung von Oxidationshemmern ist jedoch eine unbewiesene Theorie.

**Pathologische Anatomie.** Tumoren, die nicht in die zarte Basalmembran einwachsen, werden als nichtinfiltrierend definiert. Meist handelt es sich dabei um den gutartigen papillomatösen Typ, der aus einem zentralen Zottenbündel mit fadenförmigen Fortsätzen an der Primärachse besteht. Diese Tumoren haben gewöhnlich einen schlanken, kurzen oder langen Stiel. Die Zellen, welche die Zotten bekleiden, sind histologisch dem normalen Blasenepithel ähnlich.

Benigne Papillome können einzeln oder in Gruppen auftreten und rezidivieren nach der Elektrokauterisation oft an anderen Stellen der Blase. Sie neigen zur malignen Entartung und müssen infolgedessen als präkanzerös oder potentiell maligne betrachtet werden. Nach der Klassifikation von Jewett gelten die benignen Papillome als Stadium 0.

Die früheste Form des Blasenkarzinoms ist ein nichtinvasiver breitbasiger Tumor. Histologisch weisen die Zellen einen Pleomorphismus auf, aber solange der Tumor die Basalmembran nicht penetriert, gilt er als *Carcinoma in situ*. Sobald er jedoch die Basalmembran überschritten hat, muß er als infiltrierend angesehen werden, gleichgültig, wie oberflächlich die Invasion auch sein mag.

Nach der Klassifikation von Jewett spricht man vom Stadium A bei einem infiltrierenden Tumor, der in die Submukosa eingewachsen ist, aber nicht in die Muskulatur. Stadium B-1 gilt für die Invasion der oberflächlichen Muskulatur und Stadium B-2 für die Invasion der tiefen Muskelschicht. Mit Stadium C wird der Durchbruch durch die Blasenwand in die perivesikalen Gewebe und Lymphbahnen bezeichnet, und zuweilen mit Stadium D die Ausbreitung bis in die regionären Lymphknoten.

Maßgeblich für die Bestimmung des Stadiums ist das histologische Bild im Biopsiepräparat, der allgemeine Untersuchungsbefund, das intravenöse Pyelogramm zur Feststellung einer möglicherweise vorhandenen Stenosierung des Ureterostiums und das Ergebnis der bimanuellen Untersuchung (s. Tafel 26). Das Stadium ist weitgehend für die Wahl der Therapie und für die Prognose entscheidend, doch muß auch der Grad des Tumors berücksichtigt werden. Nach der Klassifikation von Broders wird der Grad der Bösartigkeit auf Grund histologischer Kriterien beurteilt, und zwar danach, wie weit die Tumorzellen vom normalen Epithel der Blasenschleimhaut abweichen – je undifferenzierter die Tumorzellen, um so bösartiger der Tumor.

**Klinische Befunde.** Bei Blasentumoren ist zumeist eine Makrohämaturie vorhanden, die gewöhnlich während aller Phasen der Miktion anhält. Papilläre Blasentumoren, die den Blasenhals umgeben, erzeugen allerdings oft nur am Ende der Miktion eine Hämaturie, wenn sich die Blase auf ihr nahezu kleinstes Volumen kontrahiert. In manchen Fällen bestehen Symptome einer Reizblase, aber im allgemeinen sind mit der Hämaturie keine Schmerzen oder Beschwerden verbunden.

Ein Blasentumor verrät sich im Zystogramm und im intravenösen Pyelogramm gewöhnlich durch einen Füllungsdefekt. Dennoch ist bei jeder Hämaturie eine Zystoskopie, die eine direkte Inspektion der Blasenschleimhaut ermöglicht, unerläßlich. Wenn auch bei Frauen eine rezidivierende und mitunter hämorrhagische Zystitis nichts Ungewöhnliches ist, darf man eine Hämaturie niemals zu leicht nehmen und muß unbedingt zystoskopieren. Wenn ein begründeter Verdacht auf einen Blasentumor besteht, soll die Zystoskopie unter Anästhesie durchgeführt werden, da eine bimanuelle Untersuchung einen wesentlichen Teil der Befunderhebung bildet. Außerdem läßt sich auf diese Weise eine Biopsie leichter ausführen. Bei der Biopsie muß man darauf achten, daß das entnommene Gewebestück genug von der Blasenwand enthält, um ein infiltrierendes Wachstum des Neoplasmas erkennen zu lassen. Überdies ist zu berücksichtigen, daß viele Blasentumoren an der Oberfläche ein anderes histologisches Bild als in der Tiefe zeigen.

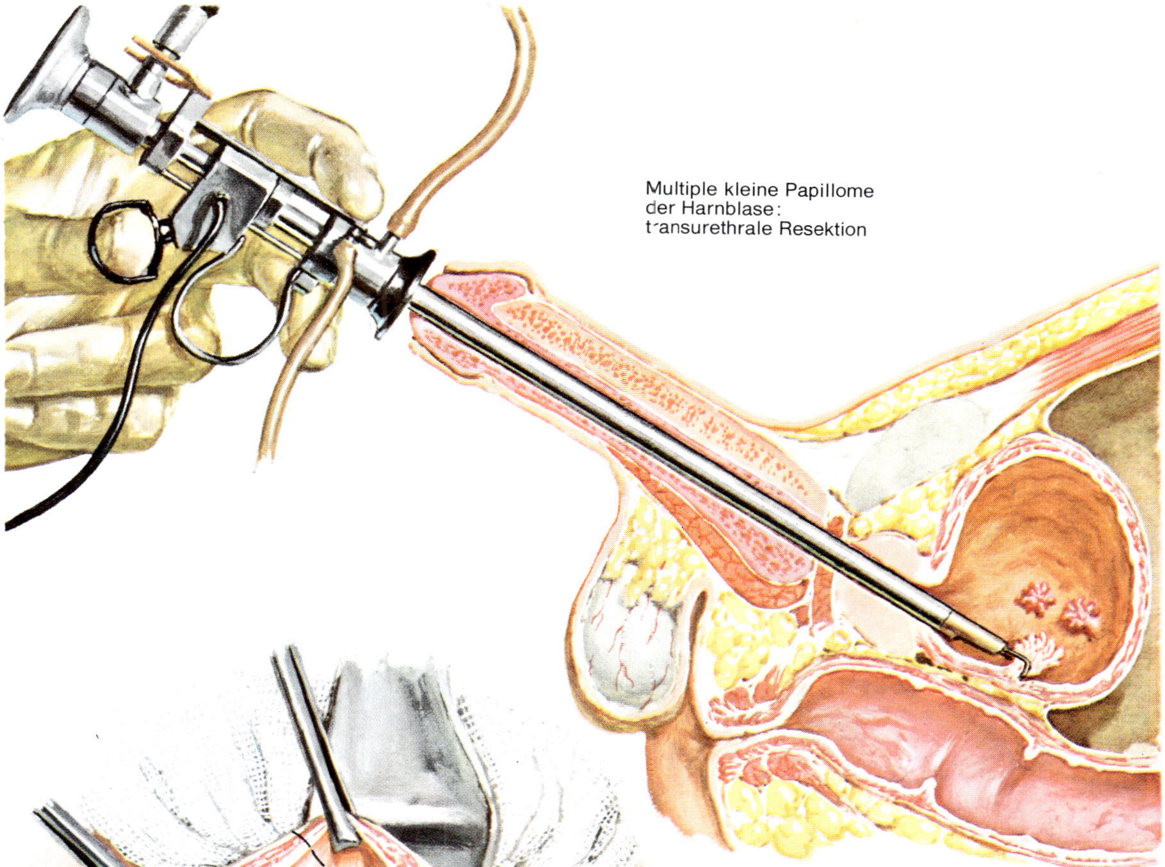

Multiple kleine Papillome der Harnblase: transurethrale Resektion

**Zystoskopische Befunde.** Das zystoskopische Bild eines histologisch gutartigen Papilloms ist zumeist ein feinzottiges Gebilde, das mit einem langen, dünnen Stiel an der Blasenwand sitzt. Im Inneren dieses Stiels verlaufen Blutgefäße. Ein papilläres Karzinom ist dagegen gewöhnlich ein derberer Tumor von blumenkohlartigem Aussehen. Der Stiel ist in der Regel kurz und dick. Wenn der Tumor infiltrierend wächst, wirkt die umgebende Blasenschleimhaut oft geschwollen, und in fortgeschritteneren Fällen ist deutlich eine Nekrose, unter Umständen mit oberflächlichen Inkrustationen, zu erkennen.

Das breitbasig aufsitzende Blasenkarzinom macht im allgemeinen den Eindruck einer bräunlichen, fleischigen Wucherung, deren dicke, abgerundete Ränder in die Blase vorspringen. Eine Nekrose des Tumors hinterläßt meist einen Krater im Zentrum, der Verkalkungen aufweisen kann. Wenn der Tumor bereits lange besteht und die Blasenwand diffus infiltriert hat, ist die Blasenkapazität eingeschränkt. Bei einer gleichzeitig vorhandenen Entzündung kann die Verringerung der Blasenkapazität aber auch durch entzündliche Veränderungen bedingt sein. In solchen Fällen zeigt sich der Wert der Anästhesie für die zystoskopische Untersuchung. Normalerweise wird sich nämlich das Fassungsvermögen der Blase unter der Anästhesie wieder vergrößern, wenn eine akute Zystitis der Grund für seine Einschränkung war; bei einer Tumorinfiltration ändern sich jedoch die Verhältnisse unter der Anästhesie nicht.

Wenn der Tumor ein Ureterostium ergriffen und blockiert hat, ist die Prognose schlecht, denn es besteht dann eine allgemeine tiefe Infiltration. Man muß aber auch daran denken, daß Übergangsepitheltumoren des Ureters und des oberen Harntrakts Absiedlungen in der Blase erzeugen können, die oft das Ureterostium umgeben. Es ist daher bei einem Blasentumor wichtig, daß man feststellt, ob er nicht vom oberen Harntrakt ausgeht.

**Behandlung.** Wenn bei einem Patienten ein Blasentumor diagnostiziert wurde, richtet sich die Wahl der Behandlung nach dem zystoskopischen Bild, dem histologischen Grad der Bösartigkeit, dem klinischen Stadium, das mit der bimanuellen Untersuchung und der Biopsie bestimmt wurde, dem Ergebnis einer Metastasensuche und dem Allgemeinzustand des Patienten.

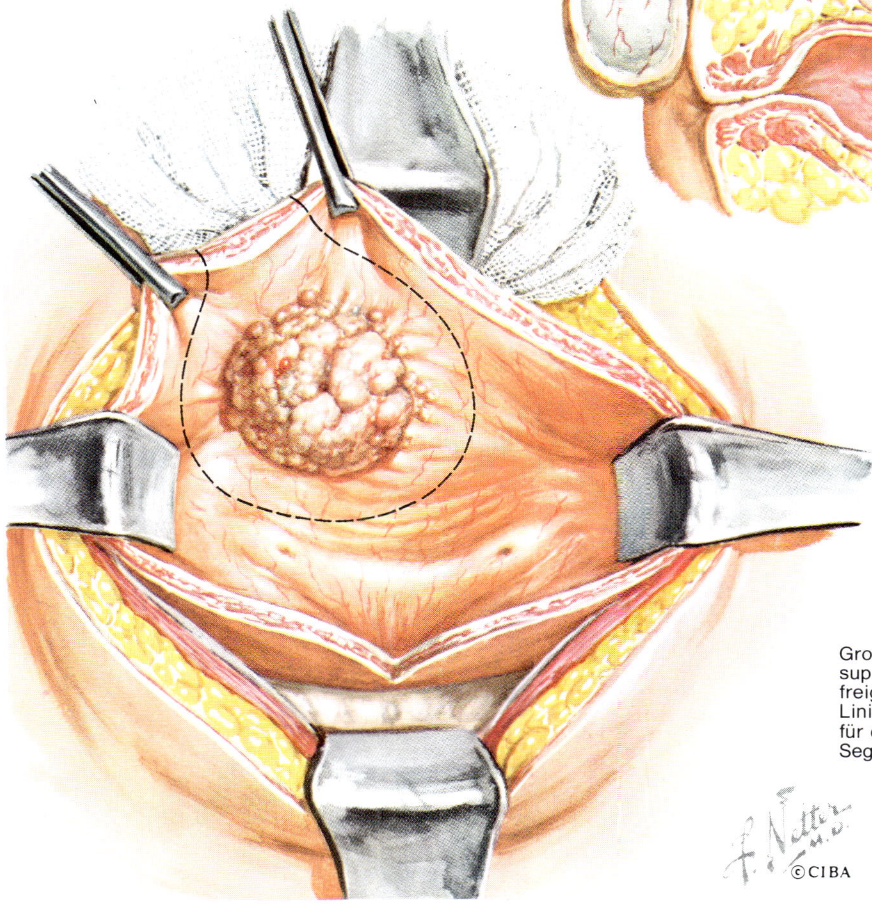


Großer Blasentumor mit suprapubischer Zystotomie freigelegt: Gestrichelte Linie gibt Schnittführung für die beabsichtigte Segmentresektion an

Zur Entfernung nichtinfiltrierender Tumoren mit geringgradiger Bösartigkeit genügt im allgemeinen die Elektrokauterisation allein. Der Patient muß jedoch unbedingt häufig nachuntersucht werden, da Tumoren dieser Art in der Regel rezidivieren.

Bei infiltrierenden Tumoren ist ein energischeres Vorgehen am Platz. Je nach ihrer Lokalisation wird entweder eine Segmentresektion der Blase oder eine totale Zystektomie mit künstlicher Harnableitung vorgenommen. In vielen medizinischen Zentren werden infiltrierende Blasentumoren zusätzlich präoperativ einer Kobalt- oder Hochvoltbestrahlung unterzogen. Gegenwärtig ist es aber noch zu früh, um ein Urteil darüber abzugeben, ob die Vorbestrahlung die Prognose verbessert. Eine Strahlenbehandlung allein, ob von außen oder örtlich, sollte nach der allgemein geltenden Auffassung jenen Patienten vorbehalten bleiben, für die eine Operation auf Grund ihrer allgemeinen Verfassung ein zu großes Risiko bedeuten würde. In manchen Fällen kann diese Therapie eine Heilung bewirken.

Wenn auch unsere Kenntnisse über die Möglichkeiten einer *Prophylaxe* von Blasentumoren unzureichend sind, gibt es doch einige beachtenswerte Anhaltspunkte. Selbstverständlich sollte die Einwirkung bekannter Karzinogene weitgehend oder vollständig ausgeschaltet werden. Außerdem soll eine obstruktive Uropathie distal vom Blasenhals korrigiert werden, da sie zur Bildung eines Restharns führt, der ein prädisponierender Faktor für die Entwicklung von Blasentumoren zu sein scheint. (Daß eine Behandlung der obstruktiven Uropathie vom Gesichtspunkt einer Infektion und Dekompensation der Blase und des oberen Harntrakts wünschenswert ist, wurde S. 186 besprochen.) Ob die orale Verabreichung von hochdosierter Askorbinsäure zur Erreichung einer hohen Askorbinsäurekonzentration im Harn durch den oxidationshemmenden Effekt einen therapeutischen Wert hat, ist zur Zeit nicht erwiesen.

# Nephroblastom (Wilms-Tumor)

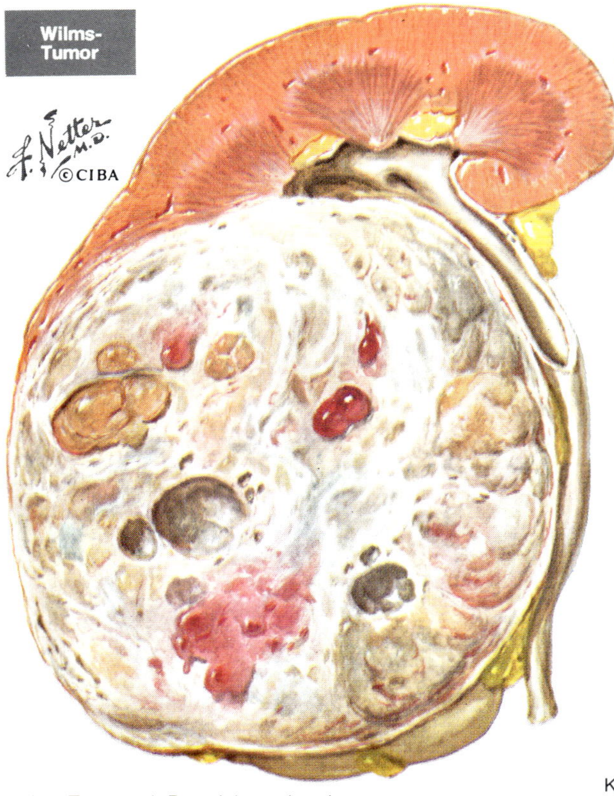


Wilms-Tumor mit Pseudokapsel und typischer Mischstruktur

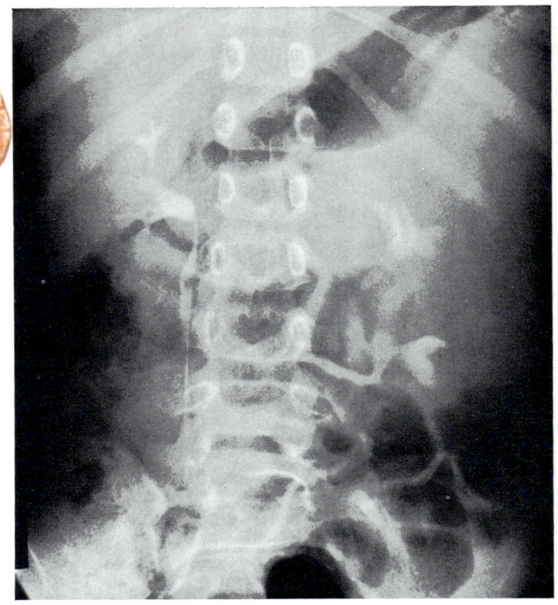

Intravenöses Pyelogramm: Deformierung des Nierenbeckenkelchsystems der linken Niere durch einen Wilms-Tumor bei einem Säugling

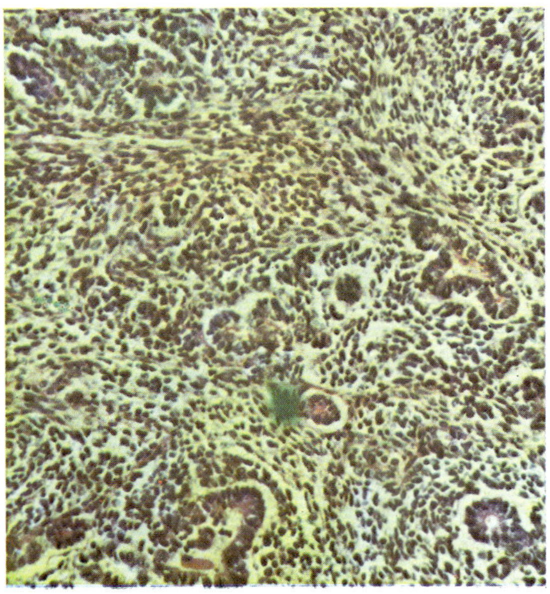

Stroma aus sarkomartigen Spindelzellen mit Inseln aus malignen Zylinderzellen in unregelmäßigen, für den Wilms-Tumor typischen tubulären Gruppierungen

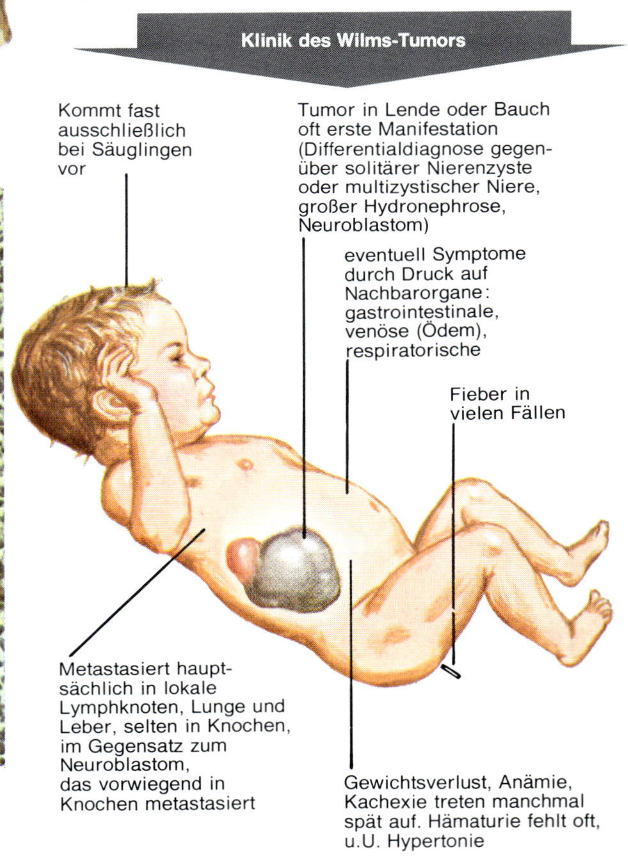


Ein maligner Tumor beim Kind, der sich als Geschwulst im Oberbauch präsentiert, ist gewöhnlich entweder ein Neuroblastom (s. Band »Endokrines System«) oder ein Nephroblastom (Wilms-Tumor). Statistisch ist ein Oberbauchtumor beim Säugling oder Kind aber mit größerer Wahrscheinlichkeit eine benigne Veränderung, etwa eine Nierenbekkenausgangstenose mit oder ohne begleitende Pyelonephritis (s. S. 233) oder eine multizystische Niere (s. S. 227).

Das *Neuroblastom* entsteht am häufigsten im Nebennierenmark, kann aber die Niere durch sein schnelles Wachstum verdrängen und die Kelche sowie den Ureter deformieren. Die Abgrenzung von einem Wilms-Tumor kann daher Schwierigkeiten machen. Das *Nephroblastom* enthält epitheliale und Bindegewebeelemente mit Zellen in verschiedenen Differenzierungsstadien und stammt vermutlich vom metanephrogenen Blastem (s. S. 30). Es umfaßt 6–8% aller Nierentumoren und findet sich in erster Linie im Säuglings- und Kindesalter, nur ab und zu bei Erwachsenen. Im allgemeinen ist es unilateral.

**Klinische Befunde.** Oft ist eine Geschwulst im Abdomen das erste Anzeichen einer Erkrankung des Kindes. Allerdings wurde vielleicht schon vorher eine Störung des Allgemeinbefindens, Schwäche und mangelnde Gewichtszunahme bemerkt; ein älteres Kind klagt eventuell über Rücken- oder Bauchschmerzen. Fieber, Gewichtsverlust, Anämie und Hypertonie können in fortgeschrittenen Fällen vorhanden sein. Eine Hämaturie gehört nicht zum Bild.

Wenn bei einem Säugling oder größeren Kind ein Oberbauchtumor entdeckt wird, muß die Diagnose so schnell wie möglich geklärt werden. Der Verdacht auf Bösartigkeit muß bis zum Gegenbeweis aufrechterhalten werden. Sobald ein Wilms-Tumor als wahrscheinlich gilt, sind weitere Palpationen unbedingt zu unterlassen, da sie die Gefahr einer hämatogenen Aussaat von Tumorzellen heraufbeschwören.

**Differentialdiagnose.** Zu berücksichtigen sind Hydronephrose (z. B. bei Nierenbeckenausgangstenose), multizystische Niere und Neuroblastom. Eine multizystische Niere kommt weder im Radiohippuratszintigramm noch im intravenösen Pyelogramm zur Darstellung. Die Palpation ergibt oft einen großen, harten Tumor mit buckliger Oberfläche. Eine hydronephrotische Niere bei einer Nierenbeckenausgangstenose zeigt mitunter eine verzögerte Ausscheidung, meist aber nicht. Palpatorisch erweist sie sich gewöhnlich als hart, glatt und – wie der Wilms-Tumor – ballotierend. Sie läßt sich mit einer starken Lichtquelle durchleuchten, ein Phänomen, das in der Regel beweisend für eine Hydronephrose ist.

Im Gegensatz zu den Veränderungen bei einer multizystischen Niere oder bei einer Hydronephrose zerstören maligne Tumoren im allgemeinen das Nierenparenchym nicht vollständig. Eine Deformierung des Nierenbeckenkelchsystems ist jedoch häufig. Das intravenöse Pyelogramm wird daher eine funktionierende Niere mit Kelchdeformierungen zeigen, und im Radiohippuratszintigramm wird in einem Teil der Niere ein Strahlungsausfall zu verzeichnen sein. In einigen Fällen muß man die Untersuchung mit einer retrograden Pyelographie ergänzen, bevor man die Vermutungsdiagnose eines malignen Tumors stellen kann.

**Behandlung.** Wegen der Gefahr einer Metastasierung – vornehmlich in Lunge, Leber und Lymphknoten, seltener in Knochen – ist eine Frühbehandlung wesentlich. Als Behandlungsrichtlinie gilt allgemein die radikale operative Entfernung des Tumors zum frühestmöglichen Zeitpunkt. Die sofortige Operation ohne ausreichende Abklärung der Diagnose ist aber abzulehnen. Solange die Vorbestrahlung zur Verbesserung der Prognose empfohlen wird, ist es wichtig, daß die richtige Diagnose gestellt wird; sonst könnte es vorkommen, daß auch bei einer Hydronephrose oder multizystischen Niere bestrahlt wird.

In diesem Zusammenhang sei erwähnt, daß der Autor eine Methode entwickelt hat, die ein Radiohippuratszintigramm sogar bei kleinen Säuglingen vereinfacht. Es wird dazu Radiohippurat, gemischt mit Hyaluronidase, intramuskulär injiziert.

Die Frage der Vorbestrahlung eines Wilms-Tumors ist noch ungelöst. Im allgemeinen ist die Prognose ungünstig, besonders wenn der Tumor nach dem 2. Lebensjahr gefunden wird; ob sie sich jedoch mit einer präoperativen Bestrahlung verbessern läßt, wird sich erst zeigen. Gegenwärtig gilt als optimale Behandlung die Nephrektomie zum frühestmöglichen Zeitpunkt mit sofortiger Nachbestrahlung und eventuell die intravenöse Verabreichung von Actinomycin D und Vincristin.

# Nierentrauma

**Nichtpenetrierendes Nierentrauma**

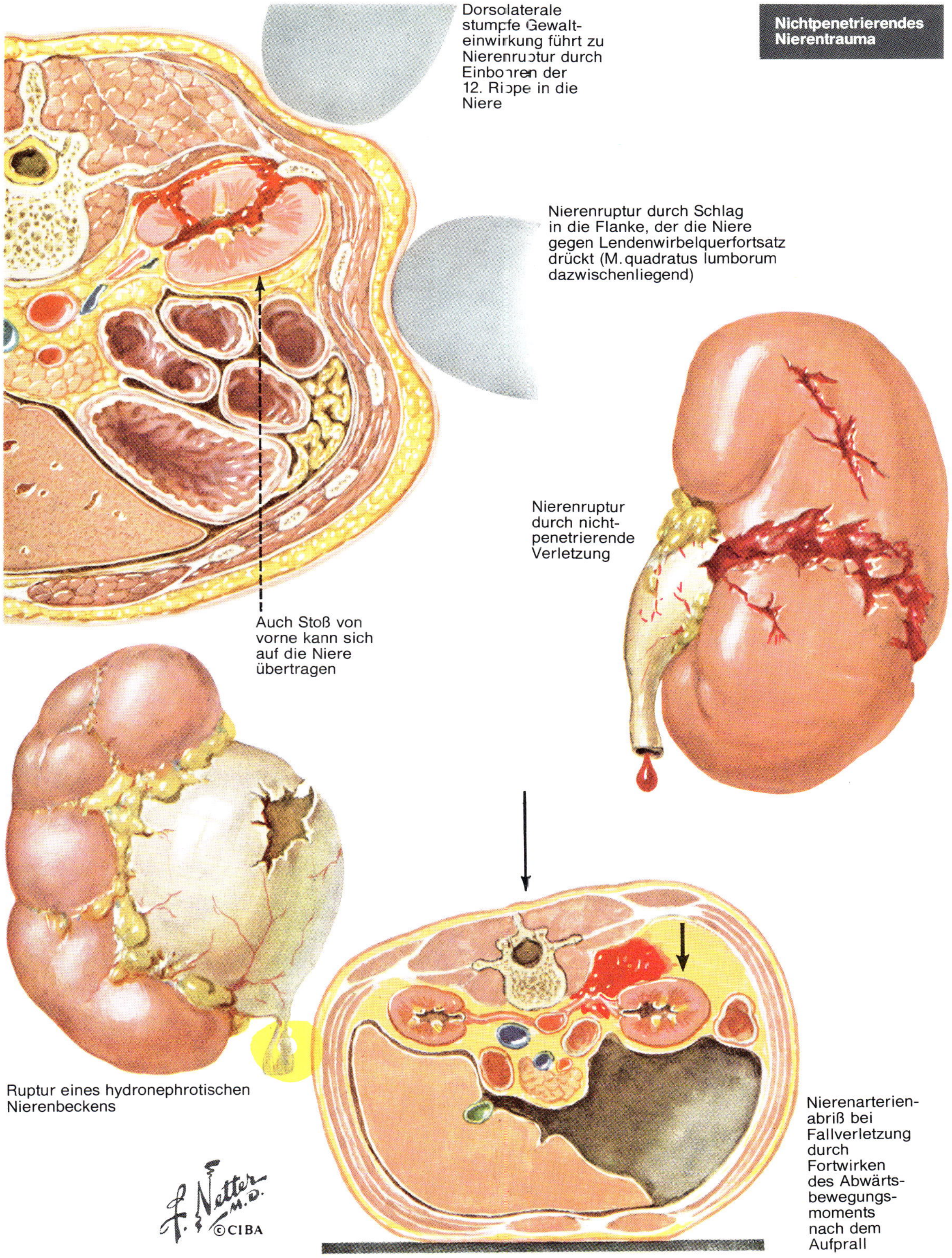


Glücklicherweise handelt es sich bei der Mehrzahl der Nierentraumen um harmlosere Quetschungen, die in der Regel folgenlos abheilen. Je nach ihrer Entstehung unterscheidet man nichtpenetrierende und penetrierende Nierenverletzungen.

**Nichtpenetrierende Verletzungen der Niere.** Sie sind sehr oft das Ergebnis einer direkten Gewalteinwirkung auf Rücken, Flanke oder Bauch.

Eine weniger häufige, aber um so wichtigere Ursache ist ein Sturz, bei dem nach dem Aufprall des Körpers eine oder beide Nieren die Abwärtsbewegung fortsetzen und einen Zug an der A. renalis ausüben, so daß es manchmal zu einem Gefäßabriß kommt.

Während ein *Abriß der A. renalis* zur raschen Bildung eines großen Hämatoms führt und in kürzester Zeit tödlich enden kann, erzeugt ein *kleinerer Gefäßeinriß mit nachfolgender Thrombose* unter Umständen kaum auffällige Symptome und wird tatsächlich oft erst erkannt, wenn sich der Ausfall der Nierenfunktion bemerkbar macht – oft zu spät für die Rettung des Organs. Wenn nach der Art der Verletzung ein Nierentrauma möglich erscheint, ist es daher für die Erhaltung der Niere außerordentlich wichtig, daß früh genug angiographiert wird. Auch wenn *kein vollständiger Gefäßriß* eingetreten ist, kann es zu einer Nierenarterienthrombose durch einen Intimariß mit nachfolgender Hämatombildung unter der Intima kommen – eine Form der Verletzung, deren Häufigkeit stärkere Beachtung findet, seitdem zunehmend frühzeitig angiographiert wird.

Zum Glück sind die meisten Nierenarterienrisse unilateral. (Der Autor hat nur einen einzigen Fall einer bilateralen Nierenarterienthrombose erlebt.) Leichtere Gefäßverletzungen sind daher nicht unbedingt lebensbedrohlich.

Die Mehrzahl der Nierentraumen durch stumpfe Gewalt tritt zusammen mit multiplen Verletzungen anderer Organe auf, wie man es recht oft bei Verkehrsunfällen sieht. Am häufigsten kommt es in solchen Fällen dadurch zur Nierenverletzung, daß die Niere gewaltsam gegen einen Querfortsatz gedrückt oder von einer frakturierten 12., gelegentlich 11. Rippe angestochen wird. Der Schaden kann von einer einfachen Quetschung ohne Kapselriß bis zur vollständigen Zertrümmerung des Nierenparenchyms reichen. Nierenrisse gehen in den meisten Fällen radiär vom Hilus aus, und nicht selten findet man bei einem schweren stumpfen Trauma einen vollständigen Durchriß, wie ihn das Bild zeigt. Außerdem ist es nicht ungewöhnlich, daß bei einer bisher nicht erkannten Hydronephrose bereits ein leichteres Trauma eine Nierenbeckenruptur bewirkt, da pathologisch veränderte Nieren, vor allem hydronephrotische, besonders verletzlich sind.

Das Nierenbecken kann bei einem Nierentrauma mitbeteiligt sein, es kann aber auch unverletzt bleiben; außerdem ist nicht zu vergessen, daß durch die Verstopfung des Ureters mit einem Blutgerinnsel eine Nierenblutung verschleiert werden kann, so daß fehlender Blutabgang im Harn eine Nierenverletzung nicht ausschließt.

Bei ausgedehnteren Nierenrissen kann eine so schwere Blutung eintreten, daß es zu einem Schockzustand kommt, der eine sofortige Bluttransfusion nötig macht. In solchen Fällen ist zumeist eine Anschwellung in der Flanke tastbar, doch kann durch eine gleichzeitige Bauchfellruptur, die den Blutaustritt in die Bauchhöhle ermöglicht, die Bildung eines tastbaren Hämatoms verhindert werden.

**Penetrierende Nierenwunden.** Sie werden gewöhnlich durch Messerstiche, Projektile oder Geschoßsplitter verursacht. Da dabei oft gleichzeitig Verletzungen von Darm, Leber, Milz oder anderen wichtigen Organen bestehen, ist häufig eine chirurgische Exploration unerläßlich – besonders, wenn Zeichen eines anhaltenden Blutverlusts oder einer penetrierenden Darmverletzung vorliegen.

*(Fortsetzung auf Seite 214)*

*(Fortsetzung von Seite 213)*

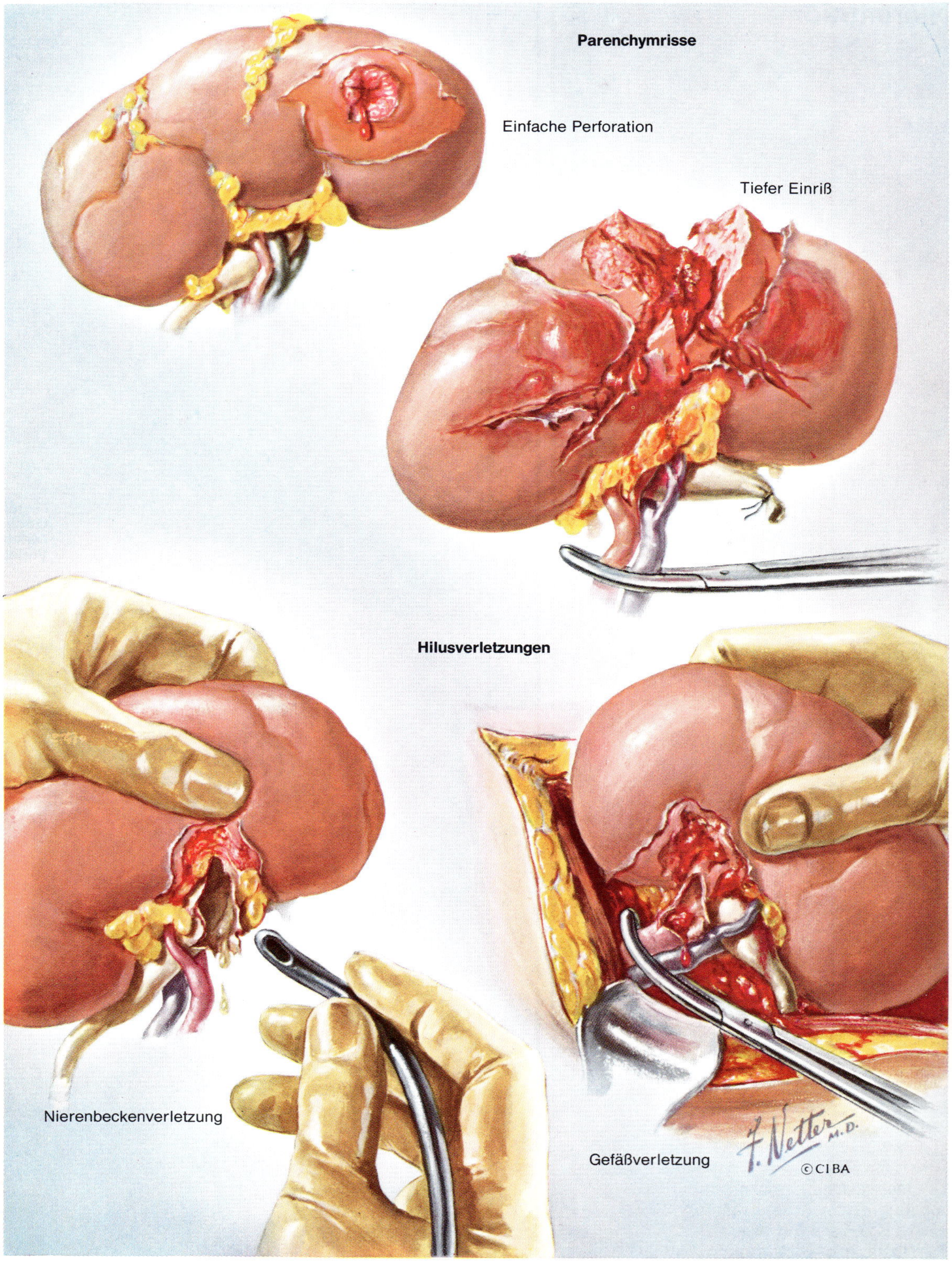


**Beurteilung und Behandlung der Verletzung.** Wenn ein Schock existiert, muß die chirurgische Exploration so rasch wie möglich erfolgen. Dennoch sollte *vorher* eine intravenöse Pyelographie durchgeführt werden, damit man den Zustand der nicht betroffenen Niere beurteilen kann. Dadurch kann der Verlust einer Solitärniere verhindert werden.

Sobald Verdacht auf eine Nierenverletzung besteht, wegen der Art des Traumas und/oder wegen einer Hämaturie, müssen Ausmaß und Form der Nierenverletzung so früh wie möglich abgeklärt werden.

Bei einem Schock sollten Atmung und Kreislauf nach Möglichkeit stabilisiert werden, bevor man sich ein Urteil über die Nierenfunktion bildet, da eine Einschränkung der Nierenfunktion vielleicht nur Ausdruck der schockbedingten verminderten Nierendurchblutung ist (s. S. 111). Wenn keine Zeichen äußerer Verletzungen vorhanden sind und in erster Linie intraabdominelle Schäden befürchtet werden, ist es wahrscheinlich am besten, wenn man sich mit einer Pyelographie Gewißheit über den Funktionszustand beider Nieren verschafft. Man darf allerdings nicht vergessen, daß ein normales intravenöses Pyelogramm Nierenparenchymrisse nicht unbedingt ausschließt. Umgekehrt bedeutet ein Funktionsausfall nicht immer eine schwere Nierenverletzung, bildet aber sicher eine Indikation zur Angiographie, damit seine Ursache geklärt wird.

Als Suchverfahren eignen sich Isotopenuntersuchungen mit $^{197}$Hg- oder $^{203}$Hg-markiertem Chlormerodrin oder mit $^{131}$J-markiertem Jodhippurat; ein Technetiumszintigramm kann noch weitere Aufschlüsse über mögliche Nierenarterienverletzungen liefern (s. S. 104). Wenn diese Szintigramme normal ausfallen, besteht kaum ein Grund weitere diagnostische Maßnahmen zu ergreifen. Bei einem abnormen Befund sind jedoch eine intravenöse Pyelographie, eine Angiographie und möglicherweise sogar eine retrograde Pyelographie angezeigt, je nach dem Allgemeinzustand des Patienten.

*Vor der Versorgung penetrierender oder nichtpenetrierender Nierenverletzungen muß als erstes sichergestellt werden, ob der Patient zwei funktionierende Nieren besitzt,* damit man, falls notwendig, eine unilaterale Nephrektomie durchführen kann, ohne das Leben des Patienten zu gefährden.

Als nächstes gilt es, die Nierenfunktion im größtmöglichen Ausmaß zu erhalten und dabei gleichzeitig mögliche Dauerfolgen zu berücksichtigen, besonders im Hinblick auf eine Hypertonie. Eine sekundäre Narbenbildung, wie sie bei einer Selbstheilung der Niere vorkommt, ist nicht selten Ursache einer sich später entwickelnden renalen Hypertonie. Ein konservatives chirurgisches Vorgehen kann solche Spätfolgen verhüten. In solchen Fällen ist es aber wahrscheinlich ein Mißverständnis, wenn man »konservativ« mit »abwartend« gleichsetzt. Als »konservativ« sollte jenes Operationsverfahren gelten, das die meisten Nephrone erhält, ohne dabei zur Entwicklung sekundärer Krankheitsprozesse wie der Hypertonie zu führen.

Die Argumente, wann ein chirurgisches Eingreifen indiziert ist, sollen hier nicht lang und breit erörtert werden. Auch ein schweres Nierentrauma muß nicht unbedingt eine Operationsindikation bilden, wenn nicht die mangelnde Stabilität von Atmung und Kreislauf für eine anhaltende Blutung spricht. Da jedoch die Angiographie, besonders in der nephrographischen Phase (s. S. 100), imstande ist, ein klares Bild vom Ausmaß der Parenchymschädigung zu geben, ist der Chirurg in der Lage, wenn nötig tote Teile der Niere sofort zu entfernen und das lebende Gewebe mit einer primären Wundversorgung zu vereinigen. Mit dieser Vorgehensweise gelingt es oft, die Morbidität zu senken, den Krankenhausaufenthalt zu verkürzen und die Erholung der Nierenfunktion zu fördern.

# Ureterverletzungen



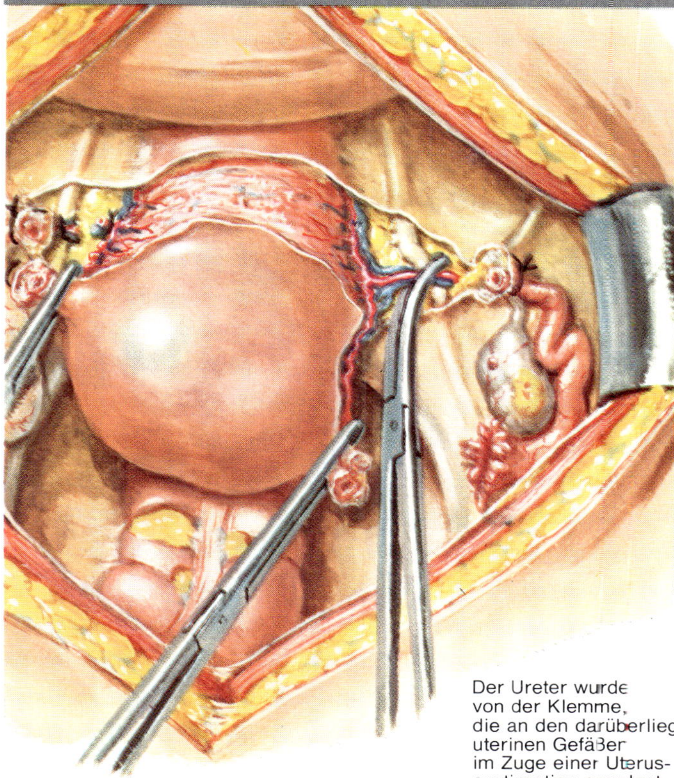

Der Ureter wurde von der Klemme, die an den darüberliegenden uterinen Gefäßen im Zuge einer Uterusexstirpation angelegt wurde, miterfaßt

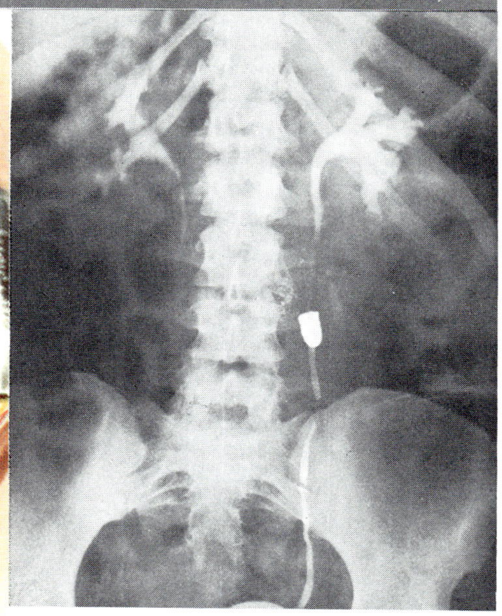

Ureterverletzung durch Schuß. Pyelogramm: Harnextravasat oberhalb und seitlich vom Projektil

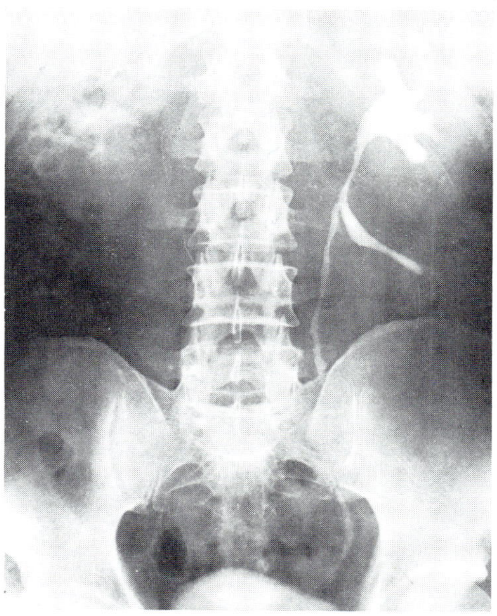

Spätaufnahme: Harnextravasat aus dem linken Ureter, der bei Katheterisierung verletzt wurde

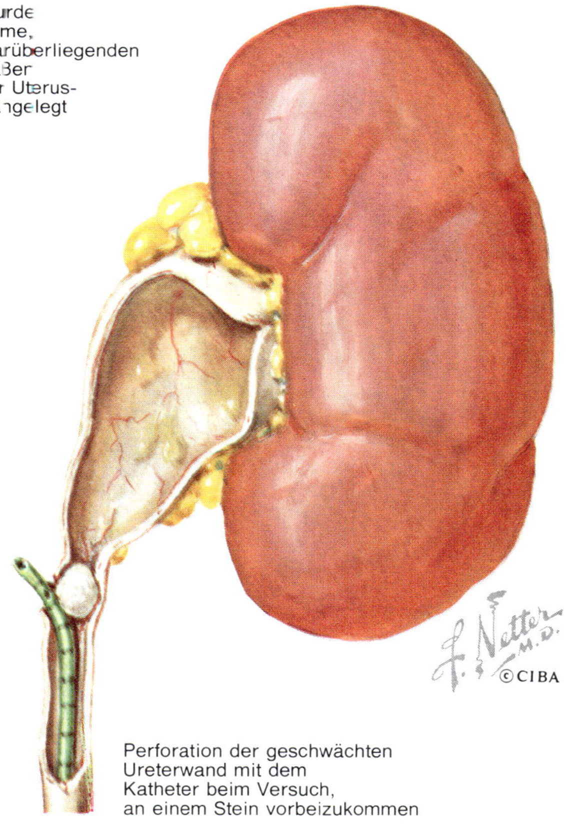


Perforation der geschwächten Ureterwand mit dem Katheter beim Versuch, an einem Stein vorbeizukommen

Sie entstehen zumeist bei operativen Eingriffen, können aber auch bei penetrierenden Traumen durch Messer oder Schußwaffen vorkommen.

**Chirurgische Verletzung des Ureters.** Dazu kann es bei einer Ureterkatheterisierung kommen, vor allem, wenn der Ureter infolge eines Steins oder Neoplasmas pathologisch verändert ist. Auch offene Operationen können zu Verletzungen führen, besonders wenn karzinomatöse Veränderungen vorhanden sind, welche die Identifizierung und Schonung des Ureters erschweren. Bei vielen großen chirurgischen Eingriffen, speziell bei Uterus- oder Sigmakarzinomoperationen, findet man oft so grobe Verlagerungen der anatomischen Orientierungspunkte oder eine so ausgedehnte Tumoreinscheidung des Ureters vor, daß eine Verletzung praktisch unvermeidlich ist. (Vor solchen komplizierten Operationen muß man häufig einen Ureterenkatheter einlegen, um die Identifizierung des Ureters zu erleichtern. Das hilft nicht nur einer Verletzung vorbeugen, sondern gewährleistet auch, daß eine dennoch eintretende Verletzung gleich erkannt wird.) Auch beim Versuch, einen Stein instrumentell zu entfernen, kann der Ureter verletzt werden.

Entscheidend für die Versorgung von Operationstraumen des Ureters ist ihre *frühzeitige* Erkennung, damit entsprechende Korrekturmaßnahmen zur Vermeidung schwerer Komplikationen rasch genug eingeleitet werden können. Oft wäre es sogar wünschenswert, daß vor jeder Bauchoperation, welche die Gefahr einer Ureterverletzung in sich birgt, eine intravenöse Pyelographie durchgeführt wird. Auf diese Weise wäre es möglich, eine Verletzung des Ureters durch den unmittelbaren Vergleich zwischen dem präoperativen und dem postoperativen Zustand sofort zu erkennen.

Ein Operationstrauma des Ureters führt gewöhnlich zu einer gewissen Verengung und ist daher leicht mit der intravenösen Pyelographie feststellbar, speziell mit Spätaufnahmen. Die Stelle der Stenose sowie gegebenenfalls ein Extravasat müßten deutlich sichtbar sein.

Verletzungen mit dem Ureterenkatheter werden zumeist gleich bei ihrer Entstehung erkannt, da im Rahmen der Untersuchungen, für die man die Katheterisierung benötigt, im allgemeinen ohnehin einschlägige Röntgenaufnahmen gemacht werden.

**Externes Uretertrauma.** Was zur Ureterverletzung durch Operationstraumen gesagt wurde, gilt auch für externe Traumen, abgesehen davon, daß bei einer vollständigen Ureterdurchtrennung eine Obstruktion fehlen kann. In solchen Fällen ist die Diagnose besonders kompliziert, da ein Kontrastmittelextravasat wahrscheinlich retroperitoneal liegen wird und daher schwer zu erkennen ist. Etwas besser sieht man solche Extravasate meist auf Spätaufnahmen, besonders wenn man eine höhere Kontrastmitteldosis gewählt hat.

Ebenso wie auch bei anderen Harntrakttraumen ist die Hauptsache, daß man auf die Möglichkeit einer Ureterverletzung und ihrer Folgen gefaßt ist, ob es sich nun um penetrierende Traumen handelt oder um einschlägige Operationen. Wegen der Schwierigkeit, die anatomischen Strukturen in bestimmten Operationssituationen zu erkennen, ist es ungemein wertvoll, wenn man die Hilfsmittel der modernen Technologie zur Verfügung hat, die dem Chirurgen seine Aufgabe erleichtern und die Aussicht auf einen unkomplizierten Operationsverlauf verbessern. Sollte trotz aller Vorsichtsmaßnahmen eine Ureterverletzung eintreten, so sind die Aussichten auf die Wiederherstellung eines normal funktionierenden Harnwegs sehr günstig, wenn die Verletzung bald erkannt und sofort versorgt wird.

# Blasentrauma

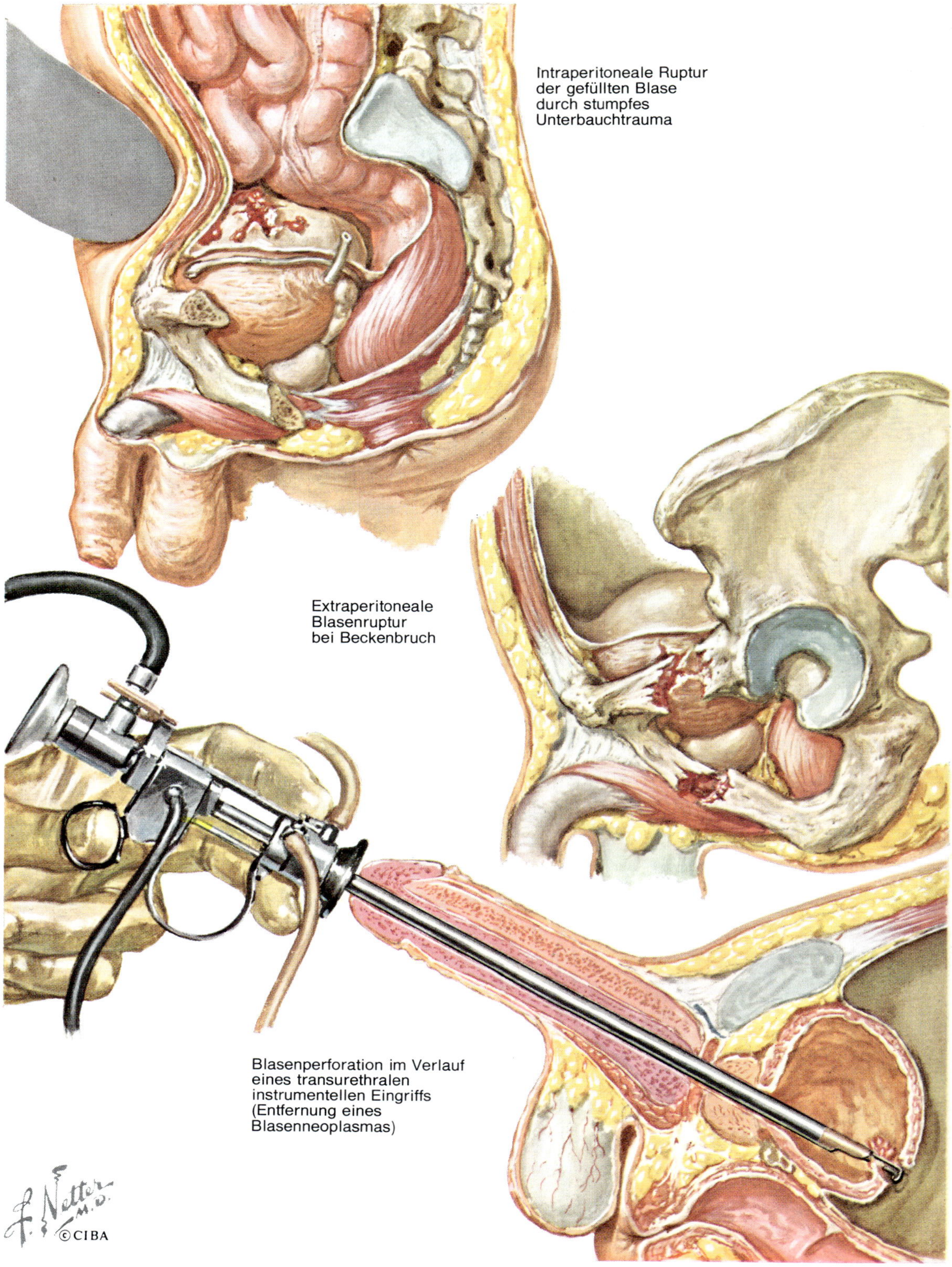


Ein Blasentrauma bringt selten größere Probleme, sofern es sich nicht wirklich um eine Ruptur der Blasenwand mit Austritt von Harn handelt.

**Iatrogene Blasenwandrupturen.** Sie bilden bei bestimmten Operationsverfahren ein kalkuliertes Risiko. Man wird im allgemeinen leicht damit fertig, wenn man sie gleich während der Operation erkennt, sei es bei einem offenen Eingriff im Bereich der Blase oder bei endoskopischen Manipulationen.

Eine Perforation der Blasenwand ist beispielsweise bei der Resektion eines Blasentumors oft unvermeidlich. Falls die Verletzung keinen intraperitonealen Harnverlust zur Folge hat, sind lediglich Vorkehrungen für die Ableitung des Harns zu treffen (s.u.). Liegt die Perforation jedoch im bauchfellüberzogenen Teil der Blase und tritt Harn in die Bauchhöhle aus, so sind eine offene Naht der rupturierten Blasenwand sowie die Entfernung des Harnextravasats aus der Peritonealhöhle erforderlich. Anschließend muß wieder für eine angemessene Ableitung des Harns gesorgt werden (s.u.).

Eine weitere potentiell gefährliche Situation, die ebenfalls die Möglichkeit einer iatrogenen Blasenwandverletzung mit retro- oder intraperitonealem Austritt von infiziertem Harn in sich schließt, ist die Steinzertrümmerung mit dem Lithotripter in einer kleinen Blase. Man sollte niemals eine Steinzertrümmerung in Angriff nehmen, wenn die Blasenkapazität nicht ausreicht, um genügend Raum für ein unbehindertes Arbeiten mit dem Instrument zu bieten, denn sonst ist das Risiko einer Verletzung der Blasenwand beträchtlich.

**Stumpfes Trauma der Unterbauchregion.** Es kann zu einer Blasenwandruptur führen. Dazu kann sogar ein *leichteres* Trauma genügen, wenn die Blase gefüllt ist. Eine Ruptur der ungefüllten Blase kommt bei *schwereren* Traumen mit Fraktur des knöchernen Beckens vor. In solchen Fällen ist oft nicht nur die Blase, sondern auch die Urethra betroffen; besonders beim Mann kann es zu einer vollständigen oder teilweisen Durchtrennung der Urethra, zumeist am Apex der Prostata im Bereich der Pars membranacea urethrae, kommen.

**Penetrierende Traumen.** Traumen durch Schußwaffen, Messer, Splitter oder andere scharfe Objekte können auch die Blasenwand perforieren. Wie bei der Verletzung durch ein stumpfes Trauma wird eine Ruptur eher bei einer ganz oder teilweise gefüllten Blase eintreten als bei der leeren Blase, die vom knöchernen Becken verdeckt wird.

Sobald aufgrund der Anamnese oder des Zustandsbildes Verdacht auf eine Blasenverletzung besteht, ist keine Zeit zu verlieren. Symptome sind Schock, Blutung, Unterbauchschmerzen, Hämaturie oder Unfähig-

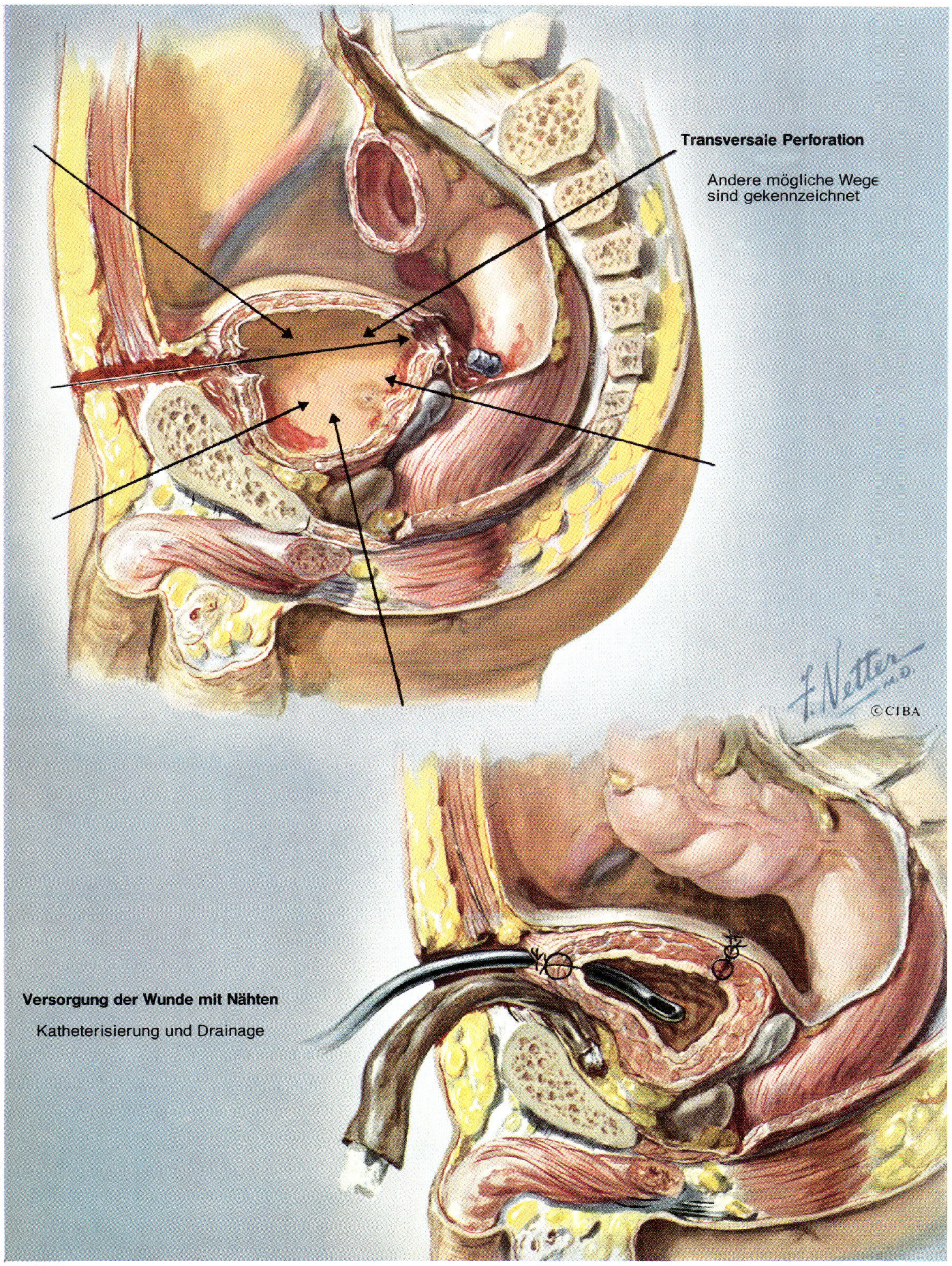


keit, nach dem Trauma Harn zu lassen. Nach der Sicherung der Diagnose müssen Maßnahmen zur Versorgung der Verletzung ergriffen werden.

Es ist in solchen Fällen immer ratsam, ein intravenöses Pyelogramm anzufertigen. Unter Umständen liefert es sofort die korrekte Diagnose, zumindest aber informiert es den Arzt über den Zustand des oberen Harntrakts.

Wenn möglich soll ein Urethrakatheter zur Zystographie eingeführt werden. Auf dem Zystogramm müßte einwandfrei zu erkennen sein, ob ein intra- oder retroperitoneales Harnextravasat vorhanden ist oder nicht.

**Intraperitoneales Extravasat.** Es führt mit infiziertem Harn meist zum Tod, falls nicht sofort mit offener chirurgischer Exploration, Evakuierung des Harns aus der Bauchhöhle und exakten Verschluß der Blasenruptur eingegriffen wird. Wesentlich ist eine adäquate Ableitung des Harns. Beim Mann ist wahrscheinlich eine suprapubische Blasendrainage am vorteilhaftesten, bei der Frau kann ein Urethrakatheter die gleiche Aufgabe erfüllen. Wenn eine Kontraindikation gegen eine suprapubische Drainage vorliegt, kann sie auch beim Mann durch eine Urethradrainage ersetzt werden, sofern sie ausreicht, die Blase leer zu halten und der Wunde Gelegenheit zur Heilung zu geben.

**Retroperitoneales Harnextravasat.** Es ist nicht so gefährlich wie ein intraperitoneales, und es genügt oft, den ausgetretenen Harn zu entfernen und für die Ableitung des Harns aus der Blase zu sorgen. Nach Möglichkeit ist jedoch eine chirurgische Versorgung der Blasenwunde generell vorzuziehen, da der Heilungsprozeß damit entschieden beschleunigt und die Dauer der Krankheit verkürzt wird.

**Ruptur der Pars membranacea urethrae beim Mann.** Wenn möglich soll eine primäre Anastomosierung vorgenommen werden. Wenn das aus irgendeinem Grund nicht gemacht werden kann, wird an einem Verweilkatheter ein Zug angebracht, um die Vereinigung der durchtrennten Urethrafragmente zu sichern. In solchen Fällen entwickeln sich aber sehr oft Spätstrikturen, und die Patienten müssen auf diese Möglichkeit hin gewissenhaft nachuntersucht werden.

Bei einer Blasenwandruptur, ob iatrogen oder als Folge eines stumpfen oder penetrierenden Traumas, ist die **Prognose** nicht nur von der Art der Behandlung abhängig, sondern auch davon, wie schnell diese eingeleitet wird. Wird eine Blasenruptur sofort erkannt und korrekt versorgt, so bildet sie gewöhnlich kein großes Problem. Wenn sie unerkannt bleibt und nicht entsprechend behandelt wird, kann sie eine tödliche Verletzung sein.

# Blasendivertikel

**Blasendivertikel**

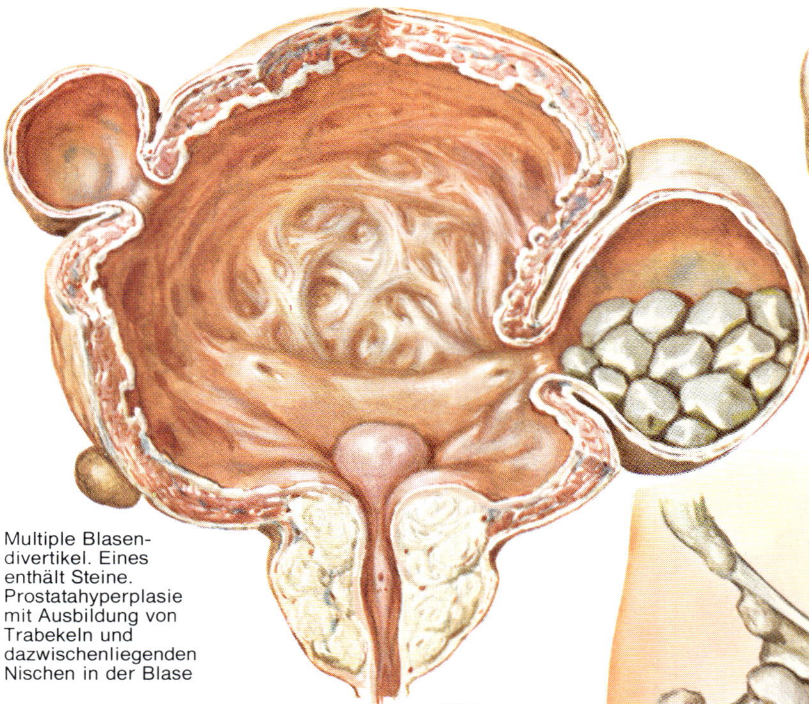

Multiple Blasendivertikel. Eines enthält Steine. Prostatahyperplasie mit Ausbildung von Trabekeln und dazwischenliegenden Nischen in der Blase

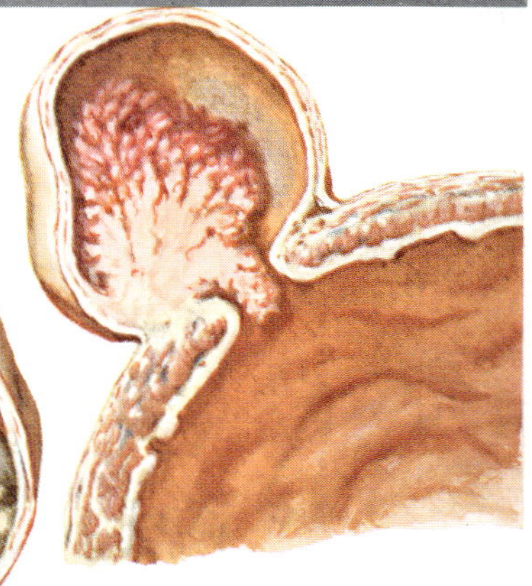

Papilläres Neoplasma in einem Divertikel

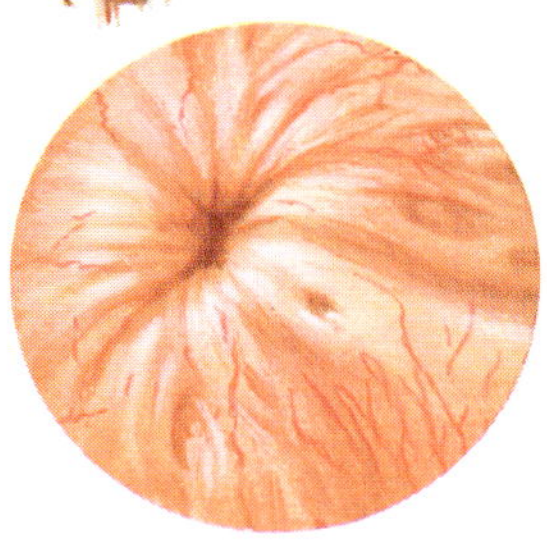

Zystoskopisches Bild: Divertikelöffnung nahe am Ureterostium

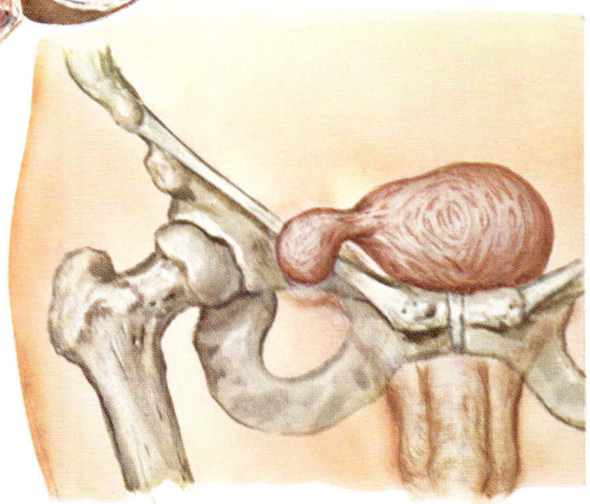

Blasendivertikel in einer Inguinalhernie

F. Netter M.D.

©CIBA

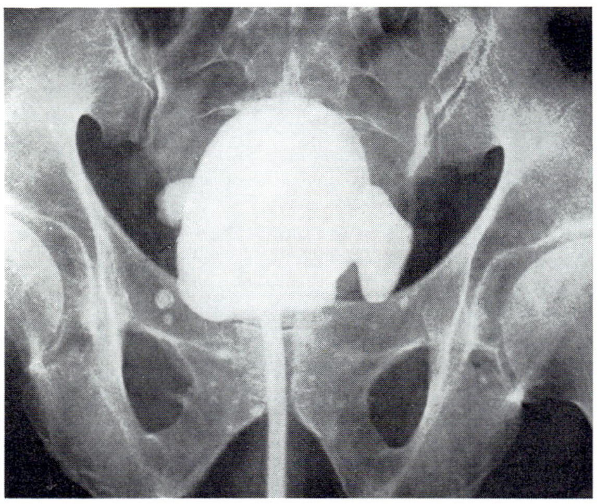

Zystogramm: multiple Blasendivertikel

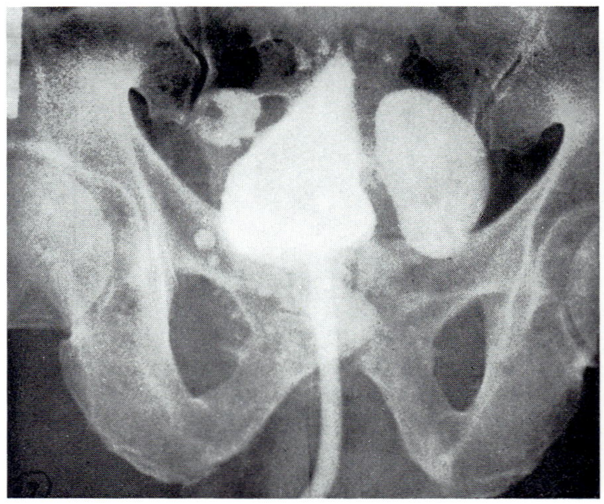

Ein sehr großes und mehrere kleinere Divertikel

Die Divertikel der Harnblase werden gesondert beschrieben, obwohl sie in den meisten, vielleicht sogar in allen Fällen logischerweise in die Besprechung der obstruktiven Uropathie (s. S. 185) einbezogen werden könnten. Blasendivertikel sind jedoch ein auffälliger Befund in intravenösen Pyelogrammen und haben auch für die Beurteilung der Prognose von Infektionen im unteren Harntrakt diagnostische Bedeutung. Selbst wenn die Störung, die ursprünglich zu ihrer Bildung geführt hat, behoben wurde, bestehen sie weiter. Es besteht eine gewisse Analogie zu Harnkonkrementen (s. S. 201), die ebenfalls häufig die Folge eines anderen Krankheitsprozesses sind, etwa einer Harnabflußstörung oder -infektion.

Blasendivertikel beginnen als kleine Kammern oder Aussackungen, die sich zwischen hypertrophierten Muskelbündeln bilden, wenn der Blasenausgang verlegt ist. Mit dem Fortschreiten des Prozesses entstehen durch diese beginnende Dekompensation des M. detrusor (der äußeren Muskelschicht der Blase, s. S. 22) nach und nach ein oder mehrere echte Divertikel verschiedener Größe, zuweilen mit einem Durchmesser, der größer ist als der der eigentlichen Blase.

Die *Divertikelöffnung* ist zumeist eng, das *Lumen* mit Uroepithel ausgekleidet und die *Wand* vorwiegend aus Bindegewebe und in geringerem Ausmaß aus dünnen Muskelfasersträngen aufgebaut.

Es wurden zwar *kongenitale Divertikel* als eigenständige Krankheit beschrieben, doch entstehen wahrscheinlich alle Divertikel durch eine Abflußbehinderung, und der kongenitale Faktor macht sich in erster Linie dadurch geltend, daß die Divertikelbildung gewöhnlich in kongenital schwachen Stellen der Blase stattfindet.

Das Vorkommen von Blasendivertikeln ist bei Männern weitaus häufiger als bei Frauen und steht meistens mit einer Einengung des Blasenausgangs durch eine vergrößerte Prostata in Verbindung.

Es ist möglich, daß ein Divertikel bei der Zystoskopie dem Nachweis entgeht, weil seine Öffnung so klein ist. Aus diesem Grund muß man bei einer Uropathie, welche die Folge einer Blasenausgangsverengung ist, auf jeden Fall zuerst zystographieren, damit man sieht, ob Divertikel vorhanden sind. Blasendivertikel lassen sich mit der retrograden Zystographie am besten darstellen.

Wenn sich Divertikel finden, muß festgestellt werden, ob sie stagnierenden Harn enthalten, was zur Bildung von Blasensteinen und/oder Infektion führen und mitunter sogar mit der Entwicklung eines Neoplasmus verbunden sein kann. Blasentumoren, die sich in Divertikeln bilden, sind besonders bösartig, weil sie die dünne Wand mit Leichtigkeit durchwachsen und in Nachbarorgane einbrechen können.

In Einzelfällen prolabiert ein Blasendivertikel samt Herniensack durch die Bauchwand; Divertikel wie Hernie sind die Folge einer Blasenausgangsverengung.

Das Wichtigste ist, daß die *Abflußstörung,* welche die Divertikelbildung bewirkt hat, *behoben* wird. In manchen Fällen müssen auch die *Divertikel selbst entfernt werden,* damit die Beseitigung einer hartnäckigen Infektion ermöglicht wird.

Die operative Entfernung großer Divertikel, die oft von der Hinter- oder Seitenwand der Blase ausgehen, macht oft Schwierigkeiten. Da sie jedoch bei einer lang bestehenden Harnabflußstörung signifikant an dem Krankheitszustand des Patienten beteiligt sein können, ist es in solchen Fällen besonders wichtig, die Notwendigkeit einer Resektion und Entfernung der Divertikel zu prüfen. Da es sich bei den Divertikelträgern in der Regel um Männer mit Prostatavergrößerung und daraus resultierender Harnstauung handelt, wird es auch für die Wahl des Prostatektomieverfahrens eine Rolle spielen, ob sich eine Divertikelentfernung als erforderlich erweist.

Ob Blasendivertikel entfernt werden müssen oder nicht, läßt sich am besten entscheiden, wenn man die Blase mit einem Katheter entleert und dann beobachtet, ob retrograd injiziertes Kontrastmittel in den Divertikeln zurückbleibt. Wenn das der Fall ist, so ist in der Regel eine chirurgische Entfernung angezeigt.

Während der Operation muß darauf geachtet werden, ob nicht die Divertikelwand einen Ureter enthält oder sogar ein Ureterostium im Divertikelbereich liegt. Es ist daher Vorsicht geboten, damit nicht versehentlich ein Ureter durchschnitten wird.

# Fremdkörper in der Harnblase

Fremdkörper in der Harnblase

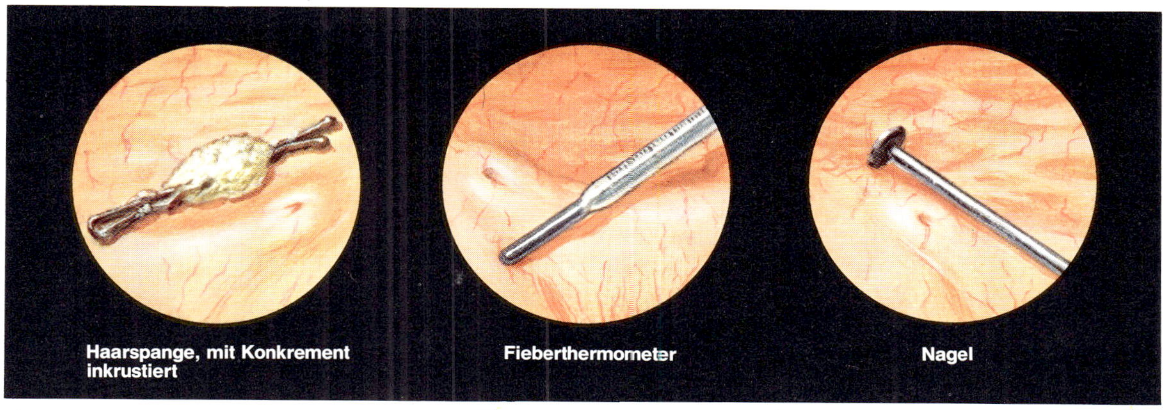


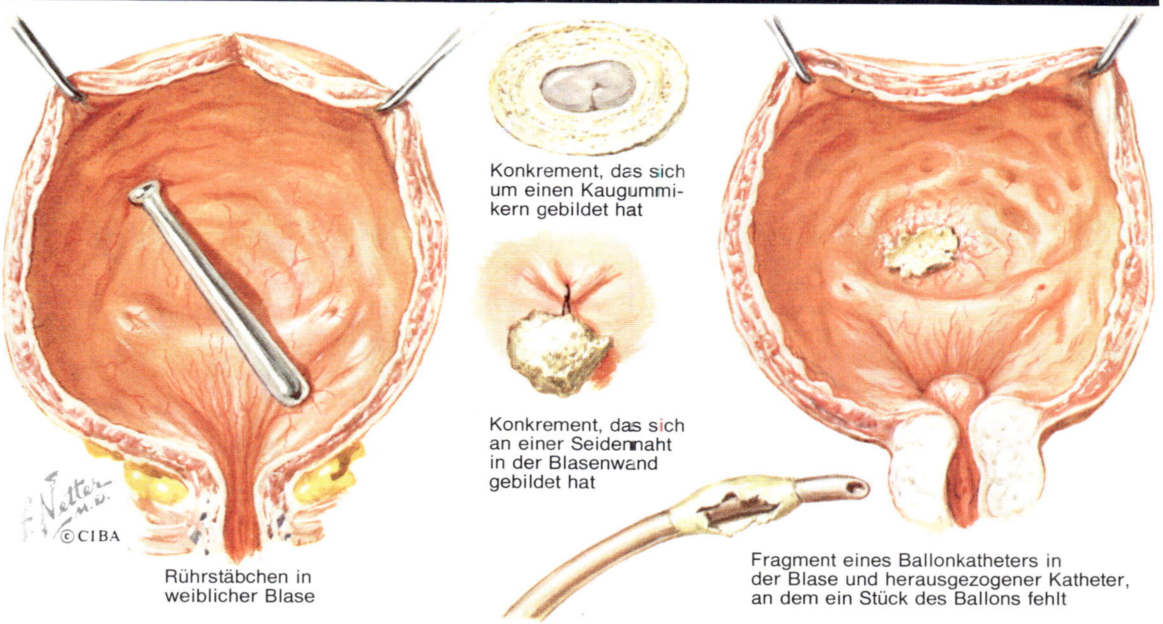


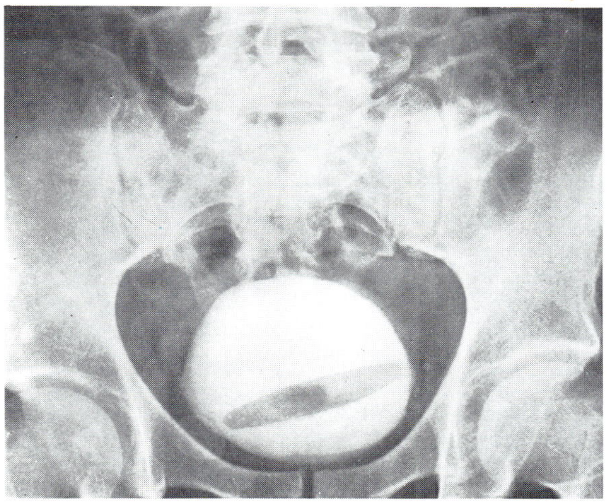

Zystogramm: Angelkork in Blase

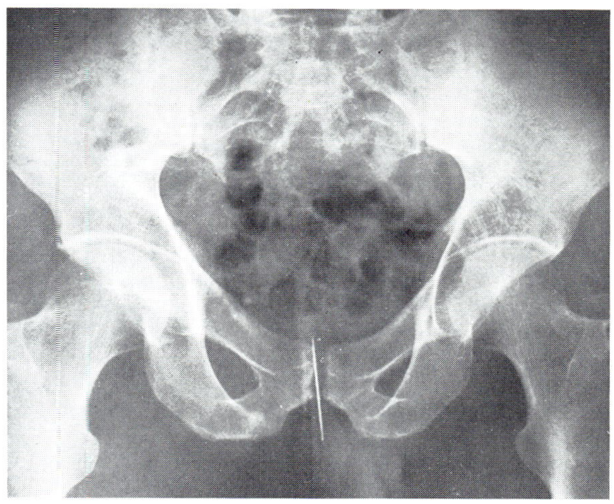

Nativaufnahme: Nadel in Urethra

In der Blase liegende Fremdkörper erzeugen praktisch die gleichen Symptome wie Blasensteine (s. S. 203); tatsächlich sind sie oft bis zur Unkenntlichkeit von Kalkablagerungen überzogen und eingescheidet. Nur bei genauer Untersuchung wird offenbar, daß der Stein einen Fremdkörper als Kern hat. In der Regel ist eine Begleitinfektion vorhanden, oft mit harnspaltenden Bakterien, welche die Inkrustation mit Kalksalzen noch fördert.

In die Blase gelangen Fremdkörper (zum Unterschied von Nierensteinen) zumeist durch retrograde Passage eines Objekts, das vom Patienten irrtümlich in die Urethra eingeführt wurde. Die Illustration gibt eine kleine Vorstellung davon, welche unglaubliche Vielfalt von Gegenständen in Harnblasen gefunden wurde.

Bei der Frau ist zumeist ein Juckreiz in der Urethra der Anlaß für die Einführung des Fremdkörpers, der dann den Fingern entgleitet und in die Harnblase hinaufrutscht. Bisweilen handelt es sich um den Versuch, einen Abort auslösen, wobei die Urethra- mit der Vaginaöffnung verwechselt wird. Nur selten kommen Fremdkörper infolge fehlgeleiteter sexueller Impulse in die weibliche Harnblase, wie es zumeist bei Fremdkörpern in der männlichen Blase der Fall ist.

Beim Mann kommt es nicht selten vor, daß der Patient oder sein Partner unter dem Einfluß von Alkohol Fremdkörper in die Urethra einführt, die schließlich in die Blase hinaufwandern. Verständlicherweise haben die Betroffenen oft Hemmungen, mit einer solchen Angelegenheit, die ihnen im nüchternen Zustand peinlich erscheinen mag, zum Arzt zu gehen, und es ist daher nicht ungewöhnlich, daß man Fremdkörper findet, die bereits recht lange in der Blase liegen. Oft besteht in solchen Fällen eine therapieresistente Zystitis.

Wenn auch der Gegenstand selbst vielleicht aus strahlendurchlässigem Material ist, hat er oft zu der Zeit, wann der Patient zum Arzt kommt, schon einen solchen Kalkmantel, daß er im Röntgenbild zu erkennen ist. Die abschließende Diagnose wird zystoskopisch gestellt, vor allem, wenn eine therapieresistente Zystitis vorliegt. Es ist dabei zu berücksichtigen, daß Materialien, die leichter als Wasser sind, obenauf schwimmen und daher wegen der ständig wechselnden Position zuweilen schwer auffindbar sind.

Es wurde bereits erwähnt, daß Ballonverweilkatheter herausfallen können, wenn der Ballon platzt; dabei kann ein Stück Gummi zurückbleiben und einen Kern für die Bildung eines Konkrements abgeben (s. S. 203). Gar nicht so selten kommt es auch vor, daß ein männlicher Patient seinen Verweilkatheter wegen einer Urethrareizung an der Urethramündung abgeschnitten hat, wobei dann leider der obere Katheterteil in die Blase hinaufgeglitten ist, so daß seine endoskopische oder suprapubische Entfernung erforderlich wird.

Beim Arbeiten mit filiformen Kathetern kann das Mißgeschick passieren, daß der Katheter in der Blase abbricht. Das bemerkt man aber eigentlich meistens gleich, und im allgemeinen ist eine sofortige endoskopische Entfernung des Fragments möglich.

In seltenen Fällen wird ein Schwamm oder ein anderes Objekt versehentlich bei einem offenen und ungewöhnlich stark blutenden chirurgischen Eingriff in der Blase zurückgelassen. Bei Blasenoperationen darf übrigens nur resorbierbares Nahtmaterial verwendet werden, weil sich sonst um zurückbleibende Fäden Konkremente entwickeln können.

Fremdkörper können schließlich auch von Nachbarorganen aus, etwa vom Darm, in die Blase übertreten. Knochenfragmente von Beckenfrakturen oder wandernde Knochenfragmente, wie sie manchmal bei Osteomyelitis zu beobachten sind, können ebenfalls in die Blase gelangen.

# Neurogene Blase

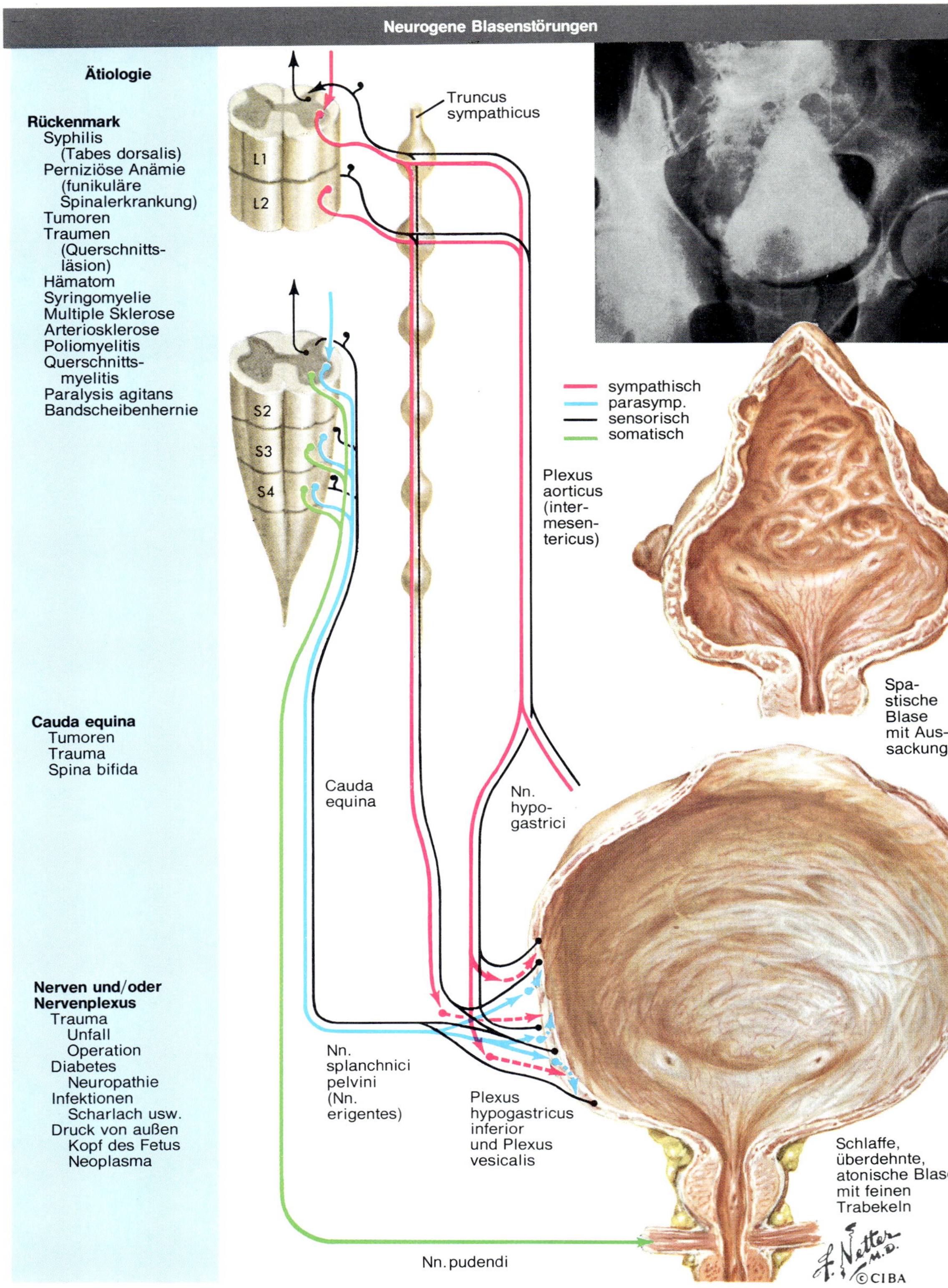


**Anatomischer Überblick.** Das ernste Problem einer neurogenen Störung der Blasenfunktion kann seine Wurzel in sehr verschiedenartigen Krankheiten haben, wie die Illustration zeigt. Die normale Blasenentleerung kann durch eine Unterbrechung von sowohl *motorischen* als auch *sensorischen Nerven* beeinträchtigt werden. Für die Art der Entleerungsstörung ist jedoch der *Ort* der Verletzung oder Erkrankung bestimmend – die Innervation der verschiedenen Blasenabschnitte erfolgt von bestimmten Segmenten des Nervensystems.

Die motorischen Nerven für den M. detrusor (äußere Muskelschicht – s. S. 22) gehören dem parasympathischen Nervensystem an und entspringen aus präganglionären Zellen, die im zweiten bis vierten Sakralsegment (S 2–S 4) des Rückenmarks liegen. Das Trigonum wird von sympathischen motorischen Fasern aus den beiden oberen Lumbalsegmenten (L 1, 2) und eventuell den beiden untersten Thorakalsegmenten (Th 11, 12) des Rückenmarks innerviert. Der M. sphincter ani externus und die Mm. perinei werden von somatischen Fasern der Nn. pudendi, die ebenfalls von den Spinalsegmenten S 2–S 4 ausgehen, versorgt (s. S. 27–29).

Die von der Blase abgehenden sensorischen afferenten Nervenfasern begleiten parasympathische und somatische Nerven und treten bei Segment S 2–S 4 in das Rückenmark ein. Desgleichen begleiten sie sympathische Nerven zu den oberen lumbalen und eventuell zu den unteren thorakalen Rückenmarkssegmenten. Die afferenten und efferenten Fasern der sakralen Rückenmarksabschnitte bilden einen spinalen Blasenentleerungsreflexbogen (s. S. 27–29).

**Läsionen der oberen motorischen Neurone.** Dabei kommt es in der Regel zur Entwicklung einer spastischen Blase, die im Zystogramm ein charakteristisches »weihnachtsbaumartiges« Bild mit starken Trabekeln und zahlreichen kleinen Divertikeln bietet. Bei einer Rückenmarksverletzung, die keine vollständige Unterbrechung zur Folge hat (Rückenmarkskontusion), kann ein vorübergehender Rückenmarksschock eintreten, nach welchem sich die Rückenmarksfunktion einschließlich der Blasenfunktion wieder weitgehend oder vollständig erholen kann.

**Läsionen der unteren motorischen Neurone.** Sie führen dagegen zu einer schlaffen Blase mit erhöhter Kapazität und Neigung zur Retention großer Restharnmengen.

**Komplikationen der neurogenen Blase.** In erster Linie gilt es zu verhüten, daß es bei Patienten mit neurogenen Blasenstörungen durch Infektion, Urolithiasis und *Obstruktion* schließlich zu einer Schädigung des oberen Harntrakts kommt.

Eine *Infektion* ist bei der in solchen Fällen üblichen Verwendung von Verweilkathetern fast unumgänglich (s. S. 187). Beim Mann besteht die zusätzliche Gefahr, daß sich eine Urethritis (s. Band 3, »Genitalsystem«) entwickelt, wenn der Katheter zu dick ist, um den unbehinderten Abfluß von Sekreten aus den Urethraldrüsen neben dem Katheter zu gestatten.

Die Häufigkeit der *Urolithiasis* ist aufgrund der vermehrten Kalziumausscheidung im Harn, die in Zusammenhang mit der Immobilisierung des Patienten steht (s. S. 200), erhöht.

Da man es mit praktisch unvermeidbaren Faktoren zu tun hat, ergibt sich logischerweise die Notwendigkeit, Maßnahmen zur Verminderung der Bakterienzahl und der Kalziumkonzentration im Harn energisch zu verfolgen. Sonst wären alle Voraussetzungen für eine *chronische, zu einer Nierenfunktionsschädigung führende Harninfektion mit sekundärer Steinbildung* gegeben, so daß trotz erfolgreicher Beherrschung der Grundkrankheit der Patient an der *Urämie* zugrundegehen könnte.

Es ist daher von ausschlaggebender Bedeutung, daß der Arzt die potentiellen Gefahren einer neurogenen Blasenstörung im Auge behält und sich während der Rehabilitationsbehandlung des Patienten bemüht, die Nierenfunktion intakt zu erhalten. Besonders wichtig ist diese Vorsorge, wenn die neurogene Blasenstörung die Folge eines Spinalschocks mit nur temporärer Paralyse ist; es sollte sofort eine Blasendrainage angelegt und in einer Form aufrechterhalten werden, welche die Entwicklung einer Infektion oder Urolithiasis verhindert.

Bei jedem Kranken mit neurogener Blase kann man bestimmte einfache, aber wichtige Maßnahmen anwenden, um mit diesem Problemen fertig zu werden. Dazu gehören: 1. Verwendung dünner Katheter, besonders beim Mann, 2. Aufrechterhaltung eines großen Harnvolumens durch reichliche Flüssigkeitszufuhr, 3. Blasenspülung mit einer Lösung, die Kalksalze löst, und 4. Verabreichung von antibakteriellen Medikamenten. Darüber hinaus ist es wegen der Gefahr einer Urethritis bei männlichen Patienten manchmal ratsam, statt eines Verweilkatheters eine suprapubische Blasendrainage anzulegen, wenn eine längerdauernde Katheterisierung erforderlich ist.

Sektion VII

# Angeborene und erbliche Krankheiten

von

Frank H. Netter, M.D.

unter Mitarbeit von

J. U. Schlegel, M.D. Tafel 5–6

Maurice B. Strauss, M.D. Tafel 7

Howard G. Worthen, M.D., PH.D. Tafel 1–4, 8–27

# Anomalien der Nierenanzahl

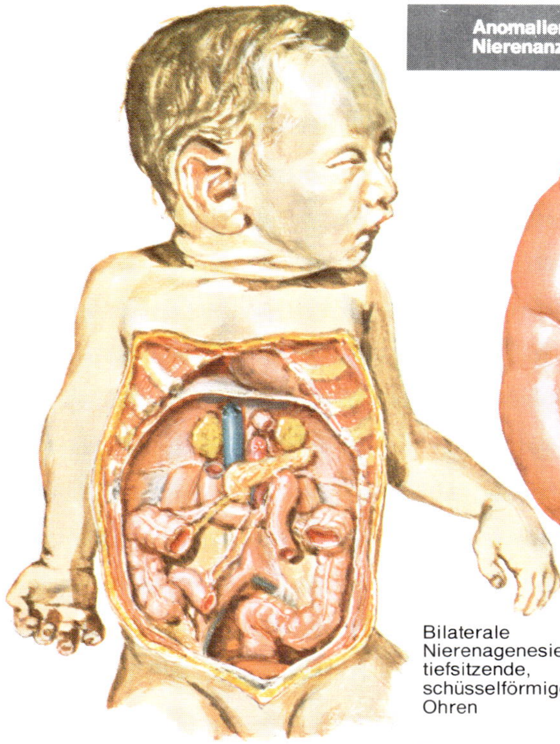

Bilaterale Nierenagenesie: tiefsitzende, schüsselförmige Ohren

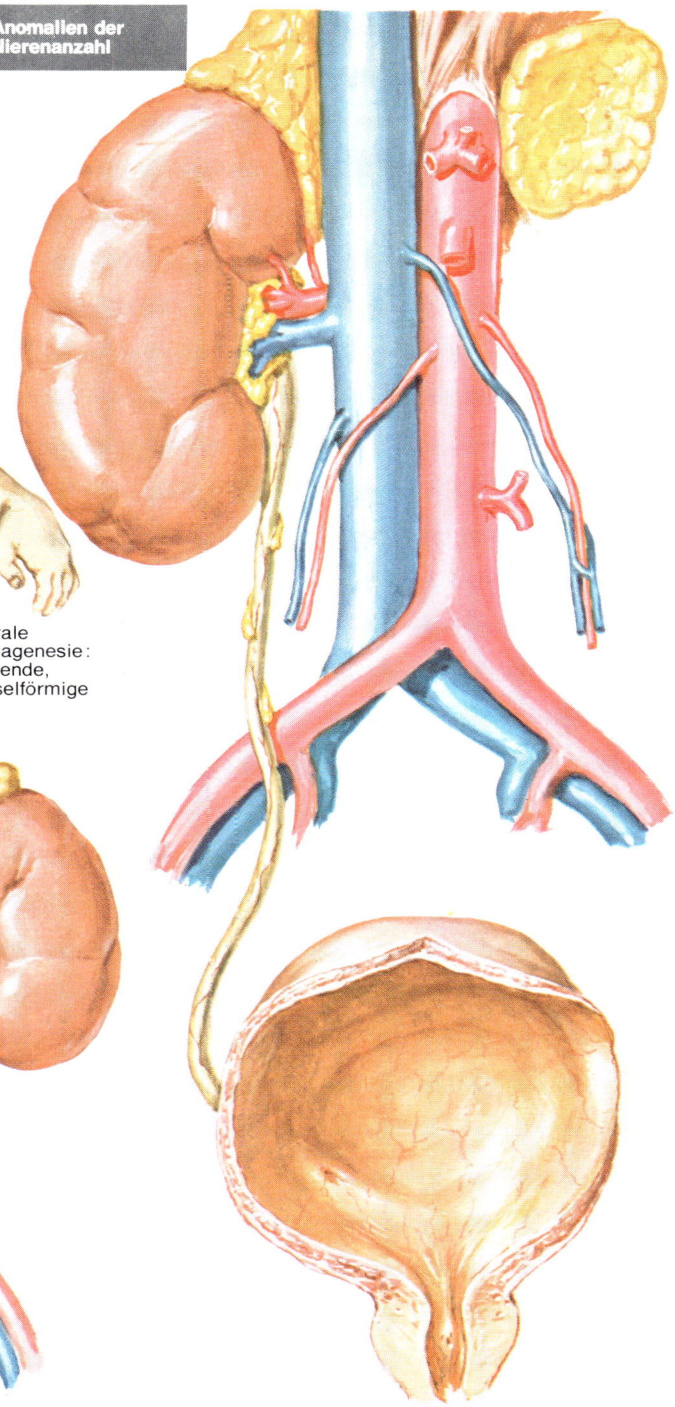


Unilaterale Nierenagenesie: linke Niere und linker Ureter fehlen, und die linke Seite des Trigonums ist unterentwickelt. Beide Nebennieren an ihrem normalen Platz vorhanden

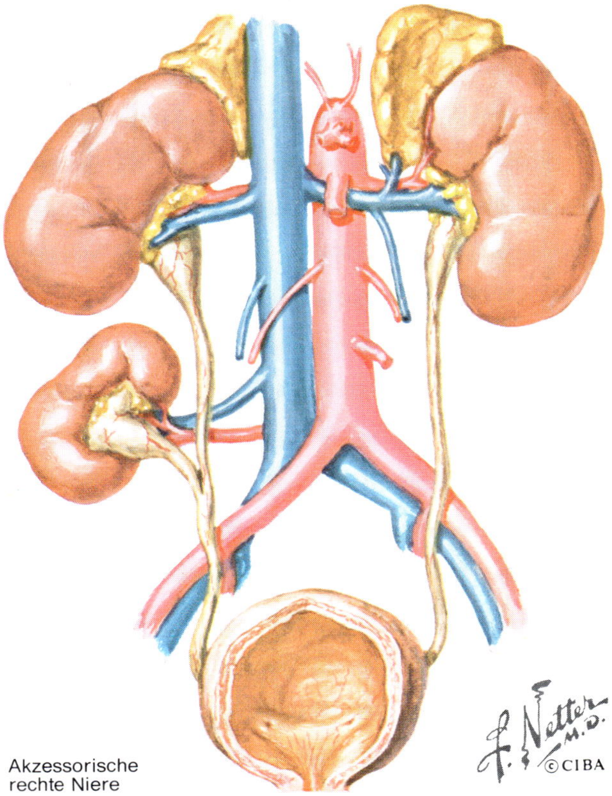


Akzessorische rechte Niere

Beid- oder einseitige Nierenagenesie und akzessorische Nieren sind beim männlichen Geschlecht häufiger als beim weiblichen.

**Bilaterale Nierenagenesie.** Ein vollständiges Fehlen von Nieren und Ureteren geht mit einer eigenartigen Gesichtsbildung, Lungenanomalien und oft nur einer einzigen A. umbilicalis einher. Kennzeichnend für das nach Potter benannte Gesicht sind tiefsitzende, schüsselförmige, nach vorn gelegte Ohren, Hypertelorismus, Epikanthus, Sattelnase und fliehendes Kinn. Häufig bestehen auch Anomalien des Skelett-, Gastrointestinal- und Kardiovaskulärsystems. Die Diagnose der Nierenagenesie kann oft bereits im Kreißsaal gestellt werden, da das Fehlen des Harns während der Gestation zu einer schweren Oligohydramnie führt.

Der Grund für die Agenesie kann die ausbleibende Bildung der Ureterknospe oder des nephrogenen Blastems sein (s. S. 30), eine Unterbrechung der Blutversorgung dieser Gewebe oder irgendeine unbekannte Störung in einer kritischen Phase der Gestation.

Die Gesichtsfehlbildung und die Lungenhypoplasie beim Potter-Syndrom könnten durch die Oligohydramnie bedingt sein, da man ähnliche Veränderungen bei Neugeborenen mit intrauteriner Anurie aus anderen Gründen gefunden hat.

Eine Nierenagenesie ist mit dem Leben nicht vereinbar. Die Kinder sind meist totgeboren oder sterben wenige Minuten nach der Geburt an der Lungenhypoplasie oder an einem Pneumothorax; zur Urämie kommt es nicht mehr.

**Unilaterale Nierenagenesie.** Häufiger als die doppelseitige Agenesie ist das Fehlen *einer* Niere mit ihrem Ureter. In zahlreichen Fällen liegen dabei auch andere Anomalien im Urogenital-, Gastrointestinal- oder Kardiopulmonalsystem vor. Bei Knaben ist ziemlich oft der Hoden auf der Seite der Agenesie nicht deszendiert – unter Umständen das einzige äußere Zeichen der Fehlbildung.

In 90% der Fälle fehlen der Ureter und das halbe Trigonum auf der betroffenen Seite. Bei den übrigen ist ein rudimentärer Uretersproß vorhanden. Die Existenz eines Ureterostiums schließt daher eine Nierenagenesie nicht aus, und es ist dann klinisch außerordentlich schwer zu unterscheiden, ob es sich um eine Agenesie oder um eine *primäre Atrophie,* etwa eine Nierendysplasie oder eine schwere Hypoplasie (s. S. 224), handelt. Eine *sekundäre Atrophie* mit Funktionsausfall läßt sich dagegen im allgemeinen mit einer retrograden Pyelographie diagnostizieren.

Wenn die Solitärniere normal ist, hält sie die Nierenfunktion durch kompensatorische Hypertrophie in normalem Ausmaß aufrecht. In etwa der Hälfte der Fälle ist die Solitärniere aber schwer pathologisch verändert.

Es ist für spätere Operationen wichtig, daß eine unilaterale Nierenagenesie erkannt wird. Eine große Solitärniere kann beispielsweise einen Bauchtumor vortäuschen, besonders wenn sie mobil ist. Gegebenenfalls könnten diverse Symptome eines akuten Abdomens diesem Tumor zugeschrieben werden, und bei einer Notoperation würde dann unter Umständen die vergrößerte Niere entfernt. Mit einer entsprechenden präoperativen Abklärung wäre eine solche Katastrophe zu verhindern.

**Akzessorische Niere.** Sie ist sehr selten; es sind dabei Niere, Nierenbecken und Ureter vollständig doppelt angelegt, vermutlich infolge einer Spaltung des nephrogenen Blastems vor oder während der Vereinigung mit der Ureterknospe. Diese Anomalie kommt links und rechts gleich häufig vor und kann auch bilateral sein. Die überzählige Niere ist im allgemeinen kleiner und liegt kaudal von der anderen Niere. Der Ureter der akzessorischen Niere mündet zumeist in den Ureter der oberen Niere, so daß ein gemeinsames Ostium vorhanden ist. In Einzelfällen besitzt der Ureter der akzessorischen Niere ein eigenes Blasenostium.

Kapsel und Blutversorgung der akzessorischen Niere und der regulären Niere sind vollkommen voneinander getrennt, anders als bei der partiellen Duplikation. Die Diagnose einer akzessorischen Niere kann mit der intravenösen Pyelographie (s. S. 91) gestellt werden. Oft aber scheidet die akzessorische Niere schlecht aus, so daß zu ihrem Nachweis eine retrograde Pyelographie erforderlich ist.

# Nierenhypoplasie

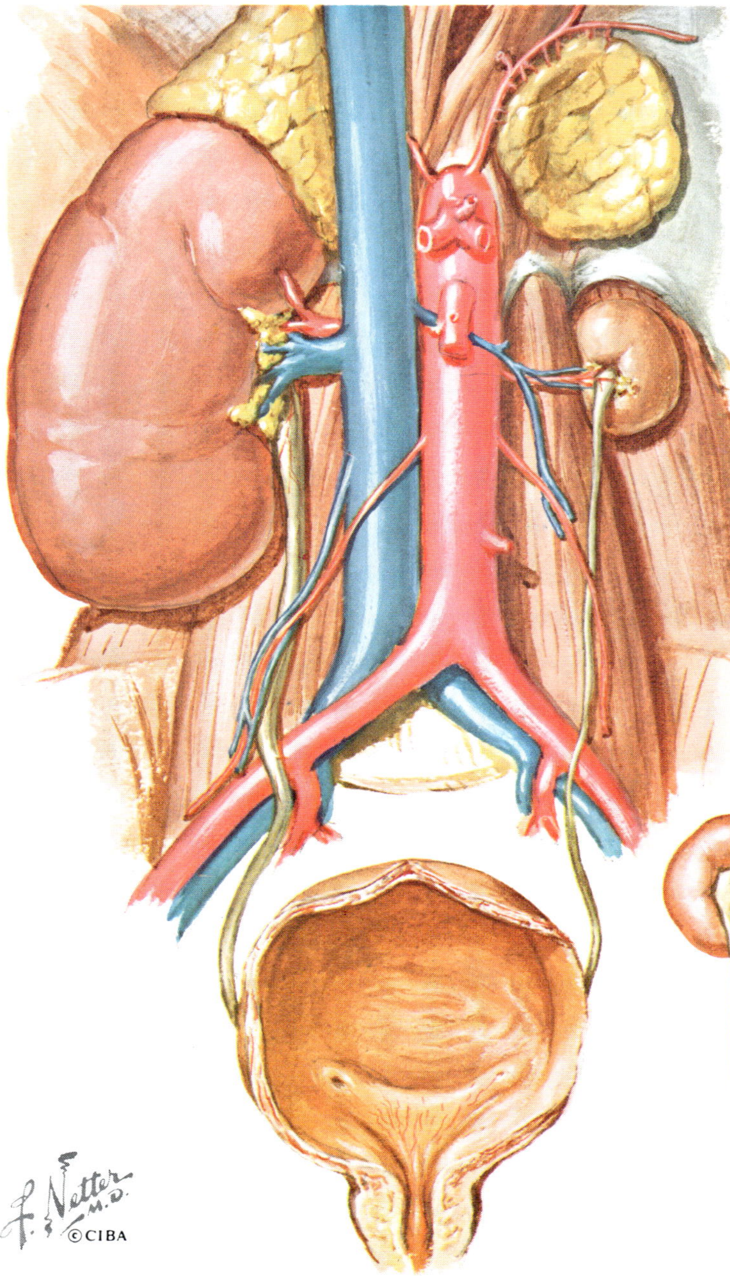


Links unilaterale Nierenhypoplasie mit engem, aber durchgängigem Ureter. Beide Nebennieren vorhanden

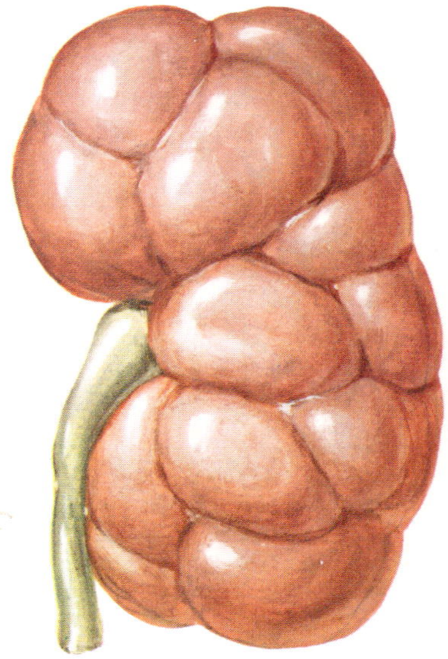

Persistierende fetale Lappung

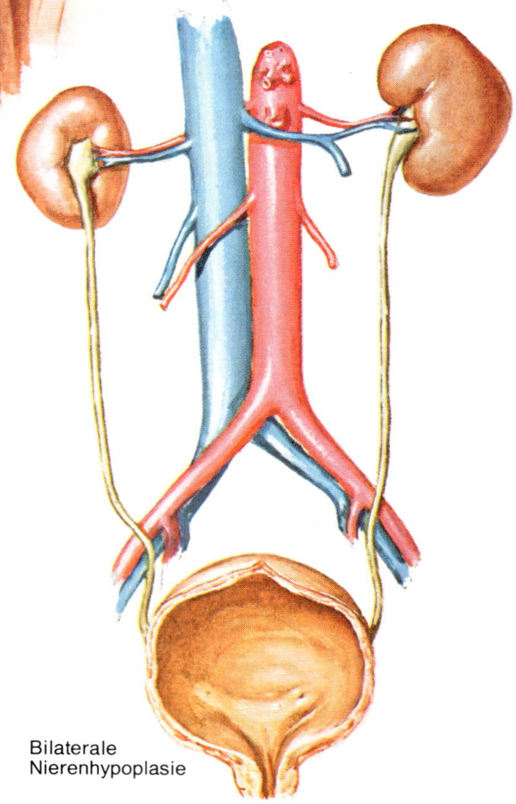

Bilaterale Nierenhypoplasie

Von der Mehrzahl der Autoren wird die hypoplastische Niere als kongenital kleine Niere mit einer vergleichsweise kleinen Anzahl regelrecht gebauter Nephrone und einer im Verhältnis zur Masse des Organs normalen Funktion definiert. Eine dieser Definition entsprechende Nierenhypoplasie ist extrem selten.

Die überwiegende Mehrzahl kongenital kleiner Nieren ist morphologisch abnorm, mit dysplasieähnlichen Veränderungen oder Narbenzeichen und Zellinfiltration. Es ist dann schwer zu entscheiden, ob es sich wirklich um eine kongenital kleine Niere oder um eine Nierenschrumpfung bei postnataler Erkrankung handelt. Aus diesem Grund wird der Ausdruck Hypoplasie mitunter zur Beschreibung jeder nachweislich bereits in der ersten Lebenszeit verkleinerten Niere gebraucht. Zwei offenbar spezielle Varianten der Nierenhypoplasie werden jedoch gesondert berücksichtigt – die oligonephronische Hypoplasie und die Ask-Upmark-Niere.

Man hält die Hypoplasie ebenso wie die Nierenagenesie für die Folge einer Entwicklungsstörung des metanephrogenen Blastems, des Nierengangs oder der sie versorgenden Gefäße (s. S. 31).

**Unilaterale Hypoplasie.** Die unilaterale Nierenhypoplasie bleibt in vielen Fällen symptomlos. Bei manchen Patienten bestehen ständige oder rezidivierende Rückenschmerzen. Manchmal wird die Hypoplasie anläßlich einer Untersuchung wegen Harntraktinfektion oder Hypertonie entdeckt.

Die intravenöse Pyelographie (s. S. 91) zeigt unter Umständen einen kleinen Nierenschatten und ein kleines, oft wenig verzweigtes Nierenbecken. Wenn die hypoplastische Niere jedoch schlecht ausscheidet, kann mit einer retrograden Pyelographie (s. S. 96) das kleine Nierenbeckenkelchsystem und der einheitlich enge, aber stenosen- und narbenfreie Ureter zur Darstellung gebracht werden. Mit der Aortographie (s. S. 100) läßt sich eventuell eine der kleinen Niere entsprechende, generell dünnkalibrige A. renalis demonstrieren. Diese Konfiguration von Gefäßen und Ureter hilft die Hypoplasie von erworbenen Krankheiten unterscheiden, besonders von der Pyelonephritis, bei der die Verengung dieser Strukturen unregelmäßig ist.

Der Nachweis einer verminderten Anzahl von Nierenlappen (Renculi) sowie ein relativ normales mikroskopisches Bild dienen als morphologische Bestätigung der Diagnose.

Es gibt Berichte über eine sekundäre Hypertonie bei unilateraler Hypoplasie, die durch die Entfernung der betroffenen Niere entweder vollständig geheilt oder deutlich gebessert wurde. Deshalb wurde unter der Annahme, daß eine hypoplastische Niere infektionsanfälliger ist oder eher eine Hypertonie erzeugt, ihre routinemäßige Entfernung befürwortet. Allgemein wird eine Operation jedoch nur dann empfohlen, wenn die hypoplastische Niere nachweislich Krankheitserscheinungen erzeugt.

**Bilaterale Hypoplasie.** Sie entsteht wahrscheinlich aus den gleichen Gründen wie die unilaterale, hat aber viel ernstere klinische Folgen. Die Überlebenszeit beträgt unter Umständen nur ein paar Wochen, manchmal aber auch einige Jahre, und oft entwickelt sich eine Urämie.

Die Kriterien für die Diagnose der bilateralen Hypoplasie sind die gleichmäßige Dünnkalibrigkeit der Blutgefäße und Ureteren, die verminderte Aufzweigung der Nierenbecken und das Fehlen pyelonephritischer Narben. Die Differentialdiagnose gegenüber erworbenen Nierenparenchymerkrankungen, z.B. einer chronischen Glomerulonephritis oder einer chronischen Pyelitis, ist jedoch oft schwierig und erfordert in der Regel eine mikroskopische Nierengewebsuntersuchung.

**Persistierende fetale Lappung.** Normalerweise ist eine Lappung bis zum Alter von 4 oder 5 Jahren vorhanden; persistiert sie über diese Zeit hinaus, so gilt sie als bedeutungslose anatomische Variante, denn alle Nierenfunktionsprüfungen sprechen für eine normale Ausreifung. Mitunter gibt die Lappung Anlaß zur Fehldiagnose einer zystischen Erkrankung – z.B. aufgrund des Tastbefunds oder aufgrund der abnormen Nierenkontur im Röntgenbild.

# Nierendysplasie

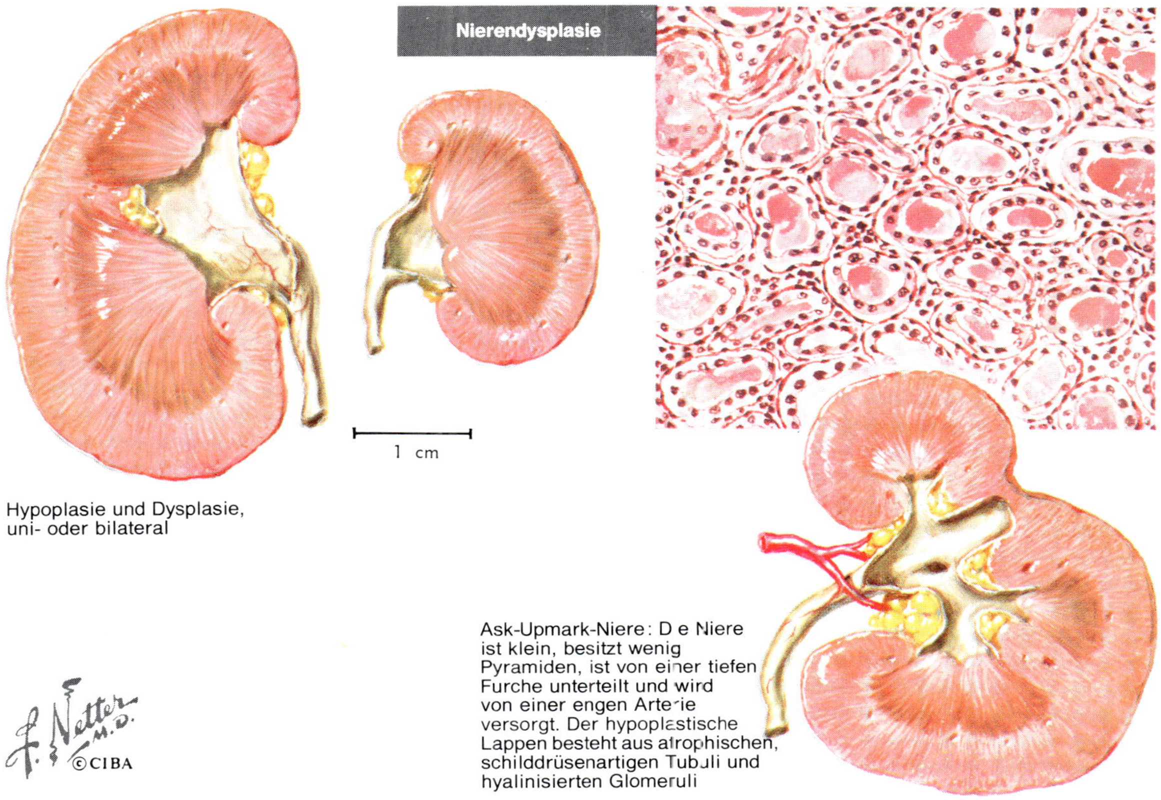


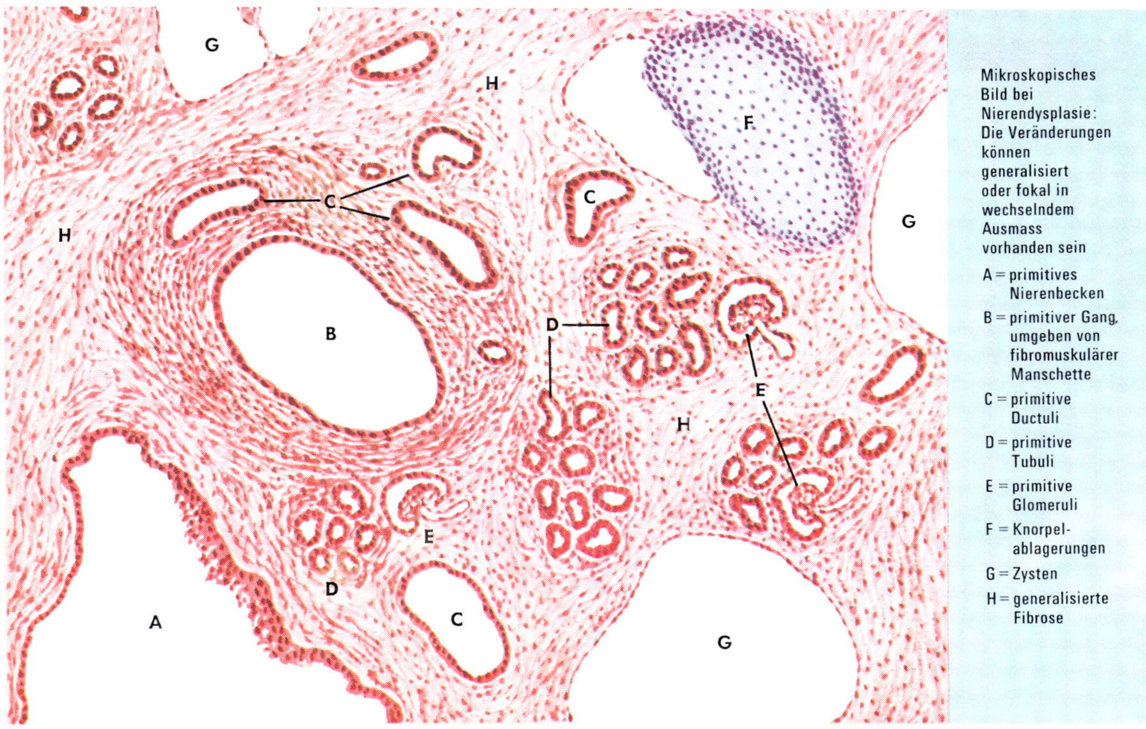


Die Nierendysplasie wird häufig mit der Nierenhypoplasie verwechselt (s. S. 224). Dysplastische Nieren weisen außer ihrer unternormalen Größe typische mikroskopische Veränderungen auf.

Histologisch wurden primitive Gänge und Kanälchen beschrieben, die aus hohem, von einer fibromuskulären Manschette umgebenem Zylinderepithel bestehen. Außerdem finden sich unvollkommen ausgebildete, primitive Glomeruli, die von kubischem Epithel bedeckt sind und mit primitiven Tubuli in Verbindung stehen. Die in eine fibröse Matrix eingebetteten Tubuli lassen die Charakteristika vermissen, welche normalerweise die Differenzierung der einzelnen Segmente im reifen Tubulus erlauben. Zysten verschiedener Größe, die zumeist vermutlich Teile dilatierter Tubuli darstellen, und metaplastischer Knorpel vervollständigen das Bild.

Wenn alle diese pathologischen Befunde vorhanden sind und Zeichen einer postnatalen Entzündung fehlen, ist die Unterscheidung zwischen Dysplasie und postnataler Nierenerkrankung nicht schwer. Leider können sich primitive Tubuli, Glomeruli und Zysten auch bei erworbenen Krankheiten finden, so daß in manchen Fällen die Abgrenzung der Dysplasie von einer erworbenen Krankheit nur dann möglich ist, wenn sich Knorpel oder primitive Gänge nachweisen lassen.

Die eigentliche Ursache der Nierendysplasie ist unklar. Man nimmt an, daß die mikroskopisch nachweisbaren Anomalien entweder auf eine ausgebliebene Differenzierung der Nachniere zurückgehen oder daß sie persistierende Urnierenreste darstellen (s. S. 30f.). In den meisten Fällen ist die Dysplasie mit einer Verlegung des Harnwegs vergesellschaftet, was dafür sprechen könnte, daß die Abflußstörung die normale Ausreifung der Niere verhindert. Experimentell ließen sich viele Merkmale der Dysplasie durch Obstruktion erzeugen. Allerdings wird die Dysplasie nicht ausnahmslos von einer Obstruktion begleitet, und es erscheint daher wahrscheinlich, daß andere während der Embryogenese auf die Niere einwirkende Faktoren ebenfalls an der Entstehung der Dysplasie beteiligt sind.

Die Funktion der kleinen, mißgebildeten dysplastischen Niere ist im allgemeinen schlecht oder fällt ganz aus. Wenn die Störung bilateral ist, macht sie daher selbstverständlich ein Überleben des Neugeborenen außer bei leichteren Formen unmöglich. Die unilaterale Dysplasie ist im Gegensatz dazu oft ein Zufallsbefund, da die kontralaterale normale Niere die Ausscheidung ausreichend aufrechterhalten kann. Symptome werden aber bei oft hinzukommenden Infektionen, besonders bei Harnabflußstörungen, oder durch Hypertonie bei sekundärer Pyelonephritis beobachtet.

**Oligonephronische Hypoplasie.** Dies ist eine spezielle Form der bilateralen Nierenhypoplasie. Sie ist durch eine zahlenmäßige Verminderung der Nephrone und Hypertrophie der verbleibenden Nephrone gekennzeichnet. Die Nieren sind außergewöhnlich klein und besitzen weniger Pyramiden als normal.

Im Frühverlauf der Erkrankung sind die Glomeruli sehr groß, oft 2–3mal so groß wie normal. Auch die Tubuli sind stark hypertrophiert und hyperplastisch. Bei Kindern, die erst im späteren Krankheitsverlauf sterben, findet man unter Umständen interstitielle Fibrose, Zellinfiltration, Hyalinisierung von Glomeruli und Tubulusatrophie. Diese Veränderungen könnten Ausdruck einer überlagernden Pyelonephritis sein, doch wurden ähnliche Veränderungen im Spätverlauf einer experimentell erzeugten Krankheit beobachtet, bei der ein großer Teil des funktionierenden Nierengewebes entfernt wurde. Möglicherweise sind sie daher das Ergebnis einer chronischen Arbeitsüberlastung des restlichen funktionierenden Nierengewebes.

*(Fortsetzung auf Seite 226)*

## Nierendysplasie

*(Fortsetzung von Seite 225)*

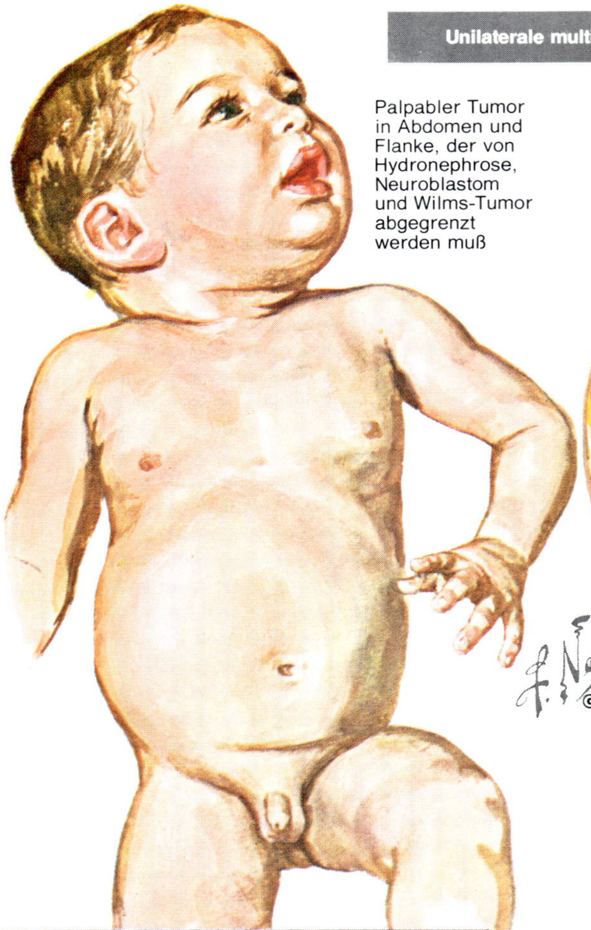


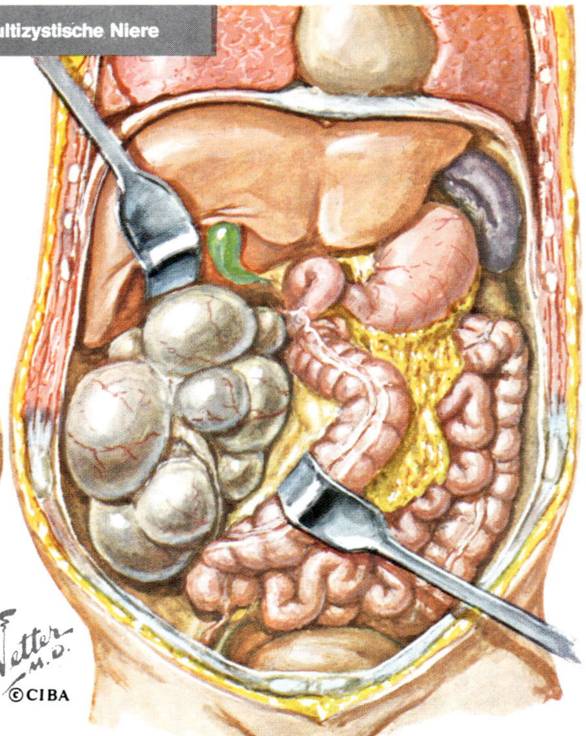

Multizystische Niere in situ: enger, strangartiger Ureter

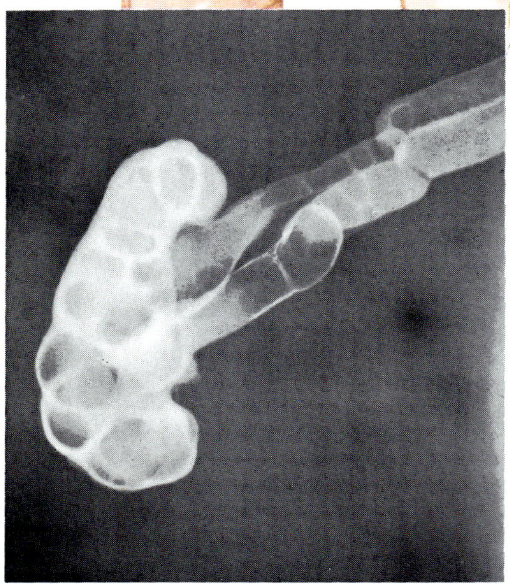

Multizystische Niere mit doppeltem Ureter

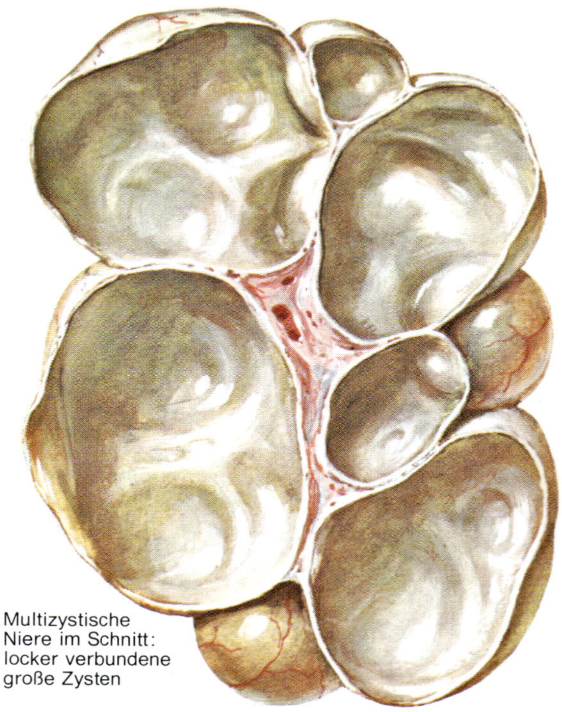

Multizystische Niere im Schnitt: locker verbundene große Zysten

Klinisch ist die oligomeganephronische Hypoplasie dadurch gekennzeichnet, daß bereits früh im Leben, zumeist im frühen Kindesalter, eine schleichende Niereninsuffizienz in Erscheinung tritt; es können Polyurie, Polydipsie, Proteinurie und Azidose zu beobachten sein. Die Kranken können lange überleben, sogar wenn sie bereits urämisch sind, und die Niereninsuffizienz zeigt dabei wenig Progredienz. Bei Kindern, die lange genug überleben, kommt es schließlich zu renalem Zwergwuchs (s. Band 3, »Endokrines System«) und zur renalen Osteodystrophie (s. S. 117) sowie zur terminalen Niereninsuffizienz.

Die Störung läßt sich durch eine Unterbrechung der bilateralen Nephrogenese im Embryonalleben erklären (s. S. 31), die zur Folge hat, daß zuwenig Nephrone gebildet werden. Bei der unilateralen Hypoplasie fällt durch die Existenz einer normalen Niere die Überlastung der wenigen verbleibenden Nephrone weg, so daß es zu keiner Nephronenhypertrophie kommt.

**Ask-Upmark-Niere.** Dies ist eine eigenartige Form der Hypoplasie oder Dysplasie, die fast immer unilateral ist. Die Niere zeigt außen eine typische Furche, welche die Trennungsebene zwischen einem relativ normalen Organabschnitt und dem hypoplastischen Gebiet markiert. Dieses enthält atrophische thyreoideaähnliche Tubuli und ein paar hyalinisierte Glomeruli.

Gewöhnlich wird diese Nierenveränderung im Zuge der Untersuchungen zur Beurteilung einer Hypertonie entdeckt, manchmal aber auch rein zufällig oder bei der Abklärung anderer Harntraktsymptome. Bei einigen dieser Hypertoniker hat sich der Blutdruck nach der Nephrektomie normalisiert; bei anderen blieb er jedoch erhöht, möglicherweise aufgrund von Gefäßveränderungen in der anderen Niere.

**Unilaterale multizystische Niere.** Sie stellt eine extreme Form der zystischen Nierendysplasie dar. Der Großteil des Nierengewebes ist von bindegewebig miteinander verbundenen Zysten ersetzt. Oft sind die Zysten ziemlich groß, so daß die Niere an Volumen zunimmt und manchmal einen großen Bauchtumor bildet.

Typischerweise ist die Veränderung unilateral, wenn auch bilaterale multizystische Nieren beschrieben wurden (s. S. 227). Wenn eine Niere normal ist, kann die Prognose sehr günstig sein; es wurden aber Fälle angegeben, bei denen eine unilaterale multizystische Niere von einer Dysplasie oder Hydronephrose in der anderen Niere begleitet wurde.

In der Regel besitzt die betroffene Niere kein Nierenbecken, und der Ureter fehlt entweder ganz oder ist atretisch. Ebenso wie die anderen Formen der Dysplasie ist die multizystische dysplastische Niere vermutlich das Ergebnis einer frühembryonalen Obstruktion. Den Mechanismus, der zur Bildung der Zystenmassen führt, während erkennbare Glomeruli fehlen, kennt man allerdings noch nicht. Möglicherweise ist eine Sekretion des Zystenepithels dafür verantwortlich.

Klinisch tritt beim Neugeborenen eine multizystische Niere im allgemeinen als Bauchtumor in Erscheinung. Unter Umständen kann man bei der Palpation den lappigen Bau erkennen, was die Abgrenzung gegen Hydronephrose, Neuroblastom oder Wilms-Tumor (s. S. 186, 212) erleichtern könnte. Der Tumor läßt sich mit einer starken Lichtquelle gewöhnlich gut durchleuchten, und auch wenn keine Lappung tastbar ist, gelingt es fast immer, die zystische Natur der Geschwulst präoperativ festzustellen.

Die Prognose hängt bei einer unilateralen multizystischen Niere ausschließlich vom Zustand der kontralateralen Niere ab, da die mißgebildete Niere funktionslos ist. Wenn die andere Niere normal ist, wird die Operation kurativ sein.

# Zystische Erkrankungen der Niere

**Solitäre Nierenzysten**

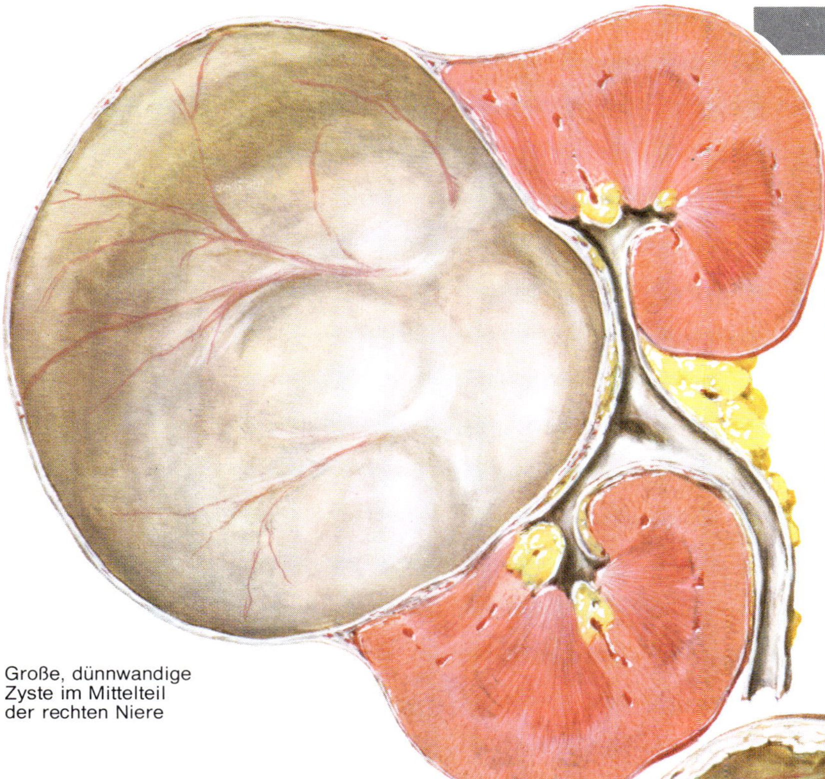

Große, dünnwandige Zyste im Mittelteil der rechten Niere

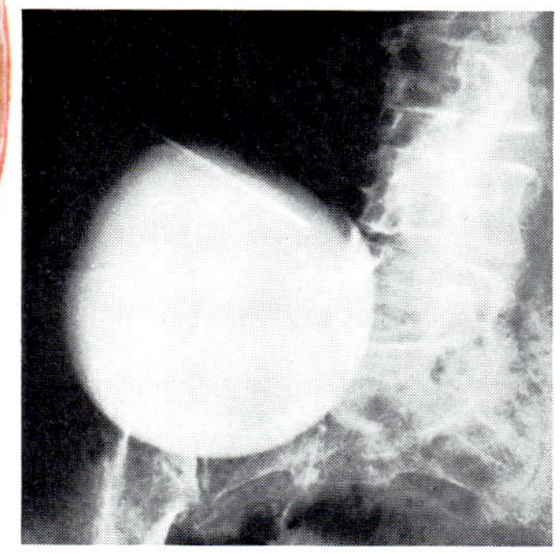

Nierenzyste, Kontrastmittelfüllung mittels perkutaner Nadelpunktion

Dickwandige Zyste mit Verkalkungen

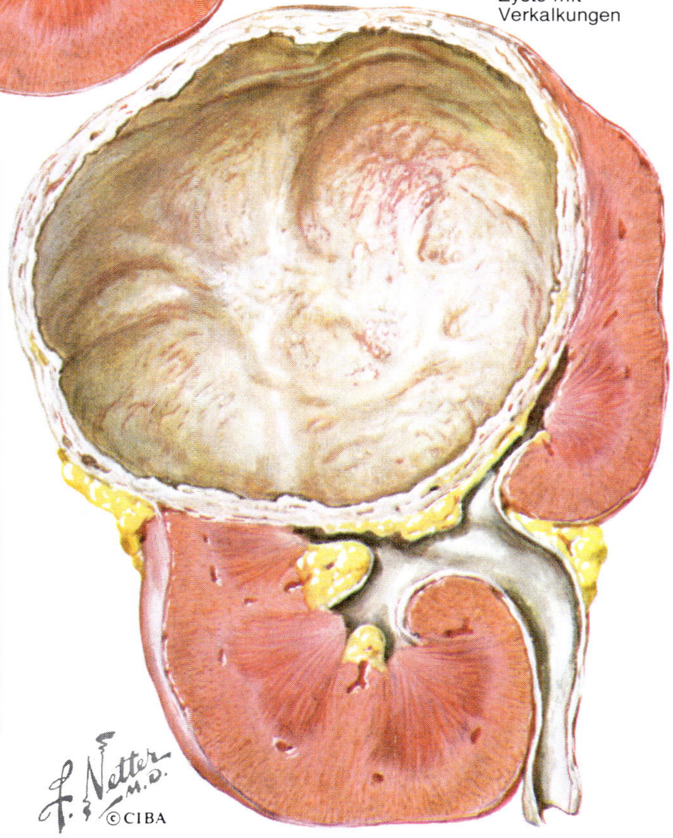


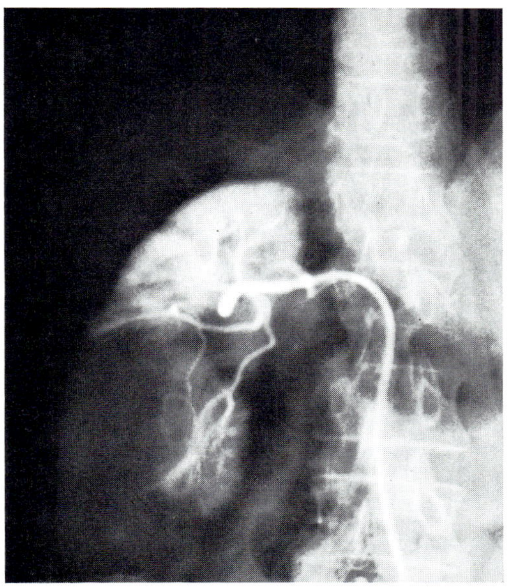

Zeichen einer Solitärzyste im unteren Nierenpol im Nierenangiogramm

Nach diagnostischen, therapeutischen und prognostischen Gesichtspunkten lassen sich mehrere Hauptformen zystischer Nierenerkrankungen unterscheiden; in pathologisch-anatomischer Hinsicht sind sie jedoch alle als Formen der Nierendysplasie anzusprechen (s. S. 225).

Die Hauptformen sind: 1. Zystenniere (polyzystische Erkrankung der Niere, Erwachsenentyp), 2. polyzystische Erkrankung der Niere (frühkindliche Form), 3. unilaterale multizystische Niere (manche Pathologen bevorzugen die Bezeichnung unilaterale Nierendysplasie), 4. einfache Zysten (einzeln, multipel und multilokulär) und, zur Vervollständigung der Aufzählung, 5. verschiedene Zysten von geringerer klinischer Bedeutung (die hier nicht im Detail beschrieben werden), wie Retentions- oder Entzündungszysten, parapelvische und peripelvische Zysten sowie Zysten als Folge eines Hämatoms, einer Echinokokkeninfektion (s. S. 197), einer Pyelonephritis (s. S. 189) und anderer eigenständiger Krankheiten.

## Zystenniere

Diese Nierenerkrankung kommt nicht sehr häufig vor, schätzungsweise bei weniger als 1 auf 1000 Individuen bis zu 80 Jahren. Sie ist jedoch wegen ihrer Erblichkeit von Bedeutung. Es scheint ein klarer Unterschied zwischen der polyzystischen Erkrankung bei Erwachsenen und der frühkindlichen Form (s. S. 225) zu bestehen, und zwar dahingehend, daß die Krankheitsform des Erwachsenen einen regelmäßigen autosomal *dominanten* Erbgang aufweist, während sie bei Säuglingen offenbar ein autosomal *rezessives* Erbmerkmal ist. Ein Krankheitsbeginn im Erwachsenenalter ist daher ein wichtiger Gesichtspunkt für die Beratung der Patienten hinsichtlich der Wahrscheinlichkeit einer Vererbung auf ihre Kinder. Da das dominante Gen eine große Penetranz hat, ist das Risiko beträchtlich.

Wenn ein Träger des dominanten Gens das 80. Lebensjahr erreicht, beträgt sein Erkrankungsrisiko schätzungsweise 100%. Beim Erwachsenentyp kann der Krankheitsprozeß offenbar jahrelang latent bleiben und manifestiert sich dann in einem vorher normal funktionierenden und entwickelten Nierengewebe. Infolge der großen zeitlichen Schwankungen des Krankheitsbeginns läßt sich jedoch vor dem Manifestwerden von Symptomen trotz der außerordentlich starken Penetranz des dominanten Gens schwer eine Prognose stellen.

Die frühkindliche Form der polyzystischen Erkrankung ist viel seltener als die Erkrankungsform des Erwachsenen und führt in der Regel sehr früh zum Tod des Säuglings.

Da die polyzystische Veränderung der Niere oft ein langsam progredienter Prozeß ist, der sich über Jahre entwickeln kann, ist sie anfangs oft stumm. In den fortgeschritteneren Stadien führt die Destruktion des Nierengewebes zur Azotämie, und die Zystenmassen verursachen schon allein durch ihr Volumen Beschwerden. Diese Zysten müssen nicht alle gleich groß sein. Nicht selten bestehen komplizierende Infektionen, die lokale und eventuell auch allgemeine Krankheitserscheinungen hervorrufen. Symptome einer Harntraktinfektion gehören daher oft zum Bild. Häufig tritt eine Hypertonie auf. Eine Proteinurie findet sich bei etwa der Hälfte der von einer begleitenden Hypertonie oder einer Harntraktinfektion befallenen Patienten.

*(Fortsetzung auf Seite 228)*

## Zystische Erkrankungen der Niere

*(Fortsetzung von Seite 227)*

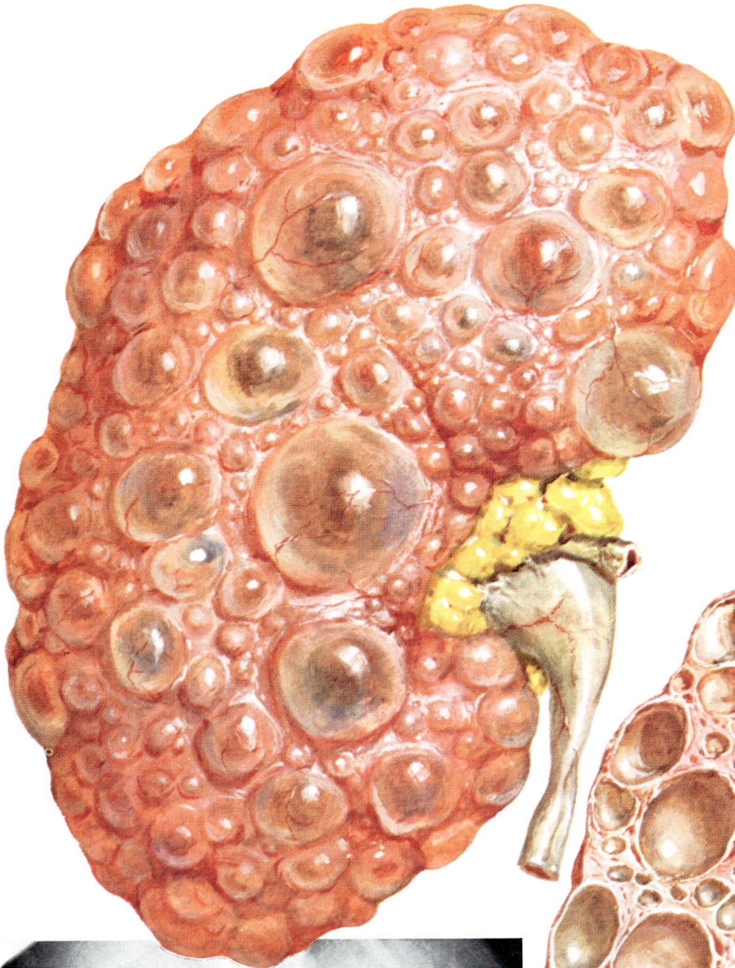

Zystenniere: Oberflächenansicht

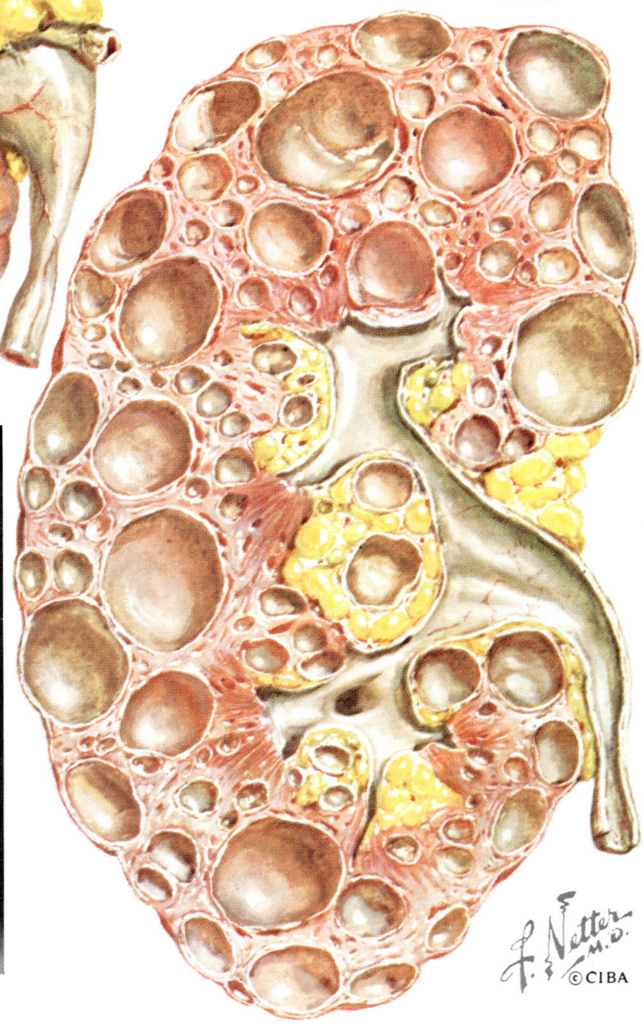


Niere im Schnitt

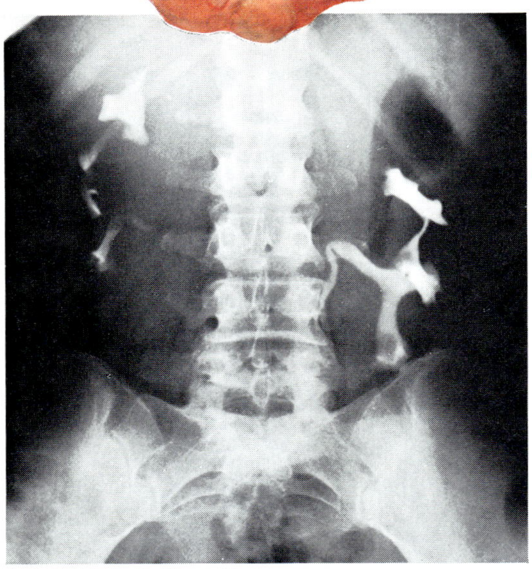

Intravenöses Pyelogramm: bilaterale Zystenniere

Leider besitzen wir für die Zystenniere keine spezifische Behandlung. Abgesehen von einer gegebenenfalls notwendigen chirurgischen Exploration und Drainage infizierter Zysten bleibt nur die Möglichkeit allgemein unterstützender Maßnahmen und einer symptomatischen Behandlung der einzelnen auftretenden Krankheitserscheinungen. Eine operative Beseitigung einzelner großer Zysten kommt nur bei nachgewiesener mechanischer Behinderung in Frage. Nach bisherigen Erfahrungen hat diese Prozedur aber keinen günstigen Einfluß auf die in solchen Fällen bereits ohnehin schwer reduzierte Nierenfunktion.

## Unilaterale multizystische Niere

(s.a. S. 226)

Die häufigste zystische Nierenerkrankung des Kindesalters ist die unilaterale multizystische Dysplasie. Sie hat klinische Bedeutung, weil sie oft ein differentialdiagnostisches Problem bildet. Wenn ein Kind einen großen Tumor in der Flanke hat, der auch vom Abdomen her palpabel ist, handelt es sich mit größerer Wahrscheinlichkeit um eine unilaterale multizystische Niere als um einen Wilms-Tumor (s. S. 212), ein Neuroblastom oder eine unilaterale Hydronephrose (s. S. 186).

Das typische Bild im intravenösen Pyelogramm ist ein Füllungsausfall auf der Seite des raumfordernden Prozesses und eine normale Niere auf der anderen Seite. Nicht selten gelingt es bei der Palpation, die unebene Oberflächenbeschaffenheit des Tumors festzustellen. Da die krankhaft veränderte Niere überhaupt kein normales Parenchym besitzt, sollte sie exstirpiert werden.

## Einfache Zysten

Einfache Zysten können solitär oder multipel vorkommen und dünnwandig oder dickwandig sein. Manche Zysten sind von Trabekeln durchzogen oder auch multilokulär gebaut. Die Zystenflüssigkeit kann klar, strohgelb oder hämorrhagisch sein. Mitunter enthält die Zystenwand Verkalkungen. In 2–3% der Fälle entwickelt sich in der Zystenwand ein Adenokarzinom.

Einfache Zysten liegen gewöhnlich in der Nierenrinde und verursachen eine Vorwölbung der Nierenkapsel. Manchmal sind sie jedoch tief in der Rinde oder sogar im Mark lokalisiert. Solche Zysten können in seltenen Fällen Teile des Nierenbeckenkelchsystems verlegen. Durch ihre Größe kann eine Zyste eine Druckatrophie des Nierenparenchyms verursachen.

## Differentialdiagnose

Nierenzysten sind außerordentlich häufig, und es wird angenommen, daß mindestens die Hälfte aller über 50 Jahre alten Menschen eine oder mehrere Nierenzysten haben. Diese Zysten sind aber ziemlich bedeutungslos, falls sie nicht ein Karzinom in ihrer Wand beherbergen oder eine Nierenfunktionsstörung durch Druck auf das Parenchym oder auf das Nierenbeckenkelchsystem bewirken. Das Hauptproblem liegt in der Abgrenzung einer einfachen Zyste von einem Adenokarzinom, ganz besonders von einem Adenokarzinom mit zentralem Zerfall.

Mit der Kombination verschiedener Isotopen- und Röntgenuntersuchungen (s. S. 103, 98) lassen sich Nierenzysten zu 95–98% diagnostizieren. Bei gutem Allgemeinzustand ist eine chirurgische Exploration zur Erhärtung der Diagnose aber trotzdem anzuraten.

# Markzystenerkrankung

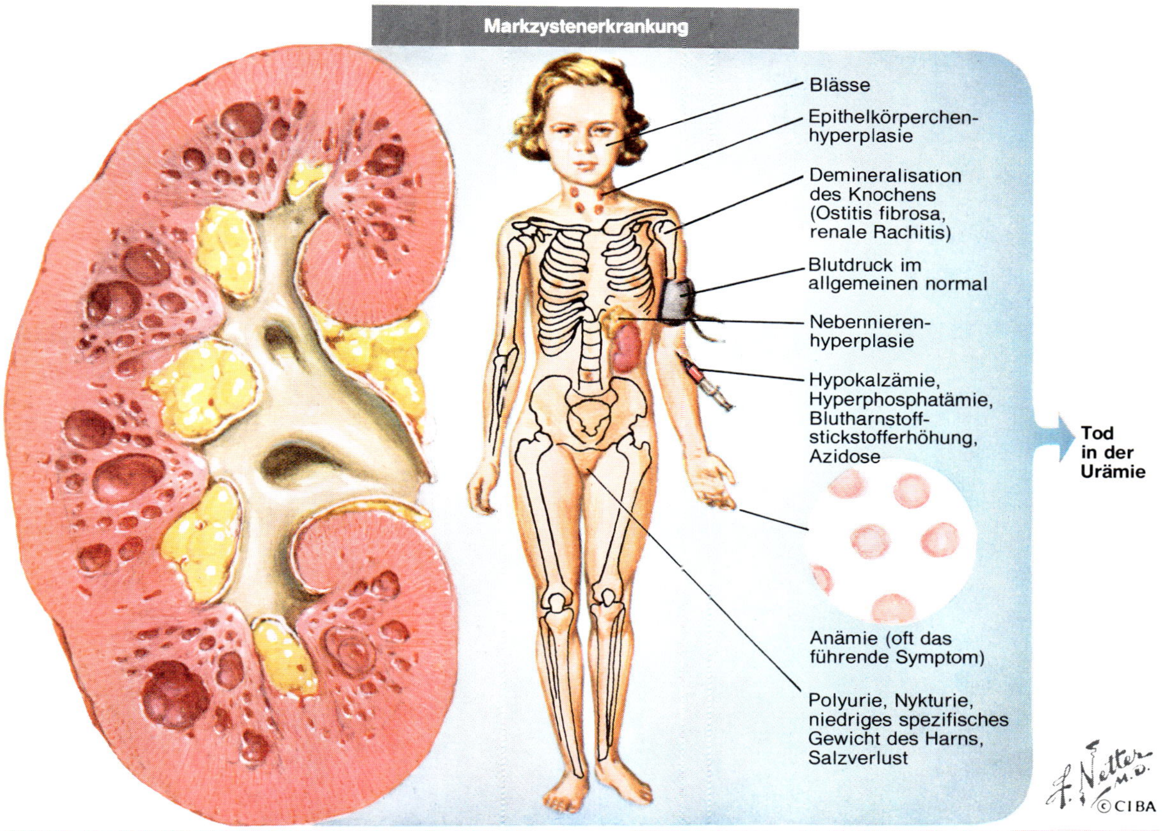


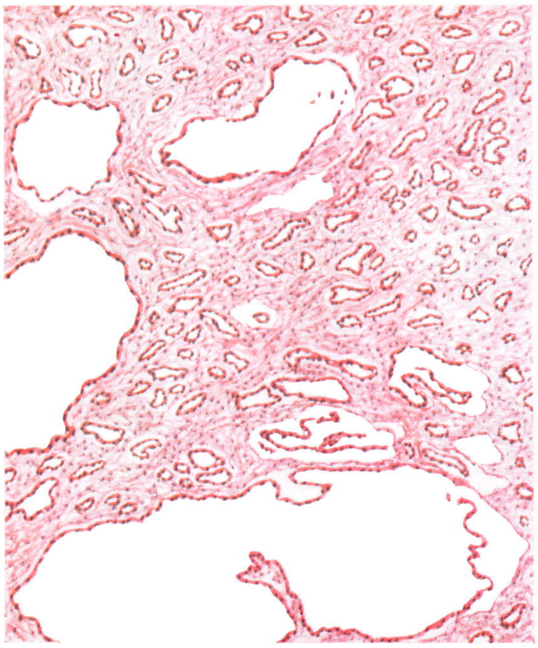

Schnitt vom Nierenmark: Zysten sowie atrophische und erweiterte Tubuli, umgeben von relativ zellfreiem Bindegewebe

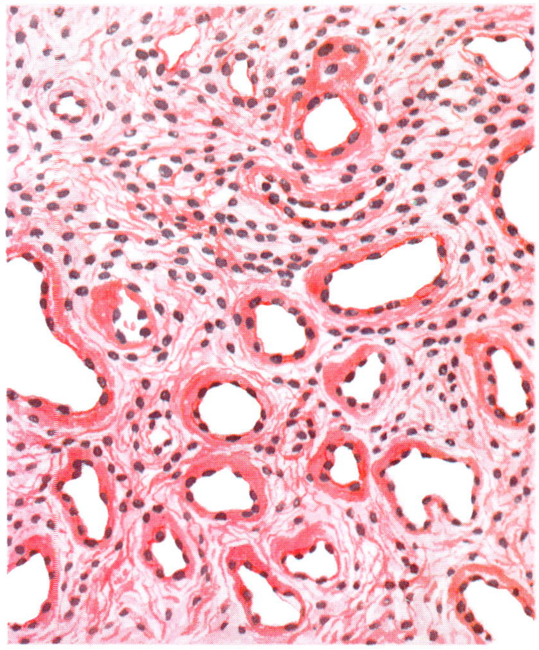

Hyaline Höfe um subkortikale Tubuli

Die zystische Erkrankung des Nierenmarks, die erstmals 1945 klar abgegrenzt wurde, tritt vorwiegend bei Jugendlichen beiderlei Geschlechts auf. Die ersten Berichte behandelten zumeist sporadische Fälle. In der Schweiz und in Skandinavien war die Krankheit unter dem Namen »familiäre juvenile Nephronophthise« bereits beschrieben, und allmählich wird akzeptiert, daß die beiden Erkrankungen klinisch und pathologisch-anatomisch identisch sind.

Eingehende Familienuntersuchungen haben einen autosomal dominanten, wahrscheinlich geschlechtsgebundenen Erbgang erkennen lassen. Viele Fälle treten sporadisch auf, und es wurden Patienten beobachtet, die erst im 6. Lebensjahrzehnt erkrankten. Aus diesem Grund ist der Ausdruck »Markzystenerkrankung« der Bezeichnung »familiäre juvenile Nephronophthise« vorzuziehen.

**Klinik und Laborbefunde.** Im Vordergrund stehen oft Symptome einer schleichend beginnenden normochromen Anämie. Häufig sind Polydipsie und Polyurie schon so lange vorhanden, daß sie von den Patienten nicht als krankhaft empfunden werden. Außer der Blässe ergibt die körperliche Untersuchung im allgemeinen nichts Besonderes. Knochenveränderungen manifestieren sich kaum klinisch und werden nur bei Kindern beobachtet, die eventuell auch einen Wachstumsrückstand aufweisen. In einem hohen Prozentsatz finden sich Augenhintergrundveränderungen, typischerweise als tapetoretinale Degeneration. Die Laboruntersuchungen ergeben Befunde, wie sie bei chronischer Niereninsuffizienz zu erwarten sind (s. Tafel). Der Harn kann nicht mehr konzentriert werden. Infolge der Hyposthenurie findet man bei der qualitativen Untersuchung von Einzelportionen kaum Eiweiß im Harn und nur wenig geformte Elemente im Sediment. Das Serumbikarbonat ist fast immer vermindert. Azidosesymptome gehören aber nicht zum klinischen Bild. Die alkalische Serumphosphatase ist über das bei Jugendlichen physiologische Ausmaß hinaus erhöht, wenn die Niereninsuffizienz fortschreitet.

Häufig geht mit dem Harn viel Natrium verloren, so daß zur Vermeidung einer Hyponaträmie mehrere hundert Millival Natrium täglich zugeführt werden müssen. Früher verleitete dieser Natriumverlust oft zur Diagnose einer Nebennierenrindeninsuffizienz, während in Wirklichkeit gewöhnlich eine sekundäre Nebennierenhyperplasie besteht.

Die Röntgenuntersuchung des Harnsystems ist, abgesehen vom Nachweis kleiner Nieren, selten aufschlußreich.

Die Prognose ist ungünstig, die Verlaufsdauer sehr variabel, die Progredienz aber unvermeidlich.

Die Behandlung ist im großen und ganzen die einer chronischen Niereninsuffizienz. Bei der schweren salzverlierenden Form der Erkrankung ist einer adäquaten Natrium-(sowie auch Chlorid- und Bikarbonat-)Substitution besondere Aufmerksamkeit zu widmen. Das ist besonders im Spätstadium wichtig, wenn ein leichter Salzmangel schnell zur Hypovolämie und ein kleiner Salzüberschuß zu Salzretention, Ödemen und Blutdruckanstieg führen.

**Pathologische Anatomie.** Beide *Nieren* sind im allgemeinen im gleichen Ausmaß verkleinert, und die Kelch- und Nierenbeckenschleimhaut ist glatt und nicht verdickt. Die Größe der meist an der Rinden-Mark-Grenze liegenden Zysten schwankt von weniger als 1 mm bis zu mehr als 5 mm Durchmesser.

Mikroskopisch sieht man eine dünne und schlecht abgegrenzte Rinde; die meisten Glomeruli sind ganz oder teilweise hyalinisiert. Manche Glomeruli sind abnorm klein; andere zeigen dagegen keine Veränderungen, außer gelegentlicher Hypertrophie und periglomerulärer Fibrose. Praktisch alle kortikalen Tubuli mit Ausnahme einiger proximaler Tubuli contorti haben ein atrophisches oder undifferenziertes Epithel und werden von Bindegewebe fast überwuchert. Viele Tubuli sind offensichtlich verschwunden. Die Sammelrohre sind deformiert und manchmal in Papillennähe extrem eng oder obliteriert, mit konzentrisch verdickten PAS-positiven Basalmembranen. Im Interstitium finden sich neben einer ausgedehnten diffusen Fibrose Lymphozyten, Makrophagen und gelegentlich Plasmazellen.

*Epithelkörperchen* und Knochenveränderungen entsprechen der Niereninsuffizienz. Das Knochenmark ist hypoplastisch, eventuell auch stellenweise fibrotisch. Bei Kranken mit starkem Natriumverlust sind die *Nebennieren* vergrößert, und die Zona glomerulosa ist mäßig verbreitert.

# Anomalien der Nierenrotation

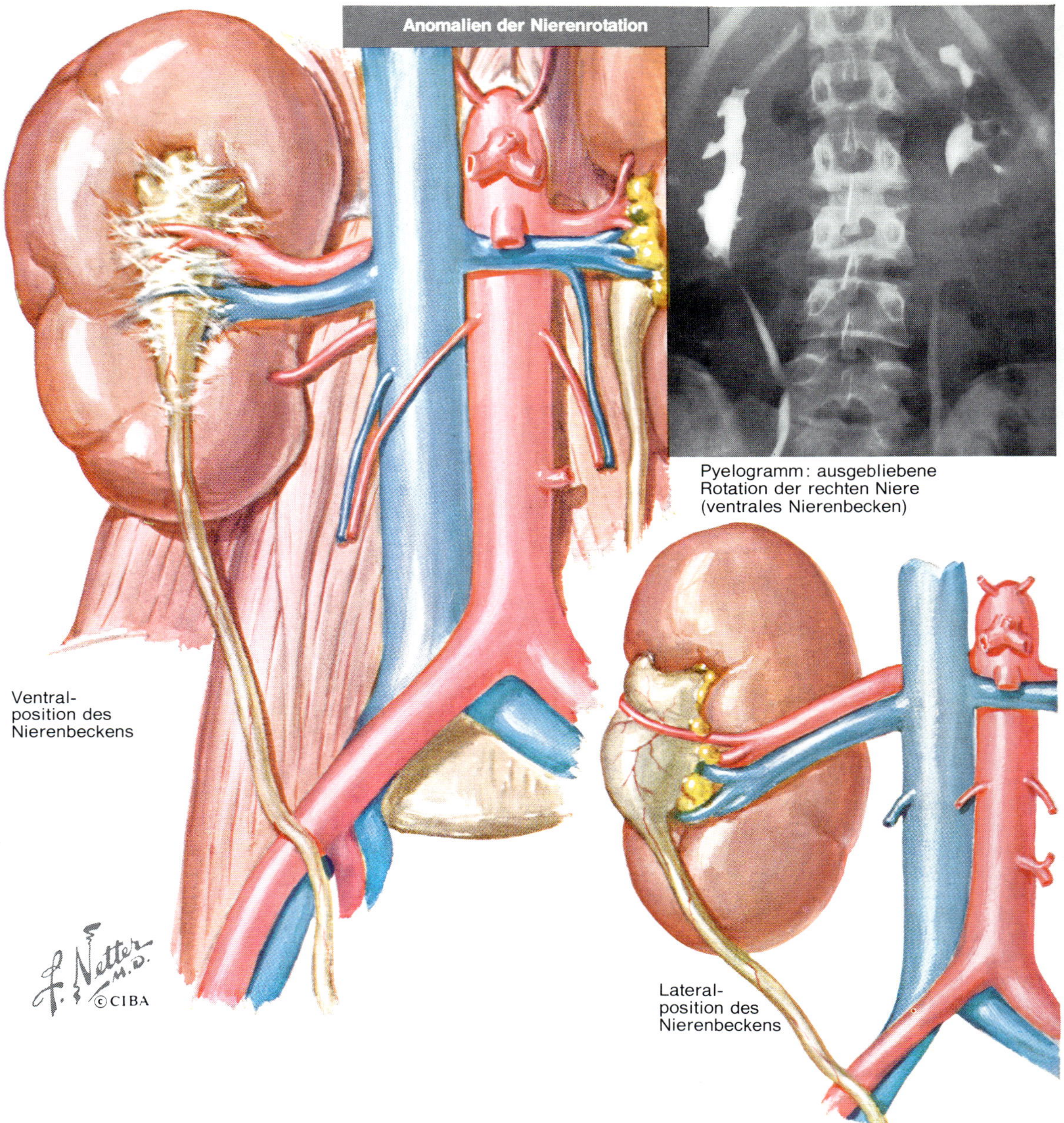


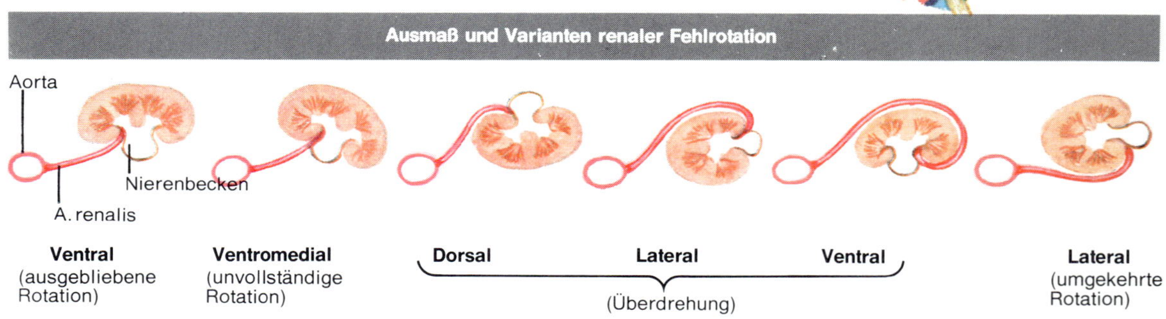


Während ihres embryonalen Aszensus aus dem Becken in das Abdomen dreht sich die Niere normalerweise zur Mitte, so daß der ursprünglich ventrale Hilus schließlich nach Abschluß der Entwicklung nach medial gerichtet ist (s. S. 35). Es gibt drei Möglichkeiten für Anomalien dieses Rotationsprozesses: 1. Die Rotation bleibt aus; 2. die Rotation geht zu weit; 3. die Rotation erfolgt nach lateral statt nach medial.

Die häufigste Rotationsanomalie ist ein Ausbleiben der Rotation oder eine unvollständige Rotation. In diesem Fall bleibt der Nierenhilus nach ventral oder ventromedial gerichtet.

Eine überschießende Rotation hat in der Regel zur Folge, daß der Nierenhilus dorsal oder lateral liegt. Zuweilen rotiert die Niere jedoch vollständig um 360 Grad, so daß der Hilus wie bei einer ungenügenden oder ausgebliebenen Rotation nach ventral schaut, aber die Nierengefäße und der Ureter nach ihrem Abgang vom Hilus nach lateral und hinter die Niere ziehen, bevor sie an der medialen Seite zum Vorschein kommen.

Eine umgekehrte Rotation führt zu einer Lateralposition des Nierenbeckens, aber in diesem Fall verlaufen Ureter und Gefäße beim Verlassen des Hilus nach medial und überkreuzen die Niere vorne.

Alle Formen der Fehlrotation sind häufig mit einem mangelhaften Aszensus der Niere zu ihrer normalen Position in der mittleren Lumbalregion verbunden. Dies ist wiederum für die häufige Kombination von Nierenheterotopie und Fehlrotation verantwortlich. Es sind tatsächlich etwa 50% der fehlrotierten Nieren so weit kaudal gelegen, daß sie als heterotop zu bezeichnen sind.

Eine unilaterale Fehlrotation findet sich öfter als eine bilaterale. Sie kommt links und rechts annähernd gleich häufig vor und ist beim Mann etwas öfter zu beobachten als bei der Frau.

Eine Fehlrotation gilt als belangloser Zufallsbefund, sofern sie keine Harnabflußstörung zur Folge hat. Eine Obstruktion kann eintreten, wenn die Niere das Nierenbecken oder den Ureter komprimiert oder wenn durch Begleitanomalien, wie durch einen hohen Abgang des Ureters oder durch abnorme Gefäße, eine Kompression hervorgerufen wird. Eine massive Hydronephrose (s. S. 186) ist bei einer Fehlrotation nicht häufig, wohl aber eine mäßiggradige Obstruktion mit Harnstauung. Diese begünstigt eine Harntraktinfektion, die häufigste Komplikation der Fehlrotation.

Eine Fehlrotation läßt sich gewöhnlich ohne Schwierigkeiten mit einer intravenösen Pyelographie (s. S. 91) feststellen. Das enge Nierenbecken mit überlagerten oder in ihrer Querdimension zur Darstellung kommenden Kelchen ist im allgemeinen charakteristisch. Ein weiterer verwertbarer pyelographischer Befund ist eine Lateralverlagerung des Ureters auf seinem Weg zur Blase. Der aortographische Befund (s. S. 100) elongierter und manchmal bogiger Gefäße ist ein weiterer Hinweis darauf, daß der Hilus weiter von der Mittellinie entfernt ist als normal. Die Aortographie kann auch Gefäßanomalien aufdecken, die eine nachfolgende Operation komplizieren könnten. Zuweilen kann eine Fehlrotation trotz eingehender Untersuchung eine Nierenbeckenkompression durch einen Tumor (s. S. 206) oder eine pyelonephritische Deformierung des Nierenbeckenkelchsystems (s. S. 189) vortäuschen. Man muß daher an die Möglichkeit einer Fehlrotation denken, um eine unnötige Operation zu vermeiden.

# Nierenheterotopie

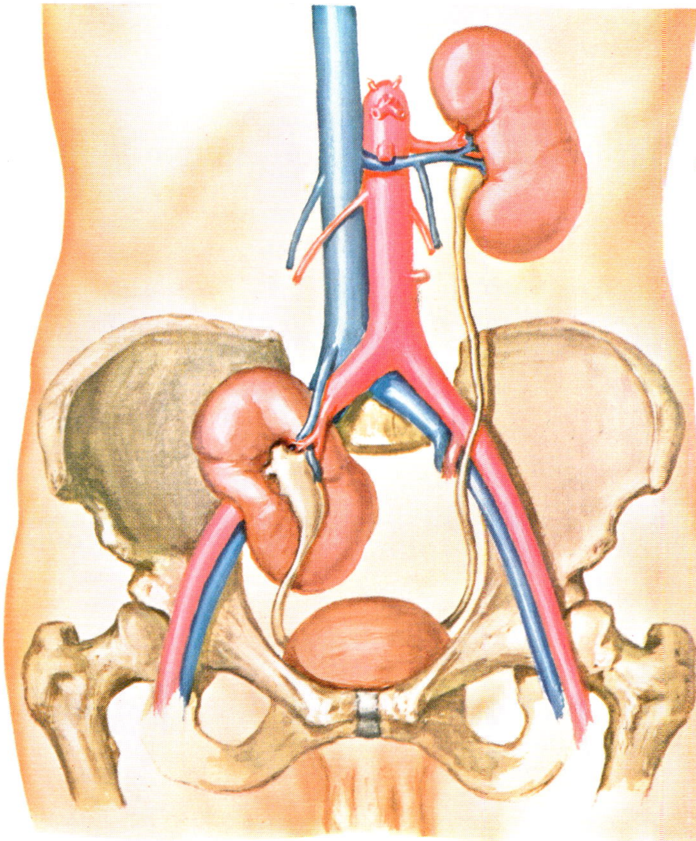

Beckenniere rechts

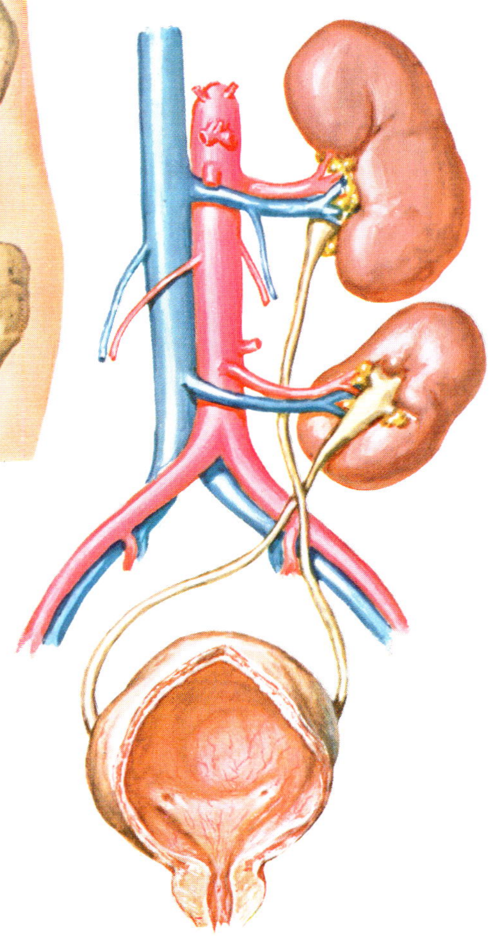

Gekreuzte Heterotopie der rechten Niere

F. Netter M.D. ©CIBA

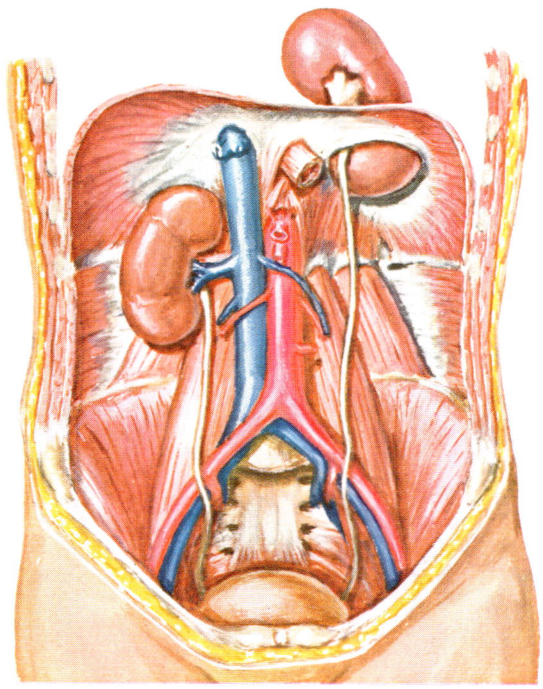

Thorakalniere

Wenn der embryonale Aszensionsprozeß der Niere aus ihrer ursprünglichen Position unten im Becken bis hinauf zur Höhe des zweiten Lendenwirbels nicht in normaler Weise vor sich geht, ist eine Heterotopie die Folge. So kann es vorkommen, daß die Niere überhaupt nicht aufsteigt (*Beckenniere*), daß sie zu hoch aufsteigt (*Thorakalniere*) oder daß sie auf die andere Seite hinüberwandert (*gekreuzte Heterotopie der Niere*).

Eine Nierenheterotopie tritt beim männlichen Geschlecht öfter als beim weiblichen und links zwei- bis dreimal häufiger als rechts auf. In etwa 10–20% der Fälle ist sie bilateral; in einem kleinen Teil ist die verlagerte Niere ein Solitärorgan.

Eine Nierenheterotopie wird häufig von Anomalien der Wirbelsäule begleitet, besonders von einer Myelomeningozele. Auch bei der Analatresie ist eine Nierenheterotopie ein häufiger Nebenbefund.

**Beckenniere.** Die häufigste Variante ist die Beckenlage. Sie entsteht vermutlich durch eine Persistenz der frühembryonalen Gefäßverbindungen, die den normalen Aszensus der Niere nicht zulassen. So kann eine Beckenniere von einer Arterie aus der unteren Aorta oder von Iliakalarterien versorgt werden. Der Ureter ist kurz, und eine Fehlrotation mit einem ventral liegenden Nierenbecken ist die Regel.

Eine Beckenniere kann durch Druck auf Blutgefäße, Nerven oder Nachbarorgane klinische Erscheinungen bzw. Unterleibsbeschwerden verursachen. Unter Umständen bewirkt sie durch Verlagerung oder Kompression des Kolons eine Obstipation oder durch Verdrängung des Uterus Entbindungsschwierigkeiten.

Oft ist die Beckenniere leicht palpabel und wird dann eventuell für einen soliden Beckentumor gehalten. Die Pyelographie klärt jedoch in der Regel die Diagnose.

Man darf eine Beckenniere nicht mit einer Nierenptose verwechseln. Zeigt das intravenöse Pyelogramm, daß ein normal langer, aber stark geschlängelt verlaufender Ureter vorhanden ist, so spricht dies für eine Nephroptose. Die Aortographie wird außerdem bei einer Ptose den normalen Abgang der A. renalis erkennen lassen, bei der Beckenniere dagegen den abnormen Gefäßursprung. (Auch im Hinblick auf eine Operation sind die aortographischen Aufschlüsse über Gefäßanomalien wichtig.)

Obstruktion und Konkremente können häufiger als in normal lokalisierten Nieren (s. S. 200) Komplikationen mit sekundärer Infektion hervorrufen.

Wenn eine Beckenniere als belangloser Zufallsbefund entdeckt wird, erübrigt sich eine Behandlung. Eine Nephropexie ist zumeist wegen des kurzen Ureters und des abnormen Gefäßabgangs schwierig. Ist auf der anderen Seite eine normale Niere vorhanden, so ist unter Umständen eine Nephrektomie angezeigt, falls die Beckenniere Krankheitserscheinungen verursacht, die so schwer sind, daß sie eine Operation rechtfertigen.

**Thorakalniere.** Wenn die Niere während der Embryonalentwicklung zu hoch aufsteigt, kommt sie in den Brustraum zu liegen. Ihre Arterien gehen gewöhnlich höher von der Aorta ab als normal. Der Ureter ist überlang.

Symptome einer Zwerchfellhernie können vorhanden sein, fehlen aber, wenn die Niere die Zwerchfelllücke vollständig ausfüllt. Im Thorax lokalisierte Krankheitserscheinungen entstehen bei Infektion oder Obstruktion der heterotopen Niere.

**Gekreuzte Heterotopie ohne Verschmelzung.** Sie ist selten. Beide Nieren liegen auf der gleichen Körperseite, die kreuzende Niere zumeist kaudal von der normalen. Ihre Gefäße können normal abgehen und somit ebenfalls die Seite kreuzen. Beide Aa. renales können aber auch von der gleichen Seite der Aorta abgehen und beide Vv. renales auf der gleichen Seite in die V. cava münden. Der Ureter der heterotopen Niere tritt in der Regel an normaler Stelle in die Blase ein. Häufig besteht eine Fehlrotation mit Ventralposition des Nierenbeckens.

Der abnorm lange und gewundene Verlauf der Blutgefäße und des Ureters der überkreuzenden Niere begünstigt eine Obstruktion und eine Infektion. Überdies kann der Ureter der normal lokalisierten Niere komprimiert werden.

Die Diagnose einer gekreuzten Heterotopie läßt sich mit der intravenösen Pyelographie stellen. Allerdings kann die präoperative Abgrenzung gegen die weitaus häufigere gekreuzte Heterotopie mit Verschmelzung Schwierigkeiten machen.

# Nierenverschmelzung

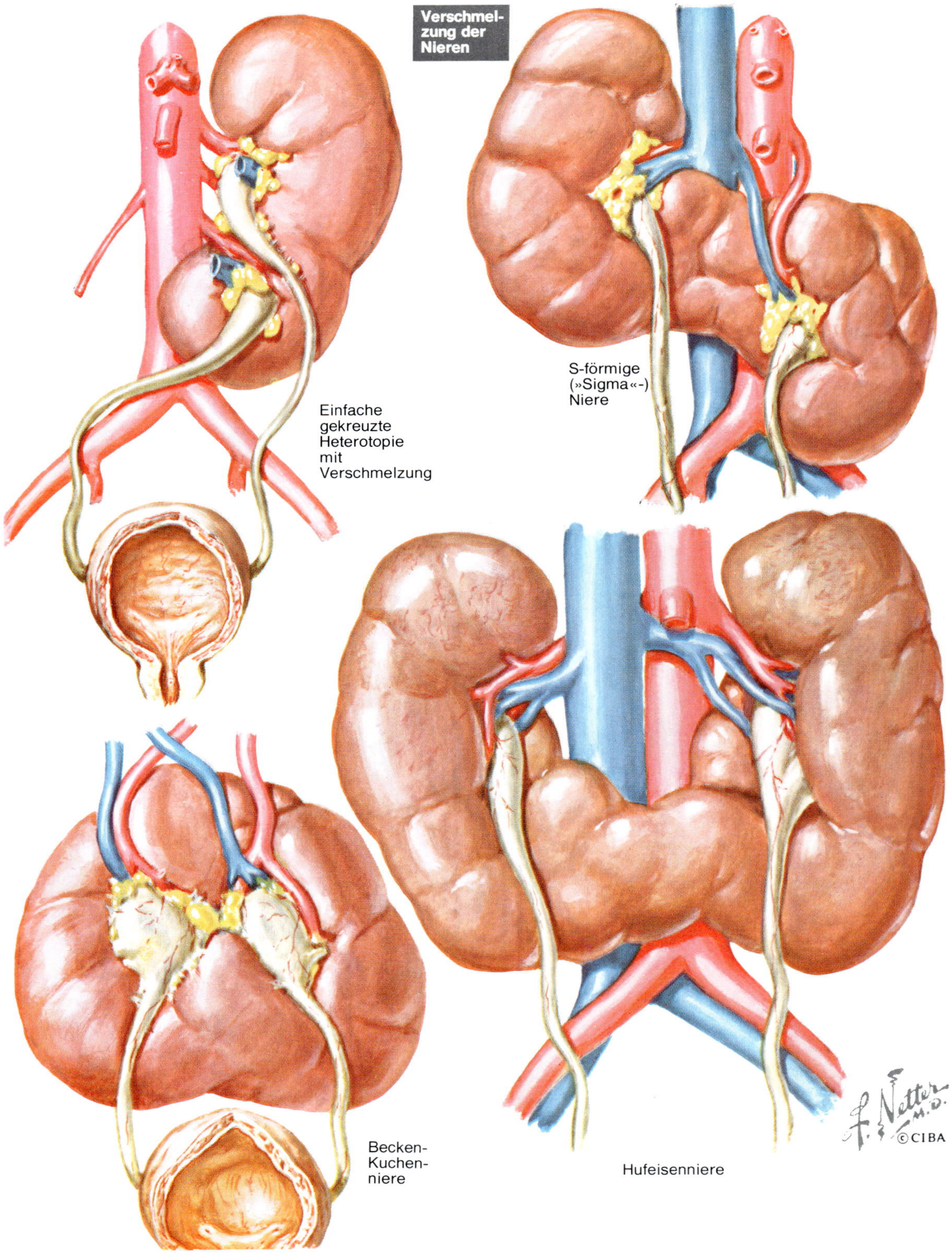


Eine Verschmelzung der beiden Nieren ist eine oft vorkommende Nierenanomalie; die Benennung richtet sich entweder nach ihrer Form oder nach der Lokalisation. Die häufigste Form ist die Hufeisenniere, die sich bei Männern doppelt so oft wie bei Frauen findet. Nach der herrschenden Theorie kommt es dadurch zur Fusion, daß sich die nephrogenen Blasteme im Frühverlauf ihres Aszensus in das Abdomen vereinigen.

**Hufeisenniere.** Sie liegt vor, wenn die Nieren über die Mittellinie hinweg durch einen Isthmus verbunden sind, der im allgemeinen die Aorta und die V. cava vorn überquert. Der Isthmus kann ein einfacher Strang oder Bindegewebszug sein; öfter besteht er aus funktionierendem Nierenparenchym, und gelegentlich besitzt er ein eigenes Nierenbecken samt Ureter. Eine Verschmelzung der unteren Pole ist die geläufigste Form; es kann aber auch eine Fusion des Nierenmittelteils oder der oberen Pole vorkommen.

Aufgrund der Verschmelzung liegen die Nieren näher an der Mittellinie und gewöhnlich tiefer als normal. Die zuführenden Arterien gehen oft vom unteren Ende der Aorta oder von der A. iliaca ab; Mehrfachversorgungen sind möglich. Ebenso wie bei den anderen Verschmelzungsformen liegt fast ausnahmslos eine Fehlrotation vor. Die Kombination der Fehlrotation mit der Lokalisation der Ureteren ventral vom Isthmus ist der Hauptgrund für eine möglicherweise auftretende ein- oder beidseitige Obstruktion. Klinisch kann die Hufeisenniere stumm bleiben oder mit Symptomen der üblichen sekundären Komplikationen – Hydronephrose, Infektion, Konkremente – in Erscheinung treten. Rezidivierende periumbilikale Schmerzen sollen angeblich für die Hufeisenniere typisch sein – das ist aber leider für eine definitive Diagnose wenig verwertbar.

Im intravenösen Pyelogramm ist eventuell zu erkennen, daß die Nierenbecken nahe beisammenliegen und wegen der Fehlrotation abnorm konfiguriert sind. Wenn die unteren Pole verschmolzen sind, werden sie näher an der Mittellinie liegen als die oberen Pole, umgekehrt wie bei normalen Nieren. Häufig wird der Ureter vom Isthmus komprimiert, so daß es zur Harnstauung kommt. Auf der einleitenden Übersichtsaufnahme sind unter Umständen Steine sichtbar.

In Zweifelsfällen können Szintigramm oder Nierenangiogramm zur Sicherung der Diagnose beitragen.

Eine Hufeisenniere ohne Komplikationen bedarf keiner Behandlung. Bei einer Harnabflußstörung kann eine Pyeloplastik oder eine Spaltung des Isthmus notwendig werden.

**Gekreuzte Heterotopie mit Verschmelzung.** Sie ist die zweithäufigste Form der Nierenverschmelzung. Zum Unterschied von der Hufeisenniere liegt die gesamte Nierenmasse auf einer Seite des Abdomens.

Das klinische Bild ist ähnlich wie bei der Hufeisenniere. Die Verdachtsdiagnose ergibt sich, wenn das Pyelogramm zwei eng nebeneinanderliegende Nierenbecken zeigt und der eine Ureter links, der andre rechts in die Blase mündet. Die Unterscheidung von einer gekreuzten Heterotopie ohne Verschmelzung kann allerdings präoperativ unmöglich sein. Die Anomalie selbst erfordert keine Behandlung. So wie bei der Hufeisenniere sind Obstruktion, Infektion und Steinbildung häufige behandlungsbedürftige Komplikationen.

**Kuchenniere.** Sie ist eine Variante der Hufeisenniere, bei der die medialen Flächen der beiden Organe an ihrer ganzen Zirkumferenz verschmolzen sind. Fehlrotation und Ausbleiben des Aszensus sind daher ausnahmslos Begleiterscheinungen.

Die Symptome sind ähnlich wie bei der Hufeisenniere, abgesehen davon, daß die Nierenmasse im Unterbauch oder Becken oft leicht tastbar ist und als Tumor fehlinterpretiert werden kann. Häufig kann man mit der Pyelographie die nahe beisammenliegenden, fehlrotierten Nierenbecken im Unterbauch oder Becken nachweisen und daraus die Diagnose stellen. Wegen der hochgradigen Fehlrotation und der Häufigkeit von Gefäßanomalien kommt es bei der Kuchenniere eher zu einer Harnabflußstörung als bei den anderen Verschmelzungsnieren. Wie bei diesen richtet sich die Behandlung nach eventuell auftretenden Komplikationen.

**S-förmige »Sigma-Niere«.** Sie ist eine weitere Variante der Hufeisenniere. Der obere Pol der einen Niere ist mit dem unteren Pol der anderen über die Mittellinie hinweg verschmolzen. Es kann aber auch die gesamte Masse der Verschmelzungsniere auf einer Bauchseite liegen. Wie bei den anderen Varianten bestehen Fehlrotation und Gefäßanomalien.

# Anomalien des Nierenbeckens und der Kelche

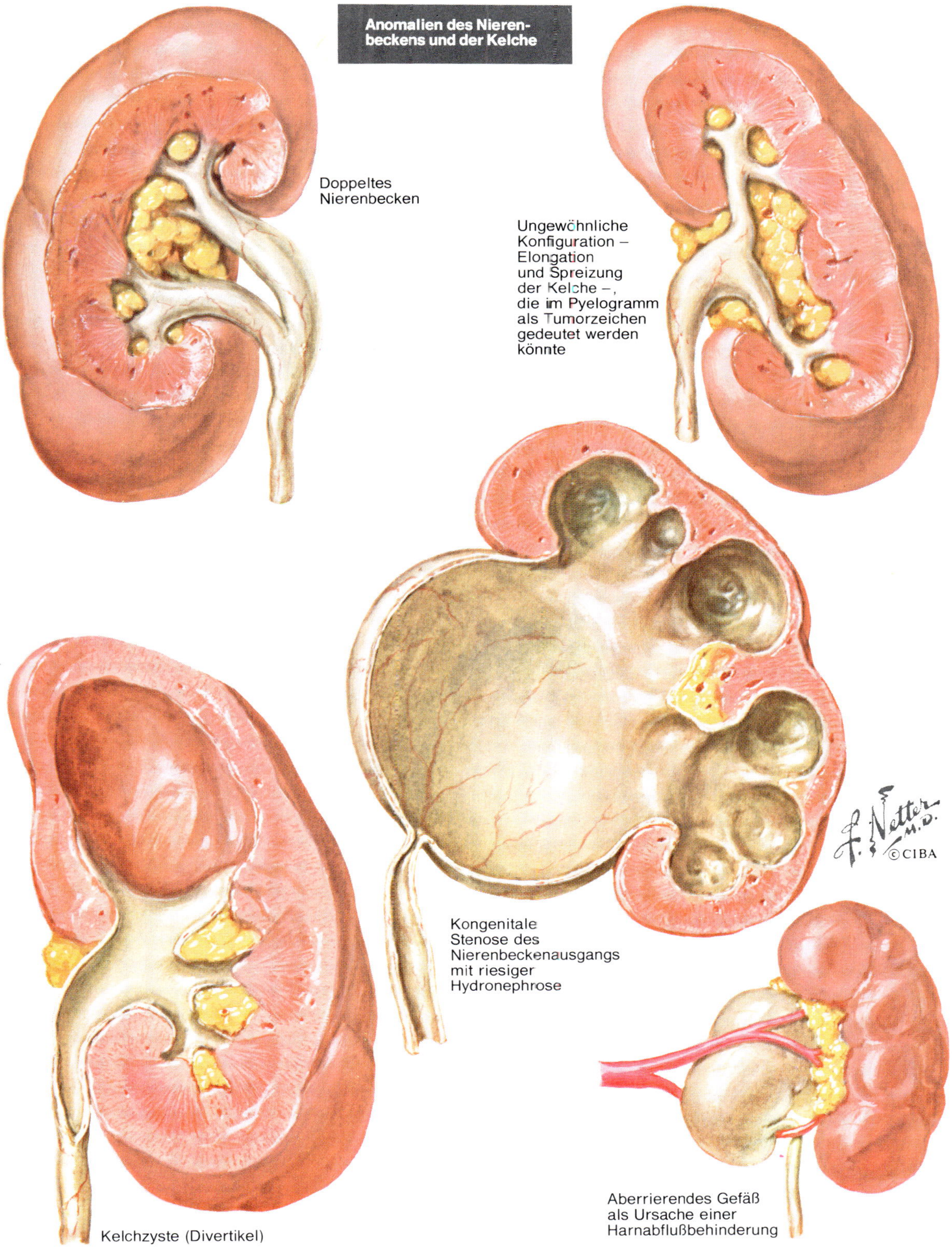


Es gibt eine Reihe von Anomalien des Nierenbeckenkelchsystems, die in sonst normalen Nieren vorkommen und klinisch bedeutungslos sind. Am häufigsten ist das *gespaltene* oder *gedoppelte* Nierenbecken, das selten Krankheitserscheinungen verursacht, außer es würde eine Stenose in einem der Becken zur Harnstauung führen.

**Spinnenförmiges Nierenbecken.** Hierbei sind die Kelche in ungewöhnlicher Konfiguration gespreizt und elongiert. Radiologisch ist daher eine Verwechslung mit einem Tumor oder einem anderen raumfordernden Prozeß möglich.

**Extrarenales Nierenbecken.** Es scheint für Obstruktion und Stauung anfälliger zu sein als ein normal lokalisiertes, denn vermutlich kann eine Obstruktion von außen eher wirksam werden, weil der Schutz, den das Nierenparenchym normalerweise bietet, fehlt. Überdies finden sich ein hoher Abgang des Ureters sowie verschiedene Nierenanomalien bei einem extrarenalen Becken häufiger als normal.

**Kongenitales Kelchdivertikel (Kelchzyste).** Diese Anomalie ist selten. Dabei ist ein Kelch stark erweitert und bildet eine glatte, runde, mit normalem Urothel ausgekleidete Zyste. Eine Obstruktion distal von der Zyste ist nicht vorhanden.

Derartige Kelchzysten sind sehr oft belanglose Nebenbefunde und neigen offenbar nicht zur Infektion oder zu einer fortschreitenden Vergrößerung. Diese Beobachtung und die häufige Kombination mit Wirbelanomalien sprechen eher für eine angeborene als für eine erworbene Veränderung.

Klinisch läßt sich eine Kelchzyste oft schwer von einer Kelchstenose oder von einer Obstruktion im Nierenbecken unterscheiden. Die Kelchzyste ist jedoch in der Regel an ihrer direkten Verbindung mit dem übrigen Nierenbecken und am Fehlen einer Stauung zu erkennen.

**Stenose des Nierenbeckenausgangs.** Sie ist die wichtigste und häufigste Nierenbeckenanomalie. Aberrierende Gefäße, Stränge oder Adhäsionen, die den Ureter abknicken, oder ein Ureterabgang in einem ungünstigen Winkel oder an ungünstiger Stelle werden als Ursache angesehen. In vielen Fällen hat die Nierenbeckenausgangsstenose nichts mit einer Kompression, aberrierenden Gefäßen oder anderen äußeren Faktoren zu tun, und es wird angenommen, daß sich das Nierenbecken wegen eines funktionellen Defekts nicht normal entleeren kann. Nierenbeckenausgangsstenose und vesikoureteraler Reflux treten oft gemeinsam auf. Daran muß beim Nachweis eines Refluxes immer gedacht werden.

Bei einem extrarenalen Nierenbecken ist eine Ausgangsstenose häufig, und wenn auch die extrarenale Lage an der Obstruktion mitschuldig sein mag, verhindert doch die Dehnbarkeit des Beckens einen zu starken Druck, so daß es nicht so leicht zu Kelchüberdehnung und Hydronephrose kommt.

Die Stenose ist in vielen Fällen bilateral und verursacht dann schon früh im Leben Symptome. Wenn sie unilateral ist, bestehen oft gleichzeitig andere Anomalien in der kontralateralen Niere.

Klinisch tritt eine Nierenbeckenausgangsstenose mit großer Hydronephrose beim *Säugling* gewöhnlich als meist unilateraler, zuweilen bilateraler Bauchtumor in Erscheinung. Wenn kein Tumor tastbar ist, wird die Veränderung unter Umständen nicht so bald erkannt, denn die anderen Symptome sind unspezifisch: Ernährungsprobleme, Gedeihstörungen und ungeklärtes Fieber. Oft führt die Suche nach der Ursache einer Harntraktinfektion zur Entdeckung der Nierenbeckenstenose. Bei älteren Patienten sind Harninfektion oder Schmerzen auf der Seite der Stenose die häufigsten Symptome. Eine Hämaturie, besonders nach leichtem Trauma, ist bei allen Hydronephrosen nicht ungewöhnlich und kann auch bei einer Nierenbeckenstenose beobachtet werden. Wenn die Obstruktion bilateral ist oder eine Solitärniere betrifft, können Zeichen einer Niereninsuffizienz mit Polyurie und Hypertonie im Vordergrund stehen.

Die chronische Obstruktion kann eine starke Kelcherweiterung und Kompression des Nierenparenchyms bewirken. Nach Behebung der Abflußstörung ist eine beträchtliche Erholung der Funktion möglich, auch wenn die Niere fast zerstört aussieht und die Nierenfunktion sehr eingeschränkt ist. Viele Chirurgen sind daher mit der Empfehlung einer Nephrektomie wegen einer Nierenbeckenausgangsstenose zurückhaltend, besonders bei jüngeren Kindern.

# Duplikation und Heterotopie des Ureters

Die häufigste Anomalie der oberen Harnwege ist eine Doppelbildung von Nierenbecken und Ureter. Bei der *vollständigen* Doppelung sind zwei separate Nierenbecken, jedes mit einem vollständigen Ureter und einem eigenen Ureterostium, vorhanden. Bei der *unvollständigen* vereinigen sich dagegen die Ureteren vor ihrer Mündung in die Blase, so daß nur *ein* Ostium existiert.

Die vollständige Doppelbildung ist seltener als die unvollständige, geht aber häufiger mit Harnabflußstörung, Infektion und Insertionsanomalien einher. Daher kommt es, daß man bei einem verhältnismäßig hohen Prozentsatz der Patienten mit symptomatischer Harntrakterkrankung bei Ureterduplikation die komplette Form findet.

Die Nierenbecken-Ureter-Duplikation entsteht entweder durch die Bildung von zwei oder durch die Teilung einer einzelnen Ureterknospe. Während der normalen Entwicklung wandern die vesikalen Mündungsstellen der Ureteren nach oben und lateral zu den Positionen, die sie normalerweise beim Neugeborenen einnehmen. Wenn sich doppelte Ureteren bilden, vollzieht sich die Wanderung des Ureters vom unteren Nierenbecken einigermaßen normal, nicht aber die Wanderung des Ureters vom oberen Becken. Das Blasenostium des kaudalen Ureters findet sich daher im allgemeinen an normaler Stelle, das Blasenostium des kranialen Ureters dagegen weiter medial und kaudal. Ein heterotopes Ureterostium bei Duplikation gehört deshalb meist zum Ureter des oberen Nierenbeckens.

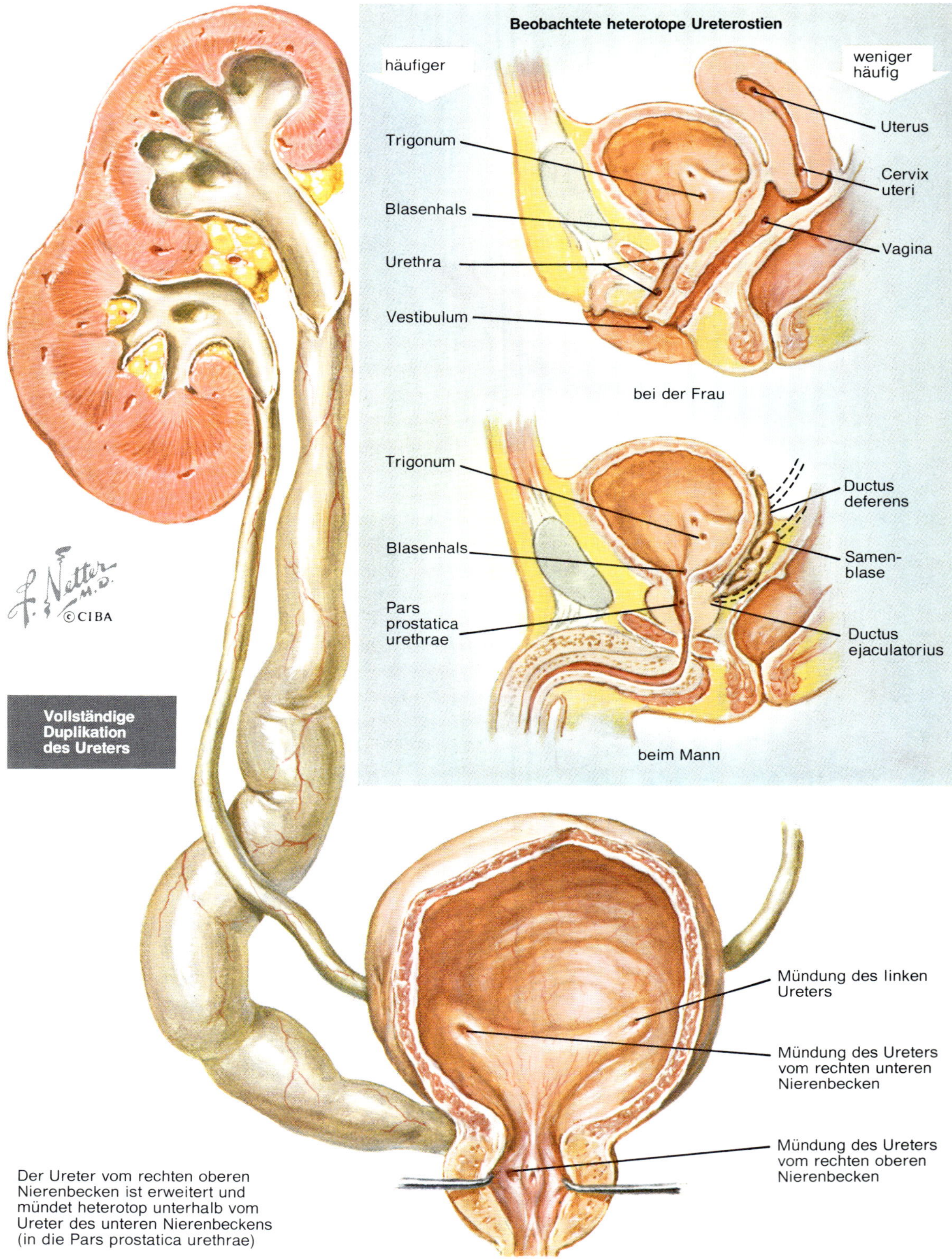


Der Ureter vom rechten oberen Nierenbecken ist erweitert und mündet heterotop unterhalb vom Ureter des unteren Nierenbeckens (in die Pars prostatica urethrae)

## Vollständige Doppelung des Ureters (Ureter duplex)

Ob bei einer vollständigen Doppelung klinische Symptome auftreten oder nicht, hängt in erster Linie von der Lage der Ureterostien und von der Funktionstüchtigkeit des ureterovesikalen Schließapparats ab. Wenn die Ureteren nahe an der normalen Stelle im Trigonum münden, durchbohrt der kaudal abgehende Ureter die Blasenwand im allgemeinen etwas senkrechter und hat einen kürzeren intramuralen Verlauf. Aus diesem Grund erfolgt oft ein Reflux in den Ureter des unteren Nierenbeckens. Es kann daher durch Obstruktion und Infektion zu einer Parenchymschädigung des unteren Nierenpols kommen. Paradoxerweise tritt eine Parenchymschädigung des oberen Pols ein, wenn der kranial abgehende Ureter weit unterhalb vom Ostium des kaudal abgehenden Ureters in die Blase mündet. Obstruktion und/oder Reflux sind häufig; oft besteht auch eine Dysplasie des oberen Pols.

Bei einer Duplikation ohne heterotope Ureterostien kann eine rezidivierende oder persistierende Harntraktinfektion auftreten, die vermutlich durch einen Reflux in einen der abnormen Ureteren und/oder eine Obstruktion bedingt ist; in anderen Fällen ist die Doppelung nur ein Zufallsbefund.

Das intravenöse Pyelogramm wird die doppelten Nierenbecken und Ureteren zeigen, außer das zugehörige Nierensegment des einen Ureters scheidet nicht aus. In diesem Fall wird das Nierenbecken des sichtbaren Segments kleiner als jenes der kontralateralen normalen Niere sein und weniger Kelche aufweisen. Gewöhnlich verursacht das nicht dargestellte Nierenbekken außerdem eine Abflachung des sichtbaren Nierenbeckens. Ein Miktionszystourethrogramm zeigt eventuell einen Reflux in das Harnwegsystem des nicht sezernierenden Nierensegments, und bei der zystoskopischen Untersuchung kann man gegebenenfalls die beiden Ureterostien sehen. Eine retrograde Pyelographie wird die Diagnose bestätigen.

## Unvollständige Doppelung des Ureters (Ureter fissus)

Die inkomplette Duplikation ist häufiger als die komplette, ein Reflux oder heterotope Ureterostien sind dabei aber seltener. Sie bleibt daher eher stumm und ist öfter ein Zufallsbefund. Trotzdem ist die Wahrscheinlichkeit weiterer Anomalien bei einem Ureter fissus größer als bei normalem Ureter.

Das Ausmaß der Duplikation reicht vom zweigeteilten Nierenbecken mit einem einfachen Ureter bis zur Vereinigung der Ureteren erst innerhalb der Blasenwand.

Klinische Probleme ergeben sich meist dann, wenn eine Obstruktion im distalen Ureter oder ein ureteroureteraler Reflux auftritt. Dabei fließt der Harn von einem Schenkel des Y-förmigen Ureters in den anderen zurück. Manche Autoren sind der Ansicht, daß ein solcher Reflux hauptsächlich auf eine gestörte Peristaltik an der Stelle der Uretervereinigung zurückzuführen ist.

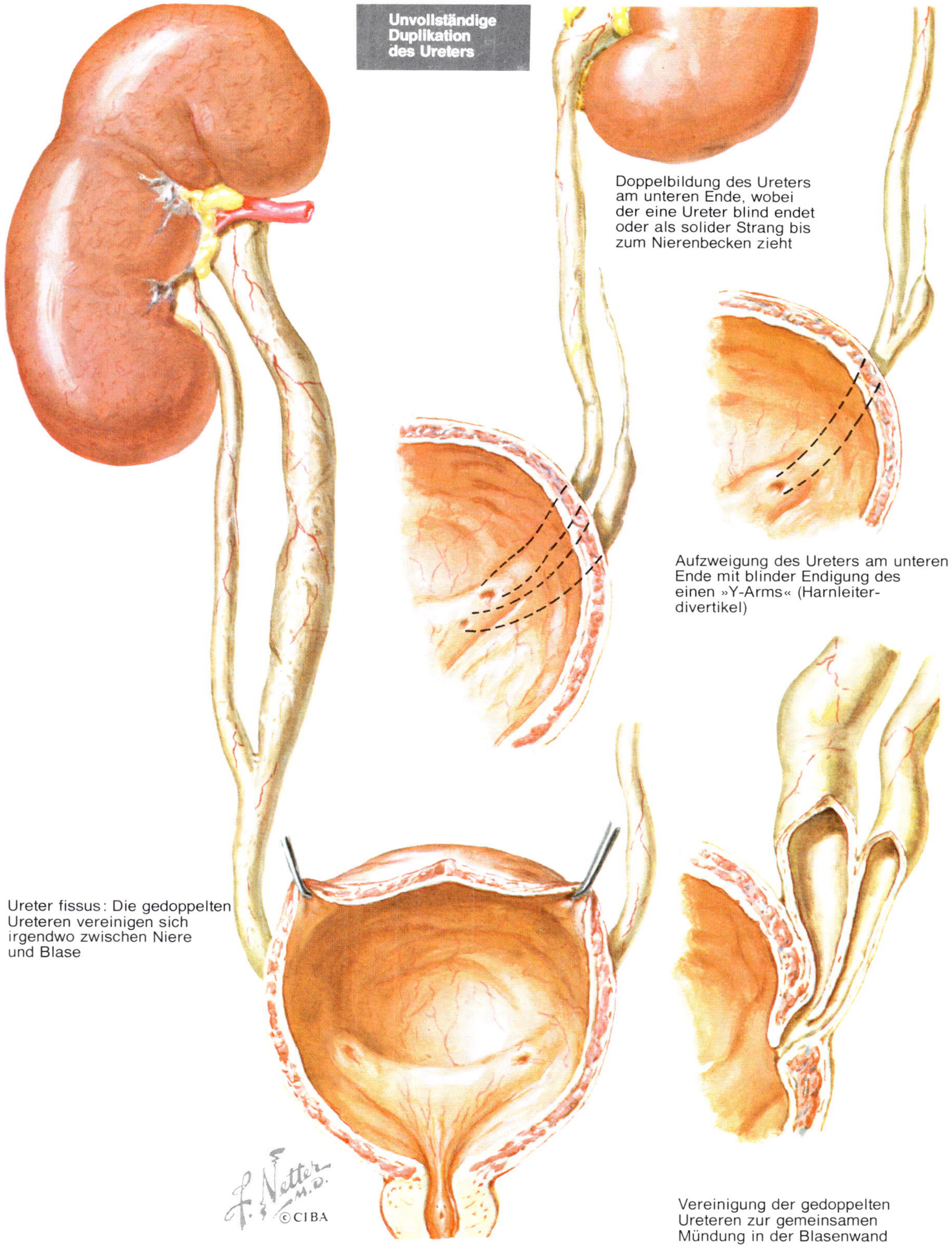


Bei einem kleinen Prozentsatz der Patienten führt die unvollständige Doppelung zu Krankheitserscheinungen. Wenn eine Harntraktinfektion und eine unvollständige Doppelung zugleich vorhanden sind, kann es allerdings schwer zu entscheiden sein, ob die Doppelung die Infektion begünstigt hat oder nur zufällig daneben existiert. In solchen Fällen muß man beide Ureterostien zur Gewinnung von Harn für Untersuchung und Kultur katheterisieren. Eine nur auf der Seite der Doppelbildung bestehende Infektion läßt vermuten, daß der ureteroureterale Reflux eine ursächliche Rolle spielt.

*Seltenere Doppelbildungen sind Formen,* bei denen einer der Doppelureteren entweder am oberen oder am unteren Ende atretisch ist. Wenn proximal eine Atresie besteht und der Ureter distal durchgängig ist, kann in das blinde Ende Harn zurückfließen und Erweiterung, Stase und Infektion bewirken. Funktionell hat eine solche Mißbildung die gleichen Auswirkungen wie ein Ureterdivertikel. Ist proximal von der Atresie harnproduzierendes Nierengewebe vorhanden, so kann überdies so viel Harn erzeugt werden, daß eine große zystische Auftreibung entsteht, die als Tumor fehlinterpretiert werden könnte.

In seltenen Fällen sind die Ureteren distal doppelt angelegt, proximal, zur Niere hin, jedoch nicht. Es sind dann zwei Ureterostien vorhanden, von denen das eine mit der Niere kommuniziert, während das andere blind endet, mit oder ohne einen zur Niere ziehenden atretischen Strang. Das blinde Ureterende hat funktionell Ähnlichkeit mit einem Blasendivertikel (s. S. 218) und kann bei Infektion oder Dilatation Krankheitserscheinungen verursachen. Klinisch läßt sich eine Duplikation des unteren Harntrakts mit Zystoskopie oder Miktionszystourethrographie diagnostizieren, falls ein Reflux in das blinde Ureterende erfolgt.

## Heterotopes Ureterostium

Die normale Entwicklung von Blase und Ureter wurden bereits eingehend dargelegt (S. 31 und 34). Wenn der normale Aszensus der Ureterknospe ausbleibt, wird das Ostium abnorm oder heterotop lokalisiert sein. Es kann im Blasenhals oder in der Urethra, zuweilen auch in den Abkömmlingen des Wolff-Gangs beim Mann oder des Müller-Gangs bei der Frau liegen (s. S. 34).

Bei Frauen ist ein heterotopes Ureterostium fast immer mit einer Doppelung des oberen Harntrakts verbunden, und in nahezu jedem Fall kommt der heterotope Ureter vom oberen Nierenbecken. Das heterotope Ureterostium liegt sehr oft distal vom Sphincter urethrae, wodurch ein charakteristisches Symptom der Mißbildung, die Tröpfelinkontinenz, entsteht.

Beim Mann dagegen ist ein heterotopes Ureterostium nicht so oft mit einer Ureterdoppelung verbunden, und das Ostium liegt fast immer proximal vom Sphincter externus. Eine Inkontinenz ist daher weit seltener.

Der klinische Verdacht auf ein heterotopes Ureterostium ergibt sich bei der Frau, wenn trotz eines normalen Miktionsmodus ein ziemlich konstantes Harnträufeln vorhanden ist. Falls das Ostium in der Vagina oder im Uterus liegt, können Zeichen einer Vaginitis bestehen. Bei den meisten männlichen Patienten sowie bei weiblichen Patienten ohne Inkontinenz sind oft die Symptome einer Harntraktinfektion die erste klinische Manifestation.

Die Diagnose kann Schwierigkeiten machen, wenn anamnestisch kein Harnträufeln angegeben wird. Eventuell gelingt der Nachweis des heterotopen Ostiums mit Zystoskopie, Urethroskopie oder Vaginoskopie oder die Füllung des Ostiums bei der Miktionszystourethrographie.

## Behandlung

Eine Duplikation allein erfordert keine Behandlung. Wenn jedoch Komplikationen, z.B. eine therapierefraktäre Infektion, auftreten, wird bei der Doppelbildung mit oder ohne Heterotopie fast immer operiert. Wird die Anomalie entdeckt, bevor eine Nierenfunktionseinschränkung und eine starke Ureterdilatation eingetreten sind, kann eine Neueinpflanzung des Ureters durchführbar sein. Bei einer Doppelung ohne Heterotopie liegen die Ureteren gewöhnlich in einer gemeinsamen Scheide, und man verpflanzt sie dann am besten en bloc.

Ist jedoch in einem der beiden Nierensegmente ein signifikanter Parenchymschaden eingetreten, so ist im allgemeinen die Heminephrektomie plus Ureterektomie die Methode der Wahl. Wenn beide Nierenhälften schwer geschädigt sind und eine normale kontralaterale Niere vorhanden ist, wird oft eine Nephroureterektomie vorgezogen.

# Ureterozele

**Ureterozele**

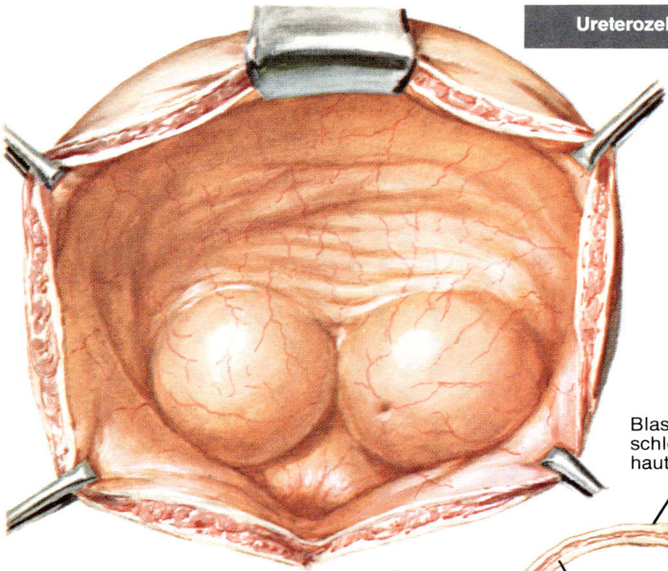

Bilaterale Ureterozelen: Ostium der rechten Ureterozele nicht sichtbar, da an der Unterseite der Zyste gelegen

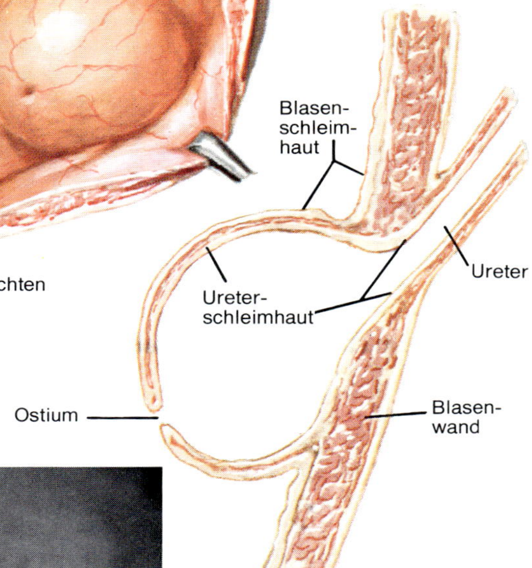


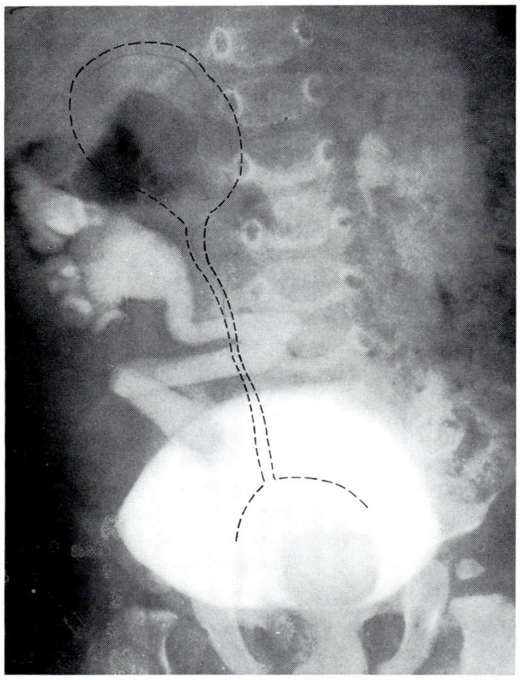

Rechtsseitige Duplikation auf dem Pyelogramm nicht dargestellt: Die in der Blase sichtbare Ureterozele komprimiert den unteren Ureter. Konturen des nicht dargestellten oberen Harntrakts und der Ureterozele eingezeichnet

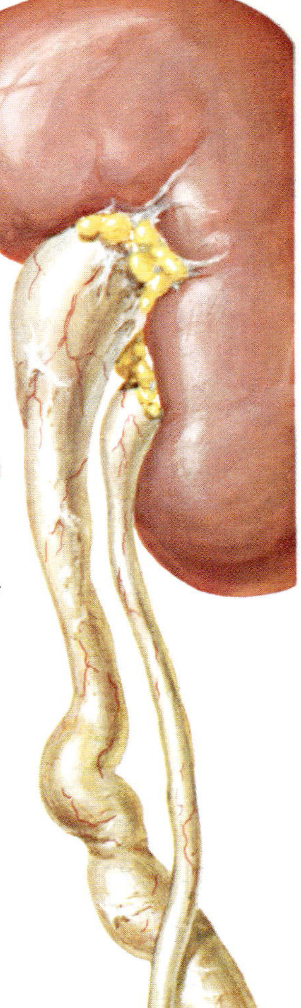
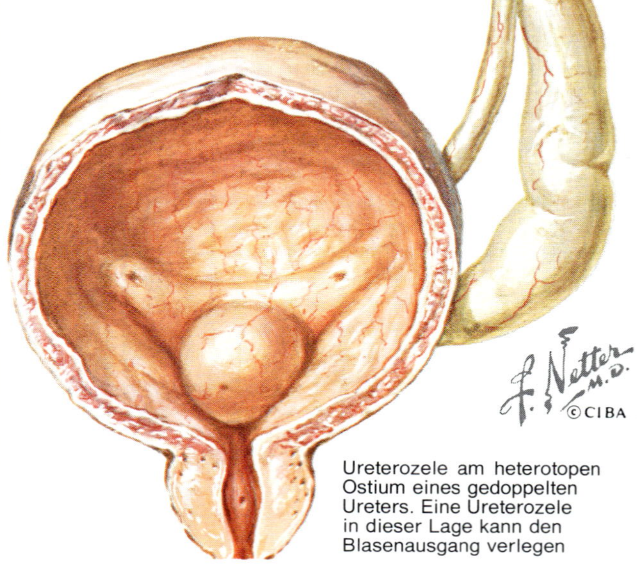


Ureterozele am heterotopen Ostium eines gedoppelten Ureters. Eine Ureterozele in dieser Lage kann den Blasenausgang verlegen

**Pathologische Anatomie.** Als Ureterozele bezeichnet man eine zystische, ballonartige Vorwölbung des intramuralen Ureterendstücks. Wie man annimmt, wird sie durch eine Striktur am Ureterostium hervorgerufen. Die Erhöhung des intraureteralen hydrostatischen Drucks bewirkt, daß sich der Ureter in die Blase vorbuchtet. Warum die Dilatation jedoch nur den intravesikalen Abschnitt und nicht den ganzen Ureter betrifft, weiß man nicht. Der Ureter nimmt bei seiner Einstülpung in die Blase die anliegende Blasenwand mit. Die Wand der Ureterozele besitzt daher einen Überzug aus Blasenschleimhaut, eine dünne Bindegewebs- und Muskelschicht und eine Innenauskleidung aus Ureterschleimhaut.

Ureterozelen können unilateral oder bilateral sein, in doppelten, heterotopen oder im übrigen normalen Ureteren vorkommen und unter Umständen den Blasenausgang verlegen. Bei Kindern tritt eine Ureterozele gewöhnlich bei Doppelbildung des Ureters auf und betrifft in der Regel das heterotope Ostium des kranialen Ureters. Eine heterotope Ureterozele ist bei Mädchen viel häufiger und verlegt oft den Blasenausgang, das Ostium des zweiten, kaudalen Ureters oder sogar das Ostium des kontralateralen Ureters. Bei älteren Kindern und Erwachsenen gehen Ureterozelen öfter von normal lokalisierten einfachen Ureteren oder von nicht heterotopen doppelten Ureteren aus und können ebenfalls uni- oder bilateral sein. Außerdem besteht dabei im allgemeinen eine Obstruktion des betroffenen Ureters. Mitunter wird eine Obstruktion des kontralateralen Ureters beobachtet. Betrifft die Ureterozele einen doppelt angelegten Ureter, so kommt es häufig zu einem Reflux in den nicht befallenen homolateralen Ureter.

**Klinische Befunde.** Alle Ureterozelenformen erzeugen eine Obstruktion, und im Vordergrund steht meist eine rezidivierende oder persistierende Harntraktinfektion. Die Ureterozele wird gewöhnlich bei den radiologischen und zystoskopischen Untersuchungen, die zur Klärung der Infektionsursache durchgeführt werden, diagnostiziert.

Wenn die zugehörige Niere gut ausscheidet, bildet sich die Ureterozele im intravenösen Pyelogramm (s. S. 91) oft als runder, in der Blase vorspringender Schatten mit einem strahlendurchlässigen Saum ab. Häufig ist die Ausscheidung jedoch schlecht (besonders bei heterotopen Ureterozelen), und dann erscheint die Ureterozele als Aussparung in einer im übrigen kontrastmittelgefüllten Blase. Ebenso zeigt auch das Miktionszystourethrogramm (s. S. 97) die Ureterozele als einen Füllungsdefekt, da das in der Blase befindliche Kontrastmittel selten in die Ureterozele eindringt. Wenn ein Doppelsystem existiert, ist unter Umständen ein Reflux in den zweiten Ureter auf der betroffenen Seite zu beobachten.

Gelegentlich prolabiert eine Ureterozele bei Mädchen in die Harnröhre und wird an ihrer Mündung sichtbar. Ein solcher klinischer Befund ermöglicht zumeist schon die Diagnose, vorausgesetzt, ein Harnröhrenprolaps oder -polyp wird zuvor ausgeschlossen.

**Behandlung.** Sie liegt in der Hand des Chirurgen. Wenn es sich wie gewöhnlich um eine heterotope Ureterozele handelt, hat das Nierensegment des betroffenen Ureters fast immer seine Funktion verloren. Die Methode der Wahl ist daher die Heminephrektomie mit Resektion des Ureters und der Ureterozele. Ist die Funktion jedoch erhalten, kann eine Exzision oder Abtragung der Ureterozele versucht werden. Nach dem Abtragen kommt es häufig zu einem Reflux, dem kann aber in der Folge mit einer Neueinpflanzung des Ureters begegnet werden.

# Retrokavaler Ureter

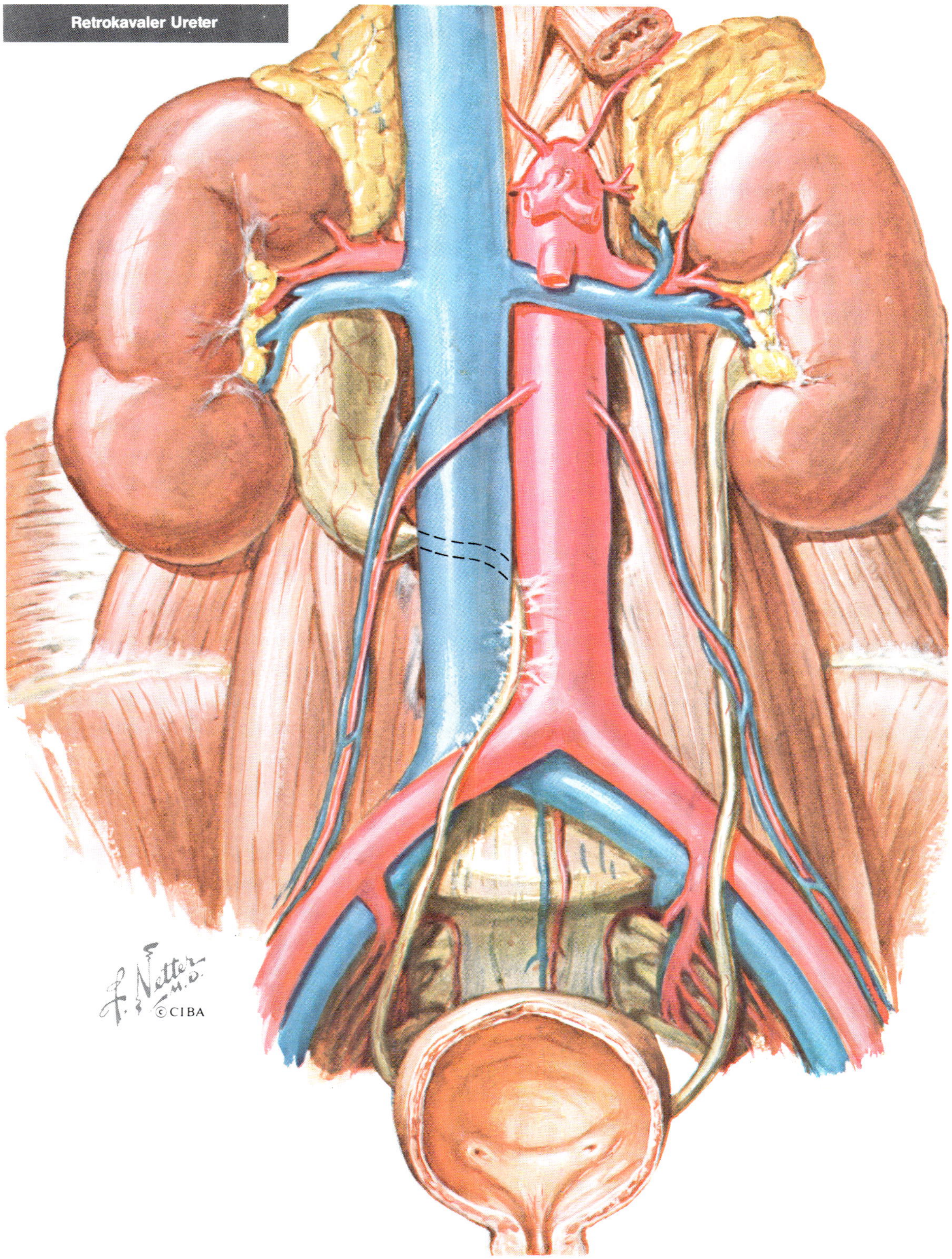


**Pathologische Anatomie.** Ein retrokavaler Ureter findet sich relativ selten; dabei verläuft der *rechte* Ureter auf seinem Weg zur Blase *hinter* der *V. cava inferior* statt vor ihr.

Die Verlagerung des Ureters beruht eigentlich auf einer Anomalie des Bauchvenensystems. Während der normalen Embryonalentwicklung entsteht die definitive V. cava inferior aus der persistierenden rechten Subkardinalvene kaudal von der Niere (s. S. 17 und Band 1, »Herz«, S. 129–133). Wird jedoch der infrarenale Abschnitt der V. cava inferior von der persistierenden hinteren Kardinalvene gebildet, so wird der rechte Ureter hinter der V. cava inferior eingesperrt.

Die rechte hintere Kardinalvene ist ursprünglich dorsal und lateral von der Subkardinalvene. Die Nachniere wird im Zuge ihres Aszensus schließlich vorn von der rechten hinteren Kardinalvene überkreuzt. Gleichzeitig verläuft der Teil der Subkardinalvene, der normalerweise den infrarenalen Abschnitt der V. cava inferior bilden würde, hinter Ureter und Niere. Wenn die rechte hintere Kardinalvene (anstelle der Subkardinalvene) den infrarenalen Abschnitt der V. cava inferior bildet, zieht der Ureter daher im Bogen hinter, medial und dann vor der V. cava, bevor er die Blase erreicht.

Wenn genug Platz zwischen der V. cava inferior und der Lendenwirbelsäule bleibt, hat der abnorme Verlauf des Ureters keine Folgen. Wird der Ureter aber zwischen V. cava und Wirbelsäule komprimiert, so wird sich durch die Harnstauung auf der rechten Seite ein Hydroureter und eine Hydronephrose entwickeln. Der komprimierte Teil des Ureters wird oft fibrotisch und stenosiert.

**Klinische Befunde.** Krankheitserscheinungen wie rechtsseitige Flankenschmerzen, rezidivierende Harntraktinfektionen, Nierensteine und Hämaturie entwickeln sich mitunter schon im frühen Kindesalter. In der Regel treten die ersten Symptome jedoch erst im 3. oder 4. Lebensjahrzehnt auf, entweder weil es erst spät zu einer Obstruktion kommt oder weil die Kompression des Ureters so langsam zunimmt, daß sie sich zunächst kaum bemerkbar macht. Die Krankheitserscheinungen beim Erwachsenen bestehen in lokalen intermittierenden oder permanenten Schmerzen in der rechten Flanke und in einer rezidivierenden, therapieresistenten Harntraktinfektion.

**Diagnose.** Bei der intravenösen oder retrograden Pyelographie ist in der Regel eine deutliche Weitendiskrepanz zwischen dem oberen und dem unteren Abschnitt des rechten Ureters zu erkennen. Zumeist sieht man, daß der verengte Ureter spiralig um die V. cava verläuft; manchmal merkt man das aber nur an der Medialverlagerung des Ureters. Zuweilen kommt ein Patient nur wegen Schmerzen zur Röntgenuntersuchung. Man muß dann die Medialverlagerung und den Spiralverlauf des Ureters für die Diagnose verwerten, auch wenn noch keine Weitendiskrepanz feststellbar ist.

**Behandlung.** Der bedeutende Weitenunterschied des oberen und des unteren Ureterabschnitts kann eine operative Korrektur erschweren, wenn man sich nicht dazu entschließt, den Ureter zu durchtrennen und im erweiterten Segment an einer Stelle wieder zu vereinigen, an der eine postoperative Striktur voraussichtlich nicht so leicht entsteht. Wenn der retrokavale Ureterabschnitt stenosiert oder an der V. cava adhärent ist, muß man ihn unter Umständen resezieren und dann das verengte distale Stück mit dem erweiterten proximalen Stück anastomosieren.

Es sei bemerkt, daß eine Kompression des Ureters auch durch abnorm verlaufende Arterien bewirkt werden kann. Davon ist aber meist der distale und nicht der mittlere Abschnitt des Ureters betroffen. Verantwortlich waren in solchen Fällen die A. umbilicalis, die A. obturatoria oder die A. iliaca. Die Folgen sind ähnlich wie beim Retrokavalverlauf des Ureters; die Behandlung besteht in der Resektion des Ureters, der anastomosiert oder direkt in die Blase eingepflanzt wird.

# «Zwetschgenbauch»-Syndrom

**Fehlen der Bauchmuskulatur: »Zwetschgenbauch«-Syndrom**

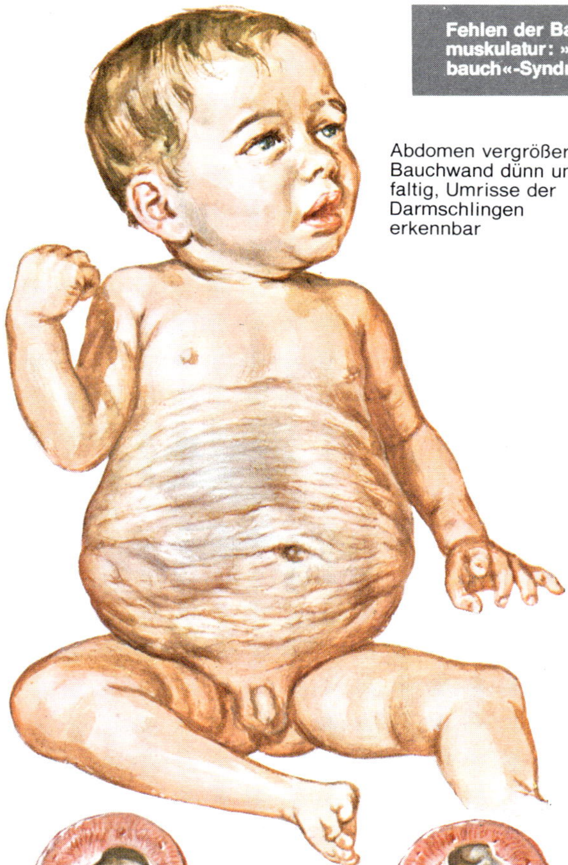

Abdomen vergrößert, Bauchwand dünn und faltig, Umrisse der Darmschlingen erkennbar

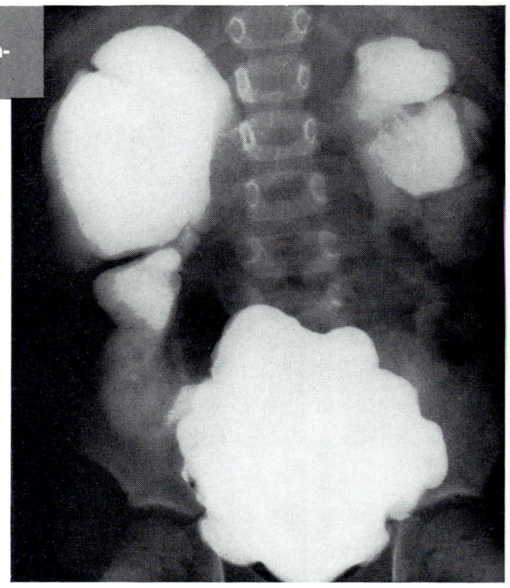

Miktionszystogramm: Reflux in den mächtig erweiterten oberen Harntrakt und Anomalie der Blasenmuskulatur

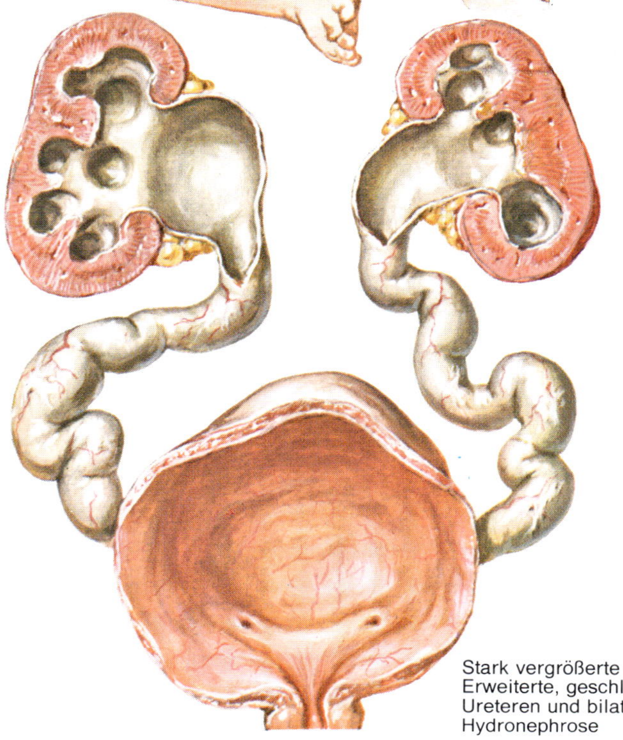

Stark vergrößerte Blase. Erweiterte, geschlängelte Ureteren und bilaterale Hydronephrose

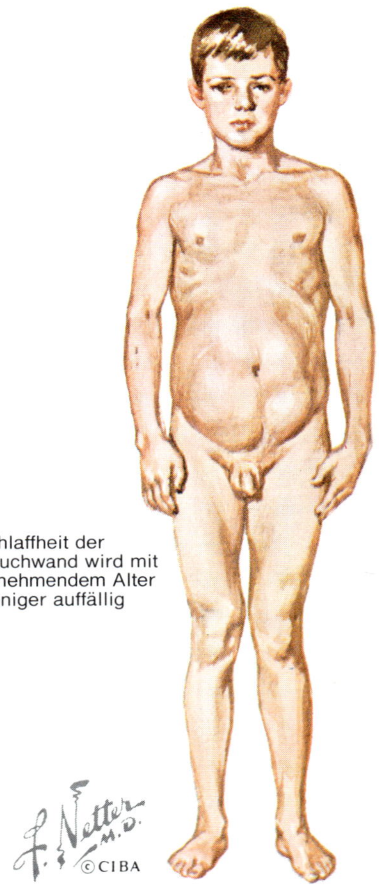


Schlaffheit der Bauchwand wird mit zunehmendem Alter weniger auffällig

**Pathologische Anatomie.** Das sogenannte »Zwetschgenbauch«-Syndrom, ein kongenitales Fehlen der Bauchmuskulatur, ist eine seltene Anomalie, die fast ausschließlich bei Knaben angetroffen wird. Die Muskulatur der mittleren und unteren Bauchwand ist zum Großteil entweder überhaupt nicht vorhanden oder von einer homogenen Grundsubstanz ohne erkennbares Muskelgewebe ersetzt. Die Ureter- und Blasenmuskulatur ist offenbar von einem ähnlichen Prozeß betroffen – die Muskelfasern sind verdünnt und durch Bindegewebe ersetzt. Oft bestehen begleitende Harntraktanomalien und ein Hodenhochstand. Die Ursache ist unbekannt.

Obwohl die Anomalie der Bauchwandmuskulatur sehr auffällig ist, verursacht sie überraschend wenig Beschwerden, abgesehen von Atemwegerkrankungen, die der behinderten Bauchatmung und dem kraftlosen Husten zuzuschreiben sind. Wenn zusätzlich eine Harnröhrenstenose (s.u.) vorhanden ist, kann eine schwere Oligohydramnie die Folge sein. Oft bestehen gleichzeitig Lungenhypoplasie und Spitz-Klumpfuß. Ebenso wichtig ist die häufige Verbindung von gastrointestinalen und kardialen Anomalien mit dem Syndrom. Dennoch ist es in erster Linie die Schwere der Nieren- und Harntraktanomalien, die für das Überleben von Kindern mit einem »Zwetschgenbauch«-Syndrom entscheidend ist.

**Harntraktanomalien.** Der Harntrakt ist diffus betroffen. Die Blase ist stark dilatiert und kann sich schlecht kontrahieren; die Ureteren sind dilatiert und haben eine mangelhafte oder gar keine Peristaltik; es besteht eine bilaterale Hydronephrose. In vielen Fällen sind die Nieren dysplastisch, vermutlich infolge einer Obstruktion während der Gestation.

Die Dilatation von Blase, Ureteren und Nierenbecken läßt sich in manchen Fällen durch eine Obstruktion im unteren Harntrakt erklären. Nicht immer ist aber eine Obstruktion zu finden, und man nimmt an, daß die Dilatation auf einem Defekt in der Harntraktmuskulatur selbst beruht. Ein Beweis für einen solchen Defekt läßt sich aber bei manchen Patienten schwer erbringen, da die Blase histologisch normal ist.

**Klinische Befunde.** Die Diagnose ergibt sich meist unmittelbar nach der Geburt, wenn man beim Neugeborenen eine schlaffe, vorgewölbte, dünne Bauchwand mit zahlreichen Runzeln vorfindet. Das Fehlen der Bauchwandmuskulatur läßt sich palpatorisch feststellen, besonders wenn der Säugling schreit. Fast ausnahmslos besteht ein bilateraler Kryptorchismus – eine weitere Stütze der Diagnose. Da die unteren Bauchmuskeln schwerer betroffen sind als die oberen, bewirkt ein Versuch, die Bauchmuskeln zu kontrahieren, eine Aufwärtsbewegung des Nabels.

Der übliche Röntgenbefund beim »Zwetschgenbauch«-Syndrom ist ein enorm erweiterter Harntrakt und, nach dem intravenösen Pyelogramm zu urteilen, oft auch eine schlechte Nierenfunktion. Im Miktionszystourethrogramm ist häufig ein bilateraler Reflux zu beobachten. Die Ureteren sind geschlängelt und zeigen unter Umständen segmentale oder sackartige Ausweitungen mit verzögerter Entleerung. Die Blase ist zumeist groß, und ihr Apex reicht bis zum Nabel, mit dem er oft verbunden ist.

Die einzige Störung, mit der das »Zwetschgenbauch«-Syndrom möglicherweise zu verwechseln ist, sind kongenitale Urethralklappen mit massiver Hydronephrose (s. Band »Genitalsystem«). Bei dieser Mißbildung führt die konstante Auftreibung des Abdomens in utero zu einer schlaffen Muskulatur, die, wenn sie mit Urämie und generalisierter Dilatation des Harntrakts kombiniert ist, größte Ähnlichkeit mit dem »Zwetschgenbauch«-Syndrom hat. Im allgemeinen ist ein »Zwetschgenbauch«-Syndrom anzunehmen, wenn es sich um einen männlichen Säugling mit nicht deszendierten Hoden und vollständig fehlender (und nicht nur dünner) Bauchmuskulatur handelt. In Ausnahmefällen muß man aber die Möglichkeit von hinteren Urethralklappen ausschließen, bevor die Diagnose als gesichert gelten kann.

**Prognose.** Ob ein Überleben möglich ist, hängt primär von der Schwere der Nieren- und Harntraktanomalien ab. Im ganzen ist die Frühmortalität hoch; 20% der Kinder sterben innerhalb des ersten Lebensmonats und 50% innerhalb von 2 Jahren. Die Todesursache ist eine Urämie oder Harntraktinfektion. Wenn keine ernsteren Harntraktanomalien existieren, ist ein einigermaßen normales Leben möglich, und wenn die Kinder älter werden, wird der Bauchwanddefekt unauffälliger.

# Anomalien des Urachus

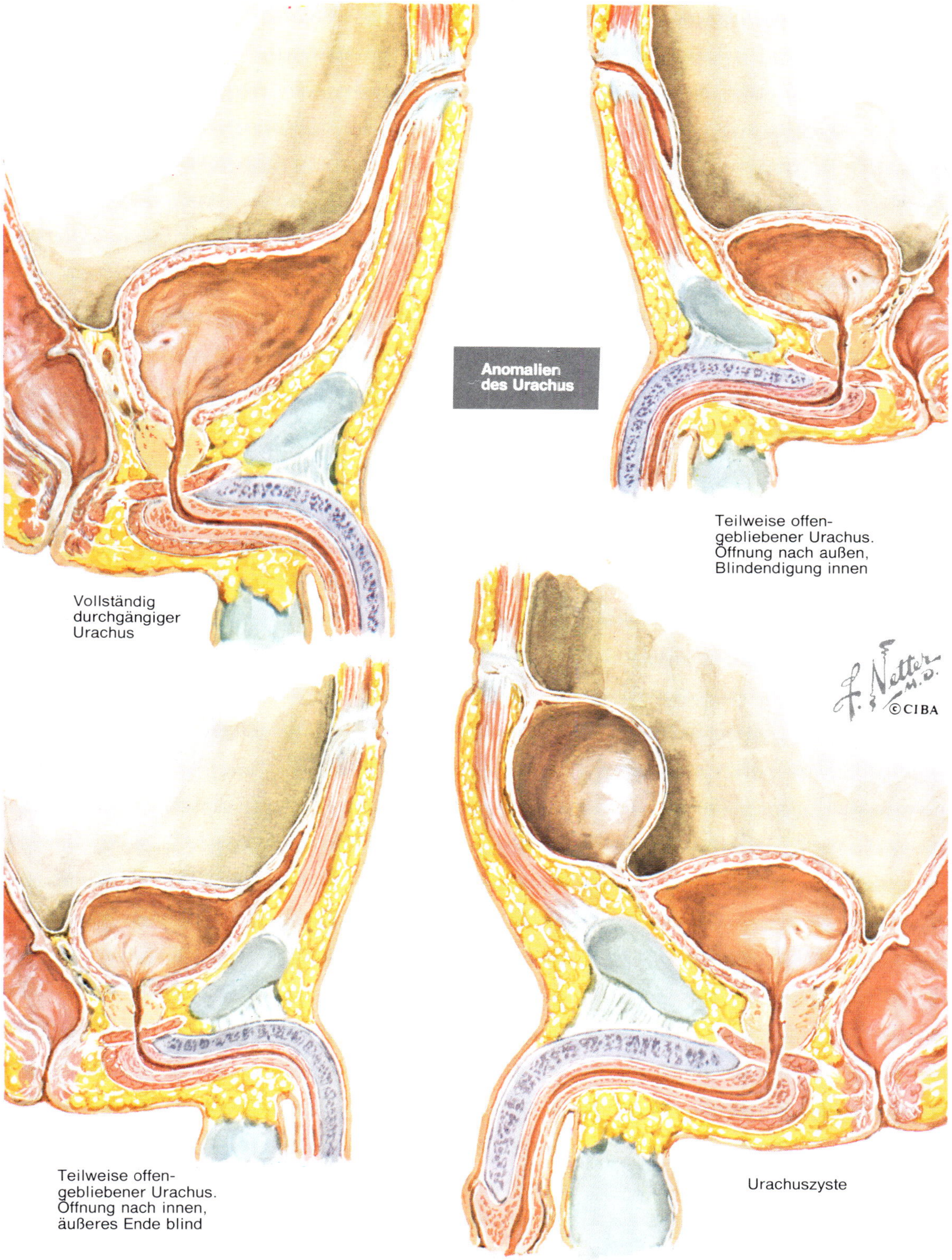


Beim menschlichen Embryo entwickelt sich die Harnblase aus jenem Abschnitt der Kloake, wo die Allantois in den Sinus urogenitalis übergeht (s. S. 34). Gegen Ende der Fetalperiode hat sich die Allantois zum Urachuskanal verengt, der sich bei oder kurz nach der Geburt schließt und dann das Lig. umbilicale medianum bildet. Zu Urachusanomalien kommt es, wenn der Verschluß des Urachuskanals teilweise oder ganz ausbleibt. Ein offen gebliebener Urachus kann die Entstehung einer Fistel oder einer Zyste zur Folge haben.

**Vollständig durchgängiger Urachus.** Er bleibt bei überhaupt fehlender Obliteration bestehen. Oft verhindert eine gleichzeitig vorhandene Obstruktion distal von der Blase eine normale Blasenentleerung. Harn, der durch den Urachus gepreßt wird, um sich am Nabel zu entleeren, hält dann den Kanal offen. Wegen ihrer festen Verbindung mit dem Nabel liegt die Blase zudem meist hoch im Abdomen.

Auf einen vollständig durchgängigen Urachus wird man gewöhnlich durch eine profuse wäßrige Absonderung aus dem Nabel aufmerksam, die sich während der Miktion verstärkt. Die Bestätigung der Diagnose liefert die Zystographie, bei der man das Aufsteigen des Kontrastmittels im Fistelgang und sein Ausfließen am Nabel beobachten kann. Mit einer Kontrastmittelinjektion direkt in die Fistel läßt sich ebenfalls die Verbindung des Urachuskanals mit der Blase demonstrieren. Zum Nachweis einer Obstruktion distal von der Blase kann die Zystoskopie oder die Miktionszystourethrographie herangezogen werden. Die Behandlung besteht in der Behebung der Obstruktion und in der Exzision des Urachus.

**Teilweise offengebliebener Urachus.** Er kann als Divertikel oberhalb der Blase persistieren. In diesem Fall ist der Urachus zur Blase hin offen, nabelwärts aber obliteriert. Im allgemeinen bleibt diese Veränderung klinisch stumm, falls sich nicht eine Harninfektion oder Konkremente entwickeln. Die Symptome eines Urachusdivertikels sind ähnlich wie bei einem Blasendivertikel (s. S. 218).

**Umbilikalfistel.** Wenn der Urachuskanal an seinem blasennahen Ende obliteriert ist, gegen den Nabel zu aber offenbleibt, entsteht eine Umbilikalfistel. Durch Sekretion kann eine ständige Absonderung aus dem Nabel unterhalten werden. Solche blind endigenden Umbilikalfisteln schließen sich zumeist spontan. Eine persistierende Sekretion macht jedoch gelegentlich eine Exzision notwendig.

**Urachuszyste.** Obliteriert der Urachuskanal an beiden Enden, bleibt aber im Mittelabschnitt offen, so kann sich eine Urachuszyste entwickeln, falls das Urachusepithel ständig Flüssigkeit absondert. Urachuszysten sind meist klein und klinisch bedeutungslos. In Einzelfällen wird eine Zyste so groß, daß sie Tumorsymptome verursacht und bei einer Sekundärinfektion unter Umständen einen intraabdominalen Abszeß vortäuscht; sie kann dann sogar in Bauchhöhle oder Blase rupturieren.

Die Diagnose einer Urachuszyste ist oft sehr schwierig und wird zumeist erst bei einer Probelaparotomie gestellt. Wenn die Zyste nicht infiziert ist, sollte sie exzidiert werden; ist sie infiziert, so wird eine offene Verbindung nach außen bis zur Reinigung der Zyste angelegt.

# Megazystis-Syndrom

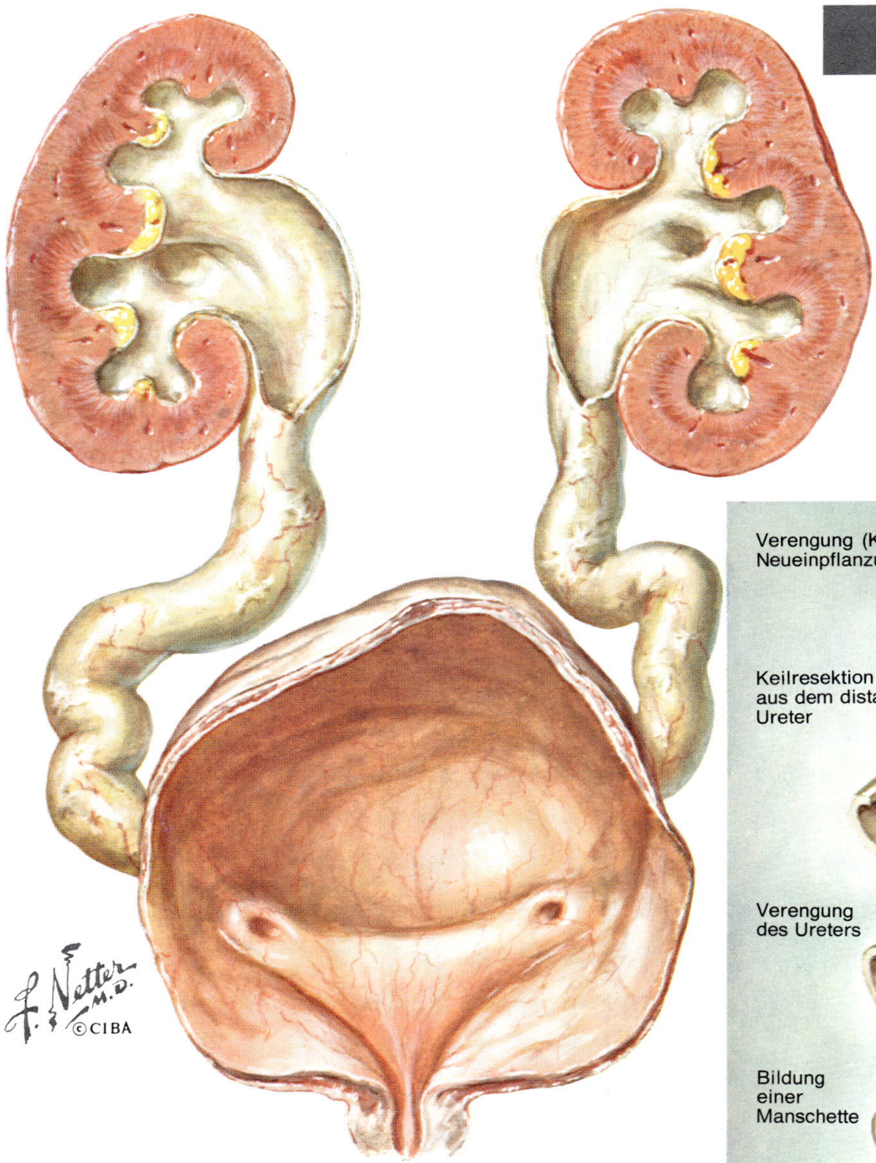


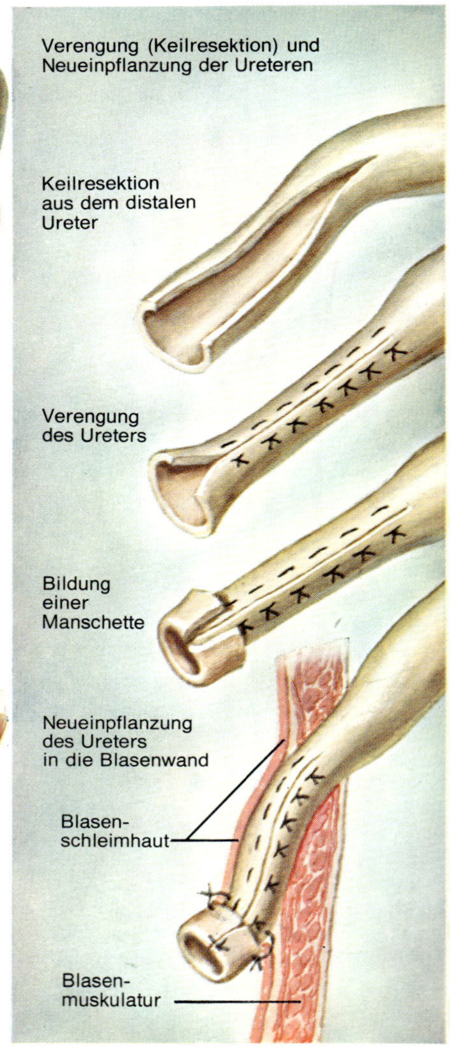


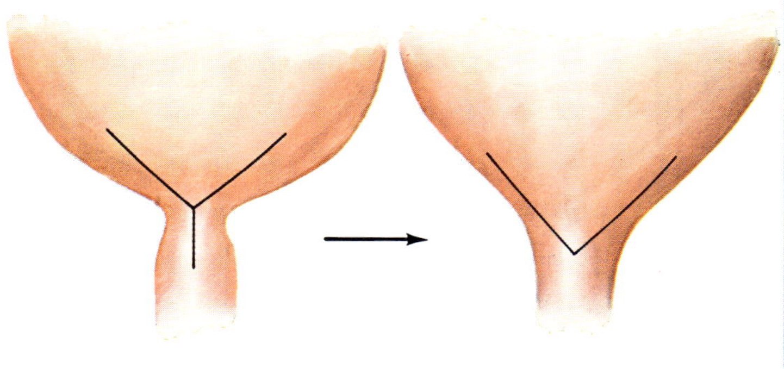

Prinzip der anterioren Y–V-Blasenhalsplastik

Das Megazystis-Megaureter-Syndrom ist ein schlecht definiertes Krankheitsbild mit massiver Dilatation von Blase und Ureteren und einem bilateralen Reflux, jedoch ohne nachweisbare Obstruktion distal von der Blase, welche die mächtige Erweiterung erklären würde.

Die Festlegung der Kriterien für dieses Syndrom ist deshalb schwierig, weil wenig Normalwerte für die Blasenkapazität und den Entleerungsdruck bei Kindern bekannt sind. Es wird aber allgemein angenommen, daß die Blasenkapazität eines Kindes nicht über 200–300 ml hinausgehen soll und daß eine Kapazität über 500 ml als abnorm angesehen werden muß. Außerdem ist es schwierig, mit den heute gängigen radiologischen und endoskopischen Untersuchungsmethoden definitiv nachzuweisen, ob eine infravesikale Obstruktion besteht oder nicht.

Dessenungeachtet definiert man als Megazystis eine Blase mit sehr großer Kapazität (mindestens 500 ml), die eine eher glatte, nicht trabekuläre Wand besitzt und imstande ist, sich mit relativ normalem intravesikalem Druck vollständig zu entleeren. Auch das Trigonum ist vergrößert; die Ureterostien liegen weit auseinander und sind mehr rund als schlitzförmig, sozusagen klaffend. Ob das große Trigonum ein primärer Defekt ist, der den Reflux bedingt, oder ob es sich zusammen mit der übrigen Blase als Sekundäreffekt der Megazystis erweitert, weiß man nicht.

Der Harn fließt ungehindert in beide Ureteren zurück, die in der Regel stark dilatiert und oft länger und geschlängelter als normal sind. Häufig besteht eine Hydronephrose mit deutlicher Ausweitung des Nierenbeckenkelchsystems und Verschmälerung des Parenchyms. Stellenweise ist auch eine Dysplasie zu beobachten.

Die meisten Autoren haben die Vorstellung, daß sich Megazystis, Megaureteren und Reflux mit einer Obstruktion am Blasenausgang erklären lassen, verworfen. Der normale Entleerungsdruck, das Fehlen einer Trabekulierung und die Tatsache, daß zystoskopisch keine pathologische Veränderung zu finden ist, sprechen gegen eine organische Obstruktion als Ursache dieses Syndroms.

Man hat die Möglichkeit erwogen, daß eine abnorme Innervation von Blase und Ureteren schuld an der mächtigen Erweiterung sein könnte, analog der Entstehung der Hirschsprung-Krankheit. Es konnte aber inzwischen gezeigt werden, daß eine ursprünglich für pathologisch gehaltene verminderte Ganglienzellzahl noch normal ist.

Denkbar wäre auch, daß die Megazystis einen funktionellen Defekt darstellt, der durch den beständigen Rückfluß einer großen Harnmenge aus der Blase in die Ureteren während der Miktion zustandekommt. Nach ihrer Entleerung füllt sich die Blase rasch wieder, da aus den Ureteren nicht nur der zurückgeflossene, sondern auch der neugebildete Harn einströmt. Auf diese Weise wird die Blase in einem fast konstanten Dehnungszustand gehalten, welcher zu der dauernden Erweiterung führt. Der funktionelle Defekt könnte daher dem Zustand beim Neugeborenen-Diabetes insipidus (s. S. 246) vergleichbar sein, bei dem Ureter und Blase wegen des großen Harnvolumens permanent erweitert bleiben.

Da die größte Gefahr der Megazystis in einer Nierenschädigung durch den Ureterreflux liegt, scheint die Methode der Wahl eine Neueinpflanzung der Ureteren zu sein, die so erfolgt, daß in Zukunft ein Reflux verhindert wird. Beim einfachen vesikoureteralen Reflux, bei dem noch keine Dilatation der Ureteren eingetreten ist, verwendet man allgemein das Leadbetter-Politano-Verfahren. Bei massiver Erweiterung des Ureters wird jedoch die extravesikale Vorgangsweise nach Paquin vorgezogen (s. Abb.).

Obwohl eine Obstruktion nicht als ursächlicher Faktor gilt, sind manche Chirurgen der Ansicht, daß eine Y-V-Plastik am Blasenhals den Entleerungsdruck vermindern hilft und damit die Refluxgefahr weitgehend einschränkt. Durch die Y-V-Plastik wird die eigentliche Ausflußöffnung am Blasenhals vergrößert und die Urethra durch die Umwandlung einer longitudinalen Inzision in eine transversale (s. Abb.) effektiv verkürzt.

# Kongenitale Blasenausgangsstenose

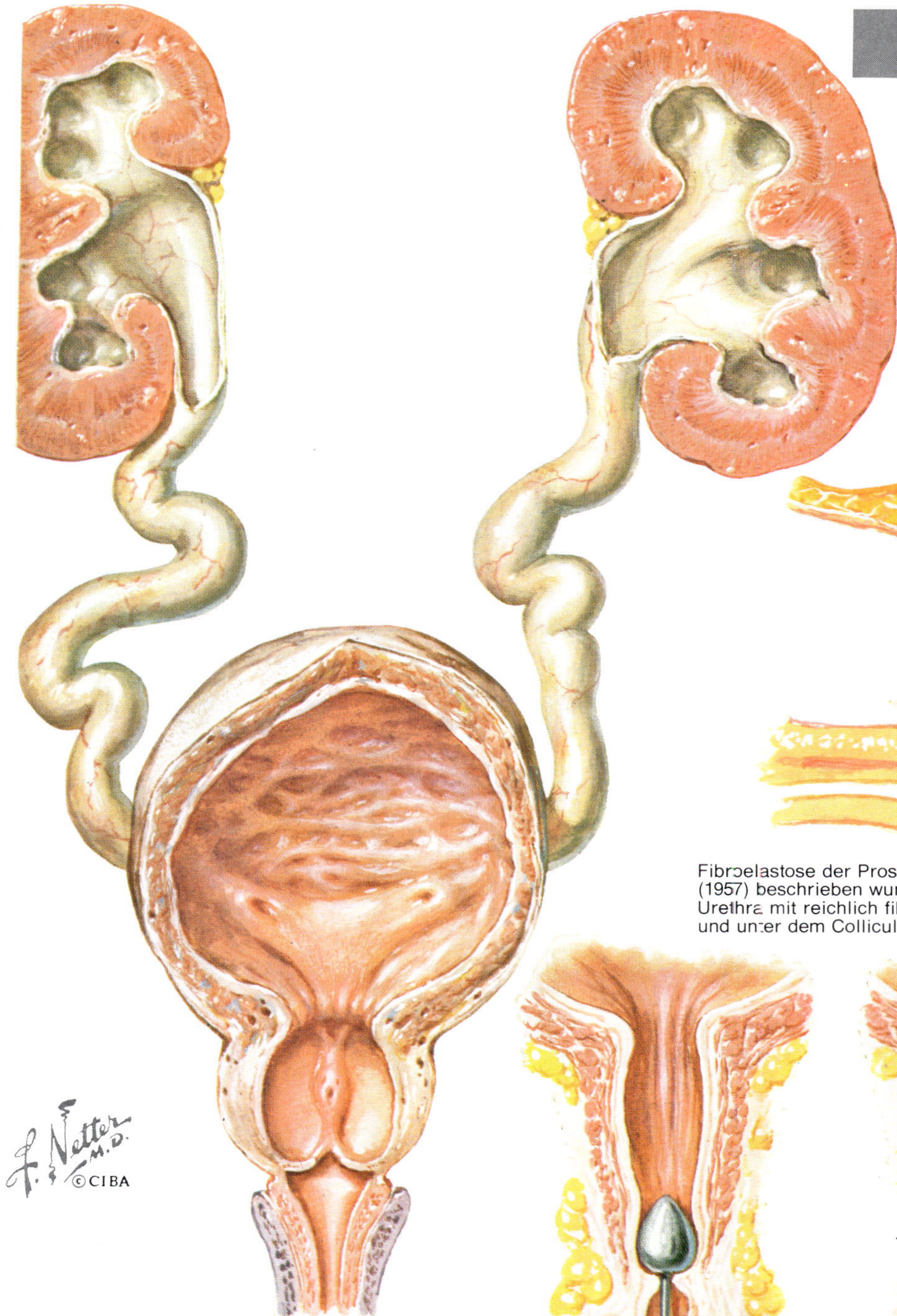


Hintere Urethralklappe: Hypertrophie und Trabekulation der Blase. Dilatation von Ureteren, Nierenbecken und Kelchen mit Infektion

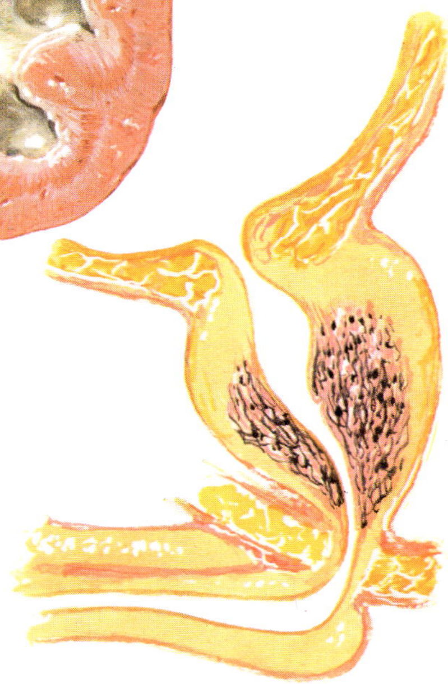

Fibroelastose der Prostata, wie sie von Bodian (1957) beschrieben wurde: Elongation der hinteren Urethra mit reichlich fibroelastischem Gewebe an und unter dem Colliculus seminalis

Kugelbougie an der Stenose vorbei eingeführt

Meatusstenose bei einem Mädchen

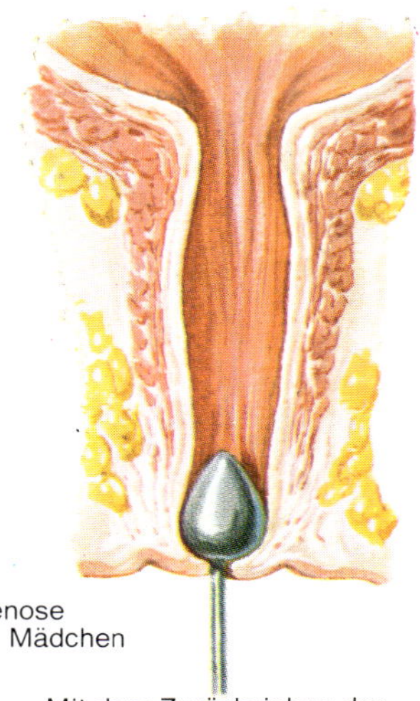

Mit dem Zurückziehen des Kugelbougies wird der stenosierende Ring zur Vorbereitung auf die Sprengung oder Spaltung heruntergezogen

Früher glaubte man, daß Hydroureter und Hydronephrose im Kindesalter und ebenso rezidivierende Harntraktinfektionen mit und ohne Reflux in den meisten Fällen auf eine kongenitale Einengung des Blasenausgangs zurückzuführen seien. Gegen diese Auffassung wurden jedoch in neuerer Zeit Einwände erhoben.

Speziell der Begriff der *Blasenhalsstenose* wurde in Frage gestellt. Das Fehlen definitiver endoskopischer radiographischer und zystometrischer Kriterien für eine Obstruktion dieser Art macht die Beurteilung, wieweit eine solche Veränderung für eine Behinderung des Harnabflusses aus der Blase ursächliche Bedeutung hat, besonders schwierig.

Die im Miktionszystourethrogramm oder bei der Endoskopie beobachteten Veränderungen im Blasenhals werden deshalb vielfach als Varianten oder noch im Normalbereich liegende Abweichungen angesehen. Überdies hat man oft bei Blasenhalsrevisionen wegen rezidivierender Zystitis oder Ureterreflux kein objektives Zeichen für eine Obstruktion am Blasenhals gefunden. Aus diesem Grund ist die Blasenhalskorrektur bei vielen Urologen in Miskredit gekommen. Die Verwendung dieser Operation bleibt daher umstritten. Manche Zentren haben über 5 Jahre keine einzige durchgeführt, andere wieder nehmen viele plastische Operationen oder transurethrale Resektionen wegen Blasenhalsverengung vor.

Auch der von BODIAN (1957) als *Fibroelastose der Prostata* beschriebenen Veränderung begegnet man heute mit Skepsis. BODIAN wies auf die Fibroelastose hin, um die Blasenhalsstenose in Zweifel zu ziehen. Die meisten Urologen waren jedoch außerstande, die Existenz dieser Läsion zu bestätigen, und zweifeln daher sowohl die Blasenhalsstenose als auch die Fibroelastose der Pars prostatica urethrae als Ursachen der Blasenausgangsstenose an.

*Klappen der hinteren Urethra* als kongenitale obstruktive Läsion werden aber nicht ernsthaft in Frage gestellt. Kennzeichnend für diese Veränderung ist eine Hyperplasie der normalen, vom unteren Teil des Colliculus seminalis zur lateralen Urethrawand verlaufenden Leisten mit Aufwerfung von Schleimhautfalten. Diese Falten bilden ein klappenartiges Harnabflußhindernis. Die Folgen sind eine Ausweitung der hinteren Urethra und eine starke Hypertrophie der Blasenmuskulatur mit Ausbildung einer Balkenblase.

In sehr schweren Fällen findet man die Symptome einer chronischen Obstruktion: Anurie oder Harnträufeln, Auftreibung des Leibes, Erbrechen, Gewichtsverlust und die blutchemischen Befunde einer Niereninsuffizienz. Bei geringer Obstruktion entwickelt sich oft nur eine Harntraktinfektion. Im Miktionszystourethrogramm sieht man eine auffallende bauchige Erweiterung des hinteren Urethraabschnitts mit abruptem Übergang in das sehr enge distale Urethrastück. Die Klappen selbst sind nicht immer sichtbar. Ferner ist ein massiver Reflux in beide Ureteren zu beobachten. Außerdem findet sich gewöhnlich eine dilatierte Balkenblase und eine Erweiterung von Ureteren, Nierenbecken und Kelchen, oft auch eine Nierendysplasie.

Der erste Behandlungsschritt ist die Entfernung der obturierenden Klappen mit einem Säuglingsresektoskop, wodurch sich der Harntrakt oft nach und nach normalisieren kann. In manchen Fällen bleibt aber infolge sekundärer Veränderungen am Ureterostium die Harnstauung oder der Reflux auch nach der Resektion der Klappen weiterbestehen, so daß eine Neueinpflanzung der Ureteren oder eine direkte Ableitung des Harns erforderlich wird.

Die *Meatusstenose* ist beim männlichen Geschlecht recht häufig; beim weiblichen sind Stenosen am Meatus oder in der distalen Urethra viel seltener. Manche Urologen sehen in einer solchen Veränderung eine häufige Infektionsursache. Man nimmt an, daß sie aus einem kollagenen Ring im distalen Abschnitt der Urethra besteht.

Der Verdacht auf eine distale Harnröhrenstenose ergibt sich zwar unter Umständen aus dem Miktionszystourethrogramm oder dem Charakter des Harnstrahls, entscheidend ist aber die Weitenbeurteilung mit dem Kugelbougie. Dieses Instrument benützt man auch zur Behandlung, um damit den stenosierenden Ring herunterzuziehen, der dann gesprengt oder gespalten werden kann (s. Abb.).

# Doppelbildung und Septen der Blase

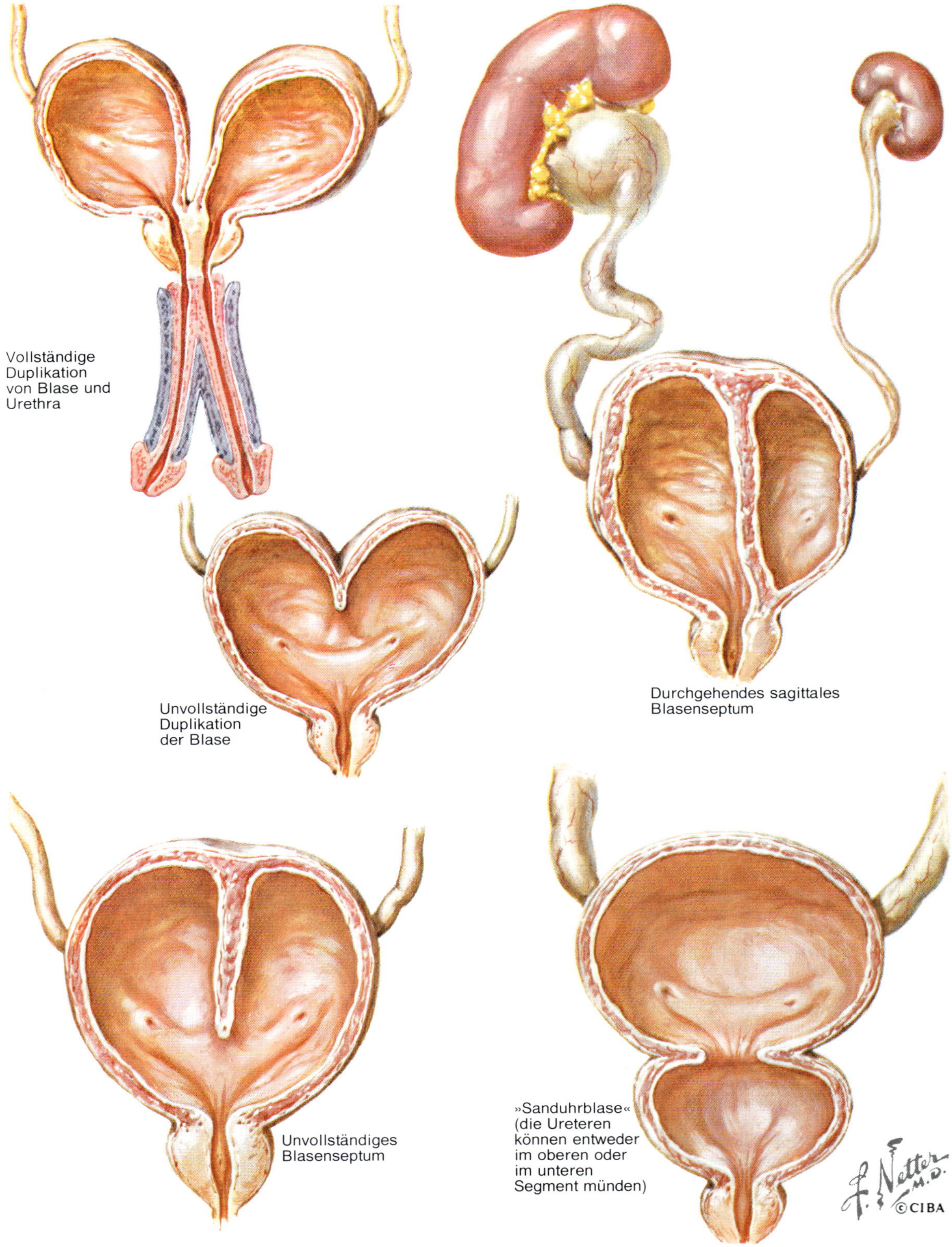


**Vollständige Doppelung der Harnblase.** Sie ist vermutlich die Folge einer sagittalen Spaltung der Blasenanlage während der Embryogenese. In der Regel ist auch der übrige untere Harntrakt doppelt angelegt, so daß jede Blase eine eigene Urethra besitzt, die beim männlichen Geschlecht durch einen separaten Penis verläuft. Da jede Blase je einen Ureter aufnimmt und mit einer relativ normalen Muskulatur ausgestattet ist, kann die Harntraktfunktion normal sein. Allerdings bestehen häufig begleitende Anomalien, besonders eine Duplikation des Dickdarms mit sekundären Störungen durch Darmverschluß und Rektourethralfisteln. Auch andere Anomalien sind häufig und führen oft zur Obstruktion einer oder beider Urethren oder Harnblasen.

Wenn eine vollständige Doppelung besteht, ist gewöhnlich eine Plastik zur Herstellung normaler Verhältnisse erforderlich. Üblicherweise wird dabei eine der Doppelblasen samt ihrer Urethra entfernt und ihr Ureter in die verbleibende Blase überpflanzt.

**Unvollständige Doppelung der Blase.** Dies ist eine leichtere Anomalie. Dabei sind der obere Teil doppelt, das Trigonum und die Urethra aber einfach angelegt. Die beiden Blasensegmente sind meist sagittal getrennt. Es wurde aber auch eine frontale Duplikation beobachtet. Andere Anomalien, besonders Darmanomalien, sind viel seltener als bei der vollständigen Duplikation. Die Prognose ist daher viel besser. Die einzige Veränderung, die klinisch mit der unvollständigen Doppelung verwechselt werden könnte, ist ein Blasendivertikel, in welches ein Ureter einmündet (s. S. 213). Ein Divertikel besitzt jedoch im allgemeinen keine vollständige Muskelwand und steht häufiger in Zusammenhang mit einer Obstruktion. Die Unterscheidung dieser beiden Zustände sollte daher keine Schwierigkeiten machen.

Bei einer unvollständigen Doppelung ist keine Behandlung nötig, solange nicht Obstruktion, Infektion oder Konkremente auftreten. Dann müßte unter Umständen das störende Blasensegment entfernt und der Ureter umgepflanzt werden. Wenn allerdings bereits eine schwere Schädigung der seitengleichen Niere eingetreten ist, kann auch eine Nephrektomie und Ureterektomie erforderlich sein.

**»Sanduhrblase«.** Sie gilt gewöhnlich als Variante der unvollständigen Doppelung. Aufgrund ihres speziellen Bildes wird sie manchmal als eigene Form behandelt, obwohl sie die Folge einer inkompletten Duplikation der Blase in der Horizontalebene ist. Wenn die Ureteren in den oberen Abschnitt der Sanduhrblase einmünden, ist es kaum fraglich, daß tatsächlich eine unvollständige Doppelung vorliegt. Bei einer Uretermündung in den unteren Abschnitt läßt sich jedoch schwer mit Sicherheit sagen, ob es sich um eine echte Sanduhrblase handelt, da ein Urachusdivertikel ein täuschend ähnliches Bild erzeugen kann (s. S. 239).

Die Behandlung der Sanduhrblase ist davon abhängig, ob eine Obstruktion besteht und ob sich die Blase vollständig entleeren kann.

**Blasensepten.** Sie sind der Duplikation analoge Mißbildungen, abgesehen davon, daß die Blase von außen normal aussieht. Es gibt *vollständige* und *unvollständige* Septen. Die schwerwiegendsten Folgen hat ein vollständiges sagittales Septum, weil bei nur einer Urethraanlage die einseitige totale Harnabflußstörung eine Atrophie und/oder Dysplasie der zugehörigen Niere bewirkt. Häufig weitet sich die abgekapselte Hälfte der Blase aus und verlegt dann auch den kontralateralen Ureter, so daß es zu einer Nierenschädigung durch eine Hydronephrose auf dieser Seite kommt.

Die Behandlung eines vollständigen Blasenseptums besteht in der Entfernung des Septums mit oder ohne Nephroureterektomie.

Ein unvollständiges Blasenseptum ist die harmloseste dieser Anomalien, da eine Obstruktion recht selten ist. Diese Mißbildung wird oft nur zufällig während einer urologischen Untersuchung oder bei der Autopsie entdeckt. Da sie häufig von anderen Anomalien begleitet wird, sollte man nach solchen Ausschau halten, besonders nach Dickdarmanomalien. In Einzelfällen findet sich eine Obstruktion mit sekundärer Infektion und Nierenschädigung. Dann kann sich die chirurgische Entfernung des Septums als notwendig erweisen.

# Blasenekstrophie

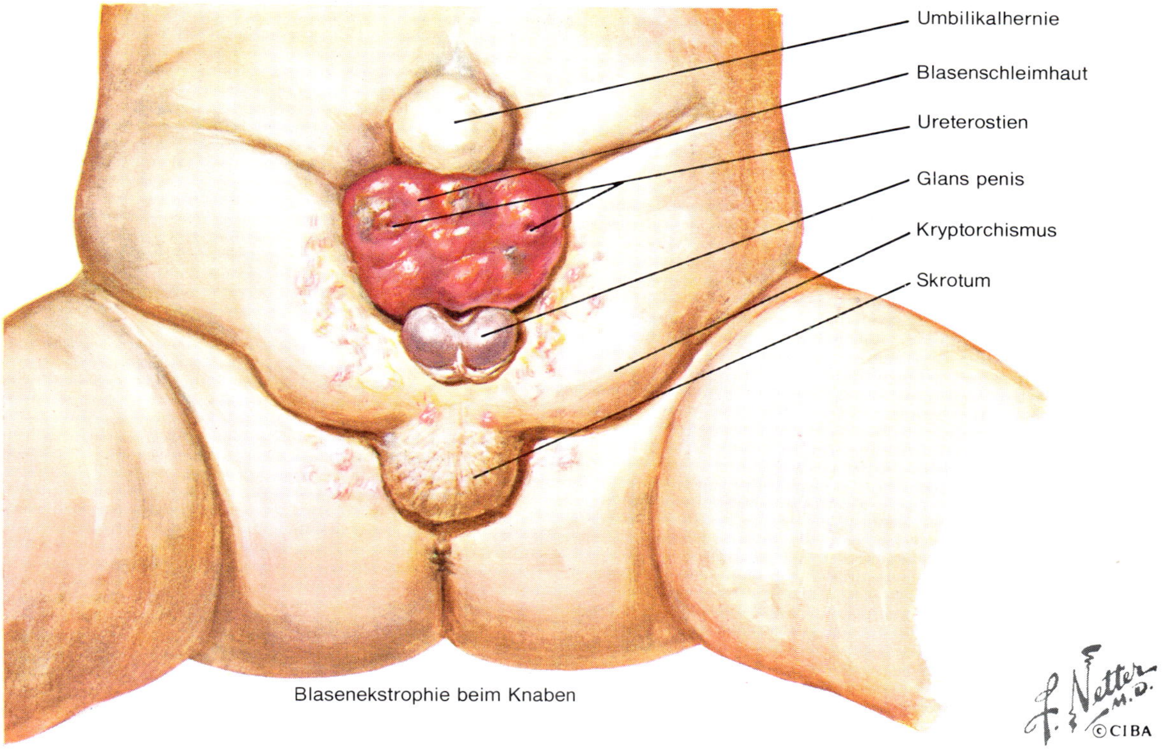


Blasenekstrophie beim Knaben

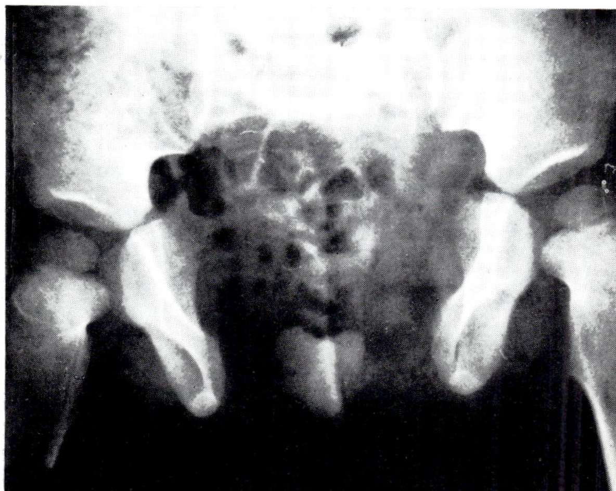

Röntgenbild: weiter Abstand der Schambeine

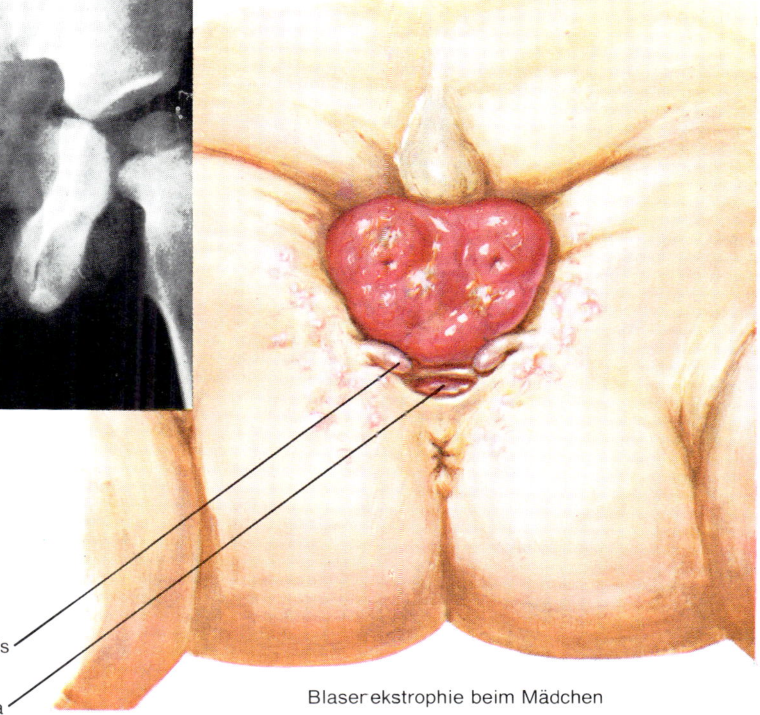


Blasenekstrophie beim Mädchen

Bei der Blasenekstrophie, einer schweren Urogenitalanomalie, fehlen der untere Abschnitt der vorderen Bauchwand und die vordere Blasenwand. Die hintere Blasenwand ist nach außen gewendet und geht lateral in die Bauchwand über.

*Bei der vollständigen Blasenekstrophie,* der häufigsten Form, klaffen auch die Schambeine weit auseinander, und es bestehen Epispadien mit einem rudimentären, breiten Penis bei Knaben oder einer zweigeteilten Klitoris bei Mädchen. Bei beiden Geschlechtern ist die Urethra nur ein kurzer, ebener Schleimhautstreifen, und der Blasenhals ist rudimentär oder nicht existent. Daneben sind auch andere Anomalien, besonders Skelett- und Darmmißbildungen, sehr häufig vorhanden.

Die Diagnose der kompletten Blasenekstrophie ergibt sich aus dem Inspektionsbefund, aber zur Aufdeckung begleitender Anomalien und zur Beurteilung des Funktionszustands des oberen Harntrakts sind weitere Untersuchungen notwendig.

Man weiß nicht genau, welche Vorgänge in der Embryonalentwicklung zur Ekstrophie führen. Einer Theorie zufolge verhindert die ausbleibende Rückbildung der Kloakenmembran in der Frühgestation ein Einwachsen des Mesoderms in die vordere Bauchwand, die Schließung der Blase selbst und den Schluß der Symphyse. Diese Theorie würde auch die begleitende Epispadie und Phallusspaltung erklären.

Bei unkorrigierter Ekstrophie kommt es durch den ständig abfließenden Harn zur Exkoriation und Ulzeration von Blasenschleimhaut und umgebender Haut. Die entzündete Blasenschleimhaut wird hyperplastisch und polypös, und wenn der Patient bis zum Erwachsenenalter überlebt, entwickeln sich oft maligne Veränderungen (s. S. 209).

Weitere Befunde sind der watschelnde Gang durch die Außenrotation der Acetabula, ein Mastdarmprolaps sowie Umbilikal- und Inguinalhernien. Die Gefahr einer Harntraktinfektion droht ständig; genaue Zahlen über die Häufigkeit der Infektionen bei diesen Patienten sind zwar nicht bekannt, doch wird die Pyelonephritis als häufigste Todesursache angegeben. Vor der Einführung der Antibiotika starben zwei Drittel der Patienten mit unkorrigierter Ekstrophie im ersten Lebensjahrzehnt, wenige überlebten bis zum Erwachsenenalter.

Die Therapie ist auch im günstigsten Fall schwierig. In einigen Fällen ist es gelungen, Blase und Urethra zu rekonstruieren, die Schambeine zum Schluß zu bringen und einen relativ normalen Phallus aufzubauen, so daß Kontinenz, Infektionsfreiheit und die Möglichkeit zu normaler sexueller Betätigung im späteren Leben erreicht wurde. Die Zahl derartiger Therapieerfolge ist jedoch sehr klein, nur 5–10%, auch in sehr kompetenter Hand. Die neugeschaffene Blase ist in der Mehrzahl der Fälle zu klein, und Inkontinenz, Reflux und rezidivierende Harntraktinfektionen belasten den Patienten auch weiterhin. Aus diesem Grund wird meistens der Harn in irgendeiner Form künstlich abgeleitet und die Blase entfernt. Wenn das Rektum normal ist, scheint die Ureterosigmoidostomie die Methode der Wahl zu sein. Allerdings bleibt bei einer Reihe von Patienten trotz offenbar normalem Anus und Rektum eine andauernde Harninkontinenz zurück. Überdies droht ständig eine aufsteigende Infektion vom Sigma her. Viele Chirurgen ziehen daher die Bildung einer Ileumblase nach Bricker vor, auch wenn das bedeutet, daß der Patient auf das Tragen eines Harnbeutels angewiesen ist.

Es gibt Varianten der klassischen Ekstrophie, und zwar sowohl leichtere als auch schwerere Formen. Die *unvollständige Ekstrophie,* bei der das Schambein intakt und die Genitalien normal sind, ist viel seltener; die Ekstrophie kommt dabei nur in Defekten der Bauchwand und der Blase zum Ausdruck. Bei dieser relativ leichten Mißbildung genügt unter Umständen lediglich ein plastischer Verschluß von Blase und Bauchwand zur vollständigen Rehabilitation.

Eine *Ekstrophie der Kloake* stellt dagegen ein noch ernsteres Problem als die komplette Blasenekstrophie dar, denn außer der Blase sind auch der Dickdarm und andere Abdominalorgane eventriert. Operative Korrekturen sind hier schwierig bis unmöglich.

# Hereditäre Glomerulonephritis

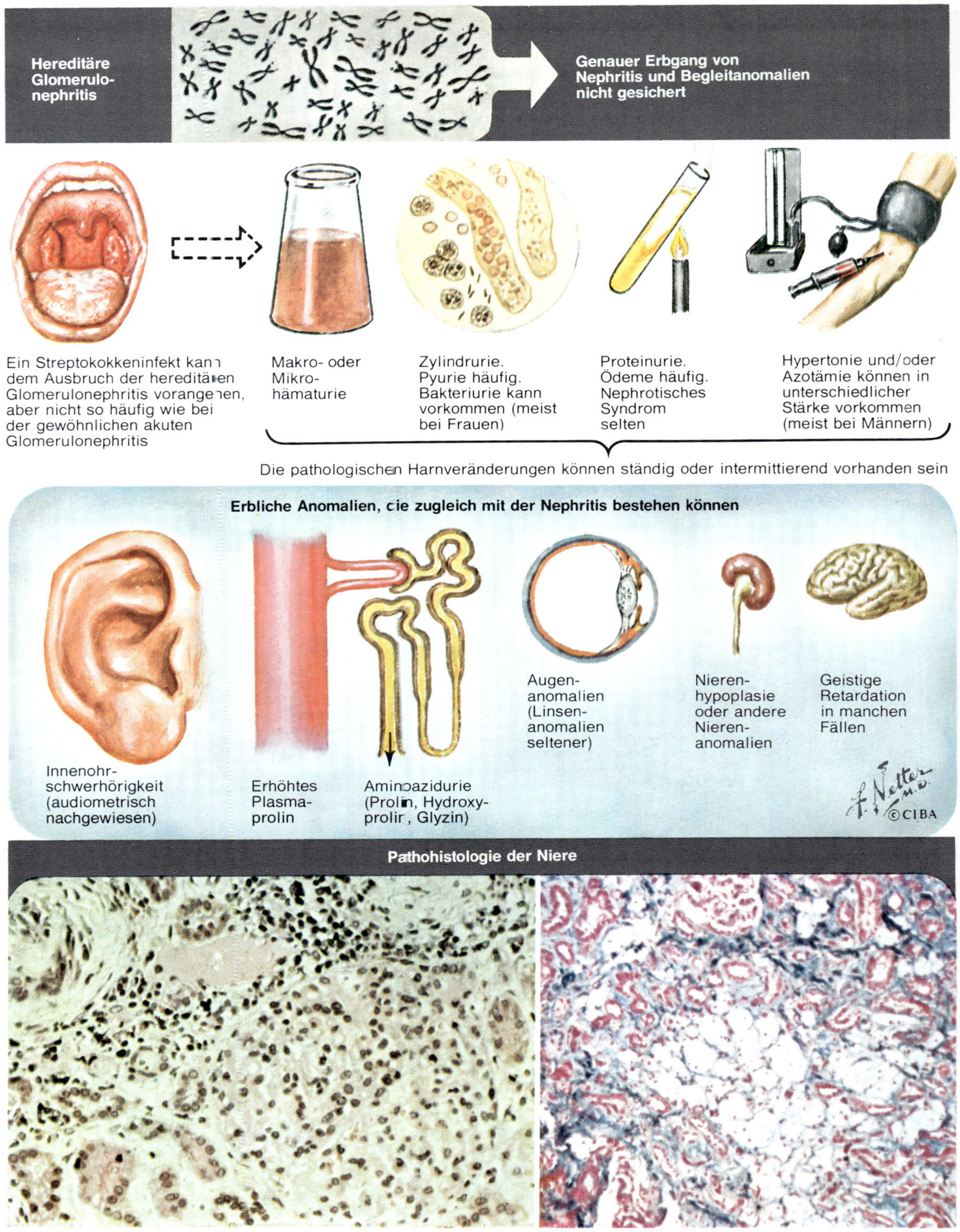


Zellvermehrung in den Glomeruli, Verdickung der Gefäßwand

Schaumzellen in der Niere (Biopsie, Azanfärbung)

Die hereditäre Glomerulonephritis ist eine klinische und pathologisch-anatomische Sonderform, die von anderen Nierenkrankheiten durch Untersuchungen an verschiedenen befallenen Familien abgegrenzt wurde. Mehrere Varianten werden unter dem Sammelbegriff hereditäre Glomerulonephritis zusammengefaßt, da die Erblichkeit des Nierenprozesses offenbar das Hauptcharakteristikum aller Fälle ist.

**Formen.** Die verschiedenen Formen der Krankheit unterscheiden sich hauptsächlich durch die begleitenden *nichtrenalen Veränderungen*. So wird die Nephritis z.B. beim Alport-Syndrom von *Innenohrschwerhörigkeit,* bei der Hyperprolinämie von einer *Erhöhung des Plasmaprolins* und bei anderen Varianten von *Augenanomalien* und *retardierter geistiger Entwicklung* begleitet. Diese Anomalien können fehlen, einzeln oder in wechselnden Kombinationen zusammen mit der Nephritis auftreten.

Die bekannteste Form der hereditären Glomerulonephritis ist das Alport-Syndrom. Es scheint entweder geschlechtsgebunden dominant oder autosomal dominant an das X-Chromosom gebunden vererbt zu werden. Männliche Individuen sind seltener als weibliche betroffen, bekommen aber eine schwerere Form der Krankheit.

**Klinische Befunde.** Die Krankheit äußert sich bei Männern in der Regel mit einer rezidivierenden Hämaturie und Proteinurie mit oder ohne Hypertonie. Ödeme bestehen häufig. Oft hält man die Krankheit für eine akute Glomerulonephritis, bis die häufigen Rückfälle oder die Familienanamnese auf den hereditären Hintergrund hinweisen.

Beim Mann hat das Leiden fortschreitende Tendenz und endet zwischen dem zweiten und vierten Lebensjahrzehnt in der Urämie. In der Spätphase der Krankheit finden sich Symptome der Niereninsuffizienz mit Azotämie, Anämie und Isosthenurie (s. S. 113–122).

Bei der Frau ist der Verlauf nicht so schwer, schreitet langsamer fort und wird oft eher von einer Pyurie und Symptomen einer Harntraktinfektion geprägt als von der Nephritis. Angaben über rezidivierende Makrohämaturien sind selten, und ein symptomloser Verlauf kommt öfter vor.

**Laborbefunde.** Sie gleichen denen anderer Nephritiden; ohne Familienanamnese ermöglichen sie keine Abgrenzung von der sporadischen Nephritis (s. S. 134–137). Ständige Hämaturie und Proteinurie, sei es nach einer akuten Exazerbation, sei es als Erstbefund in einem sonst symptomlosen Fall, sind bei männlichen Erkrankten häufig. Man hat die Krankheit schon aufgrund des Harnbefunds bei einem Säugling mit positiver Familienanamnese diagnostiziert. Zur Feststellung des Hörverlusts, besonders der hohen Frequenzen, in jungen Jahren ist eventuell eine Audiometrie erforderlich. Bei fortgeschrittener Taubheit ist sie diagnostisch nicht mehr verwertbar.

**Pathologische Anatomie.** Das Auftreten von *Schaumzellen* ist neben den bei einer Nephritis üblichen Veränderungen ein wichtiger Hinweis. Wesen und Ursache der für die hereditäre Nephritis typischen Schaumzellen sind im einzelnen nicht bekannt. Ihre Färbbarkeit mit Fettfarbstoffen spricht dafür, daß sie Lipide enthalten, aber darüber hinaus weiß man wenig über ihren Inhalt. Man hat auch keine Anomalie der Plasmalipide oder irgendwelcher anderer Blutbestandteile gefunden, welche die Existenz der Schaumzellen erklären könnte. Diese Zellen kommen zwar auch bei Nierenerkrankungen anderer Art vor, doch ist ihr Auftreten bei der hereditären Nephritis so häufig, daß sie in einem ursprünglich unsuspekten Fall den Verdacht auf diese Krankheit lenken. An den Glomeruli findet man in der Frühphase *Endothelproliferation* und *Mesangiumsklerose;* später überwiegen dann die hyalinisierten Glomeruli. Die *Tubuli* zeigen anfangs gewöhnlich wenig Veränderungen, doch in den Spätstadien der Krankheit kommt es zu einer progressiven Tubulusatrophie. Ein *interstitielles Infiltrat* ist eventuell schon früh vorhanden und beherrscht bei weiblichen Kranken oft das mikroskopische Bild. Im weit fortgeschrittenen Stadium findet sich eine interstitielle zusammen mit einer periglomerulären Fibrose und eine generelle Nierenschrumpfung.

# Infantiles nephrotisches Syndrom

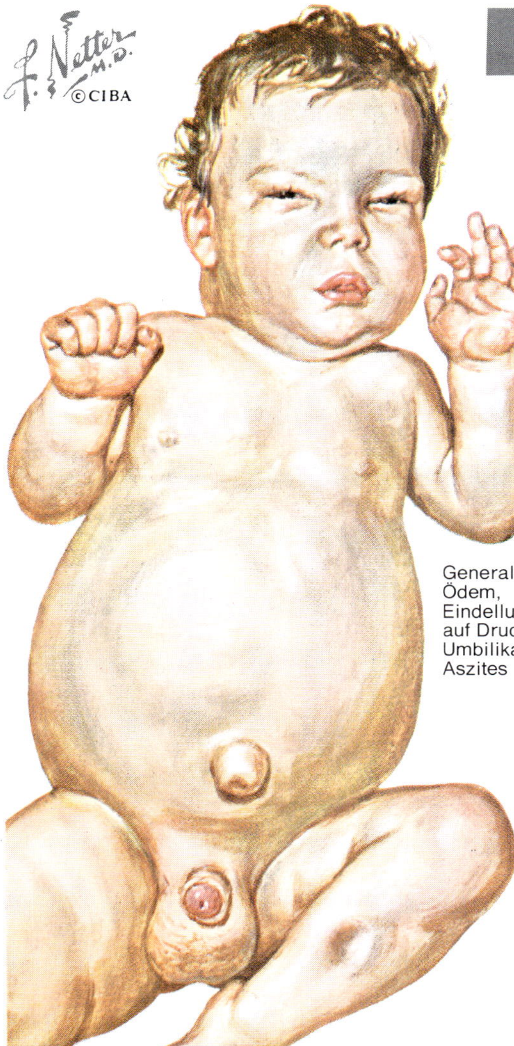


Generalisiertes Ödem, Eindellungen auf Druck. Umbilikalhernie. Aszites

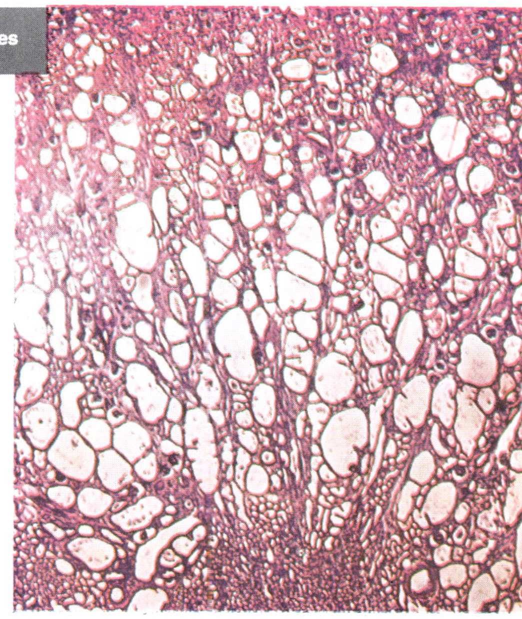

Dilatation der proximalen Tubuli contorti in vielen Fällen

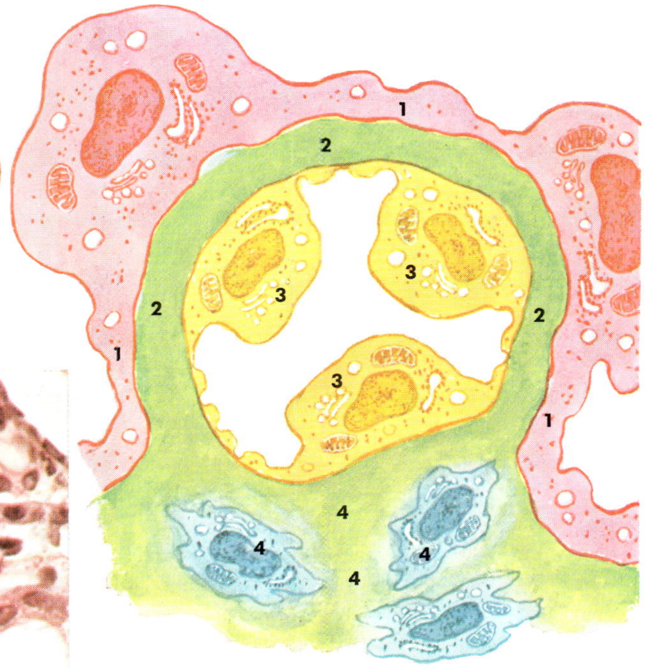

Elektronenmikroskopische Veränderungen:

1. Verschmelzung der Fußfortsätze (konstant)
2. Verdickung der Basa membran*
3. Endothelproliferation
4. Vermehrung von basalmembranartigem Material und Mesangiumzellen im Schlingenkonvolut

(2.–4.: in manchen Fällen)

* siehe Text

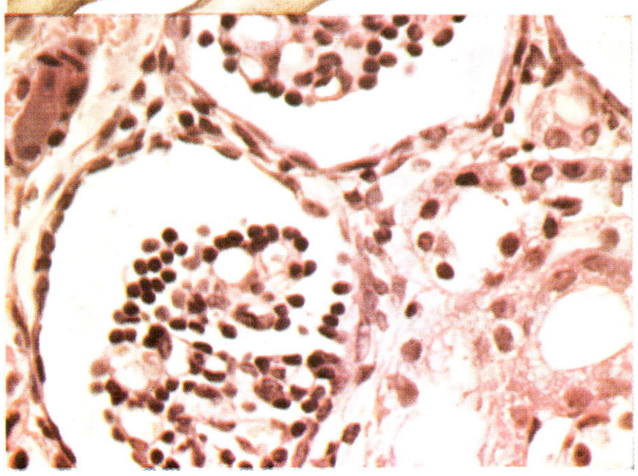

Glomeruli mit Dilatation der Bowman-Kapselräume. Lobulation, mäßige Basalmembranveränderungen und Proliferation in manchen Fällen

**Formen.** Das nephrotische Syndrom des Kindesalters ist eine relativ gutartige Krankheit, die am häufigsten zwischen dem 3. und 6. Lebensjahr auftritt. In seltenen Fällen entwickelt sich ein nephrotisches Syndrom aber bereits im *Säuglingsalter* – von der Neugeborenenperiode ab im Laufe des ersten Lebensjahrs. Wenn auch diese frühkindliche Form in mancher Hinsicht mit der bei älteren Kindern identisch zu sein scheint, gibt es doch Unterschiede, welche die Krankheitsform des Säuglingsalters von der des Kindesalters klar abgrenzen.

So können beim infantilen nephrotischen Syndrom wie auch bei älteren Kindern z.B. Proteinurie, Hypoproteinämie, Ödeme und Hypercholesterinämie vorhanden sein. *Familiäre Häufigkeit, pathologisch-anatomischer Befund* und *Prognose* unterscheiden sich jedoch bei den beiden Formen.

**Familiäre Häufigkeit.** Sie ist beim nephrotischen Syndrom des Säuglingsalters viel größer als bei der Form des Kindesalters. Bei etwa 25% der erkrankten Säuglinge hat auch ein anderes Geschwister die Krankheit. Wenn auch die Häufigkeit bei Geschwistern durch irgendeinen intrauterin wirksamen schädigenden Faktor erklärt werden könnte, spricht doch das Auftreten der Krankheit bei den Nachkommen von krankheitsfreien Geschwistern für die Möglichkeit einer autosomal rezessiven Vererbung.

**Pathologische Anatomie.** Die Nierenveränderungen sind bei einem kleinen Prozentsatz der Säuglinge so verschieden von denen, die bei jedem andern Nephrotiker zu beobachten sind, daß man glaubt, eine ganz andere Krankheit vor sich zu haben. Es sind dies eine auffallende Dilatation der Tubuli (manchmal in einem solchen Ausmaß, daß sie wie Zysten wirken) sowie in manchen Fällen eine Dilatation des Bowman-Kapselraums. Wegen dieser Erscheinungen spricht man manchmal von einer »mikrozystischen Krankheit der Nieren«.

In den meisten Fällen sehen die histologischen Schnitte jedoch lichtmikroskopisch normal aus. Manchmal, besonders bei langer Krankheitsdauer, zeigen die Nieren Basalmembranveränderungen oder Proliferation so wie bei älteren Kranken mit schwerem nephrotischem Syndrom. Aber auch bei sonst normal wirkenden Nieren sieht man oft eine Dilatation der Bowman-Kapselräume. Diese Dilatation spricht dafür, daß vielleicht ein Zusammenhang mit der mikrozystischen Form besteht.

Die Elektronenmikroskopie des Glomerulus zeigt im Frühverlauf des infantilen nephrotischen Syndroms in allen Fällen ein charakteristisches Bild: Die Basalmembran ist extrem dünn, und über ihr breitet sich anstelle der epithelialen Fußfortsätze eine kontinuierliche Schicht epithelialen Zytoplasmas aus. Mit fortschreitender Dauer und zunehmender Schwere der Krankheit tritt eine Mesangiumproliferation und -sklerose auf, und die Basalmembran wird in den meisten Fällen dicker.

**Pathogenese.** Sie ist unbekannt. Es gibt aber eine Reihe von Hypothesen. Man hat an einen Autoimmunmechanismus gedacht, wie er für das nephrotische Syndrom des Kindesalters ebenfalls vermutet wird, wenn auch die Untersuchungen bis heute keine direkte Stütze für diese Theorie liefern konnten. Einer anderen Theorie zufolge soll die Mutter während der Gestation eine Substanz erzeugen, welche die kindliche Niere schädigt. Nach einer dritten Theorie bewirkt eine möglicherweise autosomal rezessiv vererbte Stoffwechselkrankheit beim Säugling die Produktion eines Nierentoxins.

**Prognose.** Sie ist viel ungünstiger als bei der kindlichen Form. Eine ganz charakteristische und sehr entmutigende Erscheinung der frühkindlichen Form ist das fast vollständige Ausbleiben einer Reaktion auf die Adrenokortikosteroidbehandlung. Lediglich in Ausnahmefällen spricht ein Patient auf die Therapie an und übersteht die Krankheit. Ein so günstiger Behandlungserfolg wurde nur bei Säuglingen beobachtet, die ein durch ein bekanntes Toxin verursachtes nephrotisches Syndrom hatten oder die erst gegen Ende des ersten Lebensjahrs erkrankten. Die Mortalität ist daher ungemein hoch, nahe an 100%. Die Überlebensdauer schwankt zwischen wenigen Wochen bei Säuglingen, die an einer Elektrolytentgleisung oder Sepsis sterben, und 8–9 Jahren bei Kindern, die an der fortschreitenden Urämie zugrundegehen.

# Nephrogener Diabetes insipidus

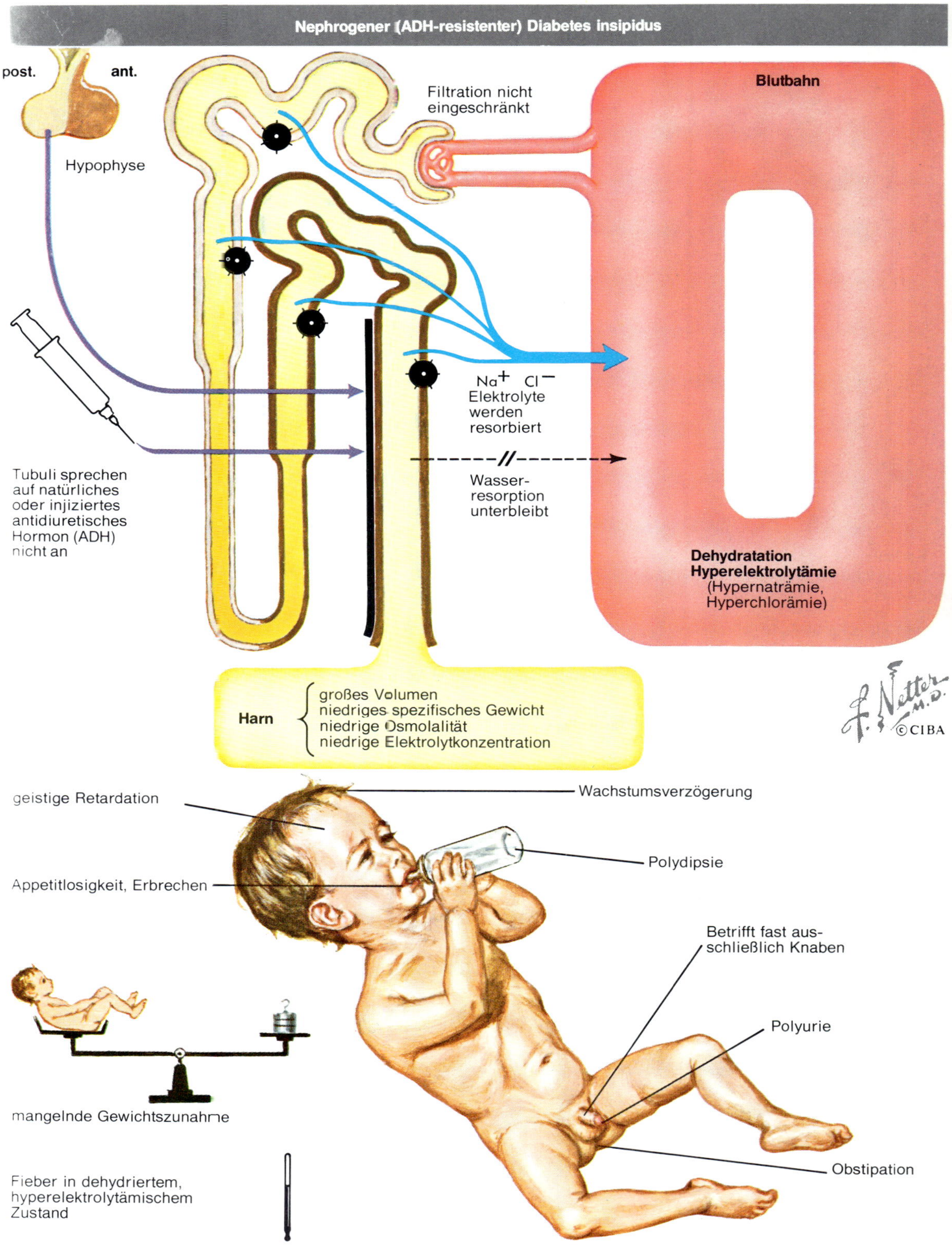


Der nephrogene Diabetes insipidus ist eine seltene erbliche Krankheit, die sich in einer schweren, auf antidiuretisches Hormon (ADH) nicht ansprechenden Polyurie und Hyposthenurie äußert.

Weil die Krankheit fast ausschließlich bei Knaben auftritt und von Erbträgerinnen übertragen wird, nahm man ursprünglich einen rezessiven, an das X-Chromosom gebundenen Erbgang an. Später wurden jedoch Erbträgerinnen mit leichten Harnkonzentrierdefekten entdeckt, und in manchen Familien haben die Mütter und Schwestern der befallenen männlichen Familienmitglieder eine ebenso schwere Form der Krankheit. Diese Beobachtungen sprechen für die jetzige Theorie einer X-gebundenen dominanten Vererbung mit variierender Penetranz bei den hemizygoten Trägerinnen.

Die Störung scheint eindeutig darauf zurückzugehen, daß der distale Abschnitt des Nephrons, besonders das Sammelrohr, unfähig ist, auf endogen produziertes oder exogen zugeführtes ADH zu reagieren. (Die Höhe des Serumspiegels und die im Harn ausgeschiedenen Mengen von endogenem ADH sind normal.) Exogen zugeführtes ADH wird jedoch in größeren Mengen als normal im Harn ausgeschieden, ein Hinweis darauf, daß der grundlegende Defekt vielleicht im Unvermögen des Sammelrohrs liegt, dieses Hormon zu binden. Irgendein ADH-hemmender Wirkstoff konnte nicht nachgewiesen werden.

Die Symptome der Erkrankung entwickeln sich bald nach der Geburt und bestehen in phasenweiser Reizbarkeit, Fieber unklarer Herkunft, Erbrechen, Verstopfung und, bei entsprechendem Angebot, in der Aufnahme übergroßer Trinkmengen. Falls die Eltern (oder der Arzt) durch die Existenz der Krankheit bei einem anderen Familienmitglied bereits alarmiert sind, wird die Störung unter Umständen frühzeitig erkannt. Sonst wird die Diagnose vielleicht erst so spät gestellt, daß schon ein irreparabler Hirnschaden eingetreten ist.

Ein Säugling, der fast unbegrenzte Mengen trinkt, der sogar im dehydrierten Zustand außergewöhnlich nasse Windeln hat und vor allem, der trotz klinischer Dehydratation einen hypotonen Harn ausscheidet, bietet die typischen Symptome eines Diabetes insipidus. Auch Hypernaträmie und Hyperchlorämie sind als Beweise für den starken Wasserverlust zu werten, und es sollte jedes Kind mit hypertoner Dehydratation auf die Möglichkeit eines nephrogenen Diabetes insipidus hin untersucht werden.

Ältere Kinder können sich durch den Schlafmangel infolge der häufigen Nykturie reizbar und matt zeigen. Meist bleibt die körperliche Entwicklung zurück, weil wegen der übergroßen Trinkmengen zu wenig substantielle Nahrung aufgenommen wird. Ein bedauerlich hoher Prozentsatz der Kinder bleibt durch die hypertone Dehydration auch geistig zurück.

Krankheiten, die einen nephrogenen Diabetes insipidus imitieren können, sind tubuläre Azidose (s. S. 248), Hyperaldosteronismus oder eine Hypokalämie aus anderen Gründen, Sichelzellanämie, chronische Niereninsuffizienz (s. S. 113) und obstruktive Uropathie (s. S. 185).

Die Diagnose des Diabetes insipidus basiert auf dem Nachweis, daß der Harn trotz längeren Wasserentzugs hypoton bleibt (in der Regel weniger als [illegible]00 mosm/kg). Daß es sich um einen *nephrogenen* Diabetes insipidus handelt, erweist sich, wenn sich die Hyposthenurie durch eine ADH-Verabreichung nicht korrigieren läßt. Für den ADH-Test verabreicht man zunächst wäßriges ADH in einer Dosierung von 0,5 IE/m² und mißt die Harnkonzentration über 4–6 Stunden. Wenn keine Reaktion eintritt, wird der Test mit bis zu 2 IE/m² wiederholt, um damit den Beweis zu erbringen, daß die Harnkonzentration trotz des durch die höhere Dosis bewirkten Blaßwerdens der Haut nicht zunimmt.

Die Behandlung besteht beim nephrogenen Diabetes insipidus in der Gewährleistung einer ausreichenden Wasserzufuhr durch unbeschränktes Wasserangebot. Das große Harnvolumen läßt sich durch gleichzeitige Einschränkung der Aufnahme von gelösten Substanzen etwas reduzieren.

Manche Patienten reagieren auf Chlorothiazid und andere Diuretika mit einer Verminderung des Harnvolumens und einer Zunahme der Harnkonzentration. Man weiß nicht sicher, was der Grund für diesen paradoxen Effekt der Diuretika ist. Wahrscheinlich beruht er auf Natriumverarmung und dementsprechender Herabsetzung der Natrium-(und möglicherweise Wasser-)Filtration. Die Resorption des filtrierten Natriums im proximalen Tubulus bewirkt eine Reduktion des in das distale Nephron gelangenden Flüssigkeitsvolumens, so daß genügend Flüssigkeit resorbiert werden kann, um eine Abnahme des Harnvolumens und eine Steigerung der Harnkonzentration zu ermöglichen.

# Zystinose

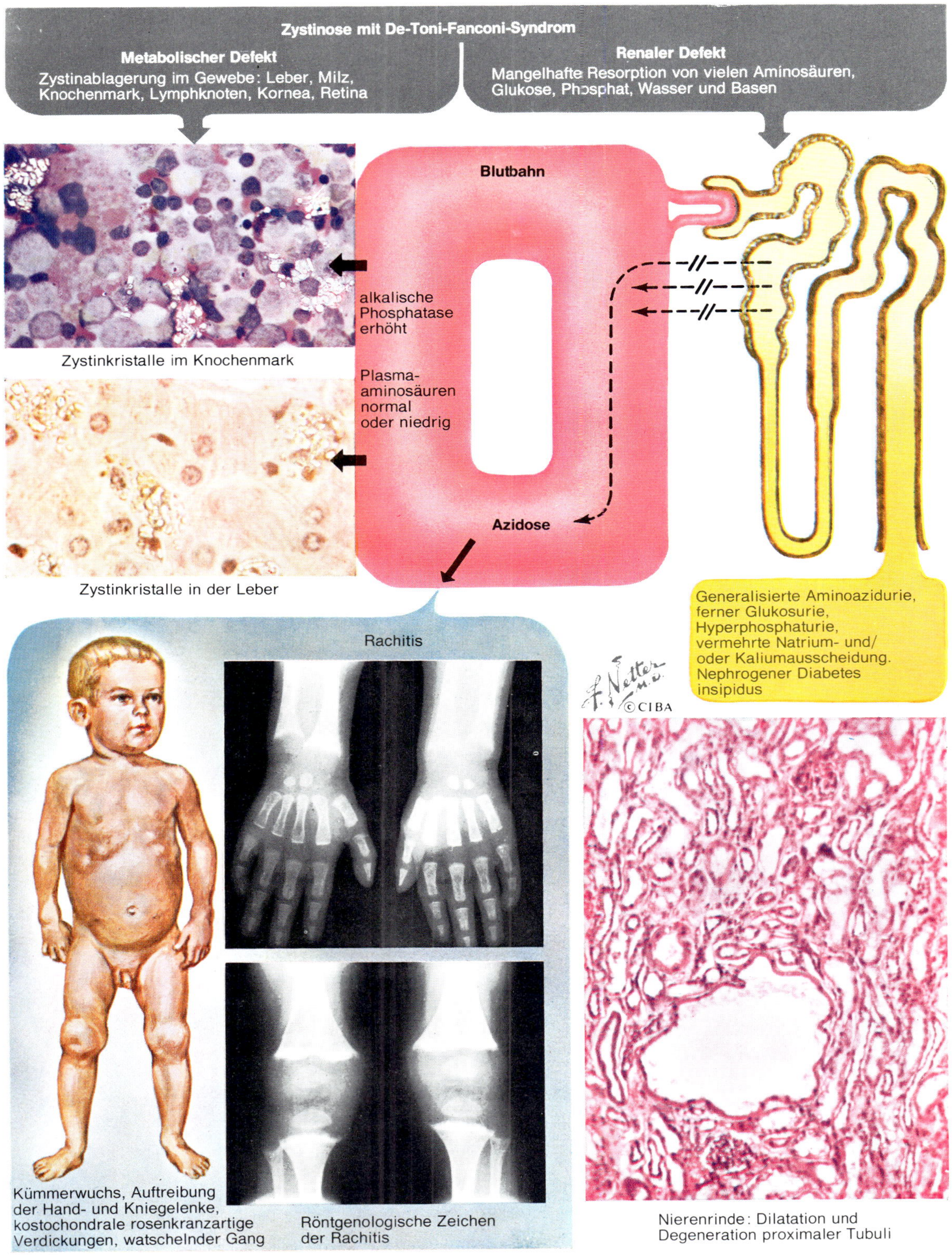


Die Zystinose ist eine seltene angeborene Stoffwechselstörung, die durch ein autosomal rezessives Gen übertragen wird und sich in einer Speicherung von Zystinkristallen im ganzen Körper manifestiert. Bei allen bis jetzt beobachteten Kindern wurde die Zystinose vom Fanconi-Syndrom, einer Dysfunktion des proximalen Tubulus, begleitet. Dieses Syndrom geht mit Glukosurie, Aminoazidurie, Hyperphosphaturie und tubulärer Azidose einher und führt zu Rachitis und Wachstumsstörung im frühen Kindesalter. Die Zystinablagerung bewirkt eine Nierenschädigung mit einem langsamen Abfall der Glomerulusfunktion, der schließlich unausweichlich im ersten oder anfangs des zweiten Lebensjahrzehnts in die Niereninsuffizienz hineinführt.

Die Ursache der Zystinablagerung ist unbekannt. Zystin ist jedoch eine äußerst schlecht lösliche Aminosäure und kann wahrscheinlich schon bei einer geringfügigen Erhöhung seiner Konzentration in der Zelle oder allen Körperflüssigkeiten ausfallen. Zystin sammelt sich vorwiegend in Phagozyten der Leber, der Milz, des Knochenmarks und der Lymphknoten an. Daraus wollte man schließen, daß eine solche Zystinansammlung ein Ausfallen und damit eine Speicherung der Kristalle bewirkt. Nach neueren Untersuchungen ist jedoch der Blutspiegel von zirkulierendem Zystin kaum erhöht. Diese Beobachtung führte zu der Hypothese, daß die Zystinablagerung auf eine abnorme Anreicherung der Aminosäure innerhalb von Zellorganellen, vermutlich Lysosomen, zurückgeht. Diese Theorie besagt auch, daß Zystin in jenen Zellen gespeichert wird, in denen es im Überschuß gebildet wird.

Die frühzeitige Ablagerung von Zystin in den Zellen des proximalen Tubulus, die vermutliche Ursache des Fanconi-Syndroms, wäre mit jeder dieser beiden Theorien erklärbar. Bei der moderneren Theorie bleibt jedoch die Frage offen, warum sich Zystin bevorzugt in Phagozyten und in der fast zellfreien Kornea ansammelt.

Die ernstesten Auswirkungen hat die Zystinspeicherung auf das Nierenparenchym. Das Fanconi-Syndrom wird durch eine Hemmung der Enzyme oder Transportsysteme im proximalen Tubulus contortus hervorgerufen. Später kommt es zu interstitieller Fibrose und Hyalinisierung von Glomeruli, die zur fortschreitenden Niereninsuffizienz führen.

Die klinischen Folgeerscheinungen der Zystinspeicherung in der Niere sind nicht zu übersehen. In der Regel treten bereits im ersten Lebensjahr Krankheitszeichen auf, und zwar Wachstumsverzögerung, Appetitlosigkeit, Polyurie und Polydipsie, Obstipation und Hitzeintoleranz. Radiologisch läßt sich zumeist in den beiden ersten Lebensjahren eine Rachitis feststellen. Oft zeigt sich auch, daß das Knochenalter hinter dem Lebensalter zurückbleibt.

Zystinkristalle in der Hornhaut sind bei sorgfältiger Spaltlampenuntersuchung unter Umständen schon um den 6. Lebensmonat zu erkennen. Später, wenn die Zystinmenge größer ist, genügt dazu die Ophthalmoskopie.

Haar und Haut können sehr hell sein, oft viel heller als bei Eltern oder Geschwistern, und bei vielen Zystinosekindern wurde ein »Cherubsgesicht« (Engelsgesicht) beschrieben.

Fast konstante Befunde bei der Zystinose und dem Fanconi-Syndrom sind eine Glukosurie ohne Hyperglykämie, eine Aminoazidurie ohne Vermehrung der Blutaminosäuren, eine Azidose mit alkalischem Harn, eine Hypokalämie, eine Hypophosphatämie und eine Erhöhung der alkalischen Serumphosphatase. Nierenfunktionsuntersuchungen zeigen, daß die mit der Inulin- oder Kreatinin-Clearance gemessene glomeruläre Filtration zumeist vermindert und die PAH-Clearance sowie das $Tm_{PAH}$ stark herabgesetzt sind.

Eine spezifische Behandlung der Zystinspeicherung gibt es nicht; Ziel der Therapie sind die Sekundärerscheinungen, die das Fanconi-Syndrom ausmachen. Zur Behebung der Azidose und der Hypokalämie gibt man Natrium und Kaliumzitrat, zur Bekämpfung der Rachitis Vitamin D in hohen Dosen und Kalziumzulagen (s. S. 113–122). Damit kann der Patient bis zum urämischen Stadium der Krankheit beschwerdefrei bleiben, wenn auch das Wachstum eventuell gehemmt ist. In Einzelfällen wurde eine Nierentransplantation durchgeführt, die offenbar in Zystinosefällen potentiellen Wert hat.

In der ersten Lebenszeit droht beständig eine tödliche Elektrolytentgleisung, besonders Azidose und Hypokalämie. Die überlebenden Kinder erwartet mit Gewißheit eine langsam fortschreitende Einschränkung der Nierenfunktion und der Urämietod, falls nicht Dauerdialyse oder Nierentransplantation möglich ist.

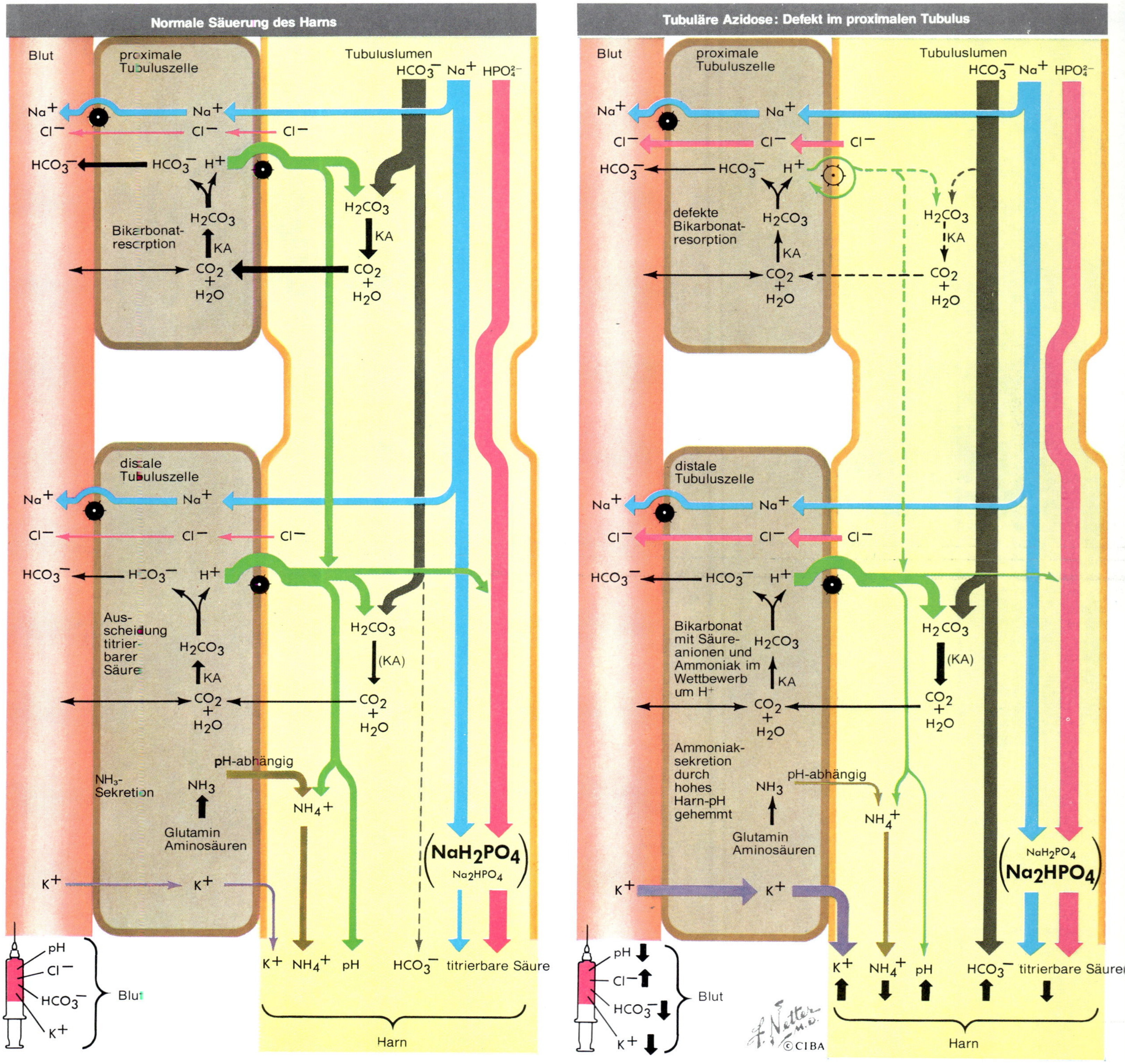


# Renale tubuläre Azidose

Bei der renalen tubulären Azidose (RTA) sind die renalen Mechanismen zur Säureausscheidung nicht imstande, das Säure-Basen-Gleichgewicht im Organismus zu wahren, so daß sich eine generelle Azidose entwickelt (s. a. S. 61–64 und Tafel 26).

Es werden nach der vermutlichen Stelle des metabolischen Defekts zwei Formen der tubulären Azidose unterschieden. Ob eine solche Unterscheidung zu Recht besteht, ist nicht sicher; sie bildet aber eine geeignete Basis für die Erklärung biochemischer Varianten.

**Proximale tubuläre Azidose.** Sie beruht vermutlich auf einem Defekt des Bikarbonatresorptionsmechanismus im proximalen Tubulus. Es wird angenommen, daß wegen der mangelhaften Bikarbonatresorption im proximalen Tubulus zuviel Bikarbonat in den distalen Tubulus übertritt. Diese Überschwemmung der Säuerungsmechanismen im distalen Tubulus mit Bikarbonat verursacht eine Bikarbonatausscheidung in den Harn und behindert kompetitiv auch die distalen Säuerungsmechanismen. Dadurch wird die Bildung titrierbarer Säure aus Phosphat und anderen Harnpuffern sowie die Bildung von Ammoniumionen aus Ammoniak verhindert. Die Folgen sind gesteigerte Bikarbonatausscheidung, verminderte Ausscheidung von titrierbarer Säure und Ammonium und Erhöhung des Harn-pH-Werts. Auch die Kaliumausscheidung nimmt stark zu.

**Distale tubuläre Azidose.** Sie gilt als Defekt der normalerweise im distalen Tubulus stattfindenden Reaktionen. Die Bikarbonatresorption im proximalen Tubulus ist dabei vermutlich normal. Statt dessen ist die Fähigkeit zur Säuerung der Harnpuffer beeinträchtigt, möglicherweise weil der distale Tubulus außerstande ist, Wasserstoffionen gegen einen ungünstigen Konzentrationsgradienten zu sezernieren. (Die distale RTA wird manchmal Gradienten-RTA genannt; s. S. 115). Das Harnphosphat verbleibt daher in der dibasischen Form ($HPO_4^{2-}$), statt in die monobasische Form ($H_2PO_4^-$) umgewandelt zu werden. Andere Puffer verbleiben in der Kombination mit anderen Kationen als Wasserstoff, so daß eine Ammonium-($NH_4^+$-)Sekretion, für die Wasserstoffionen zur Bindung von Ammoniak ($NH_3$) notwendig sind, nicht vor sich gehen kann. Wie bei der proximalen RTA sind die Kaliumsekretion und die Bikarbonatexkretion stark gesteigert, die Exkretion von titrierbarer Säure und Ammonium vermindert und der Harn-pH-Wert erhöht. *Ein* pathophysiologi-

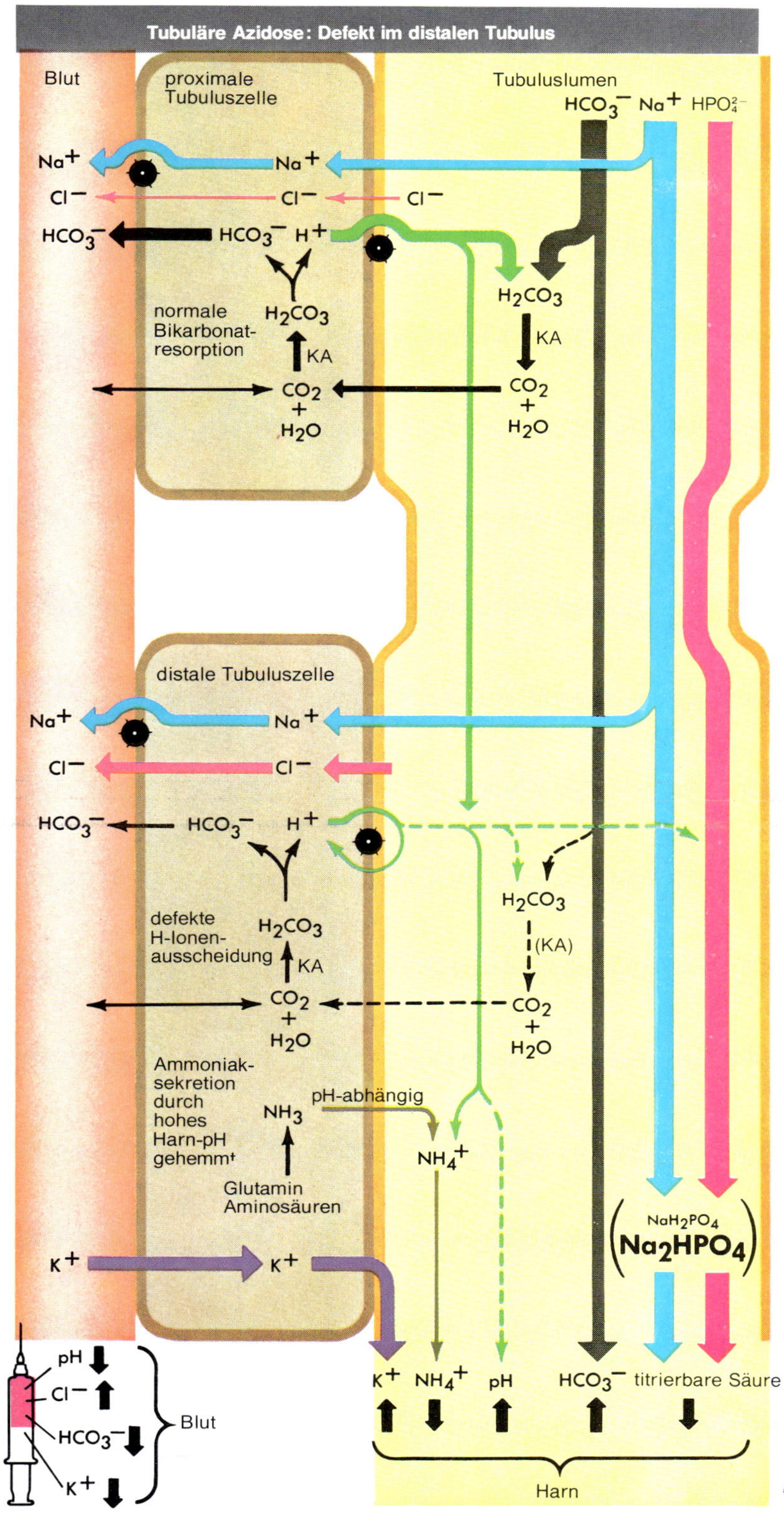


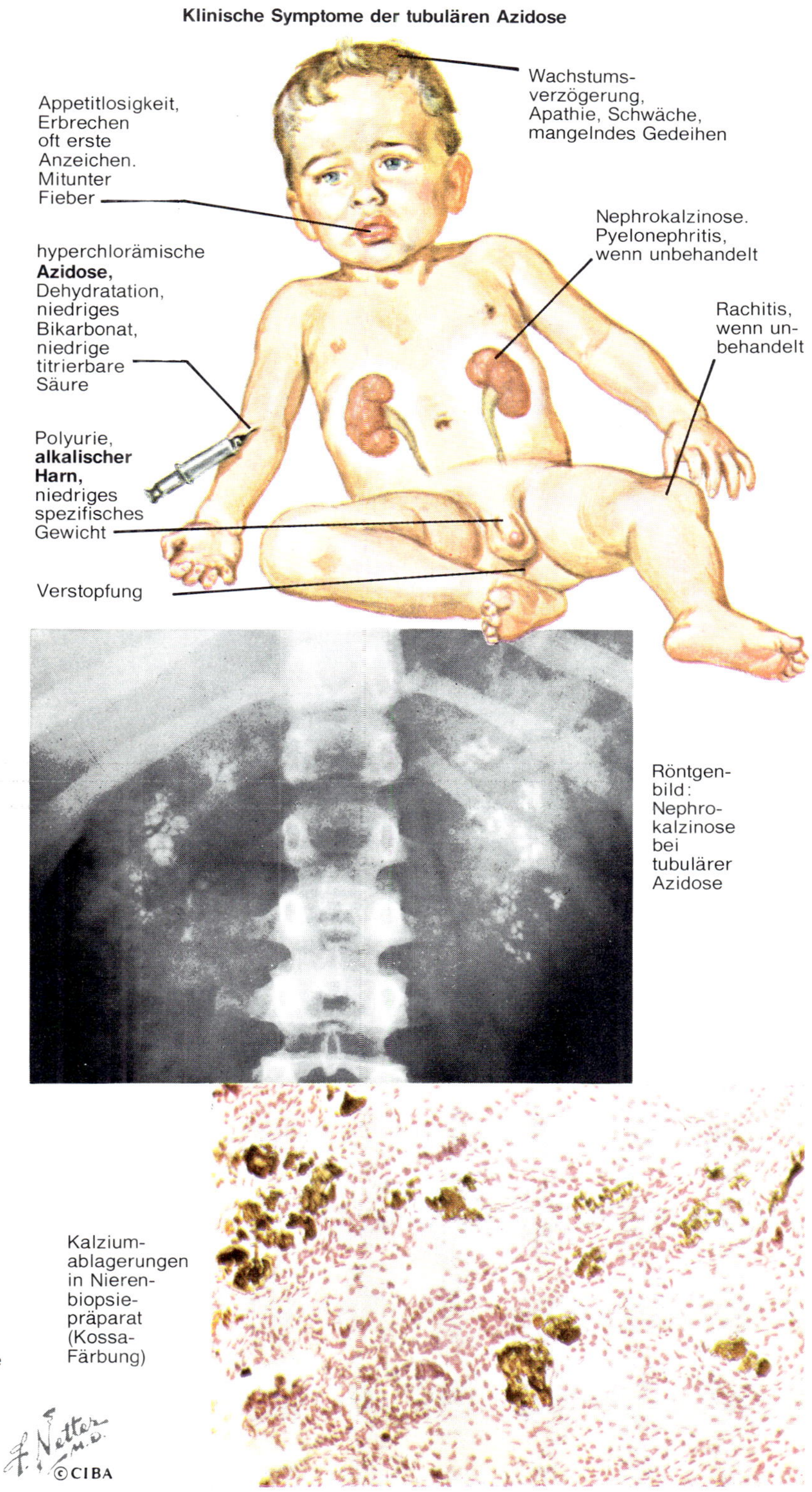


scher, offenbar verläßlicher Unterschied zwischen den beiden Formen ist jedoch, daß das Bikarbonat-Tm und die Bikarbonatschwelle bei der proximalen RTA herabgesetzt, bei der distalen RTA aber normal sind.

Als Folge der Azidose und des sekundären Hyperparathyreoidismus kommt es bei der RTA zu Rachitis und Nephrokalzinose (s. S. 117–120).

**Klinische Befunde.** Die Initialsymptome bei Manifestation im Säuglingsalter bestehen gewöhnlich in Erbrechen, Appetitlosigkeit, Fieber, Polyurie und Dehydration. Innerhalb von ein paar Monaten wird die Wachstumsstörung oft schon augenfällig, zugleich mit zunehmender Apathie, Schwäche und Dystrophie. In den folgenden Monaten treten Nephrokalzinose und Rachitis auf.

Wenn die Krankheit erst im späteren Kindesalter beginnt, sind die Initialsymptome gewöhnlich mangelndes Wachstum, rachitische Veränderungen und eine Harntraktinfektion. Manchmal wird aber über eine hypokalämiebedingte Schwäche oder sogar Paralyse geklagt.

Blutchemische Veränderungen sind Senkung des Serumbikarbonats und des pH-Werts sowie Erhöhung des Serumchlorids. Oft ist eine Hypokalämie vorhanden, desgleichen rachitisbedingte Befunde, wie normales Serumkalzium, niedriger Serumphosphor und erhöhte alkalische Serumphosphatase.

Im Harn finden sich ein relativ alkalisches pH, niedrige titrierbare Azidität und geringer Ammoniumgehalt. Bei einer proximalen Form mit ausgeprägter Azidose kann der Harn-pH-Wert relativ niedrig sein. Doch sogar in einem solchen Fall wird der Harn bei nur teilweiser Korrektur der Azidose meist alkalisch, während das Serumbikarbonat und der pH-Wert niedrig bleiben. Polyurie und Harnkonzentrierschwäche sind häufig.

**Behandlung.** Die Therapie der tubulären Azidose ist in der Regel nicht schwierig, falls nicht eine komplizierende Nephrokalzinose und Pyelonephritis hinzukommen. Durch die Korrektur der Azidose mit Natriumzitrat oder anderen Natriumsalzen und mit ausreichender Kaliumzufuhr gelingt es im allgemeinen, den Patienten im Elektrolytgleichgewicht zu halten, so daß normales Wachstum und eine normale Entwicklung möglich sind. (Bei proximaler RTA sind eventuell höhere Zitratdosen nötig als bei distaler RTA.) Gegen die Rachitis ist unter Umständen eine hochdosierte Vitamin-D-Behandlung erforderlich.

Die Kalkablagerungen bei Nephrokalzinose werden manchmal nach einer längeren Alkalitherapie resorbiert; in anderen Fällen scheint die Nephrokalzinose permanent zu sein. Die Prognose hängt letzten Endes davon ab, wie ausgedehnt der Nierenschaden bereits vor der Behandlung war und wieweit er noch durch die Alkalitherapie rückgängig gemacht werden kann.

Sektion VIII

# Behandlungsverfahren

von

Frank H. Netter, M.D.

unter Mitarbeit von

G. M. Berlyne, M.D., F.R.C.P. Tafel 5

Paul J. Cannon, M.D. Tafel 1–4

Michael E. DeBakey, M.D. Tafel 16–17

John P. Merrill, M.D. Tafel 12–15

J. U. Schlegel, M.D. Tafel 18–19

George E. Schreiner, M.D. Tafel 6–11

# Diuretika

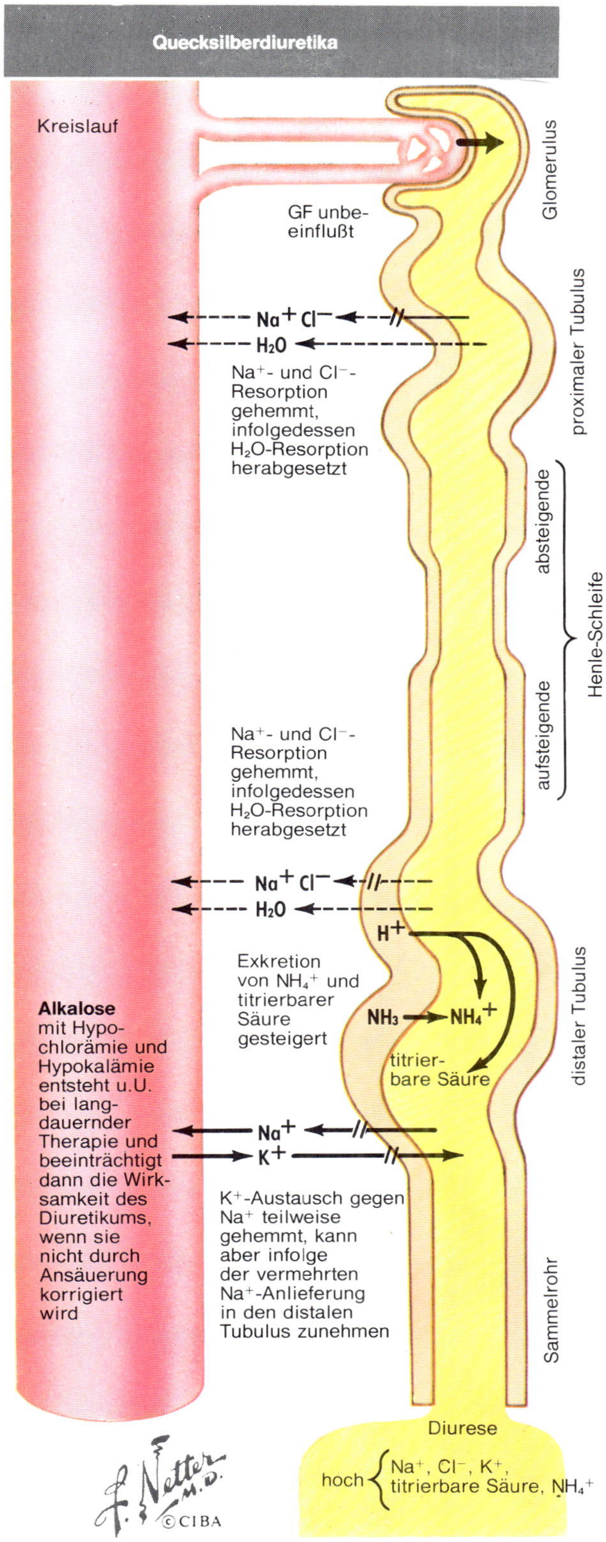


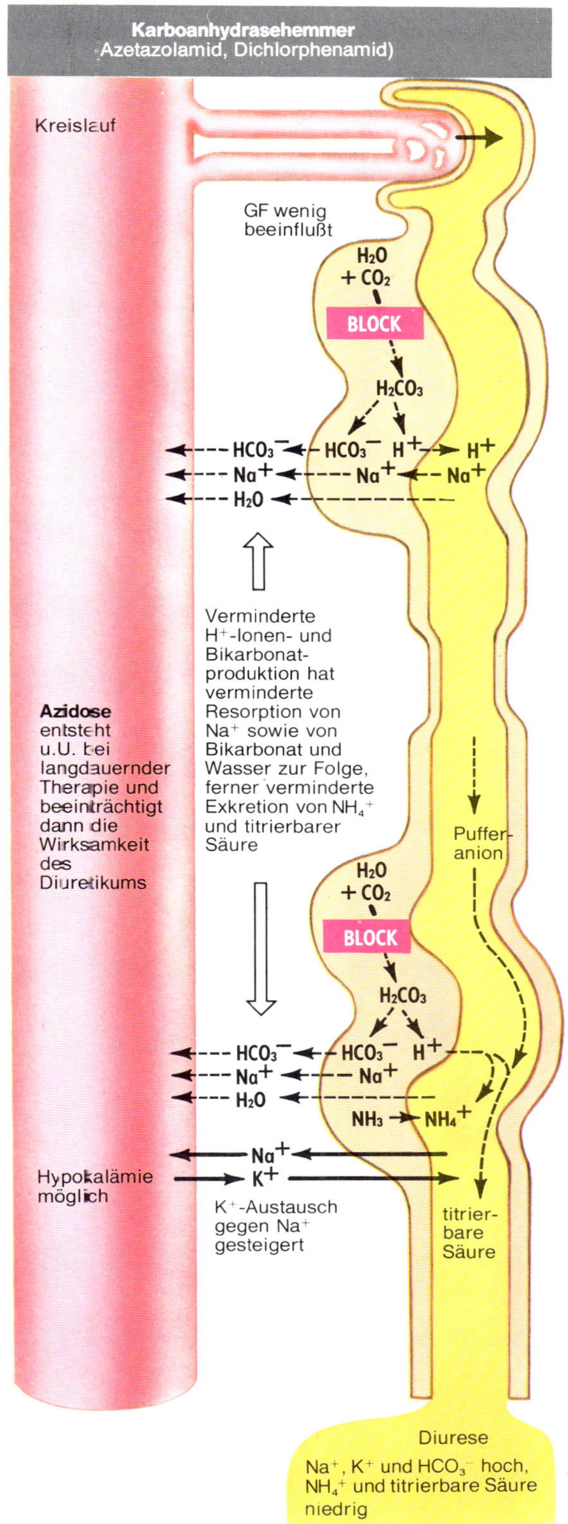


Die Entwicklung von Pharmaka, welche die Diurese durch Hemmung der tubulären Natriumresorption fördern, brachte einen bedeutenden Fortschritt in der Therapie der Herzinsuffizienz, des zirrhosebedingten Aszites und des nephrotischen Syndroms.

Jede Diuretikagruppe hat ihren spezifischen Angriffspunkt in den Transportprozessen der verschiedenen Nephronabschnitte. Man kann von jedem Diuretikum charakteristische Auswirkungen auf das Elektrolyt- und Säure-Basen-Gleichgewicht erwarten. Es ist daher möglich, viele der diuresebedingten Säure-Basen-Verschiebungen vorauszusehen und abzuwenden. Die Berücksichtigung der *Angriffspunkte* erleichtert auch die Wahl von Diuretikakombinationen im Fall einer Resistenz von Ödemen gegen eine einzelne Verbindung.

## Quecksilberdiuretika

Die Anfang dieses Jahrhunderts entwickelten Quecksilberdiuretika wurden im allgemeinen intramuskulär verabreicht. Sie bewirken eine kräftige, 12–24 Stunden anhaltende Diurese, beeinflussen die glomeruläre Filtration (GF) nicht, hemmen aber die tubuläre Resorption von Natrium und Chlorid. Mikropunktionsexperimente jüngeren Datums sowie die Fähigkeit vieler organischer Quecksilberverbindungen, eine isotone Diurese zu provozieren, sprechen für einen Angriffspunkt im aufsteigenden Schenkel der Henle-Schleife und im distalen Tubulus.

Die Quecksilberdiuretika hemmen im distalen Tubulus partiell die Natriumchloridresorption und den Austausch von intratubulärem Natrium gegen Kalium, greifen aber dabei nicht in den Natrium-Wasserstoffionen-Austausch ein. Da aber durch die Hemmung der Natrium- und Chloridresorption im proximalen Tubulus und in der Henle-Schleife während der Diurese mehr Natrium in den distalen Tubulus gelangt, können die Kalium- und die Wasserstoffionenausscheidung im Harn ansteigen.

Durch die Quecksilberdiuretika können eine Hypokalämie und eine hypochlorämische metabolische Alkalose ausgelöst werden. Die Alkalose hat zur Folge, daß die Quecksilberdiuretika eine weitere Natriumausscheidung nicht mehr wirksam vorantreiben können. Mit Gaben von Ammoniumchlorid und Azetazolamid, die Hyperchlorämie und metabolische Azidose erzeugen, läßt sich die Ansprechbarkeit auf die Diuretika wiederherstellen.

## Karboanhydrasehemmer

Karboanhydrasehemmende Sulfonamide wurden als erste oral applizierbare diuretische Wirkstoffe eingeführt.

Die Karboanhydrasehemmer, die wenig Einfluß auf das GF haben, setzen die Bildung von Kohlensäure aus Kohlendioxid und Wasser in den Zellen des proximalen und distalen Tubulus herab. Sie bewirken, daß weniger Wasserstoffionen für die Sekretion in das Tubuluslumen zur Verfügung stehen, so daß der Natrium-Wasserstoffionen-Austausch abnimmt. Dadurch wird die Resorption von filtriertem Natrium und Bikarbonat in den proximalen Tubuli gehemmt, was die Diurese fördert (s. S. 61–64).

Weil Natrium, das in den proximalen Tubuli nicht resorbiert wurde, im aufsteigenden Schenkel der Henle-Schleife und in den distalen Tubuli selektiv resorbiert wird, ist der Harn hypoton, enthält aber sowohl Natrium als auch Bikarbonat. Die Chloridausscheidung bleibt ziemlich unverändert, aber infolge des verringerten Natrium-Wasserstoffionen-Austausches sind die titrierbare Säure und das Ammonium im Harn vermindert. Die gesteigerte distale Resorption von Natrium im Austausch gegen Kalium kann eine Hypokalämie auslösen.

Da die maximale Natriurese weniger als 2% des filtrierten Natriums ausmacht, sind Karboanhydrasehemmer milde Diuretika und werden heute kaum als Hauptmittel in der Ödemtherapie eingesetzt. Bei erhöhter Plasmabikarbonat-Konzentration, z.B. bei metabolischer Alkalose oder Cor pulmonale, läßt sich jedoch mit intermittierenden Gaben von Karboanhydrasehemmern eine Steigerung der Natriumexkretion erzielen.

Etwa 48 Stunden nach der Verabreichung von Karboanhydrasehemmern kann sich wegen der verminderten Wasserstoffionenausscheidung eine hyperchlorämische metabolische Azidose entwickeln. In diesem

*(Fortsetzung auf Seite 254)*

## Diuretika

*(Fortsetzung von Seite 253)*

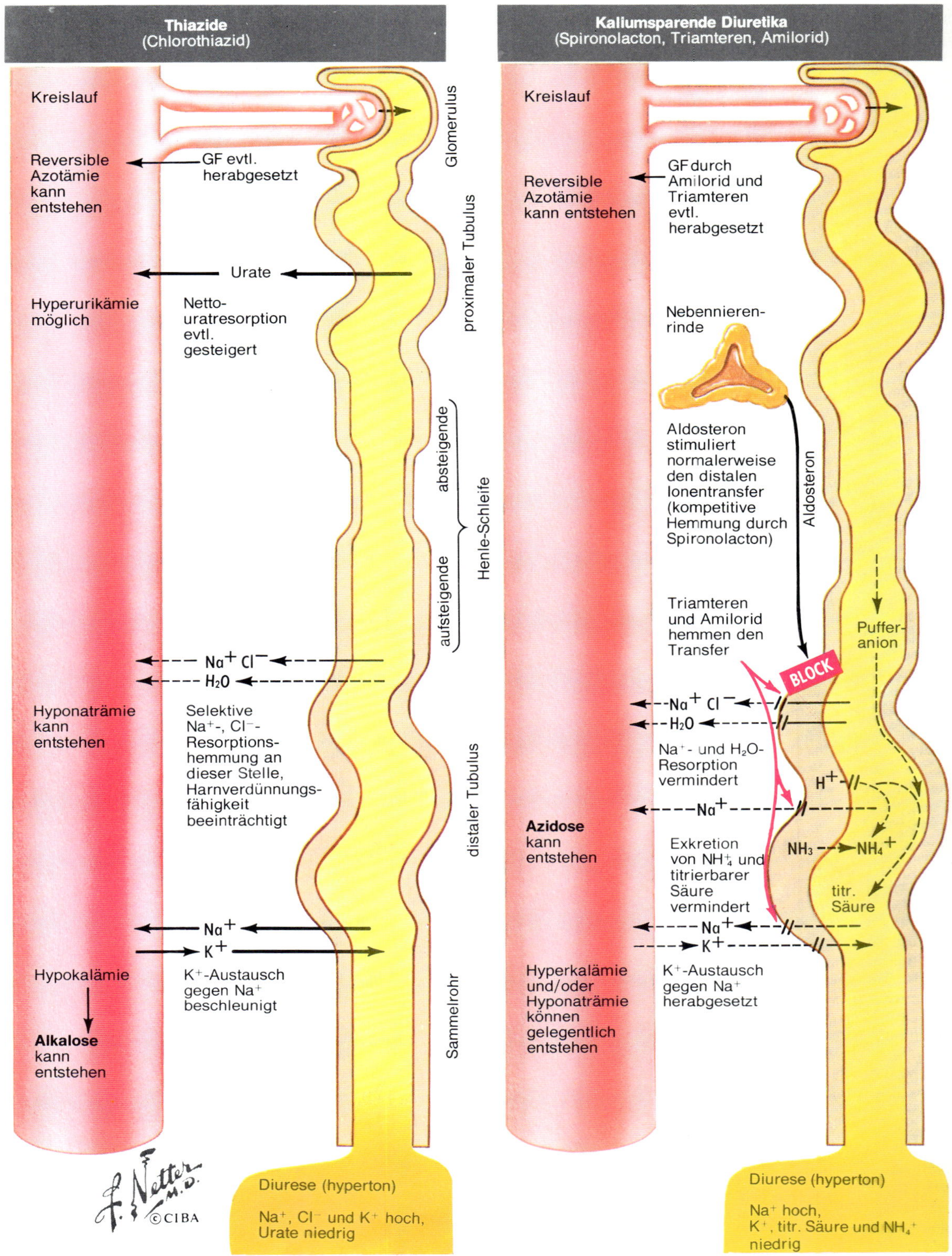


Fall geht die natriuretische Wirkung verloren.

Karboanhydrasehemmer schränken eine durch Quecksilberdiuretika provozierte Diurese ein, fördern oder potenzieren jedoch die Wirkung von Diuretika, deren Hauptangriffspunkt hinter den proximalen Tubuli liegt.

## Thiazide (chloruretische Sulfonamide)

Chlorothiazid, das erste chloruretische Sulfonamid, wurde 1958 eingeführt. Es ist eine Substanz aus der Gruppe der Benzothiadiazide – einfacher Thiazide genannt. Sie gehören zu den wirkungsvollsten und für die Behandlung von Ödemen und diastolischer Hypertonie meistverwendeten oralen Diuretika. Die Wirkungsdauer von Chlorothiazid beträgt 6–12 Stunden, aber einige Derivate erzeugen eine 12–72 Stunden anhaltende Diurese.

Diese Mittel bewirken eine energische Hemmung der Natrium- und Chloridresorption im aufsteigenden Schenkel der Henle-Schleife und distalen Tubulus (s. S. 51–59). Dadurch tragen sie unter Umständen bei ödematösen Patienten, die viel Flüssigkeit zu sich nehmen, zur Entwicklung einer Verdünnungshyponaträmie bei. Das Harnkonzentriervermögen wird aber von den Thiaziden nicht beeinträchtigt.

Der Natrium-Kalium-Austausch im distalen Tubulus ist während der Thiaziddiurese vermehrt, so daß Kaliumverarmung und Hypokalämie eintreten. Dieser Komplikation kann man insbesondere bei Digitalistherapie mit oralen Kaliumzulagen oder gleichzeitiger Gabe von kaliumsparenden Mitteln begegnen.

Zum Unterschied von den Karboanhydrasehemmern führen die Thiazide nicht zur Azidose, eventuell aber zu einer leichten metabolischen Alkalose mit Hypokalämie. Die Netto-Wasserstoffionenexkretion steigt während der ersten Behandlungstage nicht merklich, möglicherweise aufgrund einer geringgradigen Karboanhydrasehemmung.

Niedrig dosierte orale Thiazidgaben fördern die Uratresorption und können bei Disposition eine Hyperurikämie und Gichtarthritisanfälle provozieren. Bei hochdosierter intravenöser Verabreichung wirken die Thiazide dagegen fördernd auf die Harnsäureausscheidung.

## Kaliumsparende Diuretika

Das Nebennieren-Mineralokortikoid Aldosteron bewirkt eine leichte Zunahme der Natrium- und Chloridresorption im distalen Nephron und beschleunigt außerdem die Resorption von Natrium im Austausch gegen Kalium und Wasserstoffionen im distalen Tubulus und Sammelrohr. Infolgedessen wird mehr Kalium, titrierbare Säure und Ammonium ausgeschieden.

Es wurden zwei Typen von Verbindungen eingeführt, die entweder Wirkungsantagonisten des Aldosterons sind oder eine im Endeffekt ähnliche Auswirkung auf die Elektrolytausscheidung haben. Spironolacton, eine Verbindung der ersten Art, ist ein kompetitiver Inhibitor von Aldosteron an seinen renalen Angriffspunkten, beeinflußt aber bei einem Ausfall der Nebennierenfunktion die Elektrolytausscheidung nicht. Typische Beispiele für Verbindungen der zweiten Art sind Triamteren und Amilorid. Diese Pharmaka hemmen die tubuläre Resorption von Natrium und Chlorid im distalen Nephron direkt und beeinträchtigen auch die distale Kalium- und Wasserstoffionensekretion. Beide erzeugen Natriurese, Kaliumretention und verminderte Wasserstoffionenexkretion, auch bei einem Verlust der Nebennierenfunktion.

Spironolacton hat auf die renale Hämodynamik wenig Einfluß, Triamteren und Amilorid setzen aber eventuell das GF herab. Alle drei Substanzen beeinträchtigen die Harnverdünnung und reduzieren die Kalium- und Wasserstoffionenexkretion.

Die natriuretische Wirkung dieser Mittel ist zwar gering, doch kann der kumulative diuretische Effekt nach längerer Verabreichung nachhaltig sein, besonders bei Patienten mit erheblicher Aldosteronhypersekretion, wie sie bei Zirrhose mit Aszites oder beim nephrotischen Syndrom vorkommen kann. Diese im distalen Nephron angreifenden Diuretika sind besonders wirksam in Kombination mit anderen, die Natriumresorption mehr proximal hemmenden Diuretika. Wenn die kaliumsparenden Mittel zum Beispiel mit Quecksilberdiuretika, Thiaziden, Etacrynsäure oder Furosemid kombiniert werden, bleibt Kalium erhalten, und die Natriumausscheidung nimmt zu.

Diese Substanzen, besonders Triamteren und Amilorid, lösen unter Umständen durch die Herabsetzung des GF eine reversible Azotämie aus. Eine Hyperkalämie kann besonders bei Patienten mit Nierenparenchymerkrankungen auftreten, eine metabolische Azidose bei Leber- oder Niereninsuffizienz. Selten entwickelt sich auch eine Hypernaträmie aufgrund des verminderten Natriumtransports in den wasserimpermeablen Abschnitten des distalen Nephrons.

## Etacrynsäure und Furosemid

Etacrynsäure und Furosemid sind zwei diuretisch hochwirksame Verbindungen, die zur Behandlung von Ödemen oral oder parenteral verabreicht werden können. Sie verlieren auch dann ihre Wirkung nicht, wenn das Ödem von Elektrolyt- oder Säure-Basen-Störungen oder von einer Azotämie begleitet wird. Intravenös verabreicht eignen sich beide Substanzen zur Behandlung des Lungenödems.

Obwohl die Etacrynsäure von der Aryloxyessigsäure, Furosemid aber von der Anthranilsäure abstammt, sind sie in ihren pharmakologischen Eigenschaften bemerkenswert ähnlich. Sie erzeugen nach der oralen Verabreichung eine Diuresesteigerung mit einem Maximum nach zwei Stunden, die 6–12 Stunden anhält; bei intravenöser Injektion setzt fast sofort eine Diurese ein, mit einem Maximum nach 30–60 Minuten.

Beide Substanzen beeinflussen in der üblichen Dosierung das GF nicht signifikant. In hohen Dosen können sie jedoch eine Erweiterung der Nierengefäße bewirken, was bei Oligurie und/oder Nierenparenchymerkrankungen unter Umständen vorteilhaft ist.

Sie erzeugen einen starken Anstieg der Natrium- und Chloridausscheidung sowie eine geringere, aber signifikante Zunahme der Kaliumausscheidung. Beide Substanzen schränken die Verdünnungs- und Konzentrierfähigkeit der Niere ein, und man nimmt daher an, daß sie die Natriurese hauptsächlich durch Hemmung der Chlorid- und Natriumresorption im aufsteigenden Schenkel der Henle-Schleife fördern. Mikropunktionsuntersuchungen sprechen dafür, daß außerdem die Natriumresorption im proximalen Tubulus beeinflußt wird.

Während der Etacrynsäure- oder Furosemiddiurese bei kardialen, zirrhotischen oder nephrotischen Ödemen können bis zu 30% des filtrierten Natriums ausgeschieden werden. Da mehr Natrium in das distale Nephron gelangt, sind auch der Natrium-Kalium- und der Natrium-Wasserstoffionen-Austausch beschleunigt. Der dementsprechende Kalium- und Wasserstoffionenverlust führt eventuell zu Kaliumverarmung und metabolischer Alkalose.

Das Ausmaß der Kaliumverarmung während der Etacrynsäure oder Furosemiddiurese scheint mit der Höhe der Aldosteronproduktion in Verbindung zu stehen. Bei einer gegebenen Natriumausscheidung ist der Kaliumverlust bei einem höheren Serumaldosteronspiegel größer. Es läßt sich daher durch die Kombination jedes dieser in der Henle-Schleife angreifenden Diuretika mit einem aldosteronantagonistischen oder anderen kaliumsparenden Diuretikum nicht nur die Natriumausscheidung steigern, sondern auch der Kaliumverlust bedeutend einschränken.

Zu einer durch die vermehrte Netto-Säureexkretion bedingten metabolischen Alkalose kommt es bei Furosemid etwas seltener als bei Etacrynsäure, da Furosemid eine schwache karboanhydrasehemmende Wirkung besitzt. Kofaktoren für die Entwicklung einer metabolischen Alkalose bei Ödempatienten, die mit diesen Mitteln behandelt werden, sind eventuell die Kaliumverarmung und die unproportionalen Chloridverluste. Diese haben zur Folge, daß das Chlorid-Bikarbonat-Verhältnis im Harn höher ist, als den normalen Verhältnissen in der Extrazellulärflüssigkeit entspricht.

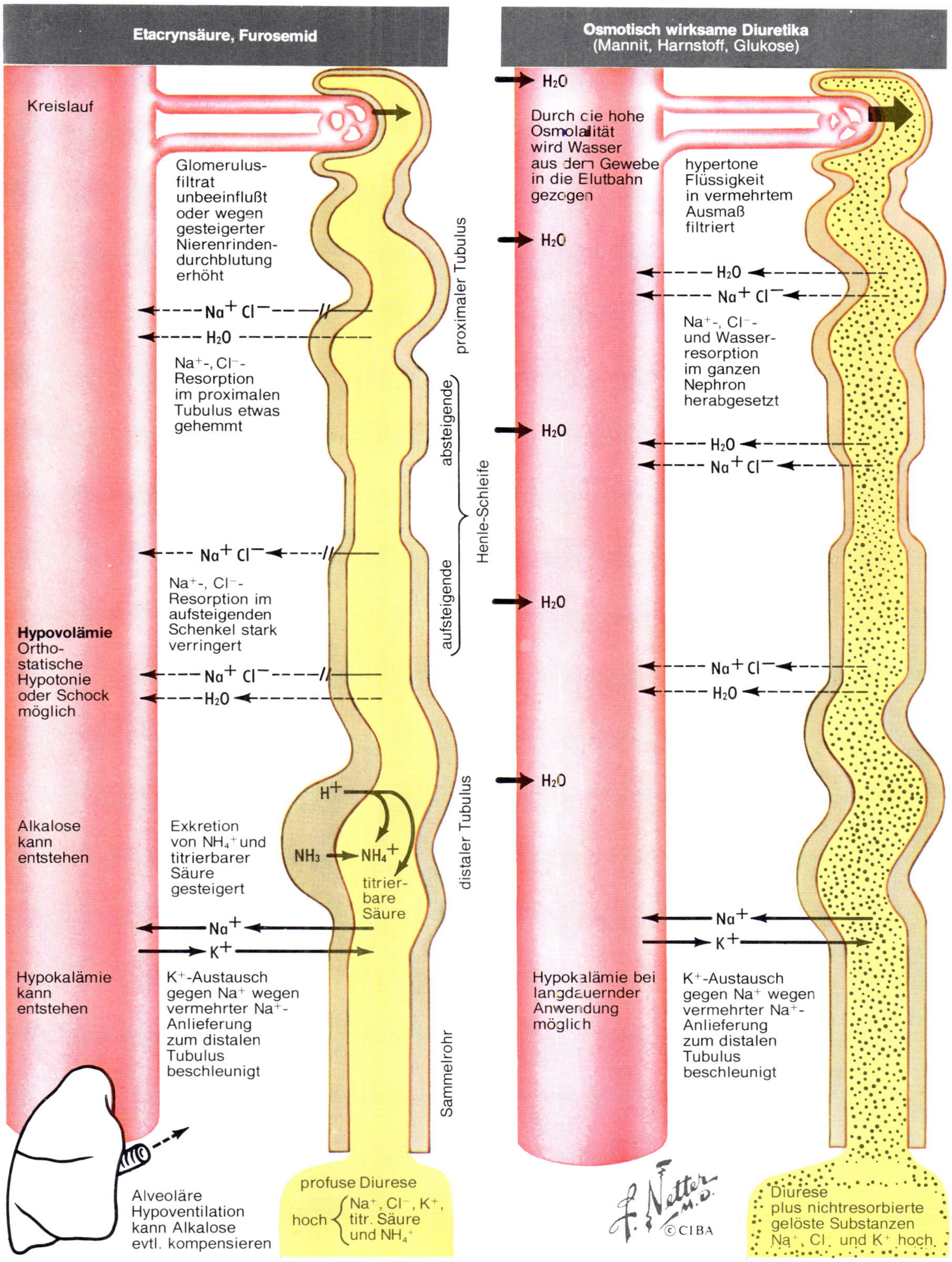


Furosemid und Etacrynsäure steigern bei intravenöser Verabreichung die Uratausscheidung, verursachen aber bei längerer oraler Anwendung Uratretention und Hyperurikämie.

Beide Substanzen können in hoher Dosierung bei Nierenkranken ototoxisch wirken. Bei Diabetikern wurde nach Furosemidbehandlung ein Anstieg des Blutzuckerspiegels beobachtet.

Da eine allzu rasche und ausgiebige Diurese eine orthostatische Hypotonie und einen Schock auslösen kann, sollte man eine Etacrynsäure- oder Furosemidbehandlung vorsichtig einleiten und vor Beginn einer Langzeittherapie zuerst das Ansprechen auf eine Einzeldosis prüfen.

Sehr hohe Furosemidgaben bis zum 15fachen der üblichen Einzeldosis können auch bei fortgeschrittener Niereninsuffizienz noch diuretisch wirken, wenn andere Diuretika schon ineffektiv geworden sind. Die Niereninsuffizienz wird durch die erhöhte Wasserausscheidung aber nicht beeinflußt.

## Osmotisch wirksame Diuretika

Werden Substanzen wie Harnstoff oder Mannit in höherer Konzentration parenteral appliziert, so bewirkt die Erhöhung des osmotischen Druckes im Blut einen Abstrom von interstitieller Flüssigkeit in die Blutbahn. Nach Übertritt der Substanz in den interstitiellen Raum kommt es auch zum Wasseraustritt aus den Zellen. Dieses Phänomen begründet ihre Anwendung zur dehydrierenden Therapie bei hydropischen Zuständen, insbesondere beim Hirnödem.

Ihre Wirkung an der Niere besteht in der Erzeugung einer osmotischen Diurese durch Verminderung der tubulären Wasserresorption. Dadurch kommt es gleichzeitig zu reduzierter Natrium- und Chloridresorption im proximalen Tubulus. Es gelangt mehr Natrium in das distale Nephron, und es steigt die Kalium- und Wasserstoffionenausscheidung. Hyponaträmie, Hypokalämie und Alkalose können entstehen. Diese kombi-

(Fortsetzung auf Seite 256)

**Zusammenstellung der Diuretikawirkung und -therapie**

| Medikament → | Quecksilberverbindungen (z.B. Merallurid, Chlormerodrin) | Karboanhydrasehemmer (z.B. Azetazolamid, Dichlorphenamid) | Thiazide (z.B. Chlorothiazid) | Kaliumsparende Diuretika (z.B. Spironolacton, Triamteren, Amilorid) | Etacrynsäure und Furosemid | Osmotisch wirksame Diuretika (z.B. Mannit) |
|---|---|---|---|---|---|---|
| Weg der Verabreichung | intramuskulär | oral | oral | oral | oral oder parenteral | intravenös |
| Hauptangriffspunkte | proximale und/oder distale Tubuli und Henle-Schleife | proximale Tubuli | Henle-Schleife und distale Tubuli in der Nierenrinde | distale Tubuli, Sammelrohre | aufsteigender Schenkel der Henle-Schleife | proximale Tubuli, aufsteigender Schenkel der Henle-Schlefie |
| Haupteffekt auf die Natriumresorption | Blockieren die isosmotische $Na^+$-, $Cl^-$-Resorption | Reduzieren die $H^+$-Sekretion und die $Na^+$-, $HCO_3^-$- Nettoresorption durch Hemmung der Karboanhydrase | Hemmen die selektive $Na^+$-, $Cl^-$-Resorption im distalen verdünnenden Segment (Harnverdünnung beeinträchtigt) | Spironolacton: kompetitiver Antagonist der aldosteronstimulierten $Na^+$-Resorption mit $Cl^-$ und der $Na^+$-Resorption im Austausch gegen $H^+$ und $K^+$<br>Triamteren und Amilorid: hemmen direkt die distale $Na^+$-, $Cl^-$-Resorption und den distalen $Na^+$-Austausch gegen $H^+$ und $K^+$ | Blockieren die selektive $Cl^-$- und $Na^+$-Resorption und hemmen damit die Fähigkeit der Niere, den Harn zu verdünnen oder zu konzentrieren | Die im Nephron vorhandenen osmotischen Partikel verzögern die Wasserresorption und reduzieren den $Na^+$-, $Cl^-$-Nettotransport |
| Relative diuretische Wirksamkeit | + + + + | + + | + + + | + | + + + + + | variabel: dosisabhängig |
| Effekt auf Kalium | partielle Hemmung der distalen $K^+$-Sekretion, aber es kann eine Hypokalämie eintreten | $K^+$-Sekretion gesteigert | $K^+$-Sekretion gesteigert | Spironolacton: verzögert die aldosteronstimulierte $K^+$-Sekretion<br>Triamteren und Amilorid: senken $K^+$-Exkretion | $K^+$-Sekretion gesteigert | $K^+$-Sekretion geringfügig gesteigert |
| Effekt auf Säureexkretion | $H^+$-Sekretion gesteigert | $H^+$-Exkretion vermindert (Bikarbonatdiurese) | wenig Effekt auf Säure-Basen-Gleichgewicht | Spironolacton: verzögert die aldosteronstimulierte $H^+$-Exkretion<br>Triamteren und Amilorid: hemmen die distale $H^+$-Sekretion | $H^+$-Exkretion beschleunigt | $H^+$-Exkretion wenig beeinflußt ($HCO_3^-$-Exkretion etwas gesteigert) |
| Effekt auf die renale Hämodynamik | kein Effekt auf RPF oder GF | wenig Effekt auf RPF oder GF | senkt evtl. RPF und GF | Spironolacton: kein Effekt auf RPF<br>Triamteren und Amilorid: senken evtl. GF | Effekt bei niedrigen Dosen gering, bei hohen Dosen evtl. Steigerung von RPF und GF | RPF und GF gesteigert |
| Medikament besonders wirksam bei: | Verdünnungshyponaträmie, mäßigem bis ausgedehntem Ödem | metabolischer Alkalose, Cor pulmonale | leichtem bis mäßigem Ödem | Hyperaldosteronismus (Zirrhose mit Aszites, nephrotischem Syndrom, schwerer kardialer Insuffizienz) | pulmonalem Ödem, Ödem mit komplizierender Azotämie, Elektrolyt- oder Säure-Basen-Störungen | prärenaler Azotämie, zerebralem Ödem, Vergiftungen |
| Mögliche Nebenwirkungen der Diurese | Hypokalämie und hypochlorämische Alkalose<br>Nephrotoxizität bei Patienten mit organischem Nierenschaden,<br>allergische Reaktionen | hyperchlorämische Azidose,<br>Hypokalämie | Hypokalämie,<br>Hypochlorämie, metabolische Alkalose,<br>Verdünnungshyponaträmie,<br>prärenale Azotämie<br>Hyperurikämie | Hyperkalämie,<br>metabolische Azidose,<br>Azotämie | Hypokalämie, Hypochlorämie,<br>metabolische Alkalose,<br>evtl. Hypovolämie,<br>Ototoxizität bei Patienten mit organischem Nierenschaden,<br>Hyperurikämie | Erzeugt evtl. Lungenödem bei Herzkranken,<br>Zelldehydratation,<br>Hypovolämie, Hyponaträmie, wenn Verlust mit dem Harn nicht ausreichend ersetzt wird |



## Diuretika

*(Fortsetzung von Seite 255)*

nierte osmotische und diuretische Wirkung liegt der Anwendung dieser Substanzen auch bei Oligurie oder bei Medikamentenintoxikationen zugrunde, insbesondere zur Aufrechterhaltung einer durch andere Diuretika induzierten Diurese.

Der osmotische Effekt im Serum bewirkt eine Phase der Hypervolämie, bevor die renale Ausscheidung in Gang kommt. Dies kann bei Herzinsuffizienz zu schweren Komplikationen, z.B. durch Lungenödem, führen. Aus dem gleichen Grund sollte auch bei Oligurie die Anfangsgabe einer Testdosis das Ansprechen der Niere beweisen, ehe eine größere therapeutische Dosis gegeben wird.

Die Möglichkeit der Anwendung hoher Furosemiddosen hat die Verwendung der Osmotherapeutika zurückgedrängt, die vor allem noch zur Behandlung des Hirnödems, meist als Mannit oder Sorbit, gegeben werden. Überschießende Wasser- und Elektrolytverluste müssen wie auch bei anderen Diuretika ersetzt werden; Dehydratation und Hyponaträmie sind die häufigsten Komplikationen. Die anderen Wirkungen auf die Niere, wie die Erhöhung des glomerulären Filtrats oder der protektive Effekt auf das Nierengewebe gegen hypoxische Schäden, sind weniger gesichert.

# Diät bei Niereninsuffizienz

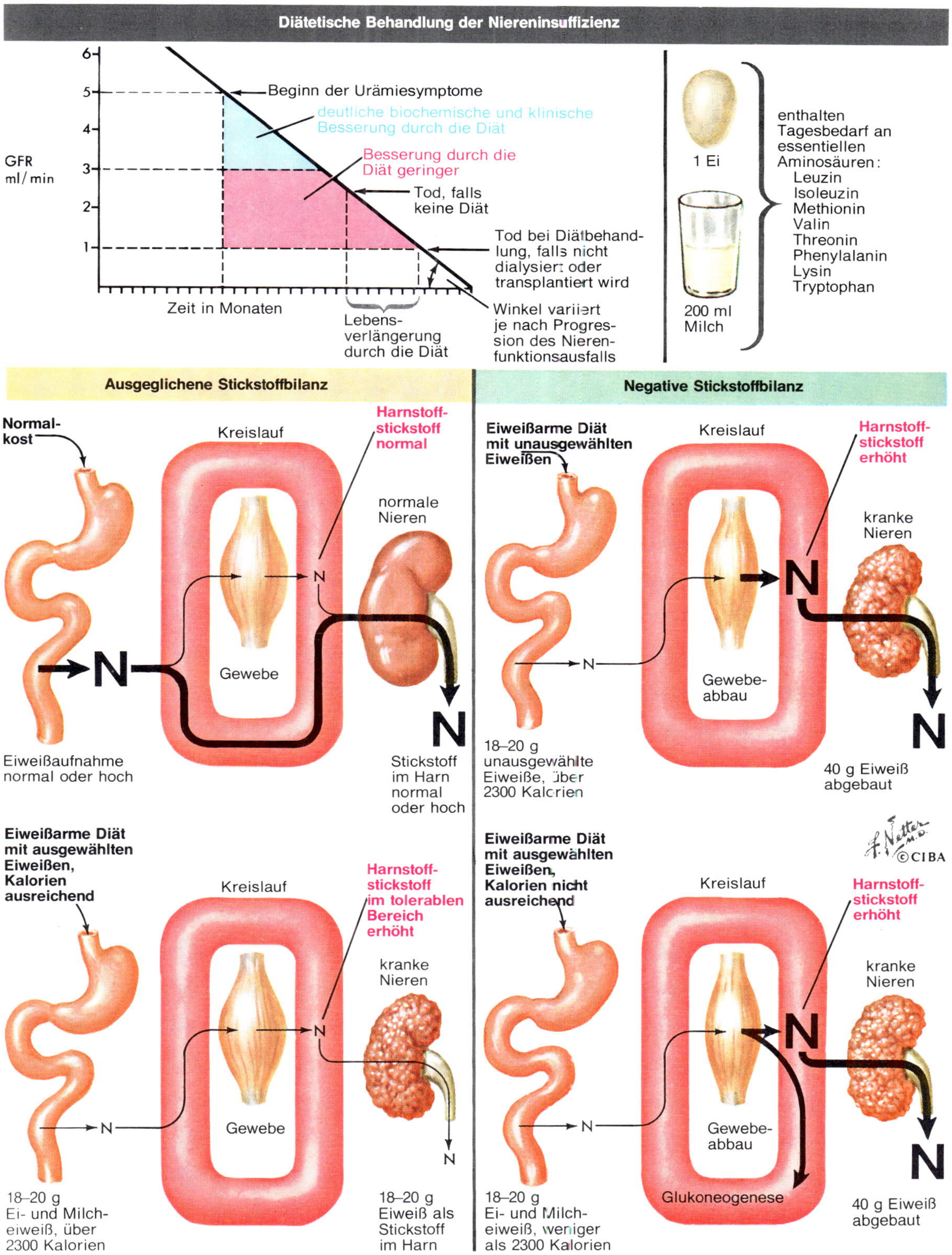


Bei chronischer Niereninsuffizienz kann man durch eine Eiweißbeschränkung eine Senkung des Blutharnstoffstickstoffspiegels und eine Besserung der urämischen Beschwerden erreichen. Möglichst wenig, aber biologisch hochaktives Eiweiß soll den Tagesbedarf an essentiellen Aminosäuren decken und die Stickstoffbilanz ausgeglichen halten. Bei Unterschreitung des Mindestbedarfs an essentiellen Aminosäuren wird die Stickstoffbilanz negativ. Das Ergebnis ist ein höherer Blutharnstoffstickstoff durch Abbau von Organeiweiß. Bei mangelnder Kalorienzufuhr hat die Glukoneogenese aus Eiweiß die gleichen Auswirkungen.

**Zusammensetzung der Diät.** Giovanetti (1967) hat empfohlen, den täglichen Bedarf an essentiellen Aminosäuren bei minimaler Stickstoffaufnahme durch Eier- und Milcheiweiße zu decken. Ein Ei und 200 ml Milch enthalten die notwendigen essentiellen Aminosäuren und eine Gesamteiweißmenge von 18–20 g. Eiweißarme Kalorien liefern einige Glukosepolymere, eiweißarmes Brot, eiweißarme Spaghetti und Kekse, Sahne oder Öl und destillierte Spirituosen. Ähnlich biologisch wirksam ist die Kombination von Kartoffel- und Eiereiweiß. Die Verwendung von 18–20 g unausgewählter Eiweiße ist bei gleichzeitiger Zufuhr des Tagesbedarfs an reinen essentiellen Aminosäuren in Kapselform möglich. Ein Vorschlag für die Bemessung der Eiweißzufuhr nach der Größe der glomerulären Filtration lautet:

| GF | Tägliche Eiweißmenge |
|---|---|
| 10 ml/min | Eiweißaufnahme frei |
| 5 ml/min | 25–30 g |
| 3 ml/min | anfangs 18, dann 25 g |
| 2 ml/min | 18–20 g |
| unter 2 ml/min | keine Diät, Dialyse |

Methodische Schwierigkeiten so genauer Bestimmung des GF schränken die Praktikabilität solcher Schemata ein. Parameter ist daher oft der Serumharnstoff. Eine strenge Diät, wie angegeben, ist erst oberhalb von 150–200 mg/100 ml Harnstoff trotz ausgeglichener Flüssigkeits-, Elektrolyt- und Kalorienbilanz indiziert.

**Ansprechen auf die Diät.** Mit dem Absinken des Blutharnstoffspiegels nach meist 2–4 Wochen und eventuell nach initial einmaliger Dialyse ist ein Rückgang der gastrointestinalen Beschwerden festzustellen. Der Patient fühlt sich wohl und bekommt Appetit.

Ein guter Erfolg ist von der Diät zu erwarten, wenn das GF 3 ml/min oder mehr beträgt. Ist es geringer, so wird die biologische Normalisierung schlechter sein, aber es kann doch eine mehr oder weniger deutliche Besserung eintreten. Liegt das GF unter 2 ml/min, ist kaum mit Besserung zu rechnen. Bei guter Einstellung auf die Diät und eingetretener klinischer Besserung kann voraussichtlich ein Leben in erträglicher Form aber auch dann noch aufrechterhalten werden, wenn das GF erst unter der Diät weiter auf Werte absinkt, die normalerweise ohne Dialyse mit dem Leben nicht mehr vereinbar sind, d.h. 1 ml/min. Bei Verschlechterung des Allgemeinzustands ist eine Dialyse oder Nierentransplantation unumgänglich.

Die Überlebensdauer unter der Diätbehandlung hängt von der Progredienz der Grundkrankheit ab, die z.B. bei maligner Hypertonie sehr rasch, bei normotoner Nierenerkrankung, wie Fanconi-Syndrom, oder bei der Zystenniere langsam sein kann. Es wurden Patienten beobachtet, die vom Beginn der strengen Diätbehandlung an mehr als 4 Jahre überlebt haben.

Die Diätbehandlung kann Hyperkalämie, Azidose und metastatische Verkalkungen zu ernsten Problemen werden lassen. Zu metastatischen Verkalkungen kommt es, wenn das Serumkalzium-Phosphat-Produkt 70 übersteigt, in der Regel aufgrund der Hyperphosphatämie bei Niereninsuffizienz (s. S. 113–122). Nach oraler Verabreichung von Aluminiumhydroxid, welches Phosphat im Darm bindet, sinkt der Serumphosphatspiegel und damit das Kalzium-Phosphat-Produkt, und weiteren Verkalkungen kann vorgebeugt werden.

Diätbehandlung kann bei terminaler Niereninsuffizienz nicht mit Dialyse oder Transplantation konkurrieren. Sie bietet dann vielmehr eine Möglichkeit zur palliativen Versorgung, wenn eine andere Behandlung nicht durchführbar ist.

# Hämodialyse

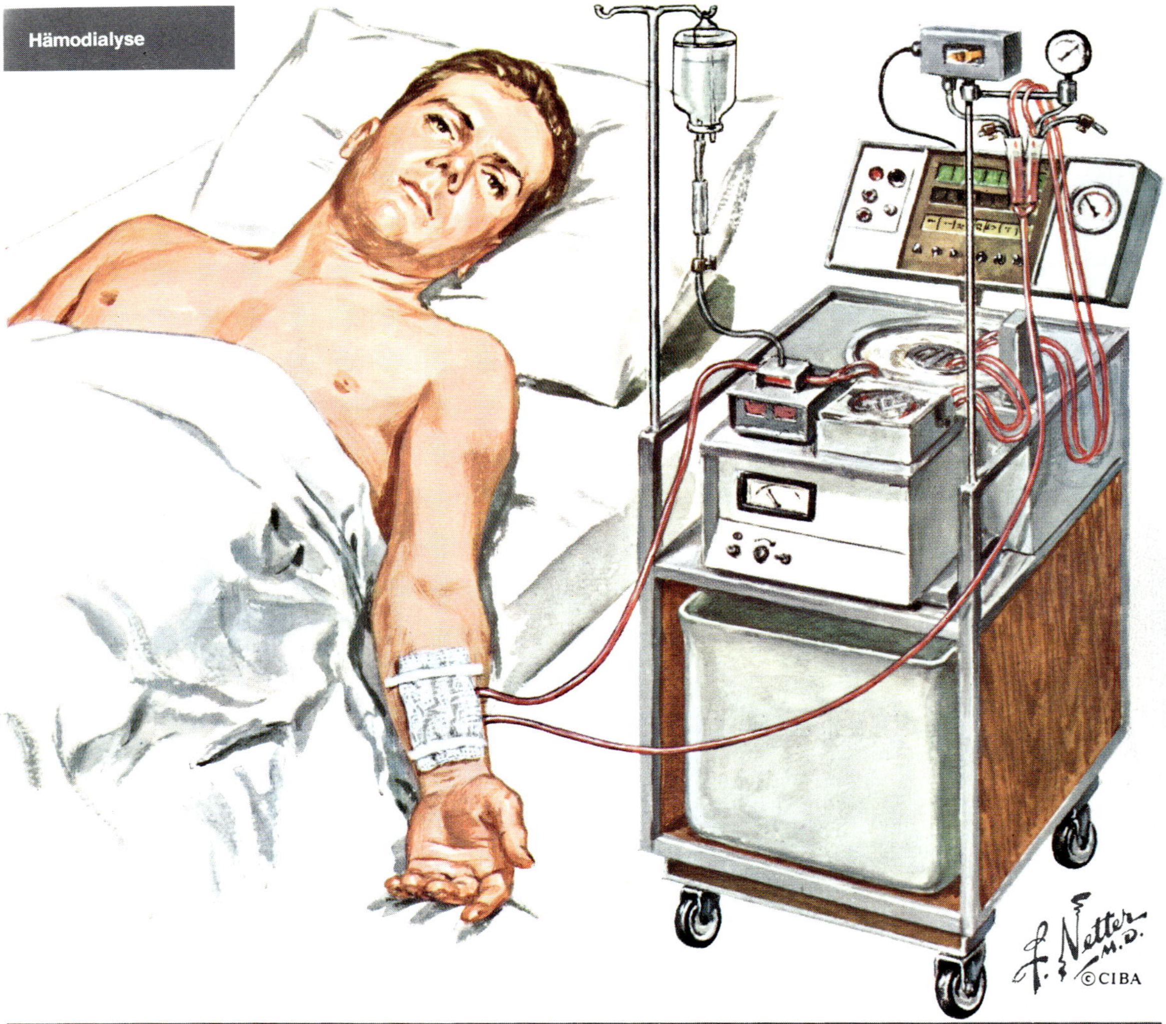


## Bedeutung

Jeder umfassende Rückblick auf die therapeutischen Errungenschaften des 20. Jahrhunderts müßte an vorderster Stelle die Entwicklung der künstlichen Niere anführen. Tausende Menschen sind tagtäglich zum Überleben auf die künstliche Niere angewiesen, und bei urämischen Patienten, die als Kandidaten für die Nierentransplantation ausgewählt wurden, überbrückt die Dialyse im Krankenhaus oder daheim die Wartezeit, bis eine passende Spenderniere gefunden werden kann. Die künstliche Niere ist somit ein Wegbereiter und eine Voraussetzung für die Durchführbarkeit der Nierentransplantation.

Überdies hat die künstliche Niere Tausende Patienten mit akutem Nierenversagen vor einem zu frühen Tod durch eine Hyperkalämie oder Urämie (s. S. 111) bewahrt, und sie hat sich auch zur Behandlung von Vergiftungen bewährt, die durch die absichtliche oder unabsichtliche Einnahme von Giften oder überdosierten Medikamenten entstanden.

Die Dialyse im Endstadium der Urämie hat auch wichtige Forschungsmöglichkeiten eröffnet; auf diese Weise konnte verfolgt werden, wie die Kranken in die klinische Urämie hinein und wie sie wieder aus ihr herauskommen. Ebenso war es möglich, die Pathogenese vieler urämischer Komplikationen zu beobachten und zu studieren. Zu diesen Komplikationen gehören die periphere Neuropathie und die renale Osteodystrophie, die man vorher nur in einem transitorischen Frühstadium beim präterminalen Kranken gesehen hatte. Darüber hinaus hat man durch die Verwendung einer Vielzahl biochemischer Substanzen im Dialysierbad viel über die Biochemie wichtiger Intermediärprodukte im Status uraemicus gelernt.

## Prinzip der Dialyse

Das physiologische Grundprinzip der Dialyse – die in Richtung und Ausmaß vom Konzentrationsgefälle abhängige Wanderung einer gelösten Substanz durch eine semipermeable Membran – war schon in der Frühzeit der Biochemie bekannt. Ein klassisches Beispiel für die Anwendung dieses Prinzips ist die Trennung von eiweißgebundenen gelösten Substanzen von nicht eiweißgebundenen.

Dieses fundamentale und im Wesen einfache physiologische Prinzip bildet die Grundlage für die Wirkungsweise der heutigen künstlichen Niere – d.h. der Apparatur für die extrakorporale Dialyse. Blut fließt in einer im Idealfall extrem dünnen, gut durchmischten, einheitlichen Schicht an der einen Seite einer semipermeablen Membran entlang. Eine der normalen Extrazellulärflüssigkeit ähnliche Spülflüssigkeit fließt in turbulenter Strömung auf der anderen Seite der Membran, am besten entgegengesetzt zur Strömungsrichtung des Blutes.

Jede gelöste Substanz, die im Blut höher konzentriert ist als im Dialysat, fließt dem Konzentrationsgefälle entsprechend aus dem Blut in die Spülflüssigkeit. Umgekehrt tritt jede gelöste Substanz, die sich im Dialysat in höherer Konzentration befindet (z.B. Natrium, Glukose oder Bikarbonat), aus dem Dialysat durch die semipermeable Membran in das Blut über. Dies gilt aber nur für Substanzen, deren Molekülgröße einen Durchtritt durch die Poren der semipermeablen Membran erlaubt. Das gereinigte Blut wird dann in den Kreislauf des Patienten zurückgeleitet.

Während der Dialyse bei Urämie werden bei der Zirkulation des Blutes durch die künstliche Niere nicht nur Azotämie und Azidose beseitigt sowie Elektrolytstörungen korrigiert, sondern auch Nährstoffe wie Glukose aufgenommen.

Welcher der fast zahllosen, mit der Dialyse ausgewaschenen Metaboliten das »Urämietoxin« (oder die »Toxine«) darstellt, ist noch unbekannt und bleibt weiterhin Gegenstand der Forschung. Dessenungeachtet ist die empirische Behandlung mit der künstlichen Niere ein außerordentlicher Erfolg.

Gegenwärtig werden viele Tausende chronisch Nierenkranke mit Hilfe der künstlichen Niere über lange Zeiträume am Leben erhalten. Die statistische Zahl der in Betracht kommenden Kandidaten scheint bei 40–60 pro Million Menschen jährlich zu liegen. Die Dialyse wird zwei- oder besser dreimal wöchentlich über jeweils 4–12 Stunden, je nach Bauart der verwendeten Apparatur, durchgeführt. Außerdem werden Hunderte von Transplantationsanwärtern, die auf eine geeignete Spenderniere warten, mit der Dialyse am Leben erhalten. Nach der Transplantation können sie, wenn nötig, neuerlich dialysiert und kurzfristig über anurische Phasen hinweggebracht oder im Fall einer Transplantatabstoßung längerfristig versorgt werden. Bei keinem anderen komplizierten Organsystem vermochte die Erfindungsgabe des Menschen einen so erfolgreichen Ersatz für die Natur zu schaffen.

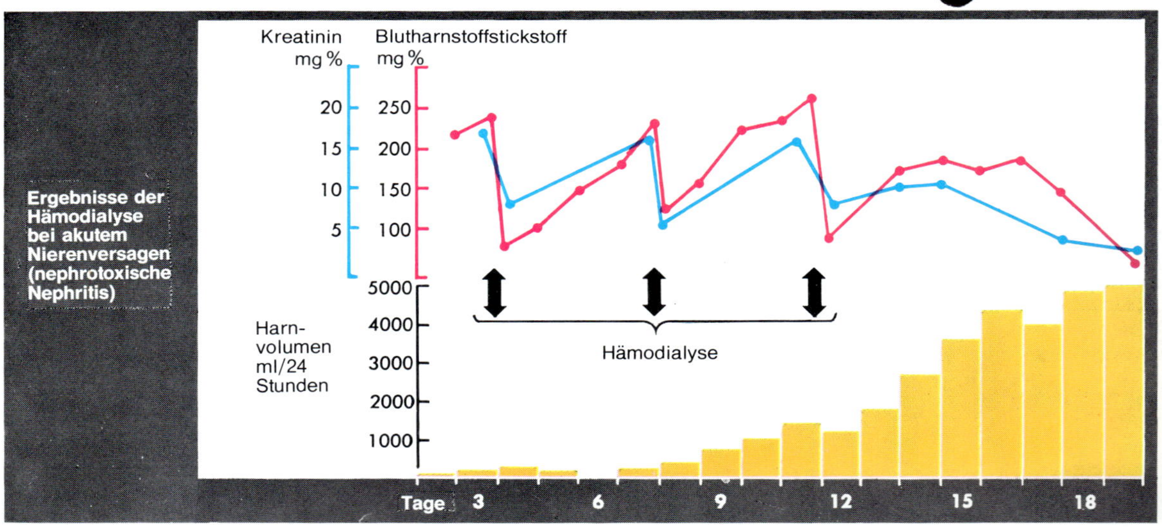


Ergebnisse der Hämodialyse bei akutem Nierenversagen (nephrotoxische Nephritis)

## Geschichte der Dialyse

Der Gedanke, einen gefährdeten lebenden Organismus durch die Bereitstellung von Ersatzsystemen am Leben zu erhalten, hat den Menschen schon seit langem fasziniert. Den größten Impuls der Jetztzeit erhielt diese Idee, als es gelang, Blut – ein lebendes Organ – von einem Menschen zum anderen zu übertragen. Es überrascht jedoch, daß gerade die hochkomplexe Niere das erste Organ war, für das ein befriedigender funktioneller Ersatz geschaffen werden konnte.

Die Ära der extrakorporalen Dialyse begann 1913, als Abel, Rowntree und Turner die erste künstliche Niere konstruierten, eine Apparatur aus Zelloidinschläuchen. Dieses verzweigte Schlauchsystem war von einem Mantel umgeben, der mit isotoner Kochsalzlösung gefüllt war. Als Antikoagulans wurde aus Blutegeln gewonnenes Hirudin verwendet. Diese Pioniere sahen die mögliche Anwendung der Dialyse in der Behandlung der akuten Niereninsuffizienz voraus und demonstrierten auch das Auswaschen von Natriumsalizylat aus dem Blut, womit sie den Grundstein für die Dialyse von Giften legten. In dem Bestreben, die Hämodialyse zu verbessern, verwendete man später defibriniertes Blut, eine verfeinerte Apparatur und probierte Membranen aus verschiedenartigen Materialien aus, darunter aus Hühnerdarm, Fischblase und mit Gelatinebichromat behandeltem Peritoneum. Thalheimer benützte erstmals 1937 Zellophan als Membran und Heparin als Antikoagulans. Während und unmittelbar nach dem 2. Weltkrieg entwickelte und konstruierte Kolff den ersten brauchbaren Dialysator in einer rotierenden Trommel, der sich für die klinische Anwendung eignete. Er stellte diese Apparatur am Krankenbett auf und demonstrierte, daß sich die meisten Urämiesymptome mit der Dialyse innerhalb von 24 Stunden beseitigen lassen. In der Nachkriegszeit brachte Kolff seine Apparatur in die Vereinigten Staaten, wo sie mit der Zeit Eingang in die klinische Medizin fand.

## Bautypen der künstlichen Niere

Gegenwärtig sind mehrere Typen von Dialysegeräten im Gebrauch, am häufigsten die Spulen- und die Plattensysteme, neuerdings auch die Kapillarniere.

Der am häufigsten benützte Spulendialysator ist das Kolff-*Doppelspulensystem,* von dem heute eine Vielzahl von Varianten zur Verfügung steht. Zwei Zellophanschläuche sind dabei auf einen Zylinder gewickelt. Ein Maschennetz aus Faserglas oder Polypropylen garantiert, daß sich die Schläuche nur auf eine geringe Schichtdicke ausdehnen und daß im Zwischenraum die Spülflüssigkeit frei hindurchströmen kann. Das ganze Spulensystem taucht in einen Behälter mit der Dialysierflüssigkeit. Das Blut zirkuliert durch die Zellophanschläuche; die Flüssigkeit strömt quer zur Flußrichtung des Blutes an den Schläuchen entlang und nimmt herausdialysierte Stoffe mit. (Auf Tafel 7 ist der Doppelspulenhämodialysator dargestellt.) Zur Aufrechterhaltung eines großen Konzentrationsgefälles ist entweder ein Spüllösungsreservoir von 100–300 l erforderlich, oder die Lösung muß nach einmaliger Passage verworfen

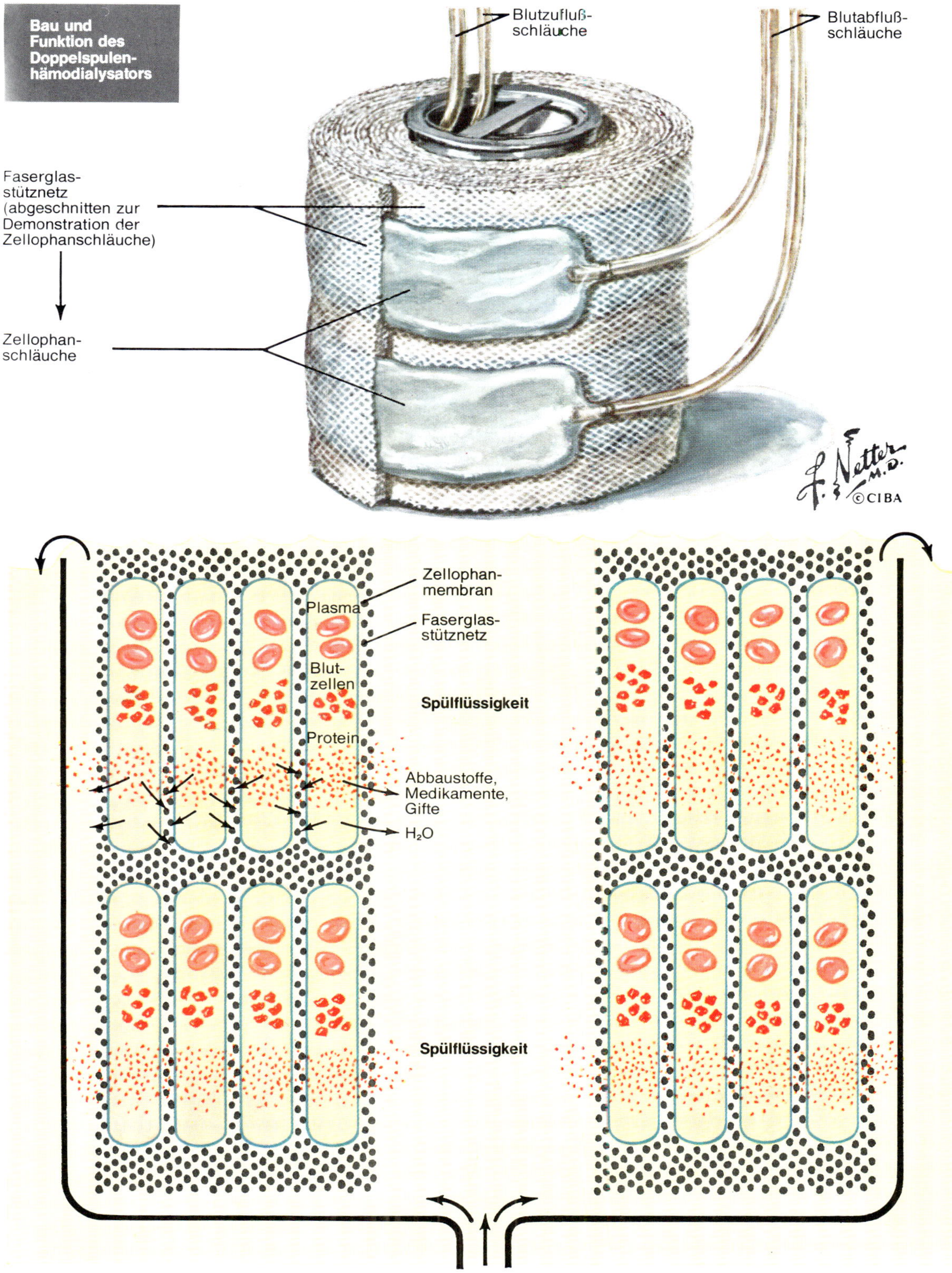


werden. Um das Blut in dem ganzen Schlauchsystem entsprechend in Strömung zu halten, ist wegen des Widerstands in den Spulen eine Pumpe nötig.

Der Prototyp des *Plattensystems* war die künstliche Niere nach Skeggs-Leonards; bei ihr werden zwei Zellophanmembranen zwischen zwei gerillte Metallplatten geklemmt. Das Blut fließt in dünner Schicht zwischen den Zellophanblättern, die Dialysierflüssigkeit gegenläufig dazu in den Rinnen der Platten an der Außenseite der Membran.

Als Kiil-Dialysator hat die Modifikation dieses Prinzips weite Verbreitung gefunden. Die Platten sind dabei aus Polypropylen. Profiländerungen zur Erzeugung einer turbulenten Strömung und die Verwendung dünnerer Membranen (Cuprophan) erhöhen die Effektivität.

Die Plattenapparatur hat nur geringen Strömungswiderstand. Infolgedessen kann im allgemeinen, zum Unterschied von der Doppelspulenniere, der Blutdruck allein die Blutströmung ausreichend in Gang halten, so daß praktisch keine Pumpe notwendig ist. Jetzt stehen Plattendialysatoren als Einmalgeräte zur Verfügung. Ebenso wie bei der Doppelspulenniere braucht man jedoch ein großes Spülflüssigkeitsreservoir.

Die früher in vielen Dialysezentren benützten Zentraltanks für die Dialysierflüssigkeit, von denen 8–10 Dialysatoren gespeist werden können, sind heute durch sichere und ökonomische Proportionierungspumpen in den Einzelgeräten ersetzt worden, die aus weichem oder demineralisiertem Wasser und einem Salzkonzentrat die fertige Spüllösung mischen.

In der *Kapillarniere* wird eine große Oberfläche dadurch erzeugt, daß Blut durch eine Vielzahl ultradünner Kapillaren fließt. Sie ist kleiner, aber offensichtlich ebenso effektiv. Ebenso wie bei neueren Spulen- und Plattendialysatoren ist das Füllungsvolumen der Kapillarniere so klein, daß eine initiale Auffüllung mit Blut nicht erforderlich wird. *(Fortsetzung auf Seite 260)*

## Hämodialyse

*(Fortsetzung von Seite 259)*

**Kreislaufzugang bei intermittierender Dauerdialyse**

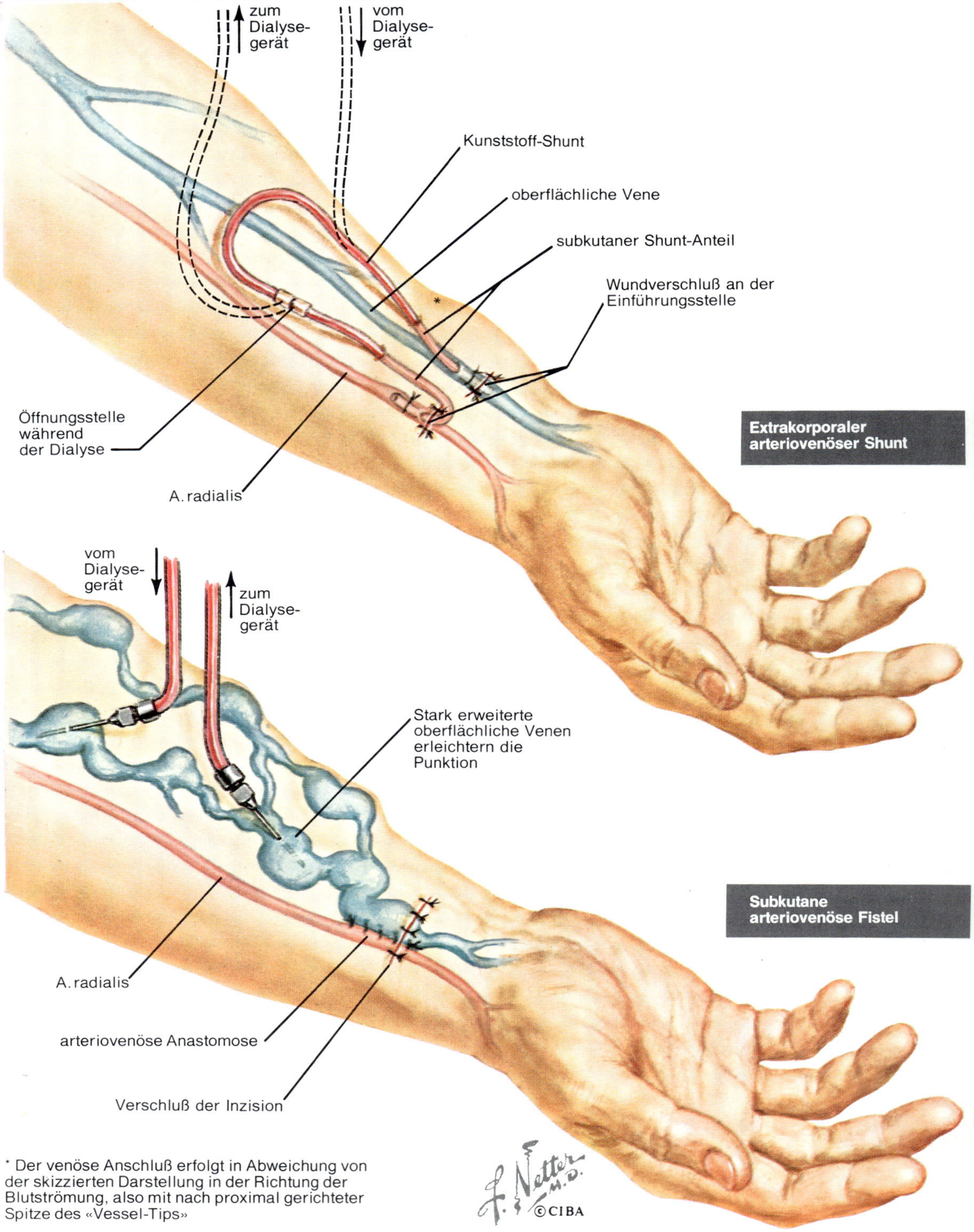


* Der venöse Anschluß erfolgt in Abweichung von der skizzierten Darstellung in der Richtung der Blutströmung, also mit nach proximal gerichteter Spitze des «Vessel-Tips»

### Intermittierende Dauerdialyse

**Prinzip.** In der Frühzeit der Hämodialyse waren einer häufigen Wiederholung der Behandlung Grenzen gesetzt, weil der Gefäßzugang durch einfache Punktion nur beschränkt möglich ist. Durch die Entwicklung einer permanenten arteriovenösen Verbindung mit einem Kunststoffschlauch (»Shunt«, s. Tafel 8) wurde es möglich, regelmäßig über lange Zeit zu dialysieren, mit dem zusätzlichen Vorteil, daß die Prozedur dadurch schmerzlos wird.

Mit einem kleinen chirurgischen Eingriff werden in eine Arterie und eine Vene am Arm oder Bein Kanülen eingeführt, etwas entfernt von der Gefäßnaht durch die Haut geleitet und außen bogenförmig miteinander verbunden. Die arterielle Kanüle kann an den Zuflußschlauch einer künstlichen Niere und die venöse Kanüle an den Abflußschlauch angeschlossen werden. Nach Beendigung der Dialyse werden beide Kanülen mit einem Kunststoffschlauch wieder kurzgeschlossen, so daß eine *extrakorporale arteriovenöse Fistel* entsteht.

**Probleme.** Extrakorporale Shunts dieser Art sind zwar sehr vorteilhaft; größere Probleme ergeben sich jedoch durch die Neigung zur *Thrombosierung* und *Infektion.* Auch in Dialysezentren mit größter Erfahrung ist die durchschnittliche Gebrauchsfähigkeit eines Shunts durch Thrombosierungen auf 4–9 Monate begrenzt. Wenn es nicht sofort mit ungefährlichen Maßnahmen gelingt, die Thromben zu beseitigen, muß ein neuer Shunt angelegt werden. In seltenen Fällen führen wiederholte Verstopfungen der Shunts dazu, daß kein geeignetes Gefäß mehr übrigbleibt und eventuell eine Gefäßplastik nötig wird.

Infektionen im Shunt-Bereich kommen häufig vor und sind potentiell gefährlich, weil sie ebenfalls zur Thrombose oder mitunter sogar zur Septikämie führen können.

Um dieses Risiko zu vermindern, ist man in vielen Dialysezentren dazu übergegangen, operativ eine *subkutane arteriovenöse Fistel* anzulegen.

Die subkutanen Venen werden dadurch so erweitert und dickwandig, daß sie leicht über Jahre hin zur Dialysebehandlung punktiert werden können. Die starke Strömungsgeschwindigkeit verhindert Entzündungen oder Thrombosierungen. Dieses Verfahren hat den Vorteil, daß der extrakorporale Shunt mit seinem Infektions- und Thrombosierungsrisiko ausgeschaltet wird, aber den Nachteil, daß bei jeder einzelnen Dialyse eine perkutane Punktion erforderlich wird.

Bei den geringen Füllungsvolumina moderner Dialysatoren sind bei sorgfältiger Technik heute Bluttransfusionen bei Dialysepatienten nicht mehr erforderlich. Komplikationen wie Isoantikörperbildung und Transfusionshepatitis sind daher vermeidbar. Trotzdem besteht bei der Dauerhämodialyse das potentielle Risiko von Hepatitiserkrankungen weiter. In praktisch allen Dialysezentren, die mehr als 2–3 Jahre in Betrieb waren, sind Hepatitisausbrüche vorgekommen. Bei einzelnen Ausbrüchen kam es zur Erkrankung von mehr als der Hälfte der Patienten – und ebenso des Personals. Die große Häufigkeit hängt wahrscheinlich mit dem langdauernden ständigen Kontakt zwischen der gleichen Gruppe von Patienten und dem gleichen Personal zusammen. Einzelne Zentren mußten aus diesem Grund vorübergehend geschlossen werden.

Das Haupthindernis für die ausgedehnte Anwendung einer lebensverlängernden Dauerdialyse sind nicht die beschriebenen medizinischen Probleme, sondern finanzielle Gesichtspunkte. Die ungemein hohen Kosten belaufen sich z.Z. auf DM 50 000–75 000 pro Patient jährlich. Strenge Bemühungen um Wirtschaftlichkeit sind notwendig, damit die Dauerdialyse unbeschränkt verfügbar bleibt.

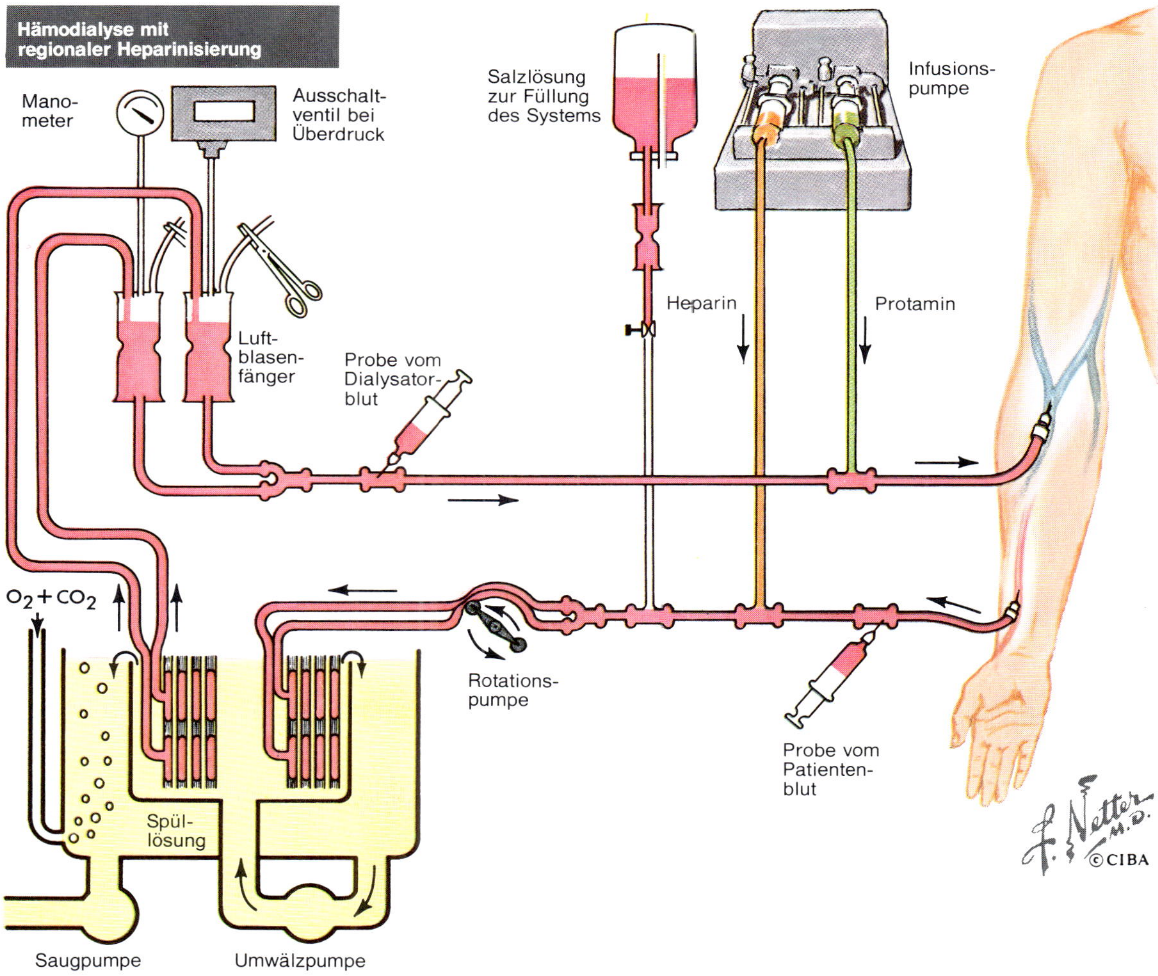


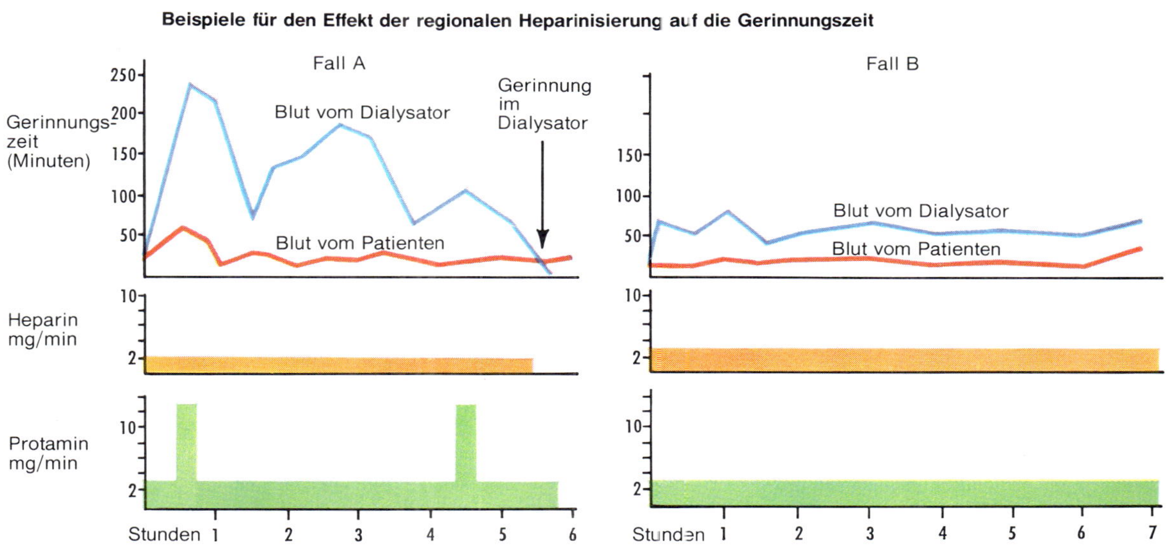


**Heimdialyse.** Ein wichtiger Fortschritt in der erfolgreichen Rehabilitation von Kranken mit chronischen und invalidisierenden Nierenleiden war die Einführung der Heimdialyse. In vielen Fällen wurde es diesen Kranken dadurch möglich, wieder ein fast normales Leben zu führen. Der Patient kann die Behandlung in der eigenen Wohnung, im Gegensatz zum Dialysezentrum, dann durchführen, wenn es in seinen Zeitplan paßt, etwa abends nach der Arbeit, und ist nicht an einen genauen Termin gebunden.

Trotz der größeren Unabhängigkeit und besseren Rehabilitation, welche die Heimdialyse einem Nierenkranken bietet, sind ihrer verbreiteten Anwendung aus mehreren Gründen Grenzen gesetzt. Wichtigste Voraussetzung ist das Vorhandensein eines zuverlässigen und durch enge Bindung an den Patienten motivierten Dialysepartners, meist aus der engsten Familie. Der Patient muß genügend Intelligenz besitzen und auch selbst entsprechend motiviert sein, um in allen Belangen der Behandlung zu kooperieren.

Vor der Installation der Heimdialyse muß auch überlegt werden, ob der Kranke und seine engsten Angehörigen der psychischen Belastung gewachsen sind. Psychische Probleme im Zusammenhang mit einer Behandlung dieser Art können nicht nur bei den Kranken selbst auftreten, sondern wurden auch bei nicht weniger als 25% ihrer Familienangehörigen beobachtet. Gelegentlich muß eine Heimdialyse wegen psychischer Probleme abgebrochen und der Patient in das Zentrum zurückgenommen werden. 50–60% aller Dialysepatienten sind für die Heimdialyse geeignet. Bei Eignung, aber fehlendem Partner wurde die Methode der »Limited-care«-Dialyse entwickelt, bei der sich Patienten in besonderen Zentren gegenseitig helfen und das Personal des Zentrums nur begrenzt tätig wird.

Heimdialyse und »limited care« sind Verfahren, die durch Einsparung vor allem von Personalkosten die Behandlungskosten zu senken versuchen.

## Regionale Heparinisierung

Normalerweise ist eine Heparinisierung des Blutes im Patienten und im Gerät Voraussetzung für die Hämodialyse. Wenn in bestimmten Fällen aber eine Verlängerung der Gerinnungszeit kontraindiziert ist (z.B. bei frischen Traumen, Operationen, Verbrennungen oder blutenden Ulzera in der Anamnese), wird daher in der Regel eine Peritonealdialyse durchgeführt (s. S. 262). Sollte eine rasche Dialyse erforderlich sein, so bietet die Methode der regionalen Heparinisierung die Möglichkeit, dennoch eine Hämodialyse vorzunehmen. In manchen Zentren wird die Methode der regionalen Heparinisierung sogar routinemäßig bei jeder Hämodialyse angewendet, um das mit einer allgemeinen Heparinisierung verbundene potentielle Risiko auszuschalten.

Wie aus Tafel 9 ersichtlich, besteht die regionale Heparinisierung darin, daß beim Zufluß des Blutes zur künstlichen Niere Heparin zugesetzt wird und beim Abfluß aus dem System eine Gegentitration mit Protamin erfolgt. Auf diese Weise bleibt die Gerinnungszeit des Blutes im Apparatsystem konstant von 30 Minuten bis unendlich verlängert, während sie im Körper des an die künstliche Niere angeschlossenen Patienten durch die Protamintitration im Normalbereich erhalten wird.

Die Effektivität dieser Methode hängt davon ab, wie die Heparin- und Protaminzusätze auf das durch die künstliche Niere strömende Blutvolumen abgestimmt

*(Fortsetzung auf Seite 262)*

## Hämodialyse

*(Fortsetzung von Seite 261)*

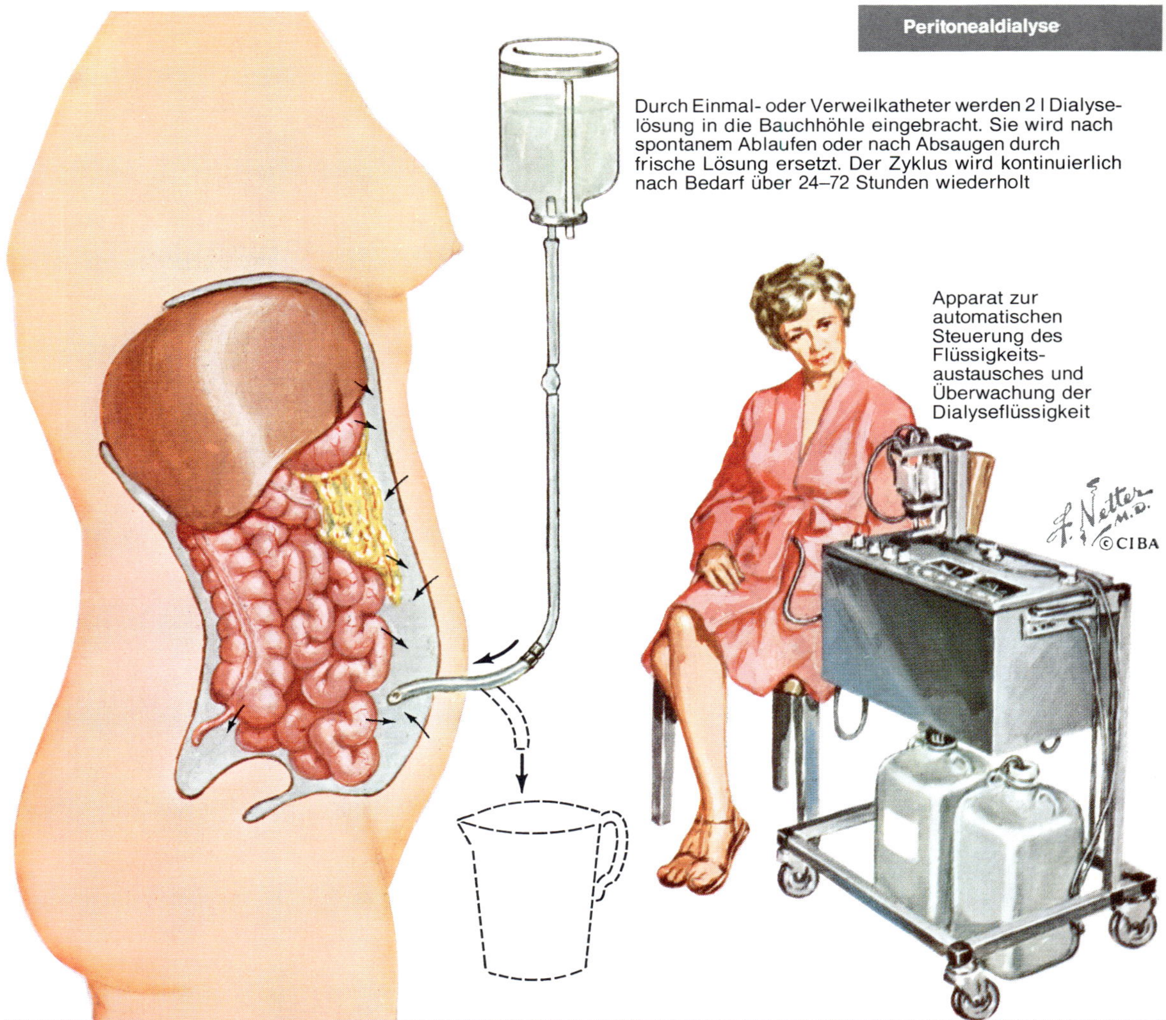


**Klinische Ergebnisse von 50 Peritonealdialysen**
Mittlere Dauer 28 Stunden, mittlerer Austausch 49 l

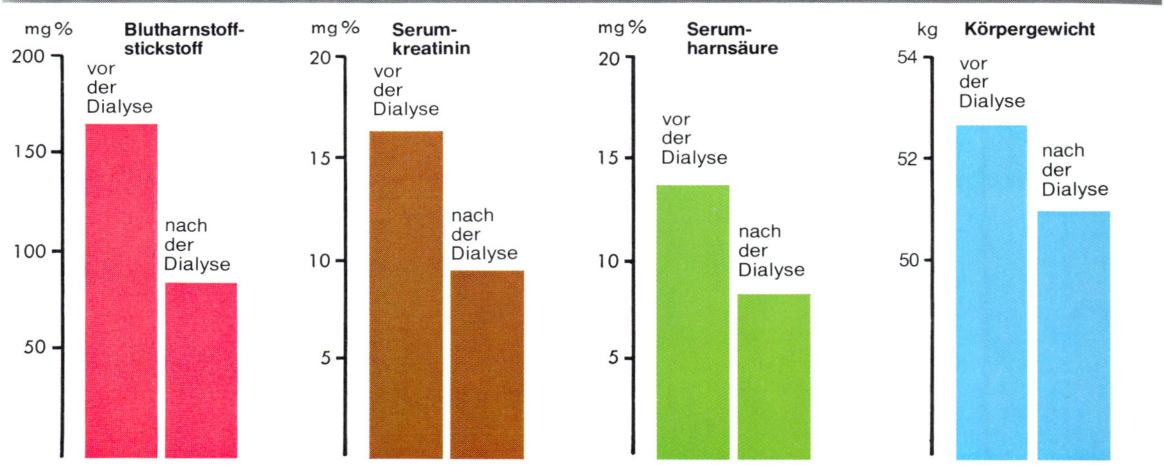


werden. Da diese beiden Wirkstoffe unterschiedliche Verteilungsräume im Körper haben, besteht die Möglichkeit, daß das über die Lymphe in die Blutbahn zurückkehrende Heparin noch mehrere Stunden nach Beendigung der Dialyse eine gerinnungshemmende Wirkung ausübt. Daran muß man denken und, wenn nötig, als Gegenmittel zusätzlich Protamin verabreichen.

## Peritonealdialyse

Peritonealdialyse und Hämodialyse basieren auf dem gleichen physiologischen Prinzip. Ihr Hauptunterschied liegt darin, daß sich die Peritonealdialyse einer biologischen Membran in vivo bedient und daß sie langsamer wirksam ist.

Bei der Peritonealdialyse werden meist 2 l Spülflüssigkeit durch einen Verweilkatheter (s. Tafel 10) oder durch eine großkalibrige Nadel in die Bauchhöhle geleitet. Das Peritoneum fungiert dann als die semipermeable Membran; die im Blut gelösten schädlichen Substanzen gehen durch das Peritoneum in die Spülflüssigkeit über, die mitsamt den aufgenommenen Schadstoffen durch den Verweilkatheter wieder abgelassen wird. Dieser ganze Vorgang wird über etwa 24–72 Stunden laufend wiederholt.

Die Kapillarwand scheint die Hauptbarriere zu sein, die dem Übertritt der im Blut gelösten Stoffe in die Bauchhöhle entgegensteht. Die Diffusionsrate wird daher eine Funktion der viszeralen Durchblutung und der Konzentrationsdifferenz zwischen Blut und Dialysierflüssigkeit.

Man hat mit vielen Pharmaka versucht, die Durchblutung der Eingeweidegefäße zu fördern oder die Eigenschaften der biologischen Membran zu verändern, hatte aber bis jetzt wenig Erfolg damit.

Bei der Dialyse von Giften und von retinierten Stoffen bei Urämie ist eine Hämodialyse pro Zeiteinheit etwa sechsmal effektiver als eine gute Peritonealdialyse. In Sonderfällen bietet die Peritonealdialyse aber Vorteile, etwa bei einem Myokardinfarkt, bei dem plötzliche Blutdruckschwankungen unerwünscht sind. Überdies eignet sich die Peritonealdialyse für Zustände, welche eine allgemeine Heparinisierung ausschließen. (Eine mögliche Alternative wäre allerdings die auf S. 261 beschriebene Methode der regionalen Heparinisierung.) Die Peritonealdialyse kann auch bei Kranken mit chronischer Niereninsuffizienz zur Überbrückung benützt werden, bis sie in einem Hämodialysezentrum zur Dauerdialyse untergebracht weden können.

Bei der *Rezirkulationsperitonealdialyse* arbeitet man mit einer Zufluß- und einer Abflußkanüle; die Spülflüssigkeit wird in einem kontinuierlichen Strom durch die eine Kanüle in die Bauchhöhle gepumpt und über die andere Kanüle einem Ultrafiltrationsdialysator zugeführt. Dieser entfernt nicht nur die Schadstoffe *aus* der Spülflüssigkeit, sondern konzentriert außerdem das *darin* enthaltene Eiweiß, das normalerweise während des Dialysiervorgangs verlorengeht. Bei der neuerlichen Zirkulation durch den Patienten werden durch die erhöhte Eiweißkonzentration der Spülflüssigkeit weitere Eiweißverluste weitgehend eingeschränkt.

Bei Patienten, die eine Dauerdialyse brauchen, wurde die Peritonealdialyse nur im Ausnahmefall über lange Zeit verwendet, denn aufgrund der gewöhnlich auftretenden Eiweißverluste ist eine ausgeglichene Nahrungsbilanz schwer zu erreichen. Überdies kam es mit Ausnahme weniger Fälle regelmäßig nach 6–8 Monaten zur Infektion, trotz peinlichster Sorgfalt bei der Einhaltung steriler Kautelen.

# Dialyse bei Vergiftungen

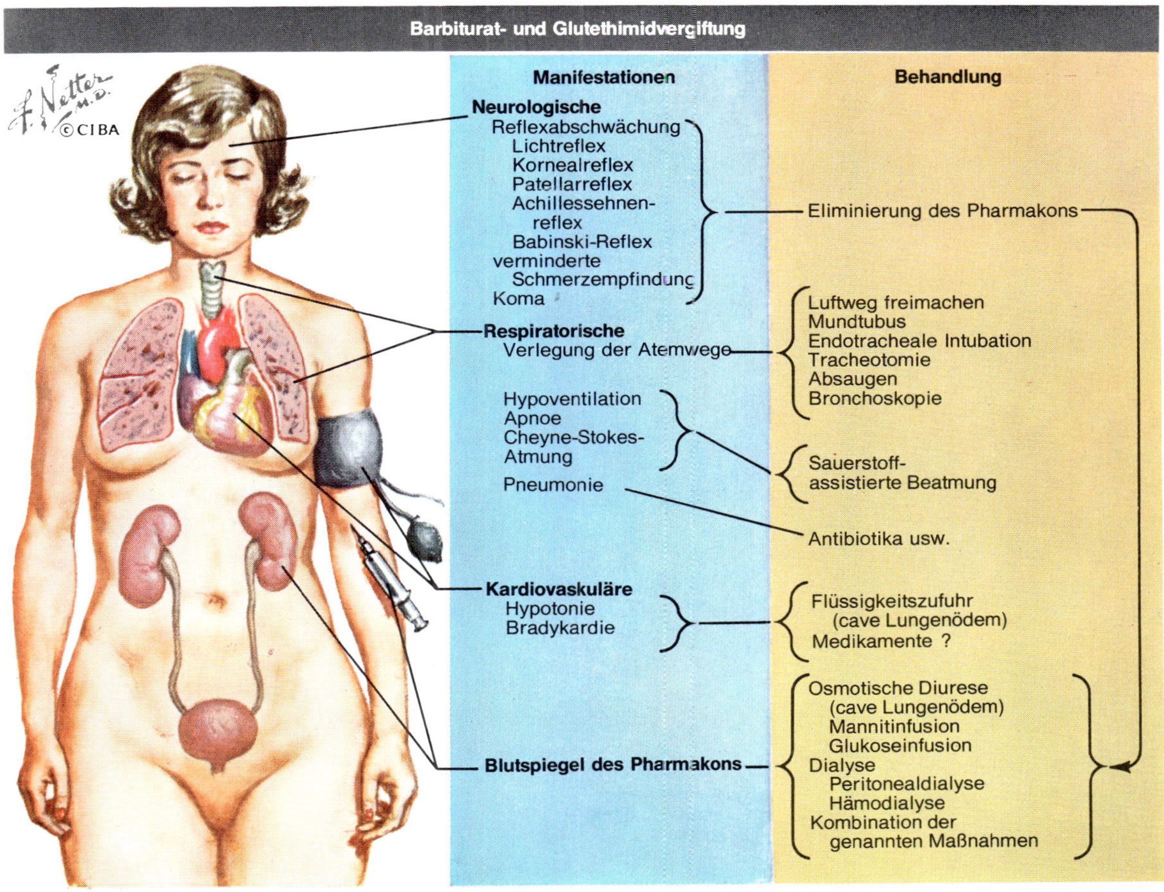


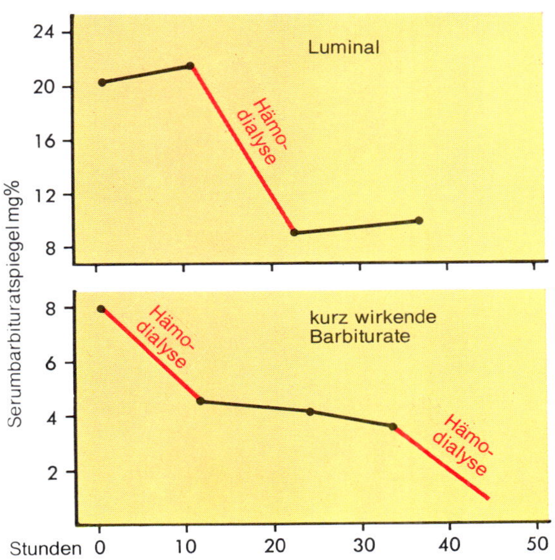


Effekt der Hämodialyse auf den Blutspiegel bei Luminalvergiftung und bei Vergiftung mit kurz wirkenden Barbituraten

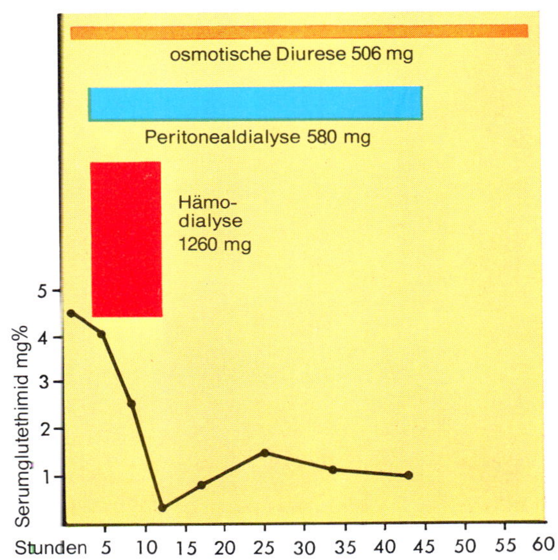


Serumglutethimidspiegel über 44 Stunden unter dem Einfluß der durch die Dialyse und Diurese entfernten Mengen

Jährlich gehen Tausende Menschen an einer Überdosierung von Pharmaka oder Giften zugrunde. Eine absichtliche Überdosierung erfolgt oft in suizidaler Absicht; eine versehentliche Überdosierung kommt am häufigsten bei Alkoholikern, Kindern, Greisen und Süchtigen vor. Bei Vergiftungen in Selbstmordabsicht sind zumeist Sedativa, Analgetika und Alkohol im Spiel.

Durch rasche Umkehrung des Konzentrationsgefälles kann der Blutstrom eine toxische Substanz vom Ort der Akkumulation wegtransportieren. Diese Umkehrung läßt sich am raschesten mit der Peritoneal- oder Hämodialyse bewerkstelligen; bei manchen Pharmaka könnte aber auch eine osmotische Diurese den gleichen Effekt erzielen.

Die Peritonealclearance oder -dialysance kann nach der einfachen Formel $C\ (ml/min) = \frac{S_D \times V_D}{S_B \times t}$ berechnet werden; $S_D$ ist dabei die Konzentration der gelösten Substanz in der abgesaugten Dialysierflüssigkeit (ausgehend von Null), $V_D$ ist das Volumen der Dialysierflüssigkeit, $S_B$ ist die Konzentration der Substanz im Blutserum, und t ist die Gesamtzeit des Austausches.

Bei der Hämodialyse berechnet sich die Dialysance nach der Gleichung

$$D = a\,(1 - e^{-\frac{PS}{a}})$$

wobei D die Dialysance ist, a der Blutfluß, P die Membranpermeabilität, S das Oberflächenareal und e der natürliche Logarithmus*. Die *Dialysance* ist daher die Eliminationsrate einer gelösten Substanz aus dem Blut pro Einheit Konzentrationsdifferenz zwischen arteriellem Blut und Spülflüssigkeit.

1958 formulierte der Autor dieses Abschnitts die Standardkriterien für die Indikation zur Dialyse bei Vergiftungen. Diese Kriterien sind: 1. Das Gift muß dialysabel sein (ausreichende Eliminationsrate oder Dialysance). 2. Der Blutspiegel des Giftes muß ausreichend hoch sein. 3. Die eigentliche klinische Toxizität soll von der Konzentration der Substanz im Blut und von der Dauer ihrer Einwirkung abhängen; dies wird oft als die »Zeit-Dosis-zytotoxische« Beziehung beschrieben. 4. Die Menge der Substanz, die durch die Dialyse entfernt wird, sollte ein signifikanter Zuwachs zu der vom Körper metabolisierten und durch Lunge, Leber, Niere und Darm ausgeschiedenen Menge sein.

Erstmals wurde 1913 von ABEL ein Medikament mittels Dialyse aus dem Blut entfernt, und zwar Salizylsäure; die moderne Ära der Dialyse von Medikamenten und Giften begann in den fünfziger Jahren (s. S. 273, Liste der gegenwärtig bekannten dialysierbaren Substanzen.)

Eine klinische Indikation für die extrakorporale Dialyse bei akuter Vergiftung ist gegeben: 1. bei schweren klinischen Vergiftungserscheinungen mit Störung von Atmung und Herztätigkeit, 2. wenn bekannt ist, daß eine potentiell letale Dosis eingenommen und wahrscheinlich absorbiert wurde, 3. bei erfahrungsgemäß potentiell letalem Blutspiegel einer Substanz, 4. wenn die Vergiftungserscheinungen solche Formen annehmen, daß dadurch ein Hauptexkretionsweg für die betreffende Substanz blockiert wird, z.B. wenn eine forcierte Diurese wegen Blutdruckabfalls oder akuten Nierenversagens nicht in Gang kommt, 5. wenn bedeutende Mengen einer Substanz zirkulieren, die metabolisch in eine toxischere Form umgewandelt wird, 6. wenn sich der Zustand des Patienten trotz anderer Behandlungsmaßnahmen zunehmend verschlechtert, 7. bei längerem Koma, 8. bei Vorliegen einer Grundkrankheit, welche die Gefahr des Komas steigert, und 9. bei Entwicklung ernster Komplikationen.

Wie aus dem obenstehenden Diagramm hervorgeht, kann der Blutspiegel von langwirkenden Barbituraten wie Luminal binnen einiger Stunden vom Letalbereich auf nichtletale Werte gesenkt werden. Ähnliche Befunde werden für kurzwirkende Barbiturate und für Glutethimid angegeben.

Es muß jedoch betont werden, daß die Dialyse nicht von der Notwendigkeit einer intensivmedizinischen Versorgung des Vergifteten entbindet. Eine freie Atmung muß durch Einführung eines Mundtubus, endotracheale Intubation oder Tracheotomie gesichert werden. Bei schwerer Hypopnoe oder Apnoe ist Sauerstoffzufuhr und assistierte Beatmung erforderlich. Dennoch ist bei sonst gleichen Voraussetzungen die raschestmögliche Entfernung der toxischen Substanz aus dem Körper bei einer Vergiftung die optimale Behandlung.

* Siehe Erklärungen am Schluß des Bandes.

# Nierentransplantation



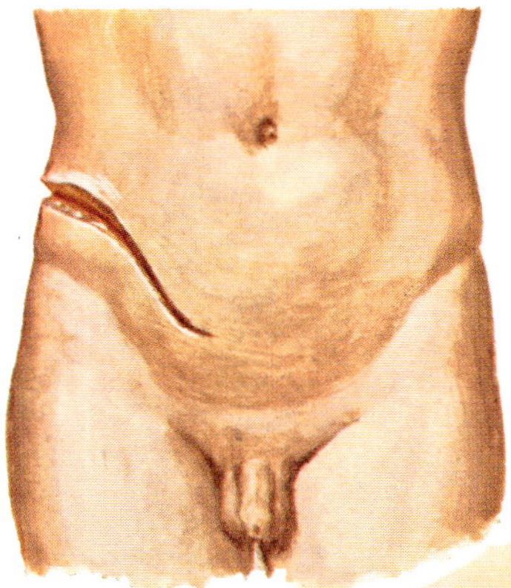

Inzision im rechten unteren Quadranten und in der Flanke durch Haut, subkutanes Fett, Faszie, Muskeln und Fascia transversalis. Das Peritoneum wird nicht eröffnet

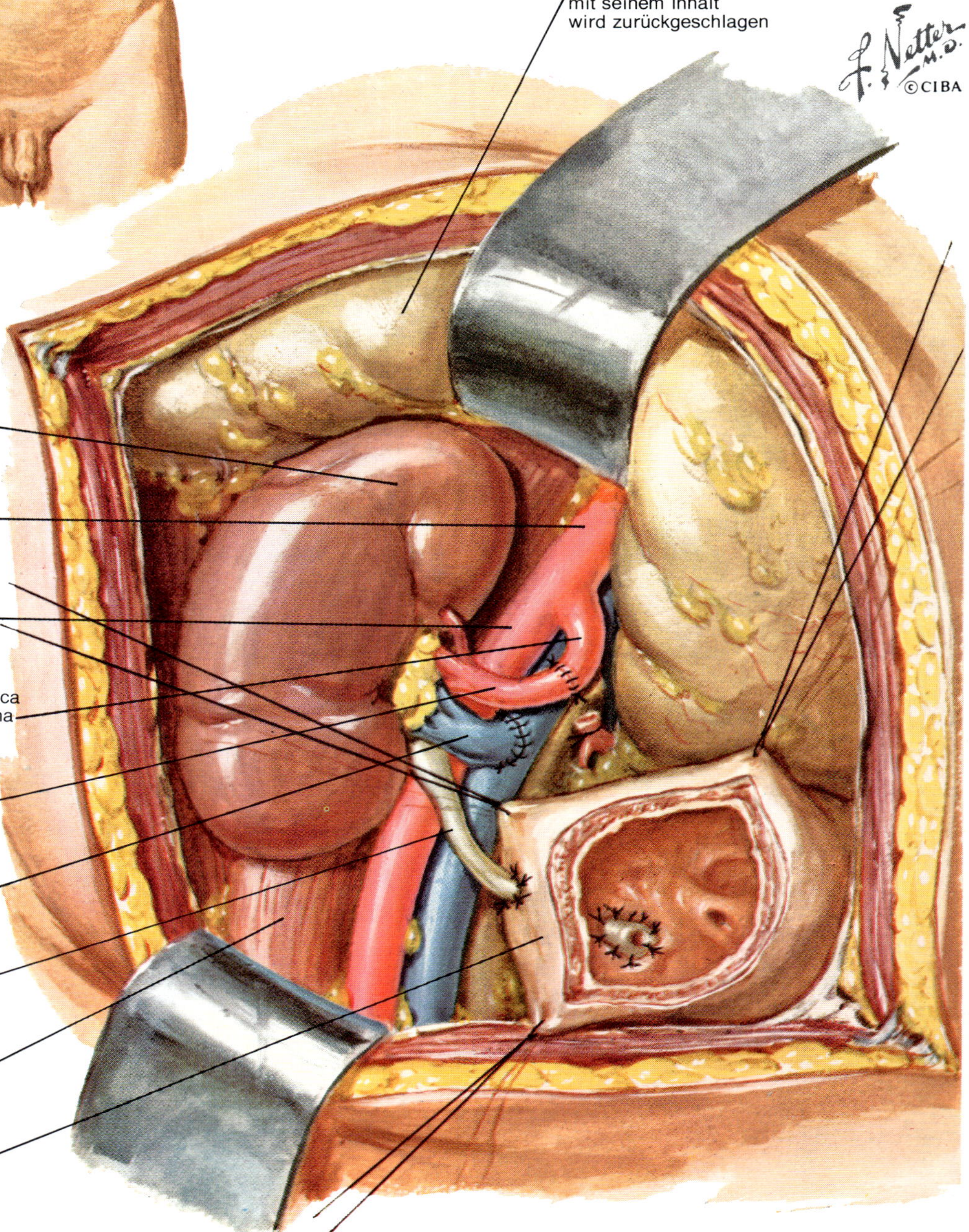


Implantation der Spenderniere in der rechten Fossa iliaca, End-zu-End-Anastomose der A. renalis mit der A. iliaca interna, End-zu-Seit-Anastomose der V. renalis mit der V. iliaca externa, Implantation des Ureters in die Blase

**Prognose.** Einst als revolutionäres Operationsverfahren angesehen, ist die Verpflanzung der menschlichen Niere von einem Individuum zum anderen heute eine akzeptable klinische Behandlungsmaßnahme im Endstadium der chronischen Niereninsuffizienz. Immer noch ist die Transplantationsoperation jedoch von dem Problem der Transplantatabstoßung belastet, und die Bemühungen, das Wesen der Abstoßungsmechanismen genau zu erforschen und mit ihnen fertig zu werden, gehen weiter.

Der Erfolg einer Nierentransplantation steht in unmittelbarer Beziehung zur Herkunft der Spenderniere. Dafür gibt es zwei Möglichkeiten. Entweder stammt die Niere von einem lebenden, blutsverwandten Spender, der die gleiche Blutgruppe wie der Empfänger aufweisen muß. Eine im April 1973 publizierte Übersicht zeigte, daß die 8-Jahre-Überlebensrate von Nieren, die unter Geschwistern verpflanzt worden waren, fast 90% betrug. Nieren, die von einem Elternteil auf ein Kind verpflanzt worden waren, hatten eine Überlebensrate von etwa 84%. Im zweiten Fall dagegen, wenn die Niere von einem nicht blutsverwandten, frisch verstorbenen Spender stammte, war die Erfolgszahl wesentlich geringer – annähernd 68% für die gleiche 8-Jahre-Periode.

**Transplantationstechnik.** Wenn ein lebender Spender zur Verfügung steht, beginnt der Operationsvorgang mit der Entfernung der linken Niere des Spenders, welche dann umgedreht und in die rechte Beckenhälfte des Empfängers implantiert wird. Danach erfolgt eine End-zu-End-Anastomose zwischen A. renalis und iliaca interna und eine End-zu-Seit-Anastomose zwischen V. renalis und V. iliaca externa. Der Ureter der Spenderniere wird unter einem submukösen Tunnel in die Blase eingepflanzt. Statt dessen könnte auch der Empfängerureter in das Nierenbecken der Spenderniere eingepflanzt werden, aber das erste Verfahren gilt als befriedigender und ist gebräuchlicher.

Die Transplantation einer Leichenniere geht in ziemlich gleicher Weise vor sich. In diesem Fall kann auch die rechte Niere für einen anderen Empfänger verwendet werden. Diese zweite Niere wird umgedreht und in die linke Beckenhälfte eingepflanzt. Mit Perfusion und Kühlung der Leichenniere ist eine erfolgreiche Verpflanzung im allgemeinen noch 6–8 Stunden und länger möglich, nachdem die Niere dem Spender entnommen wurde.

Zur Unterdrückung der immunologischen Reaktionen, welche die Abstoßung des Organs bewirken, erhält der Empfänger Azathioprin in einer Dosierung von 2–3 mg/kg in den letzten 24 Stunden vor der Transplantation. Sobald die Niere ihre Funktion aufnimmt, geht man mit der Dosis herunter. Außerdem werden Kortikosteroide, zumeist Prednison (2 mg/kg), am Tag der Operation verabreicht und ebenfalls anschließend je nach dem Zustand der Nierenfunktion schrittweise reduziert. Nebenbei erwähnt ist es nicht ungewöhnlich, daß eine Leichen-

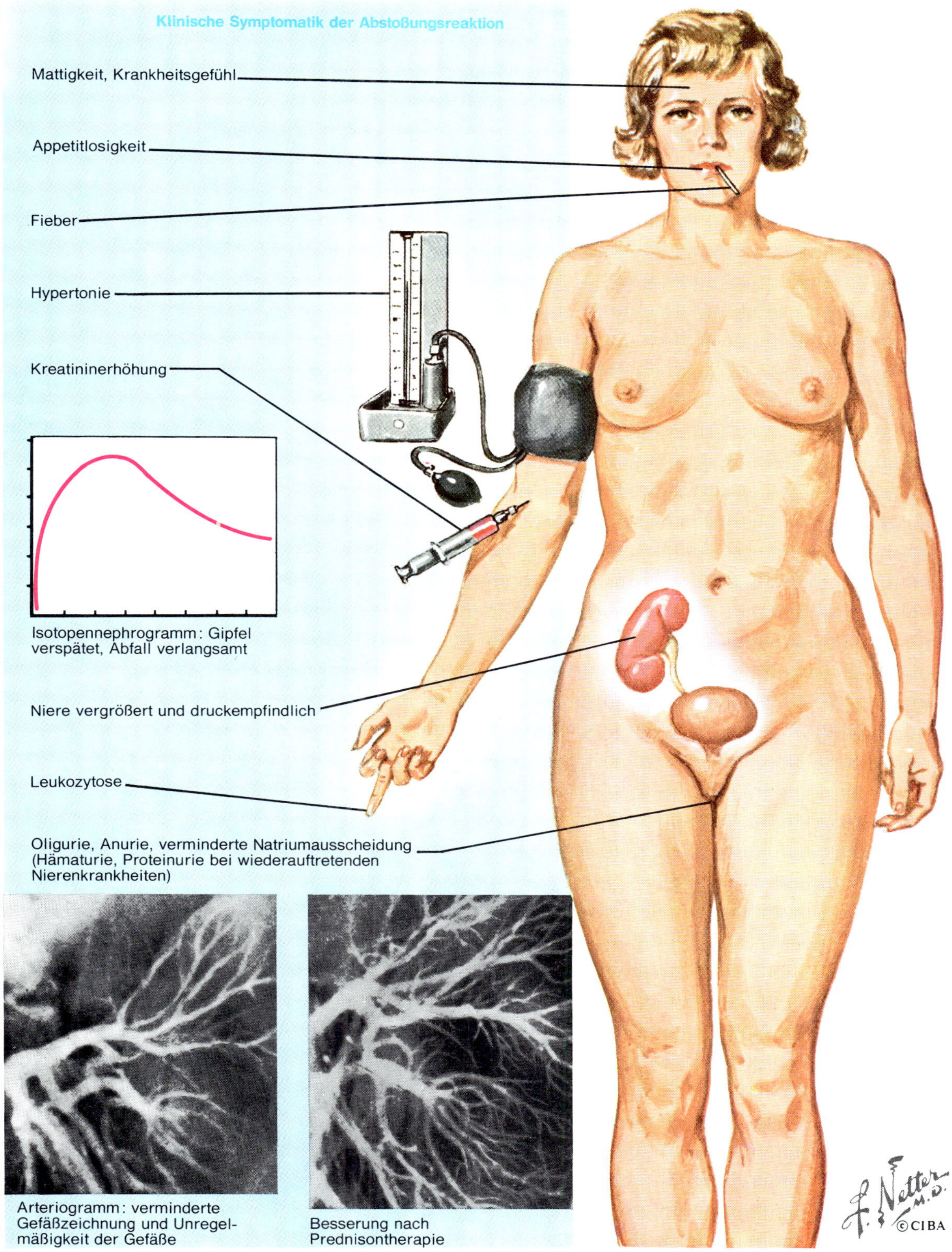


niere, die vielleicht stundenlang ischämisch war, tage- oder sogar wochenlang anurisch bleibt und dann wieder normal funktioniert. Die immunsuppressive Wirksamkeit von Antilymphozytenserum oder dem Globulin, das in jüngster Zeit daraus gewonnen wurde, ist beim Menschen noch unbestätigt.

**Abstoßungsprozeß.** Er ist die Folge der Immunisierung des Empfängers durch Antigene der Spenderniere. Der Empfänger bildet Antikörperglobulin sowie sensibilisierte Lymphozyten, die in ihrem Bestreben, das Transplantat zu vernichten, hauptsächlich die kleinsten Gefäße einschließlich der Glomeruli angreifen.

*Klinisch* äußert sich die Abstoßungsreaktion in einem allgemeinen Mattigkeits- und Krankheitsgefühl mit Appetitlosigkeit, Fieber und Leukozytose. Das Transplantat ist in der Regel schmerzhaft, vergrößert und von einer ödematösen Schwellung umgeben. Eine Blutdruckerhöhung ist häufig zu beobachten und zeigt eine Beteiligung der intrarenalen Gefäße an. Die Blutdruckerhöhung kann sogar eines der ersten Zeichen einer chronischen Abstoßungsreaktion sein. Ebenfalls häufig findet sich eine Erhöhung des Bluthamstoffstickstoffs und Kreatinins bei reduzierter Kreatinin-Clearance und abnehmendem Harnvolumen. Bei der Harnuntersuchung beobachtet man eventuell eine Zunahme der Erythrozyten und eine Proteinurie sowie mitunter Lymphozytenklumpen. Diagnostische Parameter ergeben sich auch aus der Zunahme der Ausscheidung verschiedener Enzyme.

Wenn die Nierenfunktion zunächst normal war, kann das erste Anzeichen der Abstoßungsreaktion eine verminderte Natriumkonzentration im Harn sein, die ähnlich wie bei einer Nierenarterienstenose (s. S. 85) entsteht. Ein zu dieser Zeit angefertigtes Nierenangiogramm würde eine verschlechterte Darstellung der kortikalen Gefäße erkennen lassen. Die Gefäßveränderungen lassen sich durch eine adäquate Prednisontherapie rückgängig machen. Im Frühstadium spiegelt sich unter Umständen die Verschlechterung der Nierendurchblutung und Harnproduktion im Isotopennephrogramm. Ein erniedrigter und verspäteter Gipfel in der Frühphase des Isotopennephrogrammes mit einem verlangsamten Abfall infolge der mangelhaften Auswaschung der Testsubstanz durch Harn zeigt die verminderte Nierendurchblutung und die absinkende Harnausscheidung an.

Weil sich die Niere während des Abstoßungsprozesses häufig vergrößert und druckempfindlich und schmerzhaft wird, kann die Unterscheidung zwischen Abstoßungsreaktion, Ureterverlegung und schwerer Pyelonephritis Schwierigkeiten machen.

**Pathologische Anatomie.** Zum Verständnis des pathologisch-anatomischen Bildes ist es notwendig, die immunologischen Vorgänge, die in der Abstoßung kulminieren, zu rekapitulieren. Wie bereits gesagt wurde, kommt die Immunisierung des Empfängers durch den Kontakt mit den in der verpflanzten Niere enthaltenen Antigenen zustande. Wie schwer dieser Prozeß

*(Fortsetzung auf Seite 266)*

## Nierentransplantation

(Fortsetzung von Seite 265)

ist, hängt von den Unterschieden in der Antigenstruktur zwischen Spender- und Empfängergewebe ab. Die Immunisierung des Empfängers bewirkt die Produktion von Antikörperglobulin und sensibilisierten Lymphozyten. Im Frühstadium kann man Abwehrreaktionen in diesen beiden Formen in den Gefäßen des Transplantats und ihrer Umgebung beobachten. Die Vereinigung des Transplantatantigens mit dem Empfängerantikörper löst die Aktivierung der Komplementreaktionskette aus. In dieser Sequenz kommt es zur Bildung leukotaktischer Faktoren, die polymorphkernige Leukozyten anziehen und den Endothelbelag der Basalmembran zerstören können. Die Freisetzung von Lysosomen aus den polymorphkernigen Leukozyten führt in der Folge zu erhöhter Permeabilität und Destruktion der Gefäßwand. Die entblößte Basalmembran stimuliert die Ablagerung und Agglutination von Blutplättchen, die dann den Thrombozytenfaktor 3 freisetzen. Dieser Faktor begünstigt das Ausfallen von Fibrinogen mit nachfolgender Fibrinablagerung und schließlicher Organisation durch Fibroblasten. Durch die Aktivierung der Komplementsequenz kommt es außerdem zur Freisetzung eines migrationshemmenden Faktors (MIF). Dieser fördert infolge der durch das vorangegangene Geschehen erhöhten Gefäßpermeabilität die Ansammlung von Monozyten an der Gefäßwand und ihre Wanderung durch das Gefäß in das Niereninterstitium. Das endgültige Bild wird davon bestimmt, wie schnell diese pathologischen Vorgänge ablaufen und wie schwer sie sind.

**Akute Abstoßung.** Der erste Schritt in der immunologischen Abstoßung einer verpflanzten Niere läßt sich mit einer Frühbiopsie an Rattennieren-Allotransplantaten demonstrieren. Die Nieren werden zwischen zwei Inzuchtrattenstämmen transplantiert damit man einen konstanten Gewebstypunterschied erhält. Auf diese Weise sind die in den Experimenten beobachteten Vorgänge chronologisch vorhersagbar und können genau studiert und dokumentiert werden. Der erste bei der akuten Abstoßung der Rattenniere feststellbare Vorgang ist die Ablagerung von Gammaglobulin in der Wand der kleinen Venen. Gammaglobulinproduzierende Zellen (wahrscheinlich sensibilisierte Lymphozyten) nähern sich der Venenwand, und einige wandern durch diese in das Interstitium. Die gleichen Prozesse in den Gefäßen und im Interstitium laufen bei einer akuten Abstoßungsreaktion beim menschlichen Nierenallotransplantat ab. Das Mikrophoto auf Tafel 14 zeigt die starke interstitielle Zellinfiltration mit Ödem und das wechselnde Ausmaß der tubulären Nekrose bei der Abstoßungsreaktion. Die in der menschlichen Niere festgestellten Frühveränderungen, die denen bei der Transplantatabstoßung der Ratte entsprechen, sind auf Tafel 15 dargestellt, mit einem Bild von einem menschlichen Nierentransplantat, an dem bald nach der Transplantation eine Biopsie vorgenommen wurde, nach Färbung mit fluoreszein-markiertem menschlichem Globulin. Bei der Immunfluoreszenzuntersuchung wird die Gammaglobulinablagerung auf der Basalmembran des menschlichen Nierenallotransplantats sichtbar.

**Hyperakute Abstoßung.** Durch Einwirkung von menschlichem Antigen, z.B. in Form von Bluttransfusionen oder Graviditäten, können Antikörper (Isoantikörper, zytotoxische Antikörper) entstehen und diese Patienten gegen eine Reihe von menschlichen Antigenen immunisieren, darunter vielleicht auch gegen die für die Transplantation wichtigen, an der Zelloberfläche in der Spenderniere lokalisierten. Wenn dann nach der Transplantation die Arterienanastomose geöffnet wird, strömt Blut, das präformierte Antikörper gegen die Antigene der transplantierten Niere enthält, durch dieses Organ. In diesem Fall tritt eine heftige Abstoßungsreaktion auf, die mit einer typischen Gefäß- und Glomerulusnekrose infolge des beschleunigten Immunprozesses die Niere innerhalb von Minuten bis Stunden zerstören kann. Charakteristisch für diese sogenannte hyperakute Abstoßungsreaktion durch präformierte Antikörper ist eine Thrombose der afferenten Arteriole des Glomerulus, zusammen mit einem Ödem und Blutaustritten im Interstitium.

**Chronische Abstoßung.** Der Abstoßungsprozeß kann auch eine langsame, nach und nach fortschreitende Veränderung sein. Aller Wahrscheinlichkeit nach bestehen die Schritte bei der chronischen Abstoßungsreaktion in immunologischen Angriffen auf die Gefäßwände, auch in den Glomeruli, einem darauffolgenden Abklingen der Abstoßungsreaktion und schließlich in der narbigen Abheilung des Entzündungsprozesses. Auf diese Weise kann sich trotz fehlender Zeichen einer akuten Abstoßung über Jahre eine langsam fortschreitende Degeneration des Gefäßsystems in der transplantierten Niere entwickeln. Typisch für diese verlangsamte Abstoßungsreaktion sind glomeruläre Läsionen, die in proliferativen Veränderungen, Hyalinisierung und schließlicher Obliteration der Glomeruli bestehen. Der klinische Krankheitsverlauf gleicht oft in allen Symptomen dem Bild einer gewöhnlichen Glomerulonephritis, unter Einschluß eines nephrotischen Syndroms.

Im Lauf von Jahren können ebenfalls Veränderungen in anderen Nierengefäßen, auch in den kleinen Arterien, zu Ersatz der Intima durch Narbengewebe,

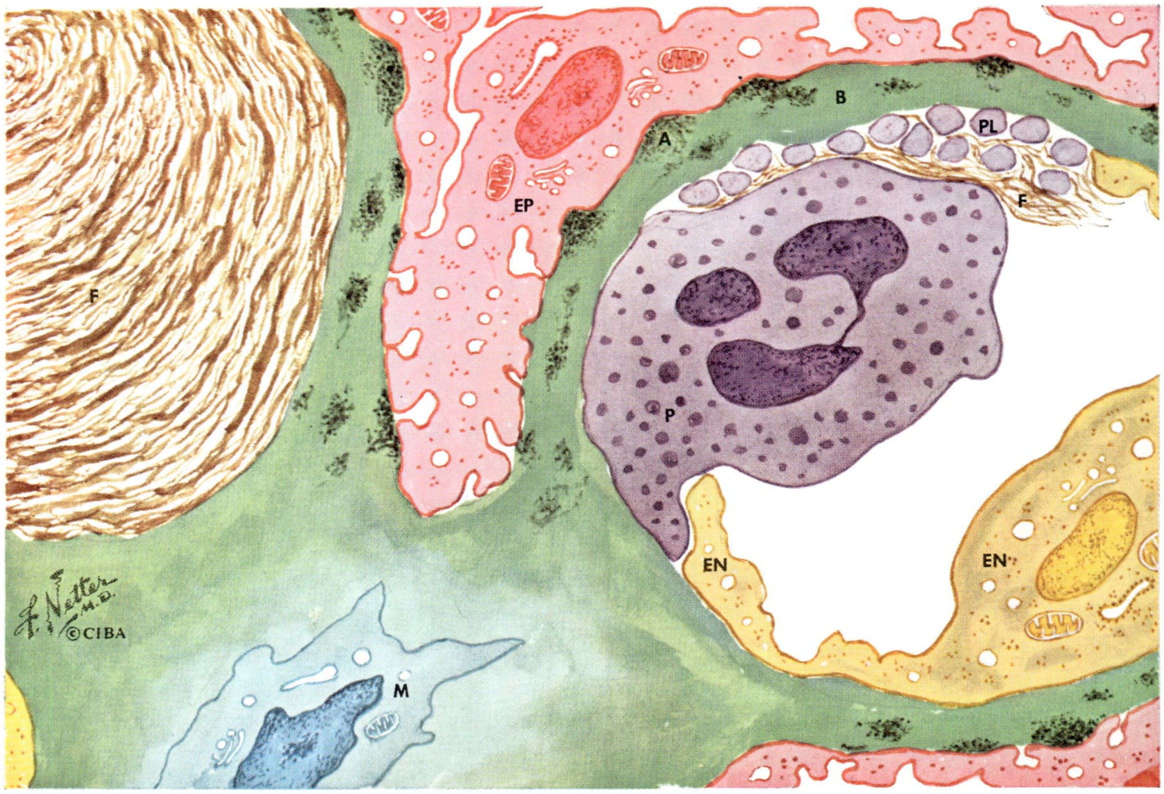


a) Diagramm der elektronenmikroskopischen Befunde bei akuter Abstoßung eines Allotransplantats: In einer Kapillare des Glomerulus unterminiert ein Pseudopodium eines polymorphkernigen Leukozyten (P) das Endothel (EN) und hebt es ab. Im Lumen Blutplättchen (PL) und Fibrin (F). In der Basalmembran (B) erscheinen elektronendichte Ablagerungen (A). Die andere Kapillare ist vollständig mit Fibrin verlegt. EP = Epithel, M = Mesangiumzelle

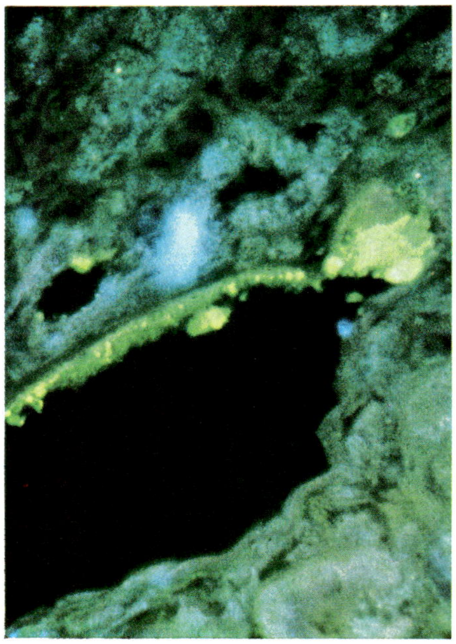

b) Rattennierentransplantat mit akuter Abstoßung: Das Immunfluoreszenzpräparat zeigt Gammaglobulinablagerungen in der Wand einer kleinen Vene. Gammaglobulinerzeugende Zellen nähern sich der Venenwand und wandern durch sie hindurch in das Interstitium

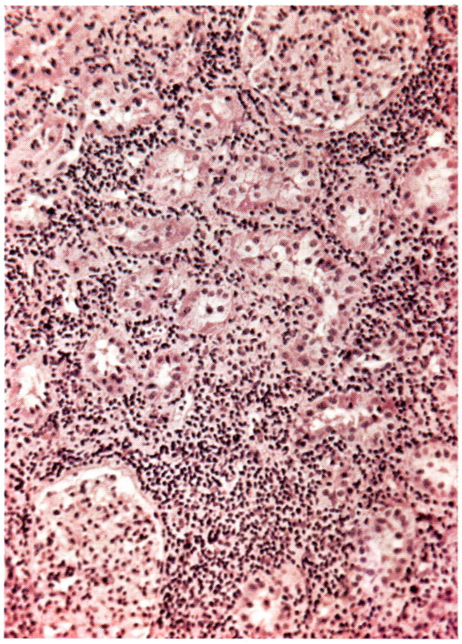

c) Akute Abstoßungsreaktion eines menschlichen Allotransplantats. Starke Zellinfiltration, Ödem und tubuläre Nekrose

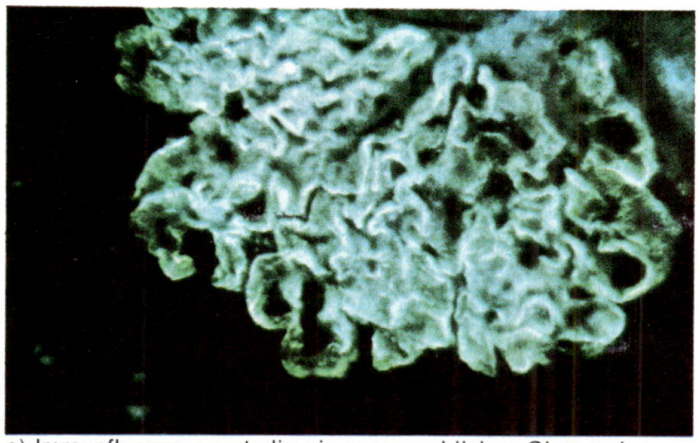
a) Immunfluoreszenzstudie eines menschlichen Glomerulus bei chronischer Abstoßungsreaktion eines Allotransplantats: lineare Gammaglobulinablagerung auf der Basalmembran

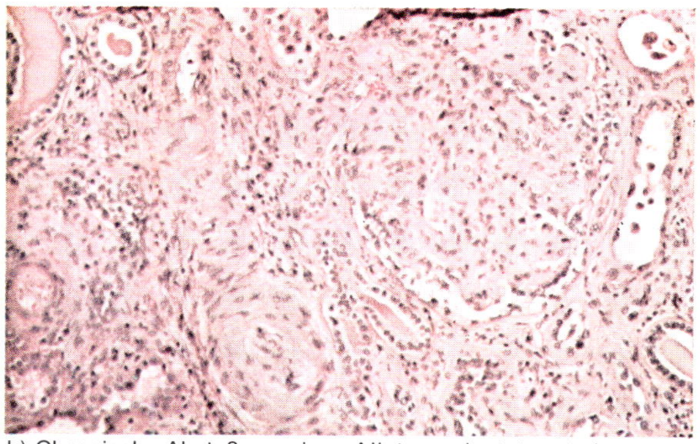
b) Chronische Abstoßung eines Allotransplantats: starke membranöse Veränderungen eines Glomerulus

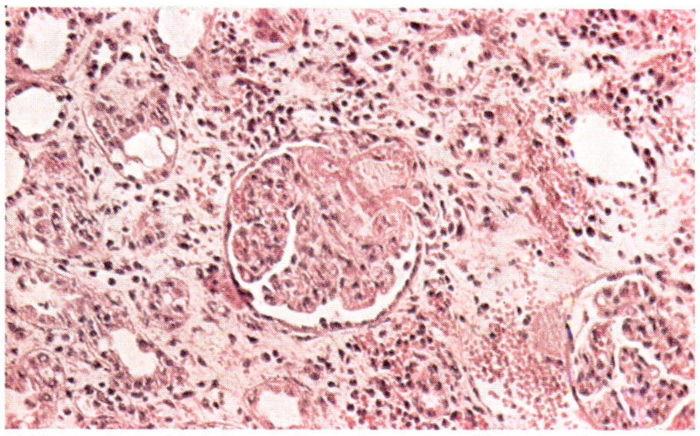
c) Hyperakute Abstoßung: Thrombose der afferenten Arteriole des Glomerulus mit interstitiellem Ödem und Blutaustritt

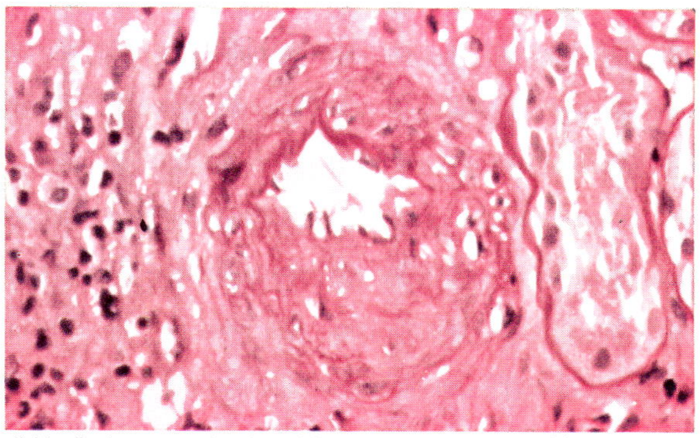
d) Veränderungen in einer kleinen Nierenarterie 2½ Jahre nach der Transplantation: Elastikariß und Intimaverdickung durch PAS-gefärbte Substanz

e) Diagramm der elektronenmikroskopischen Befunde in einem Glomerulus bei rezidivierender Glomerulonephritis in einem Isotransplantat viele Monate nach der Transplantation: Basalmembran (B) verdickt und unterbrochen, elektronendichte Ablagerungen (A) innerhalb der Basalmembran, Epithelzellen (EP) geschwollen und Fußfortsätze (F) verschmolzen, polymorphkernige Zellen (P) im Lumen. EN = Endothelzelle

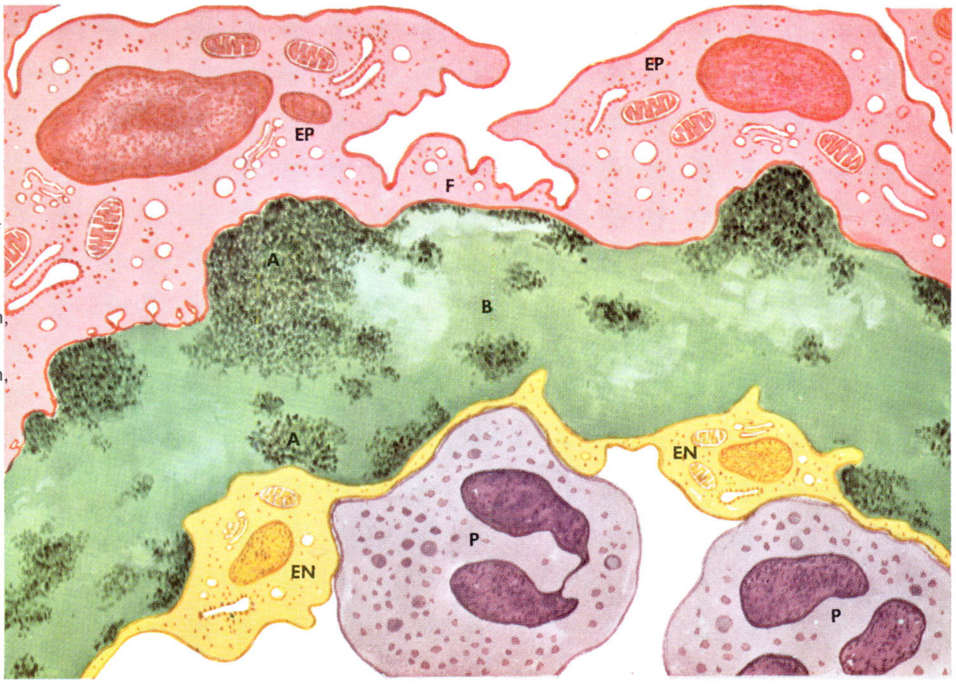


F. Netter M.D. ©CIBA

Elastikarissen und Verengung oder sogar Obliteration des Gefäßlumens führen. Das Endergebnis sind Nephrosklerose, Hypertonie und schließlich ischämische Veränderungen in den Glomeruli mit resultierender funktioneller Insuffizienz.

Das Diagramm eines Elektronenmikrophotos auf Tafel 14 illustriert die Frühveränderungen und den Ablauf des Geschehens. Man beachte den polymorphkernigen Leukozyten mit dem unter dem Endothel der Basalmembran vorgeschobenen Pseudopodium. Die Basalmembran selbst ist nackt. Diese Entblößung der Basalmembran stimuliert die Thrombozytenablagerung – an der Gefäßwand sind Thrombozytenthromben zu beobachten. Offensichtlich ist es zu einer Ablagerung von Fibrin in seiner typischen fibrillären Form gekommen. Die darauf folgenden Veränderungen im Glomerulus bestehen in einer Verschmelzung der Fußfortsätze, im Auftreten von elektronendichten Ablagerungen in der Basalmembran und schließlich in der bindegewebigen Destruktion des Glomerulus.

**Abstoßungsreaktion bei eineiigen Zwillingen.** Schon in der Frühzeit der Transplantation machte man die auffallende Entdeckung, daß eine Glomerulonephritis nach Nierenverpflanzungen unter eineiigen Zwillingen tragischerweise in dem transplantierten Organ wieder auftreten kann. Da eineiige Zwillinge identische Gewebeantigene haben, dürfte es keinen Abstoßungsprozeß geben. Der Immunprozeß, der ursprünglich zur Erkrankung der Glomeruli geführt hat, kann jedoch offenbar aktiv bleiben und im syngenen Transplantat (Isotransplantat) eine neuerliche Entwicklung von Glomerulusläsionen begünstigen. Tafel 15 zeigt ein Mikrophoto der glomerulären Veränderungen, die nach einer Nierentransplantation unter eineiigen Zwillingen auftraten. Von 24 untersuchten Empfängern einer Zwillingsniere bekam die Hälfte eine Glomerulonephritis. In allen diesen Fällen war eine Glomerulonephritis die ursprüngliche Krankheit gewesen, welche die Nephrektomie und die Transplantation erforderlich machte. Bei 5 Empfängern ohne Glomerulonephritisanamnese kam es nach der Transplantation hingegen zu keinen Glomerulusläsionen. Das Auftreten von Glomerulonephritiden gleichen morphologischen Typs wie die ursprüngliche Grunderkrankung des Patienten wurde auch in Transplantanten zwischen Nichtverwandten (Allotransplantat) gefunden.

**Zukunftsaussichten.** Die Bemühungen zur Beherrschung der Abstoßungsreaktion orientieren sich an der Kenntnis des vorangehend umrissenen Immunprozesses. Über das heute Mögliche hinaus wird es vielleicht zum Beispiel erreichbar werden, in die Abwehrreaktion einzugreifen, nachdem sich Antigen und Antikörper vereinigt haben, aber bevor noch die polymorphkernigen Leukozyten mobilisiert sind und ihre destruktive Tätigkeit entfalten. So kann Cyclophosphamid bei der experimentellen Glomerulonephritis trotz abgelaufener Antigen-Antikörper-Reaktion die Läsion durch Zerstörung polymorphkerniger Leukozyten verhindern. Ein weiterer Weg gezielter Immunsuppression wird mit dem Antilymphozytenglobulin (ALG) versucht. Die Produktion von ALG erfolgt durch Sensibilisierung eines Pferdes mit menschlichen Lymphozyten. Das gewonnene Pferdeserum, welches Antikörper gegen menschliche Lymphozyten enthält, kann dann Transplantatempfängern injiziert werden. Auf diese Weise glaubt man, zirkulierende, zur Antikörperbildung befähigte Lymphozyten zerstören und damit die Antikörperreaktion abschwächen zu können. Mit ALG-Aufbereitungen behandelte Tiere weisen eine starke Verminderung der Lymphozyten in Lymphknoten und Milz sowie eine geringere Zellinfiltration des Allotransplantats auf.

Vielleicht am vielversprechendsten ist der Versuch zur Erzielung einer Immuntoleranz durch Injektion von aufbereitetem Spenderantigen zusammen mit immunsuppressiven Maßnahmen bereits vor der Transplantation. Beim Tier zumindest läßt sich mit einer solchen Injektion, die im allgemeinen in subzellulären Fraktionen verabreicht wird, in Kombination mit immunsuppressiven Mitteln eine Toleranz gegenüber der Spenderniere erreichen. Der Antikörper selbst wirkt übrigens nicht unbedingt schädlich. Tatsächlich scheint das Vorhandensein von Antikörpern die Einheilung des Allotransplantats zu fördern. So können eventuell sorgfältig ausgewählte Antikörper, die in korrekter Dosierung verabreicht und vielleicht mit kleinen Antigenmengen kombiniert werden, die Zelloberfläche im Transplantat oder die Lymphozytenoberfläche überziehen und damit das Antigen gegen die Einwirkung des spezifischen Antikörpers abdecken oder blokkieren. Es wäre also durchaus denkbar, daß es mit einem präparierten Immunfluoreszenzglobulin gelingen könnte, die Aktion eines aggressiveren Antikörpers abzublocken.

Wenn auch diese Verfahren zur Bewältigung der Abstoßungsreaktion bis jetzt beim Menschen noch nicht erprobt sind, steht ihre Gültigkeit im Tierexperiment außer Frage. Sollten die beschriebenen Behandlungsmethoden einen festen Platz in der Humanmedizin erlangen, dann könnte möglicherweise auf große Dosen toxischer Immunsuppressiva verzichtet werden. Auf diese Weise wäre ein Überleben des Transplantats bei gleichzeitiger Erhaltung der Abwehrkraft gegenüber Infektionen, die so oft die Todesursache bei Nierentransplantationen sind, zu erreichen.

# Revaskularisation der Niere

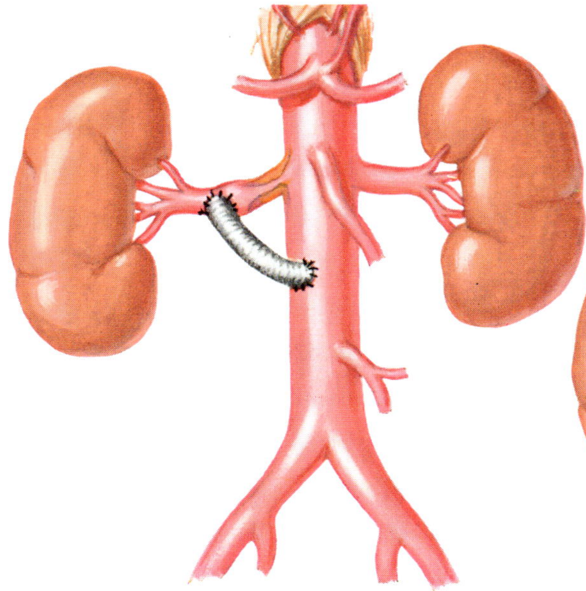

Nierenarterienbypass mit gefältelter Gefäßprothese aus gewirktem Dacron

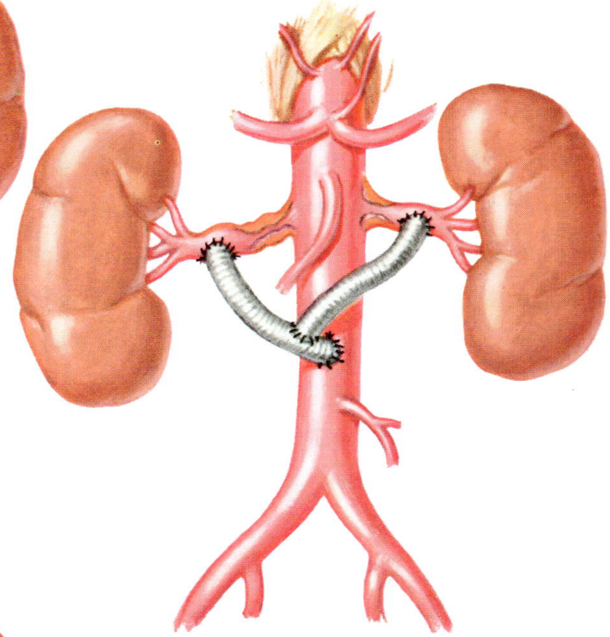

Bilateraler Nierenarterienbypass

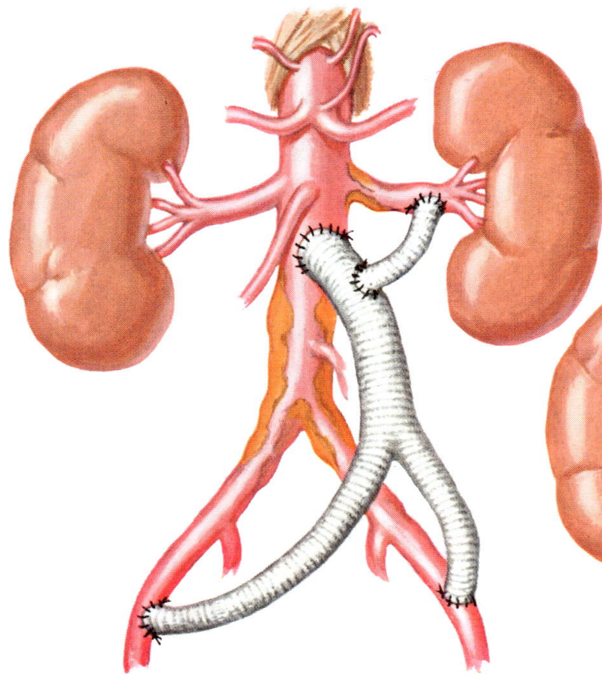

Aortoiliakalbypass mit Anschluß an A. renalis

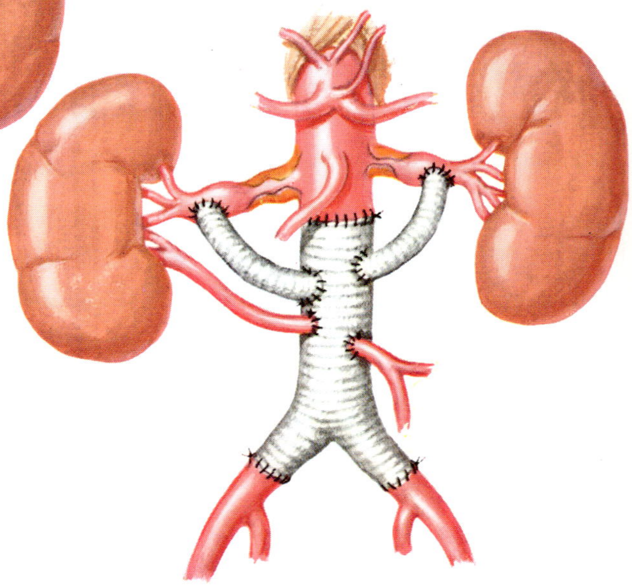

Ersatz der Aorta durch Gefäßprothese mit bilateralem Nierenarterienbypass und Erhaltung einer akzessorischen Nierenarterie



Ursache einer zur renovaskulären Hypertonie führenden Verengung einer oder beider Aa. renales ist in den meisten Fällen eine Arteriosklerose; seltener sind es fibromuskuläre Hyperplasie, Nierenarterienaneurysma, Knickungen oder Abschnürungen des Gefäßes, kongenitale Anomalien oder Entwicklungsdefekte, traumatische Deformierungen und entzündliche Veränderungen. Die Hypertonie ist oft durch Behebung der Stenose mit den verschiedensten Operationsverfahren einer Heilung zugänglich (s. S. 85f., 156).

**Indikation.** Das erste Kriterium bei der Auswahl der Patienten zur Operation ist die Existenz einer diastolischen Hypertonie. Im intravenösen Pyelogramm ist eine einseitig verzögerte Ausscheidung und eine Größendiskrepanz von mehr als 2 cm zwischen den beiden Nieren auf eine renovaskuläre Erkrankung suspekt. Ein abnormer Ausfall der Isotopennephrographie hat wegen der großen Häufigkeit von falsch positiven Befunden begrenzten diagnostischen Wert.

Für die Präzisierung der Hypertonie-Ursache benötigt man noch spezialisiertere Untersuchungsverfahren. Dazu gehören die Angiographie (s. S. 100), die seitengetrennte Reninbestimmung im Nierenvenenblut, eventuell die perkutane Nierenbiopsie (s. S. 107) bei unbestätigtem Verdacht auf primäre Nierenparenchymerkrankung und die retrograde Pyelographie bei Verdacht auf eine Abflußbehinderung oder auf eine unilaterale Nierenerkrankung (s. S. 96). Während der Operation sollte gleichzeitig der Druck in der Aorta und in der distalen A. renalis zur Bestätigung der physiologischen Signifikanz der Nierenarterienstenose gemessen werden. Kontraindikationen für die Operation sind zerebrovaskuläre Prozesse und Koronararterienerkrankungen sowie fortgeschrittenes Alter.

**Grundsätzlicher Zweck.** Die chirurgische Behandlung bezweckt die Wiederherstellung eines normal pulsierenden Blutzuflusses zum arteriellen Gefäßsystem der Niere. Dieses Ziel läßt sich mit verschiedenen Operationsmethoden erreichen, wie mit der Bypass-Technik oder mit der Endarteriektomie mit oder ohne »Flicken«-(Patch-graft-)Angioplastik. Die Auswahl des Verfahrens im Einzelfall hängt von Art und Ausmaß der stenosierenden Gefäßprozesse ab.

**Operationsmethoden.** Die artifizielle *Umgehung* der Stenose – die Anlegung eines *»Bypass«* – ist nach unserer Erfahrung am gebräuchlichsten. Das Verfahren eignet sich für die am häufigsten vorkommenden Formen obturierender Prozesse und ist technisch verhältnismäßig einfach. Wie die Abbildungen zeigen, gibt es viele Abwandlungsmöglichkeiten.

Bei einer *unilateralen Nierenarterienläsion* geht man folgendermaßen vor. Nach Freilegung der Aorta und der Aa. renales wird die Aorta abdominalis etwa 4–5 cm unterhalb vom Abgang der A. renalis in ihrem anterolateralen Abschnitt abgeklemmt. In diesem abgeklemmten Bereich wird eine longitudinale Inzision angelegt und mit einer End-zu-Seit-Anastomose eine Gefäßprothese eingesetzt. Darauf klemmt man die A. renalis knapp distal von der Stenose ab und legt in ihr eine longitudinale Inzision an. Die Gefäßprothese wird so zugeschnitten, daß sie in diese Öffnung paßt, und dann erfolgt eine End-zu-Seit-Anastomose mit der A. renalis. Unmittelbar vor dem Schließen der Anastomose, wenn alles andere fertig ist, werden die Klemmen zur Durchspülung der Arterie und des Schlauchs *vorübergehend* aufgemacht, um allenfalls vorhandene Gerinnsel auszuschwemmen. Danach wird die Anastomosennaht fertig verschlossen, und nach der Entfernung aller Klemmen fließt Blut in die A. renalis ein (s. Tafel 16, links oben).

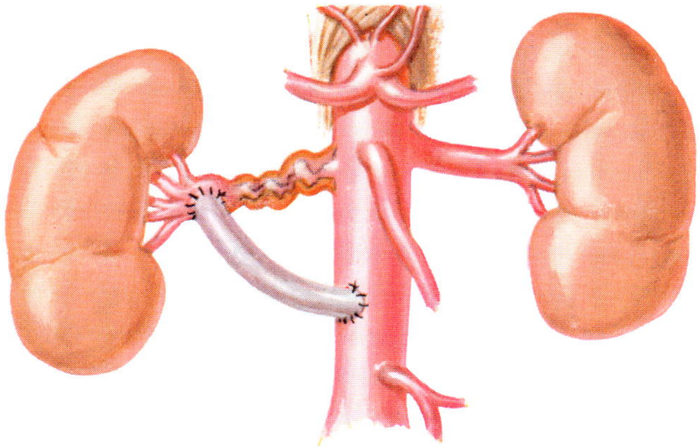

Bypass mit einem Stück der V. saphena zum distalen Ende der A. renalis, hinter dem schwer fibromuskulär hyperplastisch veränderten Gefäßabschnitt

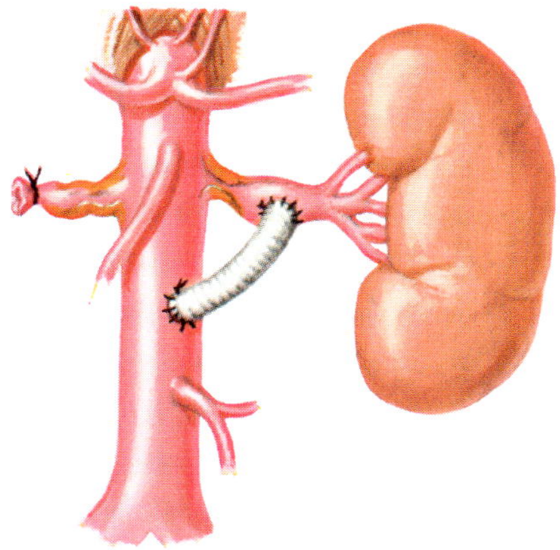

Nierenarterienbypass plus kontralaterale Nephrektomie

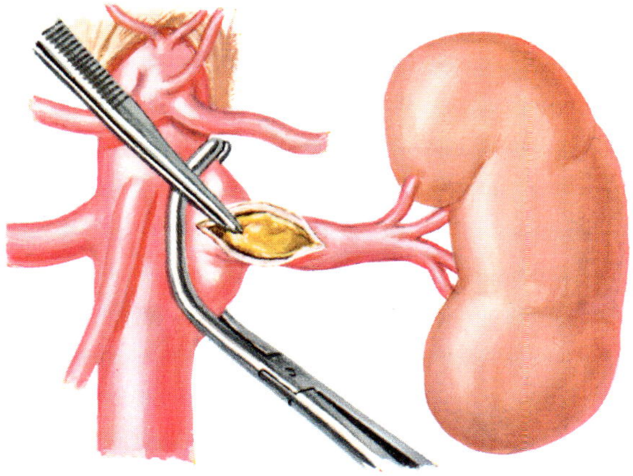

Endarteriektomie

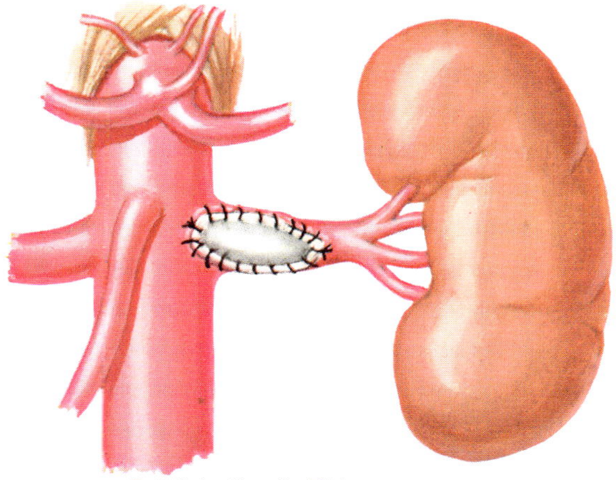

Gefäßplastik mit »Flicken« (patch graft) mit oder ohne Endarteriektomie



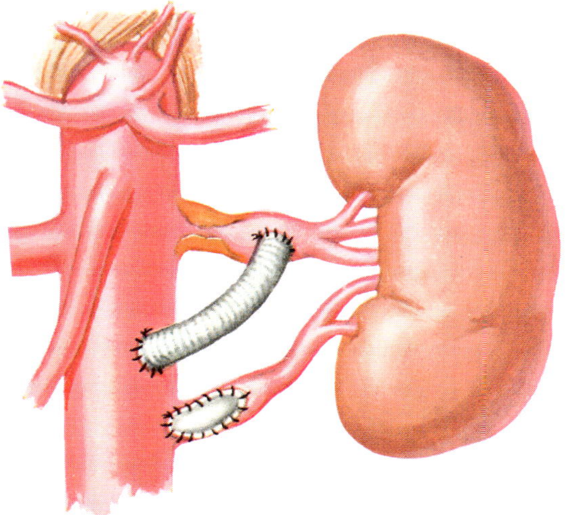

Nierenarterienbypass plus »Flicken«-Gefäßplastik an der akzessorischen Nierenarterie

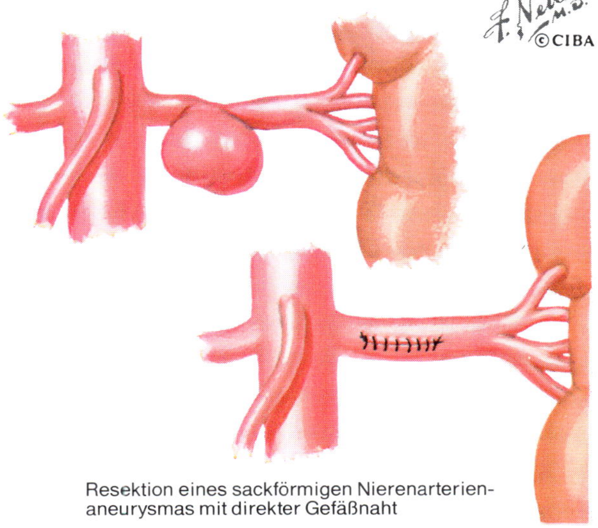

Resektion eines sackförmigen Nierenarterienaneurysmas mit direkter Gefäßnaht

Bei einer *bilateralen Stenose* kann *beiderseits ein Bypass* auf die gleiche Art wie bei einer unilateralen Läsion angelegt werden. Es besteht auch die Möglichkeit, die Gefäßprothese von der einen Seite nicht direkt in die Aorta, sondern in die Prothese der anderen Seite münden zu lassen (s. Tafel 16, rechts oben).

Wenn zusätzlich Durchblutungsstörungen in den unteren Extremitäten infolge *stenosierender Veränderungen im Aortoiliakalbereich* vorhanden sind, kann der Bypass zugleich auch über diesen Abschnitt geführt werden. Mit einer *gegabelten Gefäßprothese* wird der erkrankte Gefäßbereich zwischen Aorta abdominalis und A. iliaca externa oder A. femoralis überbrückt, wobei der Kunststoffschlauch in einer End-zu-Seit-Anastomose mit den Gefäßen verbunden wird. Eine zweite Gefäßprothese wird dann in einer End-zu-Seit-Anastomose mit der A. renalis einerseits und der Y-Prothese andererseits verbunden (s. Tafel 16, links unten).

Bei einem gleichzeitig vorhandenen *Aneurysma der Aorta abdominalis* ist unter Umständen die Resektion des Aneurysmas und der Ersatz des betroffenen Aortenabschnitts durch eine Gefäßprothese notwendig. Von dort aus kann *zu jeder A. renalis ein Bypass* geführt werden (s. Tafel 16, rechts unten). Falls eine *akzessorische Nierenarterie* vorhanden ist, kann sie ebenfalls mit einer End-zu-Seit-Anastomose an die Aortenprothese angeschlossen werden.

Auch bei einer *fibromuskulären Hyperplasie* ist das Bypass-Verfahren besonders vorteilhaft. Gewöhnlich ist in solchen Fällen die A. renalis fast durchweg verengt, aber im allgemeinen an ihrer Aufteilung in die Hauptäste normal. Dementsprechend sollte das Transplantat nach seiner Verbindung mit der Aorta abdominalis mit seinem distalen Ende unmittelbar am Abgang der Nierenarterienäste in die A. renalis eingepflanzt werden. Bei relativ jungen Patienten wird zu diesem Zweck nach Möglichkeit ein Stück ihrer eigenen *V. saphena* verwendet (s. Tafel 17, links oben).

Wenn bei einer bilateralen Nierenarterienverengung eine Niere praktisch bereits zerstört und eine Wiederherstellung ihrer Blutversorgung unmöglich ist, muß unter Umständen eine unilaterale Nephrektomie vorgenommen und auf der anderen Seite ein Bypass angelegt werden (s. Tafel 17, rechts oben).

Eine *Endarteriektomie* ist bei lokalen Läsionen, wie sie oft am Abgang oder im Anfangsteil der A. renalis zu finden sind, indiziert. Dazu wird der Teilbereich der Aorta, der den Abgang der A. renalis umgibt, abgeklemmt. Dann wird eine longitudinale Inzision in der A. renalis angelegt und über ihren Abgang hinaus bis in die Aorta verlängert. Die obturierenden Plaques oder Thromben werden instrumentell von der äußeren Media-Adventitia-Schicht abgehoben, wobei man darauf achten muß, daß nicht distal die Media abgelöst wird (s. Tafel 17, Mitte links). Nach Beendigung der Endarteriektomie kann die Inzision mit einfachen, fortlaufenden Nähten verschlossen werden, besser ist es aber, wenn ein »Flicken« eingesetzt wird, der eine Striktur des Lumens verhindert. In manchen Fällen genügt unter Umständen eine *Flickenangioplastik (Patch graft)* ohne Endarteriektomie, besonders wenn die obturierende Läsion glatt, fest und nur auf einen kleinen Teil der Gefäßzirkumferenz beschränkt ist (s. Tafel 17, Mitte rechts).

*Sackförmige Aneurysmen der A. renalis* behindern mitunter teilweise die Blutströmung, wenn sich in der Arterie distal vom Aneurysma ein Knick bildet. Derartige Aussackungen, die zumeist einen verhältnismäßig engen Hals haben, können exzidiert und mit einer einfachen Naht oder, wenn nötig, mit einer Flickenangioplastik repariert werden (s. Tafel 17, rechts unten).

# Nephrektomie

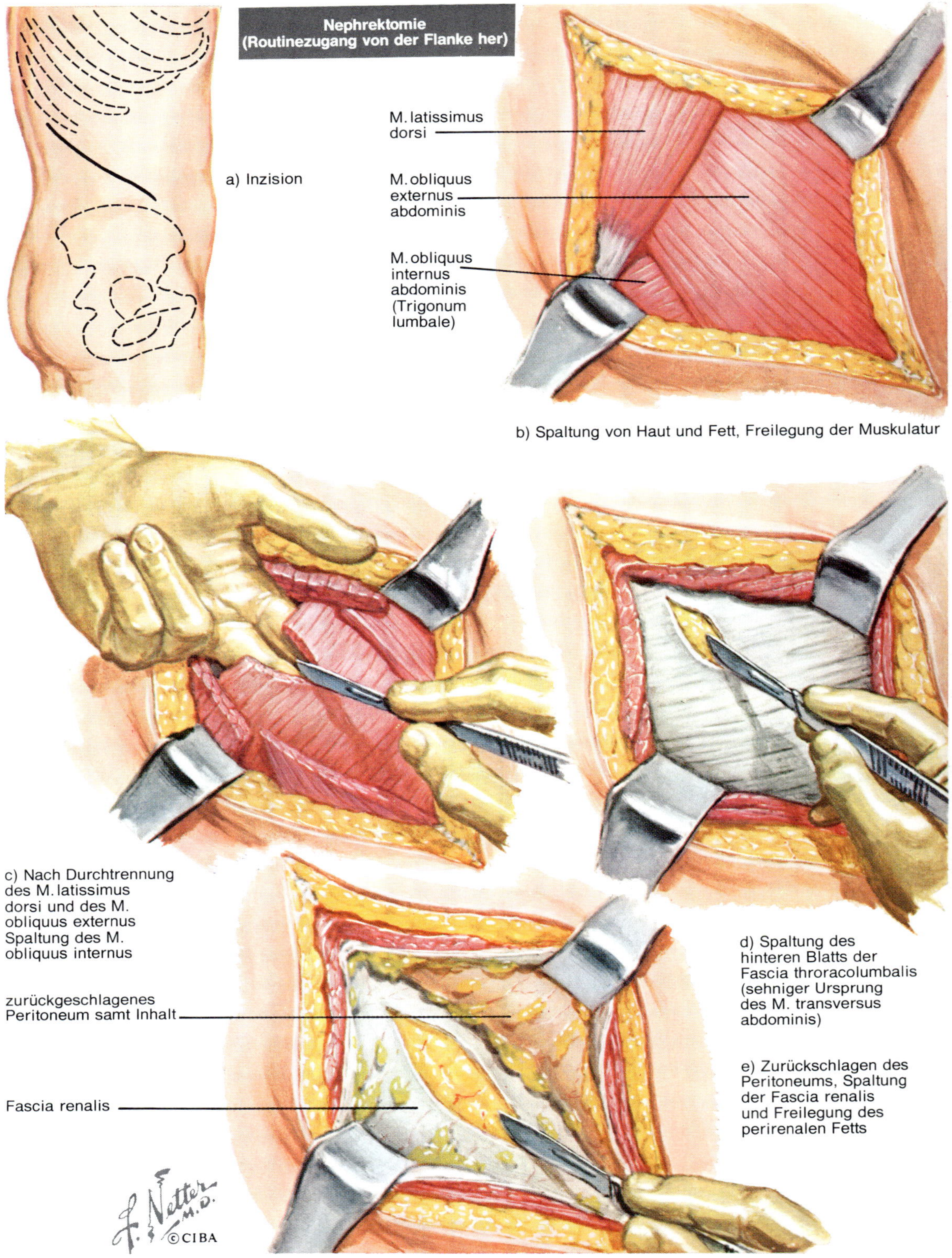


a) Inzision

b) Spaltung von Haut und Fett, Freilegung der Muskulatur

c) Nach Durchtrennung des M. latissimus dorsi und des M. obliquus externus Spaltung des M. obliquus internus

d) Spaltung des hinteren Blatts der Fascia throracolumbalis (sehniger Ursprung des M. transversus abdominis)

e) Zurückschlagen des Peritoneums, Spaltung der Fascia renalis und Freilegung des perirenalen Fetts

Die Nephrektomie wurde zwar anscheinend von ERASTUS BRADLEY WOLCOTT, einem amerikanischen Chirurgen, erstmals durchgeführt, perfektioniert und populär gemacht wurde sie jedoch von dem Heidelberger Chirurgen GUSTAV SIMON. Vor nicht ganz 100 Jahren schrieb Simon eine eindrucksvolle Monographie über die Chirurgie der Niere, die auch seine Arbeit über die Nephrektomie enthielt. Die Erfolge, die Simon mit seiner Technik erzielte, ermutigten zahlreiche andere Chirurgen, seinem Beispiel zu folgen, so daß Schmieden anfangs des 20. Jahrhunderts in der Lage war, Berichte über mehr als 1000 Nephrektomien zu sammeln.

Eine *unilaterale Nephrektomie* ist heute aufgrund der Einführung der Antibiotika und der Entwicklung anderer Operationsmethoden seltener als früher indiziert, hat aber immer noch Bedeutung und ist mitunter absolut notwendig. Eine Indikation ist bei bösartigen Geschwülsten der Niere gegeben, ferner in bestimmten Fällen von Hypertonie, Niereninfektion, Hydronephrose oder Nierensteinen. Ein weiteres modernes Anwendungsgebiet ist die Entnahme von Spendernieren für die Transplantation (s. S. 264–267).

Eine *bilaterale Nephrektomie* kommt heute bei bestimmten, für eine Transplantation oder Dauerdialyse vorgesehenen Patienten mit chronischer Niereninsuffizienz in Betracht. Bei Dauerdialysepatienten ist die Hauptindikation eine schwere diastolische Hypertonie, die sich durch Regulierung des Blutvolumens bzw. Wasserbestandes nicht normalisieren läßt und die mit einer Erhöhung des Reninblutspiegels verbunden ist. Bei einer Nierentransplantation wird eine bilaterale Nephrektomie am häufigsten dann durchgeführt, wenn eine therapieresistente Niereninfektion offenbar eine Kontraindikation gegen eine Immunsuppressivbehandlung bildet. Der Zugang zur Niere bleibt der Wahl des Chirurgen überlassen. In manchen Fällen wird die bilaterale Flankeninzision vorgezogen, in anderen der transperitoneale Zugang.

Unabhängig von der Indikation ist vor einer unilateralen Nephrektomie das wichtigste Gebot, festzustellen, ob eine funktionstüchtige kontralaterale Niere vorhanden ist. Die intravenöse Pyelographie eignet sich zwar gut zur Beurteilung des exkretorischen Systems in morphologischer Hinsicht, gibt aber nicht immer ein verläßliches Bild von der Nierenfunktion. Am einfachsten kann man sich über die Nierenfunktion mit der Szintigraphie oder mit der Isotopennephrographie mit $^{131}$J-markiertem Jodhippurat orientieren. Wenn bei intraabdominellen Traumen eine Notoperation erforderlich ist, sollte nach Möglichkeit immer der Funktionszustand beider Nieren geprüft werden, damit im Fall einer Nierenverletzung leichter entschieden werden kann, ob eine unilaterale Nephrektomie in Frage kommt (s. S. 213 f.).

Der Entschluß, eine Niere zu entfernen, muß da-

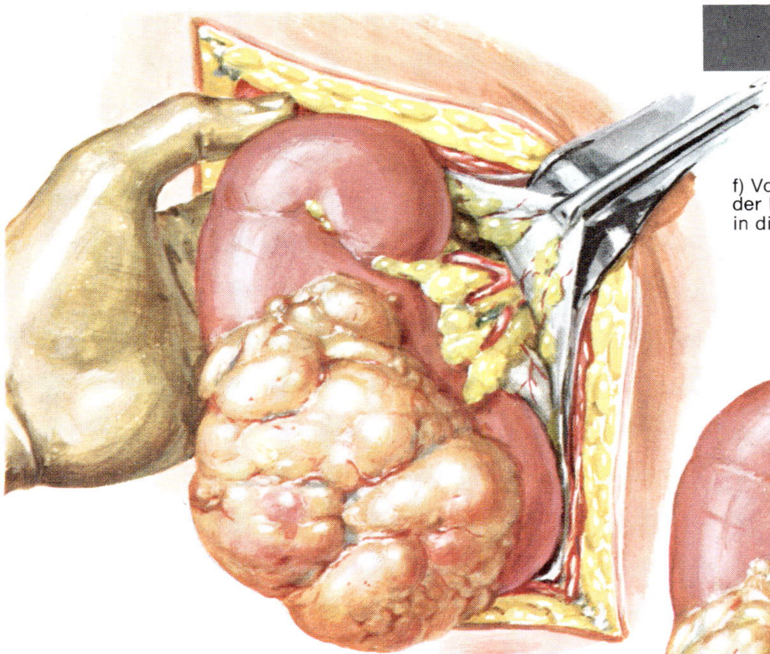

f) Vorziehen der Niere in die Wunde

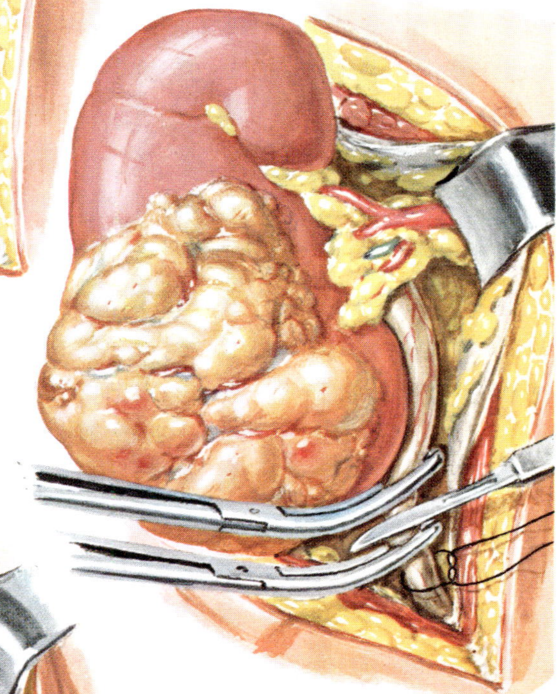

g) Der Ureter wird freigelegt, doppelt abgeklemmt, durchtrennt und ligiert

F. Netter M.D. ©CIBA

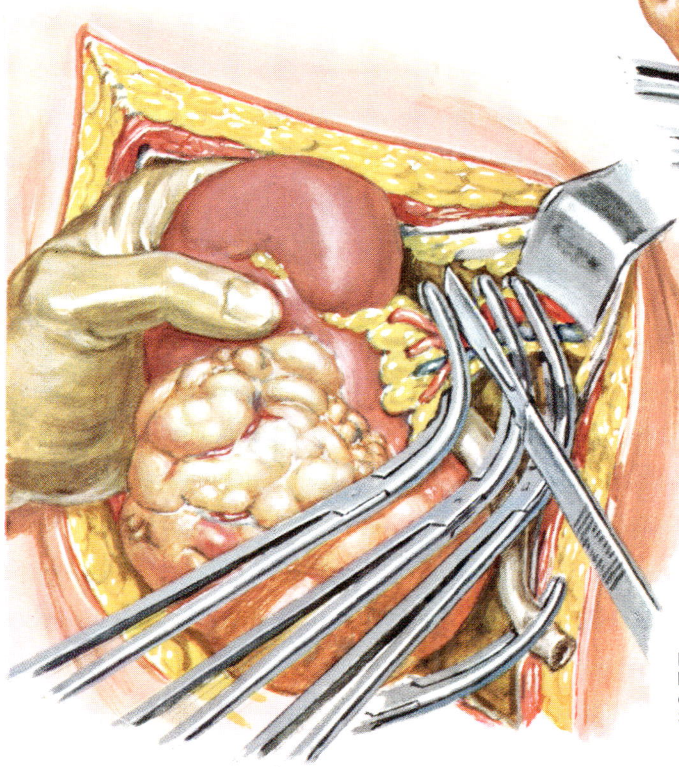

h) Abklemmung, Durchtrennung und Ligatur des Gefäßstiels. Schichtweiser Wundverschluß

mit begründet sein, daß ein konservatives Vorgehen so gut wie sicher zwecklos wäre. Zu berücksichtigen sind außer dem Funktionszustand der anderen Niere das Alter des Patienten und das mit dem Eingriff verbundene Operationsrisiko. Selbstverständlich sollte jeder Rest von normalem Nierenparenchym nach Möglichkeit erhalten werden, doch darf man nicht übersehen, daß bei einer Infektion einer Niere das Risiko des Sekundärbefalls der anderen Niere besteht. Besonders bei älteren Patienten führt oft der Versuch, eine kranke Niere mit einer konservativen Operation zu erhalten, zu einer erhöhten Morbidität und ist unter Umständen riskanter als die Nephrektomie.

Das Alter des Patienten und die Art der Nierenerkrankung sind ausschlaggebend für die Wahl des Zugangs. Eine Nephrektomie ist oft recht einfach, manchmal aber auch außerordentlich kompliziert. Weil beim Routineweg *von der Flanke* her eine Eröffnung des Peritoneums vermieden werden kann, wird dieser Zugang wahrscheinlich am häufigsten benützt und im Fall einer Infektion entschieden bevorzugt. Vielerlei Modifikationen ermöglichen einen besseren Zutritt zum oberen Teil der Niere.

Wenn wegen eines Nierenkrebses nephrektomiert wird, ist der dorsolaterale Zugang aber ungünstig, da es unvermeidlich ist, ziemlich viele Manipulationen an der Niere vorzunehmen, bevor man den Gefäßstiel abklemmen kann. Überdies führt die Seitenlage bei älteren Patienten, besonders bei herabgesetzter Vitalkapazität, oft zur Hypotonie und erhöht damit die Gefahr einer kardialen oder zerebralen Ischämie.

Bei renovaskulärer Hypertonie ist der Zugang von der Flanke nicht empfehlenswert, weil die Wahl zwischen Nephrektomie und Nierenarterienplastik oft erst nach vollständiger Freilegung des Gefäßes getroffen werden kann. Nach einer Wirbelverschmelzung oder bei deformierter Wirbelsäule ist die Niere ebenfalls nicht von der Seite aus erreichbar, da der Patient nicht entsprechend gelagert werden kann.

Die Alternative ist der Zugang *von vorn.* Nötigenfalls kann eine thorakoabdominale Inzision angelegt werden, wenn z.B. ein großer Tumor vorhanden ist, besonders im oberen Pol, oder wenn eine Exploration der V. cava wegen eines Tumoreinbruchs in die V. renalis erforderlich ist. Bei älteren Patienten, die die Seitenlagerung nicht vertragen, sowie in anderen Fällen, in denen ein retroperitoneales Vorgehen erwünscht ist, kann die Inzision durch den M. rectus abdominis geführt werden. Das Peritoneum kann dann vorsichtig zur Mitte geschlagen werden, so daß die Nephrektomie ohne Eröffnung der Peritonealhöhle möglich wird.

# Erklärungen

**Allotransplantat** — Transplantat von genetisch differentem Individuum der gleichen Spezies (früher homologes Transplantat). In Ergänzung dazu: Autotransplantat (autogenes T.) vom gleichen Individuum; syngenes (früher Iso-)Transplantat von genetisch identischem Individuum, z.B. Zwilling; xenogenes (früher heterologes) Transplantat von anderer Spezies

**$\beta_1$C** — $\beta_1$-Komponente des Komplements (C3)

**DPN** — Diphosphopyridinnukleotid; jetzt Nikotinsäureamid - Adenin - Dinukleotid genannt (NAD)

**DPNH** — Reduziertes Diphosphopyridinnukleotid; jetzt reduziertes Nikotinsäureamid - Adenin - Dinukleotid genannt (NADH)

**e** — Der natürliche Logarithmus, der den numerischen Wert 2,7 hat

**Enzyme** — Folgende Enzyme wurden in diesem Band genannt:
*AP:* alkalische Phosphatase
*G-6-PDH:* Glukose-6-Phosphat-Dehydrogenase
*GLDH:* Glutamatdehydrogenase
*GOT:* Glutamat-Oxalazetat-Transaminase
*GPT:* Glutamat-Pyruvat-Transaminase
*ICDH:* Isozitratdehydrogenase
*KA:* Karboanhydrase
*LAP:* Leuzinaminopeptidase
*LDH:* Laktatdehydrogenase
*MDH:* Malatdehydrogenase

**HHb** — Nichtionisiertes Hämoglobin; wird auch benützt, um anzuzeigen, daß Hämoglobin sich als Säure verhält

**IgE** — Immunglobulin E

**IgG** — Immunglobulin G

**IgM** — Immunglobulin M

**insudieren** — Von sudare, schwitzen; wörtlich einschwitzen; bezeichnet das Eindringen von Substanzen in Gefäßwände

**Insudation** — Der Vorgang des Insudierens (vom Verb insudare)

**IE** — Internationale Einheiten

**Karbamatreaktion** — Die reversible Reaktion, bei der $CO_2$ direkt mit den Aminogruppen von HHb oder anderen Proteinen kombiniert wird; die Reaktion mit HHb hat größere Bedeutung als die mit Protein, weil sie auch mit Transport und Austausch von Sauerstoff in Verbindung steht

**LA** — Leuzinamid

**L-Formen** — Bakterienformen, die entstehen, wenn die normale Bildung der Bakterienwand partiell oder ganz gehemmt wird. Sie können durch die Einwirkung bestimmter Substanzen wie bakterizide Antibiotika entstehen; wenn die Bakterien teilweise Zellwände haben, werden sie als Sphäroplasten bezeichnet, wenn sie keine Zellwände haben, als Protoplasten

**LPNA** — Leuzin-p-Nitroanilid

**NAD** — Nikotinsäureamid - Adenin - Dinukleotid

**NADH** — Reduziertes Nikotinsäureamid-Adenin-Dinukleotid

**NZB-Mäuse** — Schwarze Neuseelandmäuse

**PAMS** — Perjodsäure - Methenamin - Silberfärbung

## Gegenwärtig bekannte dialysierbare Substanzen

**Alkohole**

Äthanol
Äthylenglykol
Isopropanol
Methanol

**Analgetika**

Azetylsalizylsäure
Dextropropoxyphen
Methylsalizylat
Paracetamol
Phenazetin

**Antidepressiva**

Amphetamin
Isocarboxazid
Methamphetamin
Monoaminooxydasehemmer
Pargylin
Phenelzin
Tranylcypromin
trizyklische sekundäre Amine
trizyklische tertiäre Amine

**Antibakterielle Substanzen**

Ampicillin
Bacitracin
Carbenicillin
Cephalosporine
Chinin
Chloramphenicol
Cycloserin
Isoniazid
Kanamycin
Neomycin
Nitrofurantoin
Penicillin
Polymyxin
Streptomycin
Sulfonamide
Tetracyclin
Vancomycin

**Barbiturate**

Amobarbital
Barbital
Butabarbital
Butalbital
Cyclobarbital
Pentobarbital
Phenobarbital
Secobarbital

**Depressiva, Sedativa und Tranquilizer**

Chloralhydrat
Diphenhydramin
Diphenylhydantoin
Ethchlorvynol
Ethinamat
Gallamintriäthyljodid
Glutethimid
Heroin
Meprobamat
Methaqualon
Methyprylon
Paraldehyd
Primidon

**Halogenide**

Bromid
Chlorid
Fluorid
Jodid

**Metalle**

Aluminium
Arsen
Blei
Eisen
Kalium
Kalzium
Kupfer
Lithium
Magnesium
Natrium
Quecksilber
Strontium
Zink

**Verschiedene Substanzen**

Amanita phalloides
Anilin
Borsäure
Chlorpropamid
Chromsäure
Cyclophosphamid
Digoxin
Dinitro-o-kresol
Ergotamin
Eukalyptusöl
5-Fluorourazil
Kaliumchlorat
Kaliumdichromat
Kampfer
Kohlenmonoxid
Mannit
Methotrexat
Natriumchlorat
Natriumzitrat
Tetrachlorkohlenstoff
Thiozyanat
Trichloräthylen

Dialyse-Kinetik eingehend untersucht und/oder ausgedehnte klinische Erfahrungen.
Nach *Schreiner, G., B.F. Teehan:* Dialysis of poisons and drugs – annual review. Trans. Amer. Soc. artif. intern. Org. 17 (1973) 513 (genaue Einzelheiten und ergänzende Daten sind dem Original zu entnehmen).

# Literatur

## Übersichtsarbeiten


ALLEN, A.C.: *The Kidney. Medical and Surgical Diseases.* Grune & Stratton, New York 1951 (2. Aufl. 1962)

GOSS, C.M.: *Gray's Anatomy of the Human Body.* Lea & Febiger, Philadelphia 1966 (29. Aufl. 1973)

International Anatomical Nomenclature Committee: *Nomina Anatomica,* 3. Aufl. Excerpta Medica Foundation, Amsterdam 1972

KRIZ, W.: *Der architektonische und funktionelle Aufbau der Rattenniere.* Z. Zellforsch. 82 (1967) 495

OLIVER, J.: *Nephrons and Kidneys.* Harper & Row, New York 1968

RHODIN, J.A.G.: *Structure of the kidney.* In: *Diseases of the Kidney,* hrsg. von M.B. Strauss, L.G. Welt. Little, Brown & Co., Boston 1963

ROMANES, G.J.: *Cunningham's Textbook of Anatomy,* 10. Aufl. Oxford University Press, London 1964

SMITH, H.W.: *The Kidney, Structure and Functions in Health and Disease.* Oxford University Press, London 1951

SPERBER, I.: *Studies on the mammalian kidney.* Zool. Bidrag. Uppsala, 22 (1944) 249


## Sektion I


| Sektion I | Tafel |
|---|---|
| ABDEL-MALEK, E.T.: *Early development of the urinogenital system in the chick.* J. Morph 86 (1950) 599. | 28 |
| ADACHI, B.: *Das Arteriensystem der Japaner,* Bd. II. Maruzen, Kyoto 1928 | 14, 16 |
| ADACHI, B.: *Das Venensystem der Japaner,* Bd. II. Kenkyusha, Tokio 1940 | 16 |
| ANSON, B.J.: *An Atlas of Human Anatomy.* Saunders, Philadelphia 1963 | 14, 16 |
| AREY, L.B.: *Developmental Anatomy: A Textbook and Laboratory Manual of Embryology,* 7. Aufl. Saunders, Philadelphia 1965 | 33 |
| BABICS, A., F. RENYI-VAMOS: *Das Lymphgefäßsystem der Niere und seine Bedeutung in der Nierenpathologie und Chirurgie.* Verlag der Ungarischen Akademie der Wissenschaften, Budapest 1957 | 24 |
| BARAJAS, L., H. LATTA: *A three-dimensional study of the juxtaglomerular apparatus in the rat. Light and electron microscopic observations.* Lab. Invest. 12 (1963) 257 | 6 |
| BEGG, R.C.: *The urachus; its anatomy, histology and development.* J. Anat. (Lond.) 64 (1930) 170 | 32 |
| BERGLAS, B., I.C. RUBIN: *Histologic study of the pelvic connective tissue.* Surg. Gynec. Obstet. 97 (1953) 277 | 19–20 |
| BLOOM, W., D.W. FAWCETT: *A Textbook of Histology,* 9. Aufl. Saunders, Philadelphia 1968 | 5, 15, 22 |
| BRAITHWAITE, J.L.: *The arterial supply of the male urinary bladder.* Brit. J. Urol. 24 (1952) 64 | 23 |
| BULGER, R.E.: *Human renal ultrastructure. II. The thin limb of Henle's loop and the interstitium in healthy individuals.* Lab. Invest. 16 (1967) 124 | 11 |
| CAMERON, G., R. CHAMBERS: *Direct evidence of function in kidney of an early human fetus.* Amer. J. Physiol. 123 (1938) 482 | 29 |
| DARNTON, S.J.: *A possible correlation between ultrastructure and function in the thin descending and ascending limbs of the loop of Henle of rabbit kidney.* Z. Zellforsch. 93 (1969) 516 | 11 |
| DIETERICH, H.J.: *Die Ultrastruktur der Gefäßbündel im Mark der Rattenniere.* Z. Zellforsch. 84 (1968) 350 | 11 |
| FARQUHAR, M.G., G.E. PALADE: *Functional evidence for the existence of a third cell type in the renal glomerulus.* J. Cell Biol. 13 (1962) 55 | 6 |

Sektion I (Fortsetzung)

| Sektion I (Fortsetzung) | Tafel |
|---|---|
| FISHEL, A.: *Entwicklung des Menschen.* Springer, Berlin 1929 | 28 |
| FRASER, E.A.: *The development of the vertebrate excretory system.* Biol. Rev. 25 (1950) 159 | 29 |
| GERSH, I.: *The correlation of structure and function in the developing mesonephros and metanephros.* Contr. Embryol. Carnegie Inst. 26 (1937) 33 | 29 |
| GLENISTER, T.W.: *The development of the penile urethra in the pig.* J. Anat. (Lond.) 90 (1956) 461 | 32 |
| GRIFFITH, L.D., R.E. BULGER, B.F. TRUMP: *The ultrastructure of the functioning kidney.* Lab. Invest. 16 (1967) 220 | 9 |
| GRUENWALD, P.: *The normal changes in the position of the embryonic kidney.* Anat. Rec. 85 (1943) 163 | 31 |
| GYLLENSTEEN, L.: *Contributions to the embryology of the urinary bladder: the development of the definitive relations between the openings of the Wolffian ducts and the ureters.* Acta anat. (Basel) 7 (1949) 305 | 32 |
| HOLLINSHEAD, W.H.: *Anatomy for Surgeons.* Bd. 2. Harper & Row, New York 1956 (2. Aufl. 1971) 3, 14–16, 19–20, 23 | 3, 14–16, 19–20, 23 |
| HUNTER, R.H.: *Observations on the development of the human genital tract.* Contr. Embryol. Carnegie Inst. 22 (1930) 91 | 32 |
| JOHNSON, F.R., S.J. DARNTON: *Ultrastructural observations on the renal papilla of the rabbit.* Z. Zellforsch. 81 (1967) 390 | 13 |
| JOKELAINEN, P.: *An electron microscope study of the early development of the rat metanephric nephron.* Acta anat. (Basel) 52, Suppl. 47 1963 | 31 |
| LANGMAN, J.: *Medical Embryology,* 2. Aufl. Williams & Wilkins, Baltimore 1963 (2. Aufl. 1974) | 29 |
| LATTA, H., A.B. MAUNSBACH, S.C. MADDEN: *The centrolobular region of the renal glomerulus studied by electron microscopy.* J. Ultrastruct. Res. 4 (1960) 455 | 6 |
| LJUNGQVIST, A., C. LAGERGREN: *Normal intrarenal arterial pattern in adult and ageing human kidney. A microangiographical and histological study.* J. anat. (Lond.) 96 (1962) 285 | 18 |
| MACCALLUM, D.B.: *Arterial blood supply of mammalian kidney.* Amer. J. Anat. 38 (1926) 153 | 18 |
| MICHAELS, J.P.: *Study of ureteral blood supply and its bearing on necrosis of the ureter following the Wertheim operation.* Surg. Gynec. Obstet. 86 (1948) 36 | 23 |
| MILLER, F.: *Hemoglobin absorption by the cells of the proximal convoluted tubule in mouse kidney.* J. biophys. biochem. Cytol. 8 (1960) 689 | 9 |
| MITCHELL, G.A.G.: *Anatomy of the Autonomic Nervous System.* Livingstone, Edinburgh 1953 | 25–27 |
| MITCHELL, G.A.G.: *Cardiovascular Innervation.* Williams & Wilkins, Baltimore; Livingstone, Edinburgh 1956 | 25–27 |
| MOELLENDORFF, W.V.: *Handbuch der Mikroskopischen Anatomie des Menschen,* Bd. VII/1. Springer, Berlin 1930 | 22 |
| MOFFAT, D.B.: *The fine structure of the blood vessels of the renal medulla with particular reference to the control of the medullary circulation.* J. Ultrastruct. Res. 19 (1967) 532 | 17 |
| MUELLER, C.B.: *The structure of the renal glomerulus.* Amer. Heart J. 55 (1958) 304 | 6 |
| OSVALDO, L.: *Interstitial cells of renal medulla.* J. Ultrastruct. Res. 15 (1966) 589 | 13 |
| OSVALDO, L., H. LATTA: *The thin limbs of the loop of Henle.* J. Ultrastruct. Res. 15 (1966) 144 | 11 |

Sektion I (Fortsetzung)

| Sektion I (Fortsetzung) | Tafel |
|---|---|
| PATTEN, B.M.: *Human Embroylogy,* 2. u. 3. Aufl. McGraw-Hill, New York 1953, 1968 | 30, 33 |
| PEASE, D.C.: *Electron microscopy of tubular cells of the kidney cortex.* Anat. Rec. 121 (1955) 723 | 9 |
| PEIRCE, E.C.: *Renal lymphatics.* Anat. Rec. 90 (1944) 315 | 24 |
| PICK, J.W., B.J. ANSON: *Renal vascular pedicle; an anatomical study of 430 body-halves.* J. Urol. (Baltimore) 44 (1940) 411 | 14–15 |
| POTTER, E.L.: *Development of the human glomerulus.* Arch. Path. 80 (1965) 241 | 31 |
| RAWSON, A.J.: *Distribution of the lymphatics of the human kidney as shown in a case of carcinomatous permeation.* Arch. Path. 47 (1949) 283 | 24 |
| RHODIN, J.A.G.: *Correlation of ultrastructural organization and function in normal and experimentally changed proximal convoluted tubule cells of the mouse kidney.* Diss., Karolinska Institutet, Stockholm 1954 | 9 |
| RHODIN, J.A.G.: *Anatomy of kidney tubules.* Int. Rev. Cytol. 7 (1958) 485 | 9 |
| RHODIN, J.A.G.: *Electron microscopy of the kidney.* Amer. J. Med. 24 (1958) 661 | 12 |
| ROJO-ORTEGA, J.M., P.Y. HATT, J. GENEST: *A propos de l'innervation des cellules juxtaglomérulaires. Étude au microscope électronique dans diverses conditions expérimentales chez le rat.* Path. et Biol. 16 (1968) 497 | 6 |
| ROLLHÄUSER, H., W. KRIZ, W. HEINKE: *Das Gefäßsystem der Rattenniere.* Z. Zellforsch. 64 (1964) 381 | 17 |
| SAKAGUCHI, H., Y. SUZUKI: *Fine structure of renal tubule cells.* Keio J. Med. 7 (1958) 17 | 11 |
| SUZUKI, Y.: *An electron microscopy of renal differentiation, II. Glomerulus.* Keio J. Med. 8 (1959) 129 | 30 |
| THORBURN, G.D. u.a.: *Intrarenal distribution of nutrient blood flow determined with krypton[85] in the unanesthetized dog.* Circulat. Res. 13 (1963) 290 | 17 |
| TOBIN, C.E.: *The renal fascia and its relation to the transversalis fascia.* Anat. Rec. 89 (1944) 295 | 3 |
| TOBIN, C.E., J.A. BENJAMIN: *Anatomical and surgical restudy of Denonvilliers' fascia.* Surg. Gynec. Obstet. 80 (1945) 373 | 16 |
| TORREY, T.W.: *Development of the urogenital system of the albino rat. I. The kidney and its ducts.* Amer. J. Anat. 72 (1943) 133 | 28 |
| TRUETA, J. u. a.: *Studies of the Renal Circulation.* Blackwell, Oxford 1947 | 17 |
| WAUGH, D., R.S. PRENTICE, D. YADAV: *The structure of the proximal tubule: a morphological study of basement membrane cristae and their relationships in the renal tubule of the rat.* Amer. J. Anat. 121 (1967) 775 | 9 |
| WEYRAUCH jr., H.M.: *Anomalies of renal rotation.* Surg. Gynec. Obstet. 69 (1939) 183 | 33 |
| YAMADE, E.: *The fine structure of the renal glomerulus of the mouse.* J. biophys. biochem. Cytol. 1 (1955) 551 | 6 |
| YOUNG, D., S.L. WISSIG: *A histologic description of certain epithelial and vascular structures in the kidney of the normal rat.* Amer. J. Anat. 115 (1946) 43 | 12 |
| ZAMBONI, L., C. DEMARTINO: *Embryogenesis of the human renal glomerulus.* Arch. Path. 86 (1968) 279 | 31 |
| ZIMMERMANN. K.W.: *Über den Bau des Glomerulus der menschlichen Niere.* Z. mikr.-anat. Forsch. 18 (1929) 520 | 6 |
| ZIMMERMANN, K.W.: *Über den Bau des Glomerulus der menschlichen Niere.* Z. mikr.-anat. Forsch. 32 (1933) 176 | 30 |

## Sektion II

Tafel


BERLINER, R.W.: *Renal mechanisms for potassium excretion.* Harvey Lect. 55 (1961) 141 — 8–12

BLACK, D.A.K.: *Renal Disease,* 2. Aufl. Davis, Philadelphia 1967 — 1–7

GRIEBISCH, G.: *Functional organization of proximal and distal tubular electrolyte transport.* Nephron 6 (1969) 260 — 8–12

GIEBISCH, G.: *Renal potassium excretion.* In: *The Kidney: Morphology, Biochemistry, Physiology,* Bd. III, hrsg. von C. Rouiller, A.F. Muller. Academic Press, New York 1971 — 8–12

GIEBISCH, G., E.E. WINDHAGER: *Renal tubular transfer of sodium, chloride and potassium.* Amer. J. Med. 36 (1964) 643 — 8–12

GLICK, D.: *Quantitative Chemical Techniques of Histo- and Cytochemistry.* Wiley, New York 1962, 1963 — 23–24

GORDON, A.S.: *Regulation of Hematopoiesis,* Bd. I. Appleton-Century-Crofts, New York 1970 — 22

GORDON, A.S., G.W. COOPER, E.D. ZANJANI: *The kidney and erythropoiesis.* Sem. Hemat. 4 (1967) 337 — 22

GOTTSCHALK, C.W.: *Renal tubular function: lesions from micropuncture.* Harvey Lect. 58 (1963) 99 — 8–12

GREGOIRE, F., W. GEPTS: *Qualitative and quantitative histoenzymology of long surviving human renal homotransplants.* Nephron 7 (1970) 203 — 23–24

HEALY, J.K., E.R. GRAEME: *Clinical assessment of glomerular filtration rate by different forms of creatinine clearance and a modified urinary phenolsulphonphthalein excretion test.* Amer. J. Med. 44 (1968) 348 — 1–7

MALNIC, G., R.M. KLOSE, G. GIEBISCH: *Micropuncture study of renal potassium excretion in the rat.* Amer. J. Physiol. 206 (1964) 674 — 8–12

MATTENHEIMER, H.: *Enzymology of kidney tissue.* In: *Enzymes in Urine and Kidney,* hrsg. von U.C. Dubach. Huber, Bern 1968 — 23–24

MATTENHEIMER, H.: *Clinical Enzymology, Principles and Applications.* Ann Arbor-Humphrey Science Publishers, Ann Arbor 1970 — 23–24

MATTENHEIMER, H.: *Micromethods for the Clinical and Biochemical Laboratory.* Ann Arbor-Humphrey Science Publishers, Ann Arbor 1970 — 23–24

MOUNTCASTEL, V.B.: *Medical Physiology,* 12. Aufl. Mosby, St. Louis 1968 — 18–21

MÜLLER-BEISSENHIRTZ, P. u.a.: *Early structural and metabolic changes during rejection in untreated homologous kidney transplants in the cat.* XVth Congress, International Society of Urology, Tokio 1970 — 23–24

PAPPENHEIMER, J.R.: *Passage of molecules through capillary walls.* Physiol. Rev. 33 (1953) 387 — 1–7

PITTS, R.F.: *Physiology of the Kidney and Body Fluids, 1. u. 2. Aufl. Year Book Medical Publishers,* Chicago 1963, 1968 — 1–12, 18–21, 23–24

RECTOR, F.C.: *Role of the kidney in the homeostatic control of hydrogen ion concentration in body fluids.* In: *Lectures and Symposia of the XXIIIrd International Congress of Physiological Sciences,* Tokio, hrsg. von D. Noble. International Congress Series No. 87. Excerpta Medica Foundation, Amsterdam 1965 — 18–21

RECTOR, F.C.: *Renal secretion of hydrogen.* In: *The Kidney: Morphology, Biochemistry, Physiology,* Bd. III, hrsg. von C. Rouiller, A.F. Muller. Academic Press, New York 1971 — 18–21

SMITH, H.W.: *Principles of Renal Physiology.* Oxford University Press, London 1956 — 1–7

STRAUSS, M.B., L.G. WELT: *Diseases of the Kidney.* Little, Brown & Co., Boston 1971 — 1–7

THURAU, K.: *Renal hemodynamics.* Amer. J. Med. 36 (1964) 698 — 1–7

VANDER, A.J.: *Control of renin release.* Physiol. Rev. 47 (1967) 359 — 8–12

VIEIRA, F.L., G. MALNIC: *Hydrogen ion secretion by rat renal cortical tubules as studied by an antimony microelectrode.* Amer. J. Physiol. 214 (1968) 710 — 18–21

WHITTEMBURY, G., F. PROVERBIO: *Two modes of Na extrusion in cells from guinea-pig cortex slices.* Pflügers Arch. 316 (1970) 1 — 8–12

WINDHAGER, E.E., J.E. LEWY, A. SPITZER: *Intrarenal control of proximal tubular reabsorption of sodium and water.* Nephron 6 (1969) 247 — 8–12


## Sektion III


ABRAMS, H.: *Angiography.* Little, Brown & Co., Boston 1961 — 18–23

AXELROD, D.R.: *Phenolsulfonphthalein excretion for estimating residual urine.* Arch. intern. Med. 117 (1966) 74 — 13

BAILEY, R.R. P.J. LITTLE: *Suprapubic bladder aspiration in diagnosis of urinary tract infection.* Brit. med. J. 1963/I, 293 — 1

BEALL jr., A.C. u.a.: *Translumbar aortography. Present indications and techniques.* Ann. intern. Med. 60 (1964) 843 — 29–30

BECKER, E.L. u.a.: *Kidney and Urinary Tract Infections.* Lilly Research Laboratories, Indianapolis 1971 — 10–11

BENJAMIN, J.A. u.a.: *Cinefluorographic studies of bladder and urethral function.* J. Urol. (Baltimore) 73 (1955) 525 — 26

BERLINER, R.W. u.a.: *Dilution and concentration of the urine and the action of antidiuretic hormone.* Amer. J. Med. 24 (1958) 730 — 11

BIRCHALL, R., H.M. BATSON jr., W. BRANNAN: *Contribution of differential renal studies to the diagnosis of renal arterial hypertension with emphasis on the value of U sodium/U creatinine.* Amer. J. Med. 32 (1962) 164 — 14–15

BLAHD, W.H.: *Nuclear Medicine.* McGraw-Hill, New York 1965 (2. Aufl. 1971) — 32–35

BLONDHEIM, S.H., E. MARGOLIASH, E. SHAFRIR: *A simple test for myohemoglobinuria (myoglobinuria).* J. Amer. med. Ass. 167 (1958) 453 — 3

BOEHM, J.J., J.L. HAYNES: *Bacteriology of "midstream catch" urines. Studies in newborn infants.* Amer. J. Dis. Child. 111 (1966) 366 — 10–11

BORS, E.: *Bladder disturbances and management of patients with injury to spinal cord.* J. Int. Coll. Surg. 21 (1954) 513 — 17

BOURGOIGNIE, J. u.a.: *Renal venous renin in hypertension.* Amer. J. Med. 48 (1970) 332 — 14–15

BOYD, J.F., N. NEDELKOSKA: *Inclusionbearing cells in urinary sediment in infectious diseases.* J. Path. Bact. 88 (1964) 115 — 6–8

BRODY, L.H., J.R. SALLADAY, K. ARMBRUSTER: *Urinalysis and the urinary sediment.* Med. Clin. N. Amer. 55 (1971) 243 — 6–8

BRODY, L., M.C. WEBSTER, R.M. KARK: *Identification of elements of urinary sediment with phase-contrast microscopy. A simple method.* J. Amer. med. Ass. 206 (1968) 1777 — 5

CAMERON, J.S.: *Estimating selectivity of proteinuria.* Lancet 1967/I, 729 — 2

CASTALDI, P.A., K.D.G. EDWARDS, H.M. WHYTE: *Urinary specific gravity as a measure of renal function.* Med. J. Aust. 1 (1960) 847 — 11

COHEN, S.N., E.H. KASS: *A simple method for quantitative urine culture.* New Engl. J. Med. 277 (1967) 176 — 10–11

CONNOR, T.B. u.a.: *Unilateral renal disease as a cause of hypertension: Its detection by ureteral catheterization studies.* Ann. intern. Med. 52 (1960) 544 — 14–15

CROCKETT, A.T., M. MAXWELL, J.J. KAUFMANN: *Delayed appearance time of intravenous urographic contrast media in renal ischemic hypertension.* J. Urol. (Baltimore) 87 (1962) 799 — 24

CUMMACK, D.H.: *Gastro-intestinal X-ray Diagnosis. A Descriptive Atlas.* Livingstone, Edinburg 1969 — 29–30

DAUGHADAY, W.H.: *Hydrogen ion metabolism in diabetic acidosis. Disturbances before and after treatment.* Arch. intern. Med. 107 (1961) 63 — 3


## Sektion III (Fortsetzung)


DAVIS, L.A., L.W. HOWERTON: *Ureteral reflux.* Radiol. Clin. N. Amer. 3 (1963) 583 — 26

DAYSOG jr., A., H.L. DOBSON: *Observations on the maltese cross phenomenon (anisotropic fat crystals) in sediments from normal and abnormal urine.* Techn. Bull. Reg. med. Technol. 33 (1963) 37 — 5

DEWEERD, J.H.: *Percutaneous aspiration of selected expanding renal lesions.* J. Urol. (Baltimore) 87 (1962) 303 — 31

DEYTON, W.E. u.a.: *Differential renal function evaluation by minute sequence pyelography.* J. Urol. (Baltimore) 90 (1963) 611 — 18–23

DOOLAN, P.D., E.L. ALPEN, G.B. THEIL: *A clinical appraisal of the plasma concentration and endogenous clearance of creatinine.* Amer. J. Med. 32 (1962) 65 — 12

EDELMANN, C.M. u.a.: *The renal response of children to acute ammonium chloride acidosis.* Pediat. Res. 1 (1967) 452 — 16

EDWARDS, K.D.G., H.M. WHYTE: *Plasma creatinine level and creatinine clearance as tests of renal function.* Aust. Ann. Med. 8 (1959) 218 — 12

ELKINGTON, J.R., u.a.: *The renal excretion of hydrogen ion in renal tubular acidosis. I. Quantitative assessment of the response to ammonium chloride as an acid load.* Amer. J. Med. 29 (1960) 554 — 16

EMMETT, J.L.: *Clinical Urography,* 2. Aufl. Saunders, Philadelphia 1964 — 18–23

EMMETT, J.L., D.M. WITTEN: *Clinical Urography.* Saunders, Philadelphia 1971 — 25

EVANS, J.A., W. DUBILIER jr., J.C. MONTEITH: *Nephrotomography: A preliminary report.* Amer. J. Roentgenol 71 (1954) 213 — 27

EVANS, J.A., J.C. MONTEITH, W. DUBILIER jr.: *Nephrotomography.* Radiology 64 (1955) 655 — 18–23

FAJANS, S.S.: *Diagnostic tests for diabetes mellitus.* In: *Diabetes,* hrsg. von R.H. Williams. Harper & Row, New York 1960 — 3

FLOCKS, R.H. u.a.: *Diagnostic radiology.* In: *Encyclopedia of Urology,* Bd. V/1, hrsg. von C.E. Alken, V.W. Dix, W.E. Goodwin, E. Windbolz. Springer, Berlin 1962 — 18–23

FOOT, N.C. u.a.: *Exfoliative cytology of urinary sediments. A review of 2829 cases.* Cancer (Philad.) 11 (1958) 127 — 6–8

FROESCH, E.R., A.E. RENOLD: *Specific enzymatic determination of glucose in blood and urine using glucose oxidase.* Diabetes 5 (1956) 1 — 3

GAULT, M.H. u.a: *The plasma phenolsulfonphthalein index (PSPI) of renal function: II. Correlation with other parameters of renal function and indications for use.* Canad. med. Ass. J. 94 (1966) 68 — 13

GAULT, M.H., B. KOCH, J.B. DOSSETOR: *Phenolsulfonphthalein (PSP) in assessment of renal function.* J. Amer. med. Ass. 200 (1967) 871 — 13

GRABSTALD, H.: *Catheterization of renal cyst for diagnostic and therapeutic purposes.* J. Urol. (Baltimore) 71 (1954) 28 — 31

GRAHAM, R.C., M.J. KARNOVSKY: *Glomerular permeability. Ultrastructural cytochemical studies using peroxidases as protein tracers.* J. exp. Med. 124 (1966) 1123 — 2

GUTTMANN, D., G.R.E. NAYLOR: *Dip-slide: An aid to quantitative urine culture in general practice.* Brit. med. J. 1967/III, 343 — 10–11

HALPERN, M.: *Percutaneous transfemoral arteriography: An analysis of the complications in 1000 consecutive cases.* Amer. J. Roentgenol. 92 (1964) 918 — 29–30

HARRISON, J.F. u.a.: *Proteinuria in multiple myeloma.* Clin. Sci. 31 (1966) 95 — 2

HARRISON, J.F. u.a.: *Urinary lysozyme, ribonuclease, and low-molecular-weight protein in renal disease.* Lancet 1968/I, 371 — 2

HEALY, J.K., K.D.G. EDWARDS, H.M. WHYTE: *Simple tests of renal function using creatinine, phenolsulphonphthalein, and pitressin.* J. clin. Path. 17 (1964) 557 — 13

HÖFFLER, D., G. OFFERMANN, H. FRENZ: *The intravenous PSP (phenol-red) test. II. Clini-*

*cal application and interpretation.* Germ. med. Mth. 13 (1968) 286 — 13

HUNTER, J.A., H.G. WILCOX, R.M. KARK: *Problems in the management of renovascular hypertension.* Surg. Clin. N. Amer. 47 (1967) 91 — 14–15

JOHNSON, R.E., R. PASSMORE, F. SARGENT: *Multiple factors in experimental human ketosis.* Arch. intern. Med. 107 (1961) 43 — 3

KARK, R.M.: *Renal biopsy.* J. Amer. med. Ass. 205 (1968) 220 — 36–37

KARK, R.M., R.E. BUENGER: *Television-monitored fluoroscopy in percutaneous renal biopsy.* Lancet 1966/I, 904 — 36–37

KARK, R.M., R.C. MUEHRCKE: *Biopsy of kidney in prone position.* Lancet 1954/I, 1047 — 36–37

KARK, R.M. u.a.: *A Primer of Urinalysis,* 2. Aufl. Harper & Row, New York 1963 — 1

KASS, E.H.: *Bacteriuria and the diagnosis of infections of the urinary tract. With observations on the use of methionine as a urinary antiseptic.* Arch. intern. Med. 100 (1957) 709 — 10–11

KINCAID, O.W.: *Renal Angiography.* Year Book Medical Publishers, Chicago 1966 — 18–23

KLEEMAN, C.R., D.A. ADAMS, M.H. MAXWELL: *An evaluation of maximal water diuresis in chronic renal disease.* J. Lab. clin. Med. 58 (1961) 169 — 11

KONG, T.Q. u.a.: *Safety of selective renal arteriography.* Amer. J. med. Sci. 246 (1963) 527 — 29–30

KOROBKIN, M.T., R. KIRKWOOD, H. MINAGI: *The nephrogram of hypotension.* Radiology 98 (1971) 129 — 31

KREBS, H.A.: *The biochemical lesion in ketosis.* Arch. intern. Med. 107 (1961) 51 — 3

KUNIN, C.M.: *The natural history of recurrent bacteriuria in schoolgirls.* New Engl. J. Med. 282 (1970) 1443 — 10–11

KUNIN, C.M., R.C. MCCORMACK: *Prevention of catheter-induced urinary-tract infections by sterile closed drainage.* New Engl. J. Med. 274 (1966) 1155 — 1

LANDES, R.R., C.L. RANSOM: *Technique for the use of carbon dioxide in presacral retroperitoneal pneumography.* Surg. Gynec. Obstet. 105 (1957) 268 — 28

LANG, E.K.: *A survey of the complications of percutaneous retrograde arteriography. Seldinger technique.* Radiology 51 (1963) 257 — 29–30

LANG, E.K.: *The differential diagnosis of renal cysts and tumors. Cyst puncture, aspiration, and analysis of cyst content for fat as diagnostic criteria for renal cysts.* Radiology 87 (1966) 883 — 18–23, 31

LANGWORTHY, Q.R., L.C. KOLB, L.G. LEWIS: *Physiology of Micturition.* Williams & Wilkins, Baltimore 1940 — 17

LAPIDES, J.: *Cystometry.* J. Amer. med. Ass. 201 (1967) 618 — 17

LAPIDES, J. u.a.: *Denervation supersensitivity as a test for neurogenic bladder.* Surg. Gynec. Obstet. 114 (1962) 241 — 17

LEADBETTER jr., G.W., C. MARKLAND: *Evaluation of technics and complications of renal arteriography.* New Engl. J. Med. 266 (1962) 10 — 29–30

LECOCQ, F.R., J.J. MCPHAUL, R.R. ROBINSON: *Fixed and reproducible orthostatic proteinuria. V. Results of a 5-year follow-up evaluation.* Ann. intern. Med. 64 (1966) 557 — 2

LEONARDS, J.R.: *Evaluation of enzyme tests for urinary glucose.* J. Amer. med. Ass. 163 (1957) 260 — 3

LEUALLEN, E.C.: *Efficacy of a urine preservative used by insurance companies.* West. Med. 7 (1966) 51 — 1

LINDBLOM, K.: *Percutaneous puncture of renal cysts and tumors.* Acta radiol. (Stockh.) 27 (1946) 66 — 31

LIPPMAN, R.W.: *Urine and the Urinary Sediment. A Practical Manual and Atlas,* 2. Aufl. Thomas, Springfield/Ill. 19(9 (2. Aufl. 1974) — 4, 9

LÖFGREN, S., B. SNELLMAN: *Instrument and technique of kidney biopsy.* Acta med. scand. 157 (1957) 93 — 36–37

LONSTAM, G.R.: *Paper chromatography, a simple method for the differentiation of sugar in the urine.* Diabetes 7 (1958) 36 — 3

LOWMAN, R.M., J.T. DELUCA: *Nephrotomography: Its role in routine urographic studies.* J. Urol. (Baltimore) 83 (1960) 308 — 27

MANUEL, Y., J.P. REVILLARD, H. BETUEL: *Proteins in Normal and Pathological Urine.* University Park Press, Baltimore 1970 — 2

MARBLE, A.: *The diagnosis of the less common meliturias including pentosuria and fructosuria.* Med. Clin. N. Amer. 31 (1947) 313 — 3

MARTIN, J.F., W.E. DEYTON, J.F. GLENN: *The minute sequence pyelogram.* Amer. J. Roentgenol. 90 (1963) 55 — 24

MAXWELL, M.H., A.N. LUPU, J.J. KAUFMAN: *Individual kidney function tests in renal arterial hypertension.* J. Urol. (Baltimore) 100 (1968) 384 — 14–15

MCAFEE, J.G.: *A survey of complications of abdominal aortography.* Radiology 68 (1957) 825 — 29–30

MCLELLAND, R., R.R. LANDES, C.L. RANSOM: *Retroperitoneal pneumography: A safe method using carbon dioxide.* Radiol. Clin. N. Amer. 3 (1965) 113 — 28

MCQUEEN, E.G., M.B. SYDNEY: *Composition of urinary casts.* Lancet 1966/I, 397 — 4, 9

MØLLER, E., J.F. MCINTOSH, D.D. VAN SLYKE: *Studies of urea excretion; relationship between urine volume and rate of urea excretion by normal adults.* J. clin. Invest. 6 (1928) 427 — 12

MONZON, O.T. u.a.: *A comparison of bacterial counts of the urine obtained by needle aspiration of the bladder, catheterization and midstreamvoided methods.* New Engl. J. Med. 259 (1958) 764 — 1

MÖRSTAD, K.S.: *On the demonstration of Bence Jones proteinuria.* Acta med. scand. 182 (1967) 457 — 2

MUEHRCKE, R.C. R.M. KARK, C.L. PIRANI: *Technique of percutaneous renal biopsy in the prone position.* J. Urol. (Baltimore) 74 (1955) 267 — 36–37

NASH, J., J. LISTER, D.H. VOBES: *Clinical tests for ketonuria.* Lancet 1954/I, 801 — 3

OLIVER, J.: *Nephrons and Kidneys.* Harper & Row, New York 1968 — 13

OLSSON, O.: *Diagnostic radiology: retroperitoneal pneumography.* In: *Encyclopedia of Urology,* Bd. V/1, hrsg. C.E. Alken, V.W. Dix, W.E. Goodwin, E. Wildbolz. Springer, Berlin 1962 — 28

PAPANICOLAOU, G.N.: *Cytology of the urine sediment in neoplasms of the urinary tract.* J. Urol. (Baltimore) 57 (1947) 375 — 6–8

PFISTER, R.C., T.E. SHEA: *Nephrotomography. Performance and interpretation.* Radiol. Clin. N. Amer. 9 (1971) 41 — 27

PILLAY, V.K.G.: *Clinical testing of renal function.* Med. Clin. N. Amer. 55 (1971) 231 — 12

PIRANI, C.L., L. SALINAS-MADARGALI: *Evaluation of percutaneous renal biopsy.* In: *Pathology Annual.* Appleton-Century-Crofts, New York 1968 — 36–37

POTOLSKY, A.I., E.A. FRIEDMAN: *Comparative value of refractometer and hydrometer in predicting urine osmolality. Normal and abnormal urines.* N.Y. med. J. 65 (1965) 2126 — 11

PRESCOTT, L.F., D.E. BRODIE: *A simple differential stain for urinary sediment.* Lancet 1964/II, 940 — 6–8

PRYLES, C.V., N.L. STEG: *Specimens of urine obtained from young girls by catheter versus voiding. A comparative study of bacterial cultures, gram stains and bacterial counts in paired specimens.* Pediatrics 23 (1959) 441 — 1

QUINN, J.L.: *Scintillation Scanning in Clinical Medicine.* Saunders, Philadelphia 1964 — 32–35

RAPOPORT, A.: *Modification of the "Howard Test" for the detection of renal artery obstruction.* New Engl. J. Med. 263 (1960) 1159 — 14–15

RATHE, J.C.: *Differential "nephropacification" screening procedure for unilateral renal artery occlusion.* Radiology 76 (1961) 629 — 24

RELMAN, A.S.: *Some clinical aspects of chronic pyelonephritis.* In: *Biology of Pyelonephritis,* hrsg. von E.L. Quinn, E.H. Kass. Little, Brown & Co., Boston 1960 — 10–11

RENNIE, I.D.: *Proteinuria.* Med. Clin. N. Amer. 55 (1971) 213 — 2

ROBERTSON, P.W., M.L. DYSON, P.D. SUTTON: *Renal angiography. A review of 1750 cases.* Clin. Radiol. 20 (1969) 401 — 29–30

ROGOFF, S.M.: *Lumbar Aortography* in *Angiography,* Bd. II, hrsg. von H.L. Abrams. Little, Brown & Co., Boston 1961 — 29–30

RUBINI, M.E., A.V. WOLF: *Refractometric determination of total solids and water of serum and urine.* J. biol. Chem. 225 (1957) 869

SACCHAROW, L., C.V. PRYLES: *Further experience with the use of percutaneous suprapubic aspiration of the urinary bladder. Bacteriologic studies in 654 infants and children.* Pediatrics 43 (1969) 1018 — 10–11

SCHENCKER, B., R.W. MORCURE, D.L. MOODY: *Simplified nephrotomography: The drip infusion technique.* Amer. J. Roentgenol. 95 (1965) 283 — 27

SCHLEGEL, J.U., P.T. BAKULE: *A diagnostic approach in detecting renal and urinary tract disease.* J. Urol. (Baltimore) 104 (1970) 2 — 32–35

SCHWARTZ, W.B. u.a.: *A syndrome of renal sodium loss and hyponatremia probably resulting from inappropriate secretion of antidiuretic hormone.* Amer. J. Med. 23 (1957) 529 — 11

SCOTT, W.C.: *Infusion pyelography in perspective.* Clin. Radiol. 19 (1968) 83 — 18–23

SELDINGER, S.I.: *Catheter replacement of the needle in percutaneous arteriography; new technique.* Acta radiol. (Stockh.) 39 (1953) 368 — 29–30

SELMAN, J.: *The Fundamentals of X-ray and Radium Physics,* 4. Aufl. Thomas, Springfield/Ill. 1965 (5. Aufl. 1975) — 18–23

SHOPFNER, C.E.: *Cystourethrography: An evaluation of method.* Amer. J. Roentgenol. 95 (1965) 468 — 26

SHOPFNER, C.E.: *Cystourethrography: Methodology, normal anatomy and pathology.* J. Urol. (Baltimore) 103 (1970) 92 — 26

SIMON, N. u.a.: *Clinical characteristics of renovascular hypertension.* J. Amer. med. Ass. 220 (1972) 1209 — 14–15

STAMEY, T.A. u.a.: *Functional characteristics of renovascular hypertension.* Medicine (Baltimore) 40 (1961) 347 — 14–15

TAPLIN, G.V. u.a.: *The radioisotope renogram. An external test for individual kidney function and upper urinary tract patency.* J. Lab. clin. Med. 48 (1956) 886 — 32–35

TILLOTSON, P.M., M. HALPERN: *Selective renal arteriography.* Amer. J. Roentgenol. 90 (1963) 124 — 29–30

VESTBY, G.W.: *Percutaneous needle-puncture of renal cysts. New method in therapeutic management.* Invest. Radiol. 2 (1967) 449 — 31

WAGNER jr., H.N.: *Principles of Nuclear Medicine.* Saunders, Philadelphia 1968 — 32–35

WHITLEY, J.E.: *Renal arteriography.* Radiol. Clin. N. Amer. 3 (1965) 224 — 29–30

WILHELM, S.F.: *Gas insufflation through the lumbar and presacral routes.* Surg. Gynec. Obstet. 99 (1954) 319 — 28

WILLIAMS, G.L., H. CAMPBELL, K.J. DAVIES: *Urinary concentrating ability in women with asymptomatic bacteriuria in pregnancy.* Brit. med. J. 1969/III, 212 — 11

WILLIAMS, R.H.: *Ketosis. Summarization.* Arch. intern. Med. 107 (1961) 69 — 3

WINTER, C.C.: *Radioisotope Renography.* Williams & Wilkins, Baltimore 1963 — 32–35

WITTEN, D.M., L.F. GREENE, J.L. EMMETT: *An evaluation of nephrotomography in urologic diagnosis.* Amer. J. Roentgenol. 90 (1963) 115 — 27

WOLF, A.V., V.K.G. PILLAY: *Renal concentration tests. Osmotic pressure, specific gravity, refraction and electrical conductivity compared.* Amer. J. Med. 46 (1969) 837 — 11

Wolstenholme, G.E.W., M.P. Cameron: *Renal Biopsy.* Ciba Foundation Symposium. Churchill, London 1961 — 36–37

Woodburne, R.T.: *Structure and function of the urinary bladder.* J. Urol. (Baltimore) 84 (1960) 79 — 17

Wrong, O., H.E. Davies: *The excretion of acid in renal disease.* Quart. J. Med. 28 (1959) 259 — 16

Zimmer, J.G. u.a.: *The origin and nature of anisotropic urinary lipids in the nephrotic syndrome.* Ann. intern. Med. 54 (1961) 205 — 5


## Sektion IV


Bacani, R.A. u.a.: *Rapidly progressive (nonstreptococcal) glomerulonephritis.* Ann. intern. Med. 69 (1968) 463 — 22–23, 25

Baldwin, D.S., R.T. McCluskey: *Renal involvement in systemic lupus erythematosus, periarteritis nodosa, scleroderma, and cryoglobulinemia.* In: *Structural Basis of Renal Disease,* hrsg. von E.L. Becker. Harper & Row, New York 1968 — 28–29

Baldwin, D.S. u.a.: *Renal failure and interstitial nephritis due to penicillin and methicillin.* New Engl. J. Med. 279 (1968) 1245 — 30

Bartter, F.C.: *Clinical Use of Aldosterone Antagonists.* Thomas, Springfield/Ill. 1960 — 12–15

Becker, E.L.: *Structural Basis of Renal Disease.* Harper & Row, New York 1968

Berman, L.B., G.E. Schreiner: *Clinical and histologic spectrum of the nephrotic syndrome.* Amer. J. Med 24 (1958) 249 — 12–15

Black, D.A.K.: *Renal Disease,* 2. Aufl. Davis, Philadelphia 1967 — 3–11

Blainey, J.D., J. Hardwicke, R. Lannigan: *Focal glomerulonephritis.* In: *Structural Basis of Renal Disease,* hrsg. von E.L. Becker. Harper & Row, New York 1968 — 26

Bricker, N.S., R.G. Schultze: *Renal function: general concepts.* In: *Clinical Disorders of Fluid and Electrolyte Metabolism,* 2. Aufl., hrsg. von M.H. Maxwell, C.R. Kleemann. McGraw-Hill, New York 1972 — 4

Brun, C.: *Acute anuria.* Diss., Munksgaard, Kopenhagen 1954 — 1–2

Brun, C., O. Munck: *Lesions of the kidney in acute renal failure following shock.* Lancet 1957/I, 603 — 1–2

Brun, C., O. Munck: *Pathophysiology of the kidney in shock and in acute renal failure.* In: *Progress in Surgery,* Bd. IV, hrsg. von M. Allgöwer. Karger, Basel 1964 — 1–2

Burkholder, P.M.: *Immunology and immunohistopathology of renal diseases.* In: *Structural Basis of Renal Disease,* hrsg. von E.L. Becker. Harper & Row New York 1968 — 19–21

Cameron, J.S. u.a. *Membranoproliferative glomerulonephritis and persistent hypocomplementemia.* Brit. med. J. 1970/IV, 7 — 24

Churg, J.: *Pathology of glomerulonephritis.* Bull. N.Y. Acad. Med. 46 (1970) 761 — 24

Churg, J. u.a.: *Structure of glomerular capillaries in proteinuria.* Arch. intern. Med., 109 (1962) 97 — 22–23, 25

Councilman, W.T.: *Acute interstitial nephritis.* J. exp. Med. 3 (1898) 393 — 30

Dixon, F.J.: *The pathogenesis of glomerulonephritis.* Amer. J. Med. 44 (1968) 493 — 22–23, 25

Dixon, F.J., J.D. Feldman, J.J. Vasquez: *Experimental glomerulonephritis. The pathogenesis of a laboratory model resembling the spectrum of human glomerulonephritis.* J. exp. Med. 113 (1961) 899 — 16–18

Dodge, W.F. u.a.: *The relationship between the clinical and pathologic features of post-streptococcal glomerulonephritis. A study of the early natural history.* Medicine (Baltimore) 47 (1968) 227 — 19

Earle, D.P., R.B. Jennings: *Focal glomerular lesions.* Trans. Amer. clin. climat. Ass. 72 (1960) 24 — 26





Edgington, T.S., R.J. Glassock, F.J. Dixon: *Autologous immune-complex pathogenesis of experimental allergic glomerulonephritis.* Science 155 (1967) 1432 — 16–18

Gairdner, D.: *The Schönlein-Henoch syndrome (anaphylactoid purpura).* Quart. J. Med. 17 (1948) 95 — 27

Hall, P.W. u.a.: *Investigation of chronic endemic nephropathy in Yugoslavia. II. Renal pathology.* Amer. J. Med. 39 (1965) 210 — 31

Hall, P.W. u.a.: *Renal function studies in individuals with the tubular proteinuria of endemic Balkan nephropathy.* Quart. J. Med. 41 (1972) 385 — 31

Heptinstall, R.H.: *Pathology of the Kidney.* Little, Brown & Co., Boston 1966 — 12–15, 22–23, 25

Heymann, W. u.a.: *Production of nephrotic syndrome in rats by Freund's adjuvants and rat kidney suspensions.* Proc. Soc. exp. Biol. (N.Y.) 100 (1959) 660 — 16–18

Joachim, G.R. u.a.: *Selectivity of protein excretion in patients with nephrotic syndrome.* J. clin. Invest. 43 (1964) 2332 — 12–15

Jones, D.B.: *Glomerulonephritis.* Amer. J. Path. 29 (1953) 33 — 22–23, 25

Kark, R.M. u.a.: *The nephrotic syndrome in adults: a common disorder with many causes.* Ann. intern. Med. 49 (1958) 751 — 12–15

Kassirer, J.P., W.B. Schwartz: *Acute glomerulonephritis.* New Engl. J. Med. 265 (1961) 686 — 19

Koffler, D., P.H. Schur, H.G. Kunkel: *Immunological studies concerning the nephritis of systemic lupus erythematosus.* J. exp. Med. 126 (1967) 607 — 28–29

Krishnan, C., M.H. Kaplan: *Immunopathologic studies of systemic lupus erythematosus. II. Antinuclear reaction of γ-globulin eluted from homogenates and isolated glomeruli of kidneys from patients with lupus nephritis.* J. clin. Invest. 46 (1967) 569 — 28–29

Lerner, R.A., E.J. Dixon: *Transfer of ovine experimental allergic glomerulonephritis (EAG) with serum.* J. exp. Med. 124 (1966) 431 — 16–18

Luetscher jr., J.A.: *The nephrotic syndrome.* In: *Transactions of the Fifth Conference on Renal Function.* Josiah Macy jr. Foundation, New York 1953 — 12–15

Luetscher jr., J.A., B.B. Johnson: *Chromatographic separation of the sodium-retaining corticoid from the urine of children with nephrosis, compared with observations on normal children.* J. clin. Invest. 33 (1954) 276 — 12–15

Luetscher jr., J.A., R. Neher, A. Wettstein: *Isolation of crystalline aldosterone from the urine of a nephrotic patient.* Experientia (Basel) 10 (1954) 456 — 12–15

Luetscher jr., J.A. u.a.: *Isolation of crystalline aldosterone from urine of a child with the nephrotic syndrome.* J. biol. Chem. 217 (1955) 505 — 12–15

Maxwell, M.H., C.R. Kleeman: *Clinical Disorders of Fluid and Electrolyte Metabolism,* 2. Aufl. McGraw-Hill, New York 1972 — 3–11

McCluskey, R.T., D.S. Baldwin: *Natural history of acute glomerulonephritis.* Amer. J. Med. 35 (1963) 213 — 19

McCluskey, R.T., P. Vassalli: *Experimental glomerular diseases.* In: *The Kidney, Morphology, Biochemistry, Physiology,* Bd. II, hrsg. von C. Rouiller, A.F. Muller. Academic Press, New York 1969 — 16–18

Michael, A.F. u.a.: *Studies on chronic membranoproliferative glomerulonephritis with hypocomplementemia.* J. exp. Med. 134 (1971) 208 — 24

Muehrcke, R.C. u.a.: *Primary renal amyloidosis with nephrotic syndrome studied by serial biopsies of kidney.* Guy's Hosp. Rep. 104 (1955) 295 — 12–15

Oldstone, M.B.A., F.J. Dixon: *Lymphocytic choriomeningitis; production of antibody by »tolerant« infected mice.* Science 158 (1967) 1193 — 16–18


Sektion IV (Fortsetzung) Tafel


Olsen, T.S.: *Ultrastructure of the renal tubules in acute renal insufficiency.* Acta path. microbiol. scand. 71 (1967) 203 — 1–2

Olsen, T.S., H. Skjoldborg: *The fine structure of the renal glomerulus in acute anuria.* Acta path. microbiol. scand. 70 (1967) 205 — 1–2

Pitts, R.F.: *Physiology of the Kidney and Body Fluids,* 2. Aufl. Year Book Medical Publishers, Chicago 1968 — 3–11

Radonic, M.: *Epidemiologie, clinique, histologie et étiologie de la néphrite endémique en Yougoslavie.* In: *Proceedings of the First International Congress on Nephrology.* Karger, Basel 1960 — 31

Rasmussen, H.: *Thyroxine metabolism in the nephrotic syndrome,* J. clin. Invest. 35 (1956) 792 — 12–15

Recant, L., D.S. Riggs.: *Thyroid function in nephrosis.* J. clin. Invest. 31 (1952) 789 — 12–15

Rich, A.R.: *Visceral hazards of hypersensitivity to drugs.* Trans. Amer. clin. climat. Ass. 72 (1960) 46 — 30

Rogers, J., S.L. Robbins: *Intercapillary glomerulosclerosis: a clinical and pathological study. I. Specificity of the clinical syndrome.* Amer. J. Med. 12 (1952) 688 — 12–15

Rogers, J., S.L. Robbins, H. Jeghers: *Intercapillary glomerulosclerosis: a clinical and pathological study. II. A clinical study of 100 anatomically proven cases.* Amer. J. Med. 12 (1952) 692 — 12–15

Rouiller, C., A.F. Muller: *The Kidney,* Bd. III. Academic Press, New York 1971 — 3–11

Schreiner, G.E.: *The glomerular membrane in the nephrotic syndrome und The use of diuretics in edema of renal origin.* In: *Edema, Mechanisms and Management,* hrsg. von J.H. Moyer, M.Fuchs. Saunders, Philadelphia 1960 — 12–15

Schreiner, G.E., J.F. Maher: *Uremia: The Biochemistry, Pathogenesis and Treatment.* Thomas, Springfield/Ill. 1961 — 3–15

Seegal, B.C. u.a.: *Studies on the pathogenesis of acute and progressive glomerulonephritis in man by immunofluorescein and immunoferritin techniques.* Fed. Proc. 24 (1965) 100 — 19–21

Simenhoff, M.L., W.R. Guild, G.J. Dammin: *Acute diffuse interstitial nephritis.* Amer. J. Med. 44 (1968) 618 — 30

Squire, J.R.: *The nephrotic syndrome.* Brit. med. J. 1953/II, 1389 — 12–15

Squire, J.R.: *The nephrotic syndrome.* Advanc. intern. Med. 7 (1956) 201 — 12–15

Squire, J.R., J.D. Blainey, J. Hardwicke: *The nephrotic syndrome.* Brit. med. Bull. 13 (1957) 43 — 12–15

Steblay, R.W.: *Glomerulonephritis induced in sheep by injections of heterologous glomerular basement membrane and Freund's complete adjuvant.* J. exp. Med. 116 (1962) 253 — 16–18

Stickler, G.B., E.C. Burke, B.F. McKenzie: *Electrophoretic studies of the nephrotic syndrome in children: preliminary report.* Mayo Clin. Proc. 29 (1954) 555 — 12–15

Strauss, M.B., L.G. Welt: *Diseases of the Kidney,* 2. Aufl. Little, Brown & Co., Boston 1971 — 3–11

Unanue, E.R., F.J. Dixon: *Experimental glomerulonephritis: immunological events and pathogenetic mechanisms.* Advanc. Immunol. 6 (1967) 1 — 27

Vernier, R.L. u.a.: *Anaphylactoid purpura. I. Pathology of the skin and kidney and frequency of streptococcal infection.* Pediatrics 27 (1961) 181 — 27

Vivien, P., J. Gouffault, M. Guillon: *Peculiar etiological circumstances of the nephrotic syndrome in adults.* Bull. Soc. Med. Paris 75 (1959) 323 — 12–15

Volhard, F., T. Fahr: *Die Brightsche Nierenkrankheit.* Springer, Berlin 1914 — 19–21

Welt, L.G.: *Symposium on uremia.* Amer. J. Med. 44 (1968) 653 — 3–11

West, C.D. u.a.: *Hypocomplementemic and normocomplementemic persistent (chronic)*

| Sektion IV (Fortsetzung) | Tafel |
|---|---|
| *glomerulonephritis: clinical and pathological characteristics.* J. Pediat. 67 (1965) 1089 | 24 |
| WOLSTENHOLME, G.E.W., J. KNIGHT: *The Balkan Nephropathy.* Ciba Foundation Study Group 30. Churchill, London 1967 | 31 |


## Sektion V


| Sektion V | Tafel |
|---|---|
| ALLEN, A.C.: *The Kidney, Medical and Surgical Diseases,* 2. Aufl. Grune & Stratton, New York 1962 | 30 |
| AVIOLI, L.V. u.a.: *Early effects of radiation on renal function in man.* Amer. J. Med. 34 (1963) 329 | 12–13 |
| BAGGENSTOSS, A.H., E.F. ROSENBERG: *Visceral lesions associated with chronic infectious (rheumatoid) arthritis.* Arch. Path. 35 (1943) 503 | 17 |
| BANSON, B.B., P.E. LACY: *Diabetic microangiopathy in human toes: with emphasis on the ultrastructural change in dermal capillaries.* Amer. J. Path. 45 (1964) 41 | 1–3 |
| BARGER, A.C.: *Renal hemodynamic factors in congestive heart failure.* Ann. N.Y. Acad. Sci. 139 (1966) 276 | 25 |
| BECKER, E.L.: *Structural Basis of Renal Disease.* Harper & Row, New York 1968 | 1–3 |
| BELL, E.T.: *Renal vascular disease in diabetes mellitus.* Diabetes 2 (1953) 376 | 1–3 |
| BIAVA, C.G. u.a.: *Kaliopenic nephropathy. A correlated light and electron microscopic study.* Lab. Invest. 12 (1963) 443 | 28 |
| BRAIN, M.C., J.V. DACIE, D.O. HOURIHANE: *Microangiopathic hemolytic anemia: the possible role of vascular lesions in pathogenesis.* Brit. J. Haemat. 8 (1962) 358 | 10–11 |
| BRANDT, K., E.S. CATHCART, A.S. COHEN: *A clinical analysis of the course and prognosis of 42 patients with amyloidosis.* Amer. J. Med. 44 (1968) 955 | 14–16 |
| BRICKER, N.S., R.G. SCHULTZE: *Renal function: general concepts.* In: *Clinical Disorders of Fluid and Electrolyte Metabolism,* hrsg. von M.H. Maxwell, C.R. Kleeman. McGraw-Hill, New York 1972 | 25 |
| CARONE, F.A. u.a.: *The effects upon the kidney of transient hypercalcemia induced by parathyroid extract.* Amer. J. Path. 36 (1960) 77 | 29 |
| CAULFIELD, J.B., B.A. SCHRAG: *Electron microscopic study of renal calcification.* Amer. J. Path. 44 (1964) 365 | 29 |
| CHURG, J. u.a.: *Hemolytic-uremic syndrome as a cause of postpartum renal failure.* Amer. J. Obstet. Gynec. 108 (1970) 253 | 10–11 |
| COHEN, A.S.: *Constitution and genesis of amyloid.* In: *International Review of Experimental Pathology,* Bd. IV, hrsg. von C.W. Richter, M.A. Epstein. Academic Press, New York 1965 | 14–16 |
| COHEN, A.S.: *Amyloidosis.* New Engl. J. Med. 277 (1967) 522, 574, 628 | 14–16 |
| CRAIG, J.M., D. GITLIN: *The nature of the hyaline thrombi in thrombotic thrombocytopenic purpura.* Amer. J. Path. 33 (1957) 251 | 10–11 |
| DACHS, S. u.a.: *Diabetic nephropathy.* Amer. J. Path. 44 (1964) 155 | 1–3 |
| DAVSON, J., J. BALL, R. PLATT: *The kidney in periarteritis nodosa.* Quart, J. Med. 17 (1948) 175 | 27 |
| DEODHAR, S.D., E. HAAS, H. GOLDBLATT: *Production of antirenin to homologous renin and its effect on experimental renal hypertension.* J. exp. Med. 119 (1964) 425 | 9 |
| DUFFY, J.L., Y. SUZUKI, J. CHURG: *Acute calcium nephropathy. Early proximal tubular changes in the rat kidney.* Arch. Path. 91 (1971) 340 | 29 |
| EARLE D.P. u.a.: *Symposium on epidemic hemorrhagic fever.* Amer. J. Med. 16 (1954) 617 | 31 |
| EYLER, W.R. u.a.: *Angiography of renal areas including comparative study of renal arterial stenoses in patients with and without hypertension.* Radiology 78 (1962) 879 | 7 |
| FAHEY, J.L. u.a.: *Wegener's granulomatosis.* Amer. J. Med. 17 (1954) 168 | 18 |
| FARQUHAR, M.G., G.E. PALADE: *Functional evidence for the existence of a third cell type in the renal glomerulus: phagocytosis of filtration residues by a distinctive "third" cell.* J. Cell Biol. 13 (1962) 55 | 1–3 |
| FARQUHAR, M.G., J. HOPPER jr., H.D. MOON: *Diabetic glomerulosclerosis: electron and light microscopic studies.* Amer. J. Path. 35 (1959) 721 | 1–3 |
| FENNELL jr., R.H., C.R.R.M. REDDY, J.J. VASQUEZ: *Progressive systemic sclerosis and malignant hypertension. Immunohistochemical study of renal lesions.* Arch. Path. 72 (1961) 209 | 17 |
| FISHER, E.R., S.A. ZAWADSKI: *Ultrastructural features of plasma cells in patients with paraproteinemias.* Amer. J. clin. Path. 54 (1970) 779 | 30 |
| FISHER, E.R., E. PEREZ-STABLE, Z.A. ZAWADSKI: *Ultrastructural renal changes in multiple myeloma with comments relative to the mechanism of proteinuria.* Lab. Invest. 13 (1964) 1561 | 30 |
| FRANKLIN, E.C.: *The immune-globulins – their structure and function and some techniques for their isolation.* In: *Progress in Allergy,* Bd. VIII, hrsg. von P. Kallos, B. Waksman. Karger, Basel 1964 | 30 |
| FRIEDERICI, H.H.R., W.R. TUCKER, T.B. SCHWARTZ: *Observations on small blood vessels of skin in normal and in diabetic patients.* Diabetes 15 (1966) 233 | 1–3 |
| GASSER, V.C. u.a.: *Hämolytisch-urämische Syndrome: bilaterale Nierenrindennekrosen bei akuten erworbenen hämolytischen Anämien.* Schweiz. med. Wschr. 85 (1955) 905 | 10–11 |
| GELLMAN, D.D. u.a.: *Diabetic nephropathy: a clinical and pathologic study based on renal biopsies.* Medicine (Baltimore) 38 (1959) 321 | 1–3 |
| GILCHRIST, G.S. u.a.: *Heparin therapy in the haemolytic-uraemic syndrome.* Lancet 1969/I, 1123 | 10–11 |
| GOLDBLATT, H.: *Hypertension of renal origin: historical and experimental background.* Amer. J. Surg. 107 (1964) 21 | 9 |
| GOODPASTURE, E.W.: *The significance of certain pulmonary lesions in relation to the etiology of influenza.* Amer. J. med. Sci. 158 (1919) 863 | 27 |
| GREENWALD, H.P., G.J. BRONFIN, O. AUERBACH: *Needle biopsy of the kidney. A report of 5 cases of multiple myeloma.* Amer. J. Med. 15 (1953) 198 | 30 |
| HABIB, R., H. MATHIEU, P. ROYER: *Le syndrome hémolytique et urémique de l'enfant.* Nephron 4 (1967) 139 | 10–11 |
| HAMBURGER, J. u.a.: *Nephrology.* Saunders, Philadelphia 1968 | 27 |
| HANSEN, R.Ø.: *A quantitative estimate of the peripheral glomerular basement membrane in recent juvenile diabetics.* Diabetologia 1 (1965) 97 | 1–3 |
| HEPTINSTALL, R.H.: *Pathology of the Kidney.* Little, Brown & Co., Boston 1966 | 1–3 |
| KIMMELSTIEL, P.: *The nature of chronic pyelonephritis.* Geriatrics 19 (1964) 145 | 1–3 |
| KIMMELSTIEL, P.: *Diabetic nephropathy.* In: *The Kidney,* hrsg. von F.K. Mostofi, D.E. Smith. Williams & Wilkins, Baltimore 1966 | 1–3 |
| KIMMELSTIEL, P., C. WILSON: *Intercapillary lesions in the glomeruli of the kidney.* Amer. J. Path. 12 (1936) 83 | 1–3 |
| KIMMELSTIEL, P., O.J. KIM, J. BERES: *Studies on renal biopsy specimens, with the aid of the electron microscope. I. Glomeruli in diabetes.* Amer. J. clin. Path. 38 (1962) 270 | 1–3 |
| KIMMELSTIEL, P., G. OSAWA, J. BERES: *Glomerular basement membrane in diabetics.* Amer. J. clin. Path. 45 (1966) 21 | 1–3 |
| KINCAID-SMITH, P., J. MCMICHAEL, E.A. MURPHY: *The clinical course and pathology of hypertension with papilloedema (malignant hypertension).* Quart. J. Med. 27 (1958) 117 | 6 |
| KOBERNICK, S.D., J.H. WHITESIDE: *Renal glomeruli in multiple myeloma.* Lab. Invest. 6 (1957) 478 | 30 |
| KOFFLER, D., F. PARONETTO: *Fibrinogen deposition in acute renal failure.* Amer. J. Path. 49 (1966) 383 | 10–11 |
| KOSS, L.G.: *Hyaline material with staining reaction of fibrinoid in renal lesions in diabetes mellitus.* Arch. Path. 54 (1952) 528 | 1–3 |
| KUSSMAUL, A., R. MAIER: *Über eine bisher nicht beschriebene eigentümliche Arterienerkrankung (Periarteritis nodosa), die mit Morbus Brightii und rapid fortschreitender allgemeiner Muskellähmung einhergeht.* Dtsch. Arch. klin. Med. 1 (1866) 484 | 18 |
| LARAGH, J.H.: *Aldosteronism and arterial hypertension.* Med. Clin. N. Amer. 45 (1961) 321 | 8 |
| LECOMPTE, P.M.: *Vascular lesions in diabetes mellitus.* J. chron. Dis. 2 (1955) 178 | 1–3 |
| LEVITT, M., A. ALTCHEK: *Hypertension and toxemia of pregnancy.* In: *Medical, Surgical, and Gynecologic Complications of Pregnancy,* 2. Aufl., hrsg. von J. Rovinsky, A.F. Guttmacher, Williams & Wilkins, Baltimore 1965 | 22 |
| LINTON, A.L. u.a.: *Microangiopathic haemolytic anaemia and the pathogenesis of malignant hypertension.* Lancet 1969/I, 1277 | 10–11 |
| LUXTON, R.W.: *Effects of irradiation on the kidney.* In: *Diseases of the Kidney,* hrsg. von M.B. Strauss, L.G. Welt. Little, Brown & Co., Boston 1963a | 12–13 |
| LUXTON, R.W.: *Radiation nephritis.* Acta radiol. Ther. Phys. Biol. 1 (1963b) 397 | 12–13 |
| LUXTON, R.W., P.B. KUNKLER: *Radiation nephritis.* Acta radiol. Ther. Phys. Biol. 2 (1964) 169 | 12–13 |
| MANDEMA, E. u.a.: *Proceedings of the Symposium on Amyloidosis.* Excerpta Medica Foundation, Amsterdam 1968 | 14–16 |
| MARBLE, A.: *Diabetic nephropathy.* In: *Diseases of the Kidney,* hrsg. von M.B. Strauss, L.G. Welt. Little, Brown & Co., Boston 1963 | 1–3 |
| MASUGI, M., S. YÄ: *Die diffuse Sklerodermie und ihre Gefäßveränderung.* Virchows Arch. path. Anat. 302 (1938) 39 | 17 |
| MAUTNER, W. u.a.: *Preeclamptic nephropathy; an electron microscopic study.* Lab. Invest. 11 (1962) 518 | 22 |
| MCCORMACK, L.J.: *Occlusive disease of main renal artery.* In: *The Ciba Collection of Medical Illustrations,* Bd. V von F.H. Netter, hrsg. von F.F. Yonkman. CIBA Pharmaceutical Company, Summit 1969 | 7 |
| MCFARLAND, J.B.: *Renal venous thrombosis in children.* Quart. J. Med. 34 (1965) 269 | 23 |
| MORITZ, A.R., M.R. OLDT: *Arteriolar sclerosis in hypertensive and non-hypertensive individuals.* Amer. J. Path. 13 (1937) 679 | 4 |
| MOSTOFI, F.K.: *Radiation effects on the kidney.* In: *The Kidney,* hrsg. von F.K. Mostofi. Williams & Wilkins, Baltimore 1966 | 12–13 |
| MOSTOFI, F.K., C.C. BERDJIS: *The Kidney:* In: *Pathology of Irradiation,* hrsg. von C.C. Berdjis. Williams & Williams, Baltimore 1970 | 12–13 |
| MOSTOFI, F.K., K.C. PANI, J. ERICSSON: *Effects of irradiation on canine kidney.* In: *Pathology of Irradiation,* hrsg. von C.C. Berdjis. Williams ë Wilkins, Baltimore 1970 | 12–13 |
| MUEHRCKE, R.C., S. ROSEN: *Hypokalemic nephropathy in rat and man. A light and electron microscopic study.* Lab. Invest. 13 (1964) 1359 | 28 |
| OSAWA, G., P. KIMMELSTIEL, V. SEILING: *Thickness of glomerular basement membranes.* Amer. J. Path. 45 (1966) 7 | 1–3 |
| OSSERMAN, E.F., K. TAKATSUKI: *Plasma cell myeloma: gamma globulin synthesis and structure. A review of biochemical and clinical data, with the description of a newly-recognized and related syndrome, »$H^{\gamma-2}$-chain (Franklin's) disease«.* Medicine (Baltimore 42 (1963) 357 | 30 |
| PAGE, I.H.: *Eyegrounds in hypertension.* In: *The Ciba Collection of Medical Illustrations,* | |

Bd. V von F.H. Netter, hrsg. von F.F. Yonkman. CIBA Pharmaceutical Company, Summit 1969 — 5

Papper, S.: *The role of the kidney in Laennec's cirrhosis of the liver.* Medicine (Baltimore) 37 (1958) 299 — 26

Papper, S., C.A. Vaamonde: *Renal failure in cirrhosis – role of plasma volume,* Ann. intern. Med. 68 (1968) 958 — 26

Parkin, T.W. u.a.: *Hemorrhagic and interstitial pneumonitis with nephritis.* Amer. J. Med. 18 (1955) 220 — 27

Perera, G.A.: *Hypertensive vascular disease; description and natural history.* J. chron. Dis. 1 (1955) 33 — 5

Pollak, V.E. u.a.: *The kidney in rheumatoid arthritis: studies by renal biopsies.* Arthr. and Rheum. 5 (1962) 1 — 17

Rayer, P.: *Traités des maladies des reins.* Balliere, Paris 1840 — 23

Rich, A.R., J.E. Gregory: *The experimental demonstration that periarteritis nodosa is a manifestation of hypersensitivity.* Bull. Johns Hopk. Hosp. 72 (1943) 65 — 18

Ritchie, S., D. Waugh: *The pathology of Armanni-Ebstein diabetic nephropathy.* Amer. J. Path. 33 (1957) 1035 — 1–3

Robbins, S.L.: *The reversibility of glycogen nephrosis in alloxan-treated diabetic rats.* Amer. J. med. Sci. 219 (1950) 376 — 1–3

Robinson, G.: *Researches into the connection existing between an unnatural degree of compression of the blood contained in the renal vessels and the presence of certain abnormal matters in the urine.* Med. Chir. 26 (1843) 51 — 23

Rodnan, G.P.: *A review of recent observations and current theories on the etiology and pathogenesis of progressive systemic sclerosis (diffuse scleroderma).* J. chron. Dis. 16 (1963) 929 — 17

Rosen, S. u.a.: *Radiation nephritis, light and electron microscopic observations.* Amer. J. clin. Path. 41 (1964) 487 — 12–13

Rosenmann, E., V.E. Pollak, C.L. Pirani: *Renal vein thrombosis in the adult: a clinical and pathologic study based on renal biopsies.* Medicine (Baltimore) 47 (1968) 269 — 23

Rusby, N.L., C. Wilson: *Lung purpura with nephritis.* Quart. J. Med. 29 (1960) 501 — 27

Schottstaedt, M.F., M. Soklow: *The natural history and course of hypertension with papilledema (malignant hypertension).* Amer. Heart J. 45 (1953) 331 — 6

Schreiner, G.E.: *Toxic nephropathy.* In: *Structural Basis of Renal Disease,* hrsg. von E.L. Becker. Harper & Row, New York 1968 — 19–21

Schreiner, G.E.: *Toxic nephropathy.* In: *Diseases of the Kidneys,* hrsg. von P.B. Beeson, W. McDermott. Saunders, Philadelphia 1971 — 19–21

Schwartz, W.B., A.S. Relman: *Effects of electrolyte disorders on renal structure and function.* New Engl. J. Med. 276 (1967) 383 — 28

Schwartz, W.B., A.S. Relman: *Effects of electrolyte disorders on renal structure and function (concluded).* New Engl. J. Med. 276 (1967) 452 — 29

Sipperstein, M.D., R.H. Unger, L.L. Madison: *Studies of muscle capillary basement membranes in normal subjects, diabetic, and prediabetic patients.* J. clin. Invest. 47 (1968) 1973 — 1–3

Sorenson, G.D., W.A. Heefner, J.E. Kirkpatrick: *Experimental amyloidosis.* In: *Methods and Achievements in Experimental Pathology,* Bd. I, hrsg. von E. Bajusz, G. Jasmin. Year Book Medical Publishers, Chicago 1966 — 14–16

Spargo, B., C.P. McCartney, R. Winemiller: *Glomerular capillary endotheliosis in toxemia of pregnancy.* Arch. Path. 68 (1959) 593 — 22

Spear, G.S.: *Glomerular alterations in cyanotic congenital heart disease.* Bull. Johns Hopk. Hosp. 106 (1960) 347 — 24

Spear, G.S.: *Implications of the glomerular lesions of cyanotic congenital heart disease.* J. chron. Dis. 19 (1966) 1083 — 24

Spear, G.S., I. Kihara: *The glomerulus and serum sickness in experimental hypoxia.* Brit. J. exp. Path. 53 (1972) 265 — 24

Spear, G.S., B.H. Vitsky: *Hyalinization of afferent and efferent glomerular arterioles in cyanotic congenital heart disease.* Amer. J. Med. 41 (1966) 309 — 24

Stanton, M.C., J.D. Tange: *Goodpasture's syndrome (pulmonary haemorrhage associated with glomerulonephritis).* Aust. Ann. Med. 7 (1958) 132 — 27

Strauss, M.B., L.G. Welt: *Diseases of the Kidney.* Little, Brown & Co., Boston 1963 — 1–3

Suzuki, Y. u.a.: *The mesangium of the renal glomerulus: electron microscopic studies of pathologic alterations.* Amer. J. Path. 43 (1963) 555 — 1–3

Teilum, G., A. Lindahl: *Frequency and significance of amyloid changes in rheumatoid arthritis.* Acta med. scand. 149 (1954) 449 — 17

Venkatachalam, M.A., D.B. Jones, D.A. Nelson: *Microangiopathic hemolytic anemia in rats with malignant hypertension.* Blood 32 (1968) 278 — 10–11

Vertes, V., H. Gold, D. Leb: *Renovascular hypertension.* In: *Structural Basis of Renal Disease,* hrsg. von E.L. Becker. Harper & Row, New York 1968 — 4

Vertes, V., J.A. Grauel, H. Goldblatt: *Renal arteriography, separate renal function studies and renal biopsy in human hypertension.* New Engl. J. Med 270 (1964) 656 — 7

Vitsky, B.H. u.a.: *The hemolytic-uremic syndrome: a study of renal pathologic alterations.* Amer. J. Path. 57 (1969) 627 — 10–11

Warren, S., P.M. LeCompte, M.A. Legg: *The Pathology of Diabetes Mellitus,* 4. Aufl. Lea & Febiger, Philadelphia 1966 — 1–3

Wegener, F.: *Über eine eigenartige rhinogene Granulomatose mit besonderer Beteiligung des Arteriensystems und der Nieren.* Beitr. path. Anat. 102 (1939) 36 — 18

Westcott, R.N.: *Heart disease in hypertension.* In: *The Ciba Collection of Medical Illustrations,* Bd. V von F.H. Netter, hrsg. von F.F. Yonkman. CIBA Pharmaceutical Company, Summit 1969 — 5

Zeek, P.M.: *Periarteritis nodosa and other forms of necrotizing angiitis.* New Engl. J. Med. 248 (1953) 764 — 18

Zucker-Franklin, D.: *Multiple myeloma. II. Structural features of cells associated with the paraproteinemias.* Sem. Hemat. 1 (1964) 165 — 30

## Sektion VI

Abrahams, C., N.W. Levin: *Experimentally induced analgesic nephropathy.* J. med. Proc. 13 (1967) 506 — 10

Alken, C.E., V.W. Dix, W.E. Goodwin, E. Wildbolz: *Encyclopedia of Urology,* Bde. V/1, VI, VIII, IX/1, IX/2, X, XI/1, XII, XV. Springer, Berlin 1958–1967 — 1–4, 11–12, 16–19, 21–36

Andersen, B.R., G.G. Jackson: *Persistent pyelitis and pyelonephritis from retrograde urinary tract infection with a strain of Klebsiella in rats.* J. Lab. clin. Med. 60 (1962) 457 — 5–9

Aoki, S. u.a.: *»Abacterial« and bacterial pyelonephritis.* New Engl. J. Med. 281 (1969) 1375 — 5–9

Becker, E.L.: *Structural Basis of Renal Disease.* Harper & Row, New York 1968 — 5–9

Beeson, P.B.: *Factors in pathogenesis of pyelonephritis.* Yale J. Biol. Med. 28 (1955) 81 — 5–9

Bengtsson, H.: *A comparative study of chronic non-obstructive pyelonephritis and renal papillary necrosis.* Acta med. scand. 172 (1962) 1 — 10

Bengtsson, U.: *Analgesic nephropathy – chronic pyelonephritis.* In: *Proceedings of 3rd International Congress of Nephrology,* Bd. II., hrsg. von R.H. Heptinstall. Karger, Basel 1967 — 10

Brod, J.: *Chronic pyelonephritis.* In: *Renal Disease,* hrsg. von D.A. Black. Davis, Philadelphia 1962 — 5–9

Brun, C., F. Raaschou: *Percutaneous renal biopsy in pyelonephritis.* In: *Renal Biopsy: Clinical and Pathological Significance,* hrsg. von G.E.W. Wolstenholme, M.P. Cameron. Little, Brown & Co., Boston 1961 — 5–9

Campbell, M.F.: *Urology.* Saunders, Philadelphia 1963 — 1–4, 11–12, 16–19, 21–36

Clausen, E.: *Renal damage following long-term administration of phenacetin and acetylsalicylic acid.* Diss., Munksgaard, Kopenhagen 1967 — 10

Deliveliotis, A., P. Kehayas, M. Varkarakis: *The diagnostic problem of the hydatid disease of the kidney.* J. Urol. (Baltimore) 99 (1968) 139 — 13

Diaz-Esquivel, J., S. Farmer: *The effect of phenacetin on experimental ascending pyelonephritis.* Arch. Path. 85 (1968) 129 — 10

Ekström, T. u.a.: *Medullary Sponge Kidney.* Almqvist & Wiksell, Stockholm 1959 — 20

Emmett, J.L.: *Clinical Urography.* Saunders, Philadelphia 1964 — 1–4, 11–12, 16–19, 21–36

Fuwa, M., D. Waugh: *Experimental renal papillary necrosis. Effects of diuresis and antidiuresis.* Arch. Path. 85 (1968) 404 — 10

Gilman, A: *Analgesic nephrotoxicity.* Amer. J. Med. 36 (1964) 167 — 10

Gloor, F.: *Some morphologic features of chronic interstitial nephritis (chronic pyelonephritis) in patients with analgesic abuse.* In: *Progress in Pyelonephritis,* hrsg. von E.H. Kass. Davis, Philadelphia 1965 — 10

Gloor, F.: *Pathologische Anatomie der Pyelonephritis.* In: *Die Pyelonephritis,* hrsg. von H. Losse, M. Kienitz. Thieme, Stuttgart 1966 — 10

Harvald, B.: *Renal papillary necrosis: a clinical survey of sixty-six cases.* Amer. J. Med. 35 (1963) 481 — 10

Heptinstall, R.H.: *Pathology of the Kidney.* Little, Brown & Co., Boston 1966 — 1–12, 16–19, 21–36

Jackson, G.G., H.G. Grieble: *Pathogenesis of renal infection.* Arch. intern. Med. 100 (1957) 692 — 5–9

Jackson G.G., K.P. Poirier, H.G. Grieble: *Concepts of pyelonephritis: experience with renal biopsies and long-term clinical observations.* Ann. intern. Med. 47 (1957) 1165 — 5–9

Jackson, G.G. u.a.: *Profiles of pyelonephritis.* Arch. intern. Med. 110 (1962) 663 — 5–9

Jacobson, M.H., W. Newman: *Study of pyelonephritis using renal biopsy material.* Arch. intern. Med. 110 (1962) 211 — 5–9

Jordan, P., G. Webbe: *Human Schistosomiasis.* Thomas, Springfield/Ill. 1969 — 14–15

Kark, R.M. u.a.: *The clinical value of renal biopsy.* Ann. intern. Med. 43 (1955) 807 — 5–9

Kass, E.H.: *Bacteriuria and pyelonephritis of pregnancy.* Arch. intern. Med. 105 (1960) 194 — 5–9

Kass, E.H.: *Hormones and host resistance to infection.* Bact. Rev. 24 (1960) 177 — 5–9

Keefer, C.S.: *Pyelonephritis – its natural history and course.* Bull. Hist. Med. 100 (1957) 107 — 5–9

Kimmelstiel, P.: *The nature of chronic pyelonephritis.* Geriatrics 19 (1964) 145 — 5–9

Kimmelstiel, P.: *Diabetic nephropathy.* In: *The Kidney,* hrsg. von F.K. Mostofi, D.E. Smith. Williams & Wilkins, Baltimore 1966 — 10

Kimmelstiel, P. u.a.: *Chronic pyelonephritis.* Amer. J. Med. 30 (1961) 589 — 5–10

Kincaid-Smith, P.: *Analgesic nephropathy in perspective.* Med. J. Aust. 2 (1967) 320 — 10

Kincaid-Smith, P.: *Pathogenesis of the renal lesion associated with the abuse of analgesics.* Lancet 1967/I, 859 — 10

Kincaid-Smith, P.: *Analgesic nephropathy and papillary necrosis.* Postgrad. Med. 44 (1968) 807 — 10

Kipnis, G.P. u.a.: *Renal biopsy in pyelonephritis; correlative study of kidney morphology, bacteriology, and function in patients with chronic urinary infections.* Arch. intern. Med. 95 (1955) 445 — 5–9

Kleeman, S.E., L.R. Freedman: *The finding of chronic pyelonephritis in males and females at autopsy.* New Engl., J. Med. 263 (1960) 988 — 5–9

Kleeman, C.R., W.L. Hewitt, L.B. Guze: *Pyelonephritis.* Medicine (Baltimore) 39 (1960) 3 — 5–9

Kunin, C.M., N.E. Halmagyi: *Urinary-tract infections in schoolchildren. II. Characterization of invading organisms.* New Engl., J. Med. 266 (1962) 1297 — 5–9

Kunin, C.M., E. Zacha, A.J. Paquin jr.: *Urinary-tract infections in schoolchildren. I. Prevalence of bacteriuria and associated urologic findings.* New Engl. J. Med. 266 (1962) 1287 — 5–9

Lehman jr., J.S. u.a.: *Renal function in urinary schistosomiasis.* Amer. J. trop. Med. 19 (1970) 1001 — 14–15

Lehman jr., J.S. u.a.: *Hydronephrosis, bacteriuria, and maximal urine concentration in urinary schistosomiasis.* Ann. intern. Med. 75 (1971) 49 — 14–15

Lowsley, O.S., T.J. Kirwin: *Clinical Urology.* Williams & Wilkins, Baltimore 1956 — 1–4, 11–12, 16–19, 21–36

Lupton, C.H., J.F. McManus: *The nature of chronic pyelonephritis.* Lab. Invest. 11 (1962) 860 — 5–9

Makar, N.: *Urologic Aspects of Bilharziasis in Egypt.* Société Orientale de Publicité Press, Kairo 1955 — 14–15

Martin, C.M., E.N. Bookrajian: *Bacteriuria prevention after indwelling urinary catheterization.* Arch. intern. Med. 110 (1962) 703 — 5–9

Mostofi, F.K., D.E. Smith: *The Kidney.* Williams & Wilkins, Baltimore 1966 — 1–4, 11–12, 16–19, 21–36

Neumann, C.G. C.V. Pryles: *Pyelonephritis in infants and children. Autopsy experience at the Boston City Hospital 1933–1960.* Amer. J. Dis. Child. 104 (1962) 215 — 5–9

Nordenfelt, O., N. Ringertz: *Phenacetin takers dead with renal failure – 27 men and 3 women.* Acta med. scand. 170 (1961) 385 — 10

O'Sullivan, D.J. u.a.: *Urinary tract infection. A comparative study in the diabetic and general populations.* Brit. med. J. 1961/I, 786 — 5–9

Palubinskas, A.J.: *Medullary sponge kidney.* Radiology 76 (1961) 911 — 20

Paquin jr., A.J., V.F. Marshall, J.H. McGovern: *The megacystic syndrome.* J. Urol. (Baltimore) 83 (1960) 634 — 5–9

Pawlowski, J.M., J.W. Bloxdorf, P. Kimmelstiel: *Chronic pyelonephritis: a morphologic and bacteriologic study.* New Engl. J. Med. 268 (1963) 965 — 5–9

Pearson, H.H.: *Residual renal defects in nonfatal phenacetin nephritis.* Med. J. Aust. 2 (1967) 308 — 10

Prescott, L.F.: *Effects of acetylsalicylic acid, phenacetin, paracetamol, and caffeine on renal tubular epithelium.* Lancet 1965/II, 91 — 10

Putschar, W.: *Die entzündlichen Erkrankungen der ableitenden Harnwege und der Nierenhüllen, einschließlich der Pyelonephritis und der Pyonephrose.* In: *Handbuch der speziellen Pathologischen Anatomie und Histologie,* Bd. VI/2, hrsg. von F. Henke, O. Lubarsch. Springer, Berlin 1934 — 5–9

Ross, J.H., I.P. Ross: *The value of renal biopsy.* Lancet 1957/II, 559 — 5–9

Sanjurjo, L.A.: *Parasitic diseases of the genitourinary system.* In: *Urology,* 3. Aufl., hrsg. von M.F. Campbell, J.H. Harrison. Saunders, Philadelphia 1970 — 13

Sarma, K.P.: *Tumors of the Urinary Bladder.* Appleton-Century-Crofts, New York 1969 — 1–4, 11–12, 16–19, 21–36

Schreiner, G.E.: *Clinical and histological spectrum of pyelonephritis.* Arch. intern. Med. 102 (1958) 32 — 5–9





Schreiner, G.E.: *The nephrotoxicity of analgesic abuse.* Ann. intern. Med. 57 (1962) 1047 — 10

Shelley, J.H.: *Phenacetin, through the looking glass.* Clin. Pharmacol. Ther. 8 (1967) 427 — 10

Smith, J.F.: *The diagnosis of scars of chronic pyelonephritis.* J. clin. Path. 15 (1962) 522 — 5–9

Sorensen, A.W.: *Is the relation between analgesics and renal disease coincidental and not causal?* Nephron 3 (1966) 366 — 10

von Spühler, O., H.U. Zollinger: *Die chronisch-interstitielle Nephritis.* Z. klin. Med. 151 (1953) 1 — 10

Strauss, M.B.: *Microcystic disease of the renal medulla.* In: *Diseases of the Kidney.* 2. Aufl., hrsg. von M.B. Strauss, L.G. Welt. Little, Brown & Co., Boston 1971 — 20

Szücs, S. u.a.: *The relation between diabetes mellitus and infections of the urinary tract.* Amer. J. med. Sci. 240 (1960) 186 — 5–9

Thelen, A., K. Rother, H. Sarre: *Experimental studies on the pathogenesis of pyelonephritic contracted kidney.* Urol. int. (Basel) (1956) 359 — 5–9

Thomsen, A.: *The significance of renal biopsy for the diagnosis of pyelonephritis in diabetic patients.* In: *Renal Biopsy: Clinical and Pathological Significance,* hrsg. von G.E.W. Wolstenholme, M.P. Cameron. Little, Brown & Co., Boston 1961 — 5–9

Vernier, R.L.: *Kidney biopsy in the study of renal disease.* Pediat. Clin. N. Amer. 7 (1960) 353 — 5–9

Vivaldi, E.: *Effect of chronic administration of analgesics on resistance to experimental infection of the urinary tract in rats.* Nephron 5 (1968) 202 — 10

Vivaldi, E. u.a.: *Experimental pyelonephritis consequent to induction of bacteriuria.* In: *Biology of Pyelonephritis.* Henry Ford Hospital Symposium, 1960 — 5–9

Wallace, D.M. u.a.: *Tumours of the Bladder.* Livingstone, Edinburg 1959 — 1–4, 11–12, 16–19, 21–36

Weiss, S., F. Parker jr.: *Pyelonephritis; its relation to vascular lesions and to arterial hypertension.* Medicine (Baltimore) 18 (1939) 221 — 5–9

Weiss, S., F. Parker jr.: *Relation of pyelonephritis and other urinary tract infections to arterial hypertension.* New Engl. J. Med. 223 (1940) 959 — 5–9


## Sektion VII


Aas, T.N.: *Ureterocele: a clinical study of sixty-eight cases in fifty-two adults.* Brit. J. Urol. 32 (1960) 133 — 14

Abeshouse, B.S., G.A. Abeshouse: *Calyceal diverticulum: report of sixteen cases and review of the literature.* Urol int. (Basel) 15 (1963) 329 — 11

Abeshouse, B.S., I. Bhisitkul: *Crossed renal ectopia with and without fusion.* Urol. int. (Basel) 9 (1959) 63 — 10

Albers, D.D., J.R. Geyer, S.E. Barnes: *Blind-ending branch of bifid ureter: report of three cases.* J. Urol. (Baltimore) 99 (1968) 160 — 13

Alken, C.E., V.W. Dix, W.E. Goodwin, E. Wildbolz: *Encyclopedia of Urology,* Bde. XV, VII/1. Springer, Berlin 1958, 1968 — 5–6

Amar, A.D., C.W. Scheer: *Ureterocele with associated vesicoureteral reflux.* J. Urol. (Baltimore) 92 (1964) 197 — 12

Ambrose, S.S., W.P. Nicolson: *Ureteral reflux in duplicated ureters.* J. Urol. (Baltimore) 92 (1964) 439 — 12

Amesur, N.R., J.P. Singh: *Crossed renal ectopia.* Brit. J. Urol. 35 (1963) 11 — 9

Anderson, E.E., J.H. Harrison: *Surgical importance of the solitary kidney.* New Engl. J. Med. 273 (1965) 683 — 1

Annamunthodo, H.: *Multicystic disease of the kidney in the newborn: report of two cases.* Brit. J. Urol. 32 (1960) 34 — 4





Ashley, D.J., F.K. Mostofi: *Renal agenesis and dysgenesis.* J. Urol. (Baltimore) 83 (1960) 211 — 1, 3

Bäcklund, L., G. Grotte, A. Reuterskiöld: *Functional stenosis as a cause of pelviureteric obstruction and hydronephrosis.* Arch. Dis. Childh. 40 (1965) 203 — 11

Bain, A.D., J.S. Scott: *Renal agenesis and severe urinary tract dysplasia: a review of 50 cases, with particular reference to the associated anomalies.* Brit. med. J. 1960/I, 841 — 3

Barnett, J.S., F.D. Stephens: *The role of the lower segmental vessel in the aetiology of hydronephrosis.* Aust. N. Z. J. Surg. 31 (1962) 201 — 11

Bartman, J., G. Barraclough: *Cystic dysplasia of the kidneys studied by microdissection in a case of 13–15 trisomy.* J. Path. Bact. 89 (1965) 233 — 4

Baurys, W., R.A. Wentzell: *Bifid blind-ending ureter.* Amer. J. Surg. 94 (1957) 499 — 13

Berdon, W.E. u.a.: *Ectopic ureterocele.* Radiol. Clin. N. Amer. 6 (1968) 205 — 14

Berlin, H.S., J. Stein, M.H. Poppel: *Congenital superior ectopia of the kidney.* Amer. J. Roentgenol. 78 (1957) 508 — 9

Bernstein, J.: *Development abnormalities of the renal parenchyma – renal hypoplasia and dysplasia.* Pathol. Ann. 3 (1968) 213 — 3

Bernstein, J., R. Meyer: *Some speculations on the nature and significance of developmentally small kidneys (renal hypoplasia).* Nephron 1 (1964) 137 — 2

Bernstein, J., R. Meyer: *Parenchymal Maldevelopment of the Kidney.* In: *Brennemann's Practice of Pediatrics,* Bd. III, hrsg. von V.C. Kelley. Harper & Row, New York 1967 — 3

Blundon, K.E.: *The treatment of retrocaval ureter in the solitary kidney.* J. Urol. (Baltimore) 88 (1962) 29 — 15

Bodian, M.: *Some observations on the pathology of congenital idiopathic bladder-neck obstruction (Marion's disease).* Brit. J. Urol. 29 (1957) 393 — 19

Boissanat, P.: *What to call hypoplastic kidney?* Arch. Dis. Childh. 37 (1962) 142 — 2

Buckalew jr., V.M. u.a.: *Incomplete renal tubular acidosis.* Amer. J. Med. 45 (1968) 32 — 26–27

Burke, E.C., J.E. Wenzl, D.C. Utz: *The intrathoracic kidney. Report of a case.* Amer. J. Dis. Child. 113 (1967) 487 — 9

Burns, E., H. Cummins, J. Hyman: *Incomplete reduplication of bladder with congenital solitary kidney; report of case.* J. Urol. (Baltimore) 57 (1947) 257 — 20

Burwell, R.G., S.G. Kent: *The solitary ectopic pelvic kidney: case report with a review.* Brit. J. Urol. 31 (1959) 254 — 1, 9

Campbell, J.E.: *Ureteral peristalsis in duplex renal collecting systems.* Amer. J. Roentgenol. 99 (1967) 577 — 13

Campbell, M.: *Primary megalo-ureter.* J. Urol. (Baltimore) 68 (1952) 584 — 18

Campbell, M.F.: *Urology.* Saunders, Philadelphia 1963 — 5–6

Campbell, M.F.: *Anomalies of the kidney.* In: *Urology,* Bd. II, 3. Aufl., hrsg. von M.F. Campbell, J.H. Harrison. Saunders, Philadelphia 1970 — 8, 10, 13, 17, 19–20

Carlson, H.E.: *Supernumerary kidney: summary of 51 reported cases.* J. Urol. (Baltimore) 64 (1950) 224 — 1

Cherry, J.W.: *Patent urachus; review and report of case.* J. Urol. (Baltimore) 63 (1950) 693 — 17

Considine, J.: *Retrocaval ureter: a review of the literature, with a report on two new cases followed for fifteen years and two years, respectively.* Brit. J. Urol. 38 (1966) 412 — 15

Corbus, B.C., R.D. Estrem, W. Hunt: *Retroiliac ureter.* J. Urol. (Baltimore) 84 (1960) 67 — 15

Cox, C.E., J.A. Hutch: *Bilateral single ectopic ureter: a report of two cases and review of the literature.* J. Urol (Baltimore) 95 (1966) 493 — 12

| Sektion VII (Fortsetzung) | Tafel |
|---|---|
| Craig, R.D.: Unilateral multicystic disease of the kidney. Brit. J. Urol. 34 (1962) 19 | 4 |
| Crawhall, J.C. u.a.: Cystinosis; plasma cystine and cysteine concentrations and the effect of D-penicillamine and dietary treatment. Amer. J. Med. 44 (1963) 330 | 25 |
| Dajani, A.M.: Horseshoe kidney: a review of twenty-nine cases. Brit. J. Urol. 38 (1966) 388 | 10 |
| Doroshow, L.W., B.S. Abeshouse: Congenital unilateral solitary kidney: report of 37 cases and a review of the literature. Urol. Surv. 11 (1961) 219 | 1 |
| Dorst, J.P., G.H. Cussen, F.N. Silverman: Ureterocele in children, with emphasis on the frequency of ectopic ureteroceles. Radiology 74 (1960) 88 | 14 |
| Douglas, A.W.: The ectopic ureter: a cause of female urinary incontinence. N.Z. med. J. 61 (1962) 487 | 12 |
| Ekström, T.: Renal hypoplasia: a clinical study of 179 cases. Acta chir. scand., Suppl. 203, 1955 | 2 |
| Ekström, T., A.E. Nilson: Retrocaval ureter; two roentgenographically diagnosed and surgically corrected cases. Acta chir. scand. 118 (1959) 53 | 15 |
| Elkington, J.R. u.a.: The renal excretion of hydrogen ion in renal tubular acidosis. I. Quantitative assessment of the response to ammonium chloride as an acid load. Amer. J. Med. 29 (1960) 554 | 26–27 |
| Ellerker, A.G.: The extravesical ectopic ureter. Brit. J. Surg. 45 (1958) 344 | 12 |
| Ericsson, N.O.: Ectopic ureterocele in infants and children; clinical study. Acta chir. scand., Suppl. 197, 1954 | 14 |
| Ericsson, N.O., U. Rudhe, A. Livaditis: Hydronephrosis associated with aberrant renal vessels in infants and children. Surgery 50 (1961) 687 | 11 |
| Falkinburg, L.W., M.N. Kay, W.S. Klutz: Crossed renal ectopia without fusion; report of a case in a seven-month-old female infant, with review. Amer. J. Dis. Child. 99 (1960) 86 | 9 |
| Fine, M.G., E. Burns: Unilateral multicystic kidney: report of six cases and discussion of the literature. J. Urol. (Baltimore) 81 (1959) 42 | 4 |
| Glenn, J.F.: Analysis of 51 patients with horseshoe kidney. New Engl. J. Med. 261 (1959) 684 | 10 |
| Goldbloom, R.B. u.a.: Hereditary renal disease associated with nerve deafness and ocular lesions. Pediatrics 20 (1957) 241 | 22 |
| Gruenwald, P.: Normal changes in position of embryonic kidney. Anat. Rec. 85 (1943) 163 | 8 |
| Harvard, B.M., G.J. Thompson: Congenital exstrophy of urinary bladder; late results of treatment by Coffey-Mayo method of ureterointestinal anastomosis. J. Urol. (Baltimore) 65 (1951) 223 | 21 |
| Heptinstall, R.H.: Pathology of the Kidney. Little, Brown & Co., Boston 1966 | 5–6 |
| Higgins, C.C.: Exstrophy of the bladder: review of 156 cases. J. Amer. med. Ass. 171 (1959) 1922 | 21 |
| Hill, J.E., R.C. Bunts: Thoracic kidney: case report. J. Urol. (Baltimore) 84 (1960) 460 | 9 |
| Hilson, D.: Malformation of ears as sign of malformation of genito-urinary tract. Brit. med. J. 1957/II, 785 | 1 |
| Hirooka, M., N. Kubota, T. Ohno: Congenital nephropathy associated with hearing loss, ocular abnormalities, mental retardation, convulsions and abnormal E.E.G.. Tohoku J. exp. Med. 98 (1969) 329 | 22 |
| Hutch, J.A., F. Hinman, E.R. Miller: Reflux as a cause of hydronephrosis and chronic pyelonephritis. J. Urol. (Baltimore) 88 (1962) 169 | 11 |
| Johnston, J.H.: Urinary tract duplication in childhood. Arch. Dis. Childh. 36 (1961) 180 | 12 |
| Johnston, J.H.: Hydro-ureter and mega-ureter. In: Paediatric Urology, hrsg. von D.I. Williams. Appleton-Century-Crofts, New York 1968 | 18 |

| Sektion VII (Fortsetzung) | Tafel |
|---|---|
| Kanasawa, M. u.a.: Dwarfed kidneys in children. The classification, etiology, and significance of bilateral small kidneys in 11 children. Amer. J. Dis. Child. 109 (1965) 130 | 2 |
| Kjellberg, S.R., N.O. Ericsson, U. Rudhe: The lower urinary tract in childhood: some correlated clinical and roentgenologic observations. In: Ectopic Ureter and Ureterocele. Year Book Medical Publishers, Chicago 1957 | 12 |
| Kron, S.D., D.R. Meranze: Completely fused pelvic kidney. J. Urol. (Baltimore) 62 (1949) 278 | 10 |
| Lane, V.: The ectopic ureter: an elusive cause of urinary incontinence in the female. Lancet 1962/I, 937 | 12 |
| Lattimer, J.K., M.J.V. Smith: Exstrophy closure: a follow-up on 70 cases. J. Urol. (Baltimore) 95 (1966) 356 | 21 |
| Leadbetter jr., G.W., W.F. Leadbetter: Diagnosis and treatment of congenital bladder-neck obstruction in children. New Engl. J. Med. 260 (1959) 633 | 19 |
| Leibowitz, S., M. Bodian: A study of the vesical ganglia in children and the relationship of the megaureter megacystis syndrome and Hirschsprung's disease. J. clin. Path. 16 (1963) 342 | 18 |
| Lenaghan, D.: Bifid ureters in children: an anatomical, physiological and clinical study. J. Urol. (Baltimore) 87 (1962) 808 | 12 |
| Lich jr., R.: The obstructed ureteropelvic junction. Radiology 68 (1957) 337 | 11 |
| Lich jr., R., M.L. Barnes: A clinicopathologic study of ureteropelvic obstruction. J. Urol. (Baltimore) 77 (1957) 382 | 11 |
| Ljungqvist, A., C. Lagergren: The Ask-Upmark kidney: a congenital renal anomaly studied by micro-angiography and histology. Acta path. microbiol. scand. 56 (1962) 277 | 3 |
| Longenecker, C.G., R.F. Ryan, R.W. Vincent: Malformations of the ear as a clue to urogenital anomalies; report of six additional cases. Plast. reconstr. Surg. 35 (1965) 303 | 1 |
| Lowsley, O.S., T.J. Kirwin: Clinical Urology. Williams & Wilkins, Baltimore 1956 | 5–6 |
| Lyon, R.P., D.R. Smith: Distal urethral stenosis. J. Urol. (Baltimore) 89 (1963) 414 | 19 |
| Lyon, R.P., E.A. Tanagho: Distal urethral stenosis in little girls. J. Urol. (Baltimore) 93 (1965) 379 | 19 |
| Marquardt, C.R., J.W. Pick: True supernumerary, accessory or third kidney: report of a case. Proc. N. cent. Sect. Amer. urol. Ass. 1957, 49 | 1 |
| Marshall, V.F., E.C. Muecke: Variations in exstrophy of the bladder. J. Urol. (Baltimore) 88 (1962) 766 | 21 |
| Mathe, C.P.: Diminutive kidney, congenital hypoplasia and atrophic pyelonephritis. Calif. Med. 84 (1956) 110 | 2 |
| Mathieson, A.J.M.: Calyceal diverticulum: case with discussion and review of condition. Brit. J. Urol. 25 (1953) 147 | 11 |
| McCrory, W.W., M. Shibuya, H.G. Worthen: Hereditary renal glomerular disease in infancy and childhood. Advanc. Pediat. 14 (1966) 253 | 22 |
| McCrory, W.W. u.a.: Symposium on disorders in growth arising from renal tubular dysfunctions; introduction and commentary on renal rickets. J. Pediat. 57 (1960) 1 | 24–27 |
| Mitchell, J.P.: Association of valves in the posterior urethra with bladder-neck obstruction. Acta urol. belg. 31 (1963) 507 | 19 |
| Morris jr., R.C.: Renal tubular acidosis. Mechanisms, classification and implications. New Engl. J. Med. 281 (1969) 1405 | 26–27 |
| Muecke, E.C.: The role of the cloacal membrane in exstrophy: the first successful experimental study. J. Urol. (Baltimore) 92 (1964) 659 | 21 |
| Mulrow, P.J. u.a.: Hereditary nephritis. Report of a kindred. Amer. J. Med. 35 (1963) 737 | 22 |

| Sektion VII (Fortsetzung) | Tafel |
|---|---|
| Nesbit, R.M., M.M. Labardini: Urethral valves in the male child. J. Urol. (Baltimore) 96 (1966) 218 | 19 |
| Nixon, H.H.: Hydronephrosis in children: clinical study of 78 cases with special reference to role of aberrant renal vessels and results of conservative operations. Brit. J. Surg. 40 (1953) 601 | 11 |
| Nunn, I.N., F.D. Stephens: The triad syndrome: a composite anomaly of the abdominal wall, urinary system and testes. J. Urol. (Baltimore) 86 (1961) 782 | 16 |
| Olsson, O., M. Wholey: Vascular abnormalities in gross anomalies of kidneys. Acta radiol. Diagn. 2 (1964) 420 | 10 |
| Paquin jr., A.J.: Ureterovesical anastomosis: the description and evaluation of a technique. J. Urol. (Baltimore) 82 (1959) 573 | 18 |
| Parker, R.A., C.F. Peil: The nephrotic syndrome in the first year of life. Pediatrics 25 (1960) 967 | 23 |
| Perkoff, G.T. u.a.: A follow-up study of hereditary chronic nephritis. Arch. intern. Med. 102 (1958) 733 | 22 |
| Phokitis, P.: The supernumerary kidney. Urol. int. (Basel) 17 (1964) 265 | 1 |
| Pitt, D.C.: Retrocaval ureter: a case diagnosed preoperatively by intravenous and retrograde pyelography. Radiology 84 (1965) 699 | 15 |
| Potter, E.L.: Facial characteristics of infants with bilateral renal agenesis. Amer. J. Obstet. Gynec. 51 (1946) 885 | 1 |
| Potter, E.L.: Bilateral absence of ureters and kidneys: report of 50 cases. Obstet. and Gynec. 25 (1965) 3 | 1 |
| Presman, D., R. Firfer: Diagnostic method for retrocaval ureter. Amer. J. Surg. 92 (1956) 628 | 15 |
| Qureshi, M.A., W.P. Mulvaney: Retrocaval ureter: report of two cases. Amer. Surg. 31 (1965) 50 | 15 |
| Rowland, H.S., R.C. Bunts, J.H. Iwano: Operative correction of retrocaval ureter: a report of four cases and review of the literature. J. Urol. (Baltimore) 83 (1960) 820 | 15 |
| Royer, P. u.a.: L'hypoplasie rénale bilaterale avec oligonéphronie. Arch. franç. Pédiat. 24 (1967) 249 | 3 |
| Rubenstein, M., R. Meyer, J. Bernstein: Congenital abnormalities of the urinary system. I. A postmortem survey of developmental anomalies and acquired congenital lesions in children's hospital. J. Pediat. 58 (1961) 356 | 2–3 |
| Saint-Yves, I.F.: Problems associated with the diagnosis of solitary kidney: congenital or acquired? Brit. J. Urol. 36 (1964) 347 | 1 |
| Schafer, I.A., C.R. Scriver, M.L. Efron: Familial hyperprolinemia, cerebral dysfunction and renal anomalies occurring in a family with hereditary nephropathy and deafness. New Engl. J. Med. 267 (1962) 51 | 22 |
| Schneider, J.A., K. Bradley, J.E. Seegmiller: Increased cystine in leukocytes from individuals homozygous and heterozygous for cystinosis. Science 157 (1967) 1321 | 25 |
| Schneider, J.A., V. Wong, J.E. Seegmiller: The early diagnosis of cystinosis. J. Pediat. 74 (1969) 114 | 25 |
| Schulman, J.D., K.H. Bradley, J.E. Seegmiller: Cystine: compartmentalization within lysosomes in cystinotic leukocytes. Science 166 (1969) 1152 | 25 |
| Selby, G.W., A.H. Parmalee jr.: Bilateral renal agenesis and oligohydramnios. J. Pediat. 48 (1956) 70 | 1 |
| Senger, F.L., V.J. Santare: Congenital multilocular bladder: case report. J. Urol. (Baltimore) 68 (1952) 283 | 20 |
| Shiller, W.R., O.B. Wiswell: A fused pelvic (cake) kidney. J. Urol. (Baltimore) 78 (1957) 9 | 10 |
| Sibley, W.L.: Cyst of urachus. Amer. J. Surg. 79 (1950) 465 | 17 |
| Slungaard, R.K., J.L. Jaeck: Bilateral dwarfed kidneys. Amer. J. Dis. Child. 97 (1959) 575 | 2 |

SPENCE, H.M.: *Congenital unilateral multicystic kidney: entity to be distinguished from polycystic kidney disease and other cystic disorders.* J. Urol. (Baltimore) 74 (1955) 693 — 4

SPENCE, H.M.: *Ureterosigmoidostomy for exstrophy of bladder: Results in personal series of thirty-one cases.* Brit. J. Urol. 38 (1966) 36 — 21

SPENCE, H.M., T. ALLEN: *Congenital absence of abdominal musculature. Urologic aspects.* J. Amer. med. Ass. 187 (1964) 814 — 16

STEINER, M.M., C.T. OECONOMOPOULOS: *Double lower genitourinary system in a child.* J. Urol. (Baltimore) 85 (1961) 540 — 10

STEPHENS, F.D.: *Intramural ureter and ureterocele.* Postgrad. med. J. 40 (1964) 179 — 14

STRAUSS, M.B.: *Clinical and pathological aspects of cystic disease of the renal medulla: an analysis of eighteen cases.* Ann. intern. Med. 57 (1962) 373 — 7

STRAUSS, M.B.: *Microcystic disease of the renal medulla.* In: *Diseases of the Kidney,* 2. Aufl., hrsg. von M.B. Strauss, L.G. Welt. Little, Brown & Co., Boston 1971 — 7

STRAUSS, M.B., S.C. SOMMERS: *Medullary cystic disease and familial juvenile nephronophthisis: clinical and pathological identity.* New Engl. J. Med. 277 (1967) 863 — 7

SWENSEN, O., J.H. FISHER, J. CENDRON: *Megaloureter: investigation as to the cause and report on the results of newer forms of treatment.* Surgery 40 (1956) 223 — 18

TAUBER, J., B. BLOOM: *Infected urachal cysts.* J. Urol. (Baltimore) 66 (1951) 692 — 17

THOMPSON, G.J., P.P. KELALIS: *Ureterocele: clinical appraisal of 176 cases.* J. Urol. (Baltimore) 91 (1964) 488 — 14

THOMPSON, R.F.: *Renal hypoplasia.* Trans. S. cent. Sect. Amer. urol. Ass. 1957, 10 — 2

TRACKLER, R.T., W.H. MCALISTER: *Obstruction of the lower ureter by the distal hypogastric (umbilical) artery.* Amer. J. Roentgenol. 98 (1966) 160 — 15

UEHLING, D., K.E. BARBER: *Unilateral multicystic kidney.* J. Urol. (Baltimore) 96 (1966) 286 — 4

USON, C.U., J.K. LATTIMER, M.M. MELICOW: *Ureteroceles in infants and children: a report based on 44 cases.* Pediatrics 27 (1961) 971 — 14

VELLIOS, F., R.A. GARRETT: *Congenital unilateral multicystic disease of the kidney.* Amer. J. clin. Path. 35 (1961) 244 — 4

VICTOR, I., C.T. SU: *Horseshoe kidney associated with tumor: review of literature and case report of resection of inferior vena cava. J. Urol. (Baltimore) 93 (1965) 669* — 10

WARD, J.N., B. NATHANSON, J.W. DRAPER: *The pelvic kidney.* J. Urol. (Baltimore) 94 (1965) 36 — 9

WATERHOUSE, K., F.C. HAMM: *The importance of urethral valves as a cause of vesical neck obstruction in children.* Trans. Amer. Ass. gen.-urin. Surg. 53 (1961) 138 — 19

WEHRBEIN, H.L.: *Double kidney and ureter, and bilocular bladder in child.* J. Urol. (Baltimore) 43 (1940) 804 — 20

WEYRAUCH jr., H.M.: *Anomalies of renal rotation.* Surg. Gynec. Obstet. 69 (1939) 183 — 8

WHALEN, R.E. u.a.: *Hereditary nephropathy, deafness and renal foam cells.* Amer. J. Med. 31 (1961) 171 — 22

WILLIAMS, D.I.: *Mega-ureter.* Postgrad. med. J. 34 (1958) 159 — 18

WILLIAMS, D.I.: *Reflux in double ureters.* Proc. roy. Soc. Med. 55 (1962) 423 — 12

WILLIAMS, D.I.: *Agenesis of the abdominal muscles.* In: *Paediatric Urology.* Appleton-Century-Crofts, New York 1968 — 16

WILLIAMS, D.I., G.V. BURKHOLDER: *The prune belly syndrome.* J. Urol. (Baltimore) 98 (1967) 244 — 16

WILLIAMS, D.I., D.T. MININBERG: *Hydrocalycosis: report of three cases in children.* Brit. J. Urol. 40 (1968) 541 — 11

WILLIAMS, D.I., J.R. WOODARD: *Problems in the management of ectopic ureteroceles.* J. Urol. (Baltimore) 92 (1964) 635 — 14

WILLIAMS, D.I., M. CHIR, C.M. KARLAFTIS: *Hydronephrosis due to pelvi-ureteric obstruction in the newborn.* Brit. J. Urol. 38 (1966) 138 — 11

WITZLEBEN, C.L.: *Complete frontal septum of the bladder.* J. Urol. (Baltimore) 94 (1965) 427 — 20

WORTHEN, H.G.: *Renal tubular disorders.* In: *Brennemann-Kelley: Practice of Pediatrics,* Bd. III. Prior, Hagerstown 1966 — 24–27

WORTHEN, H.G., R.A. GOOD: *The de Toni-Fanconi syndrome with cystinosis; clinical and metabolic study of two cases in a family and a critical review on the nature of the syndrome.* Amer. J. Dis. Child. 95 (1958) 653 — 25

WORTHEN, H.G., R.L. VERNIER, R.A. GOOD: *Infantile nephrosis; clinical, biochemical, and morphologic studies of the syndrome.* Amer. J. Dis. Child. 98 (1959) 731 — 23


## Sektion VIII


ABEL, J.J., L.G. ROWNTREE, B.B. TURNER: *On the removal of diffusible substances from the circulating blood of living animals by dialysis.* J. Pharmacol. exp. Ther. 5 (1914) 275 — 6–10

ALKEN, C.E., V.W. DIX, W.E. GOODWIN, E. WILDBOLZ: *Encyclopedia of Urology,* Bd. XIII/1. Springer, Berlin 1961 — 18–19

BANK, N.: *Physiological basis of diuretic action.* Ann. Rev. Med. 19 (1968) 103 — 1–4

BARTTER, F.C.: *Clinical use of Aldosterone Antagonists.* Thomas, Springfield/Ill. 1960 — 1–4

BERLINER, R.W., J. ORLOFF: *Carbonic anhydrase inhibitors.* Pharmacol. Rev. 8 (1956) 137 — 1–4

BERLYNE, G.M., A.G. HOCKEN: *Dietary therapy of chronic renal failure.* In: *Nutrition in Renal Disease.* Livingstone, Edinburg 1968 — 5

CANNON, P.J. u.a.: *Ethacrynic acid: effectiveness and mode of diuretic action in man.* Circulation 31 (1965) 5 — 1–4

CLAPP, J.R., G.A. NOTTEBOHM, R.R. ROBINSON: *Proximal site of action of ethacrynic acid – importance of filtration rate.* Amer. J. Physiol. 220 (1971) 1355 — 1–4

CROSLEY jr., A.P. u.a.: *Triamterene, a new natriuretic agent. Preliminary observations in man.* Ann. intern. Med. 56 (1962) 241 — 1–4

DAMMIN, G.J., J.P. MERRILL: *Transplantation, tissue rejection, and the kidney.* In: *Structural Basis of Renal Disease,* hrsg. von E.L. Bekker. Harper & Row, New York 1968 — 12–15

DEBAKEY, M.E., G.C. MORRIS jr.: *Conservative vascular surgery in renal hypertension.* In: *Scientific Foundations in Surgery,* hrsg. von C. Wells, J. Kyle. Elsevier, Amsterdam 1967 — 16–17

DEBAKEY, M.E. u.a.: *Coarctation of the abdominal aorta with renal arterial stenosis: surgical considerations.* Ann. Surg. 165 (1967) 830 — 16–17

DIRKS, J.H., W.J. CIRKSENA, R.W. BERLINER: *Micropuncture study of the effect of various diuretics on sodium reabsorption by the proximal tubules of the dog.* J. clin. Invest. 45 (1956) 1875 — 1–4

GIORDANO, C. u.a.: *Dietary treatment in renal failure.* In: *Proceedings of 3rd International Congress of Nephrology,* Bd. III: hrsg. von E.L. Becker. Karger, Basel 1967 — 5

GIOVANNETTI, S.: *Diet in chronic uremia.* In: *Proceedings of 3rd International Congress of Nephrology,* hrsg. von E.L. Becker. Karger, Basel 1967 — 5

GLASSROCK, R.J. u.a.: *Human renal isografts: a clinical and pathologic analysis.* Medicine (Baltimore) 47 (1968) 411 — 12–15

GLENN, J.F., W.H. BOYCE: *Urologic Surgery.* Harper & Row, New York 1969 (2. Aufl. 1975) — 18–19

KOLFF, W.J.: *New Ways of Treating Uremia: The Artificial Kidney, Peritoneal Lavage, Intestinal Lavage.* Churchill, London 1947 — 6–10

LARAGH, J.H.: *The mode of action and use of chlorothiazide and related compounds.* Circulation 26 (1962) 121 — 1–4

LINDQUIST, R.R. u.a.: *Human renal allografts. Interpretation of morphologic and immunohistochemical observations.* Amer. J. Path. 53 (1968) 851 — 12–15

LOWRIE, E.G. u.a.: *Survival of patients undergoing chronic hemodialysis and renal transplantation.* New Engl. J. Med. 288 (1973) 863 — 12–15

MERRILL, J.P.: *Biologic problems raised by the observations of organ transplants.* In: *Advance in Transplantation,* hrsg. von J. Dausset, J. Hamburger, G. Mathe. Williams & Wilkins, Baltimore 1968 — 12–15

MERRILL, J.P.: *What the family physician should know about transplantation.* Sandorama 7 (1969) 12 — 12–15

MERRILL, J.P. u.a.: *Successful homotransplantation of the human kidney between identical twins.* J. Amer. med. Ass. 160 (1956) 277 — 12–15

MERRILL, J.P. u.a.: *Successful homotransplantation of the kidney between nonidentical twins.* New Engl. J. Med. 262 (1960) 1251 — 12–15

MORRIS jr., G.C., M.E. DEBAKEY: *Renal arterial hypertension.* In: *Cardiovascular Disorders,* hrsg. von A.N. Brest, J.H. Moyer. Davis, Philadelphia 1968 — 16–17

MORRIS jr., G.C., M.E. DEBAKEY, L.C.C. ZANGER: *Renovascular hypertension.* Surg. Clin. N. Amer. 46 (1966) 931 — 16–17

SCHREINER, G.E.: *Dialysis of poisons and drugs-annual review.* Trans. Amer. Soc. artif. intern. Org. 16 (1970) 544 — 11

SCHREINER, G.E., J.F. MAHER: *Uremia: Biochemistry, Pathogenesis, and Treatment.* Thomas, Springfield/Ill. 1961 — 6–10

SELDIN, D.W. u.a.: *Localization of diuretic action from the pattern of water and electrolyte excretion.* Ann. N.Y. Acad. Sci. 139 (1966) 273 — 1–4

STASON, W.B. u.a.: *Furosemide: a clinical evaluation of its diuretic action.* Circulation 34 (1966) 910 — 1–4

# Sachverzeichnis

Kursive Seitenzahlen verweisen auf eine besonders ausführliche Behandlung der betreffenden Stichwörter.

## Radiologische Diagnostik der Harnorgane

Herausgegeben von Prof. Dr. E. Vogler, Graz

Mit Beiträgen von Fachgelehrten

1974. XVI, 871 Seiten, 840 Abbildungen in 1460 Einzeldarstellungen, 20 x 28 cm, gebunden DM 390,–

ISBN 3 13 467201 4

---

## Pathologie und Radiologie von Hochdruck- und Nierenerkrankungen

Symposion März 1976, Freiburg/Br.

Herausgegeben von Prof. Dr. T. Kröpelin, Freiburg

1977. XVI, 285 Seiten, 152 Abbildungen in 231 Einzeldarstellungen, 51 Tabellen, 15,5 x 23 cm kartoniert DM 78,–

ISBN 3 13 549001 7

---

## Urologie-Fibel

für die Praxis

Von Prof. Dr. H. Klosterhalfen, Hamburg-Eppendorf

1971. VIII, 270 Seiten, 147 Abbildungen in 198 Einzeldarstellungen, 15,5 x 23 cm, kartoniert DM 49,–

ISBN 3 13 465601 9

---

## Praxis der Dialysebehandlung

Herausgegeben von Prof. Dr. H. E. Franz, Ulm

Mit Beiträgen von Fachgelehrten

1973. VIII, 373 Seiten, 106 Abbildungen, 68 Tabellen 17 x 24 cm, gebunden DM 74,–

ISBN 3 13 497701 X

Georg Thieme Verlag Stuttgart